Georg Lenz
2. Staatsexamen Medizin

2. Staatsexamen Medizin

Die Fakten aus den IMPP-Prüfungen

von
Georg Lenz, München

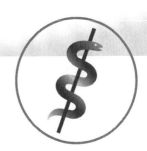

Mit 11 Tabellen

WVG Wissenschaftliche Verlagsgesellschaft mbH Stuttgart 2003

Anschrift des Autors:

Georg Lenz
Medizinische Klinik III
Klinikum Großhadern
Marchioninistr. 15
81377 München

Die in diesem Werk aufgeführten Angaben zur Medikation wurden sorgfältig geprüft. Dennoch können Herausgeber, Autoren und Verlag keine Gewähr für die Richtigkeit der Angaben übernehmen. Dem Leser wird empfohlen, sich vor einer Medikation in eigener Verantwortung anhand des Beipackzettels oder anderer Herstellungsunterlagen kritisch zu informieren.

Ein Markenzeichen kann warenrechtlich geschützt sein, auch wenn ein Hinweis auf etwa bestehende Schutzrechte fehlt.

Jede Verwertung des Werkes außerhalb der Grenzen des Urheberrechtsgesetzes ist unzulässig und strafbar. Dies gilt insbesondere für Übersetzung, Nachdruck, Mikroverfilmung oder vergleichbare Verfahren sowie für die Speicherung in Datenverarbeitungsanlagen.

Bibliografische Information Der Deutschen Bibliothek

Die Deutsche Bibliothek verzeichnet diese Publikation in der Deutschen Nationalbibliografie; detaillierte bibliografische Daten sind im Internet über http://dnb.ddb.de abrufbar.
    ISBN 3-8047-1940-6

© 2003 Wissenschaftliche Verlagsgesellschaft mbH, Birkenwaldstr. 44, 70191 Stuttgart

Printed in Germany

Satz: primustype Hurler GmbH, Notzingen
Druck und Bindung: Kösel, Kempten
Umschlaggestaltung: Atelier Schäfer, Esslingen

Vorwort und Anleitung zum Gebrauch

Das wirklich Schwierige am 2. Staatsexamen vor dem PJ ist die immens große Stoffmenge. Darüber hinaus zielen die Fragen der Prüfungskommission des IMPP (Institut für medizinische und pharmazeutische Prüfungsfragen) oft auf sehr spezielle Details. Auch wenn die Fragen sich häufig wiederholen, fehlt meistens kurz vor dem Examen die Zeit, aus längeren Textpassagen in Lehrbüchern die prüfungsrelevanten Fakten des IMPP zu extrahieren. Diese Arbeit wurde Ihnen durch den vorliegenden Band abgenommen.

Dieser Band enthält eine systematische, stichpunktartige Darstellung aller im schriftlichen Teil des 2. Staatsexamens geprüften Fächer, ist aber kein Lehrbuch im herkömmlichen Sinne. Die Darstellung der einzelnen Erkrankungen bzw. Themengebiete dient zuerst und vor allem als Lernhilfe für den schriftlichen Abschnitt des 2. Staatsexamens. Kommilitonen, die während der Entwicklung mit einer Vorversion gearbeitet haben, hielten es jedoch auch für die Vorbereitung auf das mündliche 3. Staatsexamen geeignet. Der Inhalt orientiert sich aber ausschließlich an den bisher vom IMPP gestellten Fragen. Insgesamt wurden die Fakten aus mehr als 18 000 Fragen integriert.

Entsprechend zeichnet sich der vorliegende Band durch folgende Merkmale aus:

- Stichpunktartiges Kompendium aller prüfungsrelevanten Fakten des IMPP zur optimalen Vorbereitung für die letzten Monate vor der Prüfung
- Gliederung der einzelnen Fächer analog zum Gegenstandskatalog (Stand Herbst 2002)
- Eine systematische Gliederung mit gleichbleibenden Strukturelementen zur Vereinfachung des Erlernens der Fakten
- Sehr häufig geprüfte Fakten werden durch Unterstreichen besonders hervorgehoben
- Hinweise zu Fallen, die bevorzugt vom Prüfungskomitee des IMPP in die Fragen eingebaut werden, bzw. wichtige Querverweise werden durch das ⚠-Symbol gekennzeichnet.

Auf diese Weise ist eine äußerst gezielte und spezifische Vorbereitung auf die schriftliche Prüfung des 2. Staatsexamens möglich. Nach dem Durcharbeiten dieses Repetitoriums kann der Leser, auch in Fächern, in denen er ein nur begrenztes Grundwissen aufweist, einen Großteil der Prüfungsfragen richtig beantworten.

Für den schriftlichen Abschnitt des 2. Staatsexamens und auch für Ihre spätere ärztliche Tätigkeit wünsche ich Ihnen viel Erfolg.

München, im September 2002   G. Lenz

Inhaltsverzeichnis

Vorwort V

1. Tag

Innere Medizin 3
Pädiatrie 71
Dermatologie 127
Spezielle Pathologie 165
Klinische Pharmakologie 213
Klinische Radiologie 251

2. Tag

Neurologie 281
Psychiatrie 331
Therapie chronischer Schmerzen . . . 375

3. Tag

Chirurgie 387
Gynäkologie und Geburtshilfe 457

Hals-Nasen-Ohren-Heilkunde 493
Urologie 525
Ophthalmologie 557
Orthopädie 585
Anästhesiologie und Intensivmedizin 605
Zahn-, Mund- und Kieferkrankheiten 611
Notfallmedizin 621

4. Tag

Allgemeinmedizin 633
Arbeitsmedizin 659
Rechtsmedizin 681
Hygiene 703
Sozialmedizin mit medizinischer Statistik und Informatik 723
Naturheilverfahren und Homöopathie 741

Sachverzeichnis 753

1. Tag

- Innere Medizin 3–70
- Pädiatrie 71–126
- Dermatologie 127–164
- Spezielle Pathologie 165–212
- Klinische Pharmakologie 213–250
- Klinische Radiologie 251–277

Innere Medizin
Inhaltsverzeichnis

1. Tag

1	**Herz und Gefäße**	7
1.1	Herzinsuffizienz	7
1.2	Herzrhythmusstörungen	7
	1.2.1 Supraventrikuläre Rhythmusstörungen	7
	1.2.2 AV-Leitungsstörungen	8
1.3	Koronarerkrankungen	9
	1.3.1 Angina pectoris	9
	1.3.2 Myokardinfarkt	9
1.4	Myokarderkrankungen	10
	1.4.1 Myokarditis	10
	1.4.2 Kardiomyopathie	10
1.5	Perikard	11
	1.5.1 Akute Perikarditis	11
1.6	Infektiöse Endokarditis	11
1.7	Erworbene Klappenfehler	12
	1.7.1 Aortenklappenstenose	12
	1.7.2 Aortenklappeninsuffizienz	13
	1.7.3 Mitralklappenfehler	13
	1.7.4 Trikuspidalklappeninsuffizienz	13
1.8	Angeborene Herzfehler	13
1.9	Hypertonie	13
1.10	Arterielle Hypotonie	14
	1.10.1 Orthostatische Dysregulation	14
1.11	Angiologie (arterielles System)	14
	1.11.1 Arteriosklerose	14
	1.11.2 Arterielle Verschlusskrankheit	15
	1.11.3 Embolischer Gefäßverschluss	15
	1.11.4 Aortenbogen-Syndrom	15
1.12	Angiologie (venöses System)	15
	1.12.1 Allgemeines	15
	1.12.2 Phlebothrombose (Tiefe Venenthrombose)	15
2	**Blut und Lymphsystem**	16
2.1	Erkrankungen des erythrozytären Systems	16
	2.1.1 Hämolytische Anämien	16
	2.1.2 Eisenmangelanämie	17
	2.1.3 Megaloblastäre Anämie	17
	2.1.4 Sekundäre Anämien	18
2.2	Erkrankungen des leukozytären Systems	18
	2.2.1 Erkrankungen des granulozytären Systems	18
	2.2.2 Erkrankungen des lymphatischen Systems	19
2.3	Erkrankungen, die mehrere Zellsysteme betreffen	19
2.4	Maligne Erkrankungen	19
	2.4.1 Exkurs Chemotherapie	19
	2.4.2 Akute Leukämien	19
	2.4.3 Chronisch myeloproliferative Erkrankungen	20
	2.4.4 Maligne Non-Hodgkin-Lymphome	21
	2.4.5 Morbus Hodgkin	21
	2.4.6 Plasmozytom (Multiples Myelom)	22
2.5	Hämorrhagische Diathesen	22
	2.5.1 Exkurs: Diagnostik von Gerinnungsstörungen	22
	2.5.2 Idiopathische thrombozytopenische Purpura (ITP)	22
	2.5.3 Von-Willebrand-Syndrom	23
	2.5.4 Hämophilie	23
	2.5.5 Gesteigerte Thromboseneigung	23
3	**Atmungsorgane**	24
3.1	Störungen der Atmung	24
	3.1.1 Allgemeines zur Physiologie der Atmung	24
	3.1.2 Respiratorische Insuffizienz	24
	3.1.3 Schlafapnoe-Syndrom	24
3.2	Krankheiten der unteren Atemwege	24
	3.2.1 Chronisch obstruktive Lungenerkrankungen	24
	3.2.2 Asthma bronchiale	25
	3.2.3 Bronchiektasen	26
3.3	Krankheiten des Lungenparenchyms	26
	3.3.1 Pneumonien	26
	3.3.2 Lungenfibrose	27
	3.3.3 Pneumokoniosen	27

3.4	Krankheiten des kleinen Kreislaufs 28		4.7.2 Chronische Pankreatitis ... 41	
	3.4.1 Cor pulmonale 28		4.7.3 Pankreaskarzinom 42	

3.4 Krankheiten des kleinen Kreislaufs 28
    3.4.1 Cor pulmonale 28
    3.4.2 Lungenödem 28
    3.4.3 Lungenembolie 28
3.5 Neoplasien der Bronchien und der Lunge 29
    3.5.1 Bronchialkarzinom 29
3.6 Tuberkulose 30
3.7 Sarkoidose 30
3.8 Krankheiten der Pleura 31
    3.8.1 Pleuraerguss 31
    3.8.2 Pneumothorax 31

4 Verdauungsorgane 32

4.1 Ösophagus 32
    4.1.1 Motilitätsstörungen 32
    4.1.2 Ösophagitis 32
    4.1.3 Ösophaguskarzinom 32
    4.1.4 Mallory-Weiss-Syndrom .. 32
4.2 Magen 33
    4.2.1 Chronische Gastritis 33
    4.2.2 Ulcus ventriculi/duodeni ... 33
    4.2.3 Der operierte Magen 33
4.3 Dünndarm 34
    4.3.1 Malabsorptionssyndrom ... 34
    4.3.2 Exsudative Enteropathie ... 34
    4.3.3 Tumoren 34
4.4 Kolon 35
    4.4.1 Funktionelle Störungen 35
    4.4.2 Divertikulose 35
    4.4.3 Colitis ulcerosa 35
    4.4.4 Morbus Crohn 36
    4.4.5 Ischämische Kolitis 36
    4.4.6 Antibiotika-assoziierte Kolitis (Pseudomembranöse Kolitis) 37
    4.4.7 Tumoren 37
4.5 Leber 37
    4.5.1 Virushepatitis 37
    4.5.2 Leberzirrhose 38
    4.5.3 Komplikationen der Leberzirrhose 39
    4.5.4 Toxische Leberschädigung 39
    4.5.5 Tumoren der Leber 39
4.6 Gallesystem 40
    4.6.1 Cholelithiasis 40
    4.6.2 Akute Cholezystitis 40
    4.6.3 Gallenblasenkarzinom 41
4.7 Pankreas 41
    4.7.1 Akute Pankreatitis 41
    4.7.2 Chronische Pankreatitis ... 41
    4.7.3 Pankreaskarzinom 42

5 Endokrine Organe, Stoffwechsel und Ernährung 43

5.1 Hypophyse und Hypothalamus 43
    5.1.1 Diabetes insipidus und SIADH 43
    5.1.2 Hypophysenvorderlappeninsuffizienz 43
    5.1.3 Hypophysenvorderlappentumoren 44
5.2 Schilddrüse 44
    5.2.1 Euthyreote Struma 44
    5.2.2 Hypothyreose 44
    5.2.3 Hyperthyreose 45
    5.2.4 Thyreoiditiden 45
    5.2.5 Schilddrüsenkarzinom 46
    5.2.6 Multiple endokrine Neoplasie 46
5.3 Nebennieren 46
    5.3.1 Nebennierenrindeninsuffizienz 46
    5.3.2 Adrenaler Hypercorticismus 47
5.4 Testes, Ovarien und Brustdrüsen .. 47
    5.4.1 Männlicher Hypogonadismus 47
5.5 Epithelkörperchen, metabolische Osteopathien 47
    5.5.1 Hypoparathyreoidismus ... 47
    5.5.2 Hyperparathyreoidismus ... 48
5.6. Osteoporose 49
5.7 Endokrines Pankreas und Kohlenhydratstoffwechsel 49
5.8 Stoffwechsel und Ernährung 50
    5.8.1 Adipositas 50
    5.8.2 Hypercholesterinämie 50
    5.8.3 Gicht 50

6 Niere, Harnwege, Wasser- und Elektrolythaushalt 51

6.1 Allgemeines 51
6.2 Erkrankungen 51
    6.2.1 Chronische Niereninsuffizienz 51
    6.2.2 Akutes Nierenversagen (ANV) 51
    6.2.3 Glomerulonephritis 52

	6.2.4	Nephrotisches Syndrom	53	7.6	Periphere Kompressionssyndrome . 60

- 6.2.4 Nephrotisches Syndrom ... 53
- 6.2.5 Harnwegsinfektionen 53
- 6.2.6 Akute bakterielle interstitielle Nephritis (Akute Pyelonephritis) 53
- 6.2.7 Chronische bakterielle interstitielle Nephritis (Chronische Pyelonephritis) 54
- 6.2.8 Akute abakterielle interstitielle Nephritis 54
- 6.2.9 Analgetika-Nephropathie .. 54
- 6.2.10 Metabolische Nierenerkrankungen 54
- 6.2.11 Hepatorenales Syndrom ... 54
- 6.2.12 Tubuläre Syndrome 54
- 6.3 Störungen des Wasser- und Natriumhaushaltes 55
  - 6.3.1 Hyponatriämie 55
- 6.4 Kalium 55
  - 6.4.1 Hyperkaliämie........... 55
  - 6.4.2 Hypokaliämie 55
- 6.5 Säure-Basen-Haushalt 55
  - 6.5.1 Metabolische Azidose 55
  - 6.5.2 Metabolische Alkalose 55

7 Bewegungsapparat 56
- 7.1 Entzündliche Gelenkerkrankungen . 56
  - 7.1.1 Rheumatoide Arthritis 56
  - 7.1.2 HLA B 27 – assoziierte Spondarthritiden 57
  - 7.1.3 Infektiös reaktive Arthritiden 57
  - 7.1.4 Infektiöse Arthritiden (Eitrige Arthritiden) 58
- 7.2 Arthropathien bei Stoffwechselerkrankungen 58
  - 7.2.1 Arthritis urica 58
- 7.3 Degenerative Gelenkerkrankungen . 58
  - 7.3.1 Arthrose 58
- 7.4 Erkrankungen der Muskulatur 59
  - 7.4.1 Polymyositis, Dermatomyositis 59
  - 7.4.2 Polymyalgia arteriitica 59
- 7.5 Erkrankungen der Sehnen, Sehnenscheiden und Bursen 59
  - 7.5.1 Fibromyalgie-Syndrom (Generalisierte Tendomyopathie) 59

- 7.6 Periphere Kompressionssyndrome . 60
  - 7.6.1 Karpaltunnelsyndrom 60
- 7.7 Systemerkrankungen des Binde- und Stützgewebes 60
  - 7.7.1 Systemischer Lupus Erythematodes (SLE) 60
  - 7.7.2 Systemische Sklerodermie . 61
- 7.8 Systemische Begleiterscheinungen außerhalb des Bewegungsapparates bei Erkrankungen des Bewegungsapparates 61
  - 7.8.1 Sicca-Syndrom (Sjögren-Syndrom) 61
  - 7.8.2 Raynaud-Syndrom 61

8 Immunsystem und Bindegewebe 62
- 8.1 Immundefekte 62
- 8.2 Vaskulitiden 62
- 8.3 Autoimmunzytopenien 62
- 8.4 Transplantationsmedizin 62

9 Infektionskrankheiten 63
- 9.1 Bakterielle Infektionskrankheiten 63
  - 9.1.1 Systemische Infektionen ... 63
  - 9.1.2 Bakterielle Enteritiden 64
  - 9.1.3 Geschlechtskrankheiten ... 65
  - 9.1.4 Sonstige bakterielle Infektionskrankheiten 65
- 9.2 Infektionen durch fakultativ pathogene Keime 65
  - 9.2.1 Spezielle Infektionen 65
  - 9.2.2 Bakterielle Meningitiden .. 66
- 9.3 Virusinfektionen 66
  - 9.3.1 Virusinfektionen mit Manifestation vorwiegend an der Haut 66
  - 9.3.2 Virusinfektionen des Respirationstraktes 66
  - 9.3.3 Infektion durch HIV/AIDS . 66
  - 9.3.4 Sonstige virale Infektionskrankheiten 67
- 9.4 Pilzinfektionen 67
- 9.5 Infektionen durch Protozoen 68

1. Tag

10 Psychosomatische Krankheiten 69

10.1 Funktionelle Störungen 69
    10.1.1 Funktionelle Herzbeschwerden 69
    10.1.2 Hyperventilationstetanie ... 69
10.2 Psychosomatische Aspekte spezieller Krankheitsbilder und Symptome 69

10.2.1 Anorexia nervosa (Psychogene Magersucht) 69
10.2.2 Bulimia nervosa 70
10.2.3 Adipositas 70
10.2.4 Asthma bronchiale 70
10.2.5 Schmerz 70

1 Herz und Gefäße

1.1 Herzinsuffizienz

Ätiologie

- Hypertonie
- Myokardischämie
- Herzrhythmusstörungen
- Klappenfehler, z. B. Rechtsherzinsuffizienz bei Pulmonalstenose oder Trikuspidalstenose
- Pericarditis constrictiva
- Kardiomyopathien

Einteilung nach NYHA (New York Heart Association)

- Grad I: keine subjektiven Beschwerden
- Grad II: Beschwerden bei starker Belastung
- Grad III: Beschwerden bei leichter Belastung
- Grad IV: Beschwerden in Ruhe

Kompensationsmechanismen

- Frank-Starling-Mechanismus
- Sympathikusaktivierung → vermehrte Freisetzung von Noradrenalin
- Vermehrte Freisetzung von Renin → Aktivierung des Renin-Angiotensin-Aldosteron-Systems
- Vermehrte Sekretion des atrialen natriuretischen Peptids (ANP)

Befunde

- Bei globaler Herzinsuffizienz
  - Erhöhter Füllungsdruck der Herzkammern
  - Erhöhter enddiastolischer Druck der Herzkammern
  - Gesteigerte arterio-venöse Sauerstoffdifferenz
  - Vermehrung des zirkulierenden Blutvolumens

Symptomatik

- Bei Rechtsherzinsuffizienz
  - Ödeme bei Überschreitung der Transportkapazität des Lymphsystems
  - Halsvenenstauung
  - Geringe, harmlose Proteinurie durch Stauung
  - Lebervergrößerung
  - Periphere Zyanose
- Bei Linksherzinsuffizienz
  - Dyspnoe und Husten
  - Tachykardie
  - Periphere Zyanose

Diagnostik

- Auskultation
  - 3. Herzton bei erhöhtem ventrikulärem Füllungsdruck
  - Feinblasige Rasselgeräusche über den Lungen
- Echokardiographie: Abnahme der Verkürzungsfraktion
- Röntgen-Thorax: Verbreiterung des Herzschattens
- Radionuklid-Ventrikulographie: Abnahme der Ejektionsfraktion

Therapie

- Siehe Klinische Pharmakologie, Kapitel 3

1.2 Herzrhythmusstörungen

1.2.1 Supraventrikuläre Rhythmusstörungen

Sinusknotensyndrom (Sick-Sinus-Syndrom)

Symptomatik

- Herzstolpern und Herzrasen
- Wechselnde Phasen von Tachykardie und Bradykardie
- Mangelnder Frequenzanstieg unter Belastung
- Schwindel
- Bewusstlosigkeit

Diagnostik

- Langzeit-EKG: Aufzeichnung der Bradykardiephasen

Therapie

- Schrittmacherimplantation

Paroxysmale Vorhoftachykardie

Symptomatik

- Herzrasen und Herzklopfen
- Atemnot
- Schwindel
- Symptome können Minuten bis Stunden andauern

Wolff-Parkinson-White-Syndrom (WPW-Syndrom)

Definition

- Präexzitationssyndrom, bei dem es durch kongenitale Erregungsleitungswege zu einer vorzeitigen Kammererregung kommt

Allgemein

- Überwiegend herzgesunde Patienten betroffen
- Auftreten intermittierend oder permanent

Diagnostik

- EKG
  - PQ-Zeit < 0,12 sec. → atrioventrikuläres Intervall abnorm kurz
  - QRS-Komplex zeigt meist eine Deltawelle → Verbreiterung des QRS-Komplexes mit trägem R-Anstieg durch vorzeitige Erregung einer der beiden Ventrikel

⚠ Eine fehlende Deltawelle schließt ein WPW-Syndrom nicht aus.

Komplikation

- Vorhofflimmern

Vorhofflimmern

Ätiologie

- Idiopathisch
- Kardiale Ursachen:
  - Mitralvitien
  - KHK
  - Kardiomyopathien
  - Sinusknotensyndrom
- Extrakardiale Ursachen:
  - Lungenembolie
  - Hyperthyreose

Symptomatik

- Herzklopfen
- Schwindel
- Unregelmäßiger Puls

⚠ Ein unregelmäßiger Puls tritt auch bei Extrasystolie, Vorhofflattern mit unregelmäßiger Überleitung, AV-Block II. Grades mit Wenckebach-Periodik und respiratorischer Arrhythmie auf.

Komplikation

- Absolute Kammerarrhythmie (Tachyarrhythmia absoluta)
  - Diagnostik: im EKG unregelmäßige Folge morphologisch meist normaler QRS-Komplexe

Therapie

- Digitalis oder Verapamil
- Konversion in Sinusrhythmus
- Antikoagulation zur Thrombembolieprophylaxe

Digitalis

Allgemein

- Toxizität von Digitalis erhöht bei
  - Hypokaliämie (häufig unter Diuretikatherapie oder bei starken Durchfällen)
  - Hyperkalzämie
  - Hypoxie
  - Hypothyreose
  - Gleichzeitiger Chinidintherapie

⚠ Bei Chinidintherapie bzw. Hypokaliämie kann man eine verlängerte QT-Zeit im EKG nachweisen. Diese kann auch angeboren sein (z. B. Romano-Ward-Syndrom) oder bei Hypokalzämie auftreten.

Indikationen

- Vorhofflattern und Vorhofflimmern
- Herzinsuffizienz

1.2.2 AV-Leitungsstörungen

AV-Block

Schweregrade

- AV-Block I. Grades: Verlängerung der PQ-Zeit > 0,2 sec.

Herz und Gefäße

- AV-Block II. Grades
  - Typ I (Wenckebach): PQ-Zeit wird mit jeder Herzaktion länger, bis eine Herzaktion ausfällt
  - Typ II (Mobitz): nur jede 2., 3. oder 4. Vorhoferregung wird auf die Ventrikel übergeleitet
- AV-Block III. Grades: vollständige Dissoziation von Vorhof und Ventrikelaktion

Allgemein

- AV-Block I. Grades: Auftreten bei Sportlern, unter Therapie mit Herzglykosiden und anderen Antiarrhythmika oder im Rahmen von Myokarditiden
- AV-Block II. Grades (Wenckebach): kann bei Herzgesunden während Vagotonie auftreten

Symptomatik

- Bei AV-Block III. Grades
  - Bradykardie
  - Schwindel
  - Kollaps

Therapie

- Kausal
- AV-Block I. und II. Grades (Wenckebach): meist keine symptomatische Therapie
- Bei AV-Block III. Grades: Schrittmacherimplantation

1.3 Koronarerkrankungen

1.3.1 Angina pectoris

Formen

- Stabile Angina pectoris
- Instabile Angina pectoris

Sonderform

- Prinzmetal-Angina

Symptomatik

- Leitsymptom: vorwiegend retrosternal lokalisierte Schmerzen mit Ausstrahlung in Hals, Schulter und Unterkiefer
- Auslösung der Beschwerden: häufig durch körperliche oder psychische Belastung

Diagnostik

- Labor: keine oder nur sehr geringe Erhöhung der Herzenzyme
- Ruhe-EKG: in 50 % der Fälle unauffällig
- Belastungs-EKG: reversible ST-Senkung

⚠ EKG: kein Auftreten neuer Q-Zacken
- Koronarangiographie

Differenzialdiagnose

- Myokardinfarkt
- Lungenembolie
- Ösophagitis
- Mitralklappenprolaps

Therapie

- Stabile Angina pectoris: ambulante Therapie
- Instabile Angina pectoris: stationäre Therapie
  - Bettruhe
  - Monitorüberwachung
  - Thrombozytenaggregationshemmer
  - Nitrate
  - β-Rezeptorenblocker

1.3.2 Myokardinfarkt

Allgemein

- Dem Infarkt können für Tage bis Wochen prämonitorische pektanginöse Beschwerden vorausgehen.

Symptomatik

- Heftiger, retrosternaler Angina-pectoris-Schmerz, der nicht auf Nitrate anspricht
- Angst
- Übelkeit
- Schwitzen

⚠ 15–20 % der Infarkte verlaufen asymptomatisch (sog. „stumme Infarkte"), besonders bei Diabetikern und älteren Menschen

Frühkomplikationen

- Herzrhythmusstörungen (wichtigste Komplikation)
  - Kammerflimmern ist die häufigste rhythmogene Todesursache nach einem Myokardinfarkt
- Linksherzinsuffizienz → Lungenödem
- Pericarditis epistenocardica

1. Tag

- Herzwandruptur: plötzlicher Blutdruckabfall
- Ventrikelseptumruptur
- Akute Mitralinsuffizienz

Spätkomplikation

- Postmyokardinfarkt-Syndrom (Dressler Syndrom)
  - Pathogenese: 1–6 Wochen nach Infarkt auftretende, immunologische Reaktion gegen nekrotisches Herzgewebe
  - Symptomatik: Fieber, Perikarderguss, retrosternale Schmerzen
  - Diagnostik: kein Anstieg von Herzenzymen und keine EKG-Veränderungen nachweisbar
  - Therapie: Glukokortikoide

Diagnostik

- Auskultation
  - Perikardreiben bei Pericarditis epistenocardica
  - Tachykardie
  - Extrasystolen
  - Galopprhythmus
- Enzymdiagnostik
  - Anstieg von Myoglobin, Troponin I und T, CK, GOT, LDH

⚠ Ein CK-Anstieg kann auch nach starker körperlicher Anstrengung, i.m. Injektionen, Traumata, Elektrokonversion oder nach epileptischen Anfällen auftreten.

- EKG
  - T-Überhöhung (sog. „Erstickungs-T")
  - ST-Hebung

Therapie

- Medikamentöse Therapie: siehe Pharmakologie, Kapitel 5.3
  - Digitalis ist aufgrund seiner arrhythmogenen Wirkung kontraindiziert
- Anschlussbehandlung
  - Frühmobilisation: dient der Pneumonie-/Thromboseprophylaxe und wirkt einer zunehmenden Muskelatrophie, Obstipation und Neigung zu orthostatischer Hypotonie entgegen
  - Krankengymnastik: Kriterien, die zu einer Unterbrechung der Krankengymnastik führen, sind ein Pulsfrequenzanstieg von mehr als 30/min, ein Pulsfrequenzabfall um mehr als 10/min und ein vermehrtes Auftreten von multifokalen Extrasystolen.

Prophylaxe

- Thrombozytenaggregationshemmer wie z. B. Acetylsalicylsäure (ASS)

1.4 Myokarderkrankungen

1.4.1 Myokarditis

Ätiologie

- Infektionen
  - Viren, z. B. Coxsackie-Viren
  - Bakterien: Staphylokokken
    Diphtherie: toxische Myokarditis ohne Erregernachweis im Herzen → Gabe von Antitoxin

Symptomatik

- Fieber
- Präkordialschmerz
- Häufig geht der Myokarditis ein „grippaler Infekt" voraus

Komplikationen

- Rhythmusstörungen
- Akute Herzinsuffizienz
- Kardiogener Schock
- Perikarderguss

1.4.2 Kardiomyopathie

Definition

- Herzmuskelerkrankung, die nicht durch eine KHK, Vitien, Perikarderkrankungen, eine Hypertonie oder angeborene Herzfehler hervorgerufen ist.

⚠ Per Definition kann eine Koronarsklerose nicht Ursache einer Kardiomyopathie sein.

Ätiologie

- Idiopathisch
- Alkoholismus
- Beriberi
- Amyloidose
- Hyperthyreose
- Sarkoidose
- Sklerodermie

Herz und Gefäße

1.5 Perikard

1.5.1 Akute Perikarditis

Formen

- Pericarditis sicca
- Pericarditis exsudativa

Pericarditis sicca

Ätiologie

- Urämie
- Myokardinfarkt
- Auftreten meist zu Beginn und am Ende einer akuten Perikarditis

Symptomatik

- Fieber
- Heftige retrosternale Schmerzen, die auch in Atemruhe vorhanden sind, Verstärkung bei Atembewegungen

Diagnostik

- Auskultation: systolisch-diastolisches Reibegeräusch, mit Zunahme der Geräuschintensität in Inspiration
- EKG: ST-Hebung

Therapie

- Behandlung der Grunderkrankung
- Bettruhe
- Antiphlogistika

Pericarditis exsudativa

Ätiologie

- Tbc
  - Komplikation: Pericarditis constrictiva (Panzerherz)
- Virusinfektionen
- Panarteriitis nodosa
- Rheumatoide Arthritis

Symptomatik

- Beim Übergang von trockener zu feuchter Perikarditis: Herztöne werden leiser, die Schmerzen und das Reibegeräusch verschwinden oft

Diagnostik

- Sonographie: Ergussnachweis
- EKG: Verkleinerung der QRS-Komplexe (Niedervoltage)
- Röntgen-Thorax: Verbreiterung des Herzschattens

Komplikation

- Herzbeuteltamponade
  - Symptomatik: Halsvenenstauung, Atemnot, Tachykardie, Abschwächung der Herztöne und Pulsus paradoxus (Anstieg des systolischen arteriellen Druckes in Exspiration und Abfall bei Inspiration um mehr als 10 mmHg)

1.6 Infektiöse Endokarditis

Formen

- Akute bakterielle Endokarditis
- Subakute Endokarditis (Endocarditis lenta)

Risikofaktoren

- Vorgeschädigte Klappen
- Herzklappenprothesen
- Intravenöser Drogenmissbrauch
- Angeborene Shuntvitien wie z. B. ein offener Ductus Botalli

Symptomatik

- Allgemeinbeschwerden
  - Fieber
  - Nachtschweiß
  - Arthralgien
- Kardiale Symptome
  - Klappenschädigung
  - Herzgeräusche
- Kutane Symptome
  - Petechien
  - Osler-Knötchen
- Bei Nierenbeteiligung: Erythrozyturie (Hämaturie)
- Splenomegalie

Komplikationen

- Embolie
- Sepsis
- Sehnenfadenabriss

Innere Medizin

Diagnostik

- Blutkultur zum Erregernachweis
- Sonographie (Echokardiographie): Nachweis von Klappenvegetationen

Differenzialdiagnose

- Endocarditis rheumatica (Akutes rheumatisches Fieber)

Therapie

- Penicillin in Kombination mit einem Aminoglykosid wie z. B. Gentamicin

Prophylaxe

- Bei Vorliegen von Risikofaktoren: antibiotische Endokarditisprophylaxe bei kleineren Eingriffen wie Zahnbehandlungen

Endocarditis rheumatica

Definition

- Streptokokkenallergische, entzündliche Systemerkrankung

Allgemein

- Lokalisation: bevorzugt Mitralklappe betroffen → Ausbildung von 1–3 cm großen Wärzchen

Diagnostik

- Hauptkriterien nach Jones
  - Karditis
  - Polyarthritis (→ heilt folgenlos ab)
  - Chorea minor
  - Subkutane Knötchen (Noduli rheumatici)
  - Erythema anulare (marginatum)
- Nebenkriterien nach Jones
  - Fieber
  - Arthralgie
  - BSG- und/oder CRP-Erhöhung
  - Verlängerte PQ-Zeit
  - Rheumatisches Fieber in der Anamnese
- Labor: Nachweis von Antikörpern gegen Streptokokken-Antigene
  - Anti-Streptolysin O
  - Anti-DNAse B

⚠ Blutkulturen sind negativ

Therapie

- Antibiotika
  - Penicillin G oder V
  - Bei Penicillinallergie: Erythromycin
- Bei Herzbeteiligung: zusätzlich Glukokortikoide

1.7 Erworbene Klappenfehler

1.7.1 Aortenklappenstenose

Allgemein

- Gut kompensierbarer Klappenfehler → Symptome treten erst bei höhergradiger Stenose auf
- Bei älteren Patienten häufig mit einer Koronargefäßerkrankung kombiniert

Symptomatik

- Angina pectoris
- Synkopen
- Dyspnoe
- Palpables Schwirren über Aortenareal und Jugulum
- Pulsus parvus (kleine Blutdruckamplitude) et tardus (langsamer Druckanstieg)

Komplikationen

- Herzrhythmusstörungen
- Linksherzinsuffizienz
- Plötzlicher Herztod

⚠ Aufgrund der Komplikationen sind körperliche Trainingsprogramme kontraindiziert.

Diagnostik

- Auskultation
  - Systolisches Spindelgeräusch, p.m. 2. ICR rechts, mit Fortleitung in Karotiden und Jugulum
  - Abschwächung 2. Herzton
- Röntgen-Thorax
  - Linksherzvergrößerung, meist nur geringgradig ausgeprägt
  - Poststenotische Dilatation der Aorta ascendens
- Echokardiographie: Nachweis verdickter oder verkalkter Klappen mit verminderter Beweglichkeit

Therapie

- Operativer Klappenersatz bei Auftreten von Symptomen (auch bei Patienten, die älter als 70 Jahre sind)

1.7.2 Aortenklappeninsuffizienz

Symptomatik

- Große Blutdruckamplitude
- Bei höhergradiger Insuffizienz: pulssynchrones Kopfnicken (sog. Musset-Zeichen)

Diagnostik

- Auskultation
  - Diastolisches Decrescendogeräusch unmittelbar nach dem 2. Herzton, p.m. 3. ICR links
- Röntgen-Thorax: Vergrößerung linker Ventrikel

1.7.3 Mitralklappenfehler

Mitralklappenstenose

Allgemein

- Häufigster erworbener Klappenfehler

Befunde

- Hypertrophie und Dilatation des linken Vorhofs
- Hypertrophie und Dilatation des rechten Ventrikels

Symptomatik

- Eingeschränkte Leistungsfähigkeit
- Facies mitralis
- Stauungslunge → Dyspnoe

Mitralklappenprolaps

Symptomatik

- Schmerzen
- Palpitationen
- Klinisch meist asymptomatisch

Komplikationen

- Rhythmusstörungen
- Mitralklappeninsuffizienz
- Endokarditis
- TIA

Diagnostik

- Auskultation
  - Spätsystolisches Crescendo-Geräusch
  - Systolischer Zusatzton (mesosystolischer Klick)
- Echokardiographie

1.7.4 Trikuspidalklappeninsuffizienz

Ätiologie

- Endokarditis
- Rechtsventrikuläre Dilatation
- Rezidivierende Lungenembolien
- Ebstein-Anomalie
- Karzinoid

Symptomatik

- Zeichen der Rechtsherzinsuffizienz
  - Beinödeme
  - Aszites
  - Halsvenenstauung mit systolischer Pulsation
  - Hepatomegalie

Diagnostik

- Auskultation: systolisches Geräusch, p.m. 3.–5. ICR links oder rechts parasternal, das bei Inspiration besser auskultierbar wird
- Echokardiographie

Therapie

- Konservativ, evtl. klappenerhaltende operative Korrektur

1.8 Angeborene Herzfehler

Siehe Pädiatrie, Kapitel 11.1

1.9 Hypertonie

Formen

- Essenzielle Hypertonie: Ätiologie unklar
- Sekundäre Hypertonie
  - Ätiologie:
    Renoparenchymatöse Erkrankungen wie Glomerulonephritiden oder Zystennieren
    Renovaskuläre Erkrankungen: arteriosklerotische Nierenarterienstenose (häufigste Ursache), fibromuskuläre Dysplasie der Nierenarterie
    Aortenisthmusstenose (Coarctatio aortae)

Akromegalie
Hyperthyreose
Nebennierenmarktumoren (Phäochromozytom)
Nebennierenrindentumoren
Morbus Cushing

Epidemiologie

- Essenzielle Hypertonie
  - Manifestation häufig um das 40. Lebensjahr
  - Macht 80–90 % der Hypertonie-Fälle aus

Symptomatik

- Häufig asymptomatisch
- Kopfschmerzen
- Tinnitus
- Nasenbluten
- Schwindel
- Belastungsdyspnoe
- Präkordialschmerzen

Komplikationen

- Maligne Hypertonie
- Hypertensive Krise

Therapie

- Allgemeinmaßnahmen
  - Kochsalzarme Kost: Reduktion auf ca. 5 g/Tag NaCl
  - Gewichtsreduktion
- Medikamentöse Therapie: siehe Pharmakologie, Kapitel 1

Maligne Hypertonie

Definition

- Auftreten von deutlich erhöhten diastolischen Blutdruckwerten > 120–130 mmHg

Allgemein

- Kann sich primär oder sekundär aus jeder Hypertonieform entwickeln
- Plötzlicher Beginn möglich

Komplikationen

- Hochdruckbedingte Augenhintergrundsveränderungen
- Hochdruckbedingte Veränderungen an Herz, Nieren und Gehirn

Diagnostik

- EKG
- EEG
- Nierenfunktionsprüfung
- Augenhintergrundsspiegelung

Prognose

- Ohne Therapie: rasche Progredienz und Schädigung der verschiedenen Organsysteme

Hypertensive Krise

Definition

- Krisenhafter Blutdruckanstieg, der bei allen Hypertonieformen auftreten kann

Komplikationen

- Angina pectoris
- Akute Linksherzinsuffizienz
- Verwirrtheitszustände

Therapie

- Siehe Pharmakologie, Kapitel 1

1.10 Arterielle Hypotonie

1.10.1 Orthostatische Dysregulation

Diagnostik

- Schellong-Test: pathologisch, wenn beim Wechsel vom Liegen zum Stehen der Blutdruck abfällt und die Herzfrequenz nicht ansteigt

Therapie

- Kalte Kneipp-Güsse

1.11 Angiologie (arterielles System)

Siehe auch Chirurgie, Kapitel 14

1.11.1 Arteriosklerose

Risikofaktoren

- Hypertonie
- Tabakrauchen
- Diabetes mellitus
- Hypercholesterinämie

1.11.2 Arterielle Verschlusskrankheit

Einteilung nach Fontaine-Ratschow

I   Beschwerdefreiheit
II Belastungsschmerz = Claudicatio intermittens
    a) Schmerzfreie Gehstrecke > 200 m
    b) Schmerzfreie Gehstrecke < 200 m
III Ruheschmerz
IV Trophische Störungen (Gangrän/Nekrose)

Diagnostik

- Ratschow-Lagerungsprobe
- Dopplersonographie
- Angiographie
- Venenverschluss-Plethysmographie
- Oszillographie

Therapie

- Stadienabhängig
  - Stadium II: Gehtraining
  - Stadium II b bei kurzstreckigen Stenosen: Perkutane transluminale Angioplastie (PTA)

1.11.3 Embolischer Gefäßverschluss

Therapie

- Bei frischem Embolus: Embolektomie

Kontraindiziert sind
  - Wärmezufuhr
  - Vasodilatanzien
  - Hochlagerung der betroffenen Extremität

1.11.4 Aortenbogen-Syndrom

Definition

- Arterieller Verschluss im Bereich des Aortenbogens

Ätiologie

- Arteriosklerose
- Aortitis, z. B. im Rahmen einer Lues oder eines Takayasu-Syndroms

Takayasu-Syndrom

Epidemiologie

- Bevorzugt junge Frauen betroffen

Symptomatik

- Schweres Krankheitsgefühl
- Gewichtsverlust
- Nachtschweiß
- Übelkeit

Therapie

- Glukokortikoide

1.12 Angiologie (venöses System)

1.12.1 Allgemeines

Diagnostik

- Phlebographie indiziert bei
  - Verdacht auf venöse Thrombose
  - Varizen
  - Zustand nach Thrombophlebitis

1.12.2 Phlebothrombose (Tiefe Venenthrombose)

Therapie

- Kompressionstherapie
- Antikoagulation mit Heparin
  - Wirkmechanismus: aktiviert Antithrombin III → Inaktivierung der Faktoren II, IX, X, XI und XII
  - Therapieüberwachung: PTT und Thrombinzeit
- Fibrinolyse innerhalb der ersten 6 Tage (Kontraindikationen beachten, siehe Pharmakologie, Kapitel 5)

Kompressionstherapie der Beine

Indikationen

- Venöse Erkrankungen
  - Chronische Veneninsuffizienz
  - Thrombophlebitis
  - Postthrombotisches Syndrom

Kompressionstherapie: nicht indiziert bei arteriellen Erkrankungen (z. B. Malum perforans)

2 Blut und Lymphsystem

2.1 Erkrankungen des erythrozytären Systems

2.1.1 Hämolytische Anämien

Formen

- Korpuskuläre hämolytische Anämien
  - Angeborene Membrandefekte der Erythrozyten, z. B. hereditäre Sphärozytose
  - Angeborene Enzymdefekte der Erythrozyten, z. B. Glucose-6-Phosphat-Dehydrogenasemangel
  - Angeborene Störungen der Hämoglobinsynthese, z. B. Thalassämie
- Extrakorpuskuläre hämolytische Anämien
  - Autoimmunhämolytische Anämien (AIHA):
    Wärmeantikörper-AIHA
    Kälteantikörper-AIHA
  - Mikroangiopathische hämolytische Anämien

Diagnostik

- Labor: Hämolysezeichen
  - Erythrozytenkonzentration und Hämoglobingehalt erniedrigt
  - Retikulozyten erhöht

⚠ Zahl der Retikulozyten ist Ausdruck der Regeneration der Erythropoese.
  - Indirektes Bilirubin erhöht
  - LDH erhöht
  - Haptoglobin erniedrigt
- Urin: Urobilinogen erhöht

Hereditäre Sphärozytose (Kugelzellanämie)

Pathogenese

- Membrandefekt → verminderte osmotische Resistenz der Erythrozyten → vorzeitiger Abbau der Erythrozyten

Komplikation

- Gallenkoliken durch Cholezystolithiasis, da es infolge der Hämolyse zur Bildung von Bilirubinsteinen kommt

Therapie

- Splenektomie

⚠ Nach Splenektomie: betroffene Patienten sind anfällig für Infektionen durch Pneumokokken und Haemophilus influenzae → präoperative Impfung

Glucose-6-Phosphat-Dehydrogenasemangel

Ätiologie

- X-chromosomal-rezessive Erbkrankheit

Pathogenese

- Auslösung hämolytischer Krisen durch
  - Akute Infektionen
  - Fieber
  - Medikamente wie Sulfonamide, Antipyretika (z. B. ASS) oder Antimalariamedikamente (z. B. Primaquin)
  - Verzehr von Favabohnen

Diagnostik

- Blutausstrich: Heinzsche-Innenkörper (denaturiertes Hämoglobin)
- Nachweis der verminderten Glucose-6-Phosphat-Dehydrogenaseaktivität

Therapie

- Meiden der auslösenden Noxen

Thalassämie

Pathogenese

- Synthesestörung einer Globulinkette des Hämoglobins → kompensatorisch vermehrte Bildung anderer Globulinketten → Anteil an HbF erhöht

Symptomatik

- Starke Hämolysen → Eisenablagerungen im Gewebe (Hämosiderose)
- Hepatosplenomegalie

Diagnostik

- Blutbild: hypochrome-mikrozytäre Anämie
- Blutausstrich
  - Anisozytose

- Poikilozytose
- Targetzellen
- Hämoglobinelektrophorese: HbF und HbA$_2$ erhöht

Therapie

- Erythrozytentransfusionen
- Zur Erhöhung der Eisenausscheidung: Gabe von Chelatbildnern wie Desferoxamin

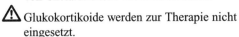 Glukokortikoide werden zur Therapie nicht eingesetzt.

Wärmeantikörper-AIHA

Ätiologie

- Idiopathisch
- Medikamente wie z. B. Antibiotika oder Antihypertensiva
- Neoplasien wie z. B. CLL
- Kollagenosen wie z. B. Lupus erythematodes
- Chronisch entzündliche Darmerkrankungen

Diagnostik

- Coombs-Test: Nachweis antierythrozytärer Antikörper

Therapie

- Behandlung der Grunderkrankung
- Glukokortikoide und Immunsuppressiva wie Cyclophosphamid oder Azathioprin
- Splenektomie nur bei Rezidivneigung

Kälteantikörper-AIHA

Ätiologie

- Mykoplasmeninfektionen
- Non-Hodgkin-Lymphome

Symptomatik

- Kälteinduzierte Akrozyanose
- Raynaud-Symptomatik

Diagnostik

- Blutbild: normochrome Anämie

Therapie

- Behandlung der Grunderkrankung
- Glukokortikoide und Immunsuppressiva

2.1.2 Eisenmangelanämie

Ätiologie

- Chronische Blutverluste: verstärkte Menstruationsblutungen (Hypermenorrhoe), gastrointestinale Blutungen
- Gestörte Eisenresorption: Darmerkrankungen wie Morbus Crohn oder Zöliakie, Achlorhydrie des Magens
- Gesteigerter Bedarf: Schwangerschaft

Symptomatik

- Anämiesymptomatik
  - Blässe
  - Müdigkeit
  - Leistungsminderung
- Zungenbrennen (Glossitis)
- Dysphagie
- Mundwinkelrhagaden
- Brüchige Nägel

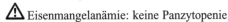 Eisenmangelanämie: keine Polyneuropathie, diese tritt bei Vitamin B$_{12}$-Mangel auf

Diagnostik

- Blutbild: hypochrome-mikrozytäre Anämie
- Labor
  - Serumeisen und Serumferritin (Eisenspeicherform): erniedrigt
  - Freie Eisenbindungskapazität: erhöht
  - Leichte Thrombozytose
  - Leukozytose

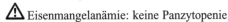 Eisenmangelanämie: keine Panzytopenie

Therapie

- Behandlung der Grunderkrankung
- Orale Eisensubstitution mit zweiwertigen Eisenverbindungen
- Falls notwendig parenterale Eisensubstitution

2.1.3 Megaloblastäre Anämie

Perniziöse Anämie

Pathogenese

- Atrophische Autoimmungastritis → Vitamin B$_{12}$-Mangel → hyperchrome-makrozytäre Anämie

Symptomatik

- Anämiesymptomatik
- Hunter-Glossitis (glatte Zunge mit Atrophie der Zungenpapillen)

1. Tag

- Zungenbrennen
- Neurologische Symptome
  - Parästhesien
  - Lähmungen

Diagnostik

- Blutbild
  - Thrombozytopenie
  - Leukozytopenie
  - Retikulozyten erniedrigt
- Schilling-Test
- Bestimmung des Vitamin B_{12}-Spiegels im Blut

Therapie

- Parenterale Vitamin B_{12}-Substitution

2.1.4 Sekundäre Anämien

Infekt- und Tumoranämie

Pathogenese

- Gestörte Eisenmobilisation aus den Eisenspeichern
- Verkürzte Erythrozytenlebenszeit

Allgemein

- Häufig auftretende Anämieform

Diagnostik

- Blutbild
  - Meist normozytäre, z. T. auch mikrozytäre Anämie
  - Hypochrome Anämie
- Labor
  - Serumeisen erniedrigt
  - Serumferritin normal oder erhöht
  - Serumtransferrin erniedrigt

Therapie

- Behandlung der Grunderkrankung

⚠ Substitution von Eisen, Folsäure oder Vitamin B_{12} ist wirkungslos

Renale Anämie

Ätiologie

- Chronische Nierenerkrankungen

Pathogenese

- Erythropoetinmangel
- Verkürzung der Erythrozytenlebenszeit
- Toxische Knochenmarksschädigung
- Blutverluste

Diagnostik

- Blutbild: normochrome Anämie

Therapie

- Erythropoetin
  - Wirkungen: Steigerung der Erythropoese, Besserung der Leistungsfähigkeit
  - Nebenwirkungen: arterielle Hypertonie (häufigste Nebenwirkung), gesteigerte Thromboseneigung

2.2 Erkrankungen des leukozytären Systems

Leukozytopenie

Ätiologie

- Virusinfektionen
- Einige bakterielle Infektionen
- Therapie mit Zytostatika
- Kollagenosen, z. B. systemischer Lupus erythematodes

2.2.1 Erkrankungen des granulozytären Systems

Eosinophilie

Ätiologie

- Allergien (Asthma bronchiale)
- Aspergillose
- Parasitäre Infektionen (Trichinose)
- Kollagenosen (Periarteriitis nodosa)
- Hämatologische Erkrankungen (Morbus Hodgkin, CML)
- Vaskulitiden (allergische Granulomatose Churg-Strauss)
- Löffler-Syndrom

⚠ Eosinophilie: tritt nicht bei Lupus erythematodes auf

Agranulozytose

Ätiologie

- Idiopathisch

Blut und Lymphsystem

- Medikamente (z. B. Metamizol oder Sulfonamide)

Symptomatik

- Fieber und Schüttelfrost
- Ulzera der Schleimhäute

Diagnostik

- Blutbild
  - Fehlen von Granulozyten
  - Erythrozyten und Thrombozyten in der Regel normal
- Knochenmarkspunktion und -biopsie

Therapie

- Absetzen des auslösenden Medikamentes

2.2.2 Erkrankungen des lymphatischen Systems

Lymphozytose

Ätiologie

- Virale Infektionen
- Einige bakterielle Infektionen (Morbus Bang, Pertussis)
- Spätstadium („Heilphase") akuter Infektionen
- Chronische Lungentuberkulose

2.3 Erkrankungen, die mehrere Zellsysteme betreffen

Panmyelopathie (Aplastische Anämie)

Ätiologie

- Angeboren
- Idiopathisch
- Medikamente
  - Chloramphenicol
  - Phenylbutazon
  - Sulfonamide
  - Hydantoinpräparate

Diagnostik

- Blutbild
  - Anämie
  - Leukozytopenie
  - Thrombozytopenie

2.4 Maligne Erkrankungen

2.4.1 Exkurs Chemotherapie

Formen

- Adjuvante Chemotherapie: postoperative Chemotherapie mit dem Ziel, nicht nachweisbare Mikrometastasen zu vernichten
- Neoadjuvante Chemotherapie: präoperative Chemotherapie mit dem Ziel, den Tumor zu verkleinern und ihn anschließend operativ zu resezieren

Indikationen

- Kurative Chemotherapie mit dem Ziel der Heilung
- Palliative Chemotherapie mit dem Ziel der
  - Schmerzlinderung bzw. Schmerzfreiheit
  - Verbesserung der Lebensqualität
  - Psychischen Stabilisierung
  - Wachstumshemmung des Tumors

⚠️ Eine palliative Therapie hat nicht das Ziel der Heilung.

Komplikationen

- Bei myelosuppressiver Chemotherapie
  - Fieber unklarer Ätiologie
  - Candidamykose
  - Schleimhautulzerationen
  - Fertilitätsstörungen

Prognose

- Chemotherapeutisch heilbar
  - Akute Leukämien
  - Hodentumoren

2.4.2 Akute Leukämien

Formen

- Akute lymphatische Leukämie (ALL): Auftreten besonders im Kindesalter
- Akute myeloische Leukämie (AML): Auftreten besonders im Erwachsenenalter

Symptomatik

- Plötzliche Infektionen
- Blutungen
- Anämie
- Gingivahyperplasie
- Müdigkeit und nachlassende Leistungsfähigkeit (tritt bei fast allen malignen Erkrankungen auf)

1. Tag

Innere Medizin

Diagnostik

- Blutbild
  - Leukozytenzahl kann normal, erhöht oder erniedrigt sein
  - Hiatus leucaemicus: gleichzeitiges Auftreten von unreifen und ausgereiften Zellformen
- Blutausstrich: bei AML, Auftreten von Auer-Stäbchen in den Myeloblasten
- Knochenmarkspunktion

Therapie

- Chemotherapie: Akute Leukämien sind prinzipiell heilbar

 Chronische Leukämien (Auftreten meist im höheren Erwachsenenalter) sind mit Chemotherapie nicht heilbar.

2.4.3 Chronisch myeloproliferative Erkrankungen

Formen

- Polycythaemia vera
- Chronisch myeloische Leukämie (CML)
- Essenzielle Thrombozythämie
- Osteomyelosklerose

Gemeinsame Symptomatik

- Splenomegalie
- Basophilie

Polycythaemia vera

Pathogenese

- Proliferation vor allem der Erythrozyten → Anstieg des Hämatokrits mit Werten um 0,60

Symptomatik

- Dunkelrot gefärbtes Gesicht (Plethora)
- Müdigkeit
- Schwindel
- Kopfschmerzen

 Polycythaemia vera: keine Ausbildung von Osteolysen

Komplikationen

- Blutungsneigung
- Thrombosen

Diagnostik

- Blutbild
  - Erythrozytose (Hb > 20 g/dl)
  - Leukozytose
  - Thrombozytose
- Blutvolumen vermehrt

Differenzialdiagnose

- Polyglobulie

Therapie

- Aderlässe: Hämatokrit < 0,45 wird angestrebt

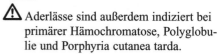 Aderlässe sind außerdem indiziert bei primärer Hämochromatose, Polyglobulie und Porphyria cutanea tarda.

- Bei Progredienz Chemotherapie
- Kontraindiziert sind Glukokortikoide, da diese zur einer Vermehrung der Erythrozyten führen

Polyglobulie

Diagnostik

- Lungenfunktionsprüfung
- Nierensonographie
- Milzsonographie
- Bestimmung des Plasmavolumens

Symptomatik

- Zyanose: blau-rote Färbung der Haut bzw. Schleimhäute, durch > 5g/dl reduziertes Hämoglobin im Kapillarblut

 Eine Anämie führt nicht zu einer Zyanose

Chronisch myeloische Leukämie

Symptomatik

- Bis ins kleine Becken reichende Milz
- Leistungsminderung

Diagnostik

- Labor
  - Nachweis des Philadelphia-Chromosoms (reziproke Translokation zwischen Chromosom 9 und 22)
  - Erniedrigung der alkalischen Leukozytenphosphatase (ALP)

 Bei den anderen chronisch myeloproliferativen Erkrankungen und anderen

Blut und Lymphsystem

Leukämieformen findet man eine Erhöhung der ALP.
- Blutbild
  - Leukozytose
  - Basophilie und Eosinophilie
- Knochenmarkpunktion und -biopsie: hyperzelluläres Knochenmark

Komplikationen

- Infektionen
- Terminale Blastenkrise

2.4.4. Maligne Non-Hodgkin-Lymphome

Chronisch lymphatische Leukämie (CLL)

Definition

- Non-Hodgkin-Lymphom vom niedrigen Malignitätsgrad

Symptomatik

- Symptome der Anämie
- Splenomegalie
- Infektneigung

Diagnostik

- Blutbild: Leukozytose
- Blutausstrich: Gumprecht-Kernschatten (gequetschte Lymphozytenkerne)
- Knochenmarkpunktion und -biopsie

⚠ CLL: Knochenmark ist immer betroffen

Komplikationen

- Antikörpermangel
- Autoimmunhämolytische Anämie

Therapie

- Möglichst lange keine Behandlung → Grundsatz: „So spät und so wenig wie möglich behandeln"

Prognose

- Momentan unheilbar

Haarzell-Leukämie

Definition

- Non-Hodgkin-Lymphom vom niedrigen Malignitätsgrad, ohne starke Ausschwemmung der Tumorzellen

Symptomatik

- Massive Splenomegalie
- Fibrose des Knochenmarks durch Infiltration

2.4.5 Morbus Hodgkin

Stadien nach Ann-Arbor

Stadium	Befallsmuster
I	Befall einer Lymphknotenregion oder Vorliegen eines extranodalen Herdes
II	Zwei oder mehr Lymphknotenregionen auf einer Seite des Zwerchfells oder lokalisierte extranodale Herde mit Befall einer oder mehrerer Lymphknotenregionen auf einer Seite des Zwerchfells
III	Zwei oder mehr Lymphknotenregionen auf beiden Seiten des Zwerchfells oder lokalisierte extranodale Herde mit oder ohne Befall von Lymphknoten auf beiden Seiten des Zwerchfells
IV	Disseminierter Befall eines oder mehrerer extralymphatischer Organe (z. B. Haut, Leber oder Knochenmark) mit oder ohne Lymphknotenbefall

Symptomatik

- Nicht schmerzhafte Vergrößerung der betroffenen Lymphknoten
- B-Symptome
  - Gewichtsverlust von mehr als 10 % in 6 Monaten
  - Fieber
  - Nachtschweiß

Diagnostik

- Histologischer Nachweis der Reed-Sternberg-Zellen
- Blutbild: Eosinophilie und Lymphozytopenie

Therapie

- Stadienabhängig
  - Stadium IA: Strahlentherapie → Heilung in 80 % der Fälle
  - Ungünstige Stadien: Polychemotherapie z. T. in Kombination mit Bestrahlung

Prognose

- Insgesamt günstig
- Lymphozytenarmer Subtyp weist die schlechteste Prognose auf

2.4.6 Plasmozytom (Multiples Myelom)

Symptomatik

- Knochenschmerzen
- Pathologische Frakturen

Diagnostik

- Labor: BSG stark erhöht
- Blutbild: Anämie
- Serumeiweiß-Elektrophorese: monoklonaler Gammapeak (monoklonaler M-Gradient)

⚠ Ein M-Gradient ist auch beim Morbus Waldenström, bei der monoklonalen Gammopathie unklarer Signifikanz und bei Kälteagglutininkrankheit nachweisbar

- Urinimmun-Elektrophorese
- Für die Diagnosestellung müssen zwei der folgenden drei Kriterien (nach Ossermann) erfüllt sein
  - Monoklonale Immunglobuline im Serum oder Urin
  - Nachweis von Osteolysen
  - Nachweis von mehr als 10 % unreifer Plasmazellen im Knochenmark

Komplikationen

- Chronische Niereninsuffizienz, mit dem Risiko eines akuten Nierenversagens
  - Ätiologie: Ausscheidung von Leichtketten im Urin (Bence-Jones-Proteinurie), Amyloidose, Hyperkalzurie, Infektionen, Infiltration mit Myelomzellen
- Querschnittslähmung
- Hyperkalzämie
- Hyperviskositätssyndrom

2.5 Hämorrhagische Diathesen

2.5.1 Exkurs: Diagnostik von Gerinnungsstörungen

Blutungszeit

Allgemein

- Überprüft die Thrombozytenfunktion

Quickwert (Thromboplastinzeit)

Allgemein

- Misst das exogene Gerinnungssystem: Faktoren II, V, VII, X → dient der Therapieüberwachung bei Vitamin-K-Antagonisten
- Erniedrigung des Quickwertes bei
  - Dauerbehandlung mit Phenprocoumon (Marcumar®)
  - Verbrauchskoagulopathie
  - Leberzirrhose, akuter Leberdystrophie und anderen Lebererkrankungen

Partielle Thromboplastinzeit (PTT)

Allgemein

- Misst das endogene Gerinnungssystem: Faktoren I, II, V, VIII, IX, X, XI, XII → dient der Hämophiliediagnostik

Thrombinzeit

Allgemein

- Misst Erhöhung von Fibrinogenspaltprodukten → Verlängerung bei Lysetherapie

⚠ Faktor XIII: einziger Faktor, der durch diese Globaluntersuchungen nicht erfasst wird

2.5.2 Idiopathische thrombozytopenische Purpura (ITP)

Definition

- Isolierte Thrombozytopenie infolge verkürzter Thrombozytenlebenszeit durch antithrombozytäre Autoantikörper

Allgemein

- Hauptabbauort der Thrombozyten ist die Milz

Formen

- Akute Verlaufsform: bevorzugt Kinder betroffen
- Chronische Verlausform (Morbus Werlhof): bevorzugt Erwachsene betroffen

Symptomatik

- Petechiale Blutungen
- Purpura

⚠ Thrombozytopenie: verursacht keine Gelenkblutungen

Blut und Lymphsystem

Therapie

- Glukokortikoide, z. B. Prednisolon 1–2 mg/kg KG
  - Wirkung: Hemmung von Makrophagen → verminderter Thrombozytenabbau

Petechiale Blutungen

Differenzialdiagnose

- ITP
- Arzneimittelinduzierte Thrombozytopenie
- Panmyelopathie
- Akute Leukämie

2.5.3 Von-Willebrand-Syndrom

Pathogenese

- Defekt des von-Willebrand-Faktors →
  - Thrombozytenadhäsion gestört → Blutungszeit verlängert
  - Verminderte Aktivität von Faktor VIII

Allgemein

- Wird häufig erst vor operativen Eingriffen diagnostiziert

Symptomatik

- Nasenbluten (Epistaxis)
- Schleimhautblutungen
- Hämatome

Diagnostik

- Blutbild: Thrombozytenzahl normal
- Blutungszeit verlängert
- Verminderung von Faktor VIII
- Verminderung des von-Willebrand-Faktors

Epistaxis

Differenzialdiagnose

- Trauma
- Fremdkörper
- Morbus Osler
- Von-Willebrand-Syndrom
- Wegener-Granulomatose
- Hämatologische Erkrankungen z. B. Leukämien, Morbus Waldenström

2.5.4 Hämophilie

Ätiologie

- X-chromosomal-rezessive Erbkrankheit

Formen

- Hämophilie A: Faktor VIII-Mangel
- Hämophilie B: Faktor IX-Mangel

Symptomatik

- Gelenk- und Muskeleinblutungen
- Großflächige Blutungen

⚠ Hämophilie: petechiale Blutungen sind nicht typisch

Diagnostik

- Blutungszeit: normal
- Prothrombinzeit (Quick-Wert): normal
- Partielle Thromboplastinzeit (PTT): verlängert

2.5.5 Gesteigerte Thromboseneigung

Risikofaktoren

- Faktor V-Leiden
- Mangel an
  - Plasminogen
  - Protein C
  - Protein S
  - Antithrombin III
  - Faktor XII
- Immobilisation
- Postoperative Zustände
- Malignome
- Einnahme östrogenhaltiger Ovulationshemmer
- Postthrombotisches Syndrom

1. Tag

3 Atmungsorgane

3.1 Störungen der Atmung

3.1.1 Allgemeines zur Physiologie der Atmung

Totalkapazität

Definition

- Summe aus Vitalkapazität und Residualvolumen

Allgemein

- Maß der Restriktion (Lungendehnbarkeit)
- Wird durch Ganzkörperplethysmographie gemessen
- Abhängig von Größe und Gewicht des Untersuchten

Vitalkapazität

Definition

- Summe aus normalem Atemzugvolumen, inspiratorischem und exspiratorischem Reservevolumen

Allgemein

- Wird spirometrisch gemessen
- Korreliert mit Alter, Größe und Geschlecht
- Abhängig von Kooperation des Untersuchten
- Dient der Beurteilung der Lungenfunktion

3.1.2 Respiratorische Insuffizienz

Formen

- Respiratorische Partialinsuffizienz
  - Definition: Erniedrigung des pO_2 bei normalem pCO_2
- Respiratorische Globalinsuffizienz
  - Definition: Erniedrigung des pO_2 und Erhöhung des pCO_2

3.1.3 Schlafapnoe-Syndrom

Definition

- Mehr als 10 Apnoephasen (Atemstillstände) pro Stunde Schlaf oder mehr als 100 Apnoephasen pro Nacht

Symptomatik

- Rezidivierende Schlafunterbrechungen → morgendliche Zerschlagenheit und Einschlafneigung am Tag
- Schnarchen

Therapie

- Gewichtsreduktion
- Verzicht auf Alkohol
- Reglementierung des Schlaf-Wach-Rhythmus
- Nasale kontinuierliche Überdruckbeatmung (nCPAP)

Pickwick-Syndrom

Allgemein

- Extremvariante des Schlafapnoe-Syndroms

Symptomatik

- Schlafsucht
- Schnarchen
- Adipositas
- Rechtsherzinsuffizienz und Herzrhythmusstörungen
- Hyperkapnie
- Hypoxie
- Zyanose

3.2 Krankheiten der unteren Atemwege

3.2.1 Chronisch obstruktive Lungenerkrankungen

Formen

- Chronische Bronchitis
- Obstruktives Lungenemphysem

Risikofaktor

- Tabakrauchen

Chronische Bronchitis

Definition

- Husten und Auswurf für mindestens 3 Monate pro Jahr in zwei aufeinander folgenden Jahren

Atmungsorgane

Diagnostik

- Klinische Untersuchung
- Messung der Einsekundenkapazität: Einsekundenkapazität typischerweise vermindert

⚠ Die Einsekundenkapazität ist das wichtigste Kriterium zur Beurteilung des Schweregrades.

- Röntgen-Thorax: bei unkompliziertem Verlauf meist unauffällig

Therapie

- Ausschalten der Noxen
- Bei Infektionen: Antibiotika
- Beta-Sympathikomimetika
- Theophyllin
- Glukokortikoide
- Im Spätstadium: Langzeit-O_2-Therapie (mehr als 12 Stunden/Tag)

⚠ Kontraindiziert ist hochdosierter Sauerstoff, da der gesunkene pO_2-Wert der einzige Atemantrieb der Patienten ist.

Lungenemphysem

Definition

- Irreversible Erweiterung der Lufträume distal der Bronchioli terminales

Symptomatik

- Typ „pink puffer"
  - Dyspnoe, aber kaum Zyanose
  - Respiratorische Partialinsuffizienz
- Typ „blue bloater"
  - Zyanose
  - Respiratorische Globalinsuffizienz

Diagnostik

- Klinische Untersuchung
  - Inspektion: fassförmiger Thorax, verminderte Atemdifferenz des Brustumfangs
  - Palpation: abgeschwächter Stimmfremitus
  - Perkussion: hypersonorer Klopfschall
  - Auskultation: abgeschwächtes Atemgeräusch
- Röntgen-Thorax

3.2.2 Asthma bronchiale

Pathogenese

- Atemobstruktion
- Entzündung
- Hyperreagibles Bronchialsystem
- Pathogenetisch spielen auch Konditionierungsvorgänge und Reizgeneralisierung eine Rolle

Formen

- Allergisches Asthma bronchiale
- Nicht-allergisches Asthma bronchiale

Allgemein

- Auslösung eines Asthmaanfalles möglich durch
  - Pollen oder andere Allergene
  - Körperliche oder psychische Anstrengung
  - Infektionen
  - Medikamente wie ASS oder β-Rezeptorenblocker
  - Witterungseinflüsse und Einatmung kalter Luft

Symptomatik

- Anfallsartige Atemnot (Dyspnoe)
- Ausatmung erschwert und verlängert
- Husten
- Tachypnoe
- Tachykardie
- Angst

⚠ Schmerzen und Hämoptoe sind nicht typisch.

Diagnostik

- Auskultation
  - Giemen und Brummen (trockene Nebengeräusche)
  - Leise Atemgeräusche
- Blutbild: Eosinophilie
- Röntgen-Thorax: überblähte Lunge mit tiefstehendem Zwerchfell
- Lungenfunktion
- Allergiediagnostik
  - Hauttests: Prick- bzw. Intrakutantest
  - Inhalativer Provokationstest
  - Nachweis von allergenspezifischem IgE durch RAST

1. Tag

Innere Medizin

- Nachweis des hyperreagiblen Bronchialsystems: Provokationstestungen

Therapie

- Bei allergischem Asthma kausal durch
  - Allergenkarenz
  - Hyposensibilisierung
- Stadienabhängige medikamentöse Therapie mit
  - Beta-2-Sympathikomimetika
  - Glukokortikoide inhalativ
  - Theophyllin
  - Glukokortikoide systemisch
  - Dinatriumchromoglykat präventiv
- Zusätzlich Atemübungen und autogenes Training

⚠ Eine Hypertonietherapie bei Asthmatikern sollte nicht mit β-Rezeptorenblockern, sondern mit ACE-Hemmern, Kalziumantagonisten, Diuretika oder Vasodilatatoren erfolgen.

3.2.3 Bronchiektasen

Definition

- Irreversible Ausweitung der Bronchien

Symptomatik

- Dyspnoe
- Chronischer Husten mit erheblichem Auswurf
- Dreischichtiges Sputum
- Hämoptyse
- Bei fortgeschrittener Erkrankung
  - Trommelschlegelfinger
  - Uhrglasnägel

Diagnostik

- Röntgen-Thorax
- Bronchographie: besonders gute Darstellung der Bronchiektasen möglich
- HRCT (hochauflösendes CT)

Therapie

- Infektionsprophylaxe: Impfungen
- Antibiotika
- Operativ: Segment- oder Lobektomie

Kartagener-Syndrom

Ätiologie

- Autosomal-rezessive Erbkrankheit mit Störung des mukoziliären Transports (Strukturanomalie der Zilien)

Symptomatik

- Bronchiektasen
- Situs inversus
- Pansinusitis

3.3 Krankheiten des Lungenparenchyms

3.3.1 Pneumonien

Ambulant erworbene Pneumonie

Erreger

- Pneumokokken (Streptococcus pneumoniae)
- Haemophilus influenzae

Therapie

- Kalkulierte antibiotische Therapie mit Makroliden wie z. B. Erythromycin

Nosokomiale Pneumonie

Definition

- Im Krankenhaus erworbene Pneumonie, die frühestens 48 Stunden nach Aufnahme im Krankenhaus manifest wird

Erreger

- Pseudomonas aeruginosa
- Staphylococcus aureus
- Klebsiella pneumoniae
- Enterobacter

Lobärpneumonie

Erreger

- Pneumokokken, aber auch andere grampositive Kokken

Symptomatik

- Fieber und Schüttelfrost
- Husten mit Auswurf
  - Sputum: eitrig

- Pleuritis
- Herpes labiales

Diagnostik

- Klinische Untersuchung
  - Palpation: Stimmfremitus und Bronchophonie sind verstärkt
  - Perkussion: umschriebene Dämpfung
  - Auskultation: feinblasige, klingende Rasselgeräusche, Bronchialatmen
- Blutbild: Leukozytose
- Röntgen-Thorax
- CT
- Bronchoalveoläre Lavage (BAL)

Therapie

- Antibiotika

Bronchoalveoläre Lavage

Indikationen

- Diagnostik bei
  - Infektionen (Pneumonie oder Tuberkulose)
  - Sarkoidose
  - Exogen allergischer Alveolitis
- Therapie der Alveolarproteinose

Bakterielle, interstitielle Pneumonie

Erreger

- Mykoplasmen
- Chlamydien

Diagnostik

- Röntgen-Thorax: netzartige Infiltrate

Pneumocystis-carinii-Pneumonie

Erreger

- Pneumocystis carinii

Befund

- Interstitielle Pneumonie

Symptomatik

- Fieber
- Trockener Husten
- Dyspnoe

Spätkomplikation

- Lungenfibrose

Diagnostik

- Klinische Untersuchung: geringfügiger Auskultationsbefund
- Röntgen-Thorax: interstitielle Zeichnungsvermehrung

Therapie

- Cotrimoxazol in 4facher Normaldosis

Prophylaxe

- Pentamidin

3.3.2 Lungenfibrose

Ätiologie

- Idiopathisch
- Infektionen
- Pneumokoniosen
- Noxen wie Bleomycin

Symptomatik

- Dyspnoe
- Trommelschlegelfinger

Diagnostik

- Klinische Untersuchung
  - Perkussion:
    Hochstehende Zwerchfellgrenzen und verminderte Atemverschieblichkeit des Zwerchfells
    Hyposonorer Klopfschall
  - Auskultation: Knisterrasseln
- Röntgen-Thorax
- Lungenfunktion

⚠ Lungenfibrose: relative Einsekundenkapazität (FEV_1/VK %) im Normbereich

3.3.3 Pneumokoniosen

Formen

- Anthrakose
- Siderose
- Silikose
- Asbestose

Innere Medizin

Asbesterkrankungen

Allgemein

- Erkrankungen können sich auch Jahre nach Beendigung der Exposition manifestieren

Formen

- Pneumokoniose
- Pleura- und Peritonealmesotheliom
- Pleuraverkalkungen
- Bronchialkarzinom

Prophylaxe

- Regelmäßige medizinische Untersuchungen
  Siehe Arbeitsmedizin, Kapitel 4.7

3.4 Krankheiten des kleinen Kreislaufs

3.4.1 Cor pulmonale

Definition

- Insuffizienz des rechten Ventrikels als Folge einer Lungenerkrankung

Ätiologie

- Akutes Cor pulmonale
  - Embolie: Thromben, Fett oder Luft
  - Status asthmaticus
- Chronisches Cor pulmonale
  - Rezidivierende Embolien
  - Lungenfibrose
  - Chronisch-obstruktives Lungenemphysem
  - Tuberkulose
  - Silikose

Symptomatik

- Bei dekompensiertem Cor pulmonale
  - Dyspnoe
  - Husten
  - Symptome der Herzinsuffizienz: Vergrößerung rechter Ventrikel, Trikuspidalinsuffizienz, periphere Ödeme, vergrößerte druckdolente Leber, hepatojugulärer Reflux

3.4.2 Lungenödem

Definition

- Austritt von Flüssigkeit aus den Lungenkapillaren in das Interstitium und den Alveolarraum

Ätiologie

- Kardiales Lungenödem durch Linksherzinsuffizienz bei
  - Akutem Myokardinfarkt
  - Hypertensiver Krise
  - Vorhofflimmern mit Tachyarrhythmie
  - Mitralstenose
- Überwässerung bei Niereninsuffizienz z. B. bei rasch progredienter Glomerulonephritis
- Intoxikationen, z. B. mit Reizgasen wie Ozon
- Übertransfusion
- Granulozytentransfusion
- Zerebrale Erkrankungen z. B. intrazerebrale Blutung
- Zu rascher Aufstieg in große Höhen

Symptomatik

- Dyspnoe
- Husten mit z. T. schaumigem, leicht rötlich tingiertem Auswurf

Diagnostik

- Auskultation: fein- bis mittelblasige Rasselgeräusche
- Röntgen-Thorax

Therapie

- Siehe Pharmakologie, Kapitel 3.2.1

3.4.3 Lungenembolie

Definition

- Verlegung der arteriellen Lungenstrombahn durch Thromben (meist aus dem Bereich der tiefen Beinvenen), Luft, Fett oder Fremdkörper

Pathophysiologie

- Bei rezidivierenden Embolien kommt es in der Regel zu deutlich höheren rechtsventrikulären Drucksteigerungen als bei erstmaliger Embolie

Atmungsorgane

Symptomatik

- Dyspnoe und Tachypnoe
- Thoraxschmerz
- Husten
- Tachykardie
- Zyanose
- Hypotonie
- Bei Lungeninfarkt: Hämoptyse

⚠ Bei entsprechender Symptomatik muss man besonders bei postoperativen Patienten an eine Lungenembolie denken, auch wenn sich keine Thrombose nachweisen lässt

Diagnostik

- Blutgasanalyse: PO_2 und PCO_2 vermindert
- EKG
  - Sinustachykardie
  - $S_I Q_{III}$-Typ (tiefe S-Zacken in I)
  - Inkompletter oder kompletter Rechtsschenkelblock
  - P-dextrocardiale
  - Rhythmusstörungen

  ⚠ Ein R-Verlust in V_1–V_3 ist nicht typisch.
- Lungenszintigraphie
- Pulmonalisangiographie

Differenzialdiagnose Hämoptyse

Ätiologie

- Lungenembolie
- Tumoren
- Tuberkulose
- Bronchitis
- Bronchiektasen

Diagnostik

- Nachweis von Mykobakterien, z. B. durch Färbung des Sputums nach Ziehl-Neelsen
- Röntgen-Thorax
- CT-Thorax
- Lungenperfusionsszintigraphie
- Bronchoskopie

3.5 Neoplasien der Bronchien und der Lunge

3.5.1 Bronchialkarzinom

Formen

- Nicht-kleinzellige Bronchialkarzinome
  - Plattenepithelkarzinom
  - Adenokarzinom
  - Großzelliges Karzinom
- Kleinzelliges Bronchialkarzinom

Risikofaktor

- Tabakrauchen

⚠ Tabakrauchen ist u. a. außerdem ein Risikofaktor für PAVK, KHK und chronisch obstruktive Erkrankungen.

Symptomatik

- Husten, z. T. mit Hämoptyse
- Dyspnoe
- Sanguinolenter (blutiger) Pleuraerguss
- Einflussstauung
- Tastbare Resistenzen im Bereich der Supraklavikulargegend bei erfolgter Lymphknotenmetastasierung
- Rezidivierende poststenotische Pneumonien

Diagnostik

- Röntgen-Thorax
- CT
- Bronchoskopie

Therapie

- Bei nicht-kleinzelligen Karzinomen: falls möglich, operative Lob- oder Pneumektomie (einzige kurative Therapie)
- Chemotherapie

Kleinzelliges Bronchialkarzinom

Symptomatik

- Paraneoplastische Syndrome
  - Hyperkalzämie durch Synthese Parathormon-ähnlicher Peptide
  - Hyponatriämie bei Syndrom der inadäquaten ADH-Sekretion (Schwartz-Bartter-Syndrom)
  - Myasthenie beim Lambert-Eaton-Syndrom
  - Trommelschlegelfinger und Uhrglasnägel bei der Pierre-Marie-Bamberger-Krankheit (hypertrophische Osteoarthropathie)
  - Thrombophlebitis migrans

Diagnostik

- Röntgen-Thorax
- CT
- Bronchoskopie
- Tumormarker: neuronspezifische Enolase

Therapie

- Chemo- und Strahlentherapie

⚠ Kleinzelliges Bronchialkarzinom: spricht von allen Bronchialkarzinomen am besten auf Chemotherapie an

Prognose

- Ungünstig, da frühzeitige Metastasierung

Pancoast-Tumor

Definition

- Peripheres Bronchialkarzinom der Lungenspitze

Symptomatik

- Horner-Syndrom durch Schädigung des Halssympathikus
- Destruktionen der ersten und zweiten Rippe
- Einschießende Oberarmschmerzen durch Schädigung des Plexus brachialis

3.6 Tuberkulose

Erreger

- Obligat pathogene Mykobakterien wie Mycobacterium tuberculosis oder Mycobacterium bovis

Allgemein

- Kann als Komplikation einer Silikose auftreten
- Verschärfung der Gesundheitsbedrohung entsteht durch die sog. New-York- oder Kasachstan-Stämme, die sich durch Multiresistenz gegen Tuberkulostatika auszeichnen

Sonderform

- Miliartuberkulose
  - Definition: generalisierte Tuberkulose, die häufig Lunge, Leber und Meningen betrifft
  - Allgemein: Auftreten meist bei immunsupprimierten Patienten (Tuberkulintest häufig negativ)
  - Diagnostik: direkter Mykobakteriennachweis gelingt nur selten

Diagnostik

- Röntgen-Thorax
- Beweisend ist ein kultureller Erregernachweis der säurefesten Bakterien, z. B. aus Magensaft

Therapie

- Tuberkulostatika
  - Meist Beginn mit einer Dreier- oder Viererkombination
  - Therapiedauer sollte mindestens 6 Monate betragen
  Medikamentöse Therapie, siehe Pharmakologie, Kapitel 16.8

3.7 Sarkoidose

Definition

- Granulomatöse Systemerkrankung unklarer Ätiologie

Symptomatik

- Allgemeinbeschwerden
  - Fieber
  - Gewichtsverlust
- Arthritis mit schmerzhafter Schwellung der betroffenen Gelenke
- Erythema nodosum

Sonderformen

- Löfgren-Syndrom
  - Definition: akute Form mit bihiliärer Lymphadenopathie, Erythema nodosum, Arthritis
- Heerfordt-Syndrom
  - Symptomatik: Parotitis, Uveitis, Fazialisparese

Diagnostik

- Labor
  - BSG erhöht
  - ACE erhöht
- Blutbild: Leukozytose
- Röntgen-Thorax: bihiliäre Lymphadenopathie

Therapie

- Bei geringer Symptomatik: keine Therapie
- Bei stärkerer Symptomatik: Glukokortikoide

3.8 Krankheiten der Pleura

3.8.1 Pleuraerguss

Formen

- Pleuraexsudat (Proteingehalt über 3 g/dl)
  - Ätiologie: Tumoren (z. B. Bronchialkarzinome oder Pleuramesotheliome), Entzündungen (Pneumonien oder Tuberkulose)
- Pleuratranssudat (Proteingehalt unter 3 g/dl)
  - Ätiologie: u. a. kardiale Insuffizienz

Symptomatik

- Restriktive Ventilationsstörung → Dyspnoe

Diagnostik

- Klinische Untersuchung
  - Palpation: abgeschwächter Stimmfremitus
  - Perkussion: hyposonorer Klopfschall, Zwerchfell der betroffenen Seite nicht abgrenzbar
  - Auskultation: abgeschwächtes Atemgeräusch, betroffene Thoraxseite bei der Atmung nachschleppend
- Sonographie

3.8.2 Pneumothorax

Siehe Chirurgie, Kapitel 12

4 Verdauungsorgane

4.1 Ösophagus

4.1.1 Motilitätsstörungen

Achalasie

Pathogenese

- Erschlaffung des unteren Ösophagussphinkters ist gestört → prästenotische Dilatation

Symptomatik

- Dysphagie

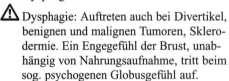 Dysphagie: Auftreten auch bei Divertikel, benignen und malignen Tumoren, Sklerodermie. Ein Engegefühl der Brust, unabhängig von Nahrungsaufnahme, tritt beim sog. psychogenen Globusgefühl auf.
- Retrosternaler Schmerz
- Hochwürgen unverdauter Speisen
- Gewichtsverlust

Komplikationen

- Aspiration
- Ösophaguskarzinom

Therapie

- Pneumatische Dilatation
- Bei Therapieresistenz: Kardiomyotomie nach Heller

Ösophagusspasmus

Symptomatik

- Heftige retrosternale Schmerzen
- Schluckbeschwerden

Diagnostik

- Röntgenuntersuchung mit Breischluck: unkoordinierte Ösophaguskontraktionen

Differenzialdiagnose

- Achalasie
- Angina pectoris

Therapie

- Nifedipin

4.1.2 Ösophagitis

Gastroösophageale Refluxkrankheit

Risikofaktoren

- Alkohol
- Rauchen
- Adipositas
- Voluminöse Mahlzeiten
- Schwangerschaft

Komplikationen

- Refluxösophagitis
- Barret-Ösophagus
  - Definition: Zylinderepithelmetaplasie (Präkanzerose), die in 8–10 % der Fälle in ein Adenokarzinom entartet

Diagnostik

- Endoskopie mit Biopsie

Therapie

- Meiden der Risikofaktoren und Schlafen mit erhöhtem Oberkörper
- Antazida
- Protonenpumpenhemmer
- H_2-Antagonisten

Refluxösophagitis

Symptomatik

- Sodbrennen
- Retrosternale Schmerzen besonders im Liegen und nach dem Essen

Differenzialdiagnose

- Ösophagusspasmus
- Angina pectoris und Myokardinfarkt

4.1.3 Ösophaguskarzinom

Siehe Chirurgie, Kapitel 18.6

4.1.4 Mallory-Weiss-Syndrom

Pathogenese

- Heftiges Erbrechen → längsverlaufende Schleimhautrisse der Ösophagus- oder Magenschleimhaut

Allgemein

- Bevorzugt Alkoholiker betroffen

Symptomatik

- Übelkeit
- Hämatemesis (Bluterbrechen)

Differenzialdiagnose Hämatemesis

- Ulzerationen
- Erosive Gastritis (eine atrophische Gastritis verursacht keine Hämatemesis)
- Varizenblutungen
- Tumoren

4.2 Magen

4.2.1 Chronische Gastritis

Histologie

- Lymphozytäres Infiltrat in der Lamina propria mucosae

Symptomatik

- Meist asymptomatisch
- Selten unspezifische Beschwerden wie Blähungen oder Aufstoßen

Diagnostik

- Biopsie

Therapie

- Bei Helicobacter-pylori-Infektion: Antibiotika, z. B. Amoxicillin und Clarithromycin, in Kombination mit Protonenpumpenhemmer wie Omeprazol

4.2.2 Ulcus ventriculi/duodeni

Ätiologie

- Infektion mit Helicobacter pylori (in 95 % der Ulcera duodeni nachweisbar)
- Hyperazidität des Magens

Pathogenese

- Verschiebung des Gleichgewichtes von schleimhautprotektiven und schleimhautaggressiven Faktoren

Allgemein

- Faktoren, welche die Abheilung der Ulcera verzögern
  - Rauchen
  - Traumata und Verbrennungen
  - Psychische Konfliktsituationen

Komplikationen

- Blutung
- Perforation
- Penetration
- Magenausgangsstenose
- Bei Ulcus ventriculi: Magenkarzinom
- Bei Ulcus duodeni: praktisch keine maligne Entartung

 Magendivertikel treten nicht gehäuft auf

Therapie

- Bei Helicobacter pylori-Infektion: Antibiotika in Kombination mit Protonenpumpenhemmern

Magenausgangsstenose

Ätiologie

- Magenulzerationen
- Tumoren

Symptomatik

- Erbrechen von Nahrungsresten vom Vortag

 Magenausgangsstenose: verursacht kein galliges Erbrechen

4.2.3 Der operierte Magen

Früh-Dumping-Syndrom

Ätiologie

- Zustand nach Billroth-II-Magenresektion

Pathogenese

- Zu schneller Übertritt hyperosmolarer Nahrung in den Dünndarm → Hypovolämie

Symptomatik

- Übelkeit
- Schwitzen
- Kollaps
- Symptome manifestieren sich 5–45 Minuten nach Nahrungsaufnahme

Innere Medizin

Therapie

- Mehrere kleine Mahlzeiten pro Tag
- Eiweiß- und fettreiche Diät
- Spontane Besserung, meist keine operative Korrektur der Anastomose notwendig

4.3 Dünndarm

4.3.1 Malabsorptionssyndrom

Ätiologie

- Einheimische Sprue
- Morbus Whipple
- Morbus Crohn
- Strahlenenteritis
- Kurzdarmsyndrom

Einheimische Sprue (Zöliakie)

Ätiologie

- Glutenunverträglichkeit → Zottenatrophie des Dünndarms

Symptomatik

- Malabsorption
- Steatorrhoe (Stuhlfettausscheidung von mehr als 7g/d)
- Anämie

Diagnostik

- Pathologischer Xylose-Resorptionstest
- Dünndarmbiopsie

Therapie

- Glutenfreie Kost

Morbus Whipple

Ätiologie

- Bakterielle Infektion mit Tropheryma whippelii

Epidemiologie

- Bevorzugt Männer mittleren Alters betroffen

Symptomatik

- Diarrhö
- Gewichtsverlust
- Polyarthritis
- Fieber

Diagnostik

- Dünndarmbiopsie: histologischer Nachweis von PAS-positiven Einschlüssen in Makrophagen

Therapie

- Antibiotika

⚠ Morbus Whipple: Risiko für eine maligne Erkrankung steigt nicht

4.3.2 Exsudative Enteropathie

Pathogenese

- Übertritt von Plasmaproteinen ins Darmlumen → erhöhter gastroenteraler Proteinverlust, der durch die Mehrsynthese der Leber nicht kompensiert werden kann

Symptomatik

- Ödeme

Diagnostik

- Labor: Albuminmangel (Normalwert: 35–55 g/l)

4.3.3 Tumoren

Karzinoid

Definition

- Serotonin produzierender Tumor

Allgemein

- Gehört zu den Tumoren des diffusen neuroendokrinen Zellsystems
- Lokalisation
    - Appendix (häufigste Lokalisation)
    - Dünndarm
    - Dickdarm
    - Bronchialbaum

Symptomatik

- Krampfartige Bauchschmerzen
- Diarrhö
- Flush

Diagnostik

- 5-Hydroxyindolessigsäure im 24 h-Urin erhöht

Metastasierung

- Hämatogen in die Leber

Therapie

- Bei Metastasierung: Zytostatika

4.4 Kolon

4.4.1 Funktionelle Störungen

Funktionelles Abdominalsyndrom (FAB)

Definition

- Sammelbegriff für Bauchbeschwerden, die nicht durch pathologische Veränderungen bedingt sind

Allgemein

- Machen bis zu 50 % der Patienten mit gastrointestinalen Beschwerden aus
- Häufigstes Beschwerdebild des Oberbauches: Reizmagen
- Häufigstes Beschwerdebild des Unterbauches: Reizkolon (Colon irritabile), das bis zu 20 % der Erwachsenen (meist Frauen) betrifft
- Interaktion der Patienten mit den Ärzten ist charakterisierbar durch die Betonung somatischer Beschwerden bei gleichzeitiger Verschlossenheit für affektive Probleme

Symptomatik

- Bei Reizkolon
  - Schmerzen
  - Obstipation im Wechsel mit Diarrhö
  - Häufig Besserung der Beschwerden durch Defäkation

4.4.2 Divertikulose

Epidemiologie

- Gehäuftes Auftreten im höheren Lebensalter

Allgemein

- Prädilektionsstelle: Colon sigmoideum

Risikofaktor

- Ballaststoffarme Ernährung → Obstipation

Symptomatik

- Meist symptomlos
- Obstipation
- Schmerzen
- Blutungen

Komplikation

- Divertikulitis

Diagnostik

- Beurteilung der Divertikelausdehnung besonders gut durch Kolonkontrastdarstellung möglich

Therapie

- Schlackenreiche Kost

4.4.3 Colitis ulcerosa

Definition

- Chronisch entzündliche Darmerkrankung, die typischerweise nur die Schleimhaut betrifft, meist im Rektum beginnt und sich kontinuierlich nach proximal ausdehnt

Allgemein

- Prädilektionsstelle: Rektum

Befunde

- Ulzerationen
- Ausbildung von Schleimhautregenerationen um die Ulkusränder (sog. Pseudopolypen)

 Pseudopolypen: nicht typisch für den Morbus Crohn

Symptomatik

- Blutig-schleimige Durchfälle
- Tenesmen

Therapie

- Abhängig vom Schweregrad und Ausdehnung der Erkrankung
- Zunächst medikamentös
- Operativ

4.4.4 Morbus Crohn

Definition

- Chronisch entzündliche Darmerkrankung, die diskontinuierlich den gesamten Gastrointestinaltrakt befällt

Allgemein

- Lokalisation: bevorzugt terminales Ileum betroffen

Befunde

- Ulzerationen der Darmwand
- Fissurale Geschwürbildung
- Vergrößerungen der Peyer-Plaques und regionaler Lymphknoten

Histologie

- Entzündung betrifft alle Wandschichten (sog. transmurale Entzündung)
- Epitheloidzellgranulome

Symptomatik

- Diarrhö meist ohne Blutbeimengungen
- Abdominalschmerzen
- Fieber

Komplikationen

- Fistelbildung

⚠ Eine entero-vesikale Fistel ist eine absolute Operationsindikation

- Entzündlich bedingte Darmstenosen → Ileus
- Malabsorption
- Erhöhtes Karzinomrisiko

Diagnostik

- Koloskopie und hohe Ileoskopie

Therapie

- Medikamentös
  - Im akuten Schub: Prednisolon
  - 5-Aminosalicylsäure (Mesalazin) und Salazosulfapyridin
- Chirurgisch
  - Chirurgisch nicht heilbar, postoperative Rezidivrate sehr hoch → Operation nur bei Auftreten von Komplikationen
  - Vorgehen: sparsame Resektion mit End-zu-End-Anastomose

Komplikationen nach Ileumresektion

- Gallensteine durch Gallensäure-Mangel
- Chologene Diarrhö durch Hemmung der Resorption von Elektrolyten und Wasser
- Anämie durch Vitamin B_{12}-Mangel

Gemeinsamkeiten der chronisch entzündlichen Darmerkrankungen

Symptomatik

- Extraintestinale Manifestationen
  - Iritis
  - Erythema nodosum
  - Arthritiden

⚠ Extraintestinale Manifestationen: bessern sich häufig nach operativen Eingriffen → Ausnahme Leber- und Gallenerkrankungen wie z. B. die primär sklerosierende Cholangitis

4.4.5 Ischämische Kolitis

Pathogenese

- Arterielle Minderperfusion der A. mesenterica inf.

Epidemiologie

- Bevorzugt ältere Patienten betroffen, die an Herzerkrankungen, Hypertonie oder Diabetes mellitus leiden

Symptomatik

- Krampfartige, postprandiale Schmerzen
- Blutiger Stuhl

Diagnostik

- Koloskopie: Nachweis von Ödemen, Ulzerationen oder Blutungen
- Kolonkontrasteinlauf: Nachweis von Füllungsdefekten und Haustrierungsverlusten

Therapie

- Primär konservativ
- Bei drohender Nekrose oder Gangrän: Resektion des betroffenen Darmabschnittes

4.4.6 Antibiotika-assoziierte Kolitis (Pseudomembranöse Kolitis)

Ätiologie

- Unerwünschte Nebenwirkung während oder z. T. auch nach Beendigung einer Antibiotikatherapie

Pathogenese

- Abtötung der normalen Darmflora → Überwucherung des Kolons mit Clostridium difficile → Toxinbildung

Symptomatik

- Fieber
- Krampfartige, abdominelle Schmerzen
- Diarrhö z. T. blutig

Therapie

- Absetzen des Antibiotikums
- Vancomycin oder Metronidazol

4.4.7 Tumoren

Familiäre Polyposis coli (Familiäre Adenomatosis coli)

Definition

- Autosomal-dominant vererbte obligate Präkanzerose, bei der das gesamte Kolon mit tubulären und villösen Adenomen übersät ist

Symptomatik

- Blutige, schleimige Stühle
- Symptome manifestieren sich meist im 2.–3. Lebensjahrzehnt

Diagnostik

- Koloskopie

Therapie

- Proktokolcktomic

Kolonkarzinom

Histologie

- Meist Adenokarzinome

Symptomatik

- Wechsel zwischen Obstipation und Diarrhö
- Blut im Stuhl → Symptome einer Eisenmangelanämie
- Gewichtsverlust

Diagnostik

- Mittel der Wahl: Koloskopie
- Tumormarker: CEA (Serumerhöhung wie bei allen anderen Tumormarkern unspezifisch)

Metastasierung

- Lymphogen in regionale Lymphknoten
- Hämatogen, je nach Lokalisation in Leber oder Lunge

Therapie

- Operativ, je nach Stadium der Erkrankung in Kombination mit Bestrahlung bzw. Chemotherapie

4.5 Leber

4.5.1 Virushepatitis

Allgemein

- Übertragungswege
  - Bei Hepatitis A und Hepatitis E: enteral, vor allem durch Nahrung und Trinkwasser
  - Bei Hepatitis B, C und D: parenteral durch Geschlechtsverkehr, Transfusionen bzw. als neonatale Infektion von der infizierten Mutter auf das Neugeborene

Symptomatik

- Bei akuter Hepatitis
  - Übelkeit
  - Appetitlosigkeit
  - Ikterus

Komplikation

- Übergang in chronische Verlaufsform bei Hepatitis B, C und D

Therapie

- Bei akuter Infektion: körperliche Schonung
- Bei chronischer Hepatitis: Alpha-Interferon

Innere Medizin

⚠ Bei Verdacht auf chronische Hepatitis: Leberbiopsie zur Diagnosensicherung vor Therapiebeginn

Hepatitis A

Symptomatik

- Bei Kindern: Verlauf meist ohne Ikterus

Prophylaxe

- Aktive und passive Immunisierung
  - Nach passiver Immunisierung existiert ein Impfschutz für 1–3 Monate

Hepatitis B

Diagnostik

- Labor
  - Bestimmung von Anti-HBc IgM-Antikörpern, die bei akuter Infektion in 100% der Fälle positiv sind → sicherster Nachweis einer Infektion
  - HBs-Ag: in 90% der Fälle positiv
  - Anti-HBs-Antikörper: positiv, wenn HBs-Ag verschwunden ist und eine Ausheilung vorliegt

Prophylaxe

- Aktive und passive Immunisierung
  - Aktive Immunisierung schützt gleichzeitig gegen eine Hepatitis D-Virus-Infektion, da das Hepatitis D-Virus als defektes RNA-Virus für seine Replikation auf das Hepatitis B-Virus angewiesen ist

Hepatitis C

Diagnostik

- Nachweis von HCV-RNA und Anti-HCV-Antikörpern
  - Antikörpernachweis ist erst nach einigen Wochen möglich

4.5.2 Leberzirrhose

Ätiologie

- Alkoholabusus (häufigste Ursache)
- Infektion mit Hepatitis B-, C- oder D-Viren

⚠ Nach dem IMPP: Zytomegalie- bzw. EBV-Infektion verursacht keine Zirrhose.

- Stoffwechselstörungen
  - Morbus Wilson
  - Galaktosämie
  - Fructoseintoleranz

Symptomatik

- Hautveränderungen
  - Palmar- und Plantarerythem
  - Spider-Naevi
  - Atrophie der Haut (sog. „Geldscheinhaut")
  - Weißnägel
  - Verlust der Sekundärbehaarung
- Gynäkomastie

Komplikationen

- Portale Hypertension (Pfortaderhochdruck) →
  - Aszites
  - Ösophagusvarizen
  - Splenomegalie
  - Caput medusae
- Hepatische Enzephalopathie
- Primäres Leberzellkarzinom

Primär biliäre Zirrhose

Symptomatik

- Pruritus
- Ikterus
- Xanthome

Diagnostik

- Labor: Nachweis von
  - Antimitochondrialen Antikörpern vom M_2-Typ
  - Erhöhung der Serum IgM-Antikörper
  - Cholestaseparametern: Serumbilirubin, γ-GT und alkalische Phosphatase

Therapie

- Symptomatisch

4.5.3 Komplikationen der Leberzirrhose

Aszites

Ätiologie

- Leberzirrhose
- Pfortaderthrombose
- Rechtsherzinsuffizienz
- Nephrotisches Syndrom
- Budd-Chiari-Syndrom

Diagnostik

- Mittel der Wahl: Sonographie, durch die selbst geringste Aszitesmengen nachweisbar sind

Hepatische Enzephalopathie

Pathogenese

- Verminderter hepatischer Abbau von Ammoniak (NH_3), der hauptsächlich durch bakteriellen Eiweißkatabolismus entsteht

Therapie

- Eiweißrestriktion
- Lactulose: Ansäuerung des Kolons → vermehrte NH_4-Bildung aus NH_3
- Neomycin: schlecht resorbierbares Antibiotikum zur Darmsanierung

Ösophagusvarizen

Ätiologie

- Leberzirrhose
- Pfortader- oder Milzvenenthrombose
- Budd-Chiari-Syndrom

Symptomatik

- Hämatemesis
- Melaena (Teerstuhl)

Diagnostik

- Ösophagogastroduodenoskopie

Therapie

- Siehe Chirurgie, Kapitel 25.1.1

4.5.4 Toxische Leberschädigung

Alkoholhepatitis

Symptomatik

- Fieber
- Übelkeit
- Oberbauchschmerz
- Zeichen einer Alkoholintoxikation wie
  - Tremor
  - Schweißneigung

Diagnostik

- Labor: Transaminasenerhöhung, wobei die GOT-(AST) Werte charakteristischerweise höher sind als die der GPT (ALT)
- Blutbild
  - Häufig megaloblastäre Anämie mit erhöhtem MCV
  - Leukozytose
- Sonographie

Therapie

- Alkoholkarenz

Arzneimittelikterus

Ätiologie

- Antiarrhythmika wie Ajmalin oder Prajmalium

Pathogenese

- Cholestase

Diagnostik

- Blut-Eosinophilie

4.5.5 Tumoren der Leber

Hämangiom

Allgemein

- Meist kleine Raumforderung (< 4 cm)

Komplikation

- Ruptur bei Trauma
- ⚠ Eine maligne Entartung ist keine typische Komplikation

Diagnostik

- Sonographie
- CT mit und ohne Kontrastmittel: hypodense Raumforderung mit Irisblendphänomen nach Kontrastmittelgabe
- Blutpoolszintigraphie

Fokal noduläre Hyperplasie

Definition

- Benigne, meist solitäre Hyperplasie der Hepatozyten in Kombination mit einer Proliferation der Gallengänge

Allgemein

- Meist Frauen betroffen, die Ovulationshemmer einnehmen

Histologie

- Zentrale Narbe mit sternförmigen Septen

Diagnostik

- CT: hypodense Raumforderung
- Hepatobiliäre Sequenzszintigraphie: typischerweise zuerst Hyperperfusion und anschließend Retention in der Exkretionsphase

Hepatozelluläres Karzinom

Epidemiologie

- Bevorzugt Männer betroffen

Risikofaktor

- Leberzirrhose

Symptomatik

- Schmerzen
- Aszites, z. T. blutig

Diagnostik

- Labor
  - Tumormarker alpha-Fetoprotein erhöht
  - Ferritin erhöht
- Oberbauchsonographie
- CT

Metastasierung

- Bevorzugt hämatogen in Lunge und Knochen

Therapie

- Resektion
- Chemotherapie

4.6 Gallesystem

4.6.1 Cholelithiasis

Symptomatik

- Bei Gallensteinabgang
  - Krampfartige Oberbauchschmerzen, z. T. mit Ausstrahlung in den Rücken und die rechte Schulter
  - Übelkeit und Erbrechen
- Bei Gallengangverschluss: Ikterus

Komplikationen

- Akute oder chronische Cholezystitis
- Akute Pankreatitis
- Gallenblasenhydrops
- Cholangitis

Diagnostik

- Sonographie: Steinnachweis mit dorsalem Schallschatten

Therapie

- Asymptomatische Gallenblasensteine: keine Therapie
- Symptomatische Gallenblasensteine: Cholezystektomie
- Choledochussteine: endoskopische Papillotomie und Steinextraktion

4.6.2 Akute Cholezystitis

Ätiologie

- Cholezystolithiasis
- Steinlose Cholezystitis bei
  - Verbrennungen
  - Polytrauma
  - Ausgedehnten Operationen

Symptomatik

- Fieber
- Oberbauchschmerz rechts
- Erbrechen

Therapie

- Frühcholezystektomie

4.6.3 Gallenblasenkarzinom

Epidemiologie

- Bevorzugt Frauen betroffen
- Häufigkeitszunahme ab 60 Jahren

Histologie

- Vorwiegend Adenokarzinome

Risikofaktor

- Cholezystolithiasis mit chronischer Cholezystitis

Symptomatik

- Schmerzloser Verschlussikterus
- Schmerzlose Resistenz tastbar

Diagnostik

- Sonographie
- ERCP

Therapie

- Meist nur palliative Maßnahmen möglich

Prognose

- Frühzeitige Infiltration der Leber → Diagnose im Frühstadium gelingt nur selten → Prognose ungünstig

4.7 Pankreas

4.7.1 Akute Pankreatitis

Ätiologie

- Gallenwegserkrankungen (häufigste Ursache)
- Alkoholismus

Formen

- Seröse Pankreatitis
- Nekrotisierende Pankreatitis

Symptomatik

- Heftige Oberbauchschmerzen mit Ausstrahlung, vor allem in den Rücken (keine Ausstrahlung in die linke Leiste)
- Übelkeit und Erbrechen
- Paralytischer Ileus
- Hypotonie und Tachykardie
- Pleuraerguss meist links

Komplikation

- Bei nekrotisierender Pankreatitis: Kreislaufschock

Diagnostik

- Labor
  - Erhöhung der Serumlipase bzw. Amylase

⚠ Eine Amylasenerhöhung tritt auch bei anderen Pankreaserkrankungen wie Zysten oder Tumoren, sowie bei extrapankreatischen Erkrankungen wie z. B. einer Parotitis auf.
  - Hypokalzämie
- Sonographie
- CT

4.7.2 Chronische Pankreatitis

Ätiologie

- Alkoholabusus (häufigste Ursache)

Symptomatik

- Rezidivierende Schmerzattacken
  - Intensität und Häufigkeit der Schmerzattacken nehmen mit zunehmender Pankreasinsuffizienz oft ab
- Symptome einer exokrinen Pankreasinsuffizienz
  - Maldigestion und Steatorrhoe nach Absinken der Pankreasenzymsekretion auf ca. 15 % der Norm
  - Selten Malabsorption fettlöslicher Vitamine
- Diabetes mellitus mit typischen Komplikationen

Diagnostik

- Nachweis der exokrinen Pankreasinsuffizienz durch
  - Sekretin-Pankreozymin-Test

- Chymotrypsinbestimmung im Stuhl: Nachweis einer verminderten Aktivität
- Fluoreszein-Dilaurat-Test
- Quantitative Stuhlfettbestimmung
- Sonographie
- ERCP
- Abdomenleeraufnahme

Prognose

- Progress der Erkrankung kann bei alkoholischer Ätiologie durch Alkoholabstinenz wesentlich verlangsamt werden

4.7.3 Pankreaskarzinom

Allgemein

- Lokalisation: in 70% der Fälle Pankreaskopf

Symptomatik

- Nausea
- Schmerzloser Ikterus
- Gewichtsverlust
- Diabetes mellitus
- Psychische Auffälligkeiten

Diagnostik

- Labor
  - Erhöhung der Serumkonzentration der alkalischen Phosphatase und der γ-GT
  - Tumormarker: CA 19–9
- Sonographie
- ERCP
- CT
- Biopsie

Metastasierung

- Hämatogen in die Leber

Prognose

- Sehr ungünstig

5 Endokrine Organe, Stoffwechsel und Ernährung

5.1 Hypophyse und Hypothalamus

5.1.1 Diabetes insipidus und SIADH

Diabetes insipidus

Formen

- Zentraler Diabetes insipidus
- Renaler Diabetes insipidus

Symptomatik

- Polyurie → Exsikkose und Polydipsie

⚠ Differenzialdiagnose Polyurie
  - Diabetes insipidus
  - Diabetes mellitus
  - Alkohol
  - Hyperkalzämie
  - Medikamente wie Lithium
  - Psychogene Polydipsie (hier kommt es zu keiner Exsikkose)

Zentraler Diabetes insipidus

Ätiologie

- Idiopathisch
- Hirntumoren
- Entzündungen wie Enzephalitis oder Tuberkulose
- Hand-Schüller-Christian-Erkrankung
- Neurochirurgische Operationen

Diagnostik

- Labor
  - Serumnatrium und Serumosmolarität normal oder erhöht
  - Plasmavasopressin-Konzentration stark erniedrigt
- Urinanalyse: spezifisches Gewicht des Urins meist unter 1,005 g/ml
- Durstversuch: gleich bleibende Urinausscheidung und gleich bleibende niedrige Urinosmolarität

⚠ Durstversuch: Abbruchkriterien sind Fieber, Bewusstseinseintrübungen, Kreislaufinstabilität, Verlust von 5 % des Körpergewichtes

- Bildgebende Verfahren des Schädels: Tumorausschluss

Therapie

- ADH-Analogon DDAVP → Absinken der Urinmenge und Anstieg der Urinosmolarität

Syndrom der inadäquaten ADH-Sekretion (SIADH)

Ätiologie

- Meist paraneoplastisches Syndrom mit unphysiologischer ADH-Sekretion häufig beim kleinzelligen Bronchialkarzinom

Diagnostik

- Labor: Hyponatriämie

Therapie

- Dursten
- Vorsichtige Infusion hypertoner NaCl-Lösung und Furosemid i. v.

⚠ Die Hyponatriämie darf aufgrund einer drohenden zentralen pontinen Myelinolyse nicht zu schnell ausgeglichen werden.

5.1.2 Hypophysenvorderlappeninsuffizienz

Ätiologie

- Trauma
- Tumoren
- Einblutungen
- Postpartaler Blutungsschock
- Septischer Schock mit Verbrauchskoagulopathie

Symptomatik

- Persönlichkeitsveränderungen
- Adynamie
- Kollapsneigung
- Bei chronischer Insuffizienz: zunächst hypogonadotroper Hypogonadismus → sekundäre Amenorrhoe bei Frauen bzw. Verlust von Libido, Potenz und Sekundärbehaarung bei Männern

⚠ Hypophysenvorderlappeninsuffizienz: eine Zunahme der Hautpigmentierung tritt nicht auf, diese findet man beim Morbus Addison.

Therapie

- Substitution der peripheren Hormone

5.1.3 Hypophysenvorderlappentumoren

Akromegalie

Ätiologie

- Adenom des Hypophysenvorderlappens (häufigste Ursache)

Symptomatik

- Vergröberung der Gesichtszüge
- Vergrößerung der Hände und Schilddrüse
- Betonter Supraorbitalwulst
- Tiefe Nasolabialfalte
- Progenie (Vorstehen des Unterkiefers)
- Schweißneigung
- Stirnkopfschmerz

Komplikationen

- Diabetes mellitus
- Kardiomyopathie
- Karpaltunnelsyndrom

Diagnostik

- Labor: Bestimmung von
  - Somatomedin C (IGF I)
  - Wachstumshormon (STH)
  - Phosphat im Serum
- Oraler Glucosetoleranztest mit gleichzeitiger STH-Bestimmung
- GHRH-Test
- Ophthalomologische Untersuchung
- Röntgenaufnahme des Schädels

Therapie

- Operativ
- Medikamentös

Prolaktinom

Allgemein

- Häufigster hormonproduzierender Hypophysentumor

Therapie

- Bromocriptin: normalisiert den Prolaktinspiegel und reduziert die Adenomgröße

5.2 Schilddrüse

5.2.1 Euthyreote Struma

Ätiologie

- Jodmangel (häufigste Ursache)

Pathogenese

- Wachstumsfaktor-vermittelte Hyperplasie der Follikelepithelien

Komplikationen

- Pelottierung der Trachea
- Tracheomalazie
- Obere Ösophagusvarizen
- Obere Einflussstauung

Diagnostik

- Sonographie

Therapie

- Jodiertes Speisesalz oder Jodidtabletten

⚠ Jodbedarf ist in der Schwangerschaft gesteigert.

- Thyroxin

5.2.2 Hypothyreose

Ätiologie

- Angeboren bei Athyreose oder Defekten der Hormonsynthese
- Entzündungen z. B. Hashimoto-Thyreoiditis
- Zustand nach Schilddrüsenresektion oder Radiojodtherapie

Symptomatik

- Kälteintoleranz
- Kalte, raue, trockene Haut
- Myxödem
- Obstipation
- Langsame Sprache
- Raue Stimme
- Bradykardie
- Perikarderguss

⚠ Hypothyreose: verursacht in der Regel keine Struma

Diagnostik

- Labor: TSH-Erhöhung
- Sonographie und Szintigraphie

Therapie

- Substitution mit Thyroxin: Dosierung abhängig vom TSH-Spiegel

5.2.3 Hyperthyreose

Ätiologie

- Morbus Basedow
- Autonomes Adenom

Symptomatik

- Tremor
- Unruhe
- Tachykardie
- Subfebrile Temperaturen
- Feuchte Haut
- Muskelschwäche

Diagnostik

- Labor: TSH-Erniedrigung

Therapie

- Bei Schwangerschaft
  - Thyreostatika passieren die Plazentaschranke → die Therapie sollte in der niedrigsten möglichen Dosis erfolgen
  - Falls eine medikamentöse Therapie nicht ausreicht → operatives Vorgehen

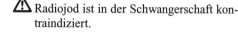 Radiojod ist in der Schwangerschaft kontraindiziert.

Morbus Basedow

Pathogenese

- Immunogene Hyperthyreose

Allgemein

- In 80% der Fälle mit endokriner Orbitopathie vergesellschaftet

Symptomatik

- Symptome der Hyperthyreose
  - Tremor
  - Prätibiales Myxödem
- Symptomatik der endokrinen Orbitopathie

Diagnostik

- TSH-Rezeptorantikörper-Nachweis (in 90% der Fälle positiv)
- Sonographie: Struma diffusa

Therapie

- Thyreostatika für mindestens 1 Jahr, danach Auslassversuch

Endokrine Orbitopathie

Allgemein

- Der Morbus Basedow kann auch ohne endokrine Orbitopathie verlaufen bzw. die endokrine Orbitopathie kann der Hyperthyreose vorausgehen.
- Meist beidseitiges Auftreten, einseitiges Auftreten aber möglich

Symptomatik

- Schilddrüsenvergrößerung (meist Struma diffusa)
- Protrusio bulbi
- Lidödem
- Lichtscheu
- Visusverlust durch Kompression des N. opticus
- Doppelbilder durch Schwellung, Infiltration und Kontraktur der Augenmuskeln

Therapie

- Augensalbe und nächtliche Okklusivverbände
- Glukokortikoide
- Retrobulbärbestrahlung
- In sehr schweren Fällen: Dekompressionsoperation

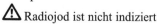 Radiojod ist nicht indiziert

5.2.4 Thyreoiditiden

Subakute Thyreoiditis de Quervain

Allgemein

- Auftreten häufig 1–2 Wochen nach viralen Infektionen der Luftwege

Symptomatik

- Druckschmerzhafte Schilddrüse
- Zunächst meist Hyperthyreose, gefolgt von einer Hypothyreose

Diagnostik

- Sonographie: regressive Veränderungen und echoarme Herde

Innere Medizin

Prognose

- Nach Wochen bis Monaten kommt es meist zu einer Restitutio ad integrum

5.2.5 Schilddrüsenkarzinom

Formen

- Papilläres Karzinom
- Follikuläres Karzinom
- Anaplastisches Karzinom
- Medulläres Karzinom

Symptomatik

- Schluckstörungen
- Heiserkeit
- Horner-Syndrom
- Einflussstauung

Diagnostik

- Sonographie: echoarme Läsion
- Szintigraphie: „kalter" Knoten („kalte" Knoten auch bei Thyreoiditis und Zysten)
- Biopsie

Therapie

- Operativ: Totale Thyreoidektomie
- Evtl. Radiojodtherapie

Prognose

- Anaplastisches Karzinom: schlechteste Prognose aller Schilddrüsenkarzinome

Papilläres Karzinom

Allgemein

- Bevorzugt in Regionen ohne Jodmangel
- Multifokales Auftreten möglich

Metastasierung

- Bevorzugt lymphogen

Prognose

- Günstig

Follikuläres Karzinom

Metastasierung

- Bevorzugt hämatogen

Medulläres Karzinom

Allgemein

- Entartung Calcitonin produzierender C-Zellen
- Auftreten im Rahmen von MEN (Multiple endokrine Neoplasie) → familiäre Häufung und Kombination mit Phäochromozytom möglich

Diagnostik

- Tumormarker: Calcitonin

5.2.6 Multiple endokrine Neoplasie

MEN Typ 1 (Wermer-Syndrom)

Befunde

- Primärer Hyperparathyreoidismus
- Pankreastumoren
- Hypophysentumoren

MEN Typ 2A (Sipple-Syndrom)

Befunde

- Primärer Hyperparathyreoidismus
- Medulläres Schilddrüsenkarzinom
- Phäochromozytom

MEN Typ 2B

Befunde

- Medulläres Schilddrüsenkarzinom
- Phäochromozytom
- Neurinome

5.3 Nebennieren

5.3.1 Nebennierenrindeninsuffizienz

Primäre Nebenniereninsuffizienz (Morbus Addison)

Pathogenese

- Schädigung der Nebennierenrinde unterschiedlicher Ätiologie

Symptomatik

- Verminderte Leistungsfähigkeit und Muskelschwäche
- Hyperpigmentierung der Haut
- Erbrechen

- Hypotonie
- Gewichtsverlust

⚠ Morbus Addison: Pruritus ist kein typisches Symptom.

Diagnostik

- Labor
  - ACTH erhöht
  - Cortisol erniedrigt
  - Hyponatriämie und Hyperkaliämie

Therapie

- Cortison- und Fludrocortisonsubstitution

⚠ Bei Infektionen muss die Dosis gesteigert werden.

5.3.2 Adrenaler Hypercorticismus

Cushing-Syndrom

Formen

- Zentrale Form (Morbus Cushing): vermehrte ACTH-Sekretion → erhöhter Serumcortisolspiegel
- ACTH-unabhängige Formen wie z. B. Cortisol-produzierendes Nebennierenrindenadenom (→ Plasma-ACTH supprimiert)
- Paraneoplastisches Cushing-Syndrom, z. B. bei kleinzelligem Bronchialkarzinom

Symptomatik

- Potenz- und Libidoverlust
- Amenorrhoe
- Hirsutismus
- Stiernacken
- Stammfettsucht
- Striae distensae
- Akne
- Glucoseintoleranz
- Knochenschmerzen
- Hautblutungen
- Emotionale Labilität und Depression

⚠ Cushing Syndrom: komatöse Zustände treten nicht auf

Diagnostik

- Urinanalyse: Bestimmung des Cortisolspiegels im 24 h-Urin
- Dexamethasonhemmtest
- Bildgebende Verfahren

Primärer Hyperaldosteronismus (Morbus Conn)

Ätiologie

- Aldosteron-produzierendes Adenom
- Idiopathisch

Symptomatik

- Hypertonie
- Hypokaliämie
- Metabolische Alkalose
- Hyporeninämie

5.4 Testes, Ovarien und Brustdrüsen

5.4.1 Männlicher Hypogonadismus

Klinefelter-Syndrom

Pathogenese

- Chromosomenaberration (meist Karyotyp von 47, XXY) → primäre Hodeninsuffizienz → hypergonadotroper Hypogonadismus (d. h. FSH ist erhöht, Testosteron erniedrigt)

Symptomatik

- Hodenschädigung
- Azoospermie
- Gynäkomastie

Therapie

- Testosteronsubstitution i.m.

Gynäkomastie

Ätiologie

- Hypogonadismus
- Östrogen- oder Choriongonadotropin-bildende Tumoren
- Leberzirrhose
- Medikamente wie Spironolacton und Drogen

5.5 Epithelkörperchen, metabolische Osteopathien

5.5.1 Hypoparathyreoidismus

Definition

- Unterfunktion der Nebenschilddrüsen mit Mangel an Parathormon

Ätiologie

- Am häufigsten postoperativ nach Strumektomie

Symptomatik

- Hypokalzämische Tetanie
- Hyperreflexie
- Positives Chvostek-Zeichen

⚠ Hypoparathyreoidismus: verursacht keine Muskelschwäche

Diagnostik

- EMG: Spontanentladungen (Diplets/Multiplets)

Differenzialdiagnose

- Pseudohypoparathyreoidismus

Pseudohypoparathyreoidismus

Pathogenese

- Ansprechbarkeit der Zielorgane auf Parathormon gestört → Hypokalzämie und Hyperphosphatämie

Symptomatik

- Kleinwuchs
- Rundgesicht
- Krämpfe
- Verkürzungen der Finger
- Subkutane Verkalkungen
- Basalganglienverkalkungen
- Geistige Retardierung

5.5.2 Hyperparathyreoidismus

Primärer Hyperparathyreoidismus

Ätiologie

- Adenome
- Karzinome

Pathogenese

- Vermehrte Parathormonbildung der Nebenschilddrüsen

Symptomatik

- Nierensteine
- Osteoporose
- Gastrointestinale Ulzera
- Depressive Verstimmung

Diagnostik

- Labor
  - Erhöhte Parathormonkonzentration im Serum
  - Hyperkalzämie
  - Hypophosphatämie
- Urin: Hyperkalzurie und Phosphaturie

Hyperkalzämie

Ätiologie

- Primärer Hyperparathyreoidismus
- Knochentumoren und Knochenmetastasen
- Plasmozytom
- Paraneoplastisch
- Sarkoidose
- Nebennereninsuffizienz
- Immobilisation
- Vitamin-D-Intoxikation

Symptomatik

- Fieber
- Erbrechen
- Obstipation
- Polyurie → Exsikkose
- Tachykardie
- Muskelschwäche
- Bewusstseinsstörungen bis hin zum Koma
- Depression
- Hypernatriämie

Therapie

- 0,9 %ige NaCl-Infusion und Furosemid
- Calcitonin
- Hämodialyse

Sekundärer Hyperparathyreoidismus

Pathogenese

- Chronische Niereninsuffizienz → verminderte Vitamin-D-Synthese → verminderte intestinale/renale Kalziumresorption und verminderte Phosphatausscheidung → Hypokalzämie → Steigerung der Parathormonsekretion

Diagnostik

- Labor
  - Niedrignormale Serumkalziumkonzentration
  - Serumphosphatkonzentration erhöht

- 1,25-Dihydroxy-Vitamin D3 erniedrigt
- Serumaktivität der alkalischen Phosphatase erhöht

5.6. Osteoporose

Formen

- Primäre Osteoporose
- Sekundäre Osteoporose

Symptomatik

- Größenabnahme
- Bei Befall der Wirbelsäule
  - Rückenschmerzen bzw. Klopfschmerzhaftigkeit der Dornfortsätze
  - Bikonkave Verformung mehrerer Wirbel

Diagnostik

- Röntgenaufnahme: verminderte Schattendichte der Knochen
- Knochendichtemessung: Nachweis einer erniedrigten Knochendichte

Therapie

- Siehe Pharmakologie, Kapitel 10.4

Sekundäre Osteoporose

Ätiologie

- Hypercortisolismus, z. B. bei Glukokortikoidtherapie
- Hypogonadismus
- Malabsorption
- Beidseitige Ovarektomie

5.7 Endokrines Pankreas und Kohlenhydratstoffwechsel

Diabetes mellitus

Formen

- Typ I-Diabetes: vor allem junge Patienten betroffen
- Typ II-Diabetes: vor allem ältere Patienten betroffen
- Sekundärer Diabetes mellitus bei
  - Morbus Cushing
  - Akromegalie
  - Hämochromatose
  - Phäochromozytom
  - Hyperthyreose

Pathogenese

- Typ I-Diabetes: Antikörperbildung gegen insulinproduzierende beta-Inselzellen → Entzündungsreaktion → Schädigung → Insulinsynthese sistiert
- Typ II-Diabetes: Insulinmangel und Insulinresistenz

Symptomatik

- Bei Typ I-Diabetes
  - Leistungsminderung und Schwäche
  - Müdigkeit und vermehrtes Schlafbedürfnis
  - Gewichtsabnahme
  - Polyurie und Nykturie → Exsikkose und Polydipsie (gesteigerter Durst)

Komplikationen

- Ketoazidotisches Coma diabeticum
  - Pathogenese: Insulinmangel → gesteigerte Lipolyse, Glykogenolyse und Ketonkörperbildung mit Ketonurie → metabolische Azidose
  - Symptomatik: Hyperkaliämie, Kussmaul-Atmung (Körper steigert kompensatorisch die CO_2-Abatmung → Hypokapnie)
  - Therapie: Volumen- und Elektrolytsubstitution, Altinsulin, Bikarbonat

Spätkomplikationen

- Polyneuropathie
  - Symptomatik: Parästhesien, Areflexie, Bradykardie oder Tachykardie, dyspetische Störungen, Gastroparese mit Erbrechen und Übelkeit, Blasenentleerungsstörungen
- Retinopathie
- Nephropathie (Glomerulosklerose Kimmelstiel-Wilson)
- Cheiroarthropathie
- Diabetisches Fußsyndrom

Diagnostik

- Labor
  - Hyperglykämie
  - Messung HbA_{1c} (glykosiliertes Hämoglobin): Kontrolle der Blutzuckereinstellung der letzten 6–8 Wochen → normal 6–8 %

Innere Medizin

- Urinanalyse: Glukosurie
- Oraler Glucosetoleranztest

Therapie

- Körperliches Training
- Diät, bestehend aus
  - 15–20 % Proteinen
  - 30–35 % Fett
  - 45–50 % Kohlenhydraten
- Medikamentös (nur bei Typ II-Diabetes mellitus möglich)
- Insulin
  - Typ I-Diabetes: intensivierte Insulintherapie (sog. Basis-Bolus-Prinzip) d. h. Basistherapie mit z. B. Verzögerungsinsulin, zusätzlich nach Nahrungsaufnahme Normalinsulin (je nach Bedarf) → Ziel: normoglykämische Blutzuckereinstellung über 24 Stunden
  - Typ II-Diabetes: konventionelle Insulintherapie → Injektion einer festen Insulindosis morgens und abends

Diabetisches Fußsyndrom („Diabetischer Fuß")

Pathogenese

- Neuropathisch
- Ischämisch im Rahmen einer AVK

Symptomatik

- Beim neuropathischen Fußsyndrom
  - Fußpulse tastbar
  - Fuß ist warm, rosig
  - Schmerzlose Ulcera an druckbelasteten Stellen (sog. Mal perforant)
- Beim ischämischen Fußsyndrom
  - Fußpulse nicht tastbar
  - Fuß ist kalt
  - Nekrosen und Gangrän

Komplikation

- Infektionen, vor allem durch Staphylococcus aureus → Weichteil- und Knocheninfektionen

5.8 Stoffwechsel und Ernährung

5.8.1 Adipositas

Metabolisches Syndrom

Definition

- Gemeinsames Auftreten von Adipositas, Hyperlipoproteinämie (HDL-Cholesterin erniedrigt), Hyperurikämie, Glucoseintoleranz bis Diabetes mellitus und Hypertonie

Therapie

- Zunächst körperliches Training im aeroben Bereich
  - Führt zur Verbesserung der Gewebeempfindlichkeit für Insulin
  - Isotonische Belastungen werden günstiger als isometrische beurteilt
  - Das Risiko bezüglich hypoglykämischen Reaktionen ist bei der üblichen Trainingsintensität als gering zu veranschlagen
- Hypokalorische Diät
- Erst bei Versagen dieser Maßnahmen: medikamentöse Therapie

5.8.2 Hypercholesterinämie

Ätiologie

- Familiär bedingt
- Diabetes mellitus
- Nephrotisches Syndrom
- Primäre Hypothyreose
- Verschlussikterus
- Anorexia nervosa

5.8.3 Gicht

Therapie

- Diät
  - Reduktionskost
  - Purinarme Kost
  - Alkoholkarenz
  - Reichlich Flüssigkeit
- Medikamentöse Therapie

6 Niere, Harnwege, Wasser- und Elektrolythaushalt

6.1 Allgemeines

Differenzialdiagnose der isolierten Proteinurie

Ätiologie

- Glomeruläre Nierenschädigung
- Tubuläre Nierenschädigung
- Orthostase
- Rechtsherzinsuffizienz

Verminderte Konzentrationsfähigkeit der Nieren

Ätiologie

- Diabetes insipidus
- Analgetika-Nephropathie
- Elektrolytstörungen
  - Akute oder chronische Hyperkalzämie
  - Hypokaliämie

6.2 Erkrankungen

6.2.1 Chronische Niereninsuffizienz

Ätiologie

- Alle chronischen Nierenerkrankungen

Pathophysiologie

- Verminderte H^+-Ausscheidung → metabolische Azidose → Hyperkaliämie
- Vitamin-D-Mangel → Kalziumionenausscheidung erhöht und Phosphatausscheidung vermindert → Hypokalzämie und Hyperphosphatämie
- Trotz Hypokalzämie kommt es zu keiner Tetanie, da die Azidose zu einer Erhöhung des ionisierten Kalziumanteils führt
- Serumkreatininkonzentration steigt erst wenn 50–60 % des Nierengewebes ausgefallen sind

Komplikationen

- Urämie
- Anämie (siehe Kapitel 2)
- Polyneuropathie
- Arterielle Hypertonie
- Osteopathie
- Perikarditis

6.2.2 Akutes Nierenversagen (ANV)

Ätiologie

- Prärenales ANV
  - Hypovolämie (häufigste Ursache), z. B. bei Blutverlusten
- Renales ANV
  - Toxische Nierenschädigung, z. B. durch Röntgenkontrastmittel
  - Rhabdomyolyse, z. B. nach extremer sportlicher Betätigung (→ Myoglobinurie) oder bei Crush-Syndrom nach Trauma
  - Nierenerkrankungen unterschiedlicher Genese
- Postrenales ANV
  - Abflussbehinderung der ableitenden Harnwege

Symptomatik

- Meist stadienabhängiger Verlauf
  I Schädigung der Niere
  II Oligurie/Anurie (Oligurie = Harnausscheidung unter 500 ml/24h)
    Gefahr der Überwässerung → Hypertonie → Herzinsuffizienz → Lungenödem und Hirnödem
    Verminderte H^+-Ionensekretion → metabolische Azidose → Hyperkaliämie
  III Polyurie
    Gefahr von Exsikkose und Elektrolytverlusten → Hyponatriämie und Hypokaliämie
  IV Restitutio ad integrum

Therapie

- Behandlung der Grunderkrankung
- Bilanzierung des Flüssigkeits- und Elektrolythaushaltes
- Korrektur der metabolischen Azidose
- Bei abnehmender Diurese: Furosemid
- Evtl. Dialyse

Prognose

- Abhängig von der Grunderkrankung
- Prognostisch ungünstig bei Polytrauma oder postoperativem Nierenversagen

1. Tag

6.2.3 Glomerulonephritis

Pathogenese

- Unterschiedliche Mechanismen können eine Glomerulonephritis verursachen
  - Immunkomplexnephritis (bei 85 % der Glomerulonephritiden): Ablagerung von Antigen-Antikörper-Komplexen
  - Antikörperbildung gegen die glomeruläre Basalmembran
  - IgA-Nephropathie

Akute Glomerulonephritis (Akute postinfektiöse Glomerulonephritis, Poststreptokokken-Glomerulonephritis)

Ätiologie

- Immunkomplexnephritis meist 1–3 Wochen nach einer Infektion mit Beta-hämolysierenden Streptokokken der Gruppe A

Epidemiologie

- Bevorzugt Kinder zwischen 2 und 12 Jahren betroffen

Symptomatik

- Hämaturie
- Arterielle Hypertonie
- Ödeme
- Glomeruläre Funktionseinschränkung

Diagnostik

- Urinanalyse
  - Proteinurie
  - Erythrozyturie
  - Erythrozytenzylinder
- Labor
  - C3-Komplement zu Beginn meist erniedrigt
  - Antistreptolysintiter erhöht
- Sonographie

Therapie

- Bettruhe
- Antibiotika: Penicillin

Minimal-change Glomerulonephritis

Epidemiologie

- Besonders Kinder betroffen

Symptomatik

- Selektive Proteinurie
- Nephrotisches Syndrom

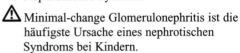 Minimal-change Glomerulonephritis ist die häufigste Ursache eines nephrotischen Syndroms bei Kindern.

Therapie

- Glukokortikoide wie Prednisolon

IgA-Nephritis (Morbus Berger)

Allgemein

- Häufigste Glomerulonephritisform im Erwachsenenalter

Symptomatik

- Schmerzfreie, rezidivierende Mikro- oder Makrohämaturie
- Proteinurie
- Hypertonie

Therapie

- Symptomatisch

Rapid-progressive Glomerulonephritis

Pathogenese

- Pathogenetisch lassen sich 3 Formen unterscheiden
  - Rapid-progressive Glomerulonephritis bei Antikörperbildung gegen die glomeruläre Basalmembran
  - Rapid-progressive Glomerulonephritis bei Immunkomplexnephritis
  - Rapid-progressive Glomerulonephritis bei Vaskulitis

Sonderform

- Goodpasture-Syndrom
  - Pathogenese: Antikörper reagieren zusätzlich mit der Basalmembran der Lunge → Lungenblutungen und Hämoptyse
  - Epidemiologie: vor allem junge Männer betroffen
  - Diagnostik und Therapie: wie bei rapid-progressiver Glomerulonephritis

Symptomatik

- Hämaturie
- Erhebliche, unselektive Proteinurie

Diagnostik

- Nierenbiopsie
  - Nachweis von halbmondförmigen Epithelproliferationen der Bowman-Kapsel
  - Immunfluoreszenzmikroskopischer Nachweis von linearen IgG Ablagerungen in den Kapillaren

Therapie

- Cyclophosphamid
- Prednison

6.2.4 Nephrotisches Syndrom

Ätiologie

- Chronische Nierenerkrankungen wie
  - Glomerulonephritiden
  - Diabetische Glomerulosklerose
- Kollagenosen wie z. B. systemischer Lupus Erythematodes
- Amyloidose
- Pharmaka wie Penicillamin

Symptomatik

- Proteinurie von mehr als 3,5 g/d → Hypoproteinämie und Hypalbuminämie → Ödeme
- Hyperlipidämie
- Hypovolämie → Aktivierung des Renin-Angiotensin-Aldosteron-Systems → vermehrte Rückresorption von Natrium und Wasser
- Häufig Antithrombin III-Mangel → Thromboseneigung

Differenzialdiagnose Amyloidose

Ätiologie

- Rheumatoide Arthritis
- Familiäres Mittelmeerfieber
- Bronchiektasen
- Plasmozytom

6.2.5 Harnwegsinfektionen

Asymptomatische Bakteriurie

Definition

- Auftreten von Keimen im Urin, ohne weitere Symptomatik

Therapie

- Reichlich Flüssigkeitszufuhr und Urinkontrolle nach 1 Woche
- Bei Schwangerschaft: Antibiotika

6.2.6 Akute bakterielle interstitielle Nephritis (Akute Pyelonephritis)

Definition

- Bakterielle Infektion des Nierenbeckens und Niereninterstitiums

Erreger

- E. coli (häufigster Erreger)
- Klebsiella pneumoniae
- Proteus mirabilis
- Enterococcus faecalis

Befund

- Über Mark und Rinde sind meist kleine Abszesse verstreut

Risikofaktor

- Harnwegsobstruktion

Symptomatik

- Fieber und Schüttelfrost
- Flankenschmerz

Diagnostik

- Urinanalyse
  - Signifikante Bakteriurie
  - Leukozyturie
  - Mäßiggradige Proteinurie
- Sonographie: Nierenschwellung

Therapie

- Antibiotika

Innere Medizin

6.2.7 Chronische bakterielle interstitielle Nephritis (Chronische Pyelonephritis)

Risikofaktoren

- Harnabflusshindernisse (Obstruktion) wie Steine oder Prostatahyperplasie
- Erkrankungen, die zu Harnabflussstörungen führen wie Reflux oder neurogene Blasenentleerungsstörungen
- Diabetes mellitus
- Schwangerschaft

6.2.8 Akute abakterielle interstitielle Nephritis

Ätiologie

- Allergische Reaktion auf Medikamente
  - Antibiotika wie Penicilline oder Sulfonamide
  - Nichtsteroidale Antiphlogistika
- Infektionskrankheiten, z. B. Streptokokkeninfektionen wie Scharlach

Diagnostik

- Labor: Kreatininanstieg
- Blutbild: Eosinophilie
- Urinanalyse
  - Hämaturie
  - Proteinurie
- Biopsie

Therapie

- Absetzen des auslösenden Medikamentes
- Behandlung der Infektion
- Glukokortikoide

6.2.9 Analgetika-Nephropathie

Pathogenese

- Durch Analgetika-Abusus hervorgerufene chronische interstitielle Nephritis →
  - Fortschreitende Fibrose
  - Atrophie der Tubuli
  - Kapillarsklerose
  - Papillennekrosen

⚠ Auftreten von Papillennekrosen auch bei Diabetes mellitus, Sichelzellanämie und Gicht

Allgemein

- Besonders Mischpräparate können eine Analgetika-Nephropathie verursachen

Komplikationen

- Hypertonie
- Anämie, die im Verhältnis zur Niereninsuffizienz stark ausgeprägt ist
- Tubuläre Azidose
- Urothelkarzinom

Therapie

- Absetzen der Analgetika

6.2.10 Metabolische Nierenerkrankungen

Diabetische Nephropathie (Noduläre Glomerulosklerose Kimmelstiel-Wilson)

Allgemein

- Auftreten meist nach einer Diabetesdauer von 15–20 Jahren
- Bevorzugt Typ I-Diabetiker betroffen

Symptomatik

- Mikroalbuminurie (wichtiges Frühsymptom)

6.2.11 Hepatorenales Syndrom

Pathogenese

- Nierenfunktionsstörung bei schweren Lebererkrankungen
- Auslöser
  - Gastrointestinale Blutungen
  - Massive Diarrhö
  - Punktion großer Aszitesmengen
  - Diuretikatherapie bei Lebererkrankung

6.2.12 Tubuläre Syndrome

Renal tubuläre Azidose

Pathogenese

- Renal-tubuläre Azidose Typ I: verminderte H^+-Sekretion → Hypokaliämie und Hyperkalzurie → rezidivierende Kalziumphosphatsteine
- Renal-tubuläre Azidose Typ II: verminderte Bikarbonat-Rückresorption

6.3 Störungen des Wasser- und Natriumhaushaltes

6.3.1 Hyponatriämie

Ätiologie

- Syndrom der inadäquaten ADH-Sekretion, z. B bei kleinzelligem Bronchialkarzinom
- Terminale Herzinsuffizienz
- Diuretikatherapie

Therapie

- Kausale Therapie
- Natriumsubstitution

6.4 Kalium

6.4.1 Hyperkaliämie

Ätiologie

- Vermehrte Kaliumzufuhr bei Niereninsuffizienz
- Verminderte renale Ausscheidung u. a. auch bei Kombination eines ACE-Hemmers mit kaliumsparenden Diuretika
- Metabolische Azidose

Therapie

- Kausale Therapie
- NaCl (10 %) oder Kalziumgluconat (10 %)
- Insulin und Glucose
- Kationenaustauscherharze wie z. B. Kalzium-Serdolit
- Azidosetherapie
- Hämodialyse

6.4.2 Hypokaliämie

Ätiologie

- Reduzierte orale Aufnahme
- Renale Verluste
  - Nierenerkrankungen z. B. renal-tubuläre Azidose
  - Therapie mit Diuretika
  - Therapie mit Glukokortikoiden
  - Cushing-Syndrom
  - Primärer oder sekundärer Hyperaldosteronismus
  - Übermäßiger Lakritzegenuss
  - Polyurie
- Intestinale Verluste
  - Langandauernde Diarrhö
  - Erbrechen
  - Laxanzienabusus
- Metabolische Alkalose
- HCO_3^--Infusionen

6.5 Säure-Basen-Haushalt

6.5.1 Metabolische Azidose

Ätiologie

- Niereninsuffizienz
- Renal-tubuläre Azidose
- Ketoazidose bei Diabetes mellitus oder bei Laktatazidose

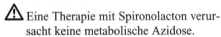 Eine Therapie mit Spironolacton verursacht keine metabolische Azidose.

Pathogenese

- Bei Niereninsuffizienz oder Renal-tubulärer Azidose: verminderte H^+-Sekretion

Diagnostik

- Standardbikarbonat vermindert
- pCO_2 vermindert
- pH normal (kompensiert) oder vermindert (dekompensiert)

6.5.2 Metabolische Alkalose

Ätiologie

- Erbrechen
- Hyperaldosteronismus
- Chronischer Kaliummangel, z. B. bei forcierter Diuretikagabe

Diagnostik

- Standardbikarbonat erhöht
- pCO_2 erhöht
- pH normal (kompensiert) oder erhöht (dekompensiert)

7 Bewegungsapparat

7.1 Entzündliche Gelenkerkrankungen

7.1.1 Rheumatoide Arthritis

Definition

- Entzündliche Systemerkrankung, die sich vor allem an den Gelenken in Form einer Arthritis, Bursitis oder Tendovaginitis manifestiert

Epidemiologie

- Frauen häufiger betroffen als Männer

Allgemein

- Lokalisation: bevorzugt kleine Gelenke wie Fingergrund-, proximale Interphalangeal- und Zehengrundgelenke betroffen

Sonderform

- Felty-Syndrom
  - Definition: schwere Verlaufsform der rheumatoiden Arthritis mit Granulozytopenie
  - Symptomatik: Granulozytopenie → Hautulzerationen, außerdem Splenomegalie und Lymphknotenschwellung

Symptomatik

- Symmetrische Polyarthritis →
  - Schmerzen
  - Schwellung
  - Morgensteifigkeit
  - Reduzierte Kraft
- Karpaltunnelsyndrom
- Rheumaknoten
- Allgemeinbeschwerden
  - Fieber
  - Gewichtsverlust
  - Anämie → Hautblässe
- Extraartikuläre Manifestationen
  - Perikarditis und Pleuritis
  - Raynaud-Syndrom

Komplikationen

- „Schwanenhalsdeformität" der Finger
- Knopflochdeformität der Fingergrundgelenke
- Sehnenruptur
- Ulnardeviation der Fingergrundgelenke
- Atlanto-axiale Dislokation → Komplikation: Querschnitt
- Rezidivierende Gelenkergüsse
- Amyloidose

Diagnostik

- Labor
  - BSG und CRP erhöht: besonders CRP eignet sich zur Verlaufskontrolle der Entzündungsaktivität
  - Nachweis von Rheumafaktoren (Antikörper, die sich gegen IgG-Antikörper richten)
  - ⚠ Rheumafaktoren: lassen sich auch bei anderen Kollagenosen wie der Sklerodermie oder dem systemischen Lupus erythematodes, sowie bei chronischen bakteriellen Infektionen und auch in der Normalbevölkerung nachweisen
  - Serumeisen erniedrigt
- Synovia-Analyse
  - Leukozytose
  - Granulozyten
  - Rhagozyten
  - Rheumafaktoren
- Röntgenaufnahme
  - Gelenknahe Osteoporose
  - Erosionen der subchondralen Grenzlamelle

Therapie

- Physikalisch
  - Krankengymnastik
  - Kryotherapie:
    Analgesie und Entzündungshemmung
    Detonisiert die Muskulatur
    Erleichtert die Krankengymnastik
  - Erlernen von Gelenkschutzmaßnahmen
  - Funktionsgerechte Lagerung der Gelenke
- Medikamentös
  - Nichtsteroidale Antirheumatika
  - Glukokortikoide
  - Basistherapeutika: Gold, D-Penicillamin, Azathioprin, Methotrexat (wirkungsvoll und preiswert), Chloroquin und Sulfasalazin

- Radiosynoviorthese mit Yttrium-90
- Synovektomie
Medikamentöse Therapie, siehe Pharmakologie, Kapitel 10.2

7.1.2 HLA B 27 – assoziierte Spondarthritiden

Spondylitis ankylosans (Morbus Bechterew)

Ätiologie

- Ungeklärt, es besteht eine Assoziation mit HLA B 27

Symptomatik

- Sakroiliitis mit besonders nachts oder früh morgens auftretenden Rückenschmerzen
- Spondylitis mit Schmerzen und Bewegungseinschränkung der Wirbelsäule und des Thorax → Beschwerden bessern sich häufig durch Bewegung
- Thoraxumfangsdifferenz ex- und inspiratorisch unter 2 cm
- Schmerzhafte Entzündung der Sehnenansätze mit Fersenschmerz (Kalkaneodynie)
- Arthritis peripherer Gelenke wie z. B. Gonarthritis, z. T. mit Ergussbildung
- Extraartikuläre Manifestationen: Iridozyklitis

⚠ Morbus Bechterew: Sensibilitätsstörungen sind kein typisches Symptom.

Diagnostik

- Mennell-Zeichen positiv: Schmerz im Iliosakralgelenk bei Druck auf die Darmbeinschaufeln
- Röntgenaufnahme
  - Bei Sakroiliitis: Sklerosierungen und Erosionen
  - Syndesmophyten

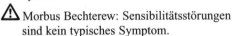
⚠ Morbus Bechterew: Lasègue-Zeichen negativ

Therapie

- Physikalische Therapie
  - Krankengymnastik und Bewegungstherapie
  - Atemgymnastik
  - Wirbelsäulengymnastik
  - Stangerbäder und Thermalbewegungsbäder
- Medikamentös: nichtsteroidale Antiphlogistika

Arthritis psoriatica

Formen

- Asymmetrische Arthritis (50 % der Fälle): Befall besonders der proximalen und distalen Interphalangealgelenke im Strahl
- Symmetrische Arthritis
- Sakroiliitis

Differenzialdiagnose Sakroiliitis

Ätiologie

- Morbus Bechterew
- Arthritis psoriatica
- HLA B 27 assoziierte Arthropathie bei Morbus Crohn
- Reiter-Syndrom

7.1.3 Infektiös reaktive Arthritiden

Reiter-Syndrom

Ätiologie

- Ungeklärt, es besteht eine Assoziation mit HLA B 27

Pathogenese

- Auslösung der Symptomatik durch Enteritiden oder Urogenitalinfektionen

Symptomatik

- Urethritis
- Konjunktivitis
- Arthritis
- Keratoderma blenorrhagicum
- Balanitis circinata

Postinfektiöse reaktive Arthritiden

Definition

- Entzündliche Gelenkerkrankung, die nach gastrointestinalen oder urogenitalen Infektionen auftritt

Innere Medizin

Ätiologie

- Infektionen mit
  - Chlamydien
  - Yersinien
  - Shigellen
  - Campylobacter
  - Salmonellen
  - Streptokokken
  - Hepatitis-B

Allgemein

- Auftreten einer Mono- oder Oligoarthritis

Diagnostik

- Labor: CRP-Erhöhung

⚠ Direkter Erregernachweis aus dem Gelenkerguss ist nicht möglich

7.1.4 Infektiöse Arthritiden (Eitrige Arthritiden)

Erreger

- Staphylokokken
- Streptokokken
- Gonokokken

Symptomatik

- Rötung
- Schwellung
- Ruheschmerz
- Funktionsbehinderung

Therapie

- Aktive Bewegungsübungen
- Kryotherapie
- Nichtsteroidale Antiphlogistika
- Antibiotika
- Spülungen

⚠ Wärme, z. B. in Form von Hochfrequenzelektrotherapie, ist bei akuten Entzündungen kontraindiziert

7.2 Arthropathien bei Stoffwechselerkrankungen

7.2.1 Arthritis urica

Allgemein

- Lokalisation: bevorzugt Großzehengrundgelenk betroffen

Symptomatik

- Starke Schmerzen und schmerzhafte Bewegungseinschränkung
- Rötung
- Gelenkschwellung
- Überwärmung

Diagnostik

- Röntgenaufnahme: Nachweis von scharf begrenzten Substanzdefekten des Knochens
- Gelenkpunktion: Nachweis von Harnsäurekristallen in der Synovialflüssigkeit

Therapie

- Akut: Colchizin oder nichtsteroidale Antiphlogistika
- Intervall: Allopurinol

7.3 Degenerative Gelenkerkrankungen

7.3.1 Arthrose

Allgemein

- Lokalisation: häufig Fingergelenke betroffen

Formen der Fingergelenkarthrose

- Rhizarthrose: Arthrose des Daumensattelgelenks
- Bouchardarthrose: Arthrose an den proximalen Interphalangealgelenken
- Heberdenarthrose: Arthrose an den distalen Interphalangealgelenken

Symptomatik

- Anlaufschmerz
- Ermüdungsschmerz
- Knotige Auftreibungen im Bereich der Gelenke
- Steifigkeitsgefühl
- Bewegungsreiben

Differenzialdiagnose

- Rheumatoide Arthritis
  - Eine Abgrenzung ist durch Bestimmung von Entzündungsparametern (Leukozyten, CRP, BSG) möglich. Arthrose, als degenerative Erkrankung, zeigt im

Gegensatz zur Arthritis keinen oder einen nur sehr geringen Anstieg der Parameter.

Therapie

- Krankengymnastik
- Kryotherapie
- Gehstützen
- Nichtsteroidale Antiphlogistika
- Glukokortikoide intraartikulär

⚠ Arthrose: Systemische Glukokortikoide sind nicht indiziert.

7.4 Erkrankungen der Muskulatur

7.4.1 Polymyositis, Dermatomyositis

Ätiologie

- Idiopathisch
- Paraneoplastisch
- Kollagenosen

Symptomatik

- Muskelschwäche
- Muskelkater
- Muskelschmerz
- Muskelatrophie
- Bei Dermatomyositis zusätzlich: lilarötliches Gesichtserythem

⚠ Polymyositis: verursacht keine Muskelfaszikulationen (Muskelfaszikulationen sind Ausdruck einer nervalen Schädigung)

Diagnostik

- Anstieg der Muskelenzyme CK und Aldolase

Therapie

- Glukokortikoide
- Kausale Therapie bei Grunderkrankung

7.4.2 Polymyalgia arteriitica

Epidemiologie

- Bevorzugt ältere Menschen über 65 Jahre betroffen

Allgemein

- Polymyalgia rheumatica und Arteriitis temporalis werden als Polymyalgia arteriitica zusammengefasst.

Symptomatik

- Bei Polymyalgia rheumatica
  - Symmetrische Schmerzen im Schulter- und Beckenbereich
  - Gewichtsabnahme
- Bei Arteriitis temporalis
  - Kopfschmerzen
  - Verdickte Temporalarterien
  - Sehstörungen (Amaurosis fugax bis hin zur Erblindung)
  - Subfebrilität
  - Gewichtsabnahme
  - Bei Befall der A. carotis int.: TIA oder Apoplex

Diagnostik

- Labor
  - BSG stark erhöht
  - CRP erhöht

⚠ Kein Anstieg der Muskelenzyme und kein Nachweis von antinukleären Antikörpern
- Blutbild: Leukozytose
- Bei Arteriitis temporalis: Biopsie der A. temporalis → histologischer Nachweis von Riesenzellen

Komplikation

- Bei Arteriitis temporalis: Erblindung

Therapie

- Glukokortikoide

Prognose

- Polymyalgia rheumatica: neigt zu Rezidiven

7.5 Erkrankungen der Sehnen, Sehnenscheiden und Bursen

7.5.1 Fibromyalgie-Syndrom (Generalisierte Tendomyopathie)

Definition

- Multilokuläres Schmerzsyndrom mit schmerzhaften Druckpunkten

Ätiologie

- Ungeklärt

Epidemiologie

- Bevorzugt Frauen zwischen 30–50 Jahren betroffen

Symptomatik

- Multiple schmerzhafte Druckpunkte und druckschmerzhafte Sehnenansatzpunkte: Schmerzen bessern sich häufig durch Wärmeanwendung
- Schlafstörungen
- Depressive Verstimmung
- Funktionelle Störungen, z. B. Colon irritabile

Diagnostik

- Labor- oder EMG-Veränderungen nicht nachweisbar
- Fehlender Nachweis von Rheumafaktoren oder antinukleären Antikörpern

7.6 Periphere Kompressionssyndrome

7.6.1 Karpaltunnelsyndrom

Ätiologie

- Idiopathisch (häufigste Ursache)
- Sekundär bei
  - Rheumatoider Arthritis
  - Akromegalie
  - Hypothyreose

Pathogenese

- Kompression des N. medianus im Canalis carpi unter dem Retinaculum flexorum

Symptomatik

- Nächtliche, schmerzhafte Kribbelparästhesien (sog. Brachialgia paraesthetica nocturna) an der Beugeseite der ersten drei Finger
- Parese des M. abductor pollicis brevis und M. opponens pollicis → Atrophie der Daumenballenmuskulatur

Diagnostik

- Prüfung der Griffstärke
- Hoffmann-Tinel-Zeichen: Beklopfen des Karpaltunnels
- Messung der Nervenleitgeschwindigkeit
- Röntgenaufnahme des Handgelenkes

Therapie

- Operative Spaltung des Retinaculum flexorum

7.7 Systemerkrankungen des Binde- und Stützgewebes

7.7.1 Systemischer Lupus Erythematodes (SLE)

Epidemiologie

- Bevorzugt Frauen betroffen

Symptomatik

- Allgemeinbeschwerden
  - Fieber
  - Abgeschlagenheit
  - Allergieneigung
  - Photosensibilität
- Kutane Symptome
  - Schmetterlingserythem im Gesicht
  - Haarausfall
- Polyarthritis
- Lunge
  - Pleuraerguss → Dyspnoe
  - Rezidivierende Pneumonien
- Glomerulonephritis (Nierenbeteiligung ist prognostisch bedeutend)

Diagnostik

- Labor: Nachweis von
  - Antinukleären Antikörpern (ANA)

  ⚠ ANA lassen sich außerdem bei Rheumatoider Arthritis, Felty-Syndrom, Sjögren-Syndrom und Progressiver Sklerodermie nachweisen.

  - Antikörpern gegen doppelsträngige und denaturierte DNA
  - Cardiolipin-Antikörpern
  - Sm-Antikörpern
  - Komplementmangel
- Blutbild
  - Leukozytopenie
  - Thrombozytopenie

7.7.2 Systemische Sklerodermie

Siehe Dermatologie, Kapitel 8.3

CREST-Syndrom

Definition

- Langsam progrediente Verlaufsform der progressiven systemischen Sklerodermie

Symptomatik

- Calcinosis cutis
- Raynaud-Symptomatik
- Ösophageale Dysfunktion
- Sklerodaktylie
- Teleangiektasie

7.8 Systemische Begleiterscheinungen außerhalb des Bewegungsapparates bei Erkrankungen des Bewegungsapparates

7.8.1 Sicca-Syndrom (Sjögren-Syndrom)

Definition

- Chronische Entzündung der Speichel- und Tränendrüsen und evtl. anderer exokriner Drüsen

Ätiologie

- Idiopathisch
- Sekundär bei
  - Lupus erythematodes
  - Progressiver Sklerodermie
  - Rheumatoider Arthritis
  - Polymyositis und Dermatomyositis

Symptomatik

- Mundtrockenheit
- Parotisschwellung
- Keratoconjunctivitis sicca
- Mindersekretion von Magensaft

Diagnostik

- Labor: Nachweis antinukleärer Antikörper

Therapie

- Bei den sekundären Formen: Behandlung der Grunderkrankung
- Symptomatisch z. B. durch Tränenersatzmittel

7.8.2 Raynaud-Syndrom

Formen

- Primäres Raynaud-Syndrom: bevorzugt junge Frauen betroffen
- Sekundär bei
  - Progressiver Sklerodermie
  - Sharp-Syndrom
  - Lupus erythematodes
  - Polymyositis und Dermatomyositis
  - Thrombangiitis obliterans
  - Berufsbedingten Mikrotraumata, z. B. im Rahmen von Presslufthammerarbeiten

Diagnostik

- Labor: Bestimmung von
  - Antinukleären Antikörpern
  - Rheumafaktoren
  - Kryoglobulinen
  - Antikörpern gegen Topoisomerase I
- Nielsen-Test (Finger-Plethysmographie) vor und nach Kälteexposition

Therapie

- Schutz vor Kälte
- Rauchverbot
- Kalziumantagonisten

8 Immunsystem und Bindegewebe

8.1 Immundefekte

Selektiver IgA-Mangel

Komplikation

- Erhöhte Neigung zu Atemwegsinfektionen

Therapie

- Infektionsprophylaxe
- Frühzeitige Antibiotikatherapie

⚠ Immunglobuline sind kontraindiziert, da die Patienten Antikörper gegen IgA bilden → Gefahr eines anaphylaktischen Schocks

8.2 Vaskulitiden

Wegener-Granulomatose

Definition

- Nekrotisierende, epitheloidzellig-granulomatöse Vaskulitis mit Befall der kleinen Arterien und Venen

Allgemein

- Lokalisation: typischerweise Nase, obere Luftwege, Lunge und Niere betroffen

Symptomatik

- Allgemeinbeschwerden
  - Fieber
  - Abgeschlagenheit
  - Gewichtsverlust
- Blutige Nasensekretion
- Konjunktivitis
- Glomerulonephritis
- Polyneuropathie

Diagnostik

- Labor: Nachweis antineutrophiler cytoplasmatischer Antikörper (cANCA)

⚠ ANCA lassen sich außerdem bei Panarteriitis nodosa, Kawasaki-Syndrom und rapid-progressiver Glomerulonephritis nachweisen.

- Urinstatus
- Röntgen-Thorax: rundliche, unscharfe Infiltrate
- CT-Nebenhöhlen

Therapie

- Cyclophosphamid: Einsatz verbessert die Prognose entscheidend
- Glukokortikoide

8.3 Autoimmunzytopenien

Immunthrombozytopenie

Ätiologie

- Idiopathisch
- Medikamenteneinnahme

Symptomatik

- Petechien
- Epistaxis
- Hämatome

8.4 Transplantationsmedizin

Akute Graft-versus-Host-Erkrankung (GVHD)

Definition

- Nach Knochenmarkstransplantation auftretende, schwer verlaufende Reaktion der Spenderlymphozyten gegen Empfängergewebe

Allgemein

- Eine GVHD bei Blutprodukten kann durch Bestrahlung vor der Transfusion verhindert werden

9 Infektionskrankheiten

9.1 Bakterielle Infektionskrankheiten

9.1.1 Systemische Infektionen

Typhus abdominalis

Erreger

- Salmonella typhi und Salmonella paratyphi

Symptomatik

- Zunächst treppenförmiger Fieberanstieg mit Entwicklung eines Fieberkontinuums nach einer Woche
- Relative Bradykardie
- Bauchschmerzen
- Splenomegalie
- Roseola typhosa: rötliche Herde im Bereich des Rumpfes
- Somnolenz

Komplikation

- Dauerausscheidertum

Diagnostik

- Blutbild: Leukopenie
- Erregernachweis
  - In der ersten Woche im Blut (Stuhlproben sind negativ)
  - Ab der dritten Woche: Stuhlproben sind positiv

Therapie

- Mittel der Wahl bei Salmonelleninfektionen: Ciprofloxacin

Morbus Weil

Erreger

- Leptospira icterohaemorrhagiae

Symptomatik

- Hohes Fieber und Schüttelfrost
- Konjunktivitis
- Exanthem
- Ikterus
- Niereninsuffizienz
  - Prognose: günstig, wird nur selten dialysepflichtig
- Lymphozytäre Meningitis (meist gutartiger Verlauf)

Therapie

- Frühzeitig Antibiotika

Prognose

- Spontanheilungen werden beobachtet

Q-Fieber

Erreger

- Rickettsien

Allgemein

- Inkubationszeit: durchschnittlich 19 Tage

Symptomatik

- Hohes Fieber
- Muskelschmerzen
- Interstitielle Pneumonie

⚠ Im Gegensatz zu anderen Rickettsien-Infektionen (Rocky-Mountain-Spotted-Fiber, Tsutsugamushi-Fieber, Fleckfieber) findet sich meist kein Exanthem

Therapie

- Tetrazykline

⚠ Q-Fieber: Penicillin G ist nicht wirksam.

Prognose

- Geringe Letalität

Listeriose

Allgemein

- Besonders gefährdet sind immunsupprimierte Patienten wie
  - Alkoholiker
  - Tumorpatienten
  - Transplantationspatienten
- Außerdem gefährdet: Föten und Neugeborene
- Wichtigste Form beim Erwachsenen: hämatogene Meningoenzephalitis

1. Tag

Innere Medizin

- Infektionen bei Schwangeren können asymptomatisch oder uncharakteristisch als grippaler Infekt verlaufen

Therapie

- Ampicillin

Legionellose

Erreger

- Legionella pneumophila

Allgemein

- Besonders gefährdet: immunsupprimierte Patienten
- Übertragung erfolgt aerogen, häufig durch Klimaanlagen und Wasserleitungen
- Wichtigste klinische Manifestation: Pneumonie

Therapie

- Mittel der Wahl: Erythromycin
- Rifampicin

⚠ Legionellen: sprechen nicht auf eine Therapie mit beta-Lactam-Antibiotika an

9.1.2 Bakterielle Enteritiden

Lebensmittelvergiftungen

Formen

- Staphylokokkentoxin-Vergiftung
  - Symptomatik beginnt 4–6 Stunden nach Nahrungsaufnahme
- Salmonellosen
  - Symptomatik: Durchfall, Erbrechen, Fieber; Symptomatik beginnt 6–48 Stunden nach Nahrungsaufnahme
  - Diagnostik: Erregernachweis aus dem Stuhl möglich
- Botulismus
  - Allgemein: Auftreten häufig nach Verzehr kontaminierter Konserven
  - Symptomatik: Schluckstörungen, Mundtrockenheit, Doppelbilder, Schwäche

Reisediarrhoe

Erreger

- Meist toxinbildende E. coli (ETEC)

Therapie

- Symptomatisch mit Flüssigkeit- und Elektrolytsubstitution

Prognose

- Hohe Tendenz zur Selbstheilung

E. coli Enteritis

Erreger

- Enterohämorrhagische E. coli (EHEC)
- Enteropathogene E. coli (EPEC, verursachen Säuglingsenteritis)

Symptomatik

- Bei EHEC: blutige Durchfälle

Komplikation

- Bei EHEC: Hämolytisch-urämisches Syndrom (HUS)

Shigellenruhr

Pathogenese

- Ulzeröse Kolitis

Allgemein

- Seltene Todesursache in Deutschland

Symptomatik

- Kolikartige Bauchschmerzen
- Blutig-schleimige Durchfälle
- Schmerzhafte Stuhlentleerungen (Tenesmen)
- Fieber

Therapie

- Symptomatisch
- In schweren Fällen: Ciprofloxacin

Cholera

Erreger

- Vibrio cholerae und Vibrio parahaemolyticus

Pathogenese

- Erreger produzieren Exotoxine → Stimulation der Adenylatcyclase → vermehrte cAMP-Bildung → vermehrte Elektrolytsekretion in den Darm → Durchfälle

Allgemein

- Inkubationszeit: 1–5 Tage

Symptomatik

- Massive wässerige Durchfälle, die normalerweise nicht blutig sind

Therapie

- Symptomatisch
- Antibiotika

Yersiniose

Erreger

- Yersinia enterocolitica

Allgemein

- Lokalisation: Prädilektionsstellen sind das terminale Ileum und das Kolon

Komplikation

- Postinfektiöse Arthritis

9.1.3 Geschlechtskrankheiten

Siehe Dermatologie, Kapitel 24

9.1.4 Sonstige bakterielle Infektionskrankheiten

Lyme-Borreliose

Erreger

- Borrelia burgdorferi (Spirochäte)

Pathogenese

- Erreger werden durch Zeckenbiss übertragen

Symptomatik

- Stadium I
  - Erythema chronicum migrans (ringförmige, erhabene Hauteffloreszenz)
  - Lymphadenosis cutis benigna (Lymphozytom)
- Stadium II
  - Lymphozytäre Meningitis
  - Meningoradikulitis
  - Fazialisparese
  - Myokarditis
- Stadium III
  - Acrodermatitis chronica atrophicans Herxheimer (kann mit gelenknahen Knoten vergesellschaftet sein)
  - Rezidivierende Arthritis

Diagnostik

- Nachweis erregerspezifischer Antikörper
- Liquorkultur
- PCR

Therapie

- Cephalosporine oder Penicillin

Septischer Schock

Erreger

- Typischerweise gram-negative Keime wie
  - E. coli
  - Klebsiella pneumoniae
  - Proteus mirabilis
  - Pseudomonas aeruginosa

Harnwegsinfektionen

Erreger

- E. coli (häufigster Erreger)
- Enterokokken

9.2 Infektionen durch fakultativ pathogene Keime

9.2.1 Spezielle Infektionen

Infektionen durch Streptokokken

Manifestationsformen

- Tonsillitis
- Scharlach
- Wundinfektion
- Erysipel

Innere Medizin

Allgemein

- Von B-Streptokokken-Infektionen sind vor allem Neugeborene (Sepsis) und immunsupprimierte Patienten betroffen
- Eine Immunisierung gegen Streptokokken ist nicht möglich

Symptomatik

- Häufig schmerzhafte Lymphknotenschwellung der regionalen Lymphknoten: bei Infektionen im Bereich des Fußes → Leistenlymphknotenschwellung

Komplikationen

- Rheumatisches Fieber
- Akute Glomerulonephritis

Therapie

- Penicillin

9.2.2 Bakterielle Meningitiden

Siehe Neurologie, Kapitel 3.4.1

Tuberkulöse Meningitis

Allgemeines

- Lokalisation: typischerweise Hirnbasis betroffen

Symptomatik

- Fieber
- Meningismus
- Hirnnervenlähmungen: besonders häufig N. oculomotorius und N. abducens betroffen
- Symptome manifestieren sich meist mit subakutem Beginn

Diagnostik

- Liquorpunktion
  - Liquor klar
  - Lymphozytäre Pleozytose
  - Liquorzucker erniedrigt
  - Liquorlaktat erhöht
  - Liquoreiweiß erhöht

9.3 Virusinfektionen

9.3.1 Virusinfektionen mit Manifestation vorwiegend an der Haut

Herpes zoster

Pathogenese

- Viruskrankheit durch Reinfektion mit dem Varizella-Zoster-Virus oder durch Reaktivierung des in den Gliazellen der Spinalganglien persistierenden Virus

⚠ Varizella-Zoster-Virus ist der Erreger der Windpocken

Epidemiologie

- Altersgipfel zwischen 60–70 Jahren

Komplikation

- Generalisierte Verlaufsform besonders bei Abwehrschwäche

Therapie

- Aciclovir

9.3.2 Virusinfektionen des Respirationstraktes

Virusgrippe

Erreger

- Influenza-Viren

Symptomatik

- Fieber
- Husten
- Schnupfen

Komplikation

- Bakterielle Superinfektionen mit Haemophilus influenzae oder Staphylococcus aureus

Prophylaxe

- Impfung bei Risikopatienten

9.3.3 Infektion durch HIV/AIDS

Allgemein

- Übertragung erfolgt durch
  - Geschlechtsverkehr

- Blutprodukte
- Vertikale Übertragung von HIV-infizierter Mutter auf das Kind
■ HIV-Infektion ist keine meldepflichtige Erkrankung.

Diagnostik

■ Screeningtest: HIV-ELISA
■ Bei positivem ELISA-Befund: Western-Blot als Bestätigungstest

Sekundärmanifestationen

■ Haut und Schleimhaut
  - Candidamykose
  - Orale Haarleukoplakie
  - Nekrotisierende Gingivitis
  - Molluscum contagiosum
  - Seborrhoische Dermatitis
■ Pulmonal
  - Pneumocystispneumonie
    Allgemein: bei der Pneumocystispneumonie handelt es sich um die häufigste lebensbedrohliche Sekundärinfektion
  - Mycobacterium-avium-intracellulare-Infektionen
■ Nervensystem
  - Zytomegalievirus-Retinitis: häufigste Erblindungsursache bei HIV-Patienten
  - HIV-Enzephalopathie
  - Toxoplasmose-Enzephalitis
    Symptomatik: Fieber, Kopfschmerzen, Krämpfe
    Therapie: Sulfonamide und Pyrimethamin
  - Kryptokokkenmeningitis
    Allgemein: führt unbehandelt fast immer zum Tode
    Symptomatik: Symptome können denen einer tuberkulösen Meningitis ähneln
    Therapie: Amphotericin B und Flucytosin
  - Progressive multifokale Leukenzephalopathie
■ Neoplasien
  - Kaposi-Sarkom (häufigster Tumor)
  - Non-Hodgkin-Lymphome
  - Invasives Zervixkarzinom

⚠ Die orale Candidamykose ist die häufigste Sekundärinfektion bei HIV, gefolgt von der Pneumocystispneumonie

9.3.4 Sonstige virale Infektionskrankheiten

Coxsackieviren-Infektionen

Manifestationsformen

■ Enteritis
■ Nicht-eitrige Meningitis
■ Herpangina
■ Pleurodynie (Bornholm-Krankheit)

Epstein-Barr-Virus-Infektionen

Allgemein

■ Gehört zu den Herpesviren
■ Erreger der infektiösen Mononukleose (siehe Pädiatrie, Kapitel 8.1.7)
■ Betrifft typischerweise junge Menschen
■ Assoziation mit Burkitt-Lymphom und Nasopharynxkarzinom

Exanthema subitum (Drei-Tage-Fieber)
Siehe Pädiatrie, Kapitel 8.1.3

Mumps
Siehe Pädiatrie, Kapitel 8.1.8

9.4 Pilzinfektionen

Candida-albicans-Infektionen

Allgemein

■ Erkrankungen treten häufig unter Antibiotikatherapie oder Immunsuppression auf

Manifestationsformen

■ Mundsoor
■ Ösophagitis
■ Intertrigo
■ Kolpitis
■ Balanitis
■ Sepsis
  - Allgemein: insgesamt selten; häufige Eintrittspforte: Venenkatheter
  - Symptomatik: Fieber, Hypotonie, Anurie

Diagnostik

■ Mikroskopischer und kultureller Erregernachweis aus Abstrichen und Blutkulturen (schwieriger Nachweis)
■ Bestimmung von Candida-Antigenen und Candida-Antikörpern im Serum

9.5 Infektionen durch Protozoen

Malaria

Erreger

- Plasmodium falciparum → Malaria tropica
- Plasmodium vivax, Plasmodium ovale → Malaria tertiana
- Plasmodium malariae → Malaria quartana

Symptomatik

- Fieber
- Hepatomegalie

Diagnostik

- Labor
  - BSG erhöht
  - Leberenzyme erhöht
- Blutbild: Leukozyten normal oder vermindert
- Blutausstrich und „dicker Tropfen": Plasmodiennachweis in Erythrozyten

Prophylaxe

- Chloroquin oder Chloroquin in Kombination mit Proguanil
- Doxycyclin
- Mefloquin

Amöbiasis

Erreger

- Entamoeba histolytica

Allgemein

- Übertragung erfolgt meist durch kontaminiertes Trinkwasser oder Lebensmittel

Symptomatik

- Tenesmen
- Blutige Diarrhö

Komplikation

- Leberabszess
  - Symptomatik: Fieber, Druckschmerz, rechtsseitiger Zwerchfellhochstand

Therapie

- Metronidazol

Toxoplasmose

Epidemiologie

- Durchseuchung in Mitteleuropa: bis zu 80% der Erwachsenen sind infiziert

Allgemein

- Übertragung erfolgt durch
  - Verzehr rohen Fleisches
  - Katzen

Symptomatik

- Bei Erstinfektion
  - Meist asymptomatisch
  - Selten Symptome eines grippalen Infektes mit zervikaler oder generalisierter Lymphknotenschwellung
- Bei Immunsuppression: Reaktivierung (siehe HIV)

10 Psychosomatische Krankheiten

10.1 Funktionelle Störungen

10.1.1 Funktionelle Herzbeschwerden

Herznrose

Allgemein

- Auftreten vor allem bei ängstlich-hypochondrisch-depressiver Persönlichkeitsstruktur
- Auslösende Ereignisse
  - Trennungs- oder Verlusterlebnisse wie z. B. Todesfälle
  - Versagungssituationen
  - Sexuelle Versuchungs- und Versagungssituationen
  - Übermäßiger Alkohol- oder Nikotingenuss

Symptomatik

- Stechende Schmerzen in der Herzgegend
- Auslösung der Symptomatik z. T. durch Stress
- Symptomatik dauert häufig Stunden an und verstärkt sich nicht durch körperliche Belastung
- Im weiteren Verlauf: zunehmende hypochondrische Selbstbeobachtung und Aktivitätseinschränkung

Diagnostik

- Klinische Untersuchung, Serumenzyme und EKG zeigen Normalbefunde

Differenzialdiagnose

- Myokardinfarkt
  - Allgemein: Gemeinsamkeit von Infarkt und Herznrose ist der plötzliche Beginn der Symptomatik

Therapie

- Psychotherapie

10.1.2 Hyperventilationstetanie

Pathogenese

- Unphysiologische Steigerung der Atmung → Erniedrigung der CO_2-Konzentration im Blut → respiratorische Alkalose → an Serumproteine gebundene Wasserstoffionen gehen kompensatorisch ins Serum über → Anlagerung von freien Kalziumionen an die Proteinbindungsstellen → Abnahme des freien Kalziums → Auftreten von Symptomen einer Hypokalzämie obwohl Gesamtkalziumspiegel normal

Allgemein

- Bevorzugt ängstliche Patienten betroffen

Symptomatik

- Unruhe und Angst
- Engegefühl über der Brust
- Parästhesien der Finger und Hände
- Spastik
- Tachykardie
- Hyperhidrosis
- Lebhafte Muskeleigenreflexe

⚠ Hyperventilationstetanie: verursacht keinen Exophthalmus

Therapie

- Rückatmung von CO_2

⚠ Hyperventilationstetanie: Kalziumgabe ist wirkungslos, da kein Kalziummangel besteht.

10.2 Psychosomatische Aspekte spezieller Krankheitsbilder und Symptome

10.2.1 Anorexia nervosa (Psychogene Magersucht)

Pathogenese

- Psychogene Essstörung mit Angst vor Übergewicht
- Häufig Ablehnung der weiblichen Geschlechtsrolle, insbesondere der sexuellen Aspekte

Epidemiologie

- 1 % der weiblichen Jugendlichen sind betroffen

- Frauen 10-mal häufiger betroffen als Männer
- Häufigkeitsgipfel zwischen dem 10. und 25. Lebensjahr

Symptomatik

- Nahrungsaufnahme ist stark reduziert
- Gewichtsreduktion durch Diuretika, Laxantien (Abführmittel) und selbst induziertes Erbrechen
- Mitunter Triebdurchbrüche mit hyperphagem Essverhalten → Patientinnen essen den Kühlschrank „leer"
- Sekundäre Amenorrhoe
- Obstipation
- Hypokaliämie
- Arterielle Hypotonie
- Übertriebene körperliche Aktivität (sehr agile Patientinnen)
- Patientinnen sind trotz der Gewichtsabnahme der Meinung, ausreichend zu essen
- Meist keine Krankheitseinsicht → geringe Therapiekooperation

⚠ Die Patientinnen zeigen kein promiskuitives Verhalten.

Therapie

- Psychotherapie
  - Möglichst stationär
  - Ziel: Gewichtszunahme

Prognose

- Ungünstig: Letalität ca. 10 %
- Spontanheilungen selten, weniger als 5 %
- Rezidivgefahr

10.2.2 Bulimia nervosa

Allgemein

- Gehört zu den psychogenen Essstörungen

Symptomatik

- Exzessive Nahrungsaufnahme (Hyperphagie) mit anschließendem selbst induziertem Erbrechen
- Patientinnen sind normal- oder übergewichtig (Unterschied zur Anorexia nervosa)
- Starker Leidensdruck (Unterschied zur Anorexia nervosa)

⚠ Bulimie kann in eine Anorexia nervosa übergehen und umgekehrt.

Therapie

- Psychotherapie

10.2.3 Adipositas

Pathogenese

- Hyperphagie, dient häufig der Abwehr von Ängsten und Unlustgefühlen

Symptomatik

- Patienten neigen dazu, ihr Essverhalten zu kaschieren

Therapie

- Verhaltenstherapie zur Selbstkontrolle des Essverhaltens

⚠ Bei der Gewichtsreduktion kommt es häufig zu depressiven Reaktionen.

10.2.4 Asthma bronchiale

Allgemein

- Überzufällig häufiges Auftreten mit Ekzemen
- Bei allergischem Asthma bronchiale können nach Reizgeneralisierung auch in Abwesenheit des Antigens Anfälle auftreten
- Im Falle nachgewiesener psychosomatischer Genese sind Ängstlichkeit, Mobilisierung von Trennungsängsten und versteckt vorwurfsvolle Feindseligkeit häufig

10.2.5 Schmerz

Migräne und Spannungskopfschmerz

Allgemein

- Häufig liegt ein überforderndes Leistungsstreben vor

Therapie

- Psychotherapie

Pädiatrie
Inhaltsverzeichnis

1. Tag

1 Wachstum, Entwicklung, Reife ... 75
1.1 Körperliche Entwicklung ... 75
1.2 Physiologie der Neonatalperiode ... 75
    1.2.1 Beurteilung der Vitalfunktionen ... 75
1.3 Blutbildung ... 76

2 Wachstumsstörungen ... 77
2.1 Kleinwuchs ... 77
    2.1.1 Normvarianten ... 77
    2.1.2 Chromosomale Störungen ... 77
    2.1.3 Endokriner Minderwuchs ... 77
    2.1.4 Symptomatischer Kleinwuchs ... 77
2.2 Hochwuchs ... 78
2.3 Übergewicht ... 78

3 Vorgeburtliche Schädigung der Leibesfrucht ... 79
3.1 Exogen bedingte vorgeburtliche Schädigungen ... 79
    3.1.1 Pränatale Infektionen ... 79
    3.1.2 Drogen, Medikamente und Gifte ... 79
    3.1.3 Stoffwechselerkrankungen der Mutter ... 80
3.2 Pränatale Diagnostik ... 80

4 Geburtsabhängige Besonderheiten und spezielle Erkrankungen des Neu- und Frühgeborenen ... 81
4.1 Frühgeborenes ... 81
4.2 Geburtstraumatische Schäden ... 81
4.3 Morbus haemolyticus neonatorum und Hyperbilirubinämie ... 82
4.4 Infektionen in der Neugeborenenperiode ... 83

5 Nahrungsbedarf und Ernährung ... 84
5.1 Ernährung im ersten Lebensjahr ... 84

6 Stoffwechsel ... 86
6.1 Stoffwechselanomalien ... 86
    6.1.1 Aminosäurestoffwechsel ... 86
    6.1.2 Kohlenhydratstoffwechsel ... 86
    6.1.3 Fett- und Lipidstoffwechsel ... 87
    6.1.4 Mukopolysaccharidosen ... 87

7 Erkrankungen der endokrinen Drüsen ... 88
7.1 Hypophyse und Hypothalamus ... 88
7.2 Schilddrüse ... 88
7.3 Nebennierenrinde ... 88
7.4 Gonaden ... 89
    7.4.1 Störungen der Pubertätsentwicklung ... 89
    7.4.2 Hypogonadismus ... 89
    7.4.3 Intersexualität ... 90

8 Infektionskrankheiten ... 91
8.1 Viruskrankheiten ... 91
    8.1.1 Masern (Morbilli) ... 91
    8.1.2 Röteln ... 91
    8.1.3 Exanthema subitum (Drei-Tage-Fieber) ... 91
    8.1.4 Erythema infectiosum (Ringelröteln) ... 91
    8.1.5 Windpocken (Varizellen) ... 92
    8.1.6 Herpes-simplex-Infektionen ... 92
    8.1.7 Infektiöse Mononukleose (Pfeiffersches Drüsenfieber, Monozytäre Angina) ... 92
    8.1.8 Mumps (Parotitis epidemica) ... 92
    8.1.9 Coxsackievirus-Infektionen ... 93
    8.1.10 RS-Virusinfektionen ... 93
    8.1.11 HIV-Infektion ... 93

8.2 Bakterielle Infektionskrankheiten .. 93
   8.2.1 Keuchhusten (Pertussis) ... 93
   8.2.2 Scharlach 93
   8.2.3 Botulismus 94
   8.2.4 Lyme-Borreliose 94
   8.2.5 Staphylokokken-Infektionen 94
   8.2.6 Bakterielle Meningitis 94
   8.2.7 Bakterielle Pneumonie 95
8.3 Sonstige Infektionskrankheiten ... 95
   8.3.1 Pneumocystis carinii-Pneumonie 95

9 Immunologie, Immunpathologie, rheumatische Erkrankungen 96

9.1 Immundefekte 96
9.2 Rheumatische Erkrankungen 96
   9.2.1 Juvenile rheumatoide Arthritis (Juvenile chronische Arthritis) 96
   9.2.2 Kollagenosen 96
   9.2.3 Vaskulitiden 97
   9.2.4 Infektassoziierte Arthritiden 97

10 Erkrankungen des Blutes, der blutbildenden Organe, bösartige Tumoren 98

10.1 Erkrankungen des roten Systems .. 98
   10.1.1 Anämien 98
10.2 Erkrankungen des lymphatischen und Monozyten/Makrophagen-Systems 99
   10.2.1 Leukämie 99
10.3 Störungen der Hämostase 99
   10.3.1 Koagulopathien 99
   10.3.2 Thrombozytopenien 100
10.4 Bösartige Tumoren 100

11 Herz- und Kreislauferkrankungen 103

11.1 Angeborene Herz- und Gefäßerkrankungen 103
   11.1.1 Vitien ohne Kurzschluss ... 103
   11.1.2 Vitien mit überwiegendem Links-Rechts-Kurzschluss . 103
   11.1.3 Vitien mit überwiegendem Rechts-Links-Kurzschluss . 104
11.2 Erworbene Herz- und Gefäßerkrankungen 104
   11.2.1 Entzündliche Erkrankungen 104
11.3 Herz- und Kreislaufinsuffizienz 105
11.4 Funktionelle Herz- und Kreislaufbefunde 105

12 Erkrankungen der Atmungsorgane 106

12.1 Angeborene Fehlbildungen 106
   12.1.1 Konnataler inspiratorischer benigner Stridor 106
12.2 Erkrankungen von Ohren, Nase und Rachen 106
   12.2.1 Rachenmandelhyperplasie (Adenoide) 106
   12.2.2 Juveniles Nasenrachenfibrom 106
12.3 Erkrankungen von Kehlkopf, Trachea und Bronchien 106
   12.3.1 Stenosierende Laryngitis (Pseudokrupp, Laryngitis subglottica) 106
   12.3.2 Akute Epiglottitis 106
   12.3.3 Bronchitis 107
   12.3.4 Fremdkörperaspiration 107
   12.3.5 Asthma bronchiale 107
   12.3.6 Bronchiektase und Lungenveränderungen 108
12.4 Erkrankungen der Lunge und der Pleura 108
   12.4.1 Exogen allergische Alveolitis 108
   12.4.2 Erkrankungen der Pleura .. 109

13 Erkrankungen des Verdauungstraktes 110

13.1 Passagehindernisse des Magen-Darm-Kanals 110
   13.1.1 Ösophagusatresie 110
   13.1.2 Kongenitale Zwerchfellhernie (Enterothorax) 110
   13.1.3 Hypertrophische Pylorusstenose 110
   13.1.4 Duodenalatresie 110
   13.1.5 Megakolon 110
   13.1.6 Invagination 111
13.2 Entzündungen des Magen-Darm-Kanals 111
13.3 Meckel-Divertikel 111
13.4 Malabsorption, Maldigestion 112
   13.4.1 Einheimische Sprue (Zöliakie) 112

13.5 Psychosomatische und funktionelle
   Beschwerden 112
   13.5.1 Nabelkolik 112
13.6 Leber 112
   13.6.1 Leberzirrhose im Kindes-
          alter 112
13.7 Darmparasiten 112
   13.7.1 Oxyuriasis 112
13.8 Hernien 112
   13.8.1 Leistenhernien im Kindes-
          alter 112

14 Erkrankungen der Nieren, der ableitenden Harnwege und der äußeren Geschlechtsorgane 113

14.1 Glomeruläre Nephropathien 113
14.2 Hereditäre Nephropathien 113
14.3 Harnwegserkrankungen 114
14.4 Fehlbildungen und Erkrankungen
     der äußeren Genitalien 114
   14.4.1 Hodentorsion 114
   14.4.2 Akutes Skrotum 114
   14.4.3 Lageanomalien des
          Hodens 114

15 Erkrankungen der Knochen und Gelenke 115

15.1 Anlagebedingte Systemerkrankun-
     gen des Skeletts 115
15.2 Fehlbildungen 115
15.3 Anomalien des Bewegungs-
     apparates 115
   15.3.1 Hüfte 115
   15.3.2 Fußdeformitäten 116
   15.3.3 Sonstige Anomalien 116
15.4 Knochentumoren 116

**16 Pädiatrisch wichtige Haut-
erkrankungen** 117

16.1 Dermatitis seborrhoides 117
16.2 Atopische Dermatitis (Endogenes
     Ekzem) des Säuglings 117

16.3 Infektiöse Hauterkrankungen 117
16.4 Sonstige Hauterkrankungen 117

**17 Erkrankungen des Nerven-
systems** 118

17.1 Zerebrale Anfälle und zerebrales
     Anfallsleiden 118
   17.1.1 Fieberkrämpfe (Infekt-
          krämpfe) 118
   17.1.2 Epilepsien 118
17.2 Neurokutane Syndrome 120
17.3 Heredodegenerative System-
     erkrankungen 120
17.4 Infantile Zerebralparese 120
17.5 Traumatische Schäden des Nerven-
     systems 120
17.6 Entzündliche Erkrankungen des
     Nervensystems 121
17.7 Tumoren des Nervensystems 121

18 Sozialpädiatrie 122

18.1 Störung der frühen Sozialentwick-
     lung 122
18.2 Prävention 122
18.3 Betreuung des sozial benachteilig-
     ten Kindes 123

**19 Kinder- und Jugend-
psychiatrie** 124

**20 Unfälle und akzidentielle
Vergiftungen im Kindes-
alter** 125

20.1 Unfälle im Kleinkindesalter 125
20.2 Unfälle im Schulalter 125
20.3 Kindersterblichkeit 125
20.4 Akzidentielle Vergiftungen im
     Kindesalter 126
20.5 Sofortmaßnahmen 126

1 Wachstum, Entwicklung, Reife

1.1 Körperliche Entwicklung

Wachstum im Vergleich zur Geburt

Alter	Gewicht in kg	Länge in cm	Kopfumfang in cm
Geburt	3,3	50	35
5 Monate	Verdoppelt	67	42
12 Monate	Verdreifacht	75	47
30 Monate	Vervierfacht	90–93	49
4 Jahre	Verfünffacht (16 kg)	105	51

Motorische Entwicklung

- 1 Monat: Fixieren von Lichtquellen
- 2 Monate: Kopfheben in Bauchlage
- 4–5 Monate: nach Gegenständen greifen
- 8 Monate: freies Sitzen
- 9–12 Monate: Stehen mit Unterstützung
- 12 Monate: Stehen ohne Festhalten für kurze Zeit
- 1–1,5 Jahre: freies Laufen

Sprachentwicklung

- 8 Monate: Imitation von Sprachlauten
- 12 Monate: Sprechen einzelner Wörter
- 1,5 Jahre: Sprechen von ca. 10 Wörtern möglich
- 1,5–2 Jahre: Zeigen auf benannte Körperteile möglich
- 2 Jahre: Sprechen von 2-Wort-Sätzen
- 3 Jahre: Sprechen von Mehrwort-Sätzen, Verstehen des eigenen Namens

Zahnentwicklung

- 6 Monate: Durchbrechen der Milchzähne → abgeschlossen im Alter von 2,5 Jahren mit 20 Zähnen
  - Beginnt mit den 2 unteren Schneidezähnen (untere Incisivi)

⚠ Große Variationsbreite des Zeitpunktes des Zahndurchbruches → falls Zahndurchbruch im Alter von 10 Monaten noch nicht begonnen hat, keine Therapie erforderlich

- 6 Jahre: Durchbrechen der ersten von 32 bleibenden Zähnen
- 12–13 Jahre: Durchbruch des 2. Molaren

Pubertät

Allgemein

- Erstes Pubertätszeichen
  - Jungen: Hodenvergrößerung
  - Mädchen: Brustdrüsenvergrößerung (Thelarche)
- Menarche: beginnt durchschnittlich mit 13 Jahren (ca. 2 Jahre nach der Thelarche)
- Sexuelle Entwicklung
  - Ist enger mit dem Skelettalter als mit dem chronologischen Alter korreliert
  - Auch bei Mädchen sind Androgene essenziell (an der Schambehaarung erkennbar)
- Jenseits des 3. Lebensjahres ist während der Pubertät die Wachstumsgeschwindigkeit am größten
- Beginn des Pubertätswachstumsschubes
  - Bei Jungen mit 11–12 Jahren
  - Bei Mädchen mit 9–10 Jahren
- Maximum des Pubertätswachstumsschubes
  - Bei Jungen mit 14 Jahren
  - Bei Mädchen mit 12 Jahren
- Maximale Wachstumsgeschwindigkeit bei Jungen höher
- Mädchen erreichen endgültige Körpergröße meist 2 Jahre früher als Jungen

⚠ Das Auftreten der Pubertätszeichen zeigt eine hohe Streubreite.

1.2 Physiologie der Neonatalperiode

1.2.1 Beurteilung der Vitalfunktionen

APGAR-Index

Allgemein

- Beurteilung erfolgt postpartal nach einer, nach fünf und nach zehn Minuten

Pädiatrie

Symptom	Bewertung		
	0	1	2
Hautfarbe	Blau und blass	Akrozyanose	Rosig
Herzfrequenz	Keine	< 100	>100
Atmung	Keine	Langsam	Regelmäßig
Muskeltonus	Schlaff	Träge Flexion	Aktive Flexion
Reflexe beim Absaugen	Keine	Grimassieren	Schreien

Reifezeichen

- Feste Ohrmuscheln mit Knorpel bis zur Peripherie
- Mindestens ein Hoden vollständig deszendiert
- Plantarlinien reichen über das vordere Drittel der Fußsohle hinaus
- Geringe Lanugobehaarung mit haarlosen Bezirken

Das reife Neugeborene

Normalbefunde

- Bei 6 Stunden altem Neugeborenen
  - Herzfrequenz 140–160/min
  - Atemfrequenz 40/min in Ruhe und 24/min im Schlaf
  - Hämoglobingehalt 19,5 g/dl mit einem Anteil von ca. 60–80% HbF
  - Leukozyten 15 000 x 10^6/l
  - Blutglucosekonzentration 0,3–0,6 g/l
  - Gesamtkörperwasser macht ca. 75% des Gewichtes aus → durch Wasserverluste kommt es in der 1. Lebenswoche zu einem Gewichtsverlust von bis zu 10%, der innerhalb der nächsten Wochen ausgeglichen wird
  - Vorübergehende Brustdrüsenschwellung bei Jungen und Mädchen

1.3 Blutbildung

Vergleich fetaler und reifer Erythrozyten

- Fetale Erythrozyten zeichnen sich aus durch
  - Hohen Gehalt an HbF → erhöhte Sauerstoffaffinität, da HbF eine höhere O_2-Affinität aufweist als HbA (Erwachsenen-Hämoglobin)
  - Verkürzte Lebensdauer
  - Alkalistabilität

⚠ Fetale Erythrozyten sind größer als adulte (Makrozytose).

Trimenonreduktion

Pathogenese

- Physiologische Reduktion der Erythropoese nach den ersten 4 Lebenswochen mit Tiefpunkt im 3. Monat (Werte um ca. 11 g/dl)

2 Wachstumsstörungen

2.1 Kleinwuchs

2.1.1 Normvarianten

Konstitutionelle Verzögerung von Wachstum und Pubertät (Konstitutionelle Entwicklungsverzögerung)

Pathogenese

- Tempovariante der Gesamtentwicklung → verzögertes Wachstum und verspäteter Eintritt in die Pubertät

Allgemein

- Konstitutionelle Entwicklungsverzögerung: Häufigste Ursache der Pubertas tarda sowohl bei Jungen als auch bei Mädchen
- Häufig zeigte sich bei den Eltern ein ähnliches Wachstumsverhalten bzw. ebenfalls ein verspäteter Eintritt in die Pubertät

Symptomatik

- Knochenalter entspricht Längenalter
- Erreichen normaler Endlänge
- Geistige Entwicklung altersgemäß

2.1.2 Chromosomale Störungen

Ullrich-Turner-Syndrom

Allgemein

- Karyotyp: 45, X

Symptomatik

- Kleinwuchs: Endgröße durchschnittlich 1,45 Meter
- Lymphangiektatische Ödeme an Hand- und Fußrücken
- Pterygium colli (Breithals)
- Neigung zu Pigmentnävi
- Fehlende Brustentwicklung
- Primäre Amenorrhö

Diagnostik

- Bei Verdacht auf Ullrich-Turner-Syndrom: Chromosomen-Analyse

Therapie

- Östrogentherapie zum Zeitpunkt der Pubertät um Feminisierung zu erreichen

Down-Syndrom (Trisomie 21)

Allgemein

- Zusätzliches Chromosom
  - Stammt meist von der Mutter
  - Liegt in ca. 95 % der Fälle frei vor, in ca. 5 % ist es auf ein anderes Chromosom transloziert, in ca. 1 % findet man ein Mosaik
- Wiederholungsrisiko für Eltern nach Geburt eines Kindes mit Trisomie 21 ist insgesamt gering

Symptomatik

- Minderwuchs
- Brachyzephalus
- Schrägstellung der Lidspalten
- Fehlgeformte Ohrmuscheln
- Herzmissbildungen
- Duodenalstenose

⚠ Down-Syndrom: Gaumenspalten sind kein typisches Symptom, finden sich aber gehäuft bei Trisomie 13 und 18

Diagnostik

- Pränatale Chromosomen-Analyse

Prader-Willi-Syndrom

Symptomatik

- Minderwuchs
- Hypogonadismus
- Geistige Retardierung

2.1.3 Endokriner Minderwuchs

Ätiologie

- Hypothyreose
- Hypophysärer Minderwuchs
  - Therapie: Gabe von Wachstumshormon

2.1.4 Symptomatischer Kleinwuchs

Ätiologie

- Zöliakie
- Morbus Crohn
- Glykogenosen
- Phosphatdiabetes
- Schwere Herzfehler

2.2 Hochwuchs

Hochwuchs in den ersten Lebensjahren

Ätiologie

- Pubertas praecox
- Adrenogenitales Syndrom
- Marfan-Syndrom
- Wiedemann-Beckwith-(EMG)-Syndrom
- Sotos-Syndrom
- Normvariante (große Eltern)

2.3 Übergewicht

Alimentäre Adipositas (Einfache Fettsucht)

Allgemein

- Tritt familiär gehäuft auf
- Beginn nicht selten im Säuglings- und Kleinkindesalter

Symptomatik

- Pseudohypogenitalismus: besonders Penis und Skrotum erscheinen zu klein, da sie oft von Fettmassen umgeben sind
- Pseudogynäkomastie
- Kinder wachsen normal, sind in der Regel sogar verhältnismäßig groß
- Pubertätsentwicklung normal oder beschleunigt
- Geistige Entwicklung normal

Prognose

- Ungünstig

3 Vorgeburtliche Schädigung der Leibesfrucht

3.1 Exogen bedingte vorgeburtliche Schädigungen

3.1.1 Pränatale Infektionen

Allgemein

- Infektionen, die pränatal übertragen werden können
  - Röteln
  - Zytomegalie
  - Varizellen
  - HIV
  - Toxoplasmose
  - Lues
  - Listeriose

⚠ Nur Röteln, Varizellen und HIV verursachen von den genannten Infektionen eine Embryopathie, die anderen Infektionen verursachen eine Fetopathie.

Pränatale Röteln-Infektion

Symptomatik

- Herzmissbildungen z. B. Ventrikelseptumdefekt
- Mikrophthalmie und Katarakt
- Innenohrschwerhörigkeit

Pränatale Zytomegalie-Infektion

Allgemein

- Häufigste transplazentare Virusinfektion

Symptomatik

- ZNS-Schäden
- Mikrozephalie
- Chorioretinitis
- Verkalkungen
- Schwerhörigkeit
- Hepatosplenomegalie und Ikterus
- Anämic

⚠ Konnatale Zytomegalie-Infektion: Herzmissbildungen sind nicht typisch

Pränatale Toxoplasmose-Infektion

Allgemein

- Nur bei Erstinfektion während der Schwangerschaft besteht eine Gefährdung der Frucht

Symptomatik

- Hydrocephalus
- Chorioretinitis
- Intrazerebrale Verkalkungen
- Hepatosplenomegalie mit Ikterus

Therapie

- Langzeitsulfonamid und Pyrimethamin

3.1.2 Drogen, Medikamente und Gifte

Alkoholembryopathie

Allgemein

- Häufigste exogene, vorgeburtliche Entwicklungsstörung

Symptomatik

- Pränatale Dystrophie
- Mikrozephalie
- Postnataler Minderwuchs
- Untergewicht
- Typische Fazies
  - Kurze, enge Lidspalten
  - Kurzer Nasenrücken
  - Schmales Lippenrot
  - Flaches Philtrum (Rinne in der Mitte der Oberlippe)

Mütterlicher Nikotinkonsum

Allgemein

- Erhöhte Spontanabortrate
- Erhöhte perinatale Sterblichkeit
- Erhöhte Frühgeburtshäufigkeit

Symptomatik

- Gehäuftes Auftreten einer pränatalen Dystrophie
- Wachstumsverzögerung des Fetus

Pädiatrie

- Beim gestillten Kind: Zittrigkeit
- Bei disponiertem Kleinkind: asthmatische Beschwerden

⚠ Nikotin: verursacht keine Fehlbildungen

3.1.3 Stoffwechselerkrankungen der Mutter

Diabetes mellitus

Symptomatik beim Neugeborenen

- Makrosomie und Übergewicht
- Hyperinsulinismus → Hypoglykämieneigung innerhalb der ersten Tagen
- Hypokalzämie
- Herzfehler
- Skelettfehlbildungen
- Atemnotsyndrom durch Surfactantmangel
- Nierenvenenthrombose → Hämaturie

3.2 Pränatale Diagnostik

Chorionzottenbiopsie/Amniozentese

Indikationen

- Alter der Schwangeren über 35 Jahre
- Nach Geburt eines chromosomal geschädigten Kindes
- Pränatal diagnostizierbarer Stoffwechseldefekt bei vorangegangenem Kind
- Ausschluss einer genetisch bedingten Stoffwechselkrankheit
- Wenn ein Elternteil Träger einer balancierten Chromosomenaberration ist

4 Geburtsabhängige Besonderheiten und spezielle Erkrankungen des Neu- und Frühgeborenen

4.1 Frühgeborenes

Definition

- Gestationsdauer von weniger als 37 vollendeten Schwangerschaftswochen, gerechnet vom 1. Tag der letzten Regel der Mutter

Allgemein

- Frühgeburtlichkeit: häufigste Ursache der Perinatalsterblichkeit

Komplikationen

- Gehäuftes Auftreten von
  - Hypothermie
  - Hypoglykämie
  - Atemnotsyndrom (Hyalines Membran-Syndrom)
  - Apnoen
  - Bronchopulmonale Dysplasie
  - Retrolentale Fibroplasie
  - Infektionen durch erhöhte Infektanfälligkeit
  - Nekrotisierende Enterokolitis (nachweisbar durch Pneumatosis intestinalis im Röntgenbild)
  - Intrakranielle Blutungen
  - Periventrikuläre Leukomalazie

Atemnotsyndrom

Pathogenese

- Surfactant-Mangel

Symptomatik

- Tachypnoe
- Nasenflügeln
- Subcostale Einziehungen
- Exspiratorisches Stöhnen

Apnoen

Epidemiologie

- Etwa ein Viertel aller Frühgeborenen haben Apnoephasen von mehr als 30 Sekunden

Risikofaktoren

- Hypoglykämie
- Anämie
- Krampfanfälle

Symptomatik

- Tonusverlust der Skelettmuskulatur
- Bradykardie

Intrakranielle Blutungen

Allgemein

- Häufigkeit abhängig vom Gestationsalter

Risikofaktoren

- Hypoxie und Hyperkapnie

Diagnostik

- Sonographie (durch die offene große Fontanelle)

Therapie

- Supportivmaßnahmen → Therapiemöglichkeiten sind gering

Prognose

- Leichte Blutungen: günstig

4.2 Geburtstraumatische Schäden

Klavikulafraktur

Symptomatik

- Berührungsempfindlichkeit
- Asymmetrischer Moro-Reflex

Therapie

- Keine erforderlich

Pädiatrie

Caput succedaneum (Geburtsgeschwulst)

Symptomatik

- Bläulich-rötliche, ödematöse Schwellung über der Schädelkalotte

Prognose

- Spontane Rückbildung innerhalb weniger Tage

Kephalhämatom

Pathogenese

- Einriss periostaler Gefäße

Allgemein

- Lokalisation: Os parietale bevorzugt betroffen

Symptomatik

- Fluktuierende, prallelastische Schwellung, durch Schädelnähte begrenzt

Therapie

- Keine erforderlich

Prognose

- Spontane Rückbildung innerhalb von Monaten

Plexuslähmung

Symptomatik

- Bei oberer Armplexuslähmung (Erb-Duchenne, Läsion der Wurzeln C5 – C6)
  - Armheben unmöglich → schlaff herunterhängender Arm
  - Phrenikusparese
- ⚠ Obere Armplexuslähmung: kein Horner-Syndrom
- Bei unterer Armplexuslähmung (Klumpke, Läsion der Wurzeln C8 – Th1)
  - Parese der kleinen Handmuskeln und langen Fingerbeuger
  - Sensibilitätsstörungen ulnar an Hand und Unterarm
  - Horner-Syndrom

Komplikation der oberen Plexuslähmung

- Wachstumsrückstand des Armes

4.3 Morbus haemolyticus neonatorum und Hyperbilirubinämie

Pathogenese

- Übertritt von fetalen Erythrozyten in den mütterlichen Kreislauf → Bildung plazentagängiger IgG-Antikörper → fetale Hämolyse

Formen

- Rh-Erythroblastose
- AB0-Erythroblastose

Rh-Erythroblastose

Allgemein

- Konstellation: Mutter Rh-negativ und Kind Rh-positiv
- Erstes Rh-positives Kind wird in der Regel nicht geschädigt

Diagnostik

- Direkter und indirekter Coombs-Test positiv

Therapie des Neugeborenen

- Bei leichten Verläufen: Ganzkörper-Phototherapie unter Abdeckung der Augen und Erhöhung der Flüssigkeitszufuhr
- Bei schweren Fällen: Austauschtransfusion mit Rh-negativem Blut

Prophylaxe

- Anti-D-Prophylaxe

AB0-Erythroblastose

Allgemein

- Konstellation: meist Mutter 0 und Kind A oder B
- Verläuft in der Regel milder als die Rh-Erythroblastose
- Frühgeborene erkranken nur selten, da AB0-Blutgruppenantigene erst spät vollständig ausgebildet werden

Symptomatik

- Icterus praecox
- Leichte hämolytische Anämie

Diagnostik

- Direkter und indirekter Coombs-Test schwach positiv oder negativ
- Labor: Bilirubin erhöht
- Blutbildveränderungen
  - Vermehrung der Retikulozyten (Retikulozytose)
  - Nachweis von Kugelzellen

⚠ AB0-Erythroblastose: Kinder entwickeln keinen Hydrops fetalis

4.4 Infektionen in der Neugeborenenperiode

Allgemeinsymptome bei neonataler Infektion

- Leukopenie oder Leukozytose
- Hypo- oder Hyperthermie
- Metabolische Azidose

Nabelinfektion

Symptomatik

- Rötung im Bereich des Nabels
- Nässen

Infektionen der Haut

Formen

- Pemphigus neonatorum
- Dermatitis exfoliativa

Differentialdiagnose

- Toxisches Erythem
  - Ätiologie: ungeklärt
  - Allgemein: harmlos; spontane Rückbildung → keine Therapie erforderlich

Sepsis

Symptomatik

- Fieber
- Apnoe-Anfälle
- Hepatomegalie
- Leukopenie
- Hyperbilirubinämie

Otitis media

Symptomatik

- Fieber
- Unruhe
- Tragusschmerzen
- Trinkunlust

5 Nahrungsbedarf und Ernährung

5.1 Ernährung im ersten Lebensjahr

Durchschnittliche Zusammensetzung von Muttermilch und Kuhmilch

	Muttermilch	Kuhmilch
Fettgehalt in g/dl	3,5 (vor allem ungesättigte FS)	3,5 (vor allem gesättigte FS)
Proteingehalt in g/dl	0,9	3,3
Kohlenhydratgehalt g/dl	6,8	4,8
Stuhl-pH	4,5–6,0	6,5–7,5
Energiegehalt kcal/dl	70	70
Vitamine	Fettlösliche Vitamine außer Vitamin D und K	Wasserlösliche Vitamine außer Vitamin C

⚠ Muttermilch enthält insgesamt weniger Mineralien aber mehr Pestizide (chlorierte Kohlenwasserstoffe) als Kuhmilch.

Kuhmilchproteinintoleranz (Kuhmilchallergie)

Pathogenese

- Immunologisch vermittelte Reaktion auf Kuhmilch

Symptomatik

- Diarrhö, teilweise mit Blutbeimengungen
- Rezidivierendes Erbrechen
- Manifestation im Säuglingsalter

Diagnostik

- Labor
  - Antikörpernachweis gegen Kuhmilchprotein: fehlender Nachweis schließt die Erkrankung nicht aus
  - Eosinophilie im Blut

Therapie

- Vorübergehende kuhmilchfreie Diät

Prognose

- In den meisten Fällen tolerieren die Patienten Kuhmilch nach 12–18 Monaten

Vergleich von Muttermilch und „künstlicher Ernährung"

Allgemein

- Vorteile der Muttermilch und des Stillens
  - Muttermilch enthält
    1) Spezifische Immunglobuline z. B. sekretorische IgA, Lysozym und Makrophagen → verminderte Infektanfälligkeit des Kindes
    2) Lipase und Bifidumfaktor → bessere Ausnutzung des angebotenen Fettes, geringere Anforderungen an die Verdauungsleistung
  - Begünstigt einen besonders engen emotionalen Kontakt von Mutter und Kind
- Energiegehalt ist gleich groß
- Beide enthalten ausreichende Mengen an Vitaminen A und C

 Während der ersten 3 Lebensmonate benötigt ein reif geborener, gesunder, voll gestillter Säugling keine Zufütterung von Beikost, da Muttermilch alle notwendigen Nahrungsbestandteile enthält.

Vitaminmangel

Formen

- Vitamin-A-Mangel → Xerophthalmie, Keratomalazie, raue Haut
- Vitamin-D-Mangel → Rachitis
- Vitamin-K-Mangel → Morbus haemorrhagicus neonatorum
- Vitamin-C-Mangel → Skorbut
- Biotin-Mangel → Dermatitis, Haarausfall, zentralnervöse Störungen
- Folsäure-Mangel → megaloblastäre Anämie
- Nicotinsäureamid-Mangel → Pellagra

Vitamin D- und Fluoridprophylaxe

Indikationen

- Vitamin D: Rachitisprophylaxe
- Fluorid: Kariesprophylaxe

Durchführung

- Vitamin D_3: 500 I.E./Tag
- Fluorid: 0,25 mg/Tag

Komplikation

- Vitamin D_3-Überdosierung
  - Gewichtsverlust
  - Inappetenz
  - Hyperkalzurie

6 Stoffwechsel

6.1 Stoffwechselanomalien

6.1.1 Aminosäurestoffwechsel

Phenylketonurie

Ätiologie

- Autosomal-rezessive Erbkrankheit

Epidemiologie

- Häufigkeit ca. 1:10 000

Symptomatik

- Hirnschädigung, bereits pränatal möglich
- Ekzematöse Hautveränderungen
- Manifestation zwischen 3. – 6. Lebensmonat

Diagnostik

- Neugeborenen-Screening am 5. Tag: Guthrie-Test → Nachweis von erhöhten Phenylalaninspiegel im Blut ab dem 3. Tag
- Pränatale Diagnostik möglich → bei Diagnosestellung: phenylalaninarme Diät der Schwangeren um pränatale Schädigung zu verhindern

Therapie

- Phenylalaninarme Diät

⚠ Keine phenylalaninfreie Diät, da Phenylalanin eine essentielle Aminosäure ist

6.1.2 Kohlenhydratstoffwechsel

Diabetes mellitus

<u>Diabetes mellitus Typ-I</u>

Symptomatik

- Nachlassen der Leistungsfähigkeit, Konzentrationsschwäche
- Gewichtsabnahme
- Polyurie und Wiedereinnässen → vermehrter Durst
- Nach ersten Symptomen wird häufig eine temporäre Remission für Wochen bis Monate beobachtet

Komplikation

- Ketoazidose → Diabetes mellitus bei Kindern manifestiert sich in ca. 20 % der Fälle durch eine Ketoazidose
- Zeitspanne zwischen Symptombeginn und Stoffwechseldekompensation bei Kleinkindern oft besonders kurz

Siehe Innere Medizin, Kapitel 5.7

Galaktosämie

Ätiologie

- Autosomal-rezessive Erbkrankheit

Symptomatik

- Trinkschwäche
- Erbrechen
- Ikterus
- Katarakt
- Hirnschaden

Diagnostik

- Neugeborenen-Screening am 5. Tag
- Urinanalyse: positive Reduktionsprobe
- Pränatale Diagnostik möglich

Therapie

- Lebenslange galaktosefreie Diät → Muttermilch, Kuhmilch und alle Milchprodukte wie Quark sind kontraindiziert

Fructoseintoleranz

Ätiologie

- Autosomal-rezessive Erbkrankheit → Mangel an Fructose-1-Phosphat-Aldolase

Symptomatik

- Fructosezufuhr →
  - Hypoglykämie
  - Erbrechen
  - Hepatomegalie

Therapie

- Fructosefreie Diät (auch Saccharose und Sorbit dürfen nicht gegessen werden)

Glykogenspeichererkrankung Typ I (v. Gierke)

Symptomatik

- Hepatomegalie im Säuglingsalter
- Hypoglykämie
- Hyperlaktatämie → Laktatazidose
- Hyperurikämie
- Hyperlipidämie

Hypoglykämie

Ätiologie

- Galaktosämie
- Hereditäre Fructoseintoleranz
- Glykogenspeichererkrankung Typ I (v. Gierke)
- Hypophysenvorderlappeninsuffizienz (Panhypopituitarismus)
- Angeborene Inselzellhyperplasie (Nesidioblastose)

6.1.3 Fett- und Lipidstoffwechsel

Neurolipidosen

Formen

- Infantile amaurotische Idiotie (Morbus Tay-Sachs)
- Niemann-Pick Erkrankung
- Morbus Gaucher
- Metachromatische Leukodystrophie

6.1.4 Mukopolysaccharidosen

Dysostosis multiplex (Pfaundler-Hurler)

Pathogenese

- Genetisch bedingte Störung des Mukopolysaccharidstoffwechsels

Symptomatik

- Minderwuchs
- Grobe Gesichtszüge, eingesunkene Nasenwurzel
- Makroglossie
- Hepatomegalie
- Hornhauttrübungen
- Mukopolysaccharidablagerungen im Skelett und Kontrakturen der Gelenke
- Geistige Retardierung

7 Erkrankungen der endokrinen Drüsen

7.1 Hypophyse und Hypothalamus

Diabetes insipidus neurohumeralis

Ätiologie

- Idiopathisch
- Hirntumoren
- Entzündungen, wie z. B. Enzephalitis oder Tuberkulose
- Hand-Schüller-Christian-Erkrankung
- Neurochirurgische Operationen

Symptomatik

- Polyurie → Polydipsie (gesteigerter Durst)

Differenzialdiagnose

- Diabetes insipidus renalis
- Diabetes mellitus
- Psychogene Polydipsie

Diagnostik

- Labor: Serumnatrium und Serumosmolarität normal oder erhöht
- Durstversuch: gleich bleibende Urinausscheidung und gleich bleibend niedrige Urinosmolarität

Therapie

- ADH-Analogon wie DDAVP → Urinosmolarität steigt an

7.2 Schilddrüse

Blande Struma

Ätiologie

- Alimentärer Jodmangel

Angeborene Schilddrüsenunterfunktion (Hypothyreose)

Ätiologie

- Meist Fehlen oder Hypoplasie der Schilddrüse

Epidemiologie

- Häufigkeit liegt zwischen 1:3000 und 1:4000 Lebendgeborenen

Allgemein

- Gehört zu den häufigsten Endokrinopathien im Kindesalter

Symptomatik

- Antriebsarmut
- Hypothermie
- Bradykardie
- Verlängerter Ikterus (Icterus prolongatus)
- Makroglossie
- Obstipation
- Nabelhernie
- Minderwuchs
- Struppige Haare
- Verzögerte Dentition
- Retardierung der geistigen Entwicklung
- Retardierung der motorischen Entwicklung
- Säuglinge sind in der ersten Lebenswoche meist unauffällig

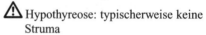 Hypothyreose: typischerweise keine Struma

Diagnostik

- Labor
  - Bestimmung von Thyroxin: Erniedrigung der Thyroxin-Konzentration
  - Bestimmung von TSH: Erhöhung der TSH-Konzentration
- Diagnose erfolgt meist im Rahmen des Neugeborenen-Screenings

Therapie

- Lebenslange Substitution von Thyroxin

⚠ Therapie muss frühstmöglich beginnen

Prognose

- Es ist nicht sicher, ob der geistige Rückstand aufgeholt wird.

7.3 Nebennierenrinde

Adrenogenitales Syndrom

Ätiologie

- Meist autosomal-rezessive Erbkrankheit

Pathogenese

- Angeborener Mangel eines für die Steroidsynthese notwendigen Enzyms, im klassischen und häufigsten Fall der C21-Hydroxylase

Formen

- Unkompliziertes adrenogenitales Syndrom
- Adrenogenitales Syndrom mit Salzverlustsyndrom

Diagnostik

- Bestimmung von 17-alpha-Hydroxyprogesteron
- Pränatale Diagnostik ist möglich

Therapie

- Glukokortikoid-Substitution lebenslang

Unkompliziertes adrenogenitales Syndrom

Symptomatik

- Bei Knaben
  - Erhöhte Wachstumsgeschwindigkeit mit beschleunigter Knochenreifung
  - Frühes Auftreten der Schambehaarung
  - Hyperpigmentierung des Skrotums
  - Vergrößerung des Penis (Phallus)
- Bei Mädchen
  - Virilisierung, die schon in der Fetalzeit beginnt → schon bei der Geburt: Klitoris penisartig vergrößert
  - Ausgeprägte Sekundärbehaarung und tiefe Stimme
  - Beschleunigtes Wachstum

Komplikation

- Minderwuchs durch vorzeitigen Schluss der Epiphysenfugen

Adrenogenitales Syndrom mit Salzverlustsyndrom

Symptomatik

- Gewichtsverlust
- Erbrechen

Komplikation

- Minderwuchs durch vorzeitigen Schluss der Epiphysenfugen

Diagnostik

- Labor
  - Hyponatriämie
  - Hyperkaliämie
  - Hypoaldosteronämie

7.4 Gonaden

7.4.1 Störungen der Pubertätsentwicklung

Pubertas praecox

Definition

- Vorzeitige Pubertätsentwicklung durch eine zu frühe Gonadotropinsekretion

Epidemiologie

- Mädchen häufiger als Jungen betroffen

Symptomatik

- Vorzeitige Entwicklung sekundärer Geschlechtsmerkmale
- Beschleunigte Knochenreifung

Diagnostik

- Labor: Gonadotropine erhöht
- CT oder MRT des Schädels zum Tumorausschluss

7.4.2 Hypogonadismus

Klinefelter-Syndrom

Pathogenese

- Chromosomenaberration (meist Karyotyp von 47, XXY) → primäre Hodeninsuffizienz → hypergonadotroper Hypogonadismus (d. h. FSH ist erhöht, Testosteron erniedrigt)

Allgemein

- Verdachtsdiagnose wird häufig erst nach Jahren gestellt

Symptomatik

- Hochwuchs
- Gynäkomastie
- Kleine derbe Hoden, ohne wesentliche Größenzunahme während der Pubertät
- Spärliche Schambehaarung vom weiblichen Typ
- Infertilität

7.4.3 Intersexualität

Testikuläre Feminisierung

Ätiologie

- X-chromosomal-rezessive Erbkrankheit

Pathogenese

- Androgenrezeptordefekt → weiblicher Phänotyp trotz eines männlichen Genotyps von 46, XY

Allgemein

- Es handelt sich um einen Pseudohermaphroditismus masculinus

Symptomatik

- Primäre Amenorrhö
- Blind endende Vagina
- Gonaden (Hoden) meist im Leistenkanal und tastbar
- Uterusaplasie
- Fehlen von Scham- und Axillarbehaarung (sog. „hairless woman")
- Normale Brustentwicklung

8 Infektionskrankheiten

8.1 Viruskrankheiten

8.1.1 Masern (Morbilli)

Allgemein

- Hochkontagiös

Symptomatik

- Prodromi
  - Husten und Schnupfen
  - Konjunktivitis
  - Pathognomonische Koplik-Flecken („kalkspritzerartige" weiße Flecken an der Wangenschleimhaut)
- Makulo-papulöses Exanthem
  - Beginn hinter dem Ohr
  - Neigt zur Konfluenz
  - Hinterlässt feine Schuppung

Komplikationen

- Masernenzephalitis in 1 von 1000 Fällen (1 ‰)
- Otitis media
- Pneumonie

Prophylaxe

- Einmalige aktive Impfung (Lebendimpfung) → langjähriger Schutz
  - Allgemein: Impfung ist bei allen gesunden Kindern ab dem 15. Lebensmonat indiziert, Impfschutz besteht nach 5–10 Tagen
  - Komplikation: Enzephalitis nach Impfung → tritt erheblich seltener auf als Enzephalitis nach Infektion
  - Kontraindikationen: HIV-Infektion, immunsuppressive Therapie

8.1.2 Röteln

Allgemein

- Inkubationszeit: 2–3 Wochen

Symptomatik

- Masern- oder scharlachähnliches, makulo-papulöses Exanthem
- Nuchale Lymphknotenschwellung
- Wenige Allgemeinsymptome

Komplikation

- Enzephalitis (sehr selten)

Diagnostik

- Blutbild
  - Leukopenie mit relativer Lymphozytose
  - Vermehrt Plasmazellen

Prophylaxe

- Lebendimpfung ab dem 15. Lebensmonat

8.1.3 Exanthema subitum (Drei-Tage-Fieber)

Erreger

- Humanes-Herpes-Virus Typ 6

Epidemiologie

- Prädilektionsalter: 6. Lebensmonat – 2. Lebensjahr

Allgemein

- Geringe Kontagiosität

Symptomatik

- Für 3–4 Tage hohes Fieber → danach kritischer Temperaturabfall und Auftreten eines stammbetonten, rubeoliformen Exanthems

Komplikation

- Initialer Krampfanfall

Diagnostik

- Blutbild
  - Während des Fiebers: Leukozytose
  - Bei Exanthemausbruch: Leukopenie
- Nachweis spezifischer IgM-Antikörper

8.1.4 Erythema infectiosum (Ringelröteln)

Erreger

- Parvovirus B 19

Symptomatik

- Subfebrile Temperaturen
- Girlandenförmiges Exanthem

Komplikation

- Bei vertikaler Infektion: Hemmung der fetalen Erythropoese mit Anämie und Hydrops fetalis möglich

8.1.5 Windpocken (Varizellen)

Erreger

- Varizella-Zoster-Virus (DNA-Virus, zählt zu den Herpes-Viren)

Allgemein

- Inkubationszeit: 2–3 Wochen
- Hohe Kontagiosität → Kontagiosität: 1 Tag vor Exanthemausbruch bis zum Eintrocknen der Bläschen
- Primärinfektion hinterlässt lebenslange Immunität
- Lokalisation: bevorzugt Stamm, Gesicht, behaarter Kopf und Mundhöhle betroffen

Symptomatik

- Schubweises Auftreten eines juckenden Erythems, das sich zunächst papulös dann vesikulös und schließlich pustulös umwandelt → Nebeneinander der verschiedenen Stadien („Heubnersche Sternkarte")
- Leichtes Fieber
- Abheilung z. T. unter Narbenbildung

Komplikationen

- Enzephalitis (Zerebellitis, selten) → gute Prognose
- Schwere Verläufe bei immunsupprimierten Patienten
- Durch lebenslange Persistenz der Erreger endogenes Spätrezidiv möglich → sog. Herpes-zoster

Prophylaxe

- Lebendimpfung

8.1.6 Herpes-simplex-Infektionen

Allgemein

- Inapparenter Verlauf möglich

Formen

- Stomatitis aphthosa
- Keratoconjunctivitis

- Enzephalitis
- Vulvovaginitis

8.1.7 Infektiöse Mononukleose (Pfeiffersches Drüsenfieber, Monozytäre Angina)

Erreger

- Epstein-Barr-Virus (gehört zu den Herpes-Viren)

Symptomatik

- Fieber
- Ulzeröse und nekrotische Veränderungen der Tonsillen
- Generalisierte Lymphknotenschwellung
- Milzschwellung
- Rubeoliformes Exanthem

Diagnostik

- Differentialblutbild: Monozyten- und Lymphozytenvermehrung

8.1.8 Mumps (Parotitis epidemica)

Erreger

- Paramyxovirus

Allgemein

- Inkubationszeit: 17–21 Tage
- Neugeborene haben nach der Geburt Immunität durch diaplazentar übertragene Antikörper der Mutter
- Erkrankung hinterlässt Immunität

Komplikationen

- Meningitis (häufigste Organkomplikation)
- Pankreatitis (nicht lebensbedrohlich)
- Orchitis
- Schädigung des N. vestibulocochlearis → Hypakusis
- Thyreoiditis

⚠ Mumps: Otitis media ist keine typische Komplikation

Prophylaxe

- Lebendimpfung ab dem 15. Lebensmonat

Infektionskrankheiten

8.1.9 Coxsackievirus-Infektionen

Herpangina

Erreger

- Coxsackie-A-Virus

Symptomatik

- Hochroter Gaumenbogen mit Bläschen
- Fieber

8.1.10 RS-Virusinfektionen

Allgemein

- Betroffen sind meist Säuglinge
- Werden durch Tröpfcheninfektion übertragen
- RS-Viren verursachen bevorzugt Infektionen des unteren Respirationstraktes

8.1.11 HIV-Infektion

Allgemein

- Neugeborene sind meist diaplazentar bzw. peripartal infiziert

Symptomatik

- Gedeihstörungen und Entwicklungsverzögerung
- Leber-, Milz- und Lymphknotenschwellung
- Latenzzeit bis zur klinischen Manifestation ist kürzer als bei Erwachsenen

Diagnostik

- HIV-Antikörpernachweis mittels ELISA → negativer Test schließt eine Infektion nicht aus

8.2 Bakterielle Infektionskrankheiten

8.2.1 Keuchhusten (Pertussis)

Erreger

- Bordetella pertussis

Allgemein

- Inkubationszeit 7–14 Tage
- Krankheitsdauer 6–10 Wochen
- Hochkontagiös besonders im Stadium catarrhale
- Übertragung durch Tröpfcheninfektion
- Neugeborene haben keine diaplazentare Immunität durch mütterliche Immunglobuline
- Erkrankung hinterlässt keine Immunität

Symptomatik

- Stadium catarrhale: unspezifischer Beginn
- Stadium convulsivum: schwere stakkatoartige Hustenanfälle mit Schleimerbrechen
- Stadium decrementi

Komplikationen

- Bronchopneumonie
- Apnoe-Anfälle (bei jungen Säuglingen)
- Subkonjunktivale Blutungen
- Enzephalopathie
- Krämpfe

Diagnostik

- Blutbild: Leukozytose mit Lymphozytose

Therapie

- Erythromycin

Prophylaxe

- Aktive Impfung ab dem 3. Lebensmonat → es resultiert kein sicherer Impfschutz (→ keine lebenslange Immunität), meist jedoch ein abgeschwächter Verlauf
  - Impfung erfolgt im Rahmen der Diphtherie-Pertussis-Tetanus-Haemophilus influenzae-Hepatitis B-Impfung

⚠ Zystische Fibrose: keine Kontraindikation für Impfung

8.2.2 Scharlach

Erreger

- Beta-hämolysierende Streptokokken (A-Streptokokken)

Symptomatik

- Fieber
- Himbeerzunge
- Düster rote Tonsillen und Rachenring
- Feinfleckiges Exanthem mit Hautschuppung
- Erythema nodosum

1. Tag

Diagnostik

- Leukozytose

Therapie

- Penicillin

 Es gibt keine Impfung gegen Streptokokken

Erythema nodosum

Ätiologie

- Streptokokkenerkrankungen
- Tuberkulose
- Yersiniose
- Morbus Crohn
- Colitis ulcerosa
- Medikamente wie z. B. Sulfonamide

8.2.3 Botulismus

Allgemein

- Vergiftung erfolgt häufig bei Verzehr von kontaminierten Konserven

Symptomatik

- Übelkeit und Erbrechen
- Obstipation
- Augensymptome
  - Akkommodationslähmung
  - Mydriasis
  - Doppelbilder
- Schluckstörungen
- Schwindel und Kopfschmerzen
- Atemlähmungen (Atemnot)
- Anfälle

Therapie

- Gabe von Antitoxin

8.2.4 Lyme-Borreliose

Erreger

- Borrelia burgdorferi (Spirochäte)

Pathogenese

- Erreger werden durch Zeckenbiss übertragen

Symptomatik

- Stadium I
  - Erythema chronicum migrans (ringförmige, erhabene Hauteffloreszenz)
  - Lymphadenosis cutis benigna (Lymphozytom)
- Stadium II
  - Lymphozytäre Meningitis
  - Meningoradikulitis
  - Myokarditis
- Stadium III
  - Acrodermatitis chronica atrophicans Herxheimer (kann mit gelenknahen Knoten vergesellschaftet sein)
  - Rezidivierende Arthritis

Komplikation

- Fazialisparese

 Borreliose: neben der idiopathischen Fazialisparese, häufigste Ursache der peripheren Fazialisparese im Kindesalter

Therapie

- Penicillin

8.2.5 Staphylokokken-Infektionen

Formen

- Neonatale Osteomyelitis
- Impetigo bullosa (Pemphigus neonatorum)
- Impetigo contagiosa

8.2.6 Bakterielle Meningitis

Erreger

- Meningokokken
- Pneumokokken
- Haemophilus influenzae

 Splenektomierte Kinder haben ein erhöhtes Risiko besonders für Pneumokokken-Infektionen → Impfung

Symptomatik

- Bei jungen Säuglingen können meningitische Zeichen fehlen

Diagnostik

- Liquorpunktion
  - Liquor-Zellzahl meist über $1000 \times 10^6/l$
  - Liquor-Zucker vermindert
  - Liquor-Eiweiß meist über 1 g/l

Therapie

- Sofortige antibiotische Therapie

Prophylaxe

- Impfung, z. B. gegen Haemophilus influenzae

⚠ Eine Impfung gegen Haemophilus influenzae ab dem 3. Lebensmonat wird generell zur Prophylaxe gegen Meningitis und gegen die akute Epiglottitis empfohlen.

8.2.7 Bakterielle Pneumonie

Mykoplasmenpneumonie

Epidemiologie

- Bevorzugt Schulkinder betroffen

Symptomatik

- Trockener Husten

Diagnostik

- Klinische Untersuchung: diskrete pathologische Befunde
- Röntgen-Thorax
  - Atypische Pneumonie
  - Segmentale oder lobäre Verschattungen möglich
- Kälteagglutinationsprobe oft positiv

Therapie

- Makrolide z. B. Erythromycin

8.3 Sonstige Infektionskrankheiten

8.3.1 Pneumocystis carinii-Pneumonie

Pathogenese

- Interstitielle plasmazelluläre Pneumonie

Erreger

- Pneumocystis-carinii

Risikofaktoren

- Immunsuppression
  - HIV-Infektion
  - Chemotherapie

Diagnostik

- Klinische Untersuchung: geringfügiger Auskultationsbefund
- Röntgen-Thorax: interstitielle Zeichnungsvermehrung

Therapie

- Cotrimoxazol

9 Immunologie, Immunpathologie, rheumatische Erkrankungen

9.1 Immundefekte

Selektiver IgA-Mangel

Ätiologie

- Angeboren
- Medikamentös, z. B. durch Phenytoin ausgelöst

Allgemein

- Häufigster angeborener Immundefekt

Symptomatik

- Rezidivierende virale und bakterielle Infektionen der Luftwege
- Disposition zu Allergien und Autoimmunerkrankungen
- Zöliakie-ähnliche Symptome

Therapie

- Symptomatisch
- Immunglobulingabe ist bis auf wenige Ausnahmen, auf Grund der Gefahr einer anaphylaktischen Reaktion, kontraindiziert.

9.2 Rheumatische Erkrankungen

9.2.1 Juvenile rheumatoide Arthritis (Juvenile chronische Arthritis)

Formen

- Systemische Form (Still-Syndrom)
- Seronegative Polyarthritis
- Seropositive Polyarthritis
- Mon- oder Oligoarthritis (→ gehäuftes Auftreten einer chronischen Iridozyklitis)

Diagnostik

- Labor
  - IgM-Rheumafaktor: nur in 15 % der Fälle positiv
  - Antinukleäre Antikörper (ANA): in 30 % der Fälle positiv
- Diagnose ergibt sich aus dem klinischen Verlauf, da in der Regel keine pathognomonischen Laborbefunde vorliegen.

Therapie

- Allgemeinmaßnahmen
  - Krankengymnastik
  - Nur kurzfristige Ruhigstellung der Gelenke (wenn überhaupt)
- Medikamentöse Therapie
  - Nichsteroidale Antirheumatika wie Salicylate oder Naproxen
  - Glukokortikoide
  - Basistherapeutika wie Methotrexat

Systemische Form

Symptomatik

- Symmetrischer Befall großer und kleiner Gelenke
- Septische Fieberschübe
- Rezidivierendes, flüchtiges, meist blassrötliches, kleinfleckiges Exanthem
- Lymphadenopathie
- Hepatosplenomegalie
- Polyserositis insbesondere Perikarditis und Pleuritis

Komplikationen

- Gelenkdeformitäten
- Muskelatrophien

Therapie

- Siehe oben

9.2.2 Kollagenosen

Systemischer Lupus erythematodes

Ätiologie

- Autoimmunerkrankung unklarer Ätiologie

Epidemiologie

- Mädchen häufiger betroffen
- Manifestation oft in der Pubertät

Symptomatik

- Hautsymptome
  - Wangenerythem
  - Alopezie
  - UV-Empfindlichkeit der Haut
- Nierenbeteiligung → Hämaturie

Diagnostik

- Labor: antinukleäre Antikörper in mehr als 95 % der Fälle positiv

Siehe Dermatologie, Kapitel 8.2

9.2.3 Vaskulitiden

Purpura Schönlein-Henoch

Pathogenese

- Generalisierte Vaskulitis der kleinen Gefäße

Epidemiologie

- Häufigkeitsgipfel zwischen 2–5 Jahren

Allgemein

- Schubweiser Verlauf ist typisch

Symptomatik

- Petechiale Haut- (bevorzugt an den unteren Extremitäten) und Schleimhautblutungen
- Flüchtige Ödeme
- Darmbeteiligung mit Bauchschmerzen, Blutungen und Invagination
- Nephritis → Hämaturie
- Schwellung und Schmerzen (Arthralgien) der Gelenke

Therapie

- Symptomatisch
- In schweren Fällen: Glukokortikoide

Kawasaki-Syndrom

Symptomatik

- 5 Hauptsymptome
  - Antibiotika-resistentes Fieber über 5 Tage
  - Doppelseitige Konjunktivitis
  - Oropharyngeale Symptome wie hochrote Lippen, Erdbeerzunge
  - Polymorphes Exanthem am Stamm, Plantar- und Palmarflächen mit Schuppung
  - Vergrößerung der Halslymphknoten

Komplikation

- Koronare Aneurysmen

Therapie

- ASS in Kombination mit Gammaglobulin

9.2.4 Infektassoziierte Arthritiden

Rheumatisches Fieber

Definition

- Streptokokkenallergische entzündliche Systemerkrankung

Diagnostik

- Hauptkriterien nach Jones
  - Karditis
  - Polyarthritis (→ heilt folgenlos ab)
  - Chorea minor
  - Subkutane Knötchen (Noduli rheumatici)
  - Erythema anulare (marginatum)
- Nebenkriterien nach Jones
  - Fieber
  - Arthralgie
  - BSG- und/oder CRP-Erhöhung
  - Verlängerte PQ-Zeit
  - Rheumatisches Fieber in der Anamnese

Therapie

- Antibiotika
  - Penicillin G oder V
  - Bei Penicillinallergie: Erythromycin
- Bei Herzbeteiligung: zusätzlich Glukokortikoide

10 Erkrankungen des Blutes, der blutbildenden Organe, bösartige Tumoren

10.1 Erkrankungen des roten Systems

10.1.1 Anämien

Eisenmangelanämie

Diagnostik

- Blutbild: hypochrome, mirkozytäre Anämie
- Blutausstrich
  - Anisozytose (unterschiedliche Größe der Erythrozyten)
  - Poikilozytose (unterschiedliche Form der Erythrozyten)
- Labor
  - Erniedrigtes Serumeisen
  - Erhöhte Eisenbindungskapazität
- Auskultation: systolisches Herzgeräusch

Therapie

- Eisensubstitution, wenn möglich oral

Angeborene Kugelzellanämie (Hereditäre Sphärozytose)

Ätiologie

- Autosomal-dominante Erbkrankheit

Pathogenese

- Membrandefekt → verminderte osmotische Resistenz der Erythrozyten → vorzeitiger Abbau der Erythrozyten

Epidemiologie

- Häufigste angeborene hämolytische Anämie in Nord- und Mitteleuropa

Symptomatik

- Splenomegalie
- Meist in Schüben verlaufende Hämolysen

Komplikationen

- Aplastische Krisen
- Gallenkoliken durch Cholezystolithiasis (Hämolyse führt zur Bildung von Bilirubin-Steinen)

Therapie

- Splenektomie

Sichelzellanämie

Ätiologie

- Autosomal-rezessive Erbkrankheit

Symptomatik

- Hämolytische Krisen
- Gefäßverschlüsse → „Hand- und Fußsyndrom"
- Sequestrationskrisen

Therapie

- Kausale Therapie existiert nicht
- Analgetika
- Hydroxyharnstoff

Thalassämie

Pathogenese

- Synthesestörung einer Globulinkette des Hämoglobins → kompensatorisch vermehrte Bildung anderer Globulinketten → Anteil an HbF und (vor allem bei Thalassaemia minor) HbA_2 erhöht

Formen

- Thalassaemia minor
- Thalassaemia major

Thalassaemia major

Symptomatik

- Blasse Haut und Schleimhäute
- Hepatosplenomegalie

Diagnostik

- Blutbild: hypochrome, mikrozytäre Anämie
- Blutausstrich
  - Anisozytose
  - Poikilozytose
  - Targetzellen
- Hämoglobinelektrophorese: HbF deutlich erhöht

- Labor
  - Serumeisen normal oder erhöht
  - Serumferritin normal oder erhöht
  - Haptoglobin erniedrigt

Therapie

- Erythrozytentransfusionen
- Zur Erhöhung der Eisenausscheidung: Gabe von Chelatbildnern wie Desferoxamin

⚠ Glukokortikoide werden zur Therapie nicht eingesetzt.

10.2 Erkrankungen des lymphatischen und Monozyten/Makrophagen-Systems

10.2.1 Leukämie

Epidemiologie

- Leukämien: häufigste maligne Krankheitsgruppe im Kindesalter
- Akute lymphatische Leukämie: häufigste Leukämieform im Kindesalter

Akute lymphatische Leukämie (ALL)

Ätiologie

- Ungeklärt

Epidemiologie

- Prädilektionsalter: Kleinkindesalter

Symptomatik

- Müdigkeit
- Petechiale Hautblutungen und Nasenbluten durch Thrombozytopenie
- Anämie → Blässe
- Fieber
- Knochenschmerzen

Komplikation

- Meningeosis leucaemica
  - Symptomatik: Kopfschmerzen, Übelkeit, Schielen

Diagnostik

- Knochenmarksbiopsie
- Lumbalpunktion nach Diagnosestellung zum Ausschluss eines ZNS-Befalls

⚠ Auer-Stäbchen sind nicht bei der akuten lymphatischen sondern bei der akuten myeloischen Leukämie nachweisbar.

Therapie

- Chemotherapie
- Radiatio des Schädels zur Prophylaxe einer Meningeosis leucaemica, da Chemotherapeutika die Blut-Hirn-Schranke nur unzureichend passieren

Prognose

- Heilungsrate insgesamt 70 %

10.3 Störungen der Hämostase

10.3.1 Koagulopathien

Hämophilie A (Faktor-VIII-Mangel)

Ätiologie

- X-chromosomal-rezessive Erbkrankheit

Pathogenese

- Faktor-VIII-Mangel → Störung der Fibrinbildung → Blutungen
- Sporadische Neumutationen in 30 % der Fälle

Symptomatik

- Muskel- und Gelenkeinblutungen sind typisch

Diagnostik

- Blutungszeit: normal
- Prothrombinzeit (Quick-Wert): normal
- Partielle Thromboplastinzeit (PTT): verlängert

Von-Willebrand-Syndrom

Pathogenese

- Defekt des von-Willebrand-Faktors
  - Thrombozytenadhäsion gestört → Blutungszeit verlängert
  - Verminderte Aktivität von Faktor VIII → PTT verlängert

Siehe außerdem Innere Medizin, Kapitel 2.5.3

Verbrauchskoagulopathien

Waterhouse-Friderichsen-Syndrom

Pathogenese

- Meningokokken-Sepsis

Symptomatik

- Fieber
- Tachykardie
- Petechien der Haut
- Hämorrhagische Infarzierung der Nebennieren

Hämolytisch-urämisches-Syndrom

Epidemiologie

- Bevorzugt Säuglinge und Kleinkinder betroffen

Allgemein

- Auftreten typischerweise nach Durchfallerkrankungen, die meist durch verotoxinbildende E. coli 0157 hervorgerufen werden

Symptomatik

- Akute intravasale Hämolyse
- Akutes Nierenversagen mit Oligurie
- Arterielle Hypertonie
- Blässe

Diagnostik

- Blutbild
  - Normochrome oder leicht hyperchrome Anämie
  - Thrombozytopenie
- Blutausstrich: bizarr fragmentierte Erythrozyten
- Labor
  - Kreatininanstieg
  - LDH-Anstieg
  - Haptoglobin erniedrigt
  - C3-Komplement erniedrigt

10.3.2 Thrombozytopenien

Ätiologie

- Erbliche Erkrankungen
  - Wiskott-Aldrich-Syndrom
  - Fanconi-Anämie
  - Thrombozytopenie-Radiusaplasie-Syndrom
- Erworbene Erkrankungen
  - Akute idiopathische thrombozytopenische Purpura
  - Morbus Werlhof
  - Akute Leukämie
  - Kasabach-Merrit-Syndrom: Kombination von Thrombozytopenie und Riesenhämangiom

Akute idiopathische thrombozytopenische Purpura

Pathogenese

- Bildung antithrombozytärer Antikörper → beschleunigter Thrombozytenabbau in der Milz
- Manifestation häufig im Anschluss an virale Infektionen

Epidemiologie

- Bevorzugt Kleinkinder betroffen

Symptomatik

- Petechien und Ekchymosen

Komplikation

- Intrakranielle Blutung (sehr selten)

Therapie

- Glukokortikoide
- Immunglobuline

10.4 Bösartige Tumoren

Retinoblastom

Definition

- Hochmaligner neurogener Netzhauttumor, der histologisch dem Neuroblastom sehr ähnlich ist

Allgemein

- Angeboren oder Entstehung in frühester Kindheit
  - Angeborenes Retinoblastom: in einem Teil der Fälle autosomal-dominant vererbt, mit Deletion eines Tumor-Suppressorgens des Chromosoms 13
- In ca. 20–40 % der Fälle beide Augen betroffen
- Strahlensensibel

Histologie

- Zellen oft in Rosetten angeordnet
- Zellkerne polymorph und chromatinreich

Metastasierung

- Bevorzugt hämatogen

Therapie

- Enukleation
- Radiatio
- Lichtkoagulation

Wilms-Tumor (Nephroblastom)

Epidemiologie

- Häufigkeitsgipfel um das 3. Lebensjahr

Allgemein

- Häufigster Tumor des Urogenitaltraktes des Kindes
- Beidseitiges Auftreten möglich
- Gehäuftes Auftreten mit Missbildungen wie z. B. einer Aniridie

Symptomatik

- Tumorschwellung (häufigstes Erstsymptom)
- Hämaturie
- Arterielle Hypertonie
- Erbrechen und Obstipation

Diagnostik

- Bildgebende Verfahren: Sonographie, CT und MRT
- Biopsie

Metastasierung

- Hämatogen in Lunge

Therapie

- Kombinationstherapie von Operation, Chemotherapie und Radiatio

Prognose

- Heilungsrate insgesamt 60–70 %

Neuroblastom

Definition

- Sehr bösartiger Tumor, der vom Grenzstrang oder vom Nebennierenmark ausgeht

Symptomatik

- Allgemeinsymptome
  - Müdigkeit
  - Fieber
  - Gewichtsabnahme
- Tastbarer Bauchtumor

Diagnostik

- Urinanalyse
  - Erhöhung von Katecholaminen: Dopamin deutlich erhöht, Adrenalin kaum erhöht
  - Erhöhung von Katecholaminabbauprodukten: Vanillinmandelsäure und Homovanillinsäure deutlich erhöht
- Bildgebende Verfahren: Sonographie, CT und MRT

Metastasierung

- Frühzeitig hämatogen in den Knochen → mottenfraßartige Herde nachweisbar

Therapie

- Operation
- Chemotherapie

Prognose

- Heilungsrate insgesamt 30 %
- Im Säuglingsalter sind Spontanremissionen möglich

Ewing-Sarkom

Pathogenese

- Entartung unausgereifter Retikulumzellen des Knochenmarks

Epidemiologie

- Bevorzugt Kinder und Jungendliche in der Pubertät betroffen

Allgemein

- Nach dem Osteosarkom zweithäufigster maligner Knochentumor im Kindesalter

Pädiatrie

- Lokalisation: bevorzugt Diaphyse der langen Röhrenknochen betroffen

Symptomatik

- Intermittierende Schmerzen
- Lokale Schwellung
- Fieber

Diagnostik

- Labor: BSG-Erhöhung
- Blutbild: Leukozytose
- Röntgenaufnahme
  - Fleckige Osteolysen
  - Am Periost schichtweiser Knochenneubau (zwiebelschalenartig)
  - Spikulae
- Biopsie

Differenzialdiagnose

- Osteomyelitis

Metastasierung

- Frühzeitig, hämatogen in die Lunge

Therapie

- Kombinationstherapie von Operation, Chemotherapie und Radiatio

Prognose

- Heilungsrate insgesamt 60 %

Medulloblastom

Epidemiologie

- Häufigkeitsgipfel zwischen dem 7. – 12. Lebensjahr

Allgemein

- Rasch wachsender Tumor, der bevorzugt das Kleinhirn betrifft

Histologie

- Nachweis von kleinen Zellen mit rundlichen Kernen

Symptomatik

- Erbrechen
- Kopfschmerzen
- Ataxie mit Dysmetrie → Gangunsicherheit und Fallneigung im Romberg-Versuch
- Nystagmus

Diagnostik

- CT und MRT

Therapie

- Radikale Operation
- Nachbestrahlung, da Medulloblastome sehr strahlensensibel sind

Kraniopharyngeom

Pathogenese

- Dysontogenetischer Tumor, der von Resten der Rathke-Tasche ausgeht

Epidemiologie

- Häufigkeitsgipfel zwischen 10–25 Jahren

Allgemein

- Lokalisation: intra- oder suprasellär

Symptomatik

- Erbrechen
- Kopfschmerzen
- Sehstörungen: bitemporale Hemianopsie
- Endokrine Funktionsausfälle
  - Kleinwuchs
  - Sekundäre Hypothyreose
  - Virilisierung
  - Diabetes insipidus → Polyurie
  - Hypoglykämieneigung
- Erweiterung der Sella turcica

Diagnostik

- CT: verkalkte intra- oder supraselläre zystische Raumforderung

Therapie

- Vollständige operative Entfernung

Lungenmetastasen im Kindesalter

Ätiologie

- Wilms-Tumor
- Ewing-Sarkom
- Osteosarkom
- Rhabdomyosarkom

11 Herz- und Kreislauferkrankungen

11.1 Angeborene Herz- und Gefäßerkrankungen

11.1.1 Vitien ohne Kurzschluss

Pulmonalstenose

Pathogenese

- Verschmelzung der Pulmonalklappen im Bereich der Kommissuren → Druckbelastung rechter Ventrikel → rechtsventrikuläre Hypertrophie

Allgemein

- Kongenitaler azyanotischer Herzfehler

Diagnostik

- EKG: Rechtstyp
- Röntgen-Thorax: häufig poststenotische Dilatation der A. pulmonalis zu erkennen

Therapie

- Operativ, möglichst elektiv im Vorschulalter

Aortenisthmusstenose

Allgemein

- Gehäuftes Auftreten beim Ullrich-Turner-Syndrom

Formen

- Präduktale Stenose
- Postduktale Stenose

Präduktale Aortenisthmusstenose

Pathogenese

- Stenose vor Einmündung des offenen Ductus arteriosus Botalli

Symptomatik

- Zyanose der unteren bei normalem Hautkolorit der oberen Körperhälfte
- Zeichen der Herzinsuffizienz

Diagnostik

- EKG: pathologische Rechtsherzhypertrophie

Postduktale Aortenisthmusstenose

Symptomatik

- Hypertonie der oberen Körperhälfte bei Hypotonie der unteren Körperhälfte → Kopfschmerzen und Schmerzen in beiden Waden beim Laufen
- Normale körperliche Entwicklung

Diagnostik

- Blutdruckmessung
- Tasten der Pulse: Femoralispulse nicht oder nur schwach tastbar
- Auskultation: systolisches Geräusch p.m. zwischen Wirbelsäule und linker Scapula
- EKG: Zeichen der Linksherzhypertrophie
- Röntgen-Thorax: Rippenusuren meist ab dem 8. Lebensjahr nachweisbar

11.1.2 Vitien mit überwiegendem Links-Rechts-Kurzschluss

Ventrikelseptumdefekt

Pathogenese

- Links-rechts-Shunt ohne Zyanose

Allgemein

- Häufigster angeborener Herzfehler

Komplikationen

- Eisenmenger-Reaktion: Shuntumkehr → Inoperabilität → schlechte Prognose
- Erhöhtes Endokarditisrisiko

Diagnostik

- Palpation: Schwirren
- Auskultation: holosystolisches Geräusch mit p.m. über dem 3. ICR links parasternal
- EKG: Volumenbelastung des linken Ventrikels
- Röntgen-Thorax
  - Leichte Herzvergrößerung
  - Vermehrte Lungendurchblutung

Therapie

- Operativer Verschluss möglichst elektiv im frühen Kindesalter

Vorhofseptumdefekt

Pathogenese

- Links-rechts-Shunt ohne Zyanose → vermehrte Volumenbelastung des rechten Vorhofes und des rechten Ventrikels sowie vermehrte Lungendurchblutung → Erweiterung der zentralen Pulmonalaterien und verstärkte Hiluspulsationen

 Es kommt zu keiner Vergrößerung des linken Vorhofes.

Allgemein

- Häufiger, kongenitaler, azyanotischer Herzfehler

Formen

- Ostium-primum-Typ (tiefsitzender Defekt): häufig mit Mitralinsuffizienz vergesellschaftet
- Ostium-secundum-Typ (häufigste Form)
- Sinus-venosus-Typ (hochsitzender Defekt): häufig mit Lungenfehleinmündung kombiniert

Komplikation

- Pulmonale Hypertonie (häufig)

Diagnostik

- Auskultation bei Ostium-secundum-Typ: Systolikum im 2. ICR links parasternal

Therapie

- Operative Korrektur im 5.–10. Lebensjahr

Persistierender Ductus arteriosus Botalli

Pathogenese

- Blut fließt aus der Aorta über die A. pulmonalis in den Lungenkreislauf (Links-rechts-Shunt) → Volumenbelastung von Lungenkreislauf, linkem Vorhof, linkem Ventrikel und Aortenbogen

Allgemein

- Es kommt zu einem Anstieg des Sauerstoffpartialdruckes in der A. pulmonalis

Symptomatik

- Pulsierendes Präkordium
- Große Blutdruckamplitude

Komplikation

- Pulmonale Hypertonie

Diagnostik

- Auskultation: kontinuierliches Maschinengeräusch p.m. 2. ICR links

Therapie

- Operative Unterbindung und Durchtrennung, möglichst sofort nach Diagnosestellung

11.1.3 Vitien mit überwiegendem Rechts-Links-Kurzschluss

Fallot-Tetralogie

Definition

- Kombinierter kongenitaler Herzfehler, bestehend aus
  - Pulmonalstenose
  - Rechtsventrikulärer Hypertrophie
  - Ventrikelseptumdefekt
  - „Reitender Aorta"

Pathophysiologie

- Folgen der Pulmonalstenose
  - Rechtsventrikuläre Hypertrophie (→ Rechtstyp im EKG)
  - Verminderte Lungendurchblutung
  - Rechts-links-Shunt mit Zyanose

11.2 Erworbene Herz- und Gefäßerkrankungen

11.2.1 Entzündliche Erkrankungen

Infektiöse Endokarditis

Erreger

- Streptokokken der Viridansgruppe
- Staphylokokken

Symptomatik

- Fieber
- Neues Herzgeräusch

Diagnostik

- Labor: BSG erhöht
- Blutbild: Leukozytose
- Antistreptolysin-Titer häufig erhöht

Therapie

- Antibiotika

11.3 Herz- und Kreislaufinsuffizienz

Herzinsuffizienz im Säuglingsalter

Symptomatik

- Lebervergrößerung (Hepatomegalie)
- Ödeme
- Erhöhte Atemfrequenz
- Tachykardie
- Diarrhö
- Trinkschwierigkeiten und Nahrungsverweigerung

11.4 Funktionelle Herz- und Kreislaufbefunde

Orthostatische Dysregulation im Kindesalter

Epidemiologie

- Auftreten hauptsächlich im Schulalter
- Bevorzugt Mädchen betroffen

Symptomatik

- Tachykardie beim Aufstehen
- Blutdruckabfall und Schwindel beim Stehen
- Ohnmachtsanfälle mit gelegentlich motorischen Entladungen

12 Erkrankungen der Atmungsorgane

12.1 Angeborene Fehlbildungen

12.1.1 Konnataler inspiratorischer benigner Stridor

Laryngomalazie

Pathogenese

- Abnorme Weichheit des Knorpels

Allgemein

- Häufigste Ursache des inspiratorischen Stridors bei Neugeborenen

Prognose

- Bildet sich meist innerhalb der ersten beiden Jahre zurück

12.2 Erkrankungen von Ohren, Nase und Rachen

12.2.1 Rachenmandelhyperplasie (Adenoide)

Symptomatik

- Behinderte Nasenatmung → Mundatmung, Schnarchen mit offenem Mund, nasale Sprache

Komplikationen

- Funktionsstörung der Tuba auditiva → rezidivierende Otitis media
- Sinusitis
- Bronchitis

Therapie

- Adenotomie (Entfernung der Rachenmandel)

12.2.2 Juveniles Nasenrachenfibrom

Allgemein

- Benigner Tumor
- Auftreten nur bei männlichen Jugendlichen ab dem 10. Lebensjahr

Symptomatik

- Behinderte Nasenatmung
- Epistaxis

Therapie

- Operative Resektion

12.3 Erkrankungen von Kehlkopf, Trachea und Bronchien

12.3.1 Stenosierende Laryngitis (Pseudokrupp, Laryngitis subglottica)

Erreger

- Viren z. B. Parainfluenza-Viren (häufigster Erreger)

Allgemein

- Bevorzugt Kleinkinder betroffen

Symptomatik

- Inspiratorischer Stridor
- Bellender Husten häufig in der Nacht
- Heiserkeit

⚠ Stenosierende Laryngitis: hohes Fieber ist kein typisches Symptom

Therapie

- Inhalation von vernebeltem Epinephrin
- Bei schwerer Atemnot: Intubation und Beatmung

Prognose

- Rezidivneigung

12.3.2 Akute Epiglottitis

Erreger

- Haemophilus influenzae

Allgemein

- Bevorzugt Kleinkinder betroffen

Erkrankungen der Atmungsorgane

Symptomatik

- Plötzlich einsetzendes hohes Fieber
- Speichelfluss
- Schluckstörungen (Dysphagie) und Schluckschmerzen
- Kloßige Sprache
- Dyspnoe

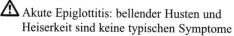 Akute Epiglottitis: bellender Husten und Heiserkeit sind keine typischen Symptome

Komplikation

- Verlegung der Luftwege → kann letale Folgen haben

Diagnostik

- Blutbild: Leukozytose

Therapie

- Sofortiger Transport in die Klinik
- Antibiotika i. v.
- Bei Verlegung der Luftwege: Intubation (häufig erforderlich)

Propylaxe

- Haemophilus influenzae-Impfung

12.3.3 Bronchitis

Chronische obstruktive Bronchitis

Ätiologie

- Bronchopulmonale Dysplasie
- Angeborene Herzfehler mit Links-rechts-Shunt
- Gastroösophagealer Reflux bei Säuglingen
- Immotiles Ziliensyndrom (Kartagener-Syndrom)
- Passivrauchen

Diagnostik

- Auskultation: exspiratorisches Giemen

Bronchiolitis

Erreger

- RS-Viren (häufigster Erreger)

Allgemein

- Prädilektionsalter: 1. und 2. Lebensjahr

Symptomatik

- Fieber
- Ausgeprägte exspiratorische Dyspnoe → Nasenflügeln
- Tachypnoe
- Zyanose

Diagnostik

- Auskultation
  - Feinblasige Rasselgeräusche
  - Verlängertes Exspirium
- Röntgen-Thorax: ausgeprägte Lungenüberblähung

Therapie

- Bei schwerem Verlauf: Intubation und Beatmung

12.3.4 Fremdkörperaspiration

Allgemein

- Bevorzugt Kleinkinder betroffen
- Nüsse gehören zu den am häufigsten aspirierten Fremdkörpern

Symptomatik

- Plötzlicher Husten- und Erstickungsanfall
- Stridor

Diagnostik

- Röntgen-Thorax
  - Emphysematische Blähung eines Lungenabschnittes
  - Atelektase eines Lungenabschnittes

Therapie

- Bronchoskopische Entfernung

12.3.5 Asthma bronchiale

Epidemiologie

- 5 % aller Kinder erkranken bis zum 16. Lebensjahr an Asthma bronchiale

Allgemein

- Auslösung der Asthmaanfälle durch
  - Pollen oder andere Antigene
  - Infektionen

Pädiatrie

Diagnostik

- Auskultation: exspiratorischer Stridor

Therapie des Asthmaanfalles

- Medikamentös
  - Beta-2-Sympathikomimetika
  - Ipratropiumbromid
  - Theophyllin
  - Glukokortikoide
- Flüssigkeitszufuhr → Sekretolyse

⚠ β-Rezeptorenblocker sind bei Asthma bronchiale kontraindiziert

Prophylaxe

- Dinatriumcromoglicium

12.3.6 Bronchiektase und Lungenveränderungen

Mukoviszidose (Zystische Fibrose)

Ätiologie

- Autosomal-rezessive Erbkrankheit

Pathogense

- Bildung zäher Schleimsekrete in allen exokrinen Drüsen

Allgemein

- Häufigste, schwere, angeborene Stoffwechselstörung im Kindesalter
- Manifestation vorwiegend in Lunge, Pankreas und ableitenden Gallenwegen

Diagnostik

- Erhöhter Kochsalzgehalt des Schweißes

Symptomatik

- Diarrhö
- Gedeihstörungen
- Sterilität beim Mann

Komplikationen

- Pulmonale Infektionen und pulmonale Komplikationen (häufigste Todesursache)
- Progredienter Lungenumbau → chronisches Cor pulmonale
- Mekoniumileus
- Rektumprolaps durch chronische Diarrhö

Therapie

- Physiotherapeutische Atemtherapie zum Lockern des Schleims und zur Förderung der Expektoration
- Mukolyse mit ACC

⚠ Antitussiva sind kontraindiziert.

Prognose

- Mittlere Lebenserwartung bei Frauen 25 Jahre, bei Männern 30 Jahre

12.4 Erkrankungen der Lunge und der Pleura

12.4.1 Exogen allergische Alveolitis

Pathogenese

- Allergische Reaktion vom Typ III
- Auslösende Allergene
  - Actinomyceten
  - Vogelmist von z. B. Wellensittichen oder Tauben

Allgemein

- Entzündung betrifft vorwiegend das Lungeninterstitium

Symptomatik

- Fieber
- Trockener Husten
- Dyspnoe

Diagnostik

- Lungenfunktionstestung: Restriktive Ventilationsstörung

Therapie

- Glukokortikoide

⚠ Eine Desensibilisierung führt bei allergischen Reaktionen vom Typ III zu keiner Besserung.

12.4.2 Erkrankungen der Pleura

Pneumothorax

Symptomatik

- Schmerzen
- Husten
- Dyspnoe

Diagnostik

- Klinische Untersuchung
  - Perkussion: hypersonorer Klopfschall
  - Auskultation: abgeschwächtes oder aufgehobenes Atemgeräusch
- Röntgen-Thorax: fehlende Lungenzeichnung

Therapie

- Anlage einer Thoraxdrainage

13 Erkrankungen des Verdauungstraktes

13.1 Passagehindernisse des Magen-Darm-Kanals

13.1.1 Ösophagusatresie

Symptomatik

- Weißer, blasig-schaumiger Speichel vor dem Mund
- Zyanose
- Manifestiert sich ab den ersten Lebensstunden

Komplikation

- Aspirationspneumonie

Therapie

- Operation

13.1.2 Kongenitale Zwerchfellhernie (Enterothorax)

Symptomatik

- Hochgradige Atemnot
- Paradoxe Atmung
- Zyanose
- Eingesunkenes Abdomen in Inspiration

Diagnostik

- Klinische Untersuchung
  - Perkussion: tympaner Klopfschall
  - Auskultation: abgeschwächtes oder aufgehobenes Atemgeräusch
- Röntgen-Thorax: Nachweis luftgefüllter Darmabschnitte im Thorax

Therapie

- Legen einer doppelläufigen Magensonde
- Intubation
- Operation

⚠ Eine Maskenbeatmung ist kontraindiziert.

13.1.3 Hypertrophische Pylorusstenose

Pathogenese

- Hypertrophie und Spasmus der Pylorusmuskulatur → Magenausgangsstenose

Allgemein

- Betrifft Jungen 3–6-mal so häufig wie Mädchen

Symptomatik

- Explosionsartiges Erbrechen sauren Mageninhaltes

⚠ Hypertrophische Pylorusstenose: kein galliges Erbrechen

- Hypochlorämische, metabolische Alkalose
- Hypokaliämie
- Exsikkose → Oligurie
- Sichtbare Magenperistaltik
- Gieriges Trinken
- Pseudoobstipation
- Seltene Stuhlentleerung
- Tastbarer Tumor
- Gewichtsabnahme
- Manifestiert sich meist nach 2 bis 3 Wochen

Therapie

- Pyloromyotomie nach Weber-Ramstedt

⚠ Bei der Pyloromyotomie nach Weber-Ramstedt wird die Muskulatur durchtrennt, nicht entfernt.

13.1.4 Duodenalatresie

Symptomatik

- Galliges Erbrechen im Strahl nach Nahrungsaufnahme
- Manifestiert sich nach der 1. Nahrungsaufnahme
- Gewichtsverlust

Diagnostik

- Radiologischer Nachweis von zwei Gas-Flüssigkeitsspiegeln (sog. Double-bubble Phänomen)

Therapie

- Darmresektion mit End-zu-End-Anastomose

13.1.5 Megakolon

Kongenitales Megakolon (Morbus Hirschsprung)

Symptomatik

- Obstipation
- Gedeih- und Trinkstörungen

Diagnostik

- Digitale rektale Untersuchung: Rektumampulle eng und leer
- Rektummanometrie: Relaxationsreflex auf rektale Dehnung fehlt
- Röntgen-Kontrasteinlauf: „Lumensprung"
- Rektumbiopsie
  - Histologie
  - Enzymhistochemische Untersuchung: Aktivität der Acetylcholinesterase erhöht

Therapie

- Resektion des aganglionären Segmentes

13.1.6 Invagination

Pathogenese

- Einstülpung eines proximal gelegenen Darmsegmentes in ein distales

Epidemiologie

- Betroffen vorwiegend Säuglinge im 4.–18. Lebensmonat

Allgemein

- Anlass für die Entstehung lässt sich nur selten nachweisen
- Lokalisation: bevorzugt ileozökal und ileocolisch

Risikofaktoren

- Meckel-Divertikel
- Akute Gastroenteritis
- Purpura Schoenlein-Henoch (Anaphylaktoide Purpura)
- Mukoviszidose

Symptomatik

- Krampfartige Schmerzen
- Schrilles Schreien
- Erbrechen
- Walzenförmige Resistenz tastbar
- Abgang von Blut aus After

Diagnostik

- Klinische Untersuchung mit Palpation und Auskultation
- Rektal-digitale Untersuchung: blutiger Schleim am Finger
- Sonographie: Nachweis einer kokardenartigen Doppelkontur
- Röntgen: Abdomenübersichtsaufnahme
- Kontrasteinlauf des unteren Magen-Darm-Traktes → Einlauf kann zur Reposition des Invaginats führen

Therapie

- Falls Kontrasteinlauf erfolglos: Operation

13.2 Entzündungen des Magen-Darm-Kanals

Gastroenteritis im Säuglingsalter

Erreger

- Rotaviren (häufigster Erreger)

Symptomatik

- Diarrhö

Komplikationen der Diarrhö

- Wasser- und Elektrolytverluste →
  - Metabolische Azidose
  - Oligurie (verminderte Urinproduktion)
  - Somnolenz
  - Eingesunkene Fontanelle
  - Beschleunigter Puls
  - Seltener Lidschlag
  - Verzögert verstreichende Bauchhautfalten
  - Vertiefte thorakale Atmung

⚠ Es kommt zu vertiefter und nicht zu oberflächlicher Atmung.

Appendizitis
Siehe Chirurgie, Kapitel 22.2

13.3 Meckel-Divertikel

Symptomatik

- Meist asymptomatisch

Diagnostik

- Szintigraphie

Komplikationen

- Schmerzlose Blutung
- Ileus als Folge eines Volvulus

Pädiatrie

- Invagination
- Perforation

Therapie

- Operative Abtragung

13.4 Malabsorption, Maldigestion

13.4.1 Einheimische Sprue (Zöliakie)

Ätiologie

- Glutenunverträglichkeit → Zottenatrophie des Dünndarms

Symptomatik

- Diarrhö
- Gewichtsstillstand
- Dystrophie und Wachstumsstörung
- Misslaunigkeit
- Steatorrhoe → fetthaltige, glänzende, breiige Stühle

Diagnostik

- Biopsie: Zottenatrophie im Dünndarm

Therapie

- Glutenfreie Kost → klinische Besserung und normale Dünndarm-Mukosa

13.5 Psychosomatische und funktionelle Beschwerden

13.5.1 Nabelkolik

Ätiologie

- Ungeklärt

Symptomatik

- Plötzlich auftretende Übelkeit und Schmerzen

Therapie

- Meist keine erforderlich, falls notwendig Spasmolytika

13.6 Leber

13.6.1 Leberzirrhose im Kindesalter

Ätiologie

- Chronisch aktive Hepatitis
- Morbus Wilson
- Alpha-1-Antitrypsin-Mangel
- Galaktosämie
- Hereditäre Fructoseintoleranz
- Mukoviszidose
- Gallengangsatresie

⚠ Hepatitis A und Glykogenose Typ I verursachen keine Leberzirrhose.

13.7 Darmparasiten

13.7.1 Oxyuriasis

Symptomatik

- Juckreiz in der Analregion, besonders nachts

Diagnostik

- Inspektion: Rötung mit Kratzeffekten
- Nachweis der Wurmeier durch einen Klebestreifen auf der Perianalregion

Therapie

- Pyrviniumembonat oder Pyrantelembonat

⚠ Mitbewohner sollten auch therapiert werden

13.8 Hernien

13.8.1 Leistenhernien im Kindesalter

Epidemiologie

- Bis zu 5% aller Kinder erkranken
- Jungen häufiger betroffen als Mädchen

Allgemein

- Fast immer indirekte Hernien
- Bruchsack wird durch den offenen Processus vaginalis peritonei gebildet

Komplikation

- Inkarzeration besonders bei Säuglingen

14 Erkrankungen der Nieren, der ableitenden Harnwege und der äußeren Geschlechtsorgane

1. Tag

14.1 Glomeruläre Nephropathien

Akute Glomerulonephritis (Akute postinfektiöse Glomerulonephritis, Poststreptokokkenglomerulonephritis)

Ätiologie

- Immunkomplexnephritis meist 1–3 Wochen nach einer Infektion mit Betahämolysierenden Streptokokken der Gruppe A

Epidemiologie

- Bevorzugt Kinder zwischen 2 und 12 Jahren betroffen

Symptomatik

- Hämaturie (kann noch Monate nach Beginn der Erkrankung nachweisbar sein)
- ⚠ Hämaturie tritt u. a. auch bei Tumoren, IgA-Nephritis und Alport-Syndrom auf.
- Arterielle Hypertonie
- Ödeme
- Glomeruläre Funktionseinschränkung

Diagnostik

- Urinanalyse
  - Proteinurie
  - Erythrozytenzylinder
- Labor
  - C3-Komplement zu Beginn meist erniedrigt
  - Antistreptolysin-Titer erhöht

Therapie

- Bettruhe
- Antibiotika. Penicillin

Prognose

- Heilung bei Kindern in 90 % der Fälle

Minimal-Change-Glomerulonephritis

Symptomatik

- Selektive Proteinurie
- Nephrotisches Syndrom

⚠ Eine Minimal-Change-Glomerulonephritis ist die häufigste Ursache eines nephrotischen Syndroms bei Kindern.

Therapie

- Glukokortikoide z. B. Prednisolon

Nephrotisches Syndrom

Ätiologie

- Glomerulonephritiden
- Sekundäre Nierenerkrankungen (z. B. Amyloidose) sind im Kindesalter sehr selten

Allgemein

- Kann u. a. nach Infektionen auftreten

Symptomatik

- Proteinurie über 3,5 g/d
- Hypoproteinämie
- Ödeme
- Hyperlipidämie

14.2 Hereditäre Nephropathien

Hufeisenniere

Definition

- Fusionsniere, bei der die beiden Nieren im unteren Nierenpol durch eine Parenchymbrücke (Isthmus) miteinander verbunden sind

Allgemein

- Gehäuftes Auftreten beim Ullrich-Turner-Syndrom

14.3 Harnwegserkrankungen

Harnwegsinfektion

Ätiologie

- Bei Neugeborenen: meist hämatogene Infektion

Symptomatik

- Bei Neugeborenen
  - Unspezifische Symptomatik

⚠ Pollakisurie und Dysurie sind keine typischen Symptome im Säuglingsalter

- Bei älteren Kindern
  - Vesikoureteraler Reflux
  - Hohes Fieber
  - Flankenschmerz

14.4 Fehlbildungen und Erkrankungen der äußeren Genitalien

14.4.1 Hodentorsion

Allgemein

- Häufigste Ursache des „geschwollenen Hodens" bei Kindern

Symptomatik

- Plötzliche, starke Schmerzen im Genitalbereich, z. T. Leistenschmerz
- Übelkeit und Brechreiz
- Skrotalschwellung und Skrotalrötung

Komplikation

- Hodeninfarkt durch Unterbrechung der Blutzirkulation im Samenstrang

Therapie

- Sofortige Operation

14.4.2 Akutes Skrotum

Ätiologie

- Hodentorsion
- Orchitis
- Epididymitis
- Leistenhernieninkarzeration

⚠ Eine Varikozele führt nicht zum Krankheitsbild eines akuten Skrotums.

Symptomatik

- Schmerzen im Bereich des Skrotums

14.4.3 Lageanomalien des Hodens

Leistenhoden

Therapie

- Zunächst medikamentös mit HCG
- Falls nicht erfolgreich: Orchidolyse und Orchidopexie vor Ende des 2. Lebensjahres

Pendelhoden
Siehe Urologie, Kapitel 5.4.2

15 Erkrankungen der Knochen und Gelenke

15.1 Anlagebedingte Systemerkrankungen des Skeletts

Achondroplasie

Pathogenese

- Störung des enchondralen Wachstums → disproportionierter Minderwuchs mit charakteristischer Schädel- und Gesichtsform

Symptomatik

- Makrozephalie (Vergrößerung des Schädelumfangs)
- Mikromelie (abnorm kurze, plumpe Gliedmaße)

Osteogenesis imperfecta

Pathogenese

- Erbliche Störung der Kollagensynthese → Osteoblastenschwäche und verminderte Mineralisation des Knochens

Symptomatik

- Minderwuchs
- Großer Kopf mit weit offenen Schädelnähten
- Verkürzte Extremitäten
- Frakturen nach Bagatelltraumen

Marfan Syndrom

Symptomatik

- Hochwuchs
- Arachnodaktylie (Spinnenfingrigkeit): Lange, grazile Finger
- „Linsenschlottern"
- Kyphoskoliose
- Dilatation der Aorta mit Aortenklappeninsuffizienz

15.2 Fehlbildungen

Schädelnahtsynostosen (Kraniosynostosen)

Definition

- Vorzeitiger Verschluss der Schädelnähte

Symptomatik

- Praemature Synostose der Koronar- und Sagittalnaht: Turmschädel (Oxyzephalus)
- Praemature Synostose der Koronarnaht: Kurzschädel (Brachyzephalus)
- Praemature Synostose der Sagittalnaht: Längsschädel (Dolichozephalus)

Komplikation

- Erhöhung des intrakraniellen Druckes

Diagnostik

- Frühdiagnose wichtig zur Prävention von Hirnschädigungen

15.3 Anomalien des Bewegungsapparates

15.3.1 Hüfte

Angeborene Hüftgelenksdysplasie

Epidemiologie

- Häufigkeit: 2–4 von 100 Neugeborenen
- Mädchen häufiger betroffen

Symptomatik

- Pfannendach hypoplastisch und steil stehend

Diagnostik

- Klinische Untersuchung: sehr unsichere Methode
- Mittel der Wahl: Sonographie

Therapie

- Abspreizbehandlung

Morbus Perthes (Idiopathische kindliche Hüftkopfnekrose)

Definition

- Spontane Osteonekrose des Hüftkopfes

Epidemiologie

- Bevorzugt Jungen betroffen
- Häufigkeitsgipfel: 3.–9. Lebensjahr

Pädiatrie

Diagnostik

- Röntgenaufnahme
  - Initial: Verbreiterung des Gelenkspaltes
  - Im Fragmentstadium finden sich Verdichtungen und Aufhellungen
- Szintigraphie
- CT
- MRT

Therapie

- Überdachung des Hüftkopfes durch Orthesen

15.3.2 Fußdeformitäten

Angeborener Klumpfuß (Pes equinovarus)

Allgemein

- Gehört zu den angeborenen Deformitäten
- Tritt im Rahmen einer Arthrogryposis multiplex auf
- Kann mit einer Hüftgelenksdysplasie kombiniert sein

Therapie

- Schonendes Redressement des Fußes in den ersten Tagen nach der Geburt → erreichte Korrekturstellung wird im Gipsverband festgehalten → Gipsverband muss alle 3–4 Tage gewechselt werden, damit keine Druckschädigungen der Haut entstehen.

15.3.3 Sonstige Anomalien

Rachitis

Ätiologie

- Vitamin D-Mangel

Symptomatik

- Kraniotabes
- Harrison-Furche
- Muskelschlaffheit

Diagnostik

- Labor
  - Serumkalzium normal oder leicht erniedrigt → sekundärer Hyperparathyreoidismus mit erhöhter Parathormonkonzentration → Hypophosphatämie
  - Erhöhung der alkalischen Phosphatase im Serum
- Röntgenaufnahme Handwurzel
  - Distale Radius- und Ulnametaphyse sind becherförmig aufgetrieben
  - Knochendichte erscheint vermindert

15.4 Knochentumoren

Ewing-Sarkom
Siehe Kapitel 10.4

16 Pädiatrisch wichtige Hauterkrankungen

16.1 Dermatitis seborrhoides

Ätiologie

- Unklar

Epidemiologie

- Betroffen Säuglinge im 1. Trimenon

Symptomatik

- Nicht-juckendes, fettig schuppendes Erythem: typischerweise am behaarten Kopf („Gneis"), Augenbrauenbereich und Hals

Komplikation

- Superinfektion (selten)

Therapie

- Lokal Antimykotika, Salicylate

16.2 Atopische Dermatitis (Endogenes Ekzem) des Säuglings

Definition

- Chronisch-rezidivierende Hauterkrankung mit meist symmetrischem Befall der Gelenkbeugen (Kniekehlen, Ellenbeugen)

Epidemiologie

- Beginnt bei Säuglingen erst im 2. Trimenon

Allgemein

- Chronischer und/oder rezidivierender Verlauf
- Kopf kann mitbefallen sein

Symptomatik

- Juckreiz
- Exsudativ-krustöse Effloreszenzen („Milchschorf")

Komplikationen

- Sekundärinfektion (häufig) z. B. Ekzema herpeticatum
  Siehe Dermatologie, Kapitel 7.2

16.3 Infektiöse Hauterkrankungen

Durch Streptokokken und Staphylokokken verursachte Hauterkrankungen

Formen

- Impetigo contagiosa
- Dermatitis exfoliativa neonatorum (Ritter von Rittershain)
  - Symptomatik: große Blasen (Nikolski-Phänomen positiv) mit sterilem Blaseninhalt
- Pemphigus neonatorum (Pemphigus des frühen Säuglingsalters)
  - Symptomatik: große Blasen mit massenhaft Staphylokokken → hinterlassen nach Platzen nässende Hautstellen
  - Therapie: Antibiotika

Infektiöse Hauterkrankungen siehe außerdem Kapitel 8.

16.4 Sonstige Hauterkrankungen

Urticaria pigmentosa

Allgemein

- Zählt zu den Mastozytosen (Proliferation von Mastzellen)

Histologie

- Herdförmige Vermehrung von Mastzellen im Korium

Symptomatik

- Multiple, rote, meist stammbetonte Hautflecken, die nach Reiben oder nach Baden in heißem Wasser anschwellen und jucken (durch Histaminfreisetzung)

17 Erkrankungen des Nervensystems

17.1 Zerebrale Anfälle und zerebrales Anfallsleiden

17.1.1 Fieberkrämpfe (Infektkrämpfe)

Ätiologie

- Erbliche Disposition scheint eine Rolle zu spielen

Epidemiologie

- Prädilektionsalter: 2. und 3. Lebensjahr
- Treten in der Regel nach Erreichen des 5. Lebensjahres nicht mehr auf

Allgemein

- Können im Kleinkindesalter wiederholt bei Infektionen auftreten
- Auftreten meist beim ersten Fieberanstieg bei beginnendem Infekt

Symptomatik

- Meist generalisierte tonisch-klonische Anfälle

Therapie

- Akut: Diazepam rektal

 Eine längerfristige antikonvulsive Therapie ist meist nicht nötig.

Prognose

- Bei ca. 4 % der betroffenen Kinder entwickelt sich eine Epilepsie

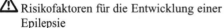 Risikofaktoren für die Entwicklung einer Epilepsie
  - Erster Fieberkrampf vor dem 6. Lebensmonat
  - Zerebrale Vorschädigung
  - Fokal-neurologische Symptome im oder nach dem Anfall
  - Im anfallsfreien Intervall konstant nachweisbare hypersynchrone Aktivität im EEG

17.1.2 Epilepsien

Diagnostik

- EEG: ein Normalbefund schließt die Diagnose nicht aus
- CT und/oder MRT

Therapie

- Akuter Anfall: Diazepam rektal

Nebenwirkung von Antiepileptika

- Phenytoin: Osteopathie
- Valproinsäure: Leberschädigung

Fokale Anfälle

Formen

- Einfach fokale Anfälle
- Komplex fokale Anfälle (Psychomotorische Anfälle)
- Fokale Anfälle mit sekundärer Generalisierung

Sonderform

- Gutartige Rolando-Epilepsie

Komplex fokale Anfälle (Psychomotorische Anfälle)

Ätiologie

- Genetische Faktoren spielen eine untergeordnete Rolle
- Komplex fokale Anfälle sind immer auf eine symptomatische Epilepsie verdächtig

Symptomatik

- Aura: unspezifische „Vorboten" bzw. Wahrnehmungen vor dem Anfall
- Anschließend Bewusstseinstrübung mit oralen Automatismen und vegetativen Symptomen
- Danach Aufhellung

Diagnostik

- CT oder MRT

Therapie

- Carbamazepin

Gutartige Rolando-Epilepsie

Epidemiologie

- Manifestation zwischen 2. und 12. Lebensjahr

Symptomatik

- Anfälle beginnen meist aus dem Schlaf heraus
- Pharyngolaryngeale Krämpfe bei erhaltenem Bewusstsein

Diagnostik

- EEG: häufig zentrotemporal lokalisierte, steile Wellen

Petit-mal Anfälle

Allgemein

- Es handelt sich um generalisierte, altersgebundene Epilepsieformen

Formen

- Pyknoleptische Petit-mal Anfälle (Absencen)
- Impulsiv-Petit-mal (Juvenile myoklonische Epilepsie)
- Blitz-Nick-Salaam-Krämpfe (West-Syndrom)
- Myoklonisch-astatische Anfälle

Pyknoleptisch Petit-mal Anfälle (Absencen)

Epidemiologie

- Manifestation zwischen dem 4.–14. Lebensjahr

Symptome

- Kind hält für wenige Sekunden in seiner Tätigkeit inne
- Starrer Blick
- Nach Reorientierungsphase wird Tätigkeit wieder aufgenommen
- Amnesie für den Anfall

Diagnostik

- EEG: 3/s spikes and waves-Komplexe

Therapie

- Valproinsäure
- Ethosuximid

Impulsiv-Petit-mal (Juvenile myoklonische Epilepsie)

Epidemiologie

- Manifestation zwischen dem 14.–17. Lebensjahr

Symptomatik

- Blitzartig einsetzende, symmetrische Muskelzuckungen im Bereich des Schultergürtels und der Arme

Diagnostik

- EEG: Polyspike-wave-Komplexe

Blitz-Nick-Salaam-Krämpfe (West-Syndrom)

Ätiologie

- Prä- oder perinatale Hirnschädigung

Epidemiologie

- Manifestation meist im Säuglingsalter um den 6. Lebensmonat

Symptomatik

- Blitzartiges Zusammenzucken des Kindes, Kopfnicken und Anziehen der Beine
- Treten typischerweise in Serien auf

Diagnostik

- EEG: Hypsarrhythmien

Therapie

- ACTH
- Glukokortikoide

Prognose

- Ungünstig

Differenzialdiagnose

- Respiratorische Affektkrämpfe
  - Pathogenese: Weinen → Luftanhalten → zerebrale Hypoxie → Bewusstlosigkeit

Pädiatrie

- Epidemiologie: Häufigkeitsgipfel zwischen 1. und 4. Lebensjahr
- Allgemein: sind oft Ausdruck kindlichen Trotzes
- Symptomatik: klonische Zuckungen können auftreten
- Diagnostik: lassen sich durch Beobachtung diagnostizieren

▪ Synkopen

17.2 Neurokutane Syndrome

Phakomatosen

Ätiologie

▪ Alle Phakomatosen werden autosomal-dominant vererbt

Formen

▪ Neurofibromatose von Recklinghausen
  - Symptomatik: Café-au-lait-Flecken, Neurofibrome

  ⚠ Neurofibromatose von Recklinghausen: kein gehäuftes Auftreten von Herzklappenfehlern

▪ Tuberöse Hirnsklerose (Morbus Bourneville-Pringle)
  - Symptomatik: BNS-Anfälle, Depigmentierungen der Haut (white spots) und Adenoma sebaceum schmetterlingsförmig um Nase und Mund
▪ Sturge-Weber-Syndrom
  - Symptomatik: Glaukom

17.3 Heredodegenerative Systemerkrankungen

Infantile spinale Muskelatrophie (Werdnig-Hoffmann)

Ätiologie

▪ Autosomal-rezessive Erbkrankheit

Pathogenese

▪ Degeneration der motorischen Vorderhornzellen (2. motorisches Neuron) → Innervationsausfall großer Teile der Skelettmuskulatur

Symptomatik

▪ Intrauterin: schwache Kindsbewegungen
▪ Faszikulationen
▪ Muskeleigenreflexe fehlen
▪ Kontrakturen

Diagnostik

▪ EMG: pathologische, hochamplitudige, breite Aktionspotenziale

Prognose

▪ Kinder sterben häufig im 1. oder 2. Lebensjahr an respiratorischer Insuffizienz

17.4 Infantile Zerebralparese

Pathogenese

▪ Frühkindlicher Hirnschaden

Symptomatik

▪ Spastische Lähmungen
▪ Ataxie
▪ Athetosen
▪ Intelligenzminderung (nicht obligat)

17.5 Traumatische Schäden des Nervensystems

Traumatische Hirnschädigung

Komplikationen

▪ Zerebrale Bewegungsstörungen
▪ Zerebrale Anfälle
▪ Intelligenzminderung
▪ Exogene Psychosen

Subdurales Hämatom

Ätiologie

▪ Geburtstrauma
▪ Misshandlungen
▪ Sturz vom Wickeltisch

Symptomatik bei chronisch subduralem Hämatom

▪ Trinkschwierigkeiten
▪ Anormales Schädelwachstum
▪ Krampfanfälle
▪ Netzhautblutungen

17.6 Entzündliche Erkrankungen des Nervensystems

Poliomyelitis

Symptomatik

- Initialstadium: katarrhalische Symptome
- Präparalytisches Stadium: meningitische Symptome
- Paralytisches Stadium: asymmetrische Lähmungen durch Befall der motorischen Vorderhornzellen

⚠ Nur etwa jede 100.–200. Infektion führt zu Lähmungen.

Komplikation

- Enzephalitis mit Bewusstseinsstörungen und Krämpfen

Guillain-Barré-Syndrom (Idiopathische akute Polyneuritis, Polyradikulitis)

Symptomatik

- Rasch aufsteigende, distal beginnende, weitgehend symmetrische, schlaffe Paresen bis zu Tetraparese mit Atemlähmung
- Strumpfförmige Sensibilitätsstörungen

Diagnostik

- Liquorpunktion: zytoalbuminäre Dissoziation (hoher Eiweißgehalt bei normaler oder leicht erhöhter Zellzahl)

Therapie

- Immunglobuline
- Plasmapherese

Prognose

- Folgenlose Abheilung in über 90 %

Periphere Fazialisparese
Siehe Neurologie, Kapitel 5.3.1

17.7 Tumoren des Nervensystems

Kleinhirntumoren

Symptomatik

- Ataxie
- Intentionstremor
- Nystagmus

Siehe außerdem Kapitel 10

18 Sozialpädiatrie

18.1 Störung der frühen Sozialentwicklung

Schulphobie

Pathogenese

- Ausgeprägte Trennungsängste des Kindes von der Mutter, bei übermäßig enger Mutter-Kind-Beziehung

Symptomatik

- Angst von zu Hause wegzugehen → Kinder verweigern den Schulbesuch
- Mutter übermäßig besorgt
- Somatisierung

⚠ Schulphobie: es liegt keine Lernstörung vor

Therapie

- Psychotherapie der überengen Mutter-Kind-Beziehung
- Verhaltenstherapeutischer Aufbau eines regelmäßigen Schulbesuches

Siehe außerdem Psychiatrie, Kapitel 7

18.2 Prävention

Untersuchungen zu Krankheitsfrüherkennung im Kindesalter

Vorsorgeuntersuchung U2

Allgemein

- Findet im Alter von 3–10 Tagen statt
- Vorgeschrieben ist eine gründliche klinische Untersuchung des Neugeborenen

Vorsorgeuntersuchung U4

Allgemein

- Findet im Alter von 3–4 Lebensmonaten statt

Normalbefunde

- Sicheres Kopfheben in Bauchlage
- Verfolgt Gegenstände durch Augenbewegungen und Drehung des Kopfes
- Reagiert auf Schallreize mit Drehung des Kopfes
- Babinski-Zeichen positiv (bleibt im 1. Lebensjahr positiv)

⚠ Greift noch nicht nach entfernten Gegenständen und kann sich noch nicht von der Rücken- in die Bauchlage drehen

Vorsorgeuntersuchung U5

Allgemein

- Findet im Alter von 6–7 Monaten statt

Normalbefunde

- Zeigt aktive Mitarbeit beim Heranziehen zum Sitzen
- Greift sicher nach vorgehaltenen Gegenständen

Vorsorgeuntersuchung U6

Allgemein

- Findet im Alter von 10–12 Monaten statt

Normalbefunde

- Sitzt frei und sicher
- Unterscheidet zwischen fremden und vertrauten Personen

Vorsorgeuntersuchung U7

Allgemein

- Findet im Alter von 21–24 Monaten statt

Normalbefunde

- Kann Treppen steigen
- Kann sich Schuhe anziehen
- Spricht Zweiwortsätze

Vorsorgeuntersuchung U8

Allgemein

- Findet im Alter von 3 ½–4 Jahren statt
- Vorgeschriebene Untersuchungen sind
  - Längenmessung
  - Palpation der Pulse und Auskultation Thorax
  - Urinuntersuchung

Normalbefunde

- Nennt seinen Namen
- Größe: etwa 100 cm
- Kann mitunter noch einnässen

Vorsorgeuntersuchung U9

Allgemein

- Findet im Alter von 5–5 ¼ Jahren statt
- Vorgeschriebene Untersuchungen sind
  - Sehtest
  - Hörtest

Screening-Verfahren

Allgemein

- Am 5. Tag werden für folgende Erkrankungen Screening-Tests durchgeführt
  - Phenylketonurie
  - Hypothyreose
  - Galaktosämie

18.3 Betreuung des sozial benachteiligten Kindes

Kindesmisshandlung

Allgemein

- Hohe Dunkelziffer
- Täter stammen häufig aus dem unmittelbaren Umkreis und wurden häufig selbst misshandelt
- Schwere Fälle besonders vor dem Schulalter

Befunde

- Frakturen und Hämatome unterschiedlichen Alters
- Subdurales Hämatom
- Blutungen am Augenhintergrund
- Subperiostale Blutungen
- Unterschiedliche Verletzungen
- Doppelstriemen bei Stockschlägen durch druckbedingte Gefäßrupturen beidseits neben der Auftreffzone
- Untergewicht

⚠ Petechiale- und Gelenkblutungen sind nicht verdächtig auf Kindesmisshandlung, sondern entstehen eher bei thrombozytären Erkrankungen bzw. Koagulopathien.

Diagnostik

- Bei Verdacht auf Kindesmisshandlung sind indiziert
  - Röntgenaufnahme Schädel
  - Röntgenaufnahme der Extremitäten
  - Labor: Bestimmung der Blutungszeit, des Quick-Wertes, der Thrombozytenzahl

19 Kinder- und Jugendpsychiatrie

Siehe Psychiatrie, Kapitel 7

20 Unfälle und akzidentielle Vergiftungen im Kindesalter

20.1 Unfälle im Kleinkindesalter

Verbrennungen und Verbrühungen

Symptomatik

- Je nach Schweregrad
  - Rötung der Haut
  - Blasenbildung
  - Offene Wundflächen möglich

Therapie

- Erstmaßnahmen
  - Kühlung
  - Verabreichung eines Analgetikums
  - Messung des Blutdruckes und intravenöse Zufuhr von Flüssigkeit und Elektrolyten

20.2 Unfälle im Schulalter

Allgemein

- Besonders Unfälle im Straßenverkehr führen zu tödlichen Verletzungen
- Jungen häufiger betroffen als Mädchen
- Akzidentielle Vergiftungen im Schulalter sind seltener als im Kleinkindesalter

Ertrinken

Allgemein

- Zählt zu den häufigsten Ursachen tödlicher Unfälle im Kindesalter
- Kleinkinder besonders häufig betroffen
- Durch sog. Tauchreflex entsteht durch Glottisverschluss eine Apnoe

Therapie

- Erstmaßnahmen
  - Mund-zu-Mund-Beatmung und äußere Herzmassage
  - Intubation und künstliche Beatmung

Prognose

- Hypothermie verbessert Prognose

Epidurales Hämatom

Ätiologie

- Schädel-Hirn-Trauma

⚠ Epidurales Hämatom: im Gegensatz zum subduralen Hämatom entsteht es typischerweise nicht nach Kindesmisshandlung

Pathogenese

- Blutung aus der A. meningea media

Komplikationen

- Druckschädigung des N. oculomotorius
- Rasche intrakranielle Drucksteigerung

Diagnostik

- CT

20.3 Kindersterblichkeit

Plötzlicher Kindstod (Sudden infant death, SID)

Ätiologie

- Ungeklärt

Pathogenese

- Herz- und Atemstillstand meist im Schlafen

Epidemiologie

- Häufigkeitsgipfel im 2. – 4. Lebensmonat
- Jungen etwas häufiger betroffen als Mädchen

Allgemein

- Kinder liegen häufig in Bauchlage
- Keine Krankheitssymptome am Vortag
- Gehört zu den häufigsten Todesursachen im 1. Lebensjahr nach der Neonatalperiode

Risikofaktoren

- Geschwister an plötzlichem Kindstod verstorben
- Frühgeburtlichkeit
- Pränatale Dystrophie

Pädiatrie

Kindersterblichkeit jenseits des 1. Lebensjahres

- In absteigender Häufigkeit
  - Unfälle (ca. 40–50 %)
  - Maligne Erkrankungen
  - Infektionen

20.4 Akzidentielle Vergiftungen im Kindesalter

Allgemein

Epidemiologie

- Häufigkeitszunahme in den letzten Jahrzehnten
- Prädilektionsalter: 2. – 5. Lebensjahr
- Jungen häufiger betroffen

Allgemein

- Elterliche Wohnung ist der häufigste Ort der Giftaufnahme

Digitalisvergiftung (Fingerhutvergiftung)

Symptomatik

- Erbrechen
- Herzrhythmusstörungen
- Kopfschmerzen und Schwindel
- Sehstörungen

Ethanolvergiftung

Therapie

- Glucoseinfusion
- Korrektur der metabolischen Azidose
- Hämodialyse

Vergiftung mit Methämoglobinbildner

Allgemein

- Vertreter sind
  - Nitrate
  - Chlorate
  - Anilin

Symptomatik

- Blaugraue Zyanose
- Dunkelbraun verfärbtes Blut

Kohlenmonoxidvergiftung

Symptomatik

- Hellrote Hautfarbe
- Bewusstlosigkeit
- Krampfneigung
- Atemlähmung in schweren Fällen

Therapie

- O_2-Beatmung
- Therapie der Azidose

Botulismus
Siehe Kapitel 8.2.3

20.5 Sofortmaßnahmen

Induziertes Erbrechen

Indikationen

- Ingestion von
  - Größeren Mengen an unbekannten Tabletten, wenn Kind bei vollem Bewusstsein
  - Zigaretten

Kontraindikationen

- Ingestion von
  - Säuren und Laugen
  - Detergenzien
  - Petroleum
- Bewusstlosigkeit

Dermatologie
Inhaltsverzeichnis

1. Tag

1 Erbkrankheiten und Fehlbildungen der Haut 129
1.1 Hereditäre Verhornungsstörungen . 129
1.2 Hereditäre blasenbildende Erkrankungen 129
1.3 Hereditäre Erkrankungen des Bindegewebes 129
1.4 Phakomatosen 130

2 Viruskrankheiten der Haut . 131
2.1 Humane Papillomaviren (HPV) ... 131
2.2 Pox-Viren (Pockenviren) 131
2.3 Herpesviren 131
    2.3.1 Herpes-simplex-Virus 131
    2.3.2 Varizella-Zoster-Virus 131

3 Bakterielle Infektionen 133
3.1 Pyodermien 133
3.2 Lyme-Borreliose 133
3.3 Infektionskrankheiten durch Mykobakterien 134
    3.3.1 Hauttuberkulose 134
    3.3.2 Lepra 134
    3.3.3 Atypische Mykobakteriosen 134
3.4 „Pseudomykosen" 134

4 Dermatomykosen 135
4.1 Tinea 135
4.2 Hefemykosen 135

5 Epizootien 136
5.1 Scabies und Trombidiosen 136

6 Physikalisch und chemisch bedingte Hauterkrankungen 137
6.1 Allgemeines 137
6.2 Lichtdermatosen 137

7 Intoleranzreaktionen und allergisch bedingte Erkrankungen der Haut 138
7.1 Kontaktekzem 138
7.2 Neurodermitis (Endogenes Ekzem, Atopische Dermatitis) 138
7.3 Weitere Ekzeme bzw. Dermatitiden 138
7.4 Windeldermatitis 139
7.5 Toxische und allergische Exantheme 139

8 Autoimmunerkrankungen . 140
8.1 Blasenbildende Dermatosen 140
8.2 Lupus erythematodes 141
8.3 Sklerodermie 141

9 Berufsdermatosen 143

10 Hautveränderungen bei Erkrankungen des Stoffwechsels und der inneren Organe 144
10.1 Porphyrien 144
10.2 Diabetes mellitus 144
10.3 Paraneoplastische Syndrome 144
10.4 Erkrankungen der inneren Organe . 144

11 Erythematöse und erythemato-squamöse Erkrankungen 145
11.1 Exanthemische Infektionskrankheiten 145
11.2 Psoriasis vulgaris 145
11.3 Morbus Reiter 146

12 Papulöse Hauterkrankungen 147
12.1 Lichen ruber planus 147
12.2 Rosacea und periorale Dermatitis .. 147

Dermatologie

13 Granulomatöse, fibrosierende und atrophisierende Hautkrankheiten und -veränderungen 148

13.1 Sarkoidose (Morbus Boeck) 148
13.2 Granuloma anulare 148
13.3 Striae cutis distensae 148

14 Tumoren der Haut 149

14.1 Naevi 149
14.2 Sonstige gutartige Geschwüre und Zysten 149
14.3 Präkanzerosen 150
14.4 Präblastomatosen 150
14.5 Bösartige Tumoren 150

15 Erkrankungen des Pigmentsystems der Haut 152

16 Erkrankungen der Nagelplatte und des Nagelbettes 153

17 Erkrankungen der Haare und der Haarfollikel 154

17.1 Grundzüge der Diagnostik 154
17.2 Androgenetische Alopezie 154
17.3 Alopecia areata 154
17.4 Symptomatischer Haarausfall 154

18 Erkrankungen der Talg- und Schweißdrüsen 155

18.1 Akne 155

19 Erkrankungen des subkutanen Fettgewebes 156

19.1 Erythema nodosum 156

20 Hautveränderungen bei Gefäßerkrankungen 157

20.1 Chronisch-venöse Insuffizienz 157
20.2 Raynaud-Syndrom 157
20.3 Angiopathien 158
20.4 Vaskulitis 158

21 Erkrankungen der Lippen und Mundschleimhaut 159

21.1 Cheilitis 159
21.2 Apthen 159
21.3 Zungenveränderungen 159
21.4 Präkanzerosen 159

22 Anorektaler Symptomenkomplex und Erkrankungen des äußeren Genitale 160

23 Grundbegriffe der dermatologischen Therapie mit Externa 161

23.1 Kombination der Grundlagen 161
23.2 Eingesetzte Externa 161

24 Sexuell übertragbare Krankheiten 162

24.1 Lues (Syphilis) 162
24.2 Urethritis beim Mann 162
24.3 Ulcus molle 162
24.4 HIV-Infektion 163

25 Andrologie 164

25.1 Andrologische Diagnostik 164
25.2 Andrologische Erkrankungen 164

1 Erbkrankheiten und Fehlbildungen der Haut

1.1 Hereditäre Verhornungsstörungen

Ichthyosis vulgaris

Ätiologie

- Autosomal-dominant vererbte Retentionshyperkeratose

Symptomatik

- Schuppige, trockene Haut des gesamten Integumentums
- Gelenkbeugen und Schleimhäute sind nicht befallen

Therapie

- Hautpflege: fetthaltige Externa mit Zusatz von Harnstoff

Lichen pilaris (Keratosis follicularis)

Pathogenese

- Hereditäre Verhornungsstörung der Haarfollikel

Epidemiologie

- Meist Mädchen zwischen 15–20 Jahren betroffen

Allgemein

- Hereditäre Erkrankung
- Bevorzugt Streckseiten der Extremitäten betroffen

Prognose

- Harmlos, meist spontane Rückbildung

Morbus Darier (Dyskeratosis follicularis)

Pathogenese

- Autosomal-dominant vererbte Verhornungsstöung mit vorzeitiger Verhornung einzelner Epidermiszellen (Dyskertose) und Lösung einzelner Zellen aus dem Verband (Akantholyse)

Symptomatik

- Auftreten von schmutzigen, braunen Papeln
- Unterbrechung der Papillarleisten an den Händen

Komplikation

- Superinfektionen → Ekzema herpeticatum

1.2 Hereditäre blasenbildende Erkrankungen

Epidermolysis bullosa hereditaria dystrophica

Ätiologie

- Autosomal-dominante Erbkrankheit

Symptomatik

- Blasenbildung an mechanisch belasteter Haut
- Abheilung unter Narbenbildung, z. T. mit Verstümmelungen der Zehen und Kontrakturbildung

Therapie

- Keine kausale Therapie möglich

1.3 Hereditäre Erkrankungen des Bindegewebes

Pseudoxanthoma elasticum

Ätiologie

- Erbliche Systemerkrankung, die die elastischen Fasern betrifft

Symptomatik

- Hautmanifestationen
  - Cutis laxa (herabhängende Haut)
  - Gelbe Papeln, die meist in Gruppen zusammenstehen

Komplikation

- Augenbeteiligung → Erblindung

Dermatologie

 Pseudoxanthoma elasticum: keine Überstreckbarkeit der Gelenke, diese findet man beim Ehlers-Danlos-Syndrom

Therapie

- Keine kausale Therapie möglich

1.4 Phakomatosen

Formen

- Neurofibromatose Recklinghausen
  - Symptomatik: Café-au-lait-Flecken, Neurofibrome, Akustikusneurinome
- Tuberöse Hirnsklerose (Morbus Bourneville-Pringle)
- Sturge-Weber-Syndrom
  - Symptomatik: Glaukom, Naevus flammeus
- Hippel-Lindau-Erkrankung
- Peutz-Jeghers-Syndrom

Tuberöse Hirnsklerose (Morbus Bourneville-Pringle)

Symptomatik

- BNS-Anfälle
- Depigmentierungen der Haut (white spots)
- Adenoma sebaceum schmetterlingsförmig um Nase und Mund
- Koenen-Tumoren
- Lumbosakrale Pflastersteinmäler (Bindegewebsnävi)

Peutz-Jeghers-Syndrom

Definition

- Autosomal-dominant vererbte Phakomatose, mit Polyposis (Hamartome) in Jejunum und Ileum, mit geringem Entartungsrisiko

Symptomatik

- Periorale Pigmentierung

Komplikationen

- Blutung
- Invagination
- Dünndarmileus

2 Viruskrankheiten der Haut

2.1 Humane Papillomaviren (HPV)

Allgemein

- DNA-Virus
- HPV-Typen 16 und 18 besitzen onkogene Potenz

Manifestationen

- Verrucae plantares
- Verrucae vulgares
- Verrucae planae juveniles
- Condylomata acuminata
- Bowenoide Papulose (Lokalisation: Genitalregion)

Condylomata acuminata

Allgemein

- Übertragung erfolgt im Regelfall durch Geschlechtsverkehr
- Prädisponierende Erkrankungen
  - Nichtgonorrhoische Urethritis
  - Chronische Proktitis

Symptomatik

- Auftreten von zunächst stecknadelkopfgroßen, weißlichen bis rötlichen warzenähnlichen Knötchen, die wuchern und zu blumenkohlartigen Gebilden heranwachsen können

Therapie

- Ätzbehandlung
- Abtragung z. B. mittels Laser

Prognose

- Hohe Rezidivneigung insbesondere bei Immunschwäche

2.2 Pox-Viren (Pockenviren)

Molluscum contagiosum (Dellwarze)

Erreger

- Poxvirus mollusci

Allgemein

- Bevorzugt Kinder, Jugendliche und immunsupprimierte Patienten betroffen
- In der Regel multiples Auftreten

Befund

- Auftreten von stecknadelkopfgroßen gedellten Papeln

Therapie

- Abtragung

Prognose

- Häufig Spontanheilung

2.3 Herpesviren

2.3.1 Herpes-simplex-Virus

Allgemein

- DNA-Virus
- Zeigt hohe Kontagiosität → über 95 % der Bevölkerung sind infiziert
- Niedriger Manifestationsindex → wenige Menschen erkranken bei Infektion

Manifestationen

- Gingivostomatitis herpetica (Stomatitis aphthosa)
- Vulvovaginitis herpetica
- Ekzema herpeticatum: generalisierte Herpes-Infektion als Komplikation bei vorbestehendem Ekzem, häufig bei Neurodermitis
- Keratoconjunctivitis herpetica

Histologie

- Intraepidermale Blasenbildung

Therapie

- Aciclovir

2.3.2 Varizella-Zoster-Virus

Windpocken (Varizellen)

Allgemein

- Inkubationszeit: 2–3 Wochen
- Hohe Kontagiosität → Kontagiosität: 1 Tag vor Exanthemausbruch bis zum Eintrocknen der Bläschen
- Primärinfektion hinterlässt lebenslange Immunität

1. Tag

- Lokalisation: bevorzugt Stamm, Gesicht, behaarter Kopf und Mundhöhle betroffen

Symptomatik

- Schubweises Auftreten eines Erythems, das sich zunächst papulös dann vesikulös und schließlich pustulös umwandelt → Nebeneinander der verschiedenen Stadien („Heubnersche Sternkarte")
- Leichtes Fieber
- Abheilung z. T. unter Narbenbildung

Komplikation

- Enzephalitis (selten)
- Schwere Verläufe bei immunsupprimierten Patienten
- Durch lebenslange Persistenz der Erreger endogenes Spätrezidiv möglich → sog. Herpes-zoster

Prophylaxe

- Lebendimpfung

Herpes-Zoster

Pathogenese

- Reinfektion oder Reaktivierung des Varizella-Zoster-Virus

Allgemein

- Reaktivierung typisch bei schlechter Abwehrlage → bevorzugt ältere Menschen, Patienten mit malignen Systemerkrankungen oder HIV-Patienten betroffen

Komplikation

- Postzosterische Neuralgie

Therapie

- Aciclovir

3 Bakterielle Infektionen

3.1 Pyodermien

Impetigo contagiosa

Definition

- Ansteckende, bevorzugt im Gesichtsbereich auftretende, oberflächliche Hautinfektion, die vorwiegend Kinder betrifft

Erreger

- Beta-hämolysierende A-Streptokokken
- Staphylokokken

Symptomatik

- Bläschen, die rasch platzen
- Krusten
- Allgemeinbefinden meist gut (kein hohes Fieber)

Therapie

- Lokal Antiseptika
- Bei ausgedehntem Befall: Antibiotika

Erysipel

Definition

- Akute bakterielle Entzündung des Koriums

Erreger

- Beta-hämolysierende A-Streptokokken

Symptomatik

- Ödematöse Rötung
- Fieber und Schüttelfrost
- Ausbreitung über die Lymphgefäße → druckschmerzhafte Lymphknoten

Komplikationen

- Störungen des Lymphabflusses
- Sepsis
- Glomerulonephritis

Diagnostik

- Labor: BSG-Erhöhung
- Blutbild: Leukozytose

Therapie

- Penicillin

Ekthyma

Definition

- Ulzerierende Pyodermie

Erreger

- Beta-hämolysierende A-Streptokokken

Allgemein

- Auftreten bei Immunsuppression

Therapie

- Penicillin

3.2 Lyme-Borreliose

Erreger

- Borrelia burgdorferi (Spirochäte)

Pathogenese

- Erreger werden durch Zeckenbiss übertragen

Symptomatik

- Stadium I
  - Erythema chronicum migrans (ringförmige, erhabene Hautefloreszenz)
  - Lymphadenosis cutis benigna (Lymphozytom)
- Stadium II
  - Lymphozytäre Meningitis
  - Meningoradikulitis
  - Fazialisparese
  - Myokarditis
- Stadium III
  - Acrodermatitis chronica atrophicans Herxheimer (kann mit gelenknahen Knoten vergesellschaftet sein)
  - Arthritis

Therapie

- Penicillin

3.3 Infektionskrankheiten durch Mykobakterien

3.3.1 Hauttuberkulose

Lupus vulgaris

Definition

- Kutane Manifestation der Tuberkulose

Allgemein

- Bevorzugt Gesicht und Extremitäten betroffen

Befund

- Auftreten von kleinen, braunen Flecken oder flachen Knoten

Diagnostik

- Diaskopie mittels Glasspatel: gelb-braune Eigenfarbe erkennbar

  ⚠ Die Diaskopie mittels Glasspatel wird auch bei der Diagnostik der Sarkoidose eingesetzt.
- Positives Sonden-Einbruchphänomen

Therapie

- Tuberkulostatika

3.3.2 Lepra

Erreger

- Mycobacterium leprae

Allgemein

- Inkubationszeit 2–7 Jahre

Formen

- Lepra lepromatosa
  - Allgemein: Auftreten bei schlechter Abwehrlage (sog. anergische Verlaufsform)
  - Lokalisation: Ellenbogen, Gesäß und meist Beteiligung der Nasenschleimhaut
  - Diagnostik: Lepromintest negativ bei hoher Bakterienzahl
- Lepra tuberculoides
  - Allgemein: Auftreten bei guter Abwehrlage

Therapie

- Dapson
- Rifampicin

3.3.3 Atypische Mykobakteriosen

Schwimmbadgranulom

Erreger

- Mycobacterium marinum

Befunde

- Bläulicher, exulzerierter, schmerzloser Knoten
- Knoten im Verlauf der ableitenden Lymphwege

Histologie

- Epitheloidzelliges Granulom

Therapie

- Tuberkulostatika
- Exzision

3.4 „Pseudomykosen"

Erythrasma

Erreger

- Corynebacterium minutissimum

Allgemein

- Relativ harmlose Erkrankung
- Lokalisation: intertriginös

Diagnostik

- Befallene Areale fluoreszieren im Wood-Licht (UV-A-Licht mit 360 nm) rot

Therapie

- Austrocknende Maßnahmen
- Lokal Imidazol-Cremes

4 Dermatomykosen

4.1 Tinea

Mikrosporie

Erreger

- Dermatophyten (Fadenpilze)

Allgemein

- Meldepflichtige Erkrankung

Symptomatik

- Scharf begrenzte Läsionen der Kopfhaut, mit reversiblem Haarausfall, abgebrochenen Haaren und Schuppung

Diagnostik

- Erreger fluoreszieren im Wood-Licht grüngelb
- Pilzkultur

Therapie

- Lokal: antiseptisch und antimykotisch
- Systemisch: Griseofulvin

⚠ Griseofulvin: wirkt nur gegen Dermatophyten (wirkt nicht gegen Candida)

Favus

Erreger

- Trichophyton schoenleinii (Fadenpilz)

Allgemein

- Übertragung erfolgt durch Tiere
- Betroffen sind Haare (auch Bart und Augenbrauen können befallen sein) und Nägel

Befund

- Grau-gelbe Krusten, die vom Follikel ausgehen und die Haut bedecken

4.2 Hefemykosen

Candidose

Ätiologie

- Immunschwäche bei
  - Gleichzeitiger Therapie mit Glukokortikoiden oder Zytostatika
  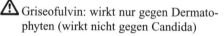
  - Diabetes mellitus
  - HIV-Infektion
- Langfristige Einnahme von Antibiotika
- Gravidität

Manifestationen

- Intertriginöse Candidose
- Candidainfektion der Schleimhäute (Soor)

Therapie

- Azole

Mundsoor bei Kleinkindern

Allgemein

- Relativ häufige Erkrankung

Therapie

- Lokal: Nystatin

Pityriasis versicolor

Erreger

- Malassezia furfur (Pityrosporum orbiculare, Hefepilz)

Allgemein

- Prädilektionsstellen: oberer Rumpf, Schulter und Hals

Diagnostik

- Inspektion: feine Schuppung (sog. Hobelspanphänomen)
- Identifikation der Erreger im Tesafilm-Abriss der betroffenen Hautareale
- Wood-Licht: Gelbfluoreszenz

Therapie

- Imidazol

Prognose

- Neigt zu Rezidiven

5 Epizootien

5.1 Scabies und Trombidiosen

Scabies

Allgemein

- Lokalisation: Hände (Interdigitalfalten), Gelenkbeugen, Axillarfalten, Rima ani sowie Genitalbereich (Auftreten von Penispapeln beim Mann)
- ⚠ Gesicht und Schamhaare werden nicht befallen.
- Übertragung erfolgt durch engen Körperkontakt

Symptomatik

- Nächtlicher Juckreiz (Pruritus)

Therapie

- Lindan (Hexachlorcyclohexan) für 3 Tage
- ⚠ Lindan ist wirksam bei Scabies und Pedikulosen (Befall der Haut durch Läuse), aber unwirksam bei Larva migrans cutanea (Hautmaulwurf)

Prognose

- Juckreiz verschwindet nach 3 Wochen, wenn die Milbengänge durch neue Epidermis ersetzt wurden

Trombidiose

Erreger

- Milbenlarven

Allgemein

- Hautveränderungen betreffen zunächst Körperstellen mit engem Kleidungskontakt und nicht das Capillitium
- Auftreten bevorzugt im Spätsommer und Herbst

Therapie

- Juckreizlindernde Externa

6 Physikalisch und chemisch bedingte Hauterkrankungen

6.1 Allgemeines

UV-Strahlung

Einteilung

- UV-A-Strahlen (Wellenlänge: 320–400 nm)
- UV-B- Strahlen (Wellenlänge: 280–320 nm)
- UV-C-Strahlen (Wellenlänge: 200–280 nm)

⚠ Je größer die Wellenlänge der Strahlung, desto geringer ist ihre Energie.

Wirkungen

- UV-A-Strahlen: Sofortpigmentierung
- UV-B- Strahlen: Dermatitis, maligne Entartung
- UV-C-Strahlen: Erythem, Konjunktivitis

Allgemein

- Erkrankungen, die durch UV-Strahlen positiv beeinflusst werden
  - Acne vulgaris
  - Psoriasis vulgaris

6.2 Lichtdermatosen

Dermatitis bullosa pratensis (Wiesengräserdermatitis)

Pathogenese

- Phototoxische Reaktion, ausgelöst durch Kontakt mit photosensibilisierenden, furocumarinhaltigen Substanzen in Verbindung mit UV-A-Strahlung

⚠ Phototoxische Substanzen sind außerdem Teer, Tetrazykline, Phenothiazine und Psoralene.

Symptomatik

- Erythem mit streifenförmigen Blasen

Altersveränderungen der Haut

Formen

- Purpura
- Poikilodermie (Nebeneinander von Hyper- und Hypopigmentierung vor allem an lichtexponierter Haut)
- Abnahme des Hautturgors
- Pityriasiforme oder ichthyosiforme Schuppung

⚠ Keine Altersveränderung der Haut sind Striae distensae.

Veränderungen der Haut durch Sonnenstrahlen

Formen

- Elastose
- Keratose
- Hyper- oder Hypopigmentierung

⚠ Seborrhö ist keine Veränderung der Haut durch Sonnenstrahlen.

7 Intoleranzreaktionen und allergisch bedingte Erkrankungen der Haut

7.1 Kontaktekzem

Allergisches Kontaktekzem (Allergische Kontaktdermatitis)

Pathogenese

- Typ IV-Reaktion nach Coombs und Gell (Allergie vom Spättyp)

Allgemein

- Streuung des Antigens möglich
- Häufige Allergene sind Nickel oder Chromat

Histologie

- Spongiose: Ödem der Interzellularräume der Epidermis

Symptomatik

- Rötung
- Juckreiz
- Blasen und Bläschen
- Primäre Manifestation der Hautveränderungen im Bereich der allergenexponierten Kontaktstellen

Diagnostik

- Epikutantest im erscheinungsfreien Intervall

Therapie

- Antigenkarenz
- Glukokortikoide

⚠ Eine Hyposensibilisierung ist nicht möglich.

7.2 Neurodermitis (Endogenes Ekzem, Atopische Dermatitis)

Definition

- Chronisch-rezidivierende Hauterkrankung mit meist symmetrischem Befall der Gelenkbeugen (Kniekehlen, Ellenbeugen)

Epidemiologie

- Beginnt bei Säuglingen erst im 2. Trimenon
- Erkrankung beginnt meist innerhalb der ersten 5 Lebensjahre

Allgemein

- Behaarter Kopf kann mitbefallen sein

Symptomatik/Diagnostik

- Hauptkriterien
  - Juckreiz
  - Ekzem: bei Säuglingen exsudativ-krustös
  - Chronischer und/oder rezidivierender Verlauf
  - Atopieneigung
- Nebenkriterien
  - Assoziation mit Ichthyosis vulgaris
  - Verstärkte Handlinienzeichnung (Ichthyosishände)
  - Gesamt IgE-Serumspiegel ist erhöht
  - Weißer Dermographismus (nach unspezifischen Reizen, kommt es durch Vasokonstriktion zu einer „weißen Haut")
  - Cheilitis sicca
  - Infraorbitale doppelte Lidspalte (Dennie-Morgan-Falte)
  - Verlust der lateralen Augenbrauen (Hertogh-Zeichen)
  - Wolleempfindlichkeit

Komplikation

- Sekundärinfektion (häufig) z. B. Ekzema herpeticatum

Therapie

- Akut nässende Formen: feuchte Umschläge, lokal Glukokortikoide, Antihistaminika (gegen den Juckreiz)
- Chronisch lichenifizierte Formen: lokal Glukokortikoide, Öl-Bäder, Antihistaminika, UV-Bestrahlung

7.3 Weitere Ekzeme bzw. Dermatitiden

Dermatitis seborrhoides

Ätiologie

- Unklar

Epidemiology

- Betrifft Säuglinge im 1. Trimenon

Symptomatik

- Nicht-juckendes, fettig schuppendes Erythem, typischerweise am behaarten Kopf („Gneis"), im Augenbrauenbereich und am Hals

Komplikationen

- Superinfektion (selten)
- Erythrodermia desquamativa (Leiner): generalisierte Verlaufsform der seborrhoischen Dermatitis

Therapie

- Lokal Antimykotika, Salicylate

Seborrhoisches Ekzem des Erwachsenen

Allgemein

- Betrifft vor allem HIV-Patienten

Symptomatik

- Fettige Schuppen an der Stirn-Haar-Grenze
- Seborrhö

7.4 Windeldermatitis

Pathogenese

- Toxisches Exanthem durch Ammoniak im Urin (keine Ammoniak-Allergie)

Symptomatik

- Unterschiedlich große erythemato-squamöse Hautveränderungen

Komplikation

- Soor durch eine Candida albicans Infektion

Therapie

- Häufiges Windelwechseln
- Nystatin

7.5 Toxische und allergische Exantheme

Erythema exsudativum multiforme

Ätiologie

- Medikamente
- Überempfindlichkeitsreaktion bei Herpes-Infektionen

Sonderformen

- Idiopathische Form, die besonders häufig im Frühjahr auftritt
- Stevens-Johnson-Syndrom: Maximalvariante des Erythema exsudativum multiforme mit Schleimhautbefall und Allgemeinsymptomen

Symptomatik

- Kokardenförmige Herde mit zentraler Blase, vor allem im Bereich der Streckseiten der Extremitäten

Therapie

- Absetzen des auslösenden Medikamentes
- Evtl. Glukokortikoide

Lyell-Syndrom

Ätiologie

- Maximalvariante des Arzneimittelexanthems

Symptomatik

- Rötungen
- Blasen
- Schleimhäute meist mitbetroffen

Diagnostik

- Nikolski-Phänomen I (Blasenbildung auf Druck): positiv
- Nikolski-Phänomen II (Verschiebbarkeit der Blasen): positiv
- Biopsie

Differenzialdiagnose

- Staphylogenes Lyell-Syndrom besonders bei Kleinkindern

Therapie

- Absetzen des auslösenden Medikamentes
- Glukokortikoide

8 Autoimmunerkrankungen

8.1 Blasenbildende Dermatosen

Pemphigus vulgaris

Pathogenese

- Auto-Antikörper-Bildung gegen Keratinozyten-Antigene (antiepitheliale Antikörper) → Auseinanderweichen der Epidermiszellen (Akantholyse) und intraepidermale Blasenbildung

Epidemiologie

- Bevorzugt Patienten zwischen 30–60 Jahren betroffen

Symptomatik

- Blasenbildung auf meist nicht-geröteter Haut
- Blasenbildung beginnt meist in der Mundschleimhaut

Diagnostik

- Tzanck-Test: Keratinozyten (Pemphiguszellen) lassen sich am Blasengrund nachweisen
- Nikolski-Phänomen I und II: positiv
- Antikörper-Nachweis durch Immunfluoreszenz

Therapie

- Glukokortikoide
- Immunsuppressiva

Bullöses Pemphigoid

Pathogenese

- Auto-Antikörper-Bildung gegen Antigene in der Lamina lucida der Basalmembran → Spaltbildung zwischen Epidermis und Korium

Allgemein

- Erkrankung des höheren Lebensalters
- In 10–20 % der Fälle Assoziation mit einem Tumor

Symptomatik

- Juckende, subepidermale Blasen im Bereich der gesamten Haut
- Befall der Mundschleimhaut in 10–20 % der Fälle

Diagnostik

- Nikolski-Phänomen I: negativ
- Nikolski-Phänomen II: positiv
- Biopsie

Therapie

- Glukokortikoide
- Immunsuppressiva

Dermatitis herpetiformis Duhring

Allgemein

- Gehäuftes Auftreten bei glutensensitiver Enteropathie

Symptomatik

- Subepidermale Blasen
- Provozierbarkeit durch Iod
- Starker Juckreiz

Diagnostik

- Nikolski-Phänomen I und II: negativ
- Biospie

Therapie

- Dapson oder andere Sulfone

Herpes gestationes

Allgemein

- Seltene Autoimmun-Schwangerschaftsdermatose, meist in der 2. Hälfte der Schwangerschaft
- Entspricht histologisch dem bullösen Pemphigoid

Prognose

- Spontanes Abklingen nach der Schwangerschaft

8.2 Lupus erythematodes

Formen

- Systemischer Lupus erythematodes
- Lupus erythematodes chronicus discoides

Systemischer Lupus erythematodes

Ätiologie

- Autoimmunkrankheit ungeklärter Ätiologie

Epidemiologie

- Bevorzugt Frauen betroffen

Symptomatik

- Hautveränderungen
  - Gesichtserythem
  - Uncharakteristische, disseminierte Exantheme
  - Lichtempfindlichkeit, Verschlechterung der Symptomatik durch UV-Licht
- Fieber
- Polyarthritis mit Schwellung und Schmerzen
- Hämaturie durch Nierenbeteiligung
- Polyserositis (Perikarditis, Pleuritis)

Diagnostik

- Labor
  - Nachweis antinukleärer Antikörper (ANA)
  - Verminderte Komplementkonzentration C3
- Biospie und Immunhistologie: Nachweis bandförmiger Niederschläge von IgG und Komplementkomponenten (Lupusband)

Therapie

- Glukokortikoide
- Immunsuppressiva

Lupus erythematodes chronicus discoides

Definition

- Kutane Form des Lupus erythematodes ohne systemische Beteiligung

Allgemein

- Lokalisation: bevorzugt Gesicht und andere belichtete Hautareale betroffen

Histologie

- Follikuläre Hyperkeratose

Symptomatik

- Keratotische, scharf begrenzte Herde/Erytheme
- Berührungsempfindlichkeit (Hyperästhesie)
- Narbige Alopezie
- Tapeziernagelphänomen
- Verschlechterung der Symptomatik durch UV-Licht

Diagnostik

- Biospie und Immunhistologie: Nachweis bandförmiger Niederschläge von IgG und Komplementkomponenten (Lupusband)

Therapie

- Glukokortikoide
- Chloroquin

8.3 Sklerodermie

Formen

- Progressive systemische Sklerodermie
- Zirkumskripte Sklerodermie

Progressive systemische Sklerodermie

Definition

- Systemerkrankung des Bindegewebes und des Gefäßsystems, die zu einer Fibrosierung der Haut und zu Organschädigung führen kann

Epidemiologie

- Bevorzugt Frauen betroffen

Sonderform

- CREST-Syndrom
  - Definition: langsam progrediente Verlaufsform der progressiv systemischen Sklerodermie

- Symptomatik: Calcinosis cutis, Raynaud-Symptomatik, Ösophageale Dysfunktion, Sklerodaktylie, Teleangiektasie

Symptomatik

- Beugekontrakturen der Finger
- Raynaud-Symptomatik
- Amimie (maskenartige Gesichtsstarre), tabaksbeutelartige Mundfältelung und Spannungsgefühl im Gesicht
- Frenulumsklerose
- Dysphagie
- Lungenfibrose → Atemnot

Diagnostik

- Labor
  - Nachweis antinukleärer Antikörper
  - Nachweis von Antikörpern gegen Topoisomerase I
- Hautbiopsie

Therapie

- Keine kausale Therapie möglich
- Symptomatische Therapie
- Bei schweren Verläufen: Immunsuppressiva

Zirkumskripte Sklerodermie

Definition

- Umschriebene, kutane und subkutane Form der Sklerodermie ohne oder mit nur geringer Beteiligung der inneren Organe

Epidemiologie

- Bevorzugt Frauen betroffen

Symptomatik

- Stammbetonte, einzeln stehende, rundliche Plaques, die von einem entzündlichen Wandererythem (lilac ring) umgeben sind
- Herde im Gesicht/Kopf häufig „säbelartig" angeordnet („coup de sabre") mit z. T. irreversiblem Haarverlust

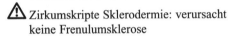 Zirkumskripte Sklerodermie: verursacht keine Frenulumsklerose

Therapie

- Fettende Salben
- Physiotherapie

9 Berufsdermatosen

Siehe Arbeitsmedizin, Kapitel 4.10

10 Hautveränderungen bei Erkrankungen des Stoffwechsels und der inneren Organe

10.1 Porphyrien

Porphyria cutanea tarda

Epidemiologie

- Bevorzugt Männer zwischen 40–70 Jahren betroffen

Allgemein

- Häufigste Porphyrieform
- Die Leber ist immer geschädigt, entweder primär, oder meist jedoch sekundär durch Alkohol, Medikamente oder Östrogene

Symptomatik

- Vulnerabilität der Haut gesteigert
- Blasenbildung am Handrücken
- Hypertrichose und Hyperpigmentierungen im Gesicht
- Postbullöse Milien und Narben
- Hautveränderungen zeigen sich an lichtexponierten Stellen

Therapie

- Chloroquin in niedriger Dosierung

10.2 Diabetes mellitus

Siehe Innere Medizin, Kapitel 5.7

Komplikationen

- Furunkulose
- Soorbalanitis und Candida intertrigo
- Malum perforans (neurotrophes Ulcus)
  - Ätiologie: Diabetes mellitus, chronischer Alkoholabusus
  - Pathogenese: Polyneuropathie (zusätzlich findet man häufig noch eine lokale Mikrozirkulationsstörung)
  - Symptomatik: schmerzlose Geschwürbildung, häufig im Bereich der Fußsohlen

- Necrobiosis lipoidica
  - Definition: chronisch-granulomatöse Entzündung, die vorwiegend an den Streckseiten der Unterschenkel auftritt und in $2/3$ der Fälle mit einem Diabetes mellitus assoziiert ist
- Polyneuropathie mit Burning-feet-Syndrom
- Retinopathie
- Nephropathie (Glomerulosklerose Kimmelstiel-Wilson)

10.3 Paraneoplastische Syndrome

Obligate Paraneoplasien der Haut

Formen

- Acanthosis nigricans maligna (vor allem bei Tumoren des Gastrointestinaltraktes)
- Erythema gyratum repens
- Paraneoplastische Akrokeratose
- Hypertrichiosis lanuginosa
- Erythema necroticans migrans

10.4 Erkrankungen der inneren Organe

Acrodermatitis enteropathica

Pathogenese

- Angeborene Störung des Zinkstoffwechsels

Symptomatik

- Perioral, perinasal oder perianal lokalisierte vesikulöse, erosive Hautveränderungen
- Alopecia diffusa

Therapie

- Zinksubstitution

11 Erythematöse und erythemato-squamöse Erkrankungen

11.1 Exanthemische Infektionskrankheiten

Exanthema subitum (Drei-Tage-Fieber)

Erreger

- Humanes-Herpes-Virus Typ 6

Epidemiologie

- Prädilektionsalter: 6. Lebensmonat bis 2. Lebensjahr

Symptomatik

- Für 3–4 Tage hohes Fieber → kritischer Temperaturabfall und Auftreten eines stammbetonten Exanthems

Komplikation

- Initialer Krampfanfall

11.2 Psoriasis vulgaris

Pathogenese

- Überstürzte Zellproliferation der Epidermis

Allgemein

- Prädilektionsstellen: Streckseiten der Extremitäten und behaarter Kopf

⚠ Psoriasis vulgaris: Schleimhäute sind nicht betroffen

Histologie

- Munro-Mikroabszesse: Granulozyten unterhalb des Stratum corneum
- Parakeratose

Komplikation

- Erythrodermie
  - Definition: generalisierte Rötung und Schuppung der Haut, meist bei vorgeschädigter Haut
  - Symptomatik: Krankheitsgefühl, Kälteempfinden

⚠ Eine Erythrodermie kann auch bei seborrhoischem Ekzem, endogenem Ekzem und bei kutanen T-Zell-Lymphomen auftreten

Diagnostik

- Psoriasisphänomene
  - Kerzenfleckphänomen: entfernte Hautschuppen ähneln Schuppen einer Kerze
  - Phänomen des letzten Häutchens: nach Entfernung der Schuppe, sieht man ein glänzendes Häutchen
  - Auspitz-Phänomen (Phänomen des blutigen Taus): Entfernung der Häutchens führt zu einer punktförmigen Blutung

Therapie

- Salicylsäure
- Vitamin D
- Dithranol
- Glukokortikoide
- Teer
- Phototherapie
- PUVA
- Retinoide
- Methotrexat
- Ciclosporin A

⚠ Psoriasis vulgaris: Chloroquin ist kontraindiziert, da es einen Psoriasisanfall provozieren kann.

Psoriasisarthritis

Allgemein

- Assoziation mit HLA-B 27
- Lokalisation: typischerweise Befall der Finger- und Zehengelenke im Strahl; auch große Gelenke können in Form einer rezidivierenden Mono- oder Oligoarthritis betroffen sein

⚠ Psoriasis vulgaris: ein symmetrischer Fingergrund- und Fingermittelgelenkbefall tritt nicht auf.

Symptomatik

- Initial periartikuläre Weichteilschwellung
- Gelenkbefall im Strahl

Dermatologie

Diagnostik

- Rheumafaktoren: negativ
- Röntgenaufnahmen

Nagelpsoriasis

Symptomatik

- Ölflecken
- Krümelnägel
- Tüpfelnägel
- Onycholyse

⚠ Löffelnägel treten nicht bei Psoriasis, sondern bei Anämie, Durchblutungsstörungen oder familiär auf.

11.3 Morbus Reiter

Ätiologie

- Ungeklärt, es besteht eine Assoziation mit HLA-B27

Pathogenese

- Auslösung der Symptomatik durch Enteritiden oder Urogenitalinfektionen

Symptomatik

- Urethritis → Schmerzen und Brennen beim Wasserlassen
- Konjunktivitis
- Arthritis → Gelenkschmerzen
- Keratoderma blenorrhagicum
- Balanitis circinata

12 Papulöse Hauterkrankungen

12.1 Lichen ruber planus

Ätiologie

- Ungeklärt

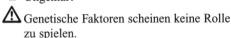 Genetische Faktoren scheinen keine Rolle zu spielen.

Allgemein

- Prädilektionsstellen: Beugeseiten der Extremitäten und Mundschleimhaut
- Auftreten im Genitalbereich möglich

Histologie

- Subepitheliale, bandförmige, lymphozelluläre Infiltration
- Akanthose

Symptomatik

- Auftreten typischer Effloreszenzen: rote Papeln mit weißlicher Zeichnung (sog. Wickham-Streifung)
- An den Schleimhäuten: Auftreten einer nicht abstreifbaren, netzförmigen Streifung
- Juckreiz

Komplikation

- Narbige Alopezie

Diagnostik

- Positives Köbner-Phänomen: Neuentstehung von Effloreszenzen durch unspezifische Reize (findet man auch bei Psoriasis)

Therapie

- Glukokortikoide
- PUVA
- Retinoide systemisch

12.2 Rosacea und periorale Dermatitis

Rosacea

Definition

- Entzündliche Dermatose des Gesichtes

Allgemein

- Besiedlung mit Demodex-Milben gehäuft nachweisbar

Symptomatik

- Flushartige Sensationen
- Hautveränderungen
  - Teleangiektasien
  - Pusteln
  - Papeln
  - Erythem

Komplikationen

- Augenbeteiligung
  - Blepharitis
  - Konjunktivitis
  - Keratitis → Erblindungsgefahr
- Rhinophym

Therapie

- Lokal Metronidazol 1 %
- Bei Augenbeteiligung: Tetrazykline
- In schweren Fällen: Retinoide

Periorale Dermatitis (Rosaceaartige Dermatitis)

Pathogenese

- Auftreten häufig nach Glucocorticoidapplikation

Epidemiologie

- Bevorzugt Frauen um 30 Jahre betroffen

Symptomatik

- Papeln und Pusteln auf periloralem Erythem
- Typischerweise schmale unbefallene Region neben dem Lippenrot

Therapie

- Zurückhaltende Behandlung, da Spontanremissionen relativ häufig sind

13 Granulomatöse, fibrosierende und atrophisierende Hautkrankheiten und -veränderungen

Allgemein

- Granulomatöse Entzündungen findet man u. a. bei
  - Sarkoidose
  - Lues
  - Lepra
  - Systemmykosen

13.1 Sarkoidose (Morbus Boeck)

Ätiologie

- Granulomatöse Systemerkrankung unklarer Genese

Sonderformen

- Löfgren-Syndrom: akute Verlaufsform mit Erythema nodosum, Arthritis und bihiliärer Lymphadenopathie, die besonders junge Frauen betrifft
- Lupus pernio: Befall der Ohren, Wangen und Nase

Diagnostik

- Bei Verdacht auf Sarkoidose: Röntgen-Thorax

Siehe außerdem Innere Medizin, Kapitel 3.7

13.2 Granuloma anulare

Ätiologie

- Ungeklärt

Epidemiologie

- Bevorzugt junge Mädchen betroffen

Histologie

- „Palisadengranulome"

Symptomatik

- Auftreten rötlicher Papeln an Hand- und Fußrücken

Prognose

- Häufig Spontanremissionen

13.3 Striae cutis distensae

Ätiologie

Morbus Cushing
- Glukokortikoidtherapie
- Pubertät
- Gravidität

14 Tumoren der Haut

14.1 Naevi

Definition

- Scharf umschriebene Fehlbildungen der Haut

Formen

- Epidermale Naevi
- Dermale Naevi, z. B. blauer Naevus
- Naevuszellnaevus
- Naevus sebaceus

Naevus flammeus

Pathogenese

- Kapillarerweiterungen → hellrote bis dunkelblaue Flecken verschiedener Größe

Allgemein

- Harmlose Fehlbildung
- Lokalisation: bevorzugt Gesicht und Nacken

14.2 Sonstige gutartige Geschwüre und Zysten

Urticaria pigmentosa

Allgemein

- Zählt zu den Mastozytosen (Proliferation von Mastzellen)

Histologie

- Herdförmige Vermehrung von Mastzellen im Korium

Symptomatik

- Multiple rote, meist stammbetonte Hautflecken, die nach Reiben oder nach Baden in heißem Wasser anschwellen und jucken (durch Histaminfreisetzung)

Syringom

Definition

- Benigner, von Schweißdrüsen ausgehender Tumor

Allgemein

- Prädilektionsstelle: Gesicht

Kavernöses Hämangiom

Definition

- Von Blutgefäßen ausgehender benigner Tumor

Therapie

- Abwartendes Vorgehen

Prognose

- Hohe spontane Rückbildungstendenz

Keratoakanthom

Definition

- Schnell wachsender, von Haarfollikeln ausgehender benigner Hauttumor

Allgemein

- „Pseudocarcinom" auf Grund der histologischen Ähnlichkeit mit dem Plattenepithelcarcinom
- Prädilektionsstellen: Handrücken, lichtexponierte Körperstellen

Therapie

- Exzision

Prognose

- Neigung zur spontanen Rückbildung

Milien

Definition

- Epithelzysten

Ätiologie

- Primär bei Kindern meist im Gesicht
- Sekundär bei abheilenden bullösen Dermatosen, wie z. B. der Epidermolysis bullosa, dem bullösen Pemphigoid oder der Porphyria cutanea tarda

Dermatologie

14.3 Präkanzerosen

Aktinische Keratose

Definition

- An lichtexponierten Körperstellen auftretende, obligate Präkanzerose (→ kein Auftreten an Fußsohlen oder Handinnenflächen)

Therapie

- Kryotherapie
- Exzision

Erythroplasie Queyrat

Definition

- Carcinoma in situ der Schleimhäute

14.4 Präblastomatosen

Lentigo maligna (Morbus Dubreuilh)

Definition

- Langsam wachsende Präblastomatose

Allgemein

- Lokalisation: bevorzugt lichtexponierte Körperstellen

Therapie

- Exzision

14.5 Bösartige Tumoren

Basaliom

Epidemiologie

- Ältere Menschen beider Geschlechter betroffen

Allgemein

- Semimaligner Tumor mit langsamem, lokal infiltrierendem, destruierendem, nicht-metastasierendem Wachstum
- Häufigster nicht-benigner Hauttumor
- Multiples Auftreten möglich
- Braune Pigmentierung möglich
- Prädilektionsstelle: Gesicht und andere lichtexponierte Körperstellen

Risikofaktoren

- Chronische UV- und Arsenexposition (da Arsen früher zur Therapie der Psoriasis eingesetzt wurde → erhöhte Inzidenz von Basaliomen und Spinaliomen in diesem Patientenkollektiv)
- Naevus sebaceus (Talgdrüsennaevus)

Symptomatik

- Derber, von Teleangiektasien überzogener, ulzerierender Tumor

Therapie

- Exzision im Gesunden

Spinaliom (Spinozelluläres Karzinom)

Epidemiologie

- Ältere Menschen betroffen

Allgemein

- Relativ häufiger maligner Tumor, mit infiltrativem, destruierendem Wachstum
- Lokalisation: Lippen häufig betroffen

Histologie

- Plattenepithelkarzinom

Risikofaktor

- Keratosis senilis (aktinische Keratose)

Therapie

- Exzision im Gesunden

Malignes Melanom

Definition

- Maligner, von Melanozyten ausgehender Tumor

Epidemiologie

- Inzidenz: 5–10/100 000

Formen

- Superfiziell spreitendes malignes Melanom (häufigste Form)
- Noduläres malignes Melanom
- Lentigo maligna Melanom: Lokalisation insbesondere im Gesicht und anderen Sonnenlicht exponierten Stellen von älteren Menschen
- Akral-lentiginöses Melanom

Risikofaktoren

- Anzahl der Naevuszellnaevi
- UV-Exposition

Tumoren der Haut

Befunde

- Plötzliches Wachstum
- Leichte Verletzbarkeit
- Veränderung der Pigmentierung eines Tumorknotens
- Entzündlicher Randsaum
- Entstehung polyzyklischer Randauswüchse an einem Pigmentmal

Metastasierung

- Lymphogen und hämatogen

Therapie

- Operative Entfernung mit Sicherheitsabstand
- Bei Lymphknotenbefall: zusätzlich Chemotherapie

Prognose

- Ungünstige Faktoren
  - Tumordicke größer als 2 mm
  - Tumorinfiltration des subkutanen Fettgewebes
- Noduläres malignes Melanom: ungünstigste Prognose

⚠ Der Pigmentgehalt des Melanoms hat keine prognostische Bedeutung.

Mycosis fungoides

Definition

- Niedrigmalignes T-Zell-Non-Hodgkin-Lymphom der Haut

Risikofaktor

- Großherdige Parapsoriasis en plaques

Symptomatik

- Ekzematöse Hautveränderungen
- Juckreiz

Therapie

- Frühe Stadien: PUVA
- Weiter fortgeschrittene Stadien: Interferon

15 Erkrankungen des Pigmentsystems der Haut

Vitiligo

Definition

- Fleckförmige Depigmentierung, hervorgerufen durch eine gestörte Melaninbildung

Allgemein

- Prädilektionsstellen: perioral und anogenital
- Assoziation mit Schilddrüsenerkrankungen und perniziöser Anämie

Symptomatik

- Scharf begrenzte, fleckförmig depigmentierte Herde
- Fehlende Bräunung der Herde mit Neigung zu Sonnenbränden

Chloasma uterinum

Ätiologie

- Hormonelle Umstellung in der Schwangerschaft
- Einnahme von Ovulationshemmern
- Kosmetika oder Körperpflegemittel

Symptomatik

- Bräunliche Flecken meist im Bereich des Gesichtes
- Sonnenlichtexposition verstärkt die Symptomatik

16 Erkrankungen der Nagelplatte und des Nagelbettes

Pathologische Nagelveränderungen

Ätiologie

- Ekzeme
- Morbus Darier (Dyskreatosis follicularis)
- Lichen ruber
- Psoriasis vulgaris

⚠ Pathologische Nagelveränderungen finden sich nicht beim Granuloma anulare.

Nagelvertiefungen

Ätiologie

- Alopecia areata
- Lichen ruber
- Mykose
- Psoriasis vulgaris

1. Tag

17 Erkrankungen der Haare und der Haarfollikel

17.1 Grundzüge der Diagnostik

Trichogramm

Durchführung

- 50–70 Haare werden ausgerissen und einem Zyklus zugeordnet: Normalerweise sind 85% der Haare Anagenhaare (Wachstumshaare), 1% Katagenhaare (Übergangshaare) und 14% Telogenhaare (Ruhehaare)

17.2 Androgenetische Alopezie

Pathogenese

- Androgenwirkung auf den Haarfollikel (physiologische Androgenmengen sind für die Manifestation ausreichend) → Haarfollikel werden kleiner (sog. regressive Metamorphose) und Verkürzung der Anagen-Phase
- Beteiligung von genetischen Faktoren

Allgemein

- Häufigste Form der Alopezie beim männlichen Erwachsenen

17.3 Alopecia areata

Definition

- Plötzlich auftretender, umschriebener Haarausfall, der sämtliche Körperhaare betreffen kann

Epidemiologie

- Bevorzugt junge Menschen betroffen

Befunde

- Haarfollikel erhalten
- Fehlen von Vernarbungen
- Gleichzeitig bestehen oft feine Nagelgrübchen

Therapie

- Glukokortikoide

Prognose

- Haarausfall meist reversibel

17.4 Symptomatischer Haarausfall

Telogenes Effluvium (Alopezie vom Spättyp)

Ätiologie

- Medikamente wie Antikoagulanzien
- Infektionen
- Stress

Pathogenese

- Vorzeitiger Übergang von der Anagen- in die Telogenphase → Haarausfall nach 2–4 Monaten

Prognose

- Haarausfall meist reversibel

18 Erkrankungen der Talg- und Schweißdrüsen

18.1 Akne

Ätiologie

- Auslösung u. a. durch
  - Jod- und Bromverbindungen
  - Androgene
  - Vitamin B
  - Glukokortikoide

Sonderform

- Acne neonatorum
  - Ätiologie: wahrscheinlich hormonell

Befunde

- Seborrhoe
- Follikuläre Verhornungsstörung
- Nicht-entzündliche Effloreszensen (geschlossene und offene Komedonen)
- Entzündliche Effloreszenzen wie Papeln, Pusteln oder abszedierende Knoten

Therapie

- Bei entzündlicher Akne: Erythromycin lokal
- Bei starker Pustelbildung: Tetrazykline wie Doxycyclin oder Minocyclin
- Bei schweren Verlaufsformen: Schälbehandlung mit Vitamin A-Säure (Retinoide)
- Bei Frauen zusätzlich: Antiandrogene, z. B. Cyproteronacetat
- Manuell-physikalische Komedonenentfernung
- Benzoylperoxid

19 Erkrankungen des subkutanen Fettgewebes

19.1 Erythema nodosum

Ätiologie

- Medikamente, z. B. Sulfonamide
- Morbus Crohn
- Sarkoidose
- Tuberkulose
- Streptokokkenerkrankungen
- Yersiniose

Epidemiologie

- Frauen häufiger als Männer betroffen

Symptomatik

- Schmerzhafte, livid rote, subkutane Knoten, vor allem im Bereich der Unterschenkelstreckseiten

⚠ Erythema nodosum: keine Tendenz zu Ulzerationen

Diagnostik

- Medikamentenanamnese
- Tuberkulinprobe
- Labor
  - Starke BSG-Erhöhung
  - Antistreptolysintiter
- Röntgen-Thorax

Therapie

- Kausale Therapie
- Symptomatisch: Analgesie, Kompressionsverbände

20 Hautveränderungen bei Gefäßerkrankungen

20.1 Chronisch-venöse Insuffizienz

Ätiologie

- Angeborene Gefäßfehler
- Varikose
- Postthrombotisches Syndrom

Epidemiologie

- Frauen häufiger als Männer betroffen

Symptomatik

- Hautveränderungen
  - Zyanotische Hautfarbe
  - Fußrückenödeme
  - Corona phlebectatica
  - Hämosiderose (rotbraune Hyperpigmentierungen)
  - Lipodermatosklerose
  - Purpura jaune d'ocre
  - Hypodermitis
  - Atrophie blanche (Capillaritis alba): weißlich atrophische Hautbezirke, mit <u>schmerzhaften</u> Ulzerationen im Bereich der Knöchel
  - Ulcus cruris venosum

Therapie

- Kausal: Behandlung der Varikose
- Kompressionstherapie

Ulcus cruris venosum

Pathogenese

- Chronisch venöse Abflussstörungen

Allgemein

- Lokalisation: bevorzugt im Bereich des Innenknöchels

Symptomatik

- Ulcusgrund ist oft schmierig belegt

⚠ Ulcus cruris venosum: verursacht in der Regel keine Schmerzen

Komplikation

- Unterschenkelekzem durch langwierige Externaanwendungen

Therapie

- Reinigung des Ulcus
- Kompressionsverbände

20.2 Raynaud-Syndrom

Formen

- Primäres Raynaud-Syndrom: bevorzugt junge Frauen betroffen
- Sekundär bei
  - Progressiver Sklerodermie
  - Sharp-Syndrom
  - Lupus erythematodes
  - Polymyositis und Dermatomyositis
  - Thrombangiitis obliterans
  - Berufsbedingten Mikrotraumata, z. B. im Rahmen von Presslufthammerarbeiten

Symptomatik

- 3-Phasen-Ablauf: Ischämie → Zyanose → Erythem
- Symptomatik häufig durch Stress und Kälte auslösbar

Diagnostik

- Labor: Bestimmung von
  - Antinukleären Antikörpern
  - Rheumafaktoren
  - Kryoglobulinen
  - Antikörpern gegen Topoisomerase I
- Nielsen-Test (Fingerplethysmographie) vor und nach Kälteexposition

Therapie

- Schutz vor Kälte
- Rauchverbot
- Kalziumantagonisten

Prognose

- Primäres Raynaud-Syndrom: günstig

20.3 Angiopathien

Formen

- Akrozyanose
  - Ätiologie: vegetative Dysregulation
- Cutis marmorata
  - Ätiologie: durch Kälte provozierbare Spasmen der Arteriolen

Komplikationen

- Infektneigung
- Perniones (Frostbeulen)

⚠ Angiopathien: kein vermehrtes Auftreten von Schweißdrüsenabszessen (Hidradenitis suppurativa)

20.4 Vaskulitis

Vasculitis allergica

Pathogenese

- Auslösung durch Medikamente, Infektionen oder Autoantigene

Allgemein

- Lokalisation: Prädilektionsstelle sind die Unterschenkel

Symptomatik

- Petechien und Purpuraherde
- Fieber
- Darmbeteiligung
- Gelenkschmerzen

Diagnostik

- Rumpel-Leede-Test: positiv

Purpura Schönlein-Henoch
Siehe Pädiatrie, Kapitel 9.2.3

21 Erkrankungen der Lippen und Mundschleimhaut

21.1 Cheilitis

Melkersson-Rosenthal-Syndrom

Symptomatik

- Cheilitis granulomatosa
- Einseitige Facialisparese
- Lingua plicata (Faltenzunge)

21.2 Apthen

Habituelle Aphthen

Ätiologie

- Ungeklärt

⚠ Aphthen werden nicht durch Infektionen hervorgerufen.

Allgemein

- Verlauf meist chronisch-rezidivierend

Morbus Behçet

Definition

- Systemerkrankung unklarer Ätiologie

Symptomatik

- Orale Aphten
- Aphten und Ulzerationen des Genitale
- Hypopyon-Iritis
- Arthritis
- Thrombophlebitis migrans

Therapie

- Glukokortikoide
- Immunsuppressiva

21.3 Zungenveränderungen

Lingua geographica

Definition

- Harmlose, häufig die Lokalisation wechselnde Nekrose der oberen Zellschicht der Zunge

Ätiologie

- Ungeklärt

Symptomatik

- Leichtes Brennen

Therapie

- Keine erforderlich

21.4 Präkanzerosen

Leukoplakie

Definition

- Weiße, nicht abstreifbare Schleimhautveränderung

Allgemein

- Kann eine Präkanzerose darstellen
- Kann sich durch Meidung von Noxen zurückbilden

Histologie

- Vermehrte oder abnorme Verhornung

22 Anorektaler Symptomenkomplex und Erkrankungen des äußeren Genitale

Marisken

Definition

- Harmlose, hypertrophische, perianale Schleimhautfalten

Symptomatik

- In der Regel asymptomatisch

Therapie

- Auf Grund der Neigung zu Ekzemen: Abtragung

Induratio penis plastica

Pathogenese

- Schwielenbildung in der Tuncia albuginea der Corpora cavernosa → Verkrümmung des Penis bei Errektion

Therapie

- Konservative Therapie
- Injektion von Steroiden
- Röntgenbestrahlung

23 Grundbegriffe der dermatologischen Therapie mit Externa

23.1 Kombination der Grundlagen

Lotio

Allgemein

- Besteht aus festen Bestandteilen, wie Zink oder Talkum und aus flüssigen, wie Glycerin oder Wasser

Paste

Allgemein

- Besteht aus festen und fettigen Stoffen wie Vaseline

23.2 Eingesetzte Externa

Glukokortikoide

Nebenwirkungen

- Akne
- Hypertrichose
- Hautatrophie
- Follikulitiden
- Teleangiektasien
- Striae cutis distensae

Teer

Wirkungen

- Juckreizlindernd
- Entzündungshemmend
- Antiproliferativ
- Photosensibilisierend

24 Sexuell übertragbare Krankheiten

24.1 Lues (Syphilis)

Erreger

- Treponema pallidum

Symptomatik

- Primärstadium
  - Ulcus durum (entsteht am Ort des Primäraffektes)
  - Schmerzlose, derbe Lymphknotenschwellung
- Sekundärstadium
  - Exanthem ohne Juckreiz
  - Papeln palmar und an der Stirn-Haargrenze (Corona veneris)
  - Condylomata lata
  - Plaques muqueuses
  - Angina specifica
- Tertiärstadium: Gummen, d. h. schmerzlose Knoten in der Subcutis der Haut (außerdem u. a. Auftreten im Bereich des Gaumens und Rachens), in denen kein Erreger nachweisbar ist → Abheilung unter Narbenbildung

Diagnostik

- Dunkelfeldmikroskopie: untersucht wird u. a. Reizsekret („Reizserum") aus den Condylomata lata
- Serologie: Seroreaktionen sind 6 Wochen nach Infektion positiv

Therapie

- Penicillin
- Depotpenicillin: Benzathin-Penicillin
- Bei Penicillin-Allergie: Erythromycin oder Tetrazykline
- Nach Beginn der Therapie kann es durch massiven Erregerzerfall zu Fieber kommen (sog. Herxheimer-Jarisch-Reaktion)
- Therapiekontrolle über VDRL-Titer (TPHA-Test bleibt oft auch bei ausreichender Therapie positiv)

Lues connata

Symptomatik

- Keratitis parenchymatosa
- Tonnenform der Zähne
- Innenohrschwerhörigkeit

24.2 Urethritis beim Mann

Erreger

- Gonokokken
- Chlamydien (häufigste Erreger der nichtgonorrhoischen Urethritis)
- Mykoplasmen

Gonorrhö

Erreger

- Gonokokken

Allgemein

- Inkubationszeit: 2–5 Tage
- Gonokokken befallen kein Plattenepithel → kein Befall der Vagina
- Meldepflichtige Erkrankung

Symptomatik

- Rahmig eitriger Ausfluss
- Brennen beim Wasserlassen

Komplikation

- Benigne Gonokokkensepsis
  - Symptomatik: rezidivierende Temperaturerhöhungen, Arthralgien, hämorrhagische Pusteln

Diagnostik

- Kulturelle Erregerzüchtung auf Spezialnährböden

Therapie

- Ceftriaxon

24.3 Ulcus molle

Erreger

- Heamophilus ducreyi

Allgemein

- Inkubationszeit: 3–7 Tage

Symptomatik

- Schmerzhaftes Ulcus
- Schmerzhafte Lymphknotenschwellung nach 1–2 Wochen (sog. Bubonen)

Therapie

- Cephalosporine

24.4 HIV-Infektion

Siehe Innere Medizin, Kapitel 9.3.3

Symptomatik

- Kutane Sekundärmanifestationen
  - Candidose
  - Seborrhoische Dermatitis
  - Herpes-simplex-Infektionen und Herpes-zoster
  - Mollusca contagiosa
  - Nekrotisierende Gingivitis
  - Orale Haarleukoplakie (Erreger: Epstein-Barr-Virus)
  - Kaposi-Sarkom

25 Andrologie

25.1 Andrologische Diagnostik

Normales Spermiogramm

- Ejakulatmenge 2–6 ml
- Spermienzahl über 20 Mill./ml
- Mehr als 50% morphologisch normale und bewegliche Spermien
- Verflüssigungszeit des Ejakulats 20 Minuten
- pH 7,2–7,8

⚠ Samenbläschen (Vesiculae seminales) produzieren Fructose, die den Spermien als Energiequelle dient

25.2 Andrologische Erkrankungen

Varikozele
Siehe Urologie, Kapitel 11.1.1

Pendelhoden
Siehe Urologie, Kapitel 5.4.2

Spezielle Pathologie
Inhaltsverzeichnis

1. Tag

1	**Zentralnervensystem** 169
1.1	Entwicklungsstörungen 169
1.2	Perinatale Störungen 169
1.3	Altersprozesse und degenerative Prozesse 169
1.4	Stoffwechselstörungen 169
1.5	Kreislaufstörungen 170
1.6	Entzündungen 170
	1.6.1 Meningitis 170
	1.6.2 Enzephalitis und Myelitis .. 170
	1.6.3 Sonderformen 171
1.7	Tumoren 171
	1.7.1 Benigne Tumoren 171
	1.7.2 Maligne Tumoren 172
	1.7.3 Primär intraspinale Tumoren 172
	1.7.4 Phakomatosen 172

2	**Periphere Nerven** 173
2.1	Polyneuropathie 173
2.2.	Tumoren 173

3	**Sinnesorgane** 174
3.1	Ohr 174
3.2	Auge 174

4	**Haut** 175
4.1	Infektionskrankheiten 175
4.2	Autoimmunerkrankungen 175
4.3	Tumoren 175
	4.3.1 Gutartige Tumoren 175
	4.3.2 Bösartige Tumoren 175

5	**Atemtrakt** 177
5.1	Nase und Nebenhöhlen 177
5.2	Larynx 177
	5.2.1 Larynxödem 177
	5.2.2 Tumoren 177
5.3	Bronchien 177
	5.3.1 Chronische Bronchitis 177
	5.3.2 Asthma bronchiale 178
	5.3.3 Mukoviszidose 178

5.4	Lunge 178
	5.4.1 Kreislaufstörungen 178
	5.4.2 Entzündungen 178
	5.4.3 Lungenfibrose 179
	5.4.4 Tumoren 179

6	**Mediastinum** 180
6.1	Eitrige Mediastinitis 180
6.2	Mediastinaltumoren 180

7	**Herz und Gefäße** 181
7.1	Herzmissbildungen 181
7.2	Adaptive Herzveränderungen 181
7.3	Myokard 181
	7.3.1 Herzmuskelnekrosen 181
	7.3.2 Kardiomyopathien 181
7.4	Endokard 181
	7.4.1 Endokarditis 181
7.5	Arterienerkrankungen 182
	7.5.1 Arteriitis 182
7.6	Koronararterien 183
	7.6.1 Koronare Herzerkrankung (KHK) 183

8	**Verdauungstrakt** 184
8.1	Mundhöhle 184
	8.1.1 Tumoren und tumorartige Veränderungen 184
8.2	Speicheldrüsen 184
	8.2.1 Entzündungen 184
	8.2.2 Tumoren 184
8.3	Ösophagus 185
	8.3.1 Entzündungen 185
	8.3.2 Tumoren 185
8.4	Magen 185
	8.4.1 Obere gastrointestinale Blutung 185
	8.4.2 Entzündungen 185
	8.4.3 Hyperplasien 185
	8.4.4 Tumoren 186
8.5	Duodenum, Dünndarm 186
	8.5.1 Entzündungen 186

Spezielle Pathologie

8.5.2 Malabsorption	187
8.5.3 Tumoren	187
8.6 Dickdarm, Appendix	187
8.6.1 Entzündungen	187
8.6.2 Tumoren und tumorartige Veränderungen	188
8.7 Pankreas	188
8.7.1 Konnatale und hereditäre Erkrankungen	188
8.7.2 Tumoren	189
8.8 Leber	189
8.8.1 Stauungsleber	189
8.8.2 Pigmentspeicherungen	189
8.8.3 Entzündungen	189
8.8.4 Leberzirrhose	189
8.9 Extrahepatische Gallenwege und Gallenblase	190
8.9.1 Entzündungen	190
8.9.2 Cholezystolithiasis	190
8.9.3 Tumoren	190
9 Peritoneum	**191**
9.1 Veränderungen des Bauchhöhleninhaltes	191
9.1.1 Entzündungen	191
9.1.2 Tumoren	191
10 Endokrine Organe	**192**
10.1 Schilddrüse	192
10.1.1 Enzündungen	192
10.1.2 Tumoren	192
10.2 Nebennierenrinde	192
10.2.1 Conn-Syndrom	192
11 Nieren	**193**
11.1 Fehlbildungen	193
11.2 Kreislaufstörungen	193
11.3 Entzündungen	193
11.3.1 Glomerulonephritis	193
11.3.2 Nierentuberkulose	193
11.3.3 Analgetika-Nephropathie	193
11.4 Nephrotisches Syndrom	193
11.5 Sekundäre Nephropathien	193
11.5.1 Nephrokalzinose	193
11.6 Tumoren	194
11.6.1 Gutartige Tumoren	194
11.6.2 Maligne Tumoren	194
12 Ableitende Harnwege	**195**
12.1 Entzündungen	195
12.2 Tumoren	195
13 Männliche Geschlechtsorgane	**196**
13.1 Prostata	196
13.1.1 Entzündungen	196
13.1.2 Benigne noduläre Prostatahyperplasie	196
13.1.3 Prostatakarzinom	196
13.2 Hoden und Nebenhoden	196
13.2.1 Entzündungen	196
13.2.2 Tumoren	196
14 Weibliche Geschlechtsorgane	**198**
14.1 Ovar	198
14.1.1 Tumoren und tumorartige Veränderungen	198
14.2 Zervix uteri	198
14.2.1 Gutartige Tumoren	198
14.3 Endometrium	198
14.3.1 Tumorartige Veränderungen	198
14.4 Myometrium	199
14.4.1 Gutartige Tumoren	199
14.5 Vagina	199
14.5.1 Bösartige Tumoren	199
14.6 Mamma	199
14.6.1 Tumoren	199
15 Pathologie der Schwangerschaft	**200**
15.1 Plazenta	200
15.1.1 Tumoren und tumorartige Veränderungen	200
15.2 Störungen der Differenzierung und des Wachstums	200
15.2.1 Fetopathie	200
16 Knochenmark	**201**
16.1 Erythropoetisches System	201
16.1.1 Anämien	201
16.2 Bildungsstörungen	201
16.2.1 Leukämien	201
16.3 Pathologie der Erkrankungen aller drei Marksysteme	202

16.3.1 Chronisch myeloproliferative Erkrankungen 202
16.4 Plasmozytom 202

17 Lymphknoten 203
17.1 Reaktive Lymphknotenveränderungen 203
17.2 Maligne Lymphome 203
  17.2.1 Morbus Hodgkin (Lymphogranulomatose) 203
  17.2.2 Non-Hodgkin-Lymphome . 203
17.3 Proliferative Erkrankungen des retikulohistiozytären Systems 204

18 Milz 205
18.1 Störungen der Funktion 205
18.2 Kreislaufstörungen 205
18.3 Splenomegalie 205

19 Skelettmuskulatur 206
19.1 Entzündliche Muskelerkrankungen 206

20 Bindegewebskrankheiten .. 207
20.1 Tumoren 207

21 Knorpel und Knochen 208
21.1 Arthropathien bei Stoffwechselerkrankungen 208
21.2 Mineralisationsstörungen 208
21.3 Sklerosierende Osteopathien 208
21.4 Tumoren 208
  21.4.1 Benigne Tumoren 208
  21.4.2 Maligne Tumoren 208

22 Gelenke 210
22.1 Degenerative Erkrankungen 210
22.2 Entzündungen 210

23 Sehnen, Sehnenscheiden, Schleimbeutel und Faszien . 211
23.1 Entzündungen 211
23.2 Tumorartige Veränderungen 211

1 Zentralnervensystem

1.1 Entwicklungsstörungen

Dysraphische Störungen

Definition

- Angeborene Fehlbildungen infolge einer Störung des Schlusses der Neuralplatte

Formen

- Kraniorhachischisis
- Spina bifida
- Arnold-Chiari-Syndrom
- Dandy-Walker-Syndrom
- Anenzephalie
- Enzephalo-, Meningo- und Myelomeningozele

Hydrocephalus internus occlusus

Ätiologie

- Raumfordernde Prozesse
  - Hirntumoren, z. B. Medulloblastome, Kleinhirn-Meningeome, Hirnstammgliome
  - Tuberkulöse Meningitis

1.2 Perinatale Störungen

Porenzephalie

Definition

- Angeborener oder erworbener Hirnsubstanzdefekt, der mit dem Ventrikelraum kommunizieren kann

Ätiologie

- Kreislaufstörungen in der Embryonalzeit
- Geburtstrauma
- Meningitis

1.3 Altersprozesse und degenerative Prozesse

Morbus Alzheimer

Histologie

- Neuropathologische Veränderungen
  - Ganglienzellschwund
  - Amyloidhaltige Gewebsablagerungen („Drusen" und „senile Plaques")
  - Alzheimersche Neurofibrillenveränderungen
  - Lipofuszinspeicherung in den Ganglienzellen
  - Kongophile Angiopathie (Amyloidangiopathie)

⚠ Beim Down-Syndrom (Trisomie 21) sind die gleichen histologischen Veränderungen wie beim Morbus Alzheimer möglich.

Systematrophien des ZNS

Definition

- Degenerative Prozesse, die auf einen oder mehrere klar abgegrenzte Teile des ZNS beschränkt sind

Formen

- Morbus Pick
  - Pathogenese: Atrophie des Frontal- und Temporalhirns
- Morbus Parkinson (Paralysis agitans)
  - Pathogenese: Nervenzelluntergang in der Substantia nigra → Dopamin-Mangel
  - Befund: Depigmentierung der Substantia nigra
- Chorea Huntington (Chorea major)
  - Pathogenese: Schädigung des Corpus striatum
- Myatrophische Lateralsklerose
  - Befund: sektorförmige Muskelatrophien
- Friedreich-Ataxie
  - Pathogenese: Degeneration der Hinterstränge, Kleinhirnseitenstränge und fakultativ der Pyramidenbahnen, außerdem Atrophie des Kleinhirns

1.4 Stoffwechselstörungen

Angeborene Enzymopathien

Formen

- Phenylketonurie
  - Pathogenese: Störung des Phenylalaninabbaus
- Galaktosämie
  - Pathogenese: Störung des Kohlenhydratstoffwechsels

Spezielle Pathologie

- Morbus Gaucher
  - Pathogenese: Störung des Lipidstoffwechsels
- GM$_2$-Gangliosidose (Morbus Tay-Sachs)
  - Pathogenese: angeborener Enzymdefekt (der Hexosaminidase) → Gangliosidspeicherung in den Ganglienzellen
- Metachromatische Leukodystrophie

Funikuläre Spinalerkrankung (Funikuläre Myelose)

Ätiologie

- Vitamin B$_{12}$-Mangel

Pathogenese

- Dystrophischer-metabolischer Rückenmarksprozess → Entmarkung der Hinterstränge und der Pyramidenbahnen

Alkoholabusus

Komplikationen

- Wernicke Enzephalopathie
  - Pathogenese: Vitamin B$_1$-(Thiamin) Mangel → Blutungen und Atrophie, hauptsächlich im Bereich der Corpora mamillaria
- Zentrale pontine Myelinolyse
  - Pathogenese: zu rascher Ausgleich einer Hyponatriämie → Demyelinisierung im Bereich der Brücke
  - Symptomatik: spastische Tetraparese, Augenmuskellähmungen
- Zerebelläre Rindenatrophie (Kleinhirnwurm)

1.5 Kreislaufstörungen

Anämischer Hirninfarkt

Allgemein

- Häufig Stromgebiet der A. cerebri media betroffen

Pathophysiologie

- Ischämie → Erweichung (Enzephalomalazie) → Verflüssigung der Nekrose (sog. Kolliquationsnekrose) → nachfolgender Abbau der Nekrose → zystischer Defekt

Symptomatik

- Bei Befall der Capsula interna (z. B. bei Verschluss der A. cerebri media): kontralaterale Hemiplegie

Purpura cerebri

Definition

- Disseminierte, punktförmige Blutungen im Bereich des Gehirns

Ätiologie

- Fettembolie
- Grippe-Enzephalitis
- Schock
- Leukämien

1.6 Entzündungen

1.6.1 Meningitis

Eitrige Meningitis

Ätiologie

- Fortgeleitete Infektion
- Schädel-Hirn-Trauma

⚠ Eitrige Meningitis: wird nicht durch eine Borrelien-Infektion verursacht, diese führt zu einer lymphozytären Meningitis.

Komplikationen

- Meningoenzephalitis
- Übergriff auf Ventrikelsystem
- Hydrocephalus internus

1.6.2 Enzephalitis und Myelitis

Herpes-simplex-Enzephalitis

Epidemiologie

- Tritt in jedem Lebensalter auf

Allgemein

- Lokalisation: bevorzugter Befall von Temporal- und Frontallappen
- Verläuft meist akut

Befund

- Hämorrhagische Nekrosen im Temporal- und Frontallappen

Histologie

- Intranukleäre, eosinophile Einschlüsse in den Nerven- und Gliazellen

Progressive Paralyse

Allgemein

- Manifestationsform der Neurolues

Histologie

- Stirnhirnrindenatrophie
- Mikrogliavermehrung (sog. Stäbchenzellen)
- Eisenpigmentablagerungen in der Großhirnrinde

HIV-Infektion

Komplikationen

- Hirnatrophie
- Enzephalopathie (mit diffuser Mikrogliareaktion und Riesenzellen)
- Primär zerebrales Non-Hodgkin-Lymphom
- Progressive Leukoenzephalopathie
- Toxoplasmose

HIV-Enzephalopathie

Histologie

- Locker verstreute Lymphozyten in der weichen Hirnhaut und im Mark
- Zellknötchen aus Makro- und Mikrogliazellen
- Entmarkungsherde

1.6.3 Sonderformen

Creutzfeldt-Jakob-Krankheit

Erreger

- Prione

Befunde

- Nervenzellverlust
- Spongiöse Auflockerung
- Astrozytäre Gliose
- Befall der kortikalen und subkortikalen grauen Substanz

Multiple Sklerose (Encephalomyelitis disseminata)

Ätiologie

- Ungeklärt

Allgemein

- Häufigste demyelinisierende Erkrankung des ZNS mit multifokalen Entmarkungsherden
- Zeigt meist einen schubweisen Verlauf, ein chronisch-progredienter Verlauf ist aber möglich
- Lokalisation der Entmarkungsherde: bevorzugt an den Rändern des Ventrikelsystems (periventrikulär)

Histologie

- Markscheidenzerfall ohne Befall der Axone
- Entzündliche Infiltrate aus Lymphozyten und Plasmazellen
- IgG-Vermehrung in frischen Herden
- Astrozyten-Proliferation
- Fettkörnchenzellen

1.7 Tumoren

1.7.1 Benigne Tumoren

Kraniopharyngeom

Siehe Pädiatrie, Kapitel 10.4

Meningeom

Definition

- Meist benigner, von den Deckzellen der Arachnoidea ausgehender Tumor

Epidemiologie

- Häufigkeitsgipfel um das 50. Lebensjahr

Allgemein

- Lokalisation
  - Keilbeinflügel
  - Olfaktoriusrinne
  - Tuberculum sellae
  - Kleinhirnbrückenwinkel
  - Spinalkanal (selten)

Histologie

- Nachweis von Zwiebelschalenformationen ohne wesentliche Zellpleomorphie

Spezielle Pathologie

Komplikation

- Eindringen in den Schädelknochen

Oligodendrogliom

Epidemiologie

- Gehäuftes Auftreten im mittleren Lebensalter

Allgemein

- Lokalisation: bevorzugt Großhirn

Histologie

- Honigwaben-Struktur

Symptomatik

- Epileptische Anfälle als häufiges Erstsymptom

Diagnostik

- Röntgenaufnahme Schädel: Nachweis von Verkalkungen
- CT: Nachweis von Mikroverkalkungen

Plexuspapillom

Definition

- Seltener, vom Plexus choroideus der Hirnventrikel ausgehender, benigner Tumor

1.7.2 Maligne Tumoren

Medulloblastom

Siehe Pädiatrie, Kapitel 10.4

Glioblastom (Glioblastoma multiforme)

Epidemiologie

- Häufigkeitsgipfel nach dem 50. Lebensjahr

Allgemein

- Sehr bösartiger, rasch wachsender Tumor
- Häufigstes Gliom
- Lokalisation: bevorzugt Großhirnhemisphären

Histologie

- Vielgestaltiger Tumor
- Hohe Zelldichte
- Zellpolymorphie
- Bandförmige Nekrosen
- Pallisadenartig angeordneter Tumorzellsaum

1.7.3 Primär intraspinale Tumoren

Formen

- Meningeom
- Ependymom
- Gliom
- Neurinom

Neurinom

Definition

- Benigner, von Schwann-Zellen ausgehender Tumor

Allgemein

- Langsames, nicht infiltratives Wachstum
- Häufigster Tumor der peripheren Nerven
- Multiples Auftreten möglich z. B. bei Neurofibromatose Recklingshausen

Histologie

- Meist durch Kapsel begrenzt
- Zügige und wirbelige Zellformationen
- Anordnung der Kerne in parallelen Reihen → Palisadenstellung

1.7.4 Phakomatosen

Formen

- Neurofibromatose Recklinghausen
  - Symptomatik: ein- oder beidseitige Akustikusneurinome, neurogene Sarkome
- Tuberöse Hirnsklerose
  - Befund: knotenförmige Gliawucherungen in einzelnen Hirnwindungen
- Sturge-Weber-Syndrom

2 Periphere Nerven

2.1 Polyneuropathie

Ätiologie

- Diabetes mellitus
- Alkoholabusus
- Vitaminmangel
- Medikamente wie z. B. Tuberkulostatika
- Intoxikationen z. B. mit Blei

2.2. Tumoren

Neurinom
Siehe Kapitel 1.7.3

3 Sinnesorgane

3.1 Ohr

Cholesteatom

Allgemein

- Gekennzeichnet durch
  - Verhornendes Plattenepithel im Mittelohr (Cavum tympani)
  - Atrophie des umgebenden Knochens

Komplikationen

- Zerstörung der Gehörknöchelchenkette
- Labyrinthitis
- Fazialisparese
- Hirnabszess
- Zerstörungen an der Schädelbasis

⚠ Mastoiditis und maligne Entartung sind keine typischen Komplikationen des Cholesteatoms.

3.2 Auge

Chalazion (Hagelkorn)

Definition

- Chronisch, epitheloidzellig-granulomatöse Entzündung einer oder mehrerer Meibom-Drüsen

Pathogenese

- Verstopfung des Ausführungsganges

Symptomatik

- Schmerzlose, knotige Schwellung innerhalb der Lidkante

Retinoblastom

Siehe Pädiatrie, Kapitel 10.4

4 Haut

4.1 Infektionskrankheiten

Condylomata acuminata

Erreger

- Humane Papillomaviren

Allgemein

- Übertragung durch Körperkontakt
- Lokalisation: Genitoanalbereich

Histologie

- Koilozytose

Borreliose
Siehe Dermatologie, Kapitel 3.2

Lues
Siehe Dermatologie, Kapitel 24.1

Pilzinfektionen

Diagnostik

- Mikroskopischer Pilznachweis: PAS-Färbungen sind gut geeignet Pilzelemente darzustellen

4.2 Autoimmunerkrankungen

Systemisch progressive Sklerodermie

Ätiologie

- Autoimmunerkrankung unklarer Genese

Epidemiologie

- Frauen häufiger als Männer betroffen

Komplikationen

- Malabsorption
- Sklerose und Stenose des Ösophagus
- Herzinsuffizienz

4.3 Tumoren

4.3.1 Gutartige Tumoren

Urticaria pigmentosa

Allgemein

- Zählt zu den Mastozytosen (Proliferation von Mastzellen)

Histologie

- Herdförmige Vermehrung von Mastzellen im Korium

Symptomatik

- Multiple, rote, meist stammbetonte Hautflecken, die nach Reiben oder nach Baden in heißem Wasser durch Histaminfreisetzung anschwellen und jucken

4.3.2 Bösartige Tumoren

Basaliom

Epidemiologie

- Bevorzugt ältere Menschen betroffen

Allgemein

- Semimaligner Tumor mit langsamem, lokal infiltrierendem, destruierendem, nicht-metastasierendem Wachstum
- Prädilektionsstelle: Gesicht

Risikofaktoren

- Chronische UV-Exposition
- Arsenexposition
- Naevus sebaceus (Talgdrüsennaevus)

Befund

- Tumor mit perlartig, gelb-weißlich gefärbtem Randsaum mit Teleangiektasien

Merkel-Zelltumor

Definition

- Von den Merkel-Zellen der Haut ausgehender, maligner Tumor

Allgemein

- Lokalisation: lichtexponierte Köperstellen

Spinaliom (Spinozelluläres Karzinom)

Allgemein

- Lokalisation: häufig Lippen betroffen

Histologie

- Plattenepithelkarzinom

Risikofaktor

- Keratosis senilis (Aktinische Keratose)

Malignes Melanom

Definition

- Maligner, von Melanozyten ausgehender Tumor

Formen

- Superfiziell spreitendes malignes Melanom (häufigste Form)
- Noduläres malignes Melanom
- Lentigo-maligna-Melanom: Lokalisation insbesondere im Gesicht älterer Menschen
- Akral-lentiginöses Melanom

Prognose

- Prognostisch ungünstige Faktoren
  - Tumordicke größer als 2 mm
  - Tumorinfiltration des subkutanen Fettgewebes
- Noduläres malignes Melanom: ungünstigste Prognose

Insgesamt starke Überschneidung mit der Dermatologie → siehe Dermatologie

5 Atemtrakt

5.1 Nase und Nebenhöhlen

Juveniles Nasenrachenfibrom

Epidemiologie

- Auftreten nur bei männlichen Jugendlichen ab dem 10. Lebensjahr

Allgemein

- Lokalisation: häufig am Übergang zwischen Nasenhöhlen und Epipharynx
- Ausdehnung in Nasennebenhöhlen und Orbita möglich

Histologie

- Benigner, an Blutgefäßen reicher Tumor mit expansivem Wachstum

Prognose

- Gelegentlich spontane Rückbildung

5.2 Larynx

5.2.1 Larynxödem

Pathogenese

- Auslösung
  - Toxisch-allergisch
  - Angioneurotisch → Quincke-Ödem durch Mangel an C_1-Esterase-Inhibitor → kann lebensbedrohliche Ausmaße annehmen
  - Entzündlich
  - Mechanisch

Reinke-Ödem

Definition

- Meist beidseitiges Ödem der Stimmlippen

Allgemein

- Bevorzugt Raucher und Personen mit starker Stimmbelastung betroffen

Symptomatik

- Heiserkeit
- Inspiratorischer Stridor

5.2.2 Tumoren

Kehlkopfkarzinom

Histologie

- Meist Plattenepithelkarzinome

Risikofaktor

- Tabakrauchen

Formen

- Supraglottisches Karzinom
- Glottisches Karzinom (Karzinom der Stimmlippenebene)
- Subglottisches Karzinom (selten)

Befund

- Ulceröse Stimmbandläsion (Differenzialdiagnose: Tuberkulose → Biopsie)

Metastasierung

- Lymphogen in die Halslymphknoten
  - Häufigkeit von Lymphknotenmetastasen abhängig von der Lokalisation des Primärtumors
- Hämatogen: selten

Prognose

- Glottisches Karzinom: beste Prognose aller Kehlkopfkarzinome

5.3 Bronchien

5.3.1 Chronische Bronchitis

Definition

- Husten und Auswurf für mindestens 3 Monate pro Jahr in zwei aufeinander folgenden Jahren

Histologie

- Lympho-plasmazelluläre Infiltrate
- Wanddestruktionen mit Vernarbungen
- Verbreiterung und Hyalinisierung der Basalmembran
- Knorpelabbau
- Plattenepithelmetaplasien

5.3.2 Asthma bronchiale

Histologie

- Infiltration der Bronchialwand mit eosinophilen Granulozyten
- Verdickung der Basalmembran
- Vermehrung der Becherzellen
- Hypertrophie der glatten Muskulatur
- Verschluss der Bronchiallichtung durch visköse Schleimmassen

Diagnostik

- Sputumuntersuchung
  - Curschmann-Spiralen
  - Charcot-Leyden-Kristalle: entstehen aus Zerfallsprodukten eosinophiler Granulozyten

5.3.3 Mukoviszidose
Siehe Kapitel 8.7.1

5.4 Lunge

5.4.1 Kreislaufstörungen

Pulmonale Hypertonie

Ätiologie

- Obstruktive Ventilationsstörungen wie z. B. chronisch obstruktives Lungenemphysem
- Restriktive Ventilationsstörungen wie z. B. Lungenfibrose bei Sarkoidose oder Silikose
- ⚠ Reine Anthrakose (Kohlenstaublunge): führt nicht zur Lungenfibrose und verursacht keine pulmonale Hypertonie
- Rezidivierende Lungenarterienembolien
- Erkrankungen, die zur Sklerose der A. pulmonalis führen
  - Ventrikelseptumdefekt
  - Offener Ductus arteriosus (Botalli)
  - Mitralklappeninsuffizienz

⚠ Fallot-Tetralogie: führt nicht zur Sklerose der A. pulmonalis

5.4.2 Entzündungen

Lobärpneumonie

Erreger

- Bakterien wie z. B. Pneumokokken

Allgemein

- Häufig immungeschwächte Patienten betroffen
- Läuft in charakteristischen Stadien ab

Komplikationen

- Mitbeteiligung der Pleura, meist als fibrinöse Pleuritis
- Chronisch karnifizierende Pneumonie

Therapie

- Antibiotika

Herdpneumonie (Bronchopneumonie)

Erreger

- Pneumokokken
- Staphylokokken

Allgemein

- Häufige Todesursache bei schwerkranken Patienten

Histologie

- Alveolen von Exsudat und Granulozyten ausgefüllt

Therapie

- Antibiotika

Pneumocystis-carinii-Pneumonie

Allgemein

- Prädisponierend ist eine Immunschwäche wie z. B. eine HIV-Infektion

Histologie

- Plasmazellreiche Infiltration des Interstitiums → Konsistenzvermehrung der Lungen
- Intraalveolär nachweisbare Erreger (Färbung: Versilberung nach Grocott)

Diagnostik

- Röntgen-Thorax: diffuse retikulonoduläre Infiltrate

Therapie

- Cotrimoxazol

Aspergillom

Pathogenese

- Ausfüllung einer Lungenkaverne oder eines Bronchus mit Aspergillen (meist bei Immunschwäche)

Aktinomykose

Erreger

- Actinomyces israelii (grampositives, fakultativ pathogenes Bakterium)

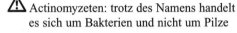 Actinomyzeten: trotz des Namens handelt es sich um Bakterien und nicht um Pilze

Histologie

- In Eitermassen liegende Aktinomyzeten (Drusen)
- Verfettetes Granulationsgewebe mit ausgeprägter Vernarbungstendenz

Sarkoidose (Morbus Boeck)

Definition

- Granulomatöse Systemerkrankung unklarer Genese

Sonderform

- Löfgren-Syndrom: akute Verlaufsform, die besonders junge Frauen betrifft

Histologie

- Epitheloidzellige Granulome
- Riesenzellen vom Langhans-Typ, z. T. mit sternförmigen Einschlusskörperchen (Asteroidkörper)

5.4.3 Lungenfibrose

Ätiologie

- Idiopathisch
- Pneumokoniosen
  - Silikose
  - Asbestose
  - Aluminose (Aluminium-Staublunge)
  - Berylliose
- Organische Stäube z. B. Vogelhalterlunge
- Medikamente z. B. Zytostatika
- ARDS (Adult respiratory distress syndrome)
- Röntgenbestrahlung

Asbestose

Komplikationen

- Lungenemphysem
- Cor pulmonale
- Bronchialkarzinom
- Pleuramesotheliom

5.4.4 Tumoren

Bronchialkarzinom

Formen

- Nichtkleinzelliges Bronchialkarzinom
- Kleinzelliges Bronchialkarzinom

Kleinzelliges Bronchialkarzinom

Allgemein

- Gehört zu den neuroendokrinen Tumoren
- Strahlensensibel
- Lokalisation: bevorzugt zentral

Metastasierung

- Frühzeitig lymphogen

Diagnostik

- Röntgen-Thorax
- CT
- Bronchoskopie
- Tumormarker: neuronspezifische Enolase

Therapie

- Chemo- und Strahlentherapie

6 Mediastinum

6.1 Eitrige Mediastinitis

Ätiologie

- Ösophagusperforation
- Eitrige Tonsillitis
- Mundbodenphlegmone
- Lungenabszeß

6.2 Mediastinaltumoren

Einteilung nach Lokalisation

- Oberes, vorderes Mediastinum
  - Thymom
  - Struma endothoracica
- Unteres, vorderes Mediastinum
  - Perikardzyste
- Mittleres Mediastinum
  - Lymphom
- Hinteres Mediastinum
  - Neurinom

Thymom

Allgemein

- Assoziation mit Myasthenia gravis
- Kann mit einer Hypogammaglobulinämie vergesellschaftet sein

Histologie

- Mischung aus epithelialen und lymphozytären Elementen mit z. T. infiltrativem Wachstum

7 Herz und Gefäße

7.1 Herzmissbildungen

Angeborene Herzfehler mit Links-rechts-Shunt

Formen

- Ventrikelseptumdefekt (häufigster angeborener Herzfehler)
- Vorhofseptumdefekt
- Persistierender Ductus arteriosus Botalli
- Fehlerhafter Abgang der linken Koronararterie aus der A. pulmonalis

Mitralstenose

Pathophysiologie

- Druckanstieg linker Vorhof → Hypertrophie und Dilatation des linken Vorhofes → Lungenstauung → pulmonale Hypertonie → Hypertrophie des rechten Ventrikels

 Mitralstenose: linker Ventrikel ist verkleinert

- Dilatation des linken Vorhofes → Neigung zu Thrombenbildung

7.2 Adaptive Herzveränderungen

Linksventrikuläre Hypertrophie

Ätiologie

- Aortenstenose und Aorteninsuffizienz
- Mitralinsuffizienz

7.3 Myokard

7.3.1 Herzmuskelnekrosen

Ätiologie

- Fehlerhafter Abgang der linken Kranzarterie aus der A. pulmonalis
- Protrahierter Schock
- Diphtherie → toxische Myokarditis (→ Myokarditis ohne Anwesenheit eines Erregers)
- Thrombangiitis obliterans der Kranzarterien
- Panarteriitis nodosa der Kranzarterien

7.3.2 Kardiomyopathien

Hypertrophische Kardiomyopathie

Ätiologie

- Primär idiopathisch
- Sekundär

Formen

- Obstruktive Kardiomyopathie
- Nichtobstruktive Kardiomyopathie

Obstruktive Kardiomyopathie

Histologie

- Myokardtexturstörung

Befund

- Asymmetrische Septumhypertrophie

Komplikationen

- Synkope
- Plötzlicher Herztod

7.4 Endokard

7.4.1 Endokarditis

Formen

- Infektiöse Endokarditis

⚠ Bei Drogensüchtigen sind typischerweise die Klappen des rechten Herzens betroffen.

- Nichtinfektiöse Endokarditis
  - Endocarditis verrucosa rheumatica bei Rheumatischem Fieber
  - Endocarditis verrucosa simplex
  - Endocarditis parietalis fibroplastica Löffler
  - Endocarditis Libman-Sacks bei SLE

Endocarditis verrucosa rheumatica

Definition

- Streptokokkenallergische, entzündliche Systemerkrankung

Allgemein

- Lokalisation: in 80% Mitralklappe, in 20% Aortenklappe

Spezielle Pathologie

Befund

- 1–3 mm große Wärzchen am freien Klappenrand

Komplikation

- Klappenfehler

⚠ Endocarditis verrucosa rheumatica: Ablösungen der warzigen Klappenauflagerungen bzw. Embolien sind keine typischen Komplikationen.

Endocarditis verrucosa simplex

Allgemein

- Häufig Tumor- oder Schockpatienten betroffen
- Lokalisation: bevorzugt Aorten- und Mitralklappe

Befund

- Warzenförmige Wucherungen aus Fibrin und Thrombozyten an den Klappenrändern.

Endocarditis parietalis fibroplastica Löffler

Allgemein

- Lokalisation: bevorzugt parietales Endokard unter Aussparung des Klappenapparates

Komplikation

- Thromben

Diagnostik

- Blutbild: obligate Eosinophilie

7.5 Arterienerkrankungen

7.5.1 Arteriitis

Formen

- Panarteriitis nodosa
- Wegener-Granulomatose
- Allergische, granulomatöse Arteriitis Churg-Strauss
  - Lokalisation: bevorzugt Pulmonalarterien
- Thrombangiitis obliterans
- Arteriitis temporalis Horton
  - Histologie: Fremdkörperriesenzellen im Bereich von Elastika-Fragmenten
- Takayasu Arteriitis
  - Lokalisation: Aorta

Wegener-Granulomatose

Definition

- Nekrotisierende, epitheloidzellig-granulomatöse Arteriitis kleiner Arterien und Kapillaren

Allgemein

- Lokalisation: typischerweise Nase, obere Luftwege, Lunge und Niere

Diagnostik

- Labor: Nachweis antineutrophiler, cytoplasmatischer Antikörper (cANCA)
- Biopsie der Nase/Nasennebenhöhlen

Panarteriitis nodosa

Definition

- Nekrotisierende Entzündung mittelgroßer und kleiner Arterien der Waden- bzw. Unterarmmuskulatur und der inneren Organe

Pathogenese

- Ablagerung von Immunkomplexen

Histologie

- Fibrinoide Nekrosen der Gefäßwand

Komplikationen

- Ischämische Enterokolitis
- Angina pectoris und Myokardinfarkt → Myokardnekrosen und Hypertrophie des linken Ventrikels
- Multiple Milzinfarkte: sog. Fleckmilz
- Niereninsuffizienz und Urämie

Diagnostik

- Blutbild: Eosinophilie
- Muskelbiopsie

Thrombangiitis obliterans (Morbus Winiwarter-Buerger)

Ätiologie

- Unbekannt

Pathogenese

- Chronisch entzündliche Gefäßerkrankung mit segmentärem Befall kleiner und mittlerer Extremitätenarterien
- Meist von Phlebitis migrans begleitet

Epidemiologie

- Besonders junge, männliche Raucher betroffen

7.6 Koronararterien

7.6.1 Koronare Herzerkrankung (KHK)

Manifestationsformen

- Angina pectoris
- Myokardinfarkt
- Herzrhythmusstörungen
- Plötzlicher Herztod

Angina pectoris

Befunde

- Disseminierte Parenchymnekrosen
- Multiple kleine Narben
- Myogene Gefügedilatation

Myokardinfarkt

Komplikationen

- Hämoperikard
- Papillarmuskelabriß
- Hirnerweichung
- Extremiteninfarkt

⚠ Bei einer KHK entwickelt sich keine Mitralklappenperforation.

Spezielle Pathologie

8 Verdauungstrakt

8.1 Mundhöhle

8.1.1 Tumoren und tumorartige Veränderungen

Epulis

Definition

- Tumorartige Überschussbildung an der Gingiva

Odontom

Definition

- Seltener, gutartiger Tumor aus Zahngewebe

Mundhöhlenkarzinom

Epidemiologie

- Männer häufiger betroffen als Frauen
- Häufigkeitsgipfel zwischen 50–70 Jahren

Allgemein

- Lokalisation: bevorzugt Unterlippe

Risikofaktoren

- Tabakrauchen
- Alkoholabusus

Metastasierung

- Bevorzugt per continuitatem und lymphogen

8.2 Speicheldrüsen

8.2.1 Entzündungen

Sjögren-Syndrom

Epidemiologie

- Bevorzugt Frauen im Klimakterium betroffen

Symptomatik

- Myoepitheliale Sialadenitis meist der Parotis → Parotisschwellung → Atrophie der Drüsenazini (Spätstadium)
- Keratokonjunktivitis sicca

- Xerostomie (Mundtrockenheit)
- Chronisch-rezidivierende Gelenkentzündungen
- Mindersekretion bzw. Hypoazidität des Magensaftes

8.2.2 Tumoren

Benigne Tumoren

Formen

- Monomorphes Adenom
- Pleomorphes Adenom
- Zystadenolymphom (sog. Warthin-Tumor)

Pleomorphes Adenom der Glandula parotis

Epidemiologie

- Bevorzugt Frauen betroffen

Allgemein

- Häufigster Speicheldrüsen-Tumor

Histologie

- Mischtumor aus epithelialen und myoepithelialen Anteilen, der auch chondroides Gewebe enthalten kann

Komplikation

- Maligne Entartung

⚠ Eine Fazialislähmung ist keine typische Komplikation.

Maligne Tumoren

Adenoidzystisches Karzinom

Allgemein

- Wachstum häufig entlang von Gefäßen und Nerven

Histologie

- Kribiformer Aufbau
- Geringe Zellatypien und wenige Mitosen

8.3 Ösophagus

8.3.1 Entzündungen

Gastroösophageale Refluxkrankheit

Pathogenese

- Insuffizienz des unteren Ösophagussphinkters (z. B. bei axialer Gleithernie)

Allgemein

- Reflux kann auch physiologisch sein

Komplikationen

- Ösophagitis
- Brachyösophagus (sog. Barret-Ösophagus)

Barret-Ösophagus

Definition

- Ersatz des distalen Ösophagusplattenepithels durch Zylinderepithel

Komplikation

- Maligne Entartung → Adenokarzinom des Ösophagus

Befund

- Makroskopisch: zungenförmige, rote Schleimhautausläufer

8.3.2 Tumoren

Ösophaguskarzinom

Histologie

- Vorwiegend Plattenepithelkarzinome
- Seltener Adenokarzinome: meist im distalen Ösophagus lokalisiert

Risikofaktoren

- Alkoholabusus
- Tabakrauchen
- Achalasie
- Plummer-Vinson-Syndrom
- Refluxkrankheit mit Brachyösophagus
- Verätzung

Komplikation

- Ösophago-Trachaelfistel

Metastasierung

- Frühzeitig lymphogen

8.4 Magen

8.4.1 Obere gastrointestinale Blutung

Ätiologie

- Ulcera
- Magenschleimhauterosionen
- Ösophagusvarizen
- Mallory-Weiss-Syndrom
  - Definition: längsverlaufende Schleimhautrisse im Ösophagus-Kardia-Bereich bei anhaltendem Erbrechen
- Tumoren

8.4.2 Entzündungen

Chronische Gastritis

Formen

- Typ-A-Gastritis: Autoimmungastritis des Fundus und Corpus
- Typ-B-Gastritis: durch Helicobacter pylori verursachte Antrumgastritis
- Typ-C-Gastritis: chemisch bedingte disseminierte Gastritis

Typ-A-Gastritis

Pathogenese

- Antikörperbildung gegen Belegzellen und intrinsic factor → Schwund der Belegzellen → Anazidität → gesteigerte Gastrinausschüttung (Hypergastrinämie) → Hyperplasie der ECL-Zellen und Induktion einer Mikrokarzinoidose

Allgemein

- Macht etwa 5 % aller chronischen Gastritiden aus

Komplikation

- Megaloblastäre Anämie

8.4.3 Hyperplasien

Formen

- Foveoläre Hyperplasie
- Glanduläre Hyperplasie

Spezielle Pathologie

Foveoläre Hyperplasie

Ätiologie

- Chronische Gastritis
- Morbus Ménétrier (Riesenfaltengastritis)

Allgemein

- Entsteht durch Epithelhyperplasie in den Magengrübchen

Glanduläre Hyperplasie

Ätiologie

- Zollinger-Ellison-Syndrom
  - Definition: Erkrankung durch gastrin-produzierenden Tumor des Pankreas oder seltener der Duodenalwand
  - Pathogenese: permanente Gastrinstimulation → glanduläre Hyperplasie der Magenschleimhaut d. h. Vermehrung der Haupt- und Belegzellen und verkürzte Foveolae
  - Symptomatik: rezidivierende Ulcera

8.4.4 Tumoren

Magenkarzinom

Epidemiologie

- Männer häufiger als Frauen betroffen

Allgemein

- Lokalisation: bevorzugt Antrum und Pylorus

Histologie

- Meist Adenokarzinome

Risikofaktoren

- Chronisch-atrophische Typ-A-Gastritis
- Morbus Ménétrier
- Magenpolypen
- Zustand nach Billroth II-Magenresektion

⚠ Magendivertikel sind kein Risikofaktor für das Magenkarzinom.

8.5 Duodenum, Dünndarm

8.5.1 Entzündungen

Morbus Crohn

Definition

- Chronisch-entzündliche Darmerkrankung, die diskontinuierlich segmental den ganzen Gastrointestinaltrakt befallen kann

Befunde

- Makroskopisch
  - Ödem der Schleimhaut
  - Kopfsteinpflastermuster der inneren Darmoberfläche mit diskontinuierlichen, fissuralen Ulcerationen
  - Regionäre Lymphknotenschwellungen
- Mikroskopisch
  - Transmurale Entzündung (betrifft alle Wandschichten)
  - Epitheloidzellige Granulome

Komplikationen

- Fistelbildung
- Narbige Darmstenosen

Typhus abdominalis

Erreger

- Salmonella typhi und Salmonella paratyphi

Befund

- Längsverlaufende Nekrosen und Ulcerationen im lymphatischen Gewebe des Ileum

 Typhus abdominalis: Darmstenosen sind keine häufige Komplikation.

Morbus Whipple

Ätiologie

- Bakterielle Infektion mit Tropheryma whippelii

Symptomatik

- Malassimilation → Diarrhö → Gewichtsverlust
- Polyarthritis mit Arthralgien
- Fieber

Verdauungstrakt

Befund

- Vergrößerung der mesenterialen Lymphknoten

Diagnostik

- Dünndarmbiopsie: histologischer Nachweis von PAS-positiven Einschlüssen in Makrophagen, die sich elektronenmikroskopisch als Bakterien und Bakterientrümmer darstellen

Therapie

- Antibiotika

Prognose

- Falls keine antibiotische Therapie erfolgt: ungünstig

⚠ Morbus Whipple: Risiko für eine maligne Erkrankung steigt nicht

8.5.2 Malabsorption

Einheimische Sprue (Zöliakie)

Ätiologie

- Glutenunverträglichkeit

Histologie

- Zottenatrophie und Kryptenverlängerung der Dünndarmschleimhaut

Symptomatik

- Malabsorption
- Steatorrhoe

8.5.3 Tumoren

Allgemein

- Insgesamt sind Dünndarmtumoren selten
- Meist benigne Tumoren

Myom

Befund

- Makroskopisch
  - Rundlicher, glatter, scharf begrenzter Tumor

Komplikation

- Blutung

Karzinoid

Definition

- Semimaligner, serotoninproduzierender Tumor des diffusen endokrinen Zellsystems (APUD-System)

Allgemein

- Lokalisation
  - Appendix (häufigste Lokalisation)
  - Dünndarm
  - Dickdarm
  - Bronchialbaum

Histologie

- Trabekulärer oder alveolärer Aufbau

Metastasierung

- Hämatogen in die Leber

8.6 Dickdarm, Appendix

8.6.1 Entzündungen

Amöbenruhr

Erreger

- Entamoeba histolytica

Allgemein

- Übertragung erfolgt meist durch kontaminierte Nahrungsmittel oder Trinkwasser

Befund

- Diffuse Schleimhautrötung
- Flaschenförmige Kolonulcerationen mit unterminierten Rändern

Symptomatik

- Blutig, schleimige Diarrhö

Komplikation

- Leberabszess

Diagnostik

- Biopsie: Nachweis der PAS-positiven, rundlichen, unregelmäßigen Erreger

Spezielle Pathologie

Darmmanifestationen bei HIV-Infektion

Formen

- Kryptosporidien-Infektion → Diarrhö
- Zytomegalievirus-Infektion → Ulzerationen

Colitis ulcerosa

Definition

- Chronisch entzündliche Darmerkrankung, unklarer Ätiologie, die typischerweise nur die Schleimhaut betrifft, meist im Rektum beginnt und sich kontinuierlich nach proximal ausdehnt

Komplikationen

- Darmstenose
- Maligne Entartung

Siehe außerdem Innere Medizin, Kapitel 4.4.3 und Chirurgie, Kapitel 22.3

8.6.2 Tumoren und tumorartige Veränderungen

Adenome

Allgemein

- Maligne Entartung möglich, Risiko abhängig von Größe
- Treten gestielt oder breitbasig auf

Formen

- Tubuläre Adenome
  - Machen 70% aller Adenome aus
  - Geringstes Entartungsrisiko
- Tubovillöse Adenome
  - Machen 20% aller Adenome aus
- Villöse Adenome
  - Machen 10% aller Adenome aus
  - Höchstes Entartungsrisiko

Familiäre Polyposis coli (Familiäre Adenomatosis coli)

Definition

- Autosomal-dominant vererbte, obligate Präkanzerose, bei der das gesamte Kolon mit tubulären und villösen Adenomen übersät ist

Symptomatik

- Blutige, schleimige Stühle
- Symptome manifestieren sich meist im 2. – 3. Lebensjahrzehnt

Kolonkarzinom

Histologie

- Meist Adenokarzinome

Risikofaktoren

- Adenome
- Colitis ulcerosa

Siehe Innere Medizin, Kapitel 4.4.7

8.7 Pankreas

8.7.1 Konnatale und hereditäre Erkrankungen

Mukoviszidose

Ätiologie

- Autosomal-rezessive Erbkrankheit

Pathogenese

- Bildung zäher Schleimsekrete in allen exokrinen Drüsen

Allgemein

- Manifestation vorwiegend in Lunge, Pankreas und ableitenden Gallenwegen

Komplikationen

- Mekoniumileus
- Zystische Pankreasfibrose → exogene Pankreasinsuffizienz → Maldigestion
- Gallengangsausweitungen der Leber mit chronischen Entzündungen und Fibrosen
- Biliäre Leberzirrhose
- Chronisch-obstruktive Bronchitis
- Bronchiektasen mit rezidivierenden Bronchopneumonien
- Sterilität bei Männern

Diagnostik

- Erhöhter Kochsalzgehalt des Schweißes

Prognose

- Mittlere Lebenserwartung bei Frauen 25 Jahre, bei Männern 30 Jahre

8.7.2 Tumoren

Pankreaskarzinom

Allgemein

- Lokalisation: meist Pankreaskopf betroffen

Histologie

- Meist Adenokarzinome

Komplikation

- Venenthrombose

Prognose

- Ungünstig

8.8 Leber

8.8.1 Stauungsleber

Ätiologie

- Konstriktive Perikarditis
- Rechtsherzversagen
- Endophlebitis hepatica obliterans
- Budd-Chiari-Syndrom

Budd-Chiari-Syndrom

Ätiologie

- Akuter Verschluss der Lebervenen (Vv. hepaticae) durch Thromben, Tumorkompression

Symptomatik

- Oberbauchschmerzen
- Aszites
- Ikterus

Befund

- Makroskopisch
  - Massiv gestaute, blutreiche Leber
  - Thrombusnachweis in einer Lebervene

8.8.2 Pigmentspeicherungen

Morbus Wilson

Ätiologie

- Autosomal-rezessive Erbkrankheit

Pathogenese

- Coeruloplasmin-Mangel (→ erniedrigte Konzentration des gebundenen Kupfers) → verminderte hepatobiliäre Kupferausscheidung

Symptomatik

- Kayser-Fleischer-Kornealringe
- Leberzirrhose

⚠ Morbus Wilson: verursacht keine dissoziierten Empfindungsstörungen

8.8.3 Entzündungen

Alkoholtoxische Hepatitis

Allgemein

- Bei Abstinenz vollständig reversibel

Histologie

- Zytolytische Leberzellnekrosen
- Zentrolobulär, hydropisch degenerierte Hepatozyten
- Alkoholisches intrazelluläres Hyalin (Mallory-Bodies)
- Zentrolobuläres, zellarmes, perizelluläres Faserwerk (sog. Maschendrahtfibrose)
- Granulozytäre Infiltration

Komplikation

- Leberzirrhose

8.8.4 Leberzirrhose

Ätiologie

- Chronische Hepatitis
- Primär biliäre Zirrhose
- Stoffwechselkrankheiten
  - Hämochromatose → Diagnose: Leberbiopsie und Berliner-Blau-Färbung
  - Morbus Wilson
  - Alpha-1-Antitrypsin-Mangel

Spezielle Pathologie

Symptomatik

- Ikterus (siehe Innere Medizin, Kapitel 4.5.2)

Befund

- Mikroskopisch: Zerstörung der Läppchen- und Gefäßstruktur → Ausbildung von Pseudolobuli
- Makroskopisch: knotige Leberoberfläche

Diagnostik

- Blutbild: Panhämozytopenie
- Serumelektrophorese
  - Hypalbuminämie
  - Gammaglobulinvermehrung
- Sonographie

Primär biliäre Zirrhose

Pathogenese

- Endstadium der chronischen, nichteitrigen, destruierenden Cholangitis

Epidemiologie

- Bevorzugt Frauen betroffen

Histologie

- Lymphozytäre Infiltration
- Destruktion von Gallengangsepithelien
- Kupferablagerungen in den Hepatozyten
- Epitheloidzellige Granulome
- Cholestase

Symptomatik

- Ikterus und Juckreiz

Diagnostik

- Labor: Nachweis antimitochondrialer Antikörper

8.9 Extrahepatische Gallenwege und Gallenblase

8.9.1 Entzündungen

Chronische-nichteitrige, destruierende Cholangitis

Ätiologie

- Autoimmunerkrankung unklarer Genese

Histologie

- Gallengangsläsionen mit Invasion des Gallengangepithels durch Lymphozyten
- Epitheloidzellige Granulome in Nachbarschaft der portalen Gallengänge

Komplikation

- Primär biliäre Zirrhose

8.9.2 Cholezystolithiasis

Komplikationen

- Akute Cholezystitis
- Chronische Cholezystitis → Porzellangallenblase
- Gallenblasenwandperforation → Peritonitis
- Akuter Steinileus

8.9.3 Tumoren

Gallenblasenkarzinom

Epidemiologie

- Frauen etwa 4 x häufiger betroffen als Männer

Histologie

- Vorwiegend Adenokarzinome

Risikofaktor

- Cholezystolithiasis

Metastasierung

- Per continuitatem: neigt zur direkten Invasion der Leber
- Lymphogen in Lymphknoten am Gallenblasenhals und an der Leberpforte

9 Peritoneum

9.1 Veränderungen des Bauchhöhleninhaltes

9.1.1 Entzündungen

Peritonitis

Ätiologie

- Akute Pankreatitis
- Ileus
- Phlegmonöse Cholezystitis
- Ulzeriertes Kolonkarzinom

9.1.2 Tumoren

Pseudomyxoma peritonei

Definition

- Ansammlung gallertiger Massen in der Bauchhöhle

Ätiologie

- Rupturiertes muzinöses Ovarialkystom
- Rupturierte Mukozele der Appendix

10 Endokrine Organe

10.1 Schilddrüse

10.1.1 Enzündungen

Thyreoiditis

Formen

- Subakute Thyreoiditis de Quervain
  - Histologie: vermehrt Riesenzellen
- Chronisch lymphozytäre Thyreoiditis (Thyreoiditis Hashimoto)
- Thyreoiditis Riedel (sog. eisenharte Struma Riedel)
  - Symptomatik: Übergreifen auf benachbarte Muskulatur, Bindegewebe und Gefäße

10.1.2 Tumoren

Schilddrüsenkarzinom (Struma maligna)

Formen

- Papilläres Karzinom (häufigste Form)
  - Epidemiologie: Häufigkeitsgipfel zwischen 45. und 50. Lebensjahr
  - Histologie: Psammomkörperchen
  - Metastasierung: bevorzugt lymphogen, selten hämatogen
  - Prognose: günstig
- Follikuläres Karzinom
  - Allgemein: kann so hochdifferenziert sein, dass es erst durch Gefäßinvasion erkannt wird
- Anaplastisches Karzinom
- Medulläres Karzinom
  - Pathogenese: Entartung Calcitonin-produzierender C-Zellen

10.2 Nebennierenrinde

10.2.1 Conn-Syndrom

Ätiologie

- Nebennierenrindenadenom der Zona glomerulosa

Symptomatik

- Hypernatriämie
- Hypokaliämie
- Metabolische Alkalose

11 Nieren

11.1 Fehlbildungen

Polyzystische Nierendegeneration (Zystennieren des Erwachsenen)

Ätiologie

- Autosomal-dominante Erbkrankheit

Allgemein

- Treten gehäuft mit Hirnbasisarterienaneurysmen auf

Komplikationen

- Pyelonephritis
- Leber- und Pankreaszysten

11.2 Kreislaufstörungen

Schockniere

Histologie

- Tubulusepithelnekrosen
- Interstitielles Ödem
- Blutzellvorstufen in Markkapillaren

11.3 Entzündungen

11.3.1 Glomerulonephritis
Siehe Innere Medizin, Kapitel 6.2.3

11.3.2 Nierentuberkulose

Erreger

- Mycobacterium tuberculosis

Symptomatik

- Pollakisurie
- Hämaturie

Befund

- Makroskopisch: disseminierte Herde, z. T. mit zentraler Verkäsung

Diagnostik

- Urinanalyse
  - Leukozyturie ohne Bakteriennachweis
  - Mykobakteriennachweis mikroskopisch (Ziehl-Neelsen-Färbung) und kulturell
- Röntgenkontrastmitteldarstellung: Fehlen und Verplumpungen der Kelche

11.3.3 Analgetika-Nephropathie

Pathogenese

- Durch Analgetikaabusus hervorgerufene, chronisch-interstitielle Nephritis →
  - Fortschreitende Fibrose
  - Atrophie der Tubuli
  - Kapillarsklerose
  - Papillennekrosen

Komplikation

- Urothelkarzinom

⚠ Analgetika-Nephropathie: Nierenamyloidose ist keine Komplikation

11.4 Nephrotisches Syndrom

Ätiologie

- Glomerulonephritis
- Amyloidose
- Interstitielle Nephritis z. B. nach Einnahme von nichtsteroidalen Antiphlogistika

Symptomatik

- Proteinurie über 3,5 g/d
- Hypoproteinämie
- Ödeme
- Hyperlipidämie

11.5 Sekundäre Nephropathien

11.5.1 Nephrokalzinose

Definition

- Ablagerung von Kalziumsalzen in der Niere

Ätiologie

- Hyperparathyreoidismus
- Tumoren
  - Plasmozytom
  - Knochenmetastasen
- Vitamin D-Überdosierung

Formen

- Dystrophische Nephrokalzinose
- Metastatische Nephrokalzinose

11.6 Tumoren

11.6.1 Gutartige Tumoren

Formen

- Adenom
- Onkozytom
  - Prognose: sehr günstig

11.6.2 Maligne Tumoren

Nierenzellkarzinom (Hypernephrom)

Histologie

- Adenokarzinom
- Besteht aus Epithelien mit einem an Glykogen und Lipiden reichen Zytoplasma → Nachweis auffallend heller Zellen

Metastasierung

- Einbrechen in Nierenvenen → frühzeitige hämatogene Metastasierung in Lunge und Knochen
- Späte lymphogene Metastasierung

12 Ableitende Harnwege

12.1 Entzündungen

Urozystitis bei Bilharziose

Symptomatik

- Hämaturie

Komplikationen

- Chronische Zystitis → Schrumpfblase und Blasenhalsobstruktion
- Blasensteine
- Harnleiterstenose
- Plattenepithelkarzinom der Harnblase

Diagnostik

- Biospie: Nachweis von Wurmeiern, die von einem entzündlichen Infiltrat umgeben sind

12.2 Tumoren

Harnblasenkarzinom

Allgemein

- Kann sich aus einem Papillom entwickeln
- Multilokuläres Auftreten möglich

Histologie

- In 90% der Fälle Urothelkarzinom (Übergangszellkarzinom)

Symptomatik

- Schmerzlose Makrohämaturie

13 Männliche Geschlechtsorgane

13.1 Prostata

13.1.1 Entzündungen

Unspezifische granulomatöse Prostatitis

Pathogenese

- Möglicherweise Übertritt von Postatasekret in das Stroma

Epidemiologie

- Bevorzugt ältere Männer betroffen

Histologie

- Knötchenartige Herde aus Histiozyten, Lymphozyten, Plasmazellen und mehrkernigen Riesenzellen nachweisbar

13.1.2 Benigne noduläre Prostatahyperplasie

Allgemein

- Geht von der Innendrüse aus

Komplikationen

- Balkenharnblase
- Begünstigt Infektionen der Harnwege und der Niere

 Die benigne noduläre Prostatahyperplasie steht in keinem Zusammenhang mit dem Prostatakarzinom.

13.1.3 Prostatakarzinom

Epidemiologie

- Bei über 70 Jährigen häufigster maligner Tumor

Histologie

- Meist Adenokarzinom der Außendrüse Siehe außerdem Urologie, Kapitel 7.7.2

13.2 Hoden und Nebenhoden

13.2.1 Entzündungen

Orchitis

Formen

- Eitrige Orchitis
- Begleitorchitis z. B. bei Mumps
- Granulomatöse Orchitis
  - Ätiologie: unspezifische Orchitis

  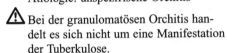 Bei der granulomatösen Orchitis handelt es sich nicht um eine Manifestation der Tuberkulose.
  - Epidemiologie: bevorzugt Männer zwischen 50. und 60. Lebensjahr betroffen
  - Histologie: lymphozytäres bzw. granulozytäres Entzündungsinfiltrat, Granulome

13.2.2 Tumoren

Maligne Hodentumoren

Epidemiologie

- Bei Männern zwischen 20 und 34 Jahren, häufigste maligne Erkrankung

Formen

- Keimzelltumoren (95 % der Fälle)
  - Seminome
  - Nichtseminome, wie z. B. Teratokarzinom, Chorionkarzinom, Embryonales Karzinom
- Stromatumoren
  - Leydig-Zell-Tumor
  - Sertoli-Zell-Tumor

Diagnostik

- Tumormarker
  - Alpha-Fetoprotein (AFP): Erhöhung u.a. bei Teratokarzinom
  - Humanes Choriongonadotropin (HCG): Erhöhung u. a. bei malignem trophoblastischem Hodenteratom und Chorionkarzinom

Seminom

Epidemiologie

- Altersgipfel zwischen 30. und 50. Lebensjahr

Allgemein
- Makroskopisch relativ homogener, grauweißer Tumor
- Sehr strahlensensibel

Histologie
- Lymphozytäre Stromareaktion

⚠ Das Seminom des Mannes entspricht histologisch dem ovariellen Dysgerminom der Frau.

Prognose
- Beste Prognose aller Hodentumoren

Adenomatoidtumor

Allgemein
- Gutartiger Tumor
- Häufigster Tumor des Nebenhodens

14 Weibliche Geschlechtsorgane

14.1 Ovar

14.1.1 Tumoren und tumorartige Veränderungen

Ovarialzysten

Formen

- Follikelzysten
- Polyzystisches Ovar
  - Befund: verdickte Tunica albuginea
- Corpus luteum-Zysten
- Endometriosezysten
  - Allgemein: durch Einblutungen entstehen sog. Schokoladenzysten

Ovarialtumoren

Formen

- Epitheliale Tumoren
  - Muzinöses Zystadenom: ein- oder beidseitiger benigner Tumor, der bis zu 50 cm groß werden kann
  - Seröses Zystadenokarzinom (häufigster maligner Ovarialtumor)
- Tumoren des sexuell nicht differenzierten gonadalen Stromas
- Tumoren des sexuell differenzierten gonadalen Stromas
  - Granulosazelltumor: produziert Östrogene
  - Thekom: produziert Östrogene
- Keimzelltumoren
  - Dysgerminom
  - Teratom: leitet sich von den 3 Keimblättern ab, kann unterschiedliche Differenzierungsgrade zeigen

  ⚠ Beispiel: Eine Struma ovarii ist ein differenziertes Teratom, das überwiegend aus Schilddrüsengewebe besteht.
  - Chorionkarzinom: produziert HCG
- Metastasen
  - Krukenberg-Tumor: meist beidseitige Siegelringzell-Karzinom-Metastase eines meist aus dem Gastrointestinaltrakt (häufig bei Magenkarzinom) stammenden Primärtumores

14.2 Zervix uteri

14.2.1 Gutartige Tumoren

Zervixpolyp

Symptomatik

- Meist asymptomatisch, selten Blutungen

Komplikation

- Maligne Entartung (sehr selten)

Therapie

- Operative Entfernung

14.3 Endometrium

14.3.1 Tumorartige Veränderungen

Glandulär-zystische Hyperplasie

Ätiologie

- Östrogenstimulation bei
  - Follikelpersistenz
  - Östrogenproduzierende Tumoren wie Granulosa- oder Thekazelltumoren

Epidemiologie

- Auftreten häufig im Klimakterium

Allgemein

- Maligne Entartung ist selten

Befund

- Endometrium polypös verdickt
- Zystische Ausweitung der Drüsen

Atypische adenomatöse Endometriumhyperplasie

Ätiologie

- Lang anhaltende unphysiologische Östrogenstimulation

Komplikation

- Endometriumkarzinom (meist Adenokarzinome)

14.4 Myometrium

14.4.1 Gutartige Tumoren

Leiomyom

Definition

- Gutartiger Tumor aus glatten Muskelfasern

Befund

- Glatt begrenzter, rundlicher Tumor
- Neigt zu regressiven Veränderungen

14.5 Vagina

14.5.1 Bösartige Tumoren

Vaginalkarzinom

Histologie

- Plattenepithelkarzinom

14.6 Mamma

14.6.1 Tumoren

Fibroadenom

Allgemein

- Häufigster benigner Tumor der Mamma
- Entartet praktisch nie maligne

Histologie

- „Hirschgeweihartige" Gangstrukturen mit enger Lichtung

Mammakarzinom

Allgemein

- Tritt familiär gehäuft auf
- Auftreten beim Mann ist selten
- Exprimiert teilweise Östrogen- und/oder Progesteronrezeptoren

Histologie

- Komedokarzinom: intraduktales Wachstum mit zentraler Nekrose

Siehe außerdem Gynäkologie, Kapitel 9.2.5

15 Pathologie der Schwangerschaft

15.1 Plazenta

15.1.1 Tumoren und tumorartige Veränderungen

Blasenmole

Definition

- Partielle oder komplette hydropisch-ödematöse Degeneration der Chorionzotten der Plazenta unter Umwandlung in traubenartige, mit Flüssigkeit gefüllte Bläschen, bei gleichzeitiger Proliferation des Zyto- und Synzytiotrophoblasten

Allgemein

- Produziert HCG

Histologie

- Ödem des Zottenstromas
- Hyperplasie des Zyto- und Synzytiotrophoblasten (häufig Kernatypien)
- Invasion des Myometriums durch Trophoblastenzellen

Symptomatik

- Uterusvergrößerung
- Uterine Blutungen

Komplikation

- Übergang in destruierende Blasenmole

Chorionkarzinom der Plazenta

Ätiologie

- Maligne Entartung einer Blasenmole (in 50 % der Fälle)
- Fehlgeburt

Histologie

- Nekrosen
- Mehrkernige Riesenzellen: Nachweis ist obligat

Metastasierung

- Hämatogen in Lunge und Gehirn

15.2 Störungen der Differenzierung und des Wachstums

15.2.1 Fetopathie

Definition

- Pränatale Erkrankung während der Fetalperiode (Anfang der 9. SSW bis zur Geburt), mit der Folge einer intrauterinen Entwicklungsstörung des ungeborenen Kindes nach abgeschlossener Organogenese

Ätiologie

- Intrauterine Infektionen
- Blutgruppenunverträglichkeit zwischen Mutter und Kind

Symptomatik

- Schwere ZNS-Schäden
- Wachstumsstörungen

16 Knochenmark

16.1 Erythropoetisches System

16.1.1 Anämien

Perniziöse Anämie

Pathogenese

- Antikörperbildung gegen Belegzellen und/oder intrinsic factor → Vitamin B_{12}-Mangel → megaloblastäre Anämie

Diagnostik

- Blutbild
  - Megaloblastäre, hyperchrome Anämie
  - Panzytopenie möglich
- ⚠ Perniziöse Anämie: keine Vermehrung der Retikulozyten im Blut
- Knochenmarkbiopsie: starke Hyperplasie der Erythropoese

Angeborene Kugelzellanämie (Hereditäre Sphärozytose)

Pathogenese

- Zellmembrandefekt → verminderte osmotische Resistenz der Erythrozyten → Hämolyse → hyperplastisches Knochenmark durch gesteigerte Erythropoese

Symptomatik

- Anämie und/oder Ikterus im Kindesalter
- Splenomegalie

Komplikationen

- Aplastische Krisen durch Infektionen ausgelöst
- Gallenkoliken durch Cholezystolithiasis (Hämolyse → Bilirubinsteine)

Diagnostik

- Blutbild: mikrozytäre Anämie (→ Erythrozytendurchmesser vermindert)

Therapie

- Splenektomie

⚠ Nach Splenektomie: Auftreten von Howell-Jolly-Körperchen in Erythrozyten

16.2 Bildungsstörungen

Siehe Innere Medizin, Kapitel 2.4

16.2.1 Leukämien

Komplikationen

- Infektionen
- Blutungsneigung
- Intrakranielle Beteiligung
  - Massenblutung
  - Purpura cerebri
  - Befall der Meningen

Akute myeloische Leukämie (AML)

Diagnostik

- Blutausstrich: Auer-Stäbchen (Abbauprodukte lysosomaler Herkunft) → beweisend für AML

Chronisch lymphatische Leukämie (CLL)

Definition

- Non-Hodgkin-Lymphom vom niedrigen Malignitätsgrad

Allgemein

- Geht in 97 % der Fälle von B-Zellen aus

Symptomatik

- Mäßig ausgeprägte Splenomegalie
- Generalisierte Lymphknotenschwellung
- Hepatomegalie durch Infiltration der periportalen Felder (Glisson-Dreiecke)

Komplikation

- Infektanfälligkeit: häufigste Todesursache

Diagnostik

- Blutbild: starke Leukozytose mit hohem Lymphozytenanteil
- Blutausstrich
  - Gumprecht-Kernschatten
  - Lymphozyten und Prolymphozyten
- Knochenmarkbiopsie: Infiltration durch kleine, lymphoide Zellen

16.3 Pathologie der Erkrankungen aller drei Marksysteme

16.3.1 Chronisch myeloproliferative Erkrankungen

Formen

- Chronisch myeloische Leukämie (CML)
    - Diagnostik
        Labor: erniedrigter Index der alkalischen Leukozytenphosphatase (ALP) und Nachweis des Philadelphia-Chromosoms
- Polycythaemia vera
- Essenzielle Thrombozythämie
- Osteomyelofibrose (Osteomyelosklerose)

Polycythemia vera

Diagnostik

- Labor
    - Erniedrigter Erythropoetinspiegel
    - Erhöhter Index der alkalischen Leukozytenphosphatase
- Blutbild
    - Vermehrung der Erythrozyten
    - Leukozytose
    - Thrombozytose
- Knochmarkbiospie: kombinierte granulopoetische, erythropoetische und megakaryozytäre Hyperplasie des Knochenmarks

Differentialdiagnose

- Polyglobulie
    - Definition: Vermehrung der Erythrozyten im Blut unterschiedlicher Genese

Osteomyelofibrose

Symptomatik

- Splenomegalie
- Anämie

Diagnostik

- Labor: erhöhter Index der alkalischen Leukozytenphosphatase (ALP)
- Blutbild: leukoerythroblastisch, d. h. Ausschwemmung unreifer Vorstufen
- Knochenmarkbiopsie: enthält reichlich Fibroblasten

16.4 Plasmozytom

Epidemiologie

- Häufigkeitsgipfel um das 60. Lebensjahr

Allgemein

- Plasmozytomzellen bilden Paraproteine
- Bewirken indirekt Fremdkörperreaktion in der Niere
- Lokalisation: befällt meist Knochenmark, extramedulläre Plasmozytome sind selten

Symptomatik

- Rückenschmerzen
- Osteolysen

Diagnostik

- Labor
    - BSG stark erhöht
    - Hyperkalzämie
- Blutbild: Panzytopenie
- Serumelektrophorese: Peak im Bereich der γ-Globuline
- Urinanalyse: Bence-Jones-Proteinurie

17 Lymphknoten

17.1 Reaktive Lymphknotenveränderungen

Formen

- Unspezifische Lymphadenitis
  - Follikuläre lymphatische Hyperplasie: bei Produktion humeraler Antikörper durch Plasmazellen
  - Bunte Pulpahyperplasie z. B. bei Epstein-Barr-Virusinfektion oder anderen Virusinfektionen
  - Sinushistiozytose
- Epitheloidzellige Lymphadenitis
  - Ätiologie: Toxoplasmose, Sarkoidose, Morbus Crohn, Tuberkulose
- Retikulär-abszedierende Lymphadenitis
  - Ätiologie: Infektion mit Yersinia pseudotuberculosis, Lymphogranuloa inguinale, Tularämie, Katzenkratzkrankheit

17.2 Maligne Lymphome

17.2.1 Morbus Hodgkin (Lymphogranulomatose)

Einteilung nach R.E.A.L.-Klassifikation

- Lymphozytenprädominanter Morbus Hodgkin
- Klassischer Morbus Hodgkin
  - Lymphozyten-reicher Typ: günstige Prognose
  - Lymphozyten-armer Typ
  - Nodulär-sklerosierender Typ (Lokalisation: geht überwiegend vom Mediastinum aus)
  - Mischzelliger Typ

Allgemein

- Hodgkin- und Reed-Sternberg-Zellen machen insgesamt nur 1 % aller Zellen aus

Symptomatik

- Lymphknotenschwellung, häufig zervikal
- B-Symptomatik

Diagnostik

- Biopsie: histologischer Nachweis der Reed-Sternberg-Zellen
- Blutbild: Eosinophilie und Lymphozytopenie

17.2.2 Non-Hodgkin-Lymphome

Zentrozytisch-zentroblastisches Lymphom (Follikuläres Lymphom)

Epidemiologie

- Häufigkeitsgipfel um 55. Lebensjahr

Allgemein

- B-Zell-Non-Hodgkin-Lymphom vom niedrigen Malignitätsgrad → beste Prognose aller Non-Hodgkin-Lymphome
- Lokalisation: bevorzugt zervikale, inguinale Lymphknoten und Knochenmark

Histologie

- Tumorzellen ähneln normalen Sekundärfollikelzellen

Burkitt-Lymphom

Definition

- Hochmalignes B-Zell Non-Hodgkin-Lymphom

Histologie

- „Sternhimmelbild" (zahlreiche Kerntrümmermakrophagen)

Haarzell-Leukämie

Definition

- Non-Hodgkin-Lymphom vom niedrigen Malignitätsgrad, ohne starke Ausschwemmung der Tumorzellen

Symptomatik

- Massive Splenomegalie, oft mit Hypersplenismus
- Fibrose des Knochenmarks durch Infiltration

⚠ Haarzell-Leukämie: Lymphknoten sind kaum vergrößert

Diagnostik
- Labor: Nachweis der tatraresistenten sauren Phosphatase

Therapie
- Alpha-Interferon

Mycosis fungoides

Definition
- Kutanes T-Zell-Lymphom unklarer Genese

MALT-Lymphome

Allgemein
- Lokalisation: bevorzugt Magen

Histologie
- Meist B-Zell-Lymphome vom niedrigen Malignitätsgrad

17.3 Proliferative Erkrankungen des retikulohistiozytären Systems

Langerhans-Zell-Histiozytose (alte Bezeichnung: Histiozytosis X)

Formen
- Eosinophiles Granulom
- Abt-Letterer-Siwe-Krankheit
- Hand-Schüller-Christian-Krankheit

Diagnostik
- Gemeinsamkeit aller Formen: Langerhanszell-Granula

18 Milz

18.1 Störungen der Funktion

Idiopathische thrombozytopenische Purpura (ITP)

Definition

- Isolierte Thrombozytopenie infolge verkürzter Thrombozytenlebensdauer durch antithrombozytäre Autoantikörper

Allgemein

- Hauptabbauort der Thrombozyten ist die Milz

Therapie

- Glukokortikoide, z. B. Prednison 1–2 mg/kg KG
- Splenektomie

18.2 Kreislaufstörungen

Milzstauung

Ätiologie

- Pfortaderthrombose
- Leberzirrhose
- Rechtsherzinsuffizienz z. B. bei Pulmonalstenose

Histologie

- Gandy-Gamna-Körperchen

18.3 Splenomegalie

Ätiologie

- Kugelzellanämie (Hereditäre Sphärozytose)
- Polycythaemia vera
- Chronisch myeloische Leukämie → meist hochgradige Splenomegalie (>1000g)
- Osteomyelosklerose → meist hochgradige Splenomegalie (>1000g)
- Infektiöse Mononukleose
- Leberzirrhose
- Amyloidose
- Morbus Gaucher → Splenomegalie durch histiozytäre Glukozerebrosidspeicherung bedingt

⚠ Eine homozygote Sichelzellanämie führt nicht zu einer Splenomegalie, sondern über multiple Milzinfarkte zur Milzschrumpfung.

19 Skelettmuskulatur

19.1 Entzündliche Muskelerkrankungen

Entzündliche Infiltration der Muskulatur

Ätiologie

- Dermatomyositis
- Panarteriitis nodosa
- Myasthenia gravis
- Sepsis

⚠ Bei Dermatomyositis, Panarteriitis nodosa und Myasthenia gravis liegt vorwiegend eine lymphozytäre Infiltration vor.

20 Bindegewebskrankheiten

20.1 Tumoren

Rhabdomyosarkom

Definition

- Seltener, bösartiger, von der quergestreiften Muskulatur ausgehender Tumor

Epidemiologie

- Bevorzugt Kinder und Jugendliche betroffen

21 Knorpel und Knochen

21.1 Arthropathien bei Stoffwechselerkrankungen

Ochronose

Definition

- Schwärzliche Pigmentablagerung in Gelenkknorpel, Sehnen und Arterienintima

Ätiologie

- Alkaptonurie
- Längere Phenolzufuhr

21.2 Mineralisationsstörungen

Osteomalazie

Ätiologie

- Vitamin D-Mangel
- Phosphatstoffwechselstörungen

Histologie

- Spongiosabälkchen weisen unmineralisierte Osteoidsäume auf
- Looser-Umbauzonen

21.3 Sklerosierende Osteopathien

Ostitis deformans Paget

Ätiologie

- Ungeklärt

Pathogenese

- Abnorm gesteigerter Knochenab- und -anbau, unter Bildung eines mechanisch minderwertigen Geflechtknochens

Symptomatik

- Zunahme des Kopfumfanges („der Hut passt nicht mehr")
- Spontanfrakturen
- Knochenschmerzen

Therapie

- Calcitonin
- Bisphosphonate
- Symptomatische Behandlung

21.4 Tumoren

21.4.1 Benigne Tumoren

Juvenile Knochenzyste

Symptomatik

- Meist asymptomatisch, selten Spontanfrakturen

⚠ Juvenile Knochenzyste: entartet nicht maligne

Nichtossifizierendes Fibrom

Allgemein

- Lokalisation: Metaphyse langer Röhrenknochen, häufig Tibia

Symptomatik

- Spontanfraktur

Osteoid-Osteom

Symptomatik

- Schmerzen, besonders nachts, die auf Salicylate ansprechen

Diagnostik

- Röntgenaufnahme: Aufhellungszone mit zentraler und perifokaler Knochenverdichtung (Nidus)

21.4.2 Maligne Tumoren

Osteoklastom (Riesenzelltumor)

Epidemiologie

- Häufigkeitsgipfel zwischen 20. und 30. Lebensjahr

Allgemein

- Potentiell maligner, osteolytischer Knochentumor
- Rezidivfreudig
- Lokalisation: Epiphyse

⚠ Osteoklastom: Neben dem Chondroblastom der einzige Knochentumor, der in der Epiphyse lokalisiert ist.

Komplikation

- Übergang in ein Osteosarkom

Ewing-Sarkom

Pathogenese

- Entartung unausgereifter Retikulumzellen des Knochenmarks

Epidemiologie

- Bevorzugt Kinder und Jungendliche in der Pubertät betroffen

Allgemein

- Lokalisation: bevorzugt Diaphyse der langen Röhrenknochen betroffen
- Strahlensensibel

Histologie

- Aufbau aus kleinen, undifferenzierten Zellen
- Chromatindichte Kerne
- Reaktive, schalenförmige Neubildung

Komplikationen

- Zerstörung der Kortikalis
- Infiltration des periossären Binde- und Muskelgewebes

Metastasierung

- Frühzeitig hämatogen in Lunge und Knochen

Therapie

- Kombinationstherapie von Operation, Chemotherapie und Radiatio

Osteosarkom

Epidemiologie

- Häufigkeitsgipfel zwischen 10. und 25. Lebensjahr

Allgemein

- Lokalisation: bevorzugt Metaphyse der langen Röhrenknochen (besonders Kniegelenk)

Sonderform

- Paget-Sarkom: in etwa 2% der Fälle einer Ostitis deformans Paget entwickelt sich im höheren Lebensalter ein Osteosarkom

Allgemein

- Bildet Osteoid oder Knochen
- Nicht strahlensensibel
- Führt zu starker periostaler Reaktion

Metastasierung

- Frühzeitig hämatogen in Lunge

Therapie

- Kombination von Operation sowie primärer und postoperativer Chemotherapie

Chondrosarkom

Epidemiologie

- Häufigkeitsgipfel zwischen 50. und 70. Lebensjahr

Allgemein

- Kann aus einem gutartigen Knorpeltumor entstehen
- Kann sekundär verkalken und Knochen bilden
- Lokalisation: bevorzugt Stammskelett und große, stammnahe Knochen

Therapie

- Operative Resektion

⚠ Chondrosarkom: unempfindlich gegenüber Chemotherapie und Radiatio

22 Gelenke

22.1 Degenerative Erkrankungen

Arthrosis deformans

Befunde

- Veränderung der Knorpelgrundsubstanz
- Demaskierung kollagener Fasern
- Knorpelusuren
- Knochenumbau
- Sekundäre granulomatöse Synovialitis

Meniskusdegeneration

Formen

- Fettige Degeneration
- Mukoide Degeneration

22.2 Entzündungen

Rheumatoide Arthritis
Siehe Innere Medizin, Kapitel 7.1.1

Akutes rheumatisches Fieber
Siehe Pädiatrie, Kapitel 9.2.4

23 Sehnen, Sehnenscheiden, Schleimbeutel und Faszien

23.1 Entzündungen

Tendovaginitis chronica stenosans

Ätiologie

- Überanstrengung

Symptomatik

- Symptom des „schnellenden Fingers"

23.2 Tumorartige Veränderungen

Fibromatosen

Formen

- Fasciitis nodularis
  - Allgemein: tumorartige Läsion, die klinisch einen malignen Tumor imitiert
- Morbus Dupuytren
- Desmoide
  - Lokalisation: Bauchwandfaszie

Klinische Pharmakologie
Inhaltsverzeichnis

1. Tag

1 Pharmakotherapie der arteriellen Hypertonie 215
1.1 Dauertherapie der arteriellen Hypertonie 215
1.2 Hypertensive Krise 216
1.3 Hypertonie bei Diabetes mellitus und Asthma bronchiale 216

2 Pharmakotherapie der Kreislaufinsuffizienz 217
2.1 Kardiogener Schock 217

3 Pharmakotherapie der Herzinsuffizienz 218
3.1 Eingesetzte Pharmaka 218
3.2 Akute Herzinsuffizienz 218
    3.2.1 Kardial bedingtes Lungenödem 218

4 Pharmakotherapie von Herzrhythmusstörungen ... 219
4.1 Eingesetzte Pharmaka 219
4.2 Tachykarde Herzrhythmusstörungen 219
4.3 Bradykarde Herzrhythmusstörungen 219

5 Pharmakotherapie der koronaren Herzkrankheit .. 220
5.1 Eingesetzte Pharmaka 220
5.2 Angina pectoris 220
5.3 Myokardinfarkt 220

6 Pharmakotherapie arterieller und venöser Durchblutungsstörungen und Eingriffe ins Gerinnungssystem 222
6.1 Eingesetzte Pharmaka 222

7 Pharmakotherapie von Erkrankungen der Atmungsorgane 223
7.1 Rhinitis 223
7.2 Asthma bronchiale 223
    7.2.1 Anfallsprophylaxe des Asthma bronchiale 223
    7.2.2 Status asthmaticus 224

8 Pharmakotherapie von Erkrankungen des Blutes .. 225
8.1 Eisenmangelanämie 225
8.2 Infekt- und Tumoranämie 225
8.3 Megaloblastäre Anämie 225
8.4 Medikamentöse Knochenmarksschädigung 225

9 Pharmakotherapie von Überempfindlichkeitsreaktionen 226
9.1 Anaphylaktischer Schock 226

10 Pharmakotherapie rheumatischer Erkrankungen und der Gicht 227
10.1 Rheumatisches Fieber 227
10.2 Chronische Polyarthritis (Rheumatoide Arthritis) 227
10.3 Gicht 228
    10.3.1 Akuter Gichtanfall 228
    10.3.2 Intervalltherapie 228
10.4 Osteoporose 228

11 Diabetes mellitus 229

12 Pharmakotherapie von Fettstoffwechselstörungen 230

Klinische Pharmakologie

13 Pharmakotherapie von Erkrankungen der Schilddrüse ... 231

13.1 Euthyreote Struma ... 231
13.2 Hyperthyreose ... 231
13.3 Thyreotoxische Krise ... 231

14 Pharmakotherapie von Störungen im Bereich des Gastrointestinaltraktes ... 232

14.1 Motorische Störungen ... 232
14.2 Magen- und Duodenalulcus ... 232
14.3 Diarrhö ... 232
14.4 Colitis ulcerosa und Morbus Crohn ... 233
14.5 Obstipation ... 233
14.6 Übelkeit und Erbrechen ... 233

15 Pharmakotherapie von Störungen des Wasser- und Elekrolythaushaltes ... 234

15.1 Elektrolytstörungen ... 234
15.1.1 Hyperkaliämie ... 234
15.2 Azidose ... 234
15.3 Alkalose ... 234
15.4 Ödeme ... 234

16 Therapie von Infektionskrankheiten mit antimikrobiellen Substanzen ... 235

16.1 Beta-Laktam-Antibiotika ... 235
16.2 Makrolide ... 235
16.3 Tetrazykline ... 235
16.4 Aminoglykoside ... 236
16.5 Chloramphenicol ... 236
16.6 Metronidazol ... 236
16.7 Cotrimoxazol ... 236
16.8 Therapie der Tuberkulose ... 236
16.9 Infektionen des Gastrointestinaltraktes ... 237
16.10 Pilzerkrankungen ... 237
16.11 Viruserkrankungen ... 237

17 Pharmakotherapie von Tumoren und Therapie mit Immunsuppressiva ... 238

17.1 Allgemeines zur Chemotherapie ... 238
17.2 Chemotherapeutika ... 238
17.3 Therapie mit Immunsuppressiva ... 238

18 Pharmakotherapie von Schmerzen ... 240

18.1 Nichsteroidale Analgetika ... 240
18.2 Opioidanalgetika ... 240
18.3 Therapie der Migräne ... 241

19 Pharmakotherapie von Schlafstörungen ... 242

19.1 Eingesetzte Pharmaka ... 242

20 Pharmakotherapie von Psychosen und Neurosen ... 243

20.1 Schizophrene Psychosen ... 243
20.2 Depressive Syndrome ... 244
20.3 Manien ... 244
20.4 Hypnotika ... 245

21 Pharmakotherapie der Parkinson-Erkrankung ... 246

21.1 Eingesetzte Pharmaka ... 246

22 Pharmakotherapie hirnorganischer Anfallsleiden ... 247

22.1 Eingesetzte Pharmaka ... 247
22.2 Fokale Anfälle ... 247
22.3 Status epilepticus ... 247

23 Therapie von Vergiftungen ... 248

23.1 Beschleunigung der Elimination ... 248
23.2 Symptomatik und Therapie von Vergiftungen mit Arzneimitteln und anderen toxischen Substanzen ... 248

24 Besonderheiten der Pharmakotherapie im Kindesalter und im höheren Lebensalter ... 249

24.1 Besonderheiten der Pharmakotherapie im Kindesalter ... 249
24.2 Besonderheiten der Pharmakotherapie im höheren Lebensalter ... 249

25 Pharmakotherapie in Schwangerschaft und Stillperiode ... 250

1 Pharmakotherapie der arteriellen Hypertonie

1.1 Dauertherapie der arteriellen Hypertonie

Allgemein

- Zur Hypertonietherapie werden eingesetzt
  - β-Rezeptorenblocker
  - ACE-Hemmer
  - Diuretika
  - Kalziumantagonisten
  - Alpha-Blocker

β-Rezeptorenblocker

Formen

- Nicht-selektive β-Rezeptorenblocker
- Selektive β-Rezeptorenblocker

Indikationen

- Arterielle Hypertonie
- Koronare Herzkrankheit
- Ventrikuläre und supraventrikuläre Herzrhythmusstörungen

Nebenwirkungen

- Bronchokonstriktion
- Bradykardie
- Verstärkung von Hypoglykämien
- Maskierung von Hypoglykämiezeichen
- Müdigkeit
- Albträume

⚠ β-Rezeptorenblocker verursachen keine orthostatische Hypotonie.

Kontraindikationen

- Asthma bronchiale und andere obstruktive Lungenerkrankungen
- Diabetes mellitus
- AV-Block II. oder III. Grades
- Bradykardie

Arzneimittelwechselwirkungen

- Keine Kombination mit Clonidin, Reserpin oder Kalziumantagonisten vom Verapamiltyp

Selektive β-Rezeptorenblocker

Allgemein

- Vorteil von β_1-selektiven Blocker gegenüber nicht-selektiven β-Rezeptorenblockern
  - Geringere Beeinträchtigung der peripheren Durchblutung
  - Seltenere Auslösung von Bronchialobstruktionen
  - Geringere Verstärkung von Hypoglykämien
  - Stärkere Hemmung der Reninsekretion

ACE-Hemmer

Wirkmechanismus

- Hemmung des Angiotensin-converting Enzyms (ACE)

Wirkungen

- Vor- und Nachlastsenkung

⚠ ACE-Hemmer: wirken nicht positiv inotrop

Allgemein

- Ein Vertreter ist 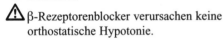 Captopril
- Wirken nicht bei primärem Hyperaldosteronismus

Indikationen

- Arterielle Hypertonie
- Herzinsuffizienz

Nebenwirkungen

- Husten
- Exantheme
- Initial zu starke Blutdrucksenkung → Infusion von NaCl
- Nierenschädigung
- Agranulozytose

⚠ ACE-Hemmer: Natrium- und Wasserretention sind keine typischen Nebenwirkungen

Kontraindikationen

- Schwangerschaft
- Beidseitige Nierenarterienstenose

Klinische Pharmakologie

Arzneimittelwechselwirkungen

- Wegen drohender Hyperkaliämie keine Kombination mit Kalium sparenden Diuretika (z. B. Amilorid) oder Aldosteronantagonisten (z. B. Spironolacton)

Alpha-Blocker

Allgemein

- Ein Vertreter ist Prazosin

Nebenwirkungen

- Orthostatische Hypotonie, besonders bei 1. Verabreichung (sog. Phänomen der 1. Dosis)
- Natrium- und Wasserretention

Dihydralazin

Wirkung

- Vasodilatatorisch → schnelle Blutdrucksenkung

Nebenwirkung

- Reflextachykardie → Steigerung des Herzminutenvolumens (ist deshalb nicht als Langzeitmonotherapie geeignet)

1.2 Hypertensive Krise

Therapie

- Nifedipin
  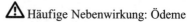 Häufige Nebenwirkung: Ödeme
- Clonidin
- Urapidil
- Dihydralazin
- Nitroprussidnatrium (sehr wirksamer Senker der Nachlast)
- Furosemid

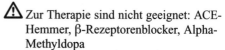 Zur Therapie sind nicht geeignet: ACE-Hemmer, β-Rezeptorenblocker, Alpha-Methyldopa
- Hypertensive Krise bei Phäochromozytom: Phentolamin (bei Phäochromozytom ist die alleinige Gabe von β-Rezeptorenblockern kontraindiziert, da sie den Bluthochdruck verstärken können)

1.3 Hypertonie bei Diabetes mellitus und Asthma bronchiale

Therapie

- ACE-Hemmer
- Kalziumantagonisten
- Alpha-Blocker

2 Pharmakotherapie der Kreislaufinsuffizienz

2.1 Kardiogener Schock

Therapie

- Dopamin
- Dobutamin
- Orciprenalin
- Volumensubstitution falls ZVD unter 12 cm H_2O

Dopamin

Wirkungen

- Bei niedriger Dosierung: Vasodilatation → vermehrte Durchblutung der Nieren- bzw. Splanchnikusgefäße
- Bei hoher Dosierung: Stimulation von beta-Rezeptoren am Herzen

Orciprenalin

Wirkmechanismus

- Unselektiver β-Rezeptoragonist

Allgemein

- Wird oral ausreichend resorbiert und kann deshalb oral eingesetzt werden

Indikationen

- Schock
- AV-Block
- Sinusbradykardie

Nebenwirkungen

- Tremor
- Extrasystolen

3 Pharmakotherapie der Herzinsuffizienz

3.1 Eingesetzte Pharmaka

Allgemein

- Zur Herzinsuffizienztherapie werden eingesetzt
  - Allgemeine Maßnahmen wie kochsalzarme Diät
  - ACE-Hemmer
  - Diuretika
  - Digitalisglykoside
  - Nitrate (s. Kapitel 5.1)

ACE-Hemmer
Siehe Kapitel 1.1

Digitalisglykoside

Wirkungen

- Positiv inotrop
- Negativ chronotrop
- Negativ dromotrop

Allgemein

- Toxizität von Digitalis erhöht bei
  - Hypokaliämie → häufig bei Diuretikatherapie oder starken Durchfällen
  - Hyperkalzämie
  - Hypoxie
  - Hypothyreose
  - Niereninsuffizienz (bei Digoxintherapie)
  - Gleichzeitiger Chinidintherapie

Indikationen

- Herzinsuffizienz
- Supraventrikuläre Rhythmusstörungen wie Vorhofflattern oder Vorhofflimmern

Kontraindikationen

- Akuter Myokardinfarkt
- AV-Block II. oder III. Grades
- Hypertrophische obstruktive Kardiomyopathie

Nebenwirkungen und Symptome bei Überdosierung

- Übelkeit und Erbrechen
- Durchfall
- Störungen des Farbensehens
- Atrioventrikuläre Überleitungsstörungen
- Bradykardie
- Tachyarrhythmien
- Extrasystolen

Therapie Digitoxinintoxikation

- „Leichte" Intoxikation: einige Tage Therapiepause
- „Schwere" Intoxikation
  - Colestyramin
  - Digitalis-Antikörper

Arzneimittelwechselwirkungen

- Risiko für Arrhythmien erhöht bei gleichzeitiger Gabe von
  - Beta-Sympathikomimetika
  - Theophyllin
  - Benzothiadiazinen und anderen Diuretika

3.2 Akute Herzinsuffizienz

3.2.1 Kardial bedingtes Lungenödem

Therapie

- Oberkörperhochlagerung
- Morphin
- Furosemid
- Nitrate
- Dopamin oder Dobutamin

⚠ Akutes Lungenödem: Mannit ist kontraindiziert

4 Pharmakotherapie von Herzrhythmusstörungen

4.1 Eingesetzte Pharmaka

Einteilung

- Antiarrhythmika werden nach Vaughan Williams eingeteilt in
  I: Na^+ – Kanal-Blocker
  II: β-Rezeptorenblocker
  III: K^+ - Kanalblocker
  IV: Ca^{2+} - Kanalblocker

Klasse Ia-Antiarrhythmika

Wirkungen

- Negativ inotrop
- Anticholinerg → AV-Überleitung kann beschleunigt werden
- Refraktärperiodenverlängernd

Allgemein

- Vertreter sind Chinidin oder Disopyramid
- Werden enteral gut resorbiert

Nebenwirkungen

- Kammerarrythmien und Kammertachykardien
- Zunahme der Ventrikelfrequenz bei Vorhofflimmern oder Vorhofflattern
- AV-Block
- Herzinsuffizienz

Klasse Ib-Antiarrhythmika

Allgemein

- Vertreter sind Lidocain oder Mexiletin
- Lidocain unterliegt hohem First-pass-Effekt → i. v. Applikation

Indikation

- Ventrikuläre Herzrhythmusstörungen

Kalziumkanalblocker

Allgemein

- Als Antiarrhythmika können Verapamil und Diltiazem eingesetzt werden, Nifedipin und Nitrendipin nicht
- Verapamil unterliegt hohem First-pass-Effekt → i. v. Applikation

Indikation

- Supraventrikuläre Herzrhythmusstörungen

Kontraindikationen

- AV-Block
- WPW-Syndrom mit Vorhofflimmern

4.2 Tachykarde Herzrhythmusstörungen

Paroxysmale supraventrikuläre Tachykardie

Therapie

- Manueller Druck auf die A. carotis dextra oder A. carotis sinistra
- Verapamil oder Diltiazem
- Adenosin
- Herzglykoside
- β-Rezeptorenblocker

Ventrikuläre Herzrhythmusstörungen nach Herzinfarkt

Therapie

- Lidocain
- β-Rezeptorenblocker

Digitalis induzierte Kammerarrhythmien

Therapie

- Lidocain

4.3 Bradykarde Herzrhythmusstörungen

Sinusbradykardie

Therapie

- Atropin
- Orciprenalin (siehe Kapitel 2)

1. Tag

5 Pharmakotherapie der koronaren Herzkrankheit

5.1 Eingesetzte Pharmaka

Kalziumkanalblocker

Wirkung

- Vasodilatatorisch, besonders auf das arterielle System→ Senkung der Nachlast

Allgemein

- Ein Vertreter ist Nifedipin

Nitrate

Wirkung

- Vasodilatatorisch, besonders auf das venöse System

Allgemein

- Glyceroltrinitrat wird sublingual oder bukkal (bessere und schnellere Resorption als enteral) im Angina-pectoris-Anfall appliziert

Indikationen

- KHK
- Herzinsuffizienz und kardiales Lungenödem
- Gallenkoliken durch spasmolytische Wirkung

Nebenwirkungen

- Kopfschmerzen (häufigste Nebenwirkung → bilden sich meist nach wenigen Tagen zurück)
- Reflextachykardie
- Orthostatische Hypotonie
- Verstärkung von Angina pectoris Beschwerden
- Toleranzentwicklung besonders bei Retard-Präparaten bzw. Pflastern → zur Vermeidung sind Einnahmepausen von 10–12 Stunden notwendig

5.2 Angina pectoris

Siehe Innere Medizin, Kapitel 1.3.1

Instabile Angina pectoris

Therapie

- Nitrate
- β-Rezeptorenblocker
- Acetylsalicylsäure

Prinzmetal-Angina

Ätiologie

- Koronarspasmus

Therapie

- Nitrate
- Kalziumkanalblocker

⚠ Prinzmetal-Angina: β-Rezeptorenblocker sind kontraindiziert

5.3 Myokardinfarkt

Komplikationsloser Myokardinfarkt

Therapie

- Glyceroltrinitrat
- Morphin

  ⚠ Pentazocin ist kontraindiziert

- Diazepam
- Lyse
- Acetylsalicylsäure
- β-Rezeptorenblocker

Lysetherapie

Wirkung

- Reperfusion des verschlossenen Gefäßes

Allgemein

- Innerhalb der ersten 6 Stunden indiziert
- Eingesetzt werden Urokinase, Streptokinase oder Gewebsplasminogen-Aktivator
- Durch Lysetherapie: Verbesserung der Langzeitprognose
- Kann in der Akutphase des Infarktes zu einem rascheren Anstieg und früheren

- Maximum der Serumaktivität der CK und der Myoglobinkonzentration führen
- Während der Thrombolyse muss mit ventrikulären Arrhythmien gerechnet werden
- Antidot bei Blutungen: Aprotinin (schnell wirksam) oder Epsilon-Aminocapronsäure

Kontraindikationen
- Aktive Blutung
- Unmittelbar vorausgegangene Traumata
- Verdacht auf Aortendissektion
- Hämorrhagischer Hirninfarkt
- Hämorrhagische Retinopathie
- Intramuskuläre Injektionen

6 Pharmakotherapie arterieller und venöser Durchblutungsstörungen und Eingriffe ins Gerinnungssystem

6.1 Eingesetzte Pharmaka

Cumarine

Wirkung

- Hemmung der Synthese Vitamin K-abhängiger Gerinnungsfaktoren → Verlängerung der Thromboplastinzeit
- Wirkung tritt frühestens nach 6 Stunden ein

Allgemein

- Bei exzessiven Blutungen unter Therapie → Vitamin K-Gabe
- Starke Plasmaproteinbindung

Indikationen

- Mechanische Klappenprothesen
- Vorhofflimmern
- Vorbereitung zur Kardioversion bei Vorhofflimmern
- Zustand nach Lungenembolie (für 3–6 Monate)
- Zustand nach Bypass-Operationen
- Rezidivprophylaxe tiefer Beinvenenthrombosen

Kontraindikationen

- Schwangerschaft und Stillperiode, da Cumarine die Plazenta passieren bzw. in die Muttermilch übergehen

Arzneimittelwechselwirkungen

- Wirkungsabschwächung der Cumarine
  - Bei gleichzeitiger Therapie mit Rifampicin oder Barbituraten durch gesteigerten Abbau
  - Bei gleichzeitiger Therapie mit Colestyramin durch Hemmung der Resorption

Heparin

Allgemein

- Wird bei Applikation als Salbe kaum resorbiert

Nebenwirkungen

- Blutung

  ⚠ Antidot bei Blutungen: Protaminsulfat
- Thrombozytopenie
- Haarausfall
- Thrombosen
- Osteoporose

7 Pharmakotherapie von Erkrankungen der Atmungsorgane

7.1 Rhinitis

Therapie

- Abschwellende Nasentropfen wie Oxymetazolin

Oxymetazolin

Wirkungsmechanismus

- Alpha-Rezeptoragonist

Allgemein

- Sollte nicht länger als 1–2 Wochen angewendet werden
- Kombination mit Antibiotika, Steroiden oder Antihistaminika nicht sinnvoll

Nebenwirkung

- Zentralnervöse Dämpfung bei Säuglingen und Kleinkindern

7.2 Asthma bronchiale

7.2.1 Anfallsprophylaxe des Asthma bronchiale

Therapie

- Eingesetzt werden bronchospasmolytisch wirksame Pharmaka wie
  - Beta-Sympathikomimetika
  - M-Cholinorezeptorantagonisten
  - Theophyllin
  - Ephedrin
- Glukokortikoide

⚠ Bei Asthmatikern sind β-Rezeptorenblocker und nichtsteroidale Antiphlogistika kontraindiziert, da sie einen Anfall provozieren können.

Beta-Sympathikomimetika

Allgemein

- Ein Vertreter ist Salbutamol

Nebenwirkungen

- Tachykardie
- Tremor
- Hyperglykämie
- Erbrechen

Theophyllin

Allgemein

- Applikation: per os oder parenteral, kann nicht als Aerosol verwendet werden
- Geringe therapeutische Breite → regelmäßige Blutspiegelkontrollen

Metabolisierung

- Hepatisch → Dosisreduktion bei Leberfunktionsstörungen
- Wird bei Rauchern schneller metabolisiert

⚠ Dosisreduktion auch bei Herzinsuffizienz oder gleichzeitiger Cimetidingabe

Nebenwirkungen

- Übelkeit und Erbrechen
- Tachykardie und Tachyarrhythmien
- Schlaflosigkeit
- Tremor
- Zentrale Erregung
- Krämpfe

⚠ Theophyllin: Mundtrockenheit ist keine Komplikation.

Glukokortikoide

Wirkungen

- Entzündungshemmend
- Steigerung der Empfindlichkeit von beta-Rezeptoren auf Beta-Sympathikomimetika
- Mastzellenstabilisierend

Inhalative Glukokortikoide

Allgemein

- Eingesetzt wird z. B. Beclometason
- Wirkung tritt erst nach längerer Latenz auf

Nebenwirkungen

- Mundsoor (häufigste Nebenwirkung)
- Zeigen generell nur geringe Nebenwirkungen

Systemische Glukokortikoide

Allgemein

- Sollte bei einer Dauerbehandlung aufgrund der Nebenwirkungen als letzte Therapiemaßnahme ergriffen werden
- Die Einnahme der Tagesdosis sollte morgens erfolgen, damit die Freisetzung von CRH (Corticotropin releasing Hormone) möglichst wenig beeinflusst wird.

Nebenwirkungen
Siehe Kapitel 10

7.2.2 Status asthmaticus

Therapie

- Medikamente, die sofort bronchospasmolytisch wirken
    - Beta-Sympathikomimetika per Inhalation und i. v.
    - Theophyllin i. v.
    - Glukokortikoide wie Prednisolon i. v.

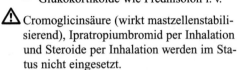 Cromoglicinsäure (wirkt mastzellenstabilisierend), Ipratropiumbromid per Inhalation und Steroide per Inhalation werden im Status nicht eingesetzt.

8 Pharmakotherapie von Erkrankungen des Blutes

8.1 Eisenmangelanämie

Therapie

- Eisensubstitution

Perorale Eisensubstitution

Allgemein

- Eingesetzt werden zweiwertige Eisenverbindungen, z. B. Eisen-II-Sulfat oder Eisen-II-Gluconat
- Bei Eisenmangel ist die Resorptionsquote deutlich erhöht
- Säure steigert die Resorption
- Vitamin B_{12} und Folsäure haben keinen Einfluss auf die Resorptionsquote
- Der Therapieerfolg wird am Anstieg der Retikulozyten gemessen
- Therapie wird auch nach Normalisierung des Hb-Wertes fortgesetzt, um die Eisenspeicher aufzufüllen

Nebenwirkung

- Auftreten von schwarzen Stühlen

8.2 Infekt- und Tumoranämie

Pathogenese

- Gestörte Mobilisation von Eisen aus den „vollen" Eisenspeichern

Allgemein

- Serumeisenkonzentration ist erniedrigt, eine Eisensubstitution aber wirkungslos, da kein Eisenmangel vorliegt (siehe Innere Medizin, Kapitel 2)

8.3 Megaloblastäre Anämie

Vitamin B_{12}-Mangel

Therapie

- Vitamin B_{12}-Substitution

⚠ Durch Folsäuregabe lassen sich die hämatologischen, nicht aber die neurologischen Symptome bessern (siehe Innere Medizin, Kapitel 2).

8.4 Medikamentöse Knochenmarksschädigung

Ätiologie

- Chloramphenicol
- Thiamazol
- Pyrazolonderivate, z. B. Phenylbutazon

9 Pharmakotherapie von Überempfindlichkeitsreaktionen

9.1 Anaphylaktischer Schock

Therapie

- Flache Lagerung
- Adrenalin i. v. (erste pharmakotherapeutische Maßnahme)
- Prednisolon i. v.
- Volumensubstitution

Adrenalin

Wirkungen

- Blutdruckanstieg
- Steigerung des Herzminutenvolumens
- Hemmung der Histaminfreisetzung
- Beseitigung eines evtl. Bronchospasmus

Indikationen

- Schock
- Asystolie

10 Pharmakotherapie rheumatischer Erkrankungen und der Gicht

10.1 Rheumatisches Fieber

Therapie

- Mittel der Wahl: Penicillin G oder V
- Alternativ: Erythromycin
- Bei Herzbeteiligung: zusätzlich Steroide

Rezidivprophylaxe

- Penicillin G i.m.
- Alternativ: Phenoxymethylpenicillin

10.2 Chronische Polyarthritis (Rheumatoide Arthritis)

Therapie

- Eingesetzt werden symptomatisch wirksame Medikamenten wie
  - Indometacin
  - Diclofenac
  - Glukokortikoide
- Außerdem werden eingesetzt Basistherapeutika, die einen positiven Einfluss auf den Krankheitsverlauf haben wie
  - Gold
  - Penicillamin
  - Chloroquin
  - Sulfasalazin
  - Immunsuppressiva wie Methotrexat (hochwirksam und preiswert) oder Azathioprin

Gold

Allgemein

- Eingesetzt wird z. B. Aurothioglucose

Indikation

- Starke entzündliche Aktivität

Nebenwirkungen

- Membranöse Glomerulonephritis mit nephrotischem Syndrom → regelmäßige Kontrolle der Nierenfunktion
- Leberschädigung → regelmäßige Kontrolle der Leberfunktion

Arzneimittelwechselwirkungen

- Penicillamin führt zu einer schnelleren Goldausscheidung → Kombinationstherapie bei rheumatoider Arthritis von Gold und Penicillamin nicht sinnvoll

Chloroquin

Allgemein

- Wirkung tritt erst nach 3–6 Monaten ein
- Reichert sich in Leber und in pigmentierten Strukturen wie Haut und Uvea ab

Indikationen

- Systemischer Lupus Erythematodes
- Malaria

Glukokortikoide

Allgemein

- Prednison wirkt stärker antiphlogistisch als Cortison → bei rheumatoider Arthritis therapeutisch besser geeignet
- Triamcinolon und Dexamethason haben kaum mineralocorticoide Wirkung → führen praktisch zu keiner Natrium und Wasserretention (sonst zeigen sie die gleichen Wirkungen und Nebenwirkungen wie Cortison)

Nebenwirkungen

- Katarakt
- Magen-Darm-Ulcera
- Hypertonie
- Infektneigung, u. U. auch Reaktivierung einer Tuberkulose
- Osteoporose
- Hautveränderungen
- Muskelschwäche und Muskelatrophie
- Hyperglykämie
- Hypokaliämie
- Hypokalzämie
- Wachstumsverzögerungen bei Kindern
- Psychosen

10.3 Gicht

10.3.1 Akuter Gichtanfall

Therapie

- Colchicin
- Nichtsteroidale Antiphlogistika wie Indometacin oder Diclofenac
- Steroide wie Prednisolon

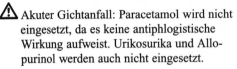 Akuter Gichtanfall: Paracetamol wird nicht eingesetzt, da es keine antiphlogistische Wirkung aufweist. Urikosurika und Allopurinol werden auch nicht eingesetzt.

Indometacin

Indikationen

- Akuter Gichtanfall
- Rheumatoide Arthritis
- Morbus Bechterew
- Entzündlich aktivierte Arthrose

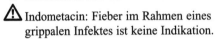 Indometacin: Fieber im Rahmen eines grippalen Infektes ist keine Indikation.

Nebenwirkungen

- Kopfschmerzen
- Bronchospasmus
- Gastrointestinale Störungen
- Retention von Natrium und Wasser

10.3.2 Intervalltherapie

Allopurinol

Wirkmechanismus

- Antimetabolit

Arzneimittelwechselwirkungen

- Erhöhte Toxizität von Azathioprin durch verlangsamte Elimination von 6-Mercaptopurin

⚠ Allopurinol hat keinen Einfluss auf die Penicillinausscheidung.

Urikosurika

Allgemein

- Eingesetzt wird z. B. Benzbromaron
- Werden mit Allopurinol kombiniert
- Voraussetzung für eine Therapie ist eine normale Nierenfunktion mit einer Creatinin-Clearance von 100–160 ml/min
- Um die Bildung von Harnsäuresteinen zu verhindern, sollte man den Harn alkalisieren, da mit Erhöhung des pH-Wertes die Wasserlöslichkeit der Harnsäure zunimmt. Außerdem sollte man ausreichend Flüssigkeit zu sich nehmen.

10.4 Osteoporose

Therapie

- Körperliche Aktivität
- Kalzium
- Vitamin D
- Östrogene
- Bisphosphonate
- Fluoride
- Calcitonin

Calcitonin

Wirkungen

- Hemmung der Osteoklasten → Hemmung des Knochenabbaus
- Analgetische Wirkung bei Knochenschmerzen → Einsatz bei Knochenmetastasen

11 Diabetes mellitus

Klassifikation

- Typ I-Diabetes, bei dem kein Insulin mehr produziert wird
- Typ II-Diabetes, bei dem ein Insulinmangel und eine Insulinresistenz besteht

Therapie

- Bei Typ I: Insulinsubstitution
- Bei Typ II
  - Diät
  - Resorptionsverzögernde Substanzen wie Acarbose (kann postprandiale Blutzuckerspitzen verhindern)
  - Biguanide, z. B. Metformin
  - Sulfonylharnstoffe
  - Insulinsubstitution bei Versagen aller anderen Optionen

Insulin

Allgemein

- Zur Substitution wird Humaninsulin eingesetzt
- Humaninsulin wird Schweineinsulin (unterscheidet sich von Humaninsulin durch eine Aminosäure) trotz gleicher Wirksamkeit vorgezogen, da Humaninsulin schneller wirkt und es seltener zu Antikörperbildung kommt
- Orale Insulintherapie ist nicht möglich, da Insulin im Gastrointestinaltrakt abgebaut wird

Nebenwirkungen

- Hypoglykämie

  ⚠ Gefahr der Hypoglykämie besonders bei gleichzeitiger Aufnahme von Alkohol
- Hypokaliämie, da Insulin Transport von Kalium in die Zellen bewirkt
- Lipodystrophien an den Injektionsstellen
- Antikörperbildung

Metformin

Wirkungen

- Verzögert Glucoseresorption
- Hemmung der hepatischen Gluconeogenese
- Verstärkung der Glucoseaufnahme der Muskulatur

⚠ Metformin: hat keinen Einfluss auf die Insulinsekretion → führt nicht zu einer Hyperinsulinämie → eignet sich deshalb besonders zur Therapie bei Übergewichtigen

Nebenwirkungen

- Übelkeit und Erbrechen
- Hemmung des Laktatumsatzes der Leber → Laktatazidose → bei Lebererkrankungen und, da es renal eliminiert wird, bei Nierenerkrankungen kontraindiziert
- Hypoglykämie

Sulfonylharnstoffe

Wirkung

- Insulinfreisetzung → Gefahr einer Hyperinsulinämie → Hypoglykämie

Allgemein

- Eingesetzt wird z. B. Glibenclamid

Therapie der Sulfonylharnstoffvergiftung

- Diazoxid: hemmt Insulinfreisetzung

⚠ Diazoxid: wird auch beim Insulinom eingesetzt

Arzneimittelwechselwirkungen

- Sulfonylharnstoffwirkung wird verstärkt durch
  - Acetylsalicylsäure
  - ACE-Hemmer
  - β-Rezeptorenblocker
  - Alpha-Methyldopa
- Sulfonylharnstoffwirkung wird reduziert durch
  - Thiaziddiuretika
  - Östrogene
  - Glukokortikoide

12 Pharmakotherapie von Fettstoffwechselstörungen

Therapie

- Bei Hyperlipidämie werden eingesetzt
  - Anionen-Austauscherharze wie Colestyramin
  - Beta-Sitosterin
    - Wirkmechanismus: direkte Resorptionshemmung von Cholesterin im Darm
  - Nikotinsäurederivate
  - Clofibrinsäurederivate
    - Wirkmechanismus: Aktivieren Lipoprotein-Lipasen, die Lipoproteine abbauen
  - HMG-CoA-Reduktasehemmer wie Lovastatin
    - Nebenwirkung: Muskelschmerzen

Colestyramin

Wirkmechanismus

- Bindet Gallensäuren im Darm → reduziert die Fett- und Cholesterinresorption → durch Gallensäureverlust kommt es zu einer vermehrten Gallensäuresynthese aus Cholesterin

Nebenwirkungen

- Übler Geschmack
- Bindung von fettlöslichen Vitaminen

13 Pharmakotherapie von Erkrankungen der Schilddrüse

13.1 Euthyreote Struma

Therapie

- Thyroxin
- Iodid

13.2 Hyperthyreose

Therapie

- Als Thyreostatika werden eingesetzt
  - Thioamide wie Propylthiouracil, Carbimazol oder Thiamazol
    Wirkung: Hemmung der Biosynthese von Schilddrüsenhormonen
    Nebenwirkungen: Agranulozytose, Hypothyreose, Alopezie, Verstärkung eines Exophthalmus, Struma
  - Anionen wie Natriumperchlorat
  - Iod in höheren Dosen (100–200 mg/d): hemmt Hormonfreisetzung und reduziert die Strumagröße → wird bei Thyroidektomie präoperativ eingesetzt

13.3 Thyreotoxische Krise

Therapie

- Thiamazol
- Iodid, z. B. Proloniumiodid
- Lithium
- Glukokortikoide
- β-Rezeptorenblocker

⚠ Thyreotoxische Krise unter Amiodaron-Therapie: Kontraindikation für Iodid

14 Pharmakotherapie von Störungen im Bereich des Gastrointestinaltraktes

14.1 Motorische Störungen

Kinetosen

Therapie

- Parasympathikolytika wie Scopolamin
- H₁-Antihistaminika wie Diphenhydramin oder Meclozin

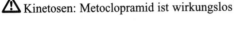 Kinetosen: Metoclopramid ist wirkungslos

Butyl-Scopolamin

Wirkung

- Spasmolytisch

⚠ Butyl-Scopolamin ist nicht analgetisch wirksam.

Allgemein

- Wird nur unzureichend aus dem Gastrointestinaltrakt resorbiert → parenterale Applikation

Indikation

- Spasmen (Koliken) der glatten Muskulatur

14.2 Magen- und Duodenalulcus

Antazida

Wirkmechanismus

- Neutralisation von Magensäure

Allgemein

- Eingesetzt wird z. B. Aluminiumhydroxid

Indikationen

- Refluxbeschwerden
- Ulcera

Kontraindikationen

- Von magnesiumhaltigen Antazida
  - Niereninsuffizienz
  - Myasthenia gravis
  - Gleichzeitige Einnahme von Tetrazyklinen oder Calcitriol

H₂-Antihistaminika

Allgemein

- Eingesetzt wird z. B. Cimetidin, Famotidin oder Ranitidin

Wirkmechanismus

- Reduktion der Säuresekretion des Magens

Indikation

- Ulcera

Nebenwirkungen

- Von Cimetidin
  - Anstieg von Prolaktin → Gynäkomastie
  - Verwirrtheit

Pirenzepin

Wirkmechanismus

- Muscarin-Rezeptorantagonist

Wirkungen

- Reduktion der Säuresekretion
- Verlangsamung der Magen- bzw. Darmentleerung

Sucralfat

Wirkmechanismus

- Bildung einer Schutzschicht an der Ulkusoberfläche

⚠ Sucralfat hat keinen Einfluss auf die Säuresekretion oder den Säuregehalt des Magens.

Indikation

- Ulcera

14.3 Diarrhö

Therapie

- Loperamid (wirkt auf Opiatrezeptoren)
- Opiate wie Diphenoxylat
- Atropin

14.4 Colitis ulcerosa und Morbus Crohn

Therapie

- Prednisolon
- Salazosulfapyridin
- 5-Aminosalicylsäure

Salazosulfapyridin

Allgemein

- Wird im Kolon in Sulfapyridin und 5-Aminosalicylsäure gespalten
- Sulfapyridin verhindert die vorzeitige Resorption und ist für die meisten Nebenwirkungen verantwortlich

Indikationen

- Chronisch entzündliche Darmerkrankungen
- Rheumatoide Arthritis

14.5 Obstipation

Laxantien

Allgemein

- Eine Daueranwendung ist nicht sinnvoll

Nebenwirkungen

- Hypokaliämie → Obstipation bzw. im Extremfall paralytischer Ileus
- Hyponatriämie
- Hypokalzämie
- Toleranz

Osmotisch wirksame Laxantien

Indikation

- Bei Vergiftungen zur schnellen Darmentleerung

Paraffinöl

Wirkmechanismus

- Macht den Darminhalt gleitfähiger

Nebenwirkungen

- Fremdkörpergranulome
- Lipidpneumonie bei Aspiration
- Verarmung an fettlöslichen Vitaminen

14.6 Übelkeit und Erbrechen

Metoclopramid

Wirkmechanismus

- Dopamin D_2-Antagonist

Wirkungen

- Antiemetisch
- Freisetzung von Acetylcholin im Gastrointestinaltrakt → fördert Peristaltik → beschleunigte Magenentleerung

⚠ Domperidon ist ebenfalls zur Beschleunigung der Magenentleerung geeignet.

Nebenwirkungen

- Extrapyramidale Störungen

15 Pharmakotherapie von Störungen des Wasser- und Elekrolythaushaltes

15.1 Elektrolytstörungen

15.1.1 Hyperkaliämie

Therapie

- NaCl (10%) oder Kalziumgluconat (10%)
- Insulin und Glucose
- Kationenaustauscherharze, z. B. Kalzium-Serdolit
- Azidosetherapie
- Hämodialyse

15.2 Azidose

Therapie

- Bei metabolischer Azidose
  - Natriumbicarbonat
  - Tris-Puffer (Trometamol)

15.3 Alkalose

Therapie

- Bei metabolischer Alkalose
  - Kaliumchlorid, da meist eine Hypokaliämie besteht
  - Ammoniumchlorid

15.4 Ödeme

Therapie

- Diuretika

Diuretika

Wirkungen

- Senken Vor- und Nachlast

Allgemein

- Eingesetzt werden
  - Furosemid
  - Benzothiadiazindiuretika
  - Spironolacton
  - Amilorid: kaliumsparendes Diuretikum

Furosemid

Allgemein

- Gehört zu den stark wirksamen Schleifendiuretika

Indikationen

- Ödeme
- Nephrotisches Syndrom
- Hypertonie
- Hyperkalzämie und hyperkalzämische Krise

Nebenwirkungen

- Dehydratation
- Hyponatriämie
- Hypokaliämie
- Hypokalzämie
- Metabolische Alkalose
- Hörstörungen
- Starke Abnahme des zirkulierenden Blutvolumens → Thrombosen

Benzothiadiazindiuretika

Wirkungen

- Senken peripheren Gefäßwiderstand
- Hemmung der Kalziumausscheidung

Nebenwirkungen

- Hypokaliämie
- Hyperglykämie
- Erhöhung des Cholesterinspiegels
- Gichtanfälle durch Hemmung der Harnsäureausscheidung

Spironolacton

Wirkmechanismus

- Aldosteronantagonismus

Indikation

- Ödemausschwemmung bei Hyperaldosteronismus

⚠ Spironolacton: ist nicht geeignet zur Therapie kardialer Ödeme

Nebenwirkungen

- Hyperkaliämie
- Steigerung der Bikarbonatausscheidung → Anstieg des pH-Wertes im Harn

16 Therapie von Infektionskrankheiten mit antimikrobiellen Substanzen

16.1 Beta-Laktam-Antibiotika

Penicillin G

Indikationen

- Infektionen mit grampositiven Keimen → Mittel der Wahl bei Meningokokken- oder Pneumokokken-Meningitis und -Pneumonie
- ⚠ Wirkt schlecht gegen gramnegative Keime → wird nicht bei Urosepsis eingesetzt

Metabolisierung

- Bei allen Penicillinen erfolgt die Ausscheidung renal

Penicilline mit erweitertem Spektrum

Allgemein

- Eingesetzt werden Ampicillin und Amoxicillin
- Amoxicillin weist eine kurze Halbwertszeit auf und wird oral besser resorbiert als Ampicillin

Indikationen

- Mittel der Wahl bei Infektionen mit Haemophilus influenzae
- ⚠ Infektionen mit Haemophilus influenzae: alternativ können Cephalosporine der neueren Generation (z. B. Cefotaxim), Tetrazykline und in sehr schweren Fällen auch Chinolone wie Ciprofloxacin eingesetzt werden
- Mittel der Wahl bei Listerien-Meningitis

Cephalosporine

Allgemein

- Eingesetzt werden z. B. Cefazolin oder Cefotaxim
- Zeigen Kreuzallergien bei Penicillin-Allergie

16.2 Makrolide

Allgemein

- Eingesetzt wird z. B. Erythromycin
- Gut geeignet als Alternative zu Penicillin bei Penicillin-Allergie

Indikationen

- Infektionen grampositiver Keime
- Mittel der Wahl bei Mykoplasmenpneumonie
- Infektionen intrazellulärer Erreger
- Mittel der Wahl bei Legionelleninfektionen
- ⚠ Wirken nur gegen wenige gramnegative Keime → kein Einsatz bei Cholangitis

Metabolisierung

- Hepatisch → keine Anpassung an Nierenfunktion notwendig

16.3 Tetrazykline

Wirkung

- Bakteriostatisch

Allgemein

- Eingesetzt wird z. B. Doxyzyklin
- Oral gut resorbierbar
- Doxyzyklin: bei Niereninsuffizienz besteht keine Kumulationsgefahr

Indikationen

- Infektionen intrazellulärer Erreger, z. B. eine Chlamydien-Urethritis

Nebenwirkung

- Photodermatosen

Kontraindikation

- Kinder bis zum 8. Lebensjahr

1. Tag

Klinische Pharmakologie

Arzneimittelwechselwirkungen

- Reduktion der enteralen Resorption durch
  - Eisen
  - Magnesium
  - Aluminium
  - Antazida

16.4 Aminoglykoside

Wirkung

- Bakterizid

Allgemein

- Eingesetzt wird z. B. Gentamicin
- Durch die Kombination eines Aminoglykosides mit einem Beta-Lactam-Antibiotikum kann eine synergistisch-bakterizide Wirkungspotenzierung erreicht werden.

Metabolisierung

- Renal → Reduktion der Dosis bei Niereninsuffizienz

Nebenwirkungen

- Reversibel nephrotoxisch
- Irreversibel ototoxisch

Kontraindikation

- Schwangerschaft

16.5 Chloramphenicol

Allgemein

- Passiert Meningen besser als alle anderen Antibiotika
- Aufgrund seiner Nebenwirkungen (u. a. Knochenmarkssuppression) wird es nur als Notfall-Antibiotikum eingesetzt

16.6 Metronidazol

Indikationen

- Infektionen mit
  - Anaerobier
  - Protozoen, z. B. Trichomonaden oder Amöben
- Aminkolpitis (Bakterielle Vaginose)

Arzneimittelwechselwirkungen

- Unverträglichkeitsreaktionen bei gleichzeitiger Einnahme von Alkohol (sog. Antabus-Syndrom)

16.7 Cotrimoxazol

Indikationen

- Harnwegsinfektionen
- Enteritiden
- Mittel der Wahl bei Pneumocystis-carinii Pneumonie

16.8 Therapie der Tuberkulose

Allgemein

- Prävention von Resistenzen → kombinierter Einsatz mehrerer Tuberkulostatika in voller antibakterieller Dosis
- Meist Beginn mit einer Dreier- oder Viererkombination
- Therapiedauer: mindestens 6 Monate

Therapie

- Mittel der ersten Wahl sind
  - Rifampicin
    Allgemein: wird auch zur Meningokokken-Meningitis-Prophylaxe eingesetzt
    Nebenwirkungen: Leberschäden, Leberenzyminduktion → schnellere Metabolisierung von Hormonen bzw. Pharmaka → Leberenzymkontrolle
  - Isoniazid
    Nebenwirkungen: Polyneuropathien, die durch Gabe von Vitamin B_6 verhindert werden können, Psychosen
  - Streptomycin
    Nebenwirkung: ototoxisch → Vestibulariskontrolle
    Metabolisierung: renal → Dosisreduktion bei Niereninsuffizienz
  - Ethambutol
    Nebenwirkung: Neuritis des N. opticus → regelmäßige Kontrolle des Sehvermögens
    Metabolisierung: renal → Dosisreduktion bei Niereninsuffizienz
  - Pyrazinamid
    Nebenwirkung: Störungen der Harnsäureausscheidung

Therapie von Infektionskrankheiten mit antimikrobiellen Substanzen

- Bei tuberkulöser Meningitis
  - Isoniazid
  - Pyrazinamid
  - Rifampicin

16.9 Infektionen des Gastrointestinaltraktes

Therapie bei Cholezystitis

Allgemein

- Antibiotikum muss
  - Gegen gramnegative Keime wie E. coli wirksam sein
  - Ausreichend biliär ausgeschieden werden
- Eingesetzt wird z. B. Ciprofloxacin

Pseudomembranöse Kolitis

Erreger

- Clostridium difficile

Symptomatik

- Schmerzen
- Diarrhö mit schleimig-blutigen Stühlen

Therapie

- Metronidazol
- Vancomycin

⚠ Vancomycin: geeignetes Antibiotikum z. B. bei Infektionen mit Isoxazolylpenicillin-resistenten-Staphylokokken

16.10 Pilzerkrankungen

Candidainfektionen

Therapie

- Azole
- Flucytosin
- Amphotericin B
- Nystatin

Griseofulvin

Allgemein

- Wird nur systemisch und nicht lokal eingesetzt
- Reichert sich in keratinhaltigen Zellen an

Indikation

- Wirkt nur gegen Dermatophyten (Fadenpilze)

⚠ Griseofulvin: nicht wirksam gegen Candida

Tolnaftat

Allgemein

- Anwendung erfolgt lokal

⚠ Tolnaftat: nicht wirksam gegen Candida

16.11 Viruserkrankungen

Aciclovir

Wirkmechanismus

- Antimetabolit, der lokal oder systemisch eingesetzt werden kann

Indikationen

- Infektionen mit
  - Herpes-simplex
  - Varicella zoster

Nebenwirkungen

- Einschränkung der Nierenfunktion
- Delir

Ganciclovir

Indikation

- Mittel der Wahl bei Zytomegalieinfektionen

17 Pharmakotherapie von Tumoren und Therapie mit Immunsuppressiva

17.1 Allgemeines zur Chemotherapie

Nebenwirkungen

- Die meisten Zytostatika verursachen
  - Übelkeit und Erbrechen
  - Knochenmarksdepression
  - Alopezie

Therapie des Erbrechen

- Ondansetron
  - Wirkmechanismus: Serotoninantagonismus
  - Allgemein: stärkstes Antiemetikum
- Metoclopramid
- Dexamethason
- Neuroleptika, z. B. Haloperidol
- Cannabinoide

17.2 Chemotherapeutika

Vincristin

Allgemein

- Applikation: i. v.

Spezifische Nebenwirkung

- Periphere Neuropathie

Cyclophosphamid

Spezifische Nebenwirkung

- Hämorrhagische Zystitis
  - Prophylaxe: gleichzeitige Gabe von Mesna (2-Mercaptoethansulfonat) und ausreichende Diurese

Zytostatische Antibiotika

Allgemein

- Vertreter sind Daunorubicin, Doxorubicin und Actinomycin D

Spezifische Nebenwirkung

- Kardiomyopathie

Azathioprin

Allgemein

- Wird zu 6-Mercaptopurin aktiviert
- Durch Allopurinol wird der Abbau von 6-Mercaptopurin verlangsamt → Verstärkung der Wirkung von Azathioprin

Methotrexat

Wirkmechanismus

- Folsäureantagonismus

Allgemein

- Wirkung kann durch Tetrahydrofolsäure (Leukoverin) aufgehoben werden

Metabolisierung

- Unverändert über die Nieren
- Gleichzeitige Einnahme von Antiphlogistika hemmt die Ausscheidung

17.3 Therapie mit Immunsuppressiva

Allgemein

- Zur Immunsuppression, z. B. nach Nierentransplantation, kommen in Betracht
  - Azathioprin
  - Ciclosporin A
  - Monoklonale Antikörper
  - Glukokortikoide

Ciclosporin A

Nebenwirkungen

- Nephrotoxizität (vor allem bei Kombinationstherapie)
- Hepatotoxizität (vor allem bei vorgeschädigter Leber)
- Neurotoxizität
  - Kopfschmerzen
  - Parästhesien
  - Hörminderung
- Bluthochdruck
- Hirsutismus
- Hypertrichose
- Gingivahyperplasie

Arzneimittelwechselwirkungen

- Kombination mit Antimykotika wie Ketoconazol oder mit oralen Kontrazeptiva verstärkt die Wirkung

18 Pharmakotherapie von Schmerzen

18.1 Nichsteroidale Analgetika

Acetylsalicylsäure (ASS)

Wirkmechanismus

- Hemmung von Cyclooxygenasen → verminderte Synthese von Prostaglandinen und Thromboxan

Wirkungen

- Analgetisch
- Antipyretisch
- Antiphlogistisch
- Gerinnungshemmend → dient Infarktprophylaxe

Metabolisierung

- Ausscheidung: renal

Nebenwirkungen bei therapeutischer Dosierung

- Gastrointestinale Beschwerden z. B. Blutungen
- „Aspirin-Asthma"

Kontraindikationen

- Asthma bronchiale
- Kinder unter 18 Jahren, auf Grund der Gefahr eines Reye-Syndroms

Paracetamol

Wirkungen

- Analgetisch
- Antipyretisch

⚠ Paracetamol wirkt nicht antiphlogistisch.

Metabolisierung

- Hepatisch

Nebenwirkung

- Bei Überdosierung: Leberschädigung

18.2 Opioidanalgetika

Indikationen

- Schmerzen
- Husten zur antitussiven Therapie
- Lungenödem
- Diarrhö
- Anästhesie: eingesetzt wird Fentanyl (sollte nur in der Anästhesie eingesetzt werden)

Nebenwirkungen

- Toleranzentwicklung
- Obstipation und Miosis
- Erbrechen
  - Pathogenese: Reizung von Chemorezeptoren in der Area postrema
  - Allgemein: tritt in liegender Position seltener auf als in aufrechter
  - Therapie: Neuroleptika

Entzugssymptomatik

- Unruhe
- Diarrhö
- Erbrechen
- Schwitzen
- Tränenfluss
- Tachypnoe

Kontraindikationen

- Colitis ulcerosa
- Chronische Ateminsuffizienz
- Hypothyreose
- Pankreatitis: Kontraindikation für Morphin; Pethidin und Pentazocin können, auf Grund ihrer geringeren spasmogenen Wirkung, eingesetzt werden.

Schmerztherapie

Allgemein

- Opiate, insbesondere Morphin, sind die stärksten Analgetika
- Bei oraler Applikation unterliegen Opiate – besonders Morphin – einem hohen First-pass-Effekt in der Leber → Dosierung bei oraler Applikation 3-mal so hoch wie bei parenteraler, um den gleichen analgetischen Effekt zu erzielen

- Kombination mit nichtsteroidalen Antiphlogistika oder mit Adjuvantien (z. B. Neuroleptika oder Antidepressiva) sinnvoll → Bedarf an Opiaten wird reduziert → weniger Nebenwirkungen
- Therapie starker chronischer Schmerzen: Gabe sollte in regelmäßigen Abständen erfolgen, da dadurch geringere Dosen benötigt werden
- Gefahr der Abhängigkeit bei der Therapie von Krebspatienten vernachlässigbar: Lebensqualität steht im Vordergrund

Pentazocin

Allgemein

- Wirkdauer: 2–3 Stunden
- Schwächer analgetisch wirksam als Morphin

Nebenwirkungen

- Arterielle bzw. pulmonale Hypertonie
- Steigert Herzfrequenz → bei akutem Myokardinfarkt kontraindiziert
- Psychische Störungen
- Abhhängigkeit: Abhängigkeitspotenzial geringer als von Morphin

18.3 Therapie der Migräne

Therapie

- Akuter Migräneanfall
    - Paracetamol, evtl. in Kombination mit Metoclopramid
    - ASS
    - Ergotamin
    - Sumatriptan
        Wirkmechanismus: Serotoninagonismus
        Nebenwirkung: Spasmen der Herzkranzgefäße
- Anfallsprophylaxe
    - β-Rezeptorenblocker
    - Methysergid oder Pizotifen
        Wirkmechanismus: Serotoninantagonismus
    - Clonidin

19 Pharmakotherapie von Schlafstörungen

Ätiologie

- Pharmaka, die Schlafstörungen verursachen können, sind
  - Theophyllin
  - Ephedrin
  - Antidepressiva
  - L-Dopa

19.1 Eingesetzte Pharmaka

Benzodiazepine

Wirkmechanismus

- Verstärkung von GABA-Effekten

Wirkungen

- Sedierend
- Anxiolytisch
- Muskelrelaxierend
- Antikonvulsiv

Allgemein

- Eingesetzt wird z. B. Diazepam
- Aufgrund des Abhängigkeitspotentiales sollten Benzodiazepine nicht länger als 2–4 Wochen eingesetzt werden
- Bei Abhängigkeit muss wie bei Barbituraten ein fraktionierter Entzug erfolgen

Indikationen

- Schlafstörungen
- Zur Prämedikation vor Narkosen
- Myoklonien
- Status epilepticus

Nebenwirkungen

- Psychische und physische Abhängigkeit
- Muskelschwäche
- Sprechstörungen
- Schwindel
- Alkoholverstärkende Wirkung

Symptome bei abruptem Entzug

- Schlaflosigkeit
- Angstzustände
- Krampfanfälle

Kontraindikationen

- Alkoholabhängigkeit
- Schwangerschaft oder Stillzeit
- Myasthenia gravis
- Schlafapnoe-Syndrom

Barbiturate

Allgemein

- Wurden als Schlafmittel durch Benzodiazepine abgelöst, da Barbiturate eine geringere therapeutische Breite und mehr Arzneimittelinteraktionen aufweisen als Benzodiazepine

Nebenwirkungen

- Abhängigkeit
- Atemdepression
- Paradoxe Wirkungen (Steigerung der Unruhe nach Einnahme)

Bromhaltige Hypnotika

Allgemein

- Sollten nicht mehr eingesetzt werden, da sie aufgrund ihrer langen Halbwertszeit (12 Tage) schlecht steuerbar sind.

Nebenwirkungen

- Bromismus
- Schocklunge
- Abhängigkeit
- Tablettenkonglomeratbildung im Gastrointestinaltrakt

20 Pharmakotherapie von Psychosen und Neurosen

Siehe auch Psychiatrie, Kapitel 4, 5 und 6

20.1 Schizophrene Psychosen

Neuroleptika

Allgemein

- Einteilung nach Wirkstärke in hochpotente (z. B. Butyrophenone wie Haloperidol) und niedrigpotente Neuroleptika

⚠ Neuroleptika haben keine antidepressive Wirkung und verursachen keine Abhängigkeit

Indikationen

- Schizophrenie
- Psychotische Zustände
- Sedierung/Dämpfung z. B. bei Erregungszuständen
- Manie
- Erbrechen
- Adjuvante Schmerztherapie
- Narkose
- Neuroleptanalgesie

Nebenwirkungen

- Extrapyramidale Störungen
  - Reversibles Parkinson-Syndrom
  - Frühdyskinesien
  - Irreversible Spätdyskinesien (Tardive Dyskinesien)
  - Akathisie
- Vegetative Störungen
  - Trockener Mund
  - Miktionsstörungen
  - Akkommodationsstörungen
  - Blickkrämpfe
  - Blutdruckregulationsstörungen: orthostatische Hypotonie
  - Tachykardie und andere Herzrhythmusstörungen
- Epileptische Anfälle: Senkung der Krampfschwelle
- Gynäkomastie und Galaktorrhö durch vermehrte Prolaktinfreisetzung
- Alkoholverstärkende Wirkung
- Blutbildveränderungen: Leukopenien
- Photodermatosen
- Gewichtszunahme
- Herabsetzung der sexuellen Appetenz
- Malignes Neuroleptikasyndrom
  - Symptomatik: hohes Fieber, Stupor, Rigor, autonome Regulationsstörungen (generalisierte epileptische Anfälle sind nicht typisch)
  - Therapie: Dantrolen

⚠ Je hochpotenter das Neuroleptikum, desto mehr extrapyramidale Nebenwirkungen. Hochpotente Neuroleptika haben dafür einen geringeren sedierenden Effekt bzw. weniger anticholinerge Nebenwirkungen als Niedrigpotente.

Therapie des Parkinson-Syndroms und der Frühdyskinesien

- Biperiden oder Trihexyphenidyl

⚠ Die Akathisie wird kaum positiv beeinflusst → Dosisreduktion oder Umstellen der Medikation erforderlich.

⚠ Irreversible Spätdyskinesien dürfen nicht mit Anticholinergika therapiert werden → eine Besserung der Spätdyskinesien kann u.U. durch Umstellung auf ein anderes Neuroleptikum erreicht werden.

Clozapin

Wirkmechanismus

- Blockade von Dopamin D_4-Rezeptoren

Wirkungen

- Stark anticholinerg
- Sedierend

Allgemein

- Gehört zu den atypischen Neuroleptika
- Gehört nicht zu den Depot-Neuroleptika

Nebenwirkungen

- Agranulozytose
- Vegetative Symptome

Klinische Pharmakologie

 Clozapin: verursacht keine akuten extrapyramidalen Störungen oder Spätdyskinesien

20.2 Depressive Syndrome

Trizyklische Antidepressiva

Einteilung nach Wirkqualität

- Amitriptylin-Typ: psychomotorisch dämpfend, anxiolytisch
- Desipramin-Typ: psychomotorisch steigernd, antriebssteigernd

Wirkunsgmechanismen

- Hemmung der Wiederaufnahme von Noradrenalin oder Serotonin im ZNS
- Alpha$_1$-antiadrenerg
- Anticholinerg

Allgemein

- Eintritt der antidepressiven Wirkung erst nach einigen Wochen
- Wirken nur bei depressiven Patienten stimmungsaufhellend, nicht bei „Gesunden"
- Weisen lange Plasmahalbwertszeit auf
- Anwendung erfolgt bei Angst und Unruhe oft in Kombination mit Tranquillanzien
- Anwendung erfolgt bei psychotischer Depression oft in Kombination mit Neuroleptika

 Trizyklische Antidepressiva verursachen keine Abhängigkeit

Indikationen

- Mittel der Wahl bei endogener Depression
- Reaktive Depressionen
- Depressive Involutionspsychosen

Nebenwirkungen

- Mundtrockenheit
- Akkommodationsstörungen
- Miktionsstörungen
- Obstipation
- Gewichtszunahme
- Orthostatische Dysregulation
- Tachykardien und andere Herzrhythmusstörungen → bei Herzerkrankungen können die Serotonin-Wiederaufnahme-Hemmer Paroxetin, Fluoxetin oder Fluvoxamin eingesetzt werden

- Blutbildveränderungen
- Tremor
- Epileptische Anfälle
- Delirium

 Auch nach Beginn einer antidepressiven Therapie muss mit Suizidversuchen der Patienten gerechnet werden.

Moclobemid

Wirkmechanismus

- MAO-Hemmer

Wirkungen

- Antidepressiv
- Besonders stark antriebssteigernd

20.3 Manien

Therapie

- Zur Akutbehandlung werden eingesetzt
  - Lithium
  - Neuroleptika
  - Benzodiazepine

Lithium

Allgemein

- Geringe therapeutische Breite → regelmäßige Kontrolle des Lithiumspiegels (0,6–0,8 mmol/l)

Indikationen

- Therapie und Prophylaxe von Zyklothymien
- Rezidivprophylaxe der monopolaren endogenen Depression

 Bei der Indikationsstellung zur Lithium-Prophylaxe bei Zyklothymien ist die Häufigkeit und die Intervalldauer der Phasen von entscheidender Bedeutung.

Metabolisierung

- Ausscheidung: renal
- Ausscheidung bei Hypernatriämie gesteigert, bei Hyponatriämie vermindert → gleichzeitige Diuretikatherapie erhöht Lithiumspiegel

 Indometacin und Diclofenac steigern ebenfalls den Lithiumspiegel.

Nebenwirkungen

- Diarrhö
- Tremor → Gabe von β-Rezeptorenblockern wie Propanolon bessert den Tremor
- Polyurie und Polydipsie
- Gewichtszunahme
- Ödeme
- Struma (Schilddrüsenvergrößerung)
  - Pathogenese: Hemmung der Hormonfreisetzung
  - Therapie: Gabe von Thyroxin, Lithium muss meist nicht abgesetzt werden
  - Prävention: Schilddrüsenfunktion durch TSH im Serum überwachen
- Alkoholverstärkende Wirkung
- Teratogene Wirkung → Ausschluss einer Schwangerschaft vor Therapiebeginn

Kontraindikationen

- Niereninsuffizienz
- Schwangerschaft und Stillperiode
- Morbus Addison

⚠ Falls eine Lithium-Therapie zur Prophylaxe bei bipolaren affektiven Psychosen nicht möglich ist, kann alternativ Carbamazepin eingesetzt werden.

20.4 Hypnotika

Clomethiazol

Allgemein

- Schnelle enterale Resorption
- Kurze Eliminationshalbwertszeit
- Nur kurze Anwendung und nur unter stationären Bedingungen, da Clomethiazol ein starkes Abhängigkeitspotenzial besitzt (Abhängigkeit vom Alkohol-Barbiturat-Typ)

Wirkungen

- Antikonvulsiv
- Sedativ
- Hypnotisch

Indikationen

- Alkoholentzug
- Alkoholdelir
- Sedierung bei älteren Patienten

Metabolisierung

- Hepatisch → Dosisreduktion bei Leberinsuffizienz (bei Niereninsuffizienz nicht nötig)

Nebenwirkungen

- Atemdepression
- Hypotonie
- Bronchiale Hypersekretion

21 Pharmakotherapie der Parkinson-Erkrankung

21.1 Eingesetzte Pharmaka

Allgemeine Bemerkungen

- Dopamin selbst kann nicht zur Substitution eingesetzt werden, da es die Blut-Hirn-Schranke nicht passiert.
- Kombinationen verschiedener Antiparkinson-Mittel sind indiziert.
- Psychotische Zustandsbilder können als Nebenwirkung bei fast allen Antiparkinson-Mitteln auftreten.

Levodopa (L-Dopa)

Allgemein

- Kombination mit peripheren Decarboxylasehemmern wie Carbidopa oder Benserazid → höhere Verfügbarkeit im Gehirn und weniger periphere Nebenwirkungen
- Dosierung in 6 Einzeldosen (anstatt 3) günstiger

Wirkmechanismus

- Decarboxylierung von Dopa zu Dopamin

Wirkungen

- Besonders starke Reduktion von Hypo- bzw. Akinese
- Tremor wird weniger stark beeinflusst
- Wirkung lässt im Laufe der Zeit (meist im 3. Jahr) nach

Indikationen

- Alle Parkinsonformen, außer Neuroleptika-induziertes Parkinson-Syndrom (→ Einsatz von Anticholinergika)

Nebenwirkungen

- Übelkeit und Erbrechen
  - Therapie: Domperidon
- Orthostatische Hypotonie
- Herzrhythmusstörungen
- Psychosen
- Dyskinesien
- Hyperkinesen
- On-off-Phänomene

Anticholinergika

Allgemein

- Zur Verfügung stehen z. B. Biperiden oder Trihexyphenidyl

Wirkungen

- Besonders gut auf Rigor und Tremor
- Reduktion der gesteigerten Speichel- und Talgsekretion

Indikationen

- Morbus Parkinson und besonders Neuroleptika-induziertes Parkinson-Syndrom
- Frühdyskinesien unter Neuroleptikatherapie
- ⚠ Wird nicht zur Therapie von Spätdyskinesien eingesetzt

Dopamin-Agonisten

Allgemein

- Zur Verfügung steht z. B. Bromocriptin

Indikationen

- Morbus Parkinson
- Abstillen
- Prolaktinom

Nebenwirkungen

- Orthostatische Hypotonie
- Herzrhythmusstörungen

Amantadin

Wirkung

- Reduziert Rigor stärker als Tremor

Selegilin

Wirkmechanismus

- Irreversible Hemmung der dopaminabbauenden Monoaminooxidase B

22 Pharmakotherapie hirnorganischer Anfallsleiden

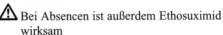

Allgemein

- Eine Senkung der Krampfschwelle und dadurch gehäuftes Auftreten von Krampfanfällen wird begünstigt durch:
  - Trizyklische Antidepressiva
  - Neuroleptika
  - Penicillin G in hohen Dosen
  - Theophyllin
  - Absetzen von Benzodiazepinen
  - Alkohol-Entzug

22.1 Eingesetzte Pharmaka

Phenytoin

Nebenwirkungen

- Nystagmus
- Ataxie
- Zahnfleischhyperplasie (Gingivahyperplasie)
- Hypertrichose
- Störung des Folsäurestoffwechsels → megaloblastäre Anämie und Leukopenie → Therapie: Folsäuresubstitution
- Osteomalazie → Therapie: Vitamin D-Substitution

  ⚠ Osteomalazie tritt auch unter Primidon-Therapie auf.
- Abnahme der Wirksamkeit oraler Kontrazeptiva durch Induktion des Cytochrom-P_{450}-Systems der Leber
- Exanthem

Valproinsäure

Wirkmechanismus

- Erhöht die intrazerebrale GABA-Konzentration

Indikationen

- Mittel der Wahl bei Grand-mal-Anfällen und Absencen

⚠ Bei Absencen ist außerdem Ethosuximid wirksam

Nebenwirkungen

- Übelkeit
- Leberschädigung
- Haarausfall
- Gewichtszunahme
- Teratogene Wirkung

⚠ Verursacht im Gegensatz zu vielen Antiepileptika keine Enzyminduktion in der Leber

22.2 Fokale Anfälle

Therapie

- Carbamazepin
- Phenytoin

22.3 Status epilepticus

Therapie

- Mittel der Wahl sind Benzodiazepine i. v. wie Clonazepam oder Diazepam, da ihre Wirkung rasch eintritt
- Außerdem wirksam
  - Phenytoin
  - Barbiturate (z. B. Phenobarbital)

⚠ Benzodiazepine: eignen sich nicht zur Epilepsiedauertherapie, da Wirkungsverlust (Toleranzentwicklung) bei längerer Anwendung

23 Therapie von Vergiftungen

23.1 Beschleunigung der Elimination

Induziertes Erbrechen

Kontraindikationen

- Einnahme von
  - Laugen
  - Säuren
  - Lösungsmitteln

Hämodialyse

Indikation

- Vergiftungen mit Substanzen, die renal eliminiert werden, wie Lithium oder Methanol

23.2 Symptomatik und Therapie von Vergiftungen mit Arzneimitteln und anderen toxischen Substanzen

Paracetamolvergiftung

Pathogenese

- Verursacht Leberzellnekrosen

Therapie

- Acetylcystein als Antidot

Eisenvergiftung

Allgemein

- Bevorzugt Kleinkinder betroffen

Komplikation

- Hämorrhagische Gastroenteritis mit blutigem Erbrechen

Therapie

- Bei erhaltenem Bewusstsein: Induktion von Erbrechen
- Eiweiß
- Desferoxamin (nicht indiziert bei symptomfreien Patienten)

Vergiftung mit Antidepressiva

Komplikation

- Herzrhythmusstörungen

Therapie

- Zentral wirksame Cholinesterase-Hemmer wie Physostigmin

⚠ Vergiftung mit Antidepressiva: Diurese und Hämoperfusion sind unwirksam.

Vergiftung mit Anticholinergika

Symptomatik

- Akkomodationsstörungen
- Mundtrockenheit
- Neurogene Blasenstörungen
- Halluzinationen

Benzodiazepinvergiftung

Allgemein

- Verlauf meist benigne → Einsatz von Antagonisten meist nicht indiziert

β-Rezeptorenblockervergiftung

Symptomatik

- Bradykardie
- Bronchospastik
- Hypoglykämie

⚠ β-Rezeptorenblockervergiftung: Kontraindikation für Verapamil und Diltiazem

Methanolvergiftung

Symptomatik

- Kolikartige Leibschmerzen
- Sehstörungen

Therapie

- Antidot: Ethanol

⚠ Ethanol ist auch das Antidot bei Ethylenglycolvergiftungen.

24 Besonderheiten der Pharmakotherapie im Kindesalter und im höheren Lebensalter

24.1 Besonderheiten der Pharmakotherapie im Kindesalter

Antibiotikatherapie im Kindesalter

Allgemein

- Während der Säuglings- und Neugeborenenzeit sind besonders Penicilline und Erythromycin geeignet.
- Sulfonamide und Cotrimoxazol sollten nicht in der Schwangerschaft, den ersten beiden Lebensmonaten und während des Stillens eingesetzt werden.
- Kontraindiziert sind Tetrazykline bis zum 8. Lebensjahr und Chinolone.

24.2 Besonderheiten der Pharmakotherapie im höheren Lebensalter

Hypertonietherapie im Alter

Allgemein

- Eingesetzt werden ACE-Hemmer und Kalziumantagonisten
- ⚠ β-Rezeptorenblocker sollten eher bei jüngeren Menschen eingesetzt werden.

25 Pharmakotherapie in Schwangerschaft und Stillperiode

Hypertonietherapie in der Schwangerschaft

Therapie

- Alpha-Methyldopa
- Dihydralazin

 Diuretika, ACE-Hemmer, Reserpin sind kontraindiziert

Antibiotikatherapie in der Schwangerschaft

Therapie

- Penicilline
- Cephalosporine
- Erythromycin

 Kontraindiziert sind
  - Tetrazykline
  - Trimethoprim
  - Gyrase-Hemmer

Diabetestherapie in der Schwangerschaft

Therapie

- Diät
- Insulin

Thrombosetherapie in der Schwangerschaft

Therapie

- Heparin, da es die Plazentaschranke nicht passiert

Hyperthyreosetherapie in der Schwangerschaft

Therapie

- Mittel der Wahl: Propylthiouracil

Klinische Radiologie
Inhaltsverzeichnis

1. Tag

1 Radiologische Diagnostik von Zentralnervensystem und seinen Hüllen 253

1.1 Methoden und Indikationen 253
    1.1.1 Computertomographie (CT) 253
    1.1.2 Magnetresonanztomographie (MRT, Kernspintomographie) 253
    1.1.3 Nuklearmedizinische Untersuchungsverfahren 253
1.2 Radiologische Befunde 253
    1.2.1 Schädel-Hirn-Verletzungen 253
    1.2.2 Intrakranielle Tumoren 254
    1.2.3 Degenerative Erkrankungen 254
    1.2.4 Vaskuläre Erkrankungen .. 255
    1.2.5 Spezielle Befunde 255

2 Radiologische Diagnostik von Gesichtsbereich und Hals 256

2.1 Methoden 256
    2.1.1 Konventionelle Röntgenaufnahme 256
    2.1.2 Sonographie der Schilddrüse 256
    2.1.3 Nuklearmedizinische Untersuchungsverfahren 256
2.2 Radiologische Befunde 256

3 Radiologische Diagnostik des Bewegungsapparates .. 257

3.1 Methoden 257
    3.1.1 Konventionelle Röntgenaufnahme 257
    3.1.2 Nuklearmedizinische Untersuchungsverfahren 257
3.2 Radiologische Befunde 258
    3.2.1 Verletzungen 258
    3.2.2 Fehlbildungen 258
    3.2.3 Tumoren 258
    3.2.4 Störungen der Knochenstruktur 259

4 Radiologische Diagnostik von Herz, Blut und Gefäßen 262

4.1 Herz 262
    4.1.1 Methoden 262
    4.1.2 Radiologische Befunde 262
4.2 Blut und Gefäße 263
    4.2.1 Methoden 263
    4.2.2 Radiologische Befunde 264

5 Radiologische Diagnostik der Atmungsorgane 265

5.1 Methoden 265
    5.1.1 Konventioneller Röntgen-Thorax 265
    5.1.2 CT-Thorax 265
5.2 Radiologische Befunde 265
    5.2.1 Lungenembolie 265
    5.2.2 Obstruktive Lungenerkrankungen 266
    5.2.3 Interstitielle Lungenerkrankungen 266
    5.2.4 Atelektase 266
    5.2.5 Entzündungen 266
    5.2.6 Tumoren 266
    5.2.7 Erkrankungen der Pleura .. 266

6 Radiologische Diagnostik der Verdauungsorgane 268

6.1 Methodik 268
    6.1.1 Konventionelle Röntgenaufnahme 268
6.2 Ösophagus 268
    6.2.1 Radiologische Befunde 268
6.3 Magen 269
    6.3.1 Radiologische Befunde 269
6.4 Dünndarm 269
    6.4.1 Radiologische Befunde 269
6.5 Kolon 269
    6.5.1 Radiologische Befunde 269
6.6 Leber, Galle und Milz 270
    6.6.1 Methoden 270
    6.6.2 Radiologische Befunde 270

Klinische Radiologie

6.7 Pankreas 271
    6.7.1 Radiologische Befunde 271

7 Radiologische Diagnostik von Becken, Retroperitoneum und Bauchhöhle 272

7.1 Niere und ableitende Harnwege ... 272
    7.1.1 Methoden und Indikationen 272
    7.1.2 Radiologische Befunde 273

8 Radiologische Diagnostik der Mamma 274

8.1 Radiologische Befunde 274

9 Radiologische Untersuchungsverfahren im Kindesalter 275

9.1 Radiologische Befunde 275
    9.1.1 Verdauungstrakt 275
    9.1.2 Herz, Kreislauf und Thorax 275
    9.1.3 Skelett 275

10 Klinische Strahlentherapie, Radioonkologie und nuklearmedizinische Tumortherapie 276

10.1 Radioonkologie maligner Tumoren 276
    10.1.1 Therapieziele der Bestrahlung 276
    10.1.2 Tumordosis 276
    10.1.3 Perkutane kurative Strahlentherapie 276
10.2 Strahlentherapie gutartiger Erkrankungen 276
10.3 Therapie mit offenen radioaktiven Stoffen 277

1 Radiologische Diagnostik von Zentralnervensystem und seinen Hüllen

1.1 Methoden und Indikationen

1.1.1 Computertomographie (CT)

Schädel und Gehirn

Allgemein

- Standardmethode zum Nachweis von
  - Ischämischen Infarkten, allerdings erst nach mehreren Stunden
  - Epiduralen, subduralen oder intrazerebralen Hämatomen (Ischämie und Blutung sind im CT durch ihre unterschiedliche Dichte zu unterscheiden)
  - Hirntumoren z. B. Meningeome
  - Hydrocephalus

Befunde

- Als hypodense Areale sind nachweisbar
  - Hirnödem
  - Alter ischämischer Hirninfarkt
  - Astrozytom
  - Demyelinisierung bei Multipler Sklerose
- Als hyperdense Areale sind nachweisbar
  - Frische intrazerebrale Blutung
  - Verkalkungen

⚠ Verkalkungen sind am deutlichsten im CT zu erkennen.

- Asymmetrien der Weite der Seitenventrikel im CT kommen vor als
  - Normvariante
  - Folge eines einseitigen Großhirnhemisphärentumors
  - Folge eines ischämischen Infarktes
  - Folge frühkindlicher Hirnschädigungen

Wirbelsäule und Rückenmark

CT-Indikationen

- Bandscheibenvorfall

⚠ Zum Nachweis eines Bandscheibenvorfalls sind neben CT auch Magnetresonanztomographie und Myelographie (Radikulographie) geeignet.

- Verdacht auf Raumforderung

1.1.2 Magnetresonanztomographie (MRT, Kernspintomographie)

Allgemein

- Vorteile gegenüber dem CT
  - Besserer Weichteilkontrast
  - Freie Wahl der Schnittebene
  - Fehlende Strahlenbelastung

Indikationen

- Pathologische Prozesse der hinteren Schädelgrube und des Hirnstammes
- Syringomyelie
- Präoperativ vor einem Cochlea-Implantat
- Unklarer CT-Befund

1.1.3 Nuklearmedizinische Untersuchungsverfahren

Formen

- Tomographische Hirnszintigraphie (SPECT)
  - Indikation: Verdacht auf Durchblutungsstörungen
- Liquorraumszintigraphie
  - Indikation: Nachweis einer Liquorfistel z. B. bei Rhinoliquorrhö

1.2 Radiologische Befunde

1.2.1 Schädel-Hirn-Verletzungen

Epidurales Hämatom

Ätiologie

- Kopftrauma → Verletzung der A. meningea media, oft hervorgerufen durch Frakturen des Os temporale

Symptomatik

- Kurze Bewusstlosigkeit, danach ein „symptom-freies Intervall" gefolgt von einer progredienten Eintrübung

Diagnostik

- CT (erste Maßnahme): hyperdense, bikonvexe Raumforderung

Klinische Radiologie

Subdurales Hämatom

Pathogenese

- Abriss von Brückenvenen (Gefäße zwischen Arachnoidea und Dura mater)

Formen

- Akutes subdurales Hämatom
  - Diagnostik: CT: hyperdense, sichelförmige Raumforderung, die der Kalotteninnenseite anliegt
- Chronisches subdurales Hämatom

Chronisches subdurales Hämatom

Symptomatik

- Kopfschmerzen
- Hemiparese
- Verwirrtheit
- Wesensänderung
- Symptome entwickeln sich Wochen bis Monate nach dem Trauma

Diagnostik

- CT: hypodense, sichelförmige Raumforderung

1.2.2 Intrakranielle Tumoren

Meningeom

Symptomatik

- Kopfschmerzen
- Sensomotorische Hemisymptomatik
- Symptome entwickeln sich sehr langsam

Diagnostik

- CT mit und ohne Kontrastmittel: hyperdense, scharf begrenzte Raumforderung mit intensiver homogener Kontrastmittelaufnahme

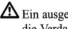 Ein ausgedehntes Hirnödem spricht gegen die Verdachtsdiagnose Meningeom.

Akustikusneurinom

Symptomatik

- Schwerhörigkeit
- Schwindel
- Tinnitus

Diagnostik

- MRT: Mittel der Wahl zur Bestätigung der Verdachtsdiagnose

Kraniopharyngeom

Epidemiologie

- Häufigkeitsgipfel zwischen 10. und 25. Lebensjahr

Symptomatik

- Bitemporale Hemianopsie
- Endokrine Funktionsausfälle
- Intrakranielle Drucksteigerung

Diagnostik

- Röntgenaufnahme Schädel: Verkalkungen
- CT: intra- oder suprasellläre zystische Raumforderung

1.2.3 Degenerative Erkrankungen

Hirnatrophische Prozesse

Diagnostik

- CT
  - Nachweis von hirnatrophischen Befunden z. B. im Bereich der inneren und äußeren Liquorräume
  - Eine im CT nachgewiesene Hirnatrophie muss nicht mit einer Demenz einhergehen

Kleinhirnatrophie

Symptomatik

- Schwindel
- Gangunsicherheit

Diagnostik

- Bildgebende Verfahren: CT und MRT

Hydrocephalus internus

Definition

- Erweiterung der Ventrikel bei unauffälligen äußeren Liquorräumen

Diagnostik

- CT: Vergößerung des Ventrikelsystems

1.2.4 Vaskuläre Erkrankungen

Ischämische Infarkte

Diagnostik

- CT
  - Zeigt sich zunächst durch Hypodensität des betroffenen Areals im Vergleich zu gesundem Hirngewebe → Hypodensität entsteht durch Hirnödem
  - Im weiteren Verlauf kann die Dichte des Infarktareals wieder ansteigen und sich isodens darstellen

1.2.5 Spezielle Befunde

Intrakranielle Verkalkungen

Ätiologie

- Hirntumoren
  - Oligodendrogliome
  - Meningeome
  - Kraniopharyngeome
  - Ependymome
- Aneurysmen
- Arteriovenöse Angiome
- Phakomatosen
  - Sturge-Weber-Syndrom: Verkalkungen durch Angiome bedingt

  ⚠ Typisches Symptom bei Sturge-Weber-Syndrom: Naevus flammeus

  - Tuberöse Hirnsklerose: Verkalkungen durch Ventrikeltumoren bedingt

  ⚠ Typisches Symptom bei tuberöser Hirnsklerose: epileptische Anfälle

- Hirnabszesse
- Toxoplasmose

Intra- oder paraselläre Verkalkungen

Ätiologie

- Kraniopharyngeom
- Arteriosklerose des Siphons der A. carotis int. → betrifft bevorzugt ältere Menschen
- Aneurysmen
- Knöcherne Überbrückung der Sella turcica

Verkalkungen des Corpus pineale (Epiphyse)

Allgemein

- Meist harmlos

Diagnostik

- Nachweisbar durch CT und Nativröntgenbild

Paramediane Lokalisation der Epiphyse

Ätiologie

- Raumfordernder Prozess einer Großhirnhemisphäre
- Hirnatrophischer Prozess einer Großhirnhemisphäre

Diagnostik

- Röntgenaufnahme Schädel: Verlagerung der verkalkten Epiphyse

Ausweitungen der Sella turcica

Ätiologie

- Hirntumoren
  - Kraniopharyngeom
  - Hypophysenadenom
  - Meningeom
- Chronische Hirndrucksteigerung
- Aneurysma der A. carotis int.

Ringförmige Kontrastmittelanreicherung im CT

Ätiologie

- Glioblastoma multiforme
- Hirnabszess
- Metastasen

2 Radiologische Diagnostik von Gesichtsbereich und Hals

2.1 Methoden

2.1.1 Konventionelle Röntgenaufnahme

Röntgenaufnahme nach Schüller

Indikation

- Mastoiderkrankungen

Allgemein

- Darstellung von
  - Processus mastoideus (Warzenfortsatz) und Antrum mastoideum
  - Innerem und äußerem Gehörgang, die sich aufeinander projizieren
  - Kiefergelenk
  - Sinus sigmoideus

Röntgenaufnahme nach Stenvers

Indikation

- Innenohrerkrankungen

Allgemein

- Darstellung des gesamten Felsbeines mit Labyrinth und Porus et Meatus acusticus int.

2.1.2 Sonographie der Schilddrüse

Indikationen

- Bestimmung der Schilddrüsengröße (Mittel der Wahl)
- Bestimmung des Schilddrüsenvolumens (Mittel der Wahl)
- Schilddrüsenknoten

2.1.3 Nuklearmedizinische Untersuchungsverfahren

Schilddrüsenszintigraphie

Allgemein

- Wird in der Regel mit ^{99m}Technetium-Pertechnetat durchgeführt
- ^{99m}Technetium-Pertechnetat-Uptake der Schilddrüse kann abhängen von
  - Intrathyreoidalem Iodgehalt
  - Endogener TSH-Stimulation
  - Einer thyreostatischen Therapie
  - Einer exogenen Iodexposition (z. B. Kontrastmittel)

Indikation

- Untersuchung der Funktionsfähigkeit von Schilddrüsengewebe

Befunde

- Erhöhter intrathyreoidaler ^{99m}Technetium-Pertechnetat-Uptake bei
  - Endemischem Iodmangel
  - Hyperthyreose bei Morbus Basedow oder autonomem Adenom
- Verminderter intrathyreoidaler ^{99m}Technetium-Pertechnetat-Uptake bei
  - Hypothyreose
  - Vorausgegangener Jodbelastung z. B. mit jodhaltigem Kontrastmittel oder jodhaltigen Medikamenten
  - Zustand nach Radiojodtherapie mit Elimination des funktionstüchtigen Schilddrüsenparenchyms

2.2 Radiologische Befunde

Orbitabodenfraktur

Diagnostik

- Mittel der Wahl: CT mit Anfertigung koronarer Schichten

Papilläres Schilddrüsenkarzinom

Diagnostik

- Sonographie
- Szintigraphie: „kalter" Knoten

Nachsorge

- Bestimmung von Thyreoglobulin als Tumormarker

3 Radiologische Diagnostik des Bewegungsapparates

3.1 Methoden

3.1.1 Konventionelle Röntgenaufnahme

Indikationen

- Verdacht auf
  - Frakturen
  - Luxationen
  - Pseudarthrosen
  - Röntgendichte Fremdkörper

Befunde

- Verdichtung der Knochenstruktur mit verminderter Strahlentransparenz
  - Knochentumoren
  - Knochenmetastasen (Knochenkarzinose)
  - Knocheninfarkte
  - Osteopetrose
  - Chronische Osteomyelitis
  - Myeloproliferative Erkrankungen (z. B. Osteomyelofibrose)
- Vermehrte Strahlentransparenz des Knochens bei
  - Osteoporose (z. B. bei Morbus Cushing)
  - Osteomalazie
  - Hyperparathyreoidismus
  - Osteoklastischen Knochenmetastasen
  - Sudeck-Dystrophie

Schrägaufnahme der Wirbelsäule

Indikationen

- Zervikales Wurzelkompressionssyndrom
- Spondylolyse im Bereich der LWS

⚠ Bei Verdacht auf Spondylolyse sind außerdem LWS-Aufnahmen in 2 Ebenen (a. p. und seitlich) indiziert.

Gehaltene Röntgenaufnahmen

Allgemein

- Werden bei Verdacht auf Bandverletzungen, z. B. im oberen Sprunggelenk, durchgeführt
- Werden immer erst nach ungehaltenen Aufnahmen durchgeführt
- Sollten immer mit der gleichen Krafteinwirkung durchgeführt werden
- Bei grenzwertigen Befunden werden die Aufnahmen mit der Gegenseite verglichen

3.1.2 Nuklearmedizinische Untersuchungsverfahren

Skelettszintigraphie

Allgemein

- Geeignete Methode bezüglich des Nachweises pathologischer Umbauprozesse im Knochen
- Wird mit ^{99m}Technetium markierten Phosphatverbindungen durchgeführt
- Erfasst lokalen Knochenstoffwechsel
- Sensitive, aber meist wenig spezifische Methode zur Erfassung von Erkrankungen des Skeletts
- Erlaubt auch grobe Beurteilung der Nierenfunktion

Indikationen

- Verdacht auf Knochenmetastasen: werden durch Szintigraphie teilweise bedeutend früher diagnostiziert als durch konventionelle Röntgenaufnahmen
- Nachweis von
  - Frakturen
      Befund bei osteoporotischer Fraktur: spätstatische Mehranreicherungen
  - Osteomyelitis im Kindesalter
  - Arthritischen Veränderungen bei Psoriasis

⚠ Skelettszintigraphie: kann konventionelle Röntgenaufnahmen nicht ersetzen

Skelettszintigraphie in Mehrphasentechnik

Allgemein

- Erfasst zunächst die Knochendurchblutung
- Die erste und zweite Phase dienen in erster Linie der Information über Lokalisation von Knochenumbauvorgängen
- Kann Hinweise hinsichtlich der Benignität und Malignität von Tumoren geben
- Kann Hinweise hinsichtlich der Floridität einer Osteomyelitis geben
- Spezifischer als herkömmliche Skelettszintigraphie

3.2 Radiologische Befunde

3.2.1 Verletzungen

Frakturen

Allgemein

- Bei Verdacht auf Fraktur langer Röhrenknochen werden durchgeführt
  - Röntgenaufnahme des betroffenen Knochenabschnittes in 2 Ebenen
  - Röntgenaufnahme der frakturnahen Gelenke

Fraktur des Os naviculare (Kahnbeinfraktur)

Symptomatik

- Schmerzen Handgelenk
- Druckschmerz Tabatière

Komplikation

- Pseudarthrose

Diagnostik

- Röntgenaufnahme in 4 Ebenen
- Tomographie

Monteggia-Fraktur

Definition

- Ulnaschaftfraktur mit Radiusköpfchenluxation

Diagnostik

- Röntgenaufnahme
- Röntgenaufnahme der benachbarten Gelenke: Ausschluss von Gelenkverletzungen

Grünholzfraktur

Allgemein

- Betroffen sind Kinder

Diagnostik

- Röntgenaufnahme: Fraktur durch „Wulstbildung" erkennbar

Komplikationen der Frakturheilung

Sudeck-Dystrophie

Siehe Chirurgie, Kapitel 31.2.3

Osteomyelitis

Diganostik

- Röntgenaufnahme: Nachweis von
  - Zunächst fleckiger Entkalkung des Knochens
  - Knochendefekten in der Kompakta
  - Umschriebenen Knochenverdichtungen
  - Periostverkalkungen

 Die Röntgenaufnahme zeigt zu Beginn der Erkrankung keine Knochenveränderungen sondern nur eine Weichteilbeteiligung

- Szintigraphie
- MRT
- Biopsie

3.2.2 Fehlbildungen

Klippel-Feil-Syndrom

Definition

- Angeborene Blockwirbelbildung mehrerer Halswirbelkörper

 Blockwirbel: können außerdem traumatisch bedingt sein oder den Endzustand einer Spondylitis repräsentieren

Fibröse Knochendysplasie

Befunde

- Verbiegungen und Verbreiterungen der langen Röhrenknochen
- Streifig fleckige Verdichtungen der Spongiosa
- Zystenähnliche Aufhellungen

3.2.3 Tumoren

Juvenile Knochenzyste

Allgemein

- Lokalisation: bevorzugt proximale Metaphysen der langen Röhrenknochen

Befunde

- Scharf begrenzter, rarefizierter Knochenbezirk
- Im Bereich der Zyste verdünnte Kortikalis

Radiologische Diagnostik des Bewegungsapparates

Komplikation

- Spontanfraktur

Osteoid-Osteom

Symptomatik

- Schmerzen, besonders nachts, die auf Salicylate ansprechen

Diagnostik

- Röntgenaufnahme: Aufhellungszone mit zentraler und perifokaler Knochenverdichtung (Nidus)

Osteosarkom

Epidemiologie

- Bevorzugt Jungen betroffen
- Häufigkeitsgipfel zwischen 10. und 25. Lebensjahr

Allgemein

- Lokalisation: bevorzugt Metaphyse der langen Röhrenknochen (besonders Kniegelenk)

Symptomatik

- Lokale Schwellung
- Schmerzen

Diagnostik

- Röntgenaufnahme
  - Osteolytische oder osteosklerotische Herde
  - Weichteilreaktion und reaktiver Knochenumbau
  - Dreieckförmige subperiostale Knochenverdickung (sog. Codman-Dreieck)
- MRT zur Beurteilung der intramedullären Tumorausbreitung

Metastasierung

- Frühzeitig hämatogen in die Lunge

Therapie

- Kombination von Operation sowie primärer und postoperativer Chemotherapie

Plasmozytom (Multiples Myelom)

Symptomatik

- Knochenschmerzen
- Anämie
- Hyperkalzämie

Befunde

- Wirbelkörperdestruktionen
- Multiple Knochenosteolysen besonders im Bereich der Kalotte und des Beckens
- Diffuse Osteoporose

Knochenmetastasen

Ätiologie

- Prostatakarzinom
- Bronchialkarzinom
- Mammakarzinom
- Nierenzellkarzinom
- Schilddrüsenkarzinom

Symptomatik

- Schmerzen

Kompliktaionen

- Pathologische Frakturen

  ⚠ Pathologische Frakturen: treten außerdem bei Osteoporose, Knochenzysten, Plasmozytom, Osteosarkom und anderen bösartigen Knochentumoren auf
- Bei Befall der Wirbelsäule: Destruktion der Bogenwurzel

3.2.4 Störungen der Knochenstruktur

Arthrosis deformans

Diagnostik

- Röntgenaufnahme: Nachweis von
  - Gelenkspaltverschmälerung
  - Subchondraler Sklerose
  - Osteophytärem Knochenbau
  - Subchondraler Zystenbildung (sog. Geröllzysten)

Spondylosis deformans

Definition

- Degenerative Erkrankung (Arthrose) der Wirbelkörper

1. Tag

Diagnostik

- Röntgenaufnahme: Osteophyten (Spondylophyten) als Leitsymptom

Periarthropathia humeroscapularis

Diagnostik

- Röntgenaufnahme: Verkalkungsfiguren im gelenknahen Bereich

Arthritis urica

Symptomatik

- Schmerzen und schmerzhafte Bewegungseinschränkung besonders des Großzehengrundgelenkes
- Gelenkschwellung
- Überwärmung

Diagnostik

- Röntgenaufnahme: Nachweis von scharf begrenzten Substanzdefekten des Knochens
- Gelenkpunktion: seröses Punktat

Chronische Polyarthritis (Rheumatoide Arthritis)

Allgemein

- Lokalisation: charakteristischerweise Befall der Handgelenke und Handwurzelgelenke sowie der Fingergrundgelenke (Metakarpophalangealgelenke) und der Fingermittelgelenke (proximale Interphalangealgelenke)

⚠ Chronische Polyarthritis: Fingerendgelenke (distale Interphalangealgelenke) sind nicht betroffen

Symptomatik

- Gelenksteife
- Schmerzen

Diagnostik

- Röntgenaufnahme: Nachweis von
  - Gelenknaher Osteoporose (Knochenentkalkung)
  - Usuren und subchondralen Zysten

Morbus Bechterew (Spondylitis ankylosans)

Symptomatik

- Einsteifen der Wirbelsäule durch Ankylosierung der kleinen Wirbelgelenke und durch Ausbildung von Syndesmophyten
- Arthritiden peripherer Gelenke

Diagnostik

- Röntgenaufnahme zeigt häufig das bunte Bild der bilateralen Sakroiliitis
  - Entzündliche Usuren
  - Girlandenförmige Pseudoerweiterungen
  - Sklerosierungen der Iliosakralfugen

⚠ Eine Arthritis der Iliosakralfugen tritt auch bei Psoriasis-Arthritis, Morbus Reiter und Colitis ulcerosa auf

Spondylitis (Wirbelentzündung)

Erreger

- Eitererreger (vor allem Staphylococcus aureus)
- Mycobakterien

Symptomatik

- Schmerzen

Diagnostik

- Labor: BSG-Erhöhung
- Röntgenaufnahme
  - Verschmälerung des Zwischenwirbelraumes
  - Destruktion benachbarter Deck- und Bodenplatten

Hyperparathyreoidismus

Diagnostik

- Röntgenaufnahme der Hand: Nachweis von
  - Subperiostalen Resorptionszonen
  - Zysten
  - Kalksalzminderung

Ostitis deformans Paget (Morbus Paget)

Ätiologie

- Ungeklärt

Pathogenese

- Abnorm gesteigerter Knochenabbau- und -anbau unter Bildung eines mechanisch minderwertigen Geflechtknochens

Allgemein

- Lokalisation: bevorzugt Schädel, Becken und Wirbelsäule betroffen

Symptomatik

- Knochendeformitäten z. B. des Femurs
- Zunahme des Kopfumfanges („der Hut passt nicht mehr")
- Basliäre Impression

⚠ Basliäre Impression: kann auch im Rahmen einer Osteomalazie oder eines Hyperparathyreoidismus auftreten

Morbus Scheuermann

Allgemein

- Folgende Veränderungen sind nachweisbar
  - Bandscheibeneinbrüche in die Spongiosa (Schmorl-Knötchen)
  - Unregelmäßig konturierte Deck- und Bodenplatten der Wirbelkörper
  - Verschmälerte Bandscheibenzwischenräume
  - Keilwirbel

4 Radiologische Diagnostik von Herz, Blut und Gefäßen

4.1 Herz

4.1.1 Methoden

Konventioneller Röntgen-Thorax

Allgemein

- Rechter Ventrikel im p.a.-Bild nicht randbildend
- Im Seitenbild V. azygos normalerweise nicht sichtbar

Befunde

- Vergrößerung des Herzschattens nach rechts in der p.a.-Aufnahme bei
  - Vergrößerung des rechten Vorhofs
  - Mittellappenatelektase
  - Perikardtumor
  - Perikarderguss (führt auch zu einer Erweiterung der V. azygos und/oder V. cava)
- Erweiterung der zentralen Lungenarterien bei
  - Vorhof- oder Ventrikelseptumdefekt
  - Offenem Ductus arteriosus Botalli

Echokardiographie

Allgemein

- Bestimmung der
  - Dicke der Myokardwände
  - Beweglichkeit und Struktur der Herzklappen
- Mittel der Wahl bei Verdacht auf Perikarderguss

Radionuklidventrikulographie

Indikation

- Bestimmung der linksventrikulären Ejektionsfraktion und regionalen Wandbewegungen

Myokardszintigraphie

Allgemein

- Wird mit ^{201}Thallium-Chlorid (oder mit ^{123}Technetium-MIBI) durchgeführt
- Erfasst Mikrozirkulation und Vitalität des Myokards: ^{201}Thallium-Chlorid wird nur von gesunden Muskelzellen aufgenommen → Erfassung von belastungsbedingten Ischämien und von Myokardnarben möglich
- Szintigraphie meist empfindlicher als Belastungs-EKG

Durchführung

- Anfertigung jeweils einer Aufnahme unmittelbar nach Injektion und ca. 3–4 Stunden später
- Wenn ein Speicherdefekt in beiden Aufnahmen nachweisbar ist, handelt es sich um eine Narbe, wenn er hingegen nur in der 1. Aufnahme erkennbar ist, um eine Ischämie

4.1.2 Radiologische Befunde

Herzinsuffizienz

<u>Linksherzinsuffizienz</u>

Symptomatik

- Dyspnoe
- Lungenödem

Diagnostik

- Röntgen-Thorax
  - Verbreiterung des Herzschattens nach links durch Vergrößerung des linken Ventrikels
  - Vergrößerung des linken Vorhofs → Einengung des Retrokardialraumes im Seitenbild
  - Pulmonalvenöse Stauung:
    Vergrößerte, unscharfe Hili
    Kerley-B-Linien
    Blutumverteilung zugunsten der Oberlappen
    Pleuraerguss

<u>Rechtsherzinsuffizienz</u>

Symptomatik

- Ödeme und gestaute Halsvenen
- Hepatomegalie
- Zyanose

Radiologische Diagnostik von Herz, Blut und Gefäßen

Diagnostik

- Röntgen-Thorax
  - Vergrößerung des rechten Vorhofes
  - Pleuraerguss
  - Verbreiterung der V. azygos und der V. cava sup.
  - Rechtsseitiger Zwerchfellhochstand

Cor pulmonale

Pathophysiologie

- Druckerhöhung im Lungenkreislauf → Druckbelastung des rechten Ventrikels → Pumpleistung des Herzens sinkt

Diagnostik

- Röntgen-Thorax
  - Dilatation des Pulmonalarterienhauptstammes und der zentralen Lungenarterien
  - Verminderung der Lungengefäßzeichnung in der Peripherie
  - Hilusamputation

Herzklappenfehler

Mitralklappenstenose

Diagnostik

- Röntgen-Thorax
  - Vergrößerung des linken Vorhofs → Ösophaguskompression
  - Dilatation der hilusnahen Pulmonalarterien
  - Kerley-B-Linien
  - Vergrößerung des rechten Ventrikels (durch Druckbelastung)

Mitralklappeninsuffizienz

Diagnostik

- Röntgen-Thorax
  - Vergrößerter linker Vorhof und Ventrikel

Aortenklappenstenose

Diagnostik

- Röntgen-Thorax
  - Poststenotische Dilatation der Aorta
  - Verkalkung der Aortenklappe
  - Aortenkonfiguartion des Herzens

Aortenklappeninsuffizienz

Diagnostik

- Röntgen-Thorax
  - Vergrößerung des linken Ventrikels → Einengung des Retrokardialraumes und Verbreiterung des linken Herzrandes
  - Erweiterung der Aorta
- Durchleuchtung: verstärkte Pulsationen der Aorta

Pulmonalstenose

Definition

- Angeborener, nichtzyanotischer Herzfehler

Pathophysiologie

- Pulmonalstenose → verminderte Lungendurchblutung und Druckanstieg im rechten Ventrikel → Vergrößerung rechter Ventrikel

Aortenisthmusstenose (Coarctatio aortae)

Diagnostik

- Röntgen-Thorax
  - Linksbetontes Herz
  - Einkerbung der Aorta
  - Rippenusuren

Shuntvitien

Vorhofseptumdefekt

Diagnostik

- Röntgen-Thorax
  - Vergrößerung des rechten Ventrikels → Einengung des Retrosternalraumes
  - Dilatation der Pulmonalarterien → verstärkte Hiluspulsationen
  - Aorta normal weit oder schmal

4.2 Blut und Gefäße

4.2.1 Methoden

Doppler-Sonographie

Allgemein

- Durch die Doppler-Sonographie ist die Messung der Strömungsgeschwindigkeit in Gefäßen möglich

1. Tag

Indikationen

- Arterielle Verschlusskrankheit
- Karotisstenose

Angiographie

Allgemein

- Wird in der Regel in Seldinger-Technik durchgeführt: perkutane Punktion eines Gefäßes, Einführen eines Führungsdrahtes durch Punktionskanüle und Einbringen eines Angiographiekatheters über den Führungsdraht

Indikationen

- Verdacht auf Abdominalarterienverschluss: meist A. mesenterica sup. betroffen
- Karotisstenose
- Subarachnoidalblutung

Phlebographie (Venographie)

Allgemein

- Kann ambulant oder stationär durchgeführt werden
- Beinphlebographie wird als aszendierende Phlebographie durchgeführt: d. h. das Kontrastmittel wird über eine Fußrückenvene injiziert, während der Patient in Kopfhoch-Lage auf einem halbaufgerichteten Tisch liegt. Durch das Kontrastmittel kommt es danach zur Darstellung des Venensystems.

Indikationen

- Phlebothrombose
- Paget-von-Schroetter-Syndrom
- Zustand nach Thrombophlebitis
- Varizen

Paget-von-Schroetter-Syndrom

Definition

- Thrombose der V. axillaris oder V. subclavia

Symptomatik

- Schmerzen
- Schwellung und bläuliche Verfärbung des Armes

Lebervenographie

Indikation

- Budd-Chiari-Syndrom

Blutpoolszintigraphie

Allgemein

- Wird mit ^{99m}Technetium markierten Erythrozyten durchgeführt

Indikationen

- Blutquellennachweis
- Akute intestinale Blutung (bei Verdacht auf eine intestinale Blutung kann auch eine Angiographie durchgeführt werden, diese ist allerdings weniger sensitiv als die Blutpoolszintigraphie)
- Blutpooluntersuchung der Leber
- Bestimmung der linksventrikulären Ejektionsfraktion

4.2.2 Radiologische Befunde

Abdominelles Aortenaneurysma

Diagnostik

- Sonographie
- Abdomenübersichtsaufnahme
- CT
- MRT

Traumatische Aortenruptur

Diagnostik

- Röntgen-Thorax
  - Mediastinalverbreiterung
  - Pleuraerguss links
  - Unscharfe Aortenbogenkontur
  - Verlagerung der Trachea nach rechts
  - Verlagerung des linken Hauptbronchus nach kaudal

5 Radiologische Diagnostik der Atmungsorgane

5.1 Methoden

5.1.1 Konventioneller Röntgen-Thorax

Allgemein

- Rechtes Zwerchfell steht auf Grund der Leber in der Regel höher als das linke
- Lungenzeichnung beim Gesunden ist überwiegend durch Gefäße bedingt
- Großer Lappenspalt ist nur auf dem Seitenbild erkennbar

Befunde

- Einschmelzungen der Lunge bei
  - Pneumonie
  - Wegener Granulomatose
  - Silikose
  - Metastasen
- Retikulonoduläre Verschattungen der Lunge bei
  - Atypischer Pneumonie (Viruspneumonie) und Bronchopneumonie
  - Pulmonal-venöser Stauung
- Streifenförmig-retikuläre Zeichnungsvermehrung des Lungengerüstes bei
  - Progressiver systemischer Sklerose
  - Sarkoidose
  - Pneumocystis-carinii-Infektion
  - Zustand nach Strahlentherapie
- Nachweis eines Lungenrundherdes bei
  - Tuberkulose
  - Bronchialkarzinom
  - Adenom
  - Metastase
  - Aterio-venöser Lungenfistel: Verkleinerung bei Valsalva-Versuch
- Nachweis multipler Rundherde bei
  - Tuberkulose
  - Sarkoidose
  - Hämosiderose
  - Silikose
- Vermehrte Strahlentransparenz der Lunge bei
  - Emphysem
  - Bronchialkarzinom
  - Zysten
  - Lungenembolie
  - Lungen- oder Gefäßhypoplasie
  - Fremdkörperaspiration
  - Zustand nach Ablatio mammae
- Verbreiterung des Mediastinalschattens bei
  - Tumoren und Lymphknotenvergrößerungen
  - Struma
  - Aortenaneurysma, atypisch absteigender Aorta oder Aortenruptur
  - Perikarddivertikel
  - Upside-down-Magen
  - Wirbelfraktur
  - Falscher Aufnahmetechnik

5.1.2 CT-Thorax

Allgemein

- Geeignetes Verfahren zum Nachweis von Lungenrundherden oder mediastinalen Lymphknotenmetastasen
- Wird zur Beurteilung unklarer Befunde im Röntgen-Thorax eingesetzt
- Einbruch eines Lungentumors in die Thoraxwand ist gut nachweisbar

5.2 Radiologische Befunde

5.2.1 Lungenembolie

Komplikation

- Lungeninfarkt

Diagnostik

- Mittel der Wahl: Lungenventilations- und Lungenperfusionsszintigraphie (Nachweis von keilförmigen Defekten in der Perfusionsszintigraphie)
- Angiographie

Lungeninfarkt

Diagnostik

- Röntgen-Thorax
  - Verminderung der Lungengefäßzeichnung im betroffenen Areal
  - Nachweis von rundlichen Infiltraten möglich
  - Zwerchfellhochstand

5.2.2 Obstruktive Lungenerkrankungen

Obstruktives Lungenemphysem

Diagnostik

- Röntgen-Thorax
  - Fassförmiger Thorax
  - Vergrößerte Zwischenrippenabstände
  - Tiefstehende Zwerchfelle und verminderte Zwerchfellbeweglichkeit
  - Schlanker, steilgestellter Herzschatten
  - Vermehrte Transparenz des retrosternalen Raumes
  - Erweiterte zentrale Pulmonalarterien und Rarefizierung der peripheren Gefäße

5.2.3 Interstitielle Lungenerkrankungen

Lungenfibrose

Ätiologie

- Sarkoidose
- Sklerodermie
- Pneumokoniosen
- Zustand nach Strahlentherapie

Diagnostik

- Röntgen-Thorax: vermehrte, hilifugale, retikuläre Zeichnung der Lungenperipherie

Sarkoidose

Symptomatik

- Bei akuter Sarkoidose
  - Fieber
  - Husten und Auswurf

Diagnostik

- Röntgen-Thorax: bihiliäre Lymphknotenschwellung

5.2.4 Atelektase

Ätiologie

- Stenose
  - Aspirierter Fremdkörper
  - Bronchialkarzinom
- Kompression der Lunge von außen
  - Pneumothorax
  - Großer Pleuraerguss

Diagnostik

- Röntgen-Thorax
  - Homogene Verschattung bzw. verminderte Strahlentransparenz des betroffenen Lungenanteils
  - Volumenverkleinerung des atelektatischen Lungenanteils
  - Verlagerung des Interlobärspaltes zur Atelektase hin
  - Mediastinalverlagerung zur betroffenen Seite
  - Zwerchfellhochstand der betroffenen Seite

5.2.5 Entzündungen

Pilzpneumonie

Diagnostik

- Röntgen-Thorax: Manifestation als Rundherd, flächenhafte Verschattung oder als interstitielle Zeichnungsvermehrung möglich
- CT

5.2.6 Tumoren

Bronchialkarzinom

Symptomatik

- Husten mit z. T. blutigem Auswurf
- Gewichtsverlust
- Abgeschlagenheit
- Destruktion der 1. oder 2. Rippe bei Pancoast-Tumor

Diagnostik

- Röntgen-Thorax
  - Bronchusstenose
  - Zentrale oder hiliäre Verschattung
  - Atelektasen
  - Mediastinale Lymphknotenmetastasen
- CT
- Biopsie

5.2.7 Erkrankungen der Pleura

Pleuraerguss

Diagnostik

- Sonographie/Echokardiographie (sicherer und kostengünstiger Nachweis)
- Röntgen-Thorax p.a. und seitlich
- Röntgenaufnahme in Seitenlage

Pneumothorax

Definition

- Luftansammlung in der Pleurahöhle

Symptomatik

- Schmerzen
- Dyspnoe

Komplikation

- Spannungspneumothorax

Diagnostik

- Röntgen-Thorax
  - Fehlende Lungengefäßzeichnung → vermehrte Strahlentransparenz
  - Viszerale Pleura lässt sich als zarter Saum abgrenzen

Spannungspneumothorax

Diagnostik

- Röntgen-Thorax
  - Fehlende Lungengefäßzeichnung
  - Lunge ist auf der betroffenen Seite kollabiert
  - Zwerchfelltiefstand
  - Verlagerung des Mediastinums zur gesunden Seite

6 Radiologische Diagnostik der Verdauungsorgane

6.1 Methodik

6.1.1 Konventionelle Röntgenaufnahme

Abdomenübersichtsaufnahme

Indikationen

- Verdacht auf
  - Ileus
  - Konkremente oder Fremdkörper
  - Pneumoperitoneum → weitere Diagnostik: Röntgen-Thorax und Abdomenleeraufnahme in Linksseitenlage
  - Pneumoretroperitoneum

Befunde

- Luft unterhalb des Zwerchfells bei
  - Perforation des Magens
  - Perforation des Bulbus duodeni
  - Perforation eines Sigmadivertikels
- Verkalkungen bei
  - Chronischer Pankreatitis
  - Hyperparathyreoidismus
  - Echinokokkose
  - Tuberkulose
- Verkalkungen im Bereich des linken Oberbauches (Milzregion) bei
  - Tuberkulose
  - Abszess
  - Altem Milzhämatom
  - Tumor
  - Aneurysma der Aorta oder der A. lienalis
  - Phlebolithen
- Distanzierung benachbarter Darmschlingen bei
  - Blutung in die Darmwand
  - Amyloidose
  - Morbus Crohn
  - Mesenterialarterienembolie
- Luft in den Gallenwegen (Aerobilie) bei
  - Gallensteinileus
  - Zustand nach Papillotomie oder biliodigestiver Anastomose
- Röntgenpositive Konkremente in der Gallenblase

⚠ Röntgenpositive Konkremente: treten häufiger bei Frauen auf, sind kalziumhaltig und sind sehr gut im Ultraschall nachweisbar

6.2 Ösophagus

6.2.1 Radiologische Befunde

Verschluckter Fremdkörper

Diagnostik

- Native Röntgenaufnahme
- Laryngoskopie und Ösophagoskopie

Zenker Divertikel

Allgemein

- Meist erworbenes Pseudodivertikel
- Lokalisation: Pharynx-Ösophagus-Grenze, dorsal
- Entwickelt sich meist zur linken Seite

Komplikationen

- Ösophaguskompression

Diagnostik

- Röntgenkontrastmitteldarstellung: z. T. Nachweis von Aussparungen, die retinierten Speisen entsprechen können

Ösophaguskompression

Ätiologie

- Struma
- Vergrößerter linker Vorhof
- Pleuraschwarte
- Anomalien der großen Blutgefäße

Ösophagotracheale Fistel

Ätiologie

- Angeboren
- Erworben
  - Verletzungen
  - Ösophaguskarzinom

Diagnostik

- Röntgenkontrastmitteldarstellung mit wasserlöslichem Kontrastmittel
- Bronchoskopie

6.3 Magen

6.3.1 Radiologische Befunde

Hiatushernien

Paraösophageale Hernie

Symptomatik

- Dysphagie und Schmerzen

Diagnostik

- Röntgenkontrastmitteldarstellung: Verlagerung von Magenanteilen in den Thorax

Therapie

- Gastropexie

Magenkarzinom

Diagnostik

- Radiologische Kriterien der Malignität
  - Unregelmäßige Begrenzung und Schleimhautunregelmäßigkeiten
  - Kontrastmittelnische innerhalb der Magenwandkontur
  - Keine Hampton-Linie

6.4 Dünndarm

6.4.1 Radiologische Befunde

Meckel-Divertikel

Ätiologie

- Persistenz des Ductus omphaloentericus

Komplikation

- Blutung

Diagnostik

- Antegrader Dünndarm-Kontrastmitteleinlauf
- Szintigraphie mit ^{99m}Technetium-Pertechnetat: Nachweis ektoper Magenschleimhaut möglich

Morbus Crohn

Definition

- Chronisch-entzündliche Darmerkrankung, die diskontinuierlich (segmental) den gesamten Gastrointestinaltrakt befällt

Symptomatik

- Unterbauchschmerzen
- Diarrhö
- Gewichtsverlust
- Leistungsminderung

Diagnostik

- Radiologische Zeichen
  - Ulcerationen
  - Pflastersteinrelief
- Kontrastmitteldarstellung z. B. in Sellink-Darstellung
  - Fisteln
  - Abszesse
  - Wandverdickungen

6.5 Kolon

6.5.1 Radiologische Befunde

Lumenverschmälerungen im Bereich des Kolons

Ätiologie

- Malignome
- Divertikulitis
- Ischämische Kolitis
- Zustand nach Bestrahlung

Colitis ulcerosa

Definition

- Chronisch entzündliche Darmerkrankung, die typischerweise nur die Schleimhaut betrifft, meist im Rektum beginnt und sich kontinuierlich nach proximal ausdehnt

Komplikation

- Toxisches Megakolon

Diagnostik

- Radiologische Zeichen
  - Pseudopolypen
  - Verlust der Haustrierung → „Fahrradschlauch-Phänomen"

Toxisches Megakolon

Symptomatik

- Fieber
- Eitrige, schleimige, blutige Diarrhö

Klinische Radiologie

Diagnostik

- Abdomenleeraufnahme: Erweiterung typischerweise des Querkolons (Durchmesser > 6 cm)
- Röntgenkontrastmitteldarstellung mit Barium-Sulfat ist kontraindiziert

⚠ Barium-Sulfat ist immer bei Verdacht oder bei drohender Perforation im Bereich des Gastrointestinaltraktes kontraindiziert

6.6 Leber, Galle und Milz

6.6.1 Methoden

Sonographie

Allgemein

- Dient der Diagnostik u. a. von Gallensteinen, Cholezystitis, Cholestase und Tumoren der Gallenblase
- Erweiterungen der Gallengänge sind gut erkennbar
- Darstellbarkeit der Gallenwege wird beeinträchtigt durch
  - Adipositas
  - Darmgasüberlagerungen
  - Verbandsmaterial
  - Drainagen

CT-Abdomen

Befunde

- Hypodenses Areal in der Leber bei
  - Hämangiom
  - Hepatozellulärem Karzinom
  - Metastasen

Hepatobiliäre Funktionsszintigraphie

Allgemein

- Dient der Darstellung der Leberzellen und der ableitenden Gallenwege mittels ^{99m}Technetium-Iminodiacetat- Verbindungen

Statisches Leberszintigramm

Allgemein

- Wird mit radioaktiv markierten Kolloiden durchgeführt, die vornehmlich die Kupffer-Zellen darstellen

Perkutane transhepatische Cholangiographie (PTC)

Indikationen

- Undurchführbare endoskopische retrograde Cholangiographie
- Obstruktionsikterus
- Tumorstenosen
- Perkutane Gallenwegsdrainage

6.6.2 Radiologische Befunde

Leberzirrhose

Diagnostik

- CT
  - Deformierung der Leberkontur
  - Relative Vergrößerung des Lobus caudatus bei gleichzeitiger Schrumpfung des rechten Leberlappens
  - Aszites

Hämangiom

Diagnostik

- Sonographie: echogene Läsion
- CT mit und ohne Kontrastmittel
- MRT: hoher Signalanstieg im T2-gewichteten Bild
- Blutpoolszintigraphie der Leber: vermehrte Anreicherung
- Angiographie mit selektiver Sondierung der A. hepatica

⚠ Hämangiom: Biopsie ist kontraindiziert

Lebermetastasen

Diagnostik

- Sonographie: Darstellung als
  - Echoreiche oder echoarme Raumforderung
  - Echoreiche Raumforderung mit dorsalem Schallschatten
  - Kokardenform
- CT: Nachweis von
  - Einer isodensen, hypodensen oder hyperdensen Raumforderung z. T. auch in Kombination
  - Verkalkungen

Gallenblasenkarzinom

Diagnostik

- Sonographie: Nachweis (unbeweglicher) Gallenblasenkonkremente
- CT
    - Tumoröse Auftreibung der Gallenblasenwand
    - Ausfüllung des Gallenblasenlumens
    - Infiltration in Lebergewebe und Leberpforte

Milzruptur

Diagnostik

- Radiologische Zeichen
    - Pleuraerguss links
    - Verdrängung des Magens nach kaudal und medial bzw. der linken Kolonflexur nach kaudal

Subphrenischer Abszess

Diagnostik

- Radiologische Zeichen
    - Basaler Pleuraerguss
    - Basale Minderbelüftung der Lunge
    - Zwerchfellhochstand und eingeschränkte Zwerchfellbeweglichkeit

6.7 Pankreas

6.7.1 Radiologische Befunde

Akute Pankreatitis

Diagnostik

- Radiologische Zeichen
    - Pleuraerguss
    - Linksseitiger Zwerchfellhochstand
    - Blähung des Kolon und/oder der Flexura duodenojejunalis
- Sonographie
- CT mit und ohne Kontrastmittel
    - Pankreasvergrößerung, Pankreas kann aber auch normal groß sein
    - Flüssigkeitsansammlung im Mediastinum und/oder pararenal

Pankreaskarzinom

Diagnostik

- Sonographie: Dilatation der Gallenwege und/ oder des Ductus pancreaticus
- CT
    - Umschriebene Raumforderung
    - Peripankreatische Infiltration
    - Vergrößerung der regionalen Lymphknoten

7 Radiologische Diagnostik von Becken, Retroperitoneum und Bauchhöhle

7.1 Niere und ableitende Harnwege

7.1.1 Methoden und Indikationen

Sonographie

Indikationen

- Verdacht auf Nierenzellkarzinom
- Verdacht auf Steinleiden

Befunde

- Unilaterale Nierenarterienstenose: einseitig kleine Niere mit glatter Begrenzung, normale kontralaterale Niere
- Chronische Pyelonephritis: einseitig kleine Niere mit groben Narben im Nierenparenchym
- Chronische mesangioproliferative Glomerulonephritis: beidseits kleine, relativ glatt begrenzte Nieren

Abdomenübersichtsaufnahme

Befunde

- Vergrößerung des Nierenschattens bei
  - Zystennieren
  - Tumoren
  - Nierenvenenthrombose
- Verkleinerung des Nierenschattens bei
  - Chronischer Glomerulonephritis
  - Chronischer Pyelonephritis
  - Analgetika-Nephropathie
  - Alter Nierentuberkulose
  - Folgen einer Nierenarterienstenose
- Psoasrand nicht mehr abgrenzbar bei
  - Retroperitonealer Fibrose
  - Paranephritischem Abszess
  - Senkungsabszess
- Verkalkungen im Bereich der Nebennieren bei
  - Tuberkulose
  - Hämatomen
  - Phäochromozytom
  - Neuroblastom
      Diagnostik: MIBG-Szintigraphie

Ausscheidungsurogramm

Allgemein

- Die Kontrastierung der Harnwege durch das Ausscheidungsurogramm ist abhängig von der Nierenfunktion → Durchführung ist bei chronischer Niereninsuffizienz nicht sinnvoll (ab einem Kreatinin von 2 mg/dl erhält man meist keinen aussagekräftigen Befund).
- Das Ausscheidungsurogramm gibt auch Hinweise auf die Ausscheidungsfunktion

Indikationen

- Verdacht auf
  - Nierentumor
  - Destruierende Pyelonephritis
  - Nicht schattengebende Nierenbeckenkonkremente
  - Hydronephrose

Befunde

- Nicht schattengebende Aussparung des Nierenbeckens bei
  - Uratstein (Harnsäurestein)
  - Nierenzellkarzinom (Hypernephrom)
  - Nierenbeckenkarzinom
  - Nierenbeckenpapillom

⚠ Ein Oxalatstein ist röntgenpositiv und verursacht eine schattengebende Aussparung.

- Zeichen einer Hydronephrose
  - Erweiterung des Nierenhohlsystems
  - Abflachung der Kelchenden (Papillen)
  - Verschmälerung des Nierenparenchyms
  - Verzögerte Kontrastmittelausscheidung
- Bei chronischer Pyelonephritis
  - Seitendifferente oder einseitige Nierenverkleinerung
  - Verkalkungen in Projektion auf die Nierenkelche
  - Verplumpung von Nierenkelchen
  - Einziehungen der Nierenoberfläche

Komplikation

- Kontrastmittelzwischenfall

Retrograde Urethrographie

Indikationen

- Verdacht auf
  - Harnröhrenstriktur
  - Harnröhrendivertikel
  - Harnröhrentrauma
  - Prostatakaverne

Nierenfunktionsszintigraphie

Allgemein

- Strahlenbelastung ist gering → kann auch bei Kindern durchgeführt werden
- Dient der Erfassung
  - Der relativen Perfusion der Nieren
  - Der relativen Funktion der Nieren → Clearance kann getrennt für beide Nieren in ml/Minute angegeben werden

Durchführung

- Die Untersuchung sollte mit ^{99m}Technetium-Verbindungen oder mit ^{123}Jod-Hippuran erfolgen
  - Zur Bestimmung der glomerulären Filtrationsrate wird ^{99m}Technetium-DTPA eingesetzt
  - Zur Bestimmung des renalen Plasmaflusses wird ^{123}Jod-Hippuran oder ^{99m}Technetium-MAG-3 eingesetzt
- Bei der Auswertung werden mittels ROI-Technik (regions of interest) Nephrogrammkurven erstellt

7.1.2 Radiologische Befunde

Zystennieren

Befunde

- Ultraschall: Zysten als echofreie Zonen nachweisbar
- Abdomenübersichtsaufnahme: Nierenweichteilschatten pathologisch vergrößert
- CT mit Kontrastmittel: Nachweis multipler, glatt begrenzter Raumforderungen ohne Kontrastmittelaufnahme
- Ausscheidungsurogramm: Nachweis von Kelchdeformitäten
- Angiogramm: Nachweis von rarefizierten Gefäßverzweigungen mit kleinen, erhaltenen Parenchyminseln

Niereninfarkt

Befunde

- Angiogramm: Gefäßverschluss bei frischem Infarkt
- CT mit Kontrastmittel: Infarkt ist als hypodenses Areal sichtbar

Nierentuberkulose

Symptomatik

- Pollakisurie
- Hämaturie

Diagnostik

- Urinanalyse: Leukozyturie und Erythrozyturie
- Röntgenkontrastdarstellung
  - Narbige Nierenparenchymeinziehungen
  - Verplumpung im Bereich der Kelche

Nierenzellkarzinom

Befunde

- CT mit und ohne Kontrastmittel
  - Iso- bis hypodense, große Raumforderung
  - Starke, inhomogene Kontrastmittelaufnahme
  - Nachweis eines Tumorthrombus in der Nierenvene möglich
- Abdominelle Übersichtsangiographie
  - Nierenvergrößerung
  - Unregelmäßig verteilte Kontrastmitteldepots

8 Radiologische Diagnostik der Mamma

8.1 Radiologische Befunde

Mammkarzinom

Diagnostik

- Palpation
- Sonographie: besonders geeignet zur Differenzierung von Zysten und soliden Tumoren
- Mammographie (sehr zuverlässiges Verfahren)
  - Unscharf begrenzte, asymmetrische Gewebsverdichtung
  - Gruppierte Mikroverkalkungen (sehr tumorverdächtig)
- Galaktographie: bei Sekretion aus einer Mamille indiziert
- Biopsie: jeder palpatorisch auffällige Knoten sollte biopsiert werden, auch wenn die Mammographie unauffällig ist

Fibroadenom

Diagnostik

- Mammographie: scharf begrenzter, homogener Tumor, oft mit grobschollligen Makroverkalkungen

9 Radiologische Untersuchungsverfahren im Kindesalter

9.1 Radiologische Befunde

9.1.1 Verdauungstrakt

Enterothorax

Symptomatik

- Atemnot
- Zynaose

Diagnostik

- Röntgen-Thorax: Nachweis luftgefüllter Darmabschnitte im Thorax

Duodenalatresie

Symptomatik

- Galliges Erbrechen im Strahl nach der ersten Nahrungsaufnahme

Diagnostik

- Radiologischer Nachweis von 2 Gas-Flüssigkeitsspiegeln (sog. Double-bubble Phänom)

9.1.2 Herz, Kreislauf und Thorax

Persistierender Ductus arteriosus Botalli

Komplikation

- Gehäuft Infektionen der tiefen Atemwege

Diagnostik

- Palpation: Schwirren im 2. ICR links
- Auskultation: kontinuierliches Maschinengeräusch p.m. 2. ICR links
- EKG: Linksherzhypertrophie-Zeichen

Postduktale Aortenisthmusstenose

Diagnostik

- Auskultation: systolisches Geräusch p.m. zwischen Wirbelsäule und linker Scapula
- EKG: Zeichen der Linksherzhypertrophie
- Röntgen-Thorax: Rippenusuren meist ab dem 8. Lebensjahr nachweisbar

⚠ Postduktale Aortenisthmusstenose: Lungendurchblutung ist normal

9.1.3 Skelett

Angeborene Hüftgelenksluxation bei Neugeborenen

Diagnostik

- Mittel der Wahl: Sonographie

Rachitis

Ätiologie

- Vitamin-D-Mangel
- Störungen des Vitamin-D-Stoffwechsels

Diagnostik

- Röntgenaufnahme Handwurzel
  - Distale Radius- und Ulnarmetaphysen sind becherförmig aufgetrieben
  - Knochendichte erscheint vermindert

Ewing-Sarkom

Siehe Pädiatrie, Kapitel 10.4

10 Klinische Strahlentherapie, Radioonkologie und nuklearmedizinische Tumortherapie

10.1 Radioonkologie maligner Tumoren

10.1.1 Therapieziele der Bestrahlung

Formen

- Kurative Bestrahlung
- Palliative Bestrahlung

Sonderform

- Primäre (oder definitive) Bestrahlung: alleinige Bestrahlung in kurativer Absicht

Palliative Bestrahlung

Allgemein

- Ziel: Linderung der Tumorsymptome und Verbesserung der Lebensqualität

Indikationen

- Drohendes Querschnittssyndrom bei spinaler Metastase
- Schmerzlinderung und Stabilisierung des Knochens bei Skelettmetastasen
- Inoperables Ösophaguskarzinom

Primäre Bestrahlung

Indikationen

- Basaliom
- Nasopharynxkarzinom
- Vaginalkarzinom
- Zervixkarzinom III

10.1.2 Tumordosis

Allgemein

- Zum Schutz des den Tumor umgebenden gesunden Gewebes wird die Gesamtstrahlendosis fraktioniert, d. h. zeitlich unterteilt
- Strahlendosis ist von folgenden Faktoren abhängig
  - Tumorgröße
  - Histologischer Klassifizierung und Malignitätsgrad
  - Sauerstoffversorgung des Tumors
- Das Dosismaximum von ^{60}Co-Gammastrahlen liegt etwa 5 mm unter der Hautoberfläche

10.1.3 Perkutane kurative Strahlentherapie

Indikationen

- Malignes zentroblastisches Lymphom
- Morbus Hodgkin (Verwendung von Megavoltstrahlen und großen zusammenhängenden Bestrahlungsfeldern)
- Kleine Plattenepithelkarzinome des Penis
- Zervixkarzinom Stadium I: Kombination einer perkutanen Hochvolttherapie und einer intrakavitären Kontaktbestrahlung

⚠ Nicht besonders strahlensensibel sind z. B. Sarkome oder maligne Teratome

Nebenwirkungen

- Akutes Strahlensyndrom mit
  - Übelkeit und Erbrechen
  - Lympho- und Leukopenie
  - Schock

⚠ Akutes Strahlensyndrom: verursacht keine Erblindung

- Bei Bestrahlung von Knochengewebe
  - Osteoblastenschädigung und Osteozytennekrosen → Spontanfrakturen
  - Obliterierende Gefäßprozesse
  - Knochenmarksfibrosierungen

10.2 Strahlentherapie gutartiger Erkrankungen

Indikationen

- Keloidprophylaxe
- Prophylaxe heterotoper Ossifikation nach Hüftgelenkstotalendoprothese
- Therapie eines Fersenbeinsporns
- Therapie einer Cox- oder Gonarthrose
- Periarthropathia humeroscapularis
- Endokrine Orbitopathie

10.3 Therapie mit offenen radioaktiven Stoffen

Nuklearmedizinische Therapie

Indikationen

- Benigne und maligne Schilddrüsenerkrankungen mittels Radiojodtherapie
- Primär chronische Polyarthritis
- Schmerztherapie bei osteoblastischer Metastase
- Polycythemia vera nach erfolgloser Aderlasstherapie oder bei zunehmender Milzvergrößerung mittels ^{32}Phosphor

Radiojodtherapie

Allgemein

- Zur Radiojodtherapie wird ^{131}Jod eingesetzt

Indikationen

- Autonomes Adenom
- Morbus Basedow
- Verkleinerung einer nichtoperablen Struma
- Schilddrüsenkarzinom

⚠ Eine Schwangerschaft ist eine absolute Kontraindikation für eine Radiojodtherapie; Radiojod wird außerdem nicht bei „kalten Knoten" oder Thyreoiditis eingesetzt.

2. Tag

- Neurologie 281–330
- Psychiatrie 331–374
- Therapie chronischer Schmerzen 375–383

Neurologie
Inhaltsverzeichnis

1 Neurologische Syndrome .. 283

1.1 Motorische, sensible und neurovegetative Syndrome des peripheren Nervensystems 283
    1.1.1 Nerven 283
    1.1.2 Plexus 285
    1.1.3 Nervenwurzeln 285
    1.1.4 Systemische Schädigungen . 286
    1.1.5 Autonomes Nervensystem . 286
1.2 Myopathie Syndrome 287
1.3 Zerebrale Syndrome 287
    1.3.1 Zerebrale Allgemeinsymptome 287
    1.3.2 Hemisphären-Syndrom ... 287
    1.3.3 Hirnstamm-Syndrom 287
    1.3.4 Extrapyramidale Syndrome 288
    1.3.5 Zerebelläre Syndrome 289
1.4 Rückenmarks-, vertebragene und Kauda-Syndrome 289
    1.4.1 Vollständiges/unvollständiges Querschnitts- und Kauda-Syndrom 289
    1.4.2 Zentrale Rückenmarksschädigung 290
    1.4.3 Hinterstrangschädigung ... 290
1.5 Neuroophthalmologische Syndrome 290
    1.5.1 Pupillenstörungen 290
    1.5.2 Augenbewegungsstörungen 291
    1.5.3 Gesichtsfelddefekte 292
1.6 Neurootologische Syndrome 292
    1.6.1 Systematischer Schwindel . 292
1.7 Meningeale und Hirndrucksyndrome 293
    1.7.1 Allgemeines 293
    1.7.2 Einklemmungssyndrome .. 293
1.8 Schmerzsyndrome 293
    1.8.1 Neuralgie 293
    1.8.2 Kopf- und Gesichtsschmerz 294
1.9 Liquorsyndrome 294
    1.9.1 Entnahme, Beurteilung 294
    1.9.2 Zellvermehrung, Eiweißvermehrung und sonstige Liquorbefunde 295

2 Neuropsychologische Syndrome 296

2.1 Hemisphärendominanz 296
2.2 Dysarthrien 296
2.3 Aphasien 296
2.4 Apraxien 297
2.5 Weitere neuropsychologische Syndrome 297

3 Krankheiten und Schäden des Gehirns und seiner Hüllen 298

3.1 Fehlbildungen, Fehlbildungskrankheiten, frühkindliche Hirnschäden . 298
3.2 Raumfordernde Prozesse 298
    3.2.1 Benigne Hirntumoren 299
    3.2.2 Maligne Hirntumoren 301
    3.2.3 Hirnmetastasen 301
    3.2.4 Meningeosis carcinomatosa 301
3.3 Degenerative und dystrophische Prozesse 302
    3.3.1 Demenzen 302
    3.3.2 Systematrophien des ZNS . 302
    3.3.3 Stoffwechselstörungen 304
3.4 Entzündliche Prozesse und Entmarkungskrankheiten 304
    3.4.1 Meningitis 304
    3.4.2 Enzephalitis 305
    3.4.3 HIV-Infektion 306
    3.4.4 Neurolues 306
    3.4.5 Lyme-Borreliose 307
    3.4.6 Hirnabszess 307
    3.4.7 Creutzfeldt-Jakob-Krankheit 307
    3.4.8 Multiple Sklerose (Encephalomyelitis disseminata) . 308
3.5 Traumen 309
    3.5.1 Gedeckte Hirnverletzungen 309
    3.5.2 Traumatische Hämatome .. 309
    3.5.3 Offene Hirnverletzungen .. 310
    3.5.4 Komplikationen 310
    3.5.5 Blow-out-Fraktur 310

3.6 Gefäßerkrankungen 310
    3.6.1 Zerebrale Ischämie 310
    3.6.2 Intrazerebrale Blutung 312
    3.6.3 Subarachnoidalblutung 312
    3.6.4 Sinusvenenthrombose 313
    3.6.5 Gefäßfehlbildungen 313
    3.6.6 Karotis-Sinus-cavernosus-Fistel 313
3.7 Anfallsleiden 313
    3.7.1 Allgemein 313
    3.7.2 Klinik 314
    3.7.3 Differenzialdiagnose 315

4 Fehlbildungen, Krankheiten und Schäden des Rückenmarkes, der Kauda und der Rückenmarkshäute 316

4.1 Fehlbildungen und Fehlbildungskrankheiten 316
    4.1.1 Syringomyelie 316
4.2 Raumfordernde Prozesse 316
    4.2.1 Intraspinale Tumoren 316
4.3 Degenerative und dystrophische Prozesse 316
    4.3.1 Nukleäre Atrophien 316
    4.3.2 Amyotrophische Lateralsklerose (ALS) 317
    4.3.3 Friedreich Ataxie 317
    4.3.4 Funikuläre Spinalerkrankung (Funikuläre Myelose) 317
4.4 Entzündliche Prozesse und Entmarkungskrankheiten 318
4.5 Traumen 318
4.6 Gefäßkrankheiten 318

5 Krankheiten und Schäden des peripheren Nervensystems 319

5.1 Polyneuropathie 319
5.2 Wichtige Nervenkompressionssyndrome 320
5.3 Hirnnervenläsionen 320
    5.3.1 N. facialis-Läsionen 320
    5.3.2 N. accessorius-Läsion 321
    5.3.3 N. hypoglossus-Läsion ... 321
5.4 Schädelbasissyndrome 321

6 Muskelkrankheiten 323
6.1 Klinik 323
    6.1.1 Progressive Muskeldystrophien 323
    6.1.2 Myotonie 323
    6.1.3 Entzündliche Erkrankungen 324
    6.1.4 Stoffwechselmyopathien ... 324
    6.1.5 Myasthenie 325
    6.1.6 Rhabdomyolyse 325

7 Neurologische und psychopathologische Syndrome bei nicht-neurologischen bzw. nicht-psychiatrischen Grundkrankheiten 326

7.1 Erkrankungen der Leber 326
7.2 Endokrinopathien und Stoffwechselstörungen 326
7.3 Immunologische Erkrankungen ... 326
7.4 Malignome 326
    7.4.1 Paraneoplastische Syndrome 326
7.5 Intoxikationen, medikamentöse Schädigungen 327
    7.5.1 Alkoholabusus 327
    7.5.2 Thalliumvergiftung 327
    7.5.3 Neuroleptikamedikation ... 327

8 Ausgewählte therapeutische Verfahren 329
8.1 Rehabilitation 329

1 Neurologische Syndrome

1.1 Motorische, sensible und neurovegetative Syndrome des peripheren Nervensystems

Überschneidungen von Kapitel 1 mit Kapitel 5 → siehe auch Kapitel 5

1.1.1 Nerven

Lähmungen

Formen

- Periphere Lähmung
- Zentrale Lähmung

Periphere Lähmung

Symptomatik

- Schlaffe Lähmung → Muskelatrophie
- Reflexabschwächung oder Fehlen von Reflexen (Areflexie)

Zentrale Lähmung

Symptomatik

- Spastische Lähmung
- Reflexsteigerung
- Kloni
- Ersatz der Feinmotorik durch Massenbewegungen
- Qualitativ unveränderte elektrische Erregbarkeit

N. axillaris-Läsion

Anatomie

- N. axillaris innerviert
  - Motorisch den M. deltoideus und den M. teres minor
  - Sensibel die Außenseite des Oberarmes

Symptomatik

- Eingeschränkte Abduktion des Armes
- Sensibilitätsstörung Außenseite Oberarm

N. musculocutaneus-Läsion

Anatomie

- N. musculocutaneus innerviert u. a. motorisch den M. biceps brachii und den M. brachialis

Symptomatik

- Parese des M. biceps brachii und des M. brachialis

N. radialis-Läsion

Ätiologie

- Humerusschaftfrakturen
- Druckschädigung am Oberarm z. B. bei Parkbankläsion
- Druckschädigung in der Axilla z. B. durch Krücken

Symptomatik

- Aktive Streckung im Handgelenk gestört → Fallhand
- Aktive Streckung im Ellenbogen gestört
- Abschwächung oder Fehlen des Brachioradialis- und Triceps-brachii-Reflexes
- Sensibilitätsstörungen: radialer Handrücken und radiale $2^1/_2$ Finger mit Ausnahme des Endgliedes

⚠ Ausmaß der Ausfallserscheinungen ist abhängig von der Läsionshöhe

Prognose

- Bei Parkbankläsion: günstig

Supinatorlogensyndrom

Pathogenese

- Schädigung des N. radialis (Ramus profundus) im Muskelkanal des M. supinator

Symptomatik

- Paresen und Atrophien der Finger- und Handextensoren

N. ulnaris-Läsion

Ätiologie

- Knöcherne Verletzungen im Ellenbogenbereich
- Druckschäden bei langem Aufstützen
- Fehlerhafte Lagerung bei Bewusstlosen

2. Tag

Neurologie

Anatomie

- N. ulnaris innerviert einen Großteil der kleinen Handmuskeln

Allgemein

- Häufigste periphere Nervenläsion der oberen Extremität auf Grund seiner exponierten Lage im Sulcus ulnaris

Symptomatik

- Krallenhand
- Atrophie der Hypothenarmuskulatur
- Froment-Zeichen positiv (prüft den M. adductor pollicis)
- Sensibilitätsstörungen ulnare Handkante, ulnare Ringfingerhälfte und kleiner Finger
- Symptomatik kann noch Jahre nach der Schädigung auftreten

N. medianus-Läsion

Symptomatik

- Schwurhand (Auftreten nur bei hoher Läsion am Ellenbogen oder Oberarm)
- Atrophie der Thenarloge
- „Flaschenzeichen" positiv
- Parese des M. flexor pollicis longus

Siehe außerdem Karpaltunnelsyndrom Kapitel 5.2

N. femoralis-Läsion

Ätiologie

- Beckenfrakturen
- Psoasabszess
- Retroperitoneales Hämatom z. B. bei Hämophilie

Symptomatik

- Schwierigkeiten beim Treppensteigen durch Parese des M. quadriceps femoris
- Ausfall der Hüftbeugung durch Parese des M. iliopsoas
- Sensibilitäts- und Schweißsekretionsstörungen: Vorderseite Oberschenkel und Innenseite Unterschenkel (N. saphenus)

⚠ Schweißsekretionsstörung: nachweisbar durch den Ninhydrin- oder den Minor-Test

N. tibialis-Läsion

Symptomatik

- Parese der Fußsenkung (Plantarflexion)
- Krallenzehen
- Sensibilitätsstörungen u. a. an der Fußsohle

Diagnostik

- Abschwächung oder Fehlen des Tricepssurae-Reflexes

N. peronaeus communis-Läsion

Anatomie

- N. peronaeus innerviert motorisch die Peronaeusmuskulatur (durch N. peronaeus superficialis) und die Streckmuskulatur des Fußes und der Zehen (durch N. peronaeus profundus)

Allgemein

- Häufigste periphere Nervenläsion des Beines

Symptomatik

- Ausfall des
  - M. tibialis ant.
  - M. extensor digitorum longus et brevis
  - M. extensor hallucis longus et brevis
  - M. peronaeus longus et brevis
- Steppergang
- Sensibilitätsstörungen im Bereich der Unterschenkelaußenseite und des 1. Interdigitalbereiches

 Differenzialdiagnose der einseitigen Fußheberschwäche:
  - N. peronaeus communis-Läsion
  - N. peronaeus profundus-Läsion
  - N. ischiadicus-Läsion
  - Plexus lumbosacralis-Läsion
  - L5-Läsion

N. ischiadicus-Läsion

Ätiologie

- Beckenfrakturen
- Iatrogen bei unsachgemäßer intraglutealer Injektion

Neurologische Syndrome

Unsachgemäße intragluteale Injektion

Symptomatik

- Sofortschmerz
- Paresen der vom N. ischiadicus versorgten Muskulatur → Peronaeusanteil ist meist stärker betroffen → Parese der Fuß- und Zehenheber
- Trophische Störungen und Sensibilitätsstörungen im Bereich des Fußes
- Schädigung des N. gluteus sup.
- Nekrose des M. gluteus max.

Scapula alata

Ätiologie

- Tragen schwerer Lasten (sog. Rucksacklähmung)

Pathogenese

- N. thoracicus longus-Läsion → Lähmung des M. serratus ant.

Symptomatik

- Flügelartiges Abstehen des Schulterblattes

1.1.2 Plexus

Armplexuslähmung

Ätiologie

- Motorradunfälle
- Geburtstrauma
- Pancoast-Tumor
- Halsrippe

Formen

- Obere Armplexuslähmung
- Untere Armplexuslähmung

Obere Armplexuslähmung (Erb-Duchenne)

Pathogenese

- Läsion der Wurzeln C5 – C6

Allgemein

- Häufigste Plexuslähmung

Symptomatik

- Schlaff herunterhängender Arm

Untere Armplexuslähmung (Klumpke)

Pathogenese

- Läsion der Wurzeln C8 – Th1

Symptomatik

- Parese der kleinen Handmuskeln und langen Fingerbeuger
- Sensibilitätsstörungen ulnar an Hand und Unterarm
- Horner-Syndrom

Neuralgische Schulteramyotrophie

Symptomatik

- Starke, häufig nächtliche Schmerzen im Schultergürtelbereich
- Mit Abklingen der Schmerzen → Auftreten von Lähmungen und Sensibilitätsstörungen des Schulterbereiches

1.1.3 Nervenwurzeln

Nervenwurzelläsionen

Formen

- Zervikale Nervenwurzelläsion
- Thorakale Nervenwurzelläsion
- Lumbale Nervenwurzelläsion

Zervikale Nervenwurzelläsion

Ätiologie

- Degenerative Wirbelsäulenveränderungen
- Bandscheibenvorfälle (selten)

Symptomatik

- Schmerzen im Bereich des betroffenen Wirbelsäulenabschnittes, die häufig durch Husten oder Niesen verstärkt werden
- Läsion C4: Lähmung Zwerchfell
- Läsion C6:
  - Lähmung M. biceps brachii und M. brachioradialis → Abschwächung oder Fehlen des Biceps-brachii-Reflexes
  - Sensibilitätsstörungen: Radialseite Arm mit Ausstrahlung in Daumen und Zeigefinger
- Läsion C7: Lähmung M. triceps brachii → Abschwächung oder Fehlen des Triceps-brachii-Reflexes

2. Tag

Neurologie

Diagnostik

- CT
- Schrägaufnahmen der Wirbelsäule

Lumbale Nervenwurzelläsion

Ätiologie

- Bandscheibenvorfälle

⚠ Bandscheibenvorfälle: Auftreten meist lumbal, bevorzugt betroffen sind die Wurzeln L5 und S1

Symptomatik

- Schmerzen im Bereich des betroffenen Wirbelsäulenabschnittes (Lumbago), die häufig durch Husten oder Niesen verstärkt werden; im weiteren Verlauf segmentale Ausstrahlung (Lumboischalgie)
- Bei Wurzelläsionen unterhalb von L2 treten keine Schweißsekretionsstörungen auf
- Läsion L2: Lähmung des M. iliopsoas
- Läsion L3:
  - Lähmung der Adduktoren
  - Sensibilitätsstörungen medialer proximaler Oberschenkel
- Läsion L4:
  - Lähmung M. tibialis ant. und M. quadriceps femoris → Abschwächung oder Fehlen des Quadricepsreflexes
  - Sensibilitätsstörungen vom lateralen Oberschenkel über die Patella und Schienbeininnenseite zum medialen Fußrand
- Läsion L5:
  - Schmerzausstrahlung zur Großzehe
  - Lähmung M. extensor hallucis longus und M. extensor digitorum brevis → Fußheber- und Großzehenheberschwäche
  - Abschwächung oder Fehlen des Tibialis-post.-Reflexes
- Läsion S1: Abschwächung oder Fehlen des Triceps-surae-Reflexes (Achillessehnenreflex)

Diagnostik

- Klinische Untersuchung
  - Läsion L4: umgekehrtes Lasègue-Zeichen positiv
  - Läsion L5: Lasègue-Zeichen positiv

- Nachweis lumbaler Bandscheibenvorfälle durch
  - CT
  - MRT
  - Myelographie (Radikulographie)

⚠ Ein direkter Nachweis durch Röntgenaufnahmen ist nicht möglich.

Therapie

- Konservativ
- Bei Nachlassen der Schmerzen und Auftreten von Lähmungen, Reithosenanästhesie oder Blasenentleerungsstörungen: sofortige Operation

1.1.4 Systemische Schädigungen
Siehe Kapitel 5

1.1.5 Autonomes Nervensystem

Kausalgie

Definition

- Intensiv brennender Schmerz bei partiellen peripheren Nervenläsionen

Pathogenese

- Posttraumatisch entstandene Kurzschlussverbindungen zwischen vegetativen und sensiblen Fasern

Allgemein

- Besonders häufig Nerven mit hohem Anteil an vegetativen Fasern betroffen wie z. B. N. medianus oder N. tibialis

Symptomatik

- Dumpfe, brennende Schmerzen, die durch Reize und affektive Erregung ausgelöst werden können
- Vasomotorisch-trophische Störungen der Haut

Sudeck-Dystrophie (Sympathische Reflexdystrophie)

Ätiologie und Pathogenese

- Ätiologie und Pathogenese sind ungeklärt. Es kommt zu einer vegetativen Dysregulation, die zu einer Durchblutungs- und Stoffwechselstörung des Knochens und aller Weichteile führt.

Symptomatik

- Symptomtrias aus autonomen, motorischen und sensiblen Symptomen
- Brennende Schmerzen und Allodynie, d. h. Schmerzwahrnehmung von Reizen, die normalerweise nicht schmerzhaft sind
- Zyanose
- Ödeme
- Temperaturregulationsstörungen → warme oder kalte Haut
- Schweißsekretionsstörung
- Kraftminderung
- Atrophie der Haut
- Knochensubstanzminderung

1.2 Myopathie Syndrome

Schlaffe Muskellähmungen

Ätiologie

- Periphere Nervenlähmung
- Hypokaliämie z. B. bei Conn-Syndrom
- Hyperkaliämie

1.3 Zerebrale Syndrome

1.3.1 Zerebrale Allgemeinsymptome

Spastik

Definition

- Erhöhung des Muskeltonus durch Schädigung des 1. Motoneurons

Allgemein

- Betrifft bevorzugt die der Schwerkraft entgegenwirkenden Muskeln
- Nimmt bei brüsken Bewegungen zu (sog. federnder Dehnungswiderstand)

Diagnostik

- Klinische Untersuchung
  – Nachweisbar durch rasche, passive Bewegung der betroffenen Extremität
  – „Taschenmesserphänomen": spastische Tonuserhöhung nimmt bei passiver Bewegung zunächst zu und lässt dann plötzlich nach

Appallisches Syndrom

Ätiologie

- Schweres Schädel-Hirn-Trauma (häufigste Ursache)

Pathogenese

- Großhirnausfall bei intakter Hirnstammfunktion

Symptomatik

- Patient ist wach und atmet
- Augen sind offen
- Keine Reaktion auf Ansprechen oder Anfassen
- Orale Automatismen
- Primitivreflexe (Saug-, Greifreflexe) sind auslösbar

Komplikation

- Marasmus

1.3.2 Hemisphären-Syndrome

Schädigung des Temporalhirns

Symptomatik

- Störungen der Affektivität
- Quadrantenanopsie
- Merkfähigkeitsstörungen
- Zeitweilige Geruchssensationen
- Bei Schädigung der sprachdominanten Hemisphäre: Aphasie

Schädigung des Parietalhirns

Symptomatik

- Störung des Lagesinns
- Apraxie
- Agnostische Störung
- Epileptische Anfälle

1.3.3 Hirnstamm-Syndrome

Anatomie

- Hirnstamm besteht aus folgenden Hauptabschnitten
  – Medulla oblongata
  – Pons
  – Mesencephalon
  – Diencephalon
  – Subkortikale Endhirnkerne (Striatum, Claustrum, Corpus amygdaloideum)

Diagnostik

- MRT: Mittel der Wahl zum Nachweis von pathologischen Prozessen des Hirnstamms

Locked-in-Syndrom

Ätiologie

- Hirnstammerkrankungen

Symptomatik

- Bewusstsein, Sprachverständnis, Visus, Lidschluss und vertikale Augenbewegungen erhalten
- Tetraparese → Patient kann nur durch Lidschluss und vertikale Augenbewegungen kommunizieren

Wallenberg-Syndrom

Pathogenese

- Verschluss der A. cerebelli post. inf. oder der A. vertebralis

Symptomatik

- Ipsilateral
  - Analgesie und Thermanästhesie Gesicht
  - Horner-Syndrom
  - Ataxie
  - Asynergie
  - Gaumensegelparese → Schluckstörungen
- Kontralateral
  - Dissoziierte Empfindungsstörungen am Körper

Pseudobulbärparalyse

Ätiologie

- Arteriosklerose

Pathogenese

- Ischämische Schädigung supranukleärer Bahnen im Hirnstamm, die die Hirnnervenkerne mit Großhirn und Stammganglien verbinden

Symptomatik

- Pathologisches Lachen (sog. Zwangslachen)
- Dysarthrie
- Schluckstörungen
- Gesteigerter Masseterreflex

 Pseudobulbärparalyse: im Unterschied zur echten Bulbärparalyse kommt es zu keiner Zungenatrophie oder faszikulären Zuckungen der Zungenmuskulatur

Hemiplegia alternans

Pathogenese

- Halbseitige Hirnstammläsion

Symptomatik

- Kontralaterale Hemiplegie
- Ipsilaterale Hirnnervenlähmung

1.3.4 Extrapyramidale Syndrome

Formen

- Parkinson Syndrom
- Choreatisches Syndrom
- Athetotisches Syndrom
- Ballistisches Syndrom
- Dystones Syndrom
  - Torticollis spasticus
  - Blepharospasmus
  - Graphospasmus
  - Meige-Syndrom

Parkinson Syndrom und Choreatisches Syndrom

Siehe Kapitel 3.3.2

Rigor

Definition

- Rigide Muskeltonuserhöhung, die bei passiver Bewegung während des gesamten Bewegungsablaufes bestehen bleibt

Allgemein

- Ist bei Agonisten und Antagonisten annähernd gleich stark ausgeprägt

Athetose

Definition

- Träge, wurmförmige, distal betonte Bewegungen der Extremitäten

Ballismus

Definition

- Hyperkinese mit schleudernden Bewegungen der Extremitäten

Pathogenese

- Schädigung des Nucleus subthalamicus

Torticollis spasticus

Epidemiologie

- Auftreten meist im mittleren Lebensalter
- Beide Geschlechter betroffen

Symptomatik

- Dystone Bewegungsstörung der Hals- und Nackenmuskulatur
- „Geste antagonistique" oder „geste antagoniste", um pathologische Bewegungsstörungen zu mindern
- Psychopathologische Auffälligkeiten

Therapie

- Lokal Botulinum-Toxin-A

Blepharospasmus

Symptomatik

- Bilaterale, symmetrische Kontraktionen der Mm. orbiculares oculi

Therapie

- Botulinum-Toxin-A lokal → Wirkung hält ca. 3 Monate an

1.3.5 Zerebelläre Syndrome

Kleinhirnläsion

Ätiologie

- Tumoren
- Ischämie
- Blutung

Symptomatik

- Ataxie

⚠ Bei zerebellärer Ataxie ist der Lagesinn und das Vibrationsempfinden intakt

- Dysmetrie
- Skandierende Sprache
- Dysdiadochokinese

Kleinhirnatrophie

Ätiologie

- Nonne-Marie-Krankheit (Zerebellare Heredoataxie)
- Olivopontozerebellare Atrophie (OPCA)
- Schwerer, chronischer Alkoholabusus
- Paraneoplastisch z. B. bei Bronchialkarzinom

1.4 Rückenmarks-, vertebragene und Kauda-Syndrome

1.4.1 Vollständiges/unvollständiges Querschnitts- und Kauda-Syndrom

Vollständiger Querschnitt

Ätiologie

- Trauma
- Spinale Tumoren
- Medialer Bandscheibenvorfall
- Entmarkungsmyelitis
- Multiple Sklerose
- Spinale arteriovenöse Fehlbildung

⚠ Poliomyelitis: führt nicht zum Querschnitt, da es „nur" zu einer Schädigung der motorischen Vorderhornzellen kommt

Symptomatik

- Akutes Stadium (sog. spinaler Schock)
  - Schlaffe Parese
  - Sensibilitätsausfall unterhalb der Segmenthöhe der Schädigung
  - Areflexie
  - Periphere Vasodilatation
  - Ausfall der Blase → atone Überlaufblase
  - Stuhlverhaltung (Retentio alvi)
- Chronisches Stadium
  - Spastische Para- oder Tetraparese, wobei die Pareselokalisation von der Läsionshöhe abhängig ist
  - Reflexblase

Komplikationen

- Dekubitalgeschwüre
- Pneumonien
- Harnwegsinfektionen
- Paralytischer Ileus

2. Tag

Brown-Séquard-Syndrom

Pathogenese

- Halbseitenschädigung des Rückenmarkes

Symptomatik

- Ipsilaterale spastische Parese
- Ipsilaterale Tiefensensiblitiätsstörung unterhalb der Läsion
- Kontralaterale, dissoziierte Empfindungsstörungen (Störung der Schmerz- und Temperaturempfindung)

Konussyndrom

Definition

- Schädigung des Conus medullaris

Symptomatik

- Reithosenanästhesie
- Blasen- und Mastdarminkontinenz
- Sexualfunktionsstörungen
- Fehlen des Analreflexes

Therapie

- Sofortige Operation

Kaudasyndrom

Ätiologie

- Bandscheibenvorfall
- Tumoren

Symptomatik

- Schlaffe Paraparese der Beine
- Reithosenanästhesie
- Lumboischialgien
- Blasen- und Mastdarminkontinenz
- Sexualfunktionsstörungen

Komplikationen

- Aufsteigende Harnwegsinfektionen
- Dekubitalgeschwüre
- Kontrakturen

Therapie

- Sofortige Operation

1.4.2 Zentrale Rückenmarksschädigung

Läsion des Tractus spinothalamicus

Ätiologie

- Brown-Séquard-Syndrom
- Funikuläre Spinalerkrankung
- Syringomyelie
- Arteria-spinalis-anterior-Syndrom

Anatomie

- Tractus spinothalamicus ist eine zentrale Leitungsbahn für Druck-, Berührungs-, Schmerz- und Temperaturempfindung

1.4.3 Hinterstrangschädigung

Symptomatik

- Störung von
  - Lagesinn
  - Vibrationsempfinden
  - Bewegungsempfinden
  - Zweipunkte-Diskrimination

⚠ Hinterstrangschädigung: Folge der Affektion ist eine Gangunsicherheit, die dem Patienten erst im Dunkeln auffällt

Diagnostik

- Pathologischer Romberg-Versuch

1.5 Neuroophthalmologische Syndrome

1.5.1 Pupillenstörungen

Amaurotische Pupillenstarre

Pathogenese

- Störung der Afferenz z. B. bei Schädigung des N. opticus

Symptomatik

- Pupillen gleich weit
- Direkte Lichtreaktion des betroffenen Auges nicht auslösbar
- Konsensuelle Verengung des betroffenen Auges auslösbar (durch Belichtung des gesunden Auges)

Diagnostik

- Wechselbelichtungstest

Reflektorische Pupillenstarre bei Neurolues (Argyll-Robertson-Phänomen)

Symptomatik

- Entrundete, miotische Pupillen
- Direkte und indirekte (konsensuelle) Lichtreaktion abgeschwächt oder aufgehoben
- Normale oder überschießende Konvergenzreaktion

Adie-Syndrom

Symptomatik

- Pupillotonie
- Anisokorie
- Akkommodotonie
- Blendungsempfindlichkeit
- Muskeleigenreflexstörungen an den Beinen → Ausfall des Triceps-surae-Reflexes und des Patellarsehnenreflexes

Prognose

- Günstig

Horner-Syndrom

Ätiologie

- Struma
- Pancoast-Tumor
- Armplexuslähmungen
- Wallenberg-Syndrom (Infarkt der dorsolateralen Medulla oblongata)
- Bing-Horton-Kopfschmerz (Cluster-Kopfschmerz)

Anatomie

- Anatomie: pupillomotorische Fasern des Sympathikus verlassen das Rückenmark in Höhe von C8-Th2.

Symptomatik

- Miosis
- Ptosis

1.5.2 Augenbewegungsstörungen

Opthalmoplegia totalis

Definition

- Vollständiger Ausfall der Hirnnerven III, IV und VI

Ätiologie

- Tumoren
- Aneurysmen
- Trauma

Pathogenese

- Schädigung meist im Bereich des Sinus cavernosus

Okulomotoriusparese

Formen

- Ophthalmoplegia interna
- Ophthalmoplegia externa
- Gemischte Okulomotoriuslähmung

Ophthalmoplegia interna

Pathogenese

- Läsion der autonomen Fasern des N. oculomotorius → Beweglichkeit des Bulbus ist erhalten

Symptomatik

- Mydriasis
- Fehlende Licht- und Konvergenzreaktion

⚠ Die Pupille reagiert immer noch auf Miotika.

Ophthalmoplegia externa

Ätiologie

- Diabetes mellitus

Pathogenese

- Ausfall der äußeren Augenmuskeln bei intakter autonomer Innervation

Symptomatik

- Paresen des
  - M. rectus sup.
  - M. rectus med.
  - M. rectus inf.
  - M. oliquus inf.
  - M. levator palpebrae sup.

Neurologie

Trochlearisparese

Anatomie

- N. trochlearis innerviert den M. obliquus sup.

Symptomatik

- Höherstand des betroffenen Auges beim Blick nach nasal-unten
- Doppelbildabstand am größten beim Blick nach innen unten → kompensatorische Kopfhaltung mit Neigung des Kopfes zur gesunden Seite

Internukleäre Ophthalmoplegie

Ätiologie

- Multiple Sklerose
- Hirnstamminfarkt

Pathogenese

- Läsion des Fasciculus-longitudinalis med.

Symptomatik

- Auge auf der befallenen Seite kann beim Seitwärtsblick nicht adduziert werden → Doppelbilder
- Dissoziierter Nystagmus

1.5.3 Gesichtsfelddefekte

Bitemporale Hemianopsie

Ätiologie

- Hirntumoren
  - Kraniopharyngeome (besonders bei suprasellärer Lokalisation)
  - Hypophysenadenome
  - Meningeome
- Aneurysma der A. carotis int.

Pathogenese

- Läsion der gekreuzt verlaufenden nasalen Fasern des N. opticus im Chiasma opticum → Ausfall der nasalen Anteile der Retina

Homonyme Hemianopsie

Ätiologie

- Läsion des kontralateralen Tractus opticus
- Läsion der kontralateralen Sehrinde

Allgemein

- Beispiel: homonyme Hemianopsie nach rechts, durch Läsion des linken Tractus opticus

1.6 Neurootologische Syndrome

1.6.1 Systematischer Schwindel

Morbus Menière

Symptomatik

- Anfallsartige Drehschwindelattacken
- Ohrgeräusche (Tinnitus, Ohrensausen)
- Innenohrschwerhörigkeit
- Übelkeit und Erbrechen
- Richtungsbestimmter Nystagmus

Therapie

- Im Anfall: Bettruhe und symptomatische Therapie

Benigner paroxysmaler Lagerungsschwindel

Ätiologie

- Cupulolithiasis

Symptomatik

- Drehschwindelattacken, die Sekunden andauern
- Nystagmus
- Übelkeit
- Provokation durch Lagewechsel
- Reproduzierbarkeit des Anfalls durch bestimmte Kopfbewegungen

Diagnostik

- Lagerungsmanöver mit Frenzel-Brille

Therapie

- Lagerungstraining

1.7 Meningeale und Hirndrucksyndrome

1.7.1 Allgemeines

Meningismuszeichen

Formen

- Lasègue-Zeichen: schmerzbedingte Hemmung des passiven Anhebens des gestreckten Beines beim liegenden Patienten
- Brudzinski-Zeichen: schmerzbedingte Beugung des Hüft- und Kniegelenks bei passiver Kopfbeugung nach vorne

1.7.2 Einklemmungssyndrome

Intrakranielle Drucksteigerung

Ätiologie

- Hirntumoren
- Epidurale und subdurale Hämatome
- Hirnsinusthrombose
- Urämie
- Chronische nichtrenale arterielle Hypertonie
- Insolation (Sonnenstich)

Symptomatik

- Erbrechen
- Vergrößerter blinder Fleck
- Singultus
- Zwangshaltung des Kopfes

Mittelhirnsyndrom

Ätiologie

- Schädel-Hirn-Trauma

Symptomatik

- Bewusstlosigkeit
- Kreislaufdysregulation
- Muskeltonuserhöhung
- Strecksynergien der Extremitätenmuskulatur

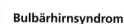 Kein Auftreten von Kau- oder Saugreflexen

Bulbärhirnsyndrom

Symptomatik

- Pupillen sind weit und lichtstarr
- Ausfall des okulo-zephalen und vestibulo-okulären-Reflexes

1.8 Schmerzsyndrome

1.8.1 Neuralgie

Idiopathische Trigeminusneuralgie („Tic douloureux")

Epidemiologie

- Frauen häufiger betroffen als Männer
- Krankheit beginnt meist in der 2. Lebenshälfte

Allgemein

- Beidseitiges Auftreten möglich (sehr selten)

Symptomatik

- Attackenförmig einschießende, heftige Schmerzen meist im Versorgungsgebiet des 2. und 3. Trigeminusastes
- Ticartige Mimik während des Schmerzes
- Dauer der Schmerzattacke: Sekunden
- Schmerzattacke wird häufig durch Kauen oder Sprechen ausgelöst

Komplikation

- Gewichtsverlust durch ungenügende Nahrungsaufnahme

Diagnostik

- Cornealreflex erhalten

Therapie

- Carbamazepin
- Phenytoin
- Lokalanästhetika
- Operativ: vaskuläre Dekompression nach Janetta

Glossopharyngeusneuralgie

Symptomatik

- Attackenförmig einschießende, einseitige Schmerzen; betroffen vor allem Zungengrund und Tonsillarbereich
- Triggerzone im Tonsillar-Rachen-Bereich → Schmerzattacke kann durch Schlucken kalter Flüssigkeit und Sprechen ausgelöst werden

1.8.2 Kopf- und Gesichtsschmerz

Migräne

Epidemiologie

- Frauen häufiger als Männer betroffen
- Häufigkeitsgipfel zwischen Pubertät und 3. Lebensjahrzehnt

Symptomatik

- Meist halbseitiger Kopfschmerz
- Lichtempfindlichkeit
- Übelkeit und Erbrechen
- Dauer der Schmerzattacke: Stunden

Therapie

- Akuter Schmerzanfall
  - Paracetamol
  - Acetylsalicylsäure
  - Sumatriptan
  - Ergotamin

 Nebenwirkungen bei längerer Einnahme von Ergotamin: Dauerkopfschmerzen, Komplikationen bei Koronarinsuffizienz

- Langzeitbehandlung: β-Rezeptorenblocker wie Propanolol

Bing-Horton-Kopfschmerz (Cluster-Kopfschmerz)

Symptomatik

- Einseitiger, seitenkonstanter Kopfschmerz
- Gesichtsrötung
- Tränenfluss
- Absonderung von Nasensekret
- Miosis
- Dauer der Schmerzattacke: 30–180 Minuten
- Schmerzattacken treten nach dem Einschlafen oder in den frühen Morgenstunden auf

Therapie

- O_2-Inhalation

Arteriitis temporalis Horton (Riesenzellarteriitis)

Epidemiologie

- Betrifft bevorzugt ältere Menschen über 60 Jahre

Symptomatik

- Schmerzen beim Kauen und im rechten Schläfenbereich
- Gewichtsverlust
- Abgeschlagenheit
- Plötzliche Sehverschlechterung
- A. temporalis als derber, pulsloser Strang tastbar

Komplikation

- Erblindung

Diagnostik

- Labor: BSG stark erhöht

Therapie

- Sofortige Glukokortikoid-Therapie

1.9 Liquorsyndrome

1.9.1 Entnahme, Beurteilung

Liquorpunktion

Nebenwirkung

- Liquorunterdrucksyndrom
  - Tritt mit einer Latenz von 1–2 Tagen auf
  - Kopfschmerz, der sich in aufrechter Position beim Stehen und Gehen verstärkt
  - Ohrensausen

⚠ Liquorunterdrucksyndrom: entsteht auch idiopathisch oder im Rahmen von Myelographien

Kontraindikation

- Hirndrucksteigerung

1.9.2 Zellvermehrung, Eiweißvermehrung und sonstige Liquorbefunde

Liquorbefunde

- Starke Eiweißvermehrung ohne Pleozytose (sog. zytoalbuminäre Dissoziation) → Hinweis auf Polyradikulitis Guillain-Barré oder Stopliquor-Syndrom (Verdachtsdiagnose Stopliquor kann durch einen fehlenden Druckanstieg im Queckenstedt-Versuch gesichert werden)
- Freies Hämoglobin im Liquor → Hinweis auf Subarachnoidalblutung
- Xanthochromer Liquor mit Nachweis von Erythrophagen → Hinweis auf Subarachnoidalblutung
- Schlierenartige Blutbeimengung beim Abtropfen des Liquor → Hinweis auf artifizielle Blutbeimengung

2 Neuropsychologische Syndrome

2.1 Hemisphärendominanz

Allgemein

- Bei den sprachlichen und sprachabhängigen Leistungen findet man die ausgeprägteste Dominanz einer Hirnhälfte.
- Bei Rechtshändern befindet sich das Sprachzentrum meist in der linken Hemisphäre.
- Bei Linkshändern befindet sich in ca. 40 % der Fälle das Sprachzentrum in der rechten Hemisphäre.

2.2 Dysarthrien

Stottern (Balbuties)

Epidemiologie

- Jungen häufiger als Mädchen betroffen

Formen

- Tonisches Stottern
  - Symptomatik: tonische Pressung von Atmung, Stimme und Artikulation → Blockierung im Sprachablauf
- Klonisches Stottern
  - Symptomatik: Wiederholung von Einzellauten besonders am Wortanfang
- Kombinierte Formen

Poltern

Symptomatik

- Überstürzter Redefluss mit z. T. verwaschener Artikulation

Therapie

- Aufforderung, langsam zu sprechen → Besserung

Stammeln (Dyslalie)

Definition

- Artikulationsstörung, bei der einzelne Laute fehlen oder durch andere ersetzt werden

Dysarthrie

Ätiologie

- Kortikale Läsionen
- Pyramidale Läsionen
- Extrapyramidale Läsionen (z B. Morbus Parkinson)
- Zerebelläre Läsionen
- Hirnstammläsionen
- Muskelläsionen

2.3 Aphasien

Definition

- Zentrale Sprachstörung nach abgeschlossener Sprachentwicklung

Ätiologie

- Zerebrale Durchblutungsstörungen (häufigste Ursache)
- Intrazerebrale Blutungen
- Hirn-Trauma
- Hirntumoren und Hirnmetastasen
- Schläfenlappenabszesse

Formen

- Motorische Aphasie (Broca-Aphasie)
- Sensorische Aphasie (Wernicke-Aphasie)
- Amnestische Aphasie
- Globale Aphasie

Motorische Aphasie

Symptomatik

- Sprachproduktion reduziert
- Phonematische Paraphasien
- Agrammatismus (Telegrammstil)
- Störung der Sprachmelodie
- Störung des Schreibens

Sensorische Aphasie

Symptomatik

- Störung des Sprachverständnisses
- Reichlich Sprachproduktion
- Phonematische und semantische Paraphasien
- Paragrammatismus
- Neologismen

Amnestische Aphasie

Symptomatik

- Wortfindungsstörungen

2.4 Apraxien

Definition

- Bewegungs- und Handlungsabläufe können nicht in gewollter Weise ausgeführt werden, ohne dass dies durch Störungen der Motorik, Sensibilität oder Koordination erklärt werden könnte.

2.5 Weitere neuropsychologische Syndrome

Transitorische globale Amnesie

Definition

- Einige Stunden andauernde Gedächtnisstörung

Ätiologie

- Ungeklärt, man vermutet eine Zirkulationsstöung im Bereich der A. basilaris

Epidemiologie

- Betrifft bevorzugt Patienten jenseits des 50. Lebensjahres

Allgemein

- Amnesie ist im Regelfall irreversibel

Symptomatik

- Patienten sind wach, auffällig ratlos
- Neigung zu Perseverationen
- Routinehandlungen, wie z. B. Hausarbeit, können durchgeführt werden

Anosognosie

Definition

- Unfähigkeit, eigene Erkrankungen bzw. Funktionsausfälle zu erkennen

Astereognosie

Definition

- Unfähigkeit, Gegenstände bei geschlossenen Augen nur durch Betasten zu erkennen (bei intakter Oberflächen- und Tiefensensibilität)

3 Krankheiten und Schäden des Gehirns und seiner Hüllen

3.1 Fehlbildungen, Fehlbildungskrankheiten, frühkindliche Hirnschäden

Dysraphien

Definition

- Angeborene Fehlbildungen infolge einer Störung des Schlusses der Neuralplatte

Formen

- Spina bifida
- Arnold-Chiari-Syndrom
- Anenzephalie
- Enzephalo-, Meningo- und Myelomeningozele

Phakomatosen

Formen

- Neurofibromatose von Recklinghausen
- Tuberöse Hirnsklerose
- Sturge-Weber-Syndrom
- Hippel-Lindau-Krankheit

Neurofibromatose von Recklinghausen

Symptomatik

- Gehäuftes Auftreten von
  - Neurofibromen
  - Ein- oder beidseitigen Akustikusneurinomen
  - Neurogenen Sarkomen
- Café-au-lait-Flecken der Haut

Tuberöse Hirnsklerose

Histologie

- Knotenförmige Gliawucherungen in einzelnen Hirnwindungen

Symptomatik

- Adenoma sebaceum schmetterlingsförmig um Nase und Mund
- Epileptische Anfälle bereits in der Kindheit
- Geistig-seelischer Entwicklungsrückstand (Oligophrenie)

Sturge-Weber-Syndrom

Symptomatik

- Naevus flammeus im Gesicht
- Kavernöse Angiome im Bereich der Meningen → Hirnschädigung → epileptische Anfälle und intrakranielle Verkalkungen

Klippel-Feil-Syndrom

Definition

- Angeborene Blockwirbelbildung mehrerer Halswirbelkörper

Basiläre Impression

Definition

- Anomalie des kraniozervikalen Übergangs mit Einstülpung des Bodens der hinteren Schädelgrube

Ätiologie

- Angeboren
- Erkrankungen, die den Knochen erweichen
  - Osteoporose
  - Osteomalazie
  - Hyperparathyreoidismus
  - Morbus Paget
  - Osteolytische Metastasen

⚠ Osteosklerotische Metastasen verursachen keine basiläre Impression.

3.2 Raumfordernde Prozesse

Ätiologie

- Hirntumoren
- Hirnkontusion
- Hirnabszesse
- Enzephalitis
- Hirninfarkt

Pathogenese

- Raumforderung → Hirndrucksteigerung → Hirndruckzeichen (z. B. Stauungspapillen)

Diagnostik

- Klinische Untersuchung
- Bildgebende Verfahren wie CT oder MRT
- Liquorpunktion ist bei gesteigertem Hirndruck auf Grund der drohenden Einklemmung kontraindiziert.

3.2.1 Benigne Hirntumoren

Meningeom

Epidemiologie

- Häufigkeitsgipfel um das 50. Lebensjahr

Allgemein

- Lokalisation
  - Keilbeinflügel
  - Olfaktoriusrinne
  - Tuberculum sellae
  - Kleinhirnbrückenwinkel
  - Spinalkanal (selten)

Histologie

- Nachweis von Zwiebelschalenformationen

Symptomatik

- Kopfschmerzen
- Epileptische Anfälle
- Sensomotorische Hemisymptomatik
- Symptome nehmen langsam, z. T. über Jahre hinweg zu

Komplikationen

- Foster-Kennedy-Syndrom
  - Definition: Vorliegen einer ipsilateralen Optikusatrophie und einer kontralateralen Stauungspapille
  - Ätiologie: mediales Keilbeinmeningeom
- Mantelkantensyndrom mit Paraparese der Füße und Beine
- Eindringen in den Schädelknochen
- Langsam progrediente Querschnittssymptomatik bei spinalem Meningeom

Diagnostik

- CT mit und ohne Kontrastmittel: hyperdense, scharf begrenzte Raumforderung mit intensiver homogener Kontrastmittelaufnahme

Therapie

- Exstirpation

Angioblastom

Allgemein

- Meist benigner Tumor
- Kann bei der Hippel-Lindau-Krankheit mit Angiomatosis retinae vergesellschaftet sein
- Kann mit anderen zystischen Organtumoren vergesellschaftet sein
- Lokalisation: bevorzugt Kleinhirn betroffen

Therapie

- Operative Resektion

Akustikusneurinom

Epidemiologie

- Häufigkeitsgipfel zwischen dem 4. und 5. Lebensjahrzehnt

Allgemein

- Vestibulärer Anteil des N. vestibulocochlearis (N. VIII) betroffen
- Lokalisation: bevorzugt Kleinhirnbrückenwinkel betroffen

Histologie

- Anordnung der Kerne in parallelen Reihen → Palisadenstellung

⚠ Eine Palisadenstellung lässt sich auch beim Basaliom nachweisen.

Symptomatik

- Einseitige, progrediente Hörminderung (Hypakusis) als Frühsymptom
- Gleichgewichtsstörungen
- Ohrgeräusche (Tinnitus)
- Fazialisparese
- Sensibilitätsstörungen im Trigeminusbereich

Diagnostik

- CT: hyperdense Raumforderung der hinteren Schädelgrube
- Mittel der Wahl: MRT
- Messung akustisch evozierter Potenziale
- Liquorpunktion: Nachweis einer Eiweißerhöhung

Therapie

- Operative Resektion

Astrozytom Grad I und II

Allgemein

- Gehört zu den neuroepithelialen Tumoren
- Langsames Wachstum

Symptomatik

- Fokale epileptische Anfälle
- Langsame Entwicklung einer Halbseitenschwäche

Diagnostik

- CT mit und ohne Kontrastmittel: meist hypodense Raumforderung ohne Kontrastmittelanreicherung
- Angiogramm: zeigt keine pathologische Vaskularisation

Therapie

- Operative Resektion

Oligodendrogliom

Epidemiologie

- Gehäuftes Auftreten im mittleren Lebensalter

Allgemein

- Lokalisation: bevorzugt Großhirn betroffen

Symptomatik

- Epileptische Anfälle (häufiges Erstsymptom)

Diagnostik

- Röntgenaufnahme Schädel: Nachweis von Verkalkungen
- CT: im Vergleich zur Röntgenaufnahme ist der Nachweis von kleineren Verkalkungen möglich (sog. Mikroverkalkungen)

Therapie

- Operative Resektion
- Bestrahlung

Ependymom

Definition

- Von Ependymzellen der Ventrikelwand ausgehender Tumor

Epidemiologie

- Häufigkeitsgipfel im Kindesalter zwischen 8 und 15 Jahren

Plexuspapillom

Definition

- Seltener, vom Plexus choroideus der Hirnventrikel ausgehender, benigner Tumor

Kraniopharyngeom

Pathogenese

- Dysontogenetischer Tumor, der von Resten der Rathkeschen-Tasche ausgeht

Epidemiologie

- Häufigkeitsgipfel zwischen dem 10. und 25. Lebensjahr

Allgemein

- Benigner oder semi-maligner, nicht metastasierender Tumor
- Meist zystische Kammerung
- Lokalisation: intra-, supra- oder perisellär

Symptomatik

- Bitemporale Hemianopsie
- Endokrine Funktionsausfälle

Diagnostik

- Röntgenaufnahme Schädel: Nachweis von Verkalkungen

⚠️ Intrakranielle Verkalkungen außerdem nachweisbar bei:
  - Oligodendrogliom
  - Tuberöser Sklerose
  - Sturge-Weber-Syndrom
  - Aneurysmen
  - Arteriosklerose der A. carotis int.
  - Arteriovenösen Angiomen
  - Hirnabszessen
  - Toxoplasmose

Therapie

- Vollständige operative Entfernung

3.2.2 Maligne Hirntumoren

Glioblastom (Glioblastoma multiforme)

Epidemiologie

- Häufigkeitsgipfel nach dem 50. Lebensjahr

Allgemein

- Sehr bösartiger, rasch wachsender Tumor
- Lokalisation: bevorzugt Großhirn betroffen
- Häufigstes Gliom

Histologie

- Vielgestaltiger Tumor mit Neigung zu Nekrosen

Symptomatik

- Kopfschmerzen
- Persönlichkeitsveränderungen
- Symptome entwickeln sich über einen sehr kurzen Zeitraum

Diagnostik

- CT mit und ohne Kontrastmittel: unscharf begrenzte Raumforderung mit ringförmiger Kontrastmittelaufnahme

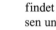 Eine ringförmige Kontrastmittelaufnahme findet man u. a. außerdem bei Hirnabszessen und Metastasen.

Prognose

- Ungünstig, die Überlebensrate beträgt nach Diagnosenstellung meist nur mehrere Monate

Medulloblastom

Epidemiologie

- Typischer Tumor des Kindes- und Jugendalters

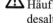 Häufigster bösartiger Hirntumor des Kindesalters

Allgemein

- Sehr bösartiger Tumor
- Lokalisation: bevorzugt Kleinhirn betroffen

Histologie

- Nachweis von kleinen Zellen mit rundlichen Kernen

Symptomatik

- Rumpfataxie
- Kopfschmerzen
- Erbrechen

Metastasierung

- Abtropfmetastasierung in Liquorräume → Tumorzellnachweis im Liquor

Therapie

- Operative Resektion
- Nachbestrahlung, da Medulloblastome sehr strahlensensibel sind

3.2.3 Hirnmetastasen

Ätiologie

- Bronchialkarzinom
- Mammakarzinom
- Nierenzellkarzinom
- Malignes Melanom

Allgemein

- Bei Hirntumorverdacht im 5. oder 6. Lebensjahrzehnt immer an Metastasen denken

3.2.4 Meningeosis carcinomatosa

Definition

- Diffuse Metastasierung eines Karzinoms (meist Bronchialkarzinom) in die Meningen

Symptomatik

- Lähmungen

Diagnostik

- Liquorpunktion
  - Nachweis von Tumorzellen (in 60 % der Fälle)
  - Pleozytose
  - Liquoreiweiß typischerweise erhöht
  - Liquorzucker typischerweise erniedrigt
- CT und MRT

Therapie

- Chemotherapie z. B. mit Methotrexat

3.3 Degenerative und dystrophische Prozesse

3.3.1 Demenzen

Morbus Alzheimer

Ätiologie

- Ungeklärt

Epidemiologie

- Erkrankungen vor dem 60. Lebensjahr sind selten
- Deutlicher Anstieg der Prävalenz mit zunehmendem Alter

Allgemein

- Zeigt einen chronisch-progredienten Verlauf
- Häufigste Demenzform im höheren Lebensalter

Formen

- Präsenile Demenz: Manifestation vor dem 65. Lebensjahr
- Senile Demenz: Manifestation nach dem 65. Lebensjahr

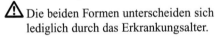 Die beiden Formen unterscheiden sich lediglich durch das Erkrankungsalter.

Histologie

- Neuropathologische Veränderungen
  - Ganglienzellschwund
  - Amyloidhaltige Gewebsablagerungen („Drusen" und „Plaques")
  - Alzheimersche Neurofibrillenveränderungen
  - Lipofuszinspeicherung in den Ganglienzellen
  - Kongophile Angiopathie

Symptomatik

- Gedächtnis- und Merkfähigkeitsstörungen
- Desorientiertheit
- Gangstörungen
- Sprachstörungen, besonders Wortfindungsstörungen
- Perseverationen
- Unruhe
- Depressive Verstimmungen
- Neuropsychologische Ausfälle
  - Aphasie
  - Apraxie
  - Agnosie
- Verlust der äußeren Fassade als Spätsymptom

Diagnostik

- Diagnose wird klinisch gestellt
- Positronen-Emissions-Tomogramm zeigt pathologische Veränderungen

Therapie

- Ursächlich wirksame Therapie fehlt

Vaskuläre Demenz (Morbus Binswanger)

Ätiologie

- Hypertonie

Pathogenese

- Mikroangiopathie

3.3.2 Systematrophien des ZNS

Definition

- Degenerativer Prozess, der auf einen oder mehrere, klar abgegrenzte Teile des ZNS beschränkt ist

Formen

- Morbus Pick
- Morbus Parkinson (Paralysis agitans)
- Chorea Huntington (Chorea major)
- Myatrophische Lateralsklerose
- Friedreich-Ataxie

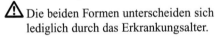 Die Jakob-Creutzfeldt Erkrankung und die Multiple Sklerose zählen nicht zu den Systematrophien.

Morbus Pick

Ätiologie

- Ungeklärt, in einem Teil der Fälle dominant vererbt

Pathogenese

- Atrophischer Ganglienschwund des Frontal- und Temporalhirns

Epidemiologie

- Krankheitsbeginn zwischen dem 40. und 60. Lebensjahr

Symptomatik

- Wesensänderung
- Verhaltensstörung mit Enthemmung und Triebhaftigkeit
- Sprachstörungen
- Schwere Demenz im Endzustand

Prognose

- Tod nach ca. 2–10 Jahren

Morbus Parkinson und andere Parkinson-Syndrome

Ätiologie

- Idiopathisch
- Medikamentös durch Neuroleptika (z. B. Phenothiazine)
- Toxisch bei Kohlenmonoxid-Vergiftung
- Arteriosklerose
- Enzephalitis

Pathogenese

- Nervenzelluntergang in der Substantia nigra → Dopamin-Mangel

Symptomatik

- Rigor
- Hypo- oder Akinese (Bewegungslosigkeit)
- Niederfrequenter Ruhetremor
- Hypomimie
- Kleinschrittiger Gang mit Start- und Stopp-Schwierigkeiten
- Erhöhte Wendeschrittzahl
- Propulsionstendenz: überschießende Vorwärtsbewegung beim Gehen mit Fallneigung
- Retropulsionstendenz: Zurückfallen beim Versuch, eine Rückwärtsbewegung zu stoppen
- Mikrographie
- Sprechstörungen, leise, monotone Stimme
- Allgemeine Verlangsamung und Bradyphrenie (Verlangsamung der Denkabläufe)
- Vegetative Störungen
  - Seborrhö
  - Hypersalivation
  - Obstipation
  - Störung der Schweißsekretion → Hyperhidrose
  - Hypotone Kreislaufregulationsstörungen
  - Störung der Sexualfunktion
- Depressive Verstimmung
- Schlafstörungen
- Schmerzen in frühen Krankheitsstadien
- Häufig einseitiger Beginn der Symptomatik

Therapie

- Medikamentöse Therapie mit
  - Levodopa (L-Dopa)
  - Anticholinergika (z. B. Biperiden oder Trihexyphenidyl)
  - Dopaminagonisten (z. B. Bromocriptin)
  - Monoaminooxidase-B-Hemmer (z. B. Selegilin)
  - Amantadin

⚠ Alpha-Methyldopa wird zur Therapie der Hypertonie und nicht beim Morbus Parkinson eingesetzt.

Siehe auch Klinische Pharmakologie, Kapitel 21

Chorea Huntington

Ätiologie

- Autosomal-dominante Erbkrankheit
- Genetischer Defekt auf Chromosom 4 lokalisiert

Pathogenese

- Atrophie des Nucleus caudatus und des Putamens mit Untergang GABA-haltiger Nervenzellen und Fasergliose → Erweiterung der Vorderhörner der Seitenventrikel

Epidemiologie

- Manifestation erfolgt zwischen dem 30. und 50. Lebensjahr

Symptomatik

- Psychische Veränderungen zu Beginn der Erkrankung
  - Aggressive Ausbrüche
  - Triebhaftigkeit
  - Unruhe
  - Schizophreniforme Psychosen
- Im weiteren Verlauf
  - Hyperkinesen
  - Verwaschene Sprache
  - Demenz im Endstadium

Neurologie

Prognose

- Krankheitsdauer durchschnittlich 12–15 Jahre

3.3.3 Stoffwechselstörungen

Formen

- Phenylketonurie
  - Pathogenese: Störung des Phenylalaninabbaus
- Galaktosämie
  - Pathogenese: Störung des Kohlenhydratstoffwechsels
- Morbus Gaucher
  - Pathogenese: Störung des Lipidstoffwechsels
- GM_2-Gangliosidose (Morbus Tay-Sachs)
  - Pathogenese: angeborener Enzymdefekt (der Hexosaminidase) → Gangliosidspeicherung in den Ganglienzellen
- Morbus Wilson (Hepatolentikuläre Degeneration)
  - Ätiologie: autosomal-rezessive Erbkrankheit
  - Pathogenese: Coeruloplasminmangel
  - Allgemein: Manifestation meist vor dem 20. Lebensjahr
  - Symptomatik: organische Wesensänderung, Rigor, Flapping-Tremor, der in Ruhe vorhanden ist und bei Zielbewegungen zunimmt, Dysphagie, skandierende Sprache (Dysarthrie), Kayser-Fleischer-Kornealring, Leberzirrhose
  - Therapie: D-Penicillamin
- Metachromatische Leukodystrophie
  - Pathogenese: metabolischer Defekt (Mangel an Arylsulfatase A) → diffuse Entmarkung

3.4 Entzündliche Prozesse und Entmarkungskrankheiten

3.4.1 Meningitis

Formen

- Bakterielle Meningitis
  - Akute eitrige (purulente) Meningitis
  - Tuberkulöse Meningitis
- Virale Meningitis (Akute lymphozytäre Meningitis)

Akute eitrige (purulente) Meningitis

Ätiologie

- Hämatogene Streuung
- Schädel-Hirn-Trauma
- Rhinogene oder otogene Infektion

Erreger

- Pneumokokken (grampositiv)
- Meningokokken (Neisseria meningitidis)
- Haemophilus influenzae
- E. coli

⚠ Eine Infektion mit Borrelia burgdorferi kann zu einer lymphozytären Meningitis führen, nicht zu einer eitrigen.

Allgemein

- Auftreten häufig als Konvexitäts- (Hauben-) Meningitis
- Befall des Rückenmarkes ist selten

Symptomatik bei Säuglingen

- Berührungsempfindlichkeit
- Auffallende Schreckhaftigkeit
- Vorgewölbte Fontanelle
- Petechiale Hautblutungen als Hinweis auf Meningokokken-Meningitis

Symptomatik bei Erwachsenen

- Kopfschmerzen
- Nackensteifigkeit
- Photophobie
- Berührungsempfindlichkeit
- Petechiale Hautblutungen als Hinweis auf Meningokokken-Meningitis
- Symptomatik tritt plötzlich auf

Komplikationen

- Hirnödem
- Entwicklung einer Meningoenzephalitis
- Übergreifen auf das Ventrikelsystem → Hydrocephalus int.
- Zerebrale Vaskulitis

Diagnostik

- Liquorpunktion
  - Liquor eitrig trüb
  - Starke Pleozytose (hauptsächlich Granulozyten)
  - Liquorzucker deutlich erniedrigt

- Liquorlaktat erhöht
- Liquoreiweiß erhöht
- Erregernachweis
- Erhöhter Liquordruck

Therapie

- Generell: sofortige Antibiose
- Bei Haemophilus influenzae: Ceftriaxon

Tuberkulöse Meningitis

Allgemein

- Rückenmark nur selten betroffen

Symptomatik

- Nackensteifigkeit
- Hirnnervenlähmungen
- Verwirrtheit
- Symptomatik beginnt oft subakut

Komplikationen

- Mitbefall der Hirnsubstanz
- Hydrocephalus

Diagnostik

- Liquorpunktion
  - Liquor klar
  - Lymphozytäre Pleozytose
  - Liquorzucker erniedrigt
  - Liquorlaktat erhöht
  - Liquoreiweiß erhöht
  - Spinngewebsgerinnsel nachweisbar
  - Erregernachweis durch Ziehl-Neelsen-Färbung, PCR und Kultur

Therapie

- Tuberkulostatika

Virale Meningitis (Akute lymphozytäre Meningitis)

Erreger

- Echoviren
- Coxsackie-Viren
- Mumpsviren

Symptomatik

- Kopfschmerzen
- Nackensteifigkeit
- Fieber

Diagnostik

- Liquorpunktion
  - Liquor klar
  - Leichte lymphozytäre Pleozytose
  - Liquorzucker normal
  - Liquoreiweiß erhöht

3.4.2 Enzephalitis

Herpes-simplex-Enzephalitis (Encephalitis herpetica)

Epidemiologie

- Auftreten in jedem Lebensalter möglich

Allgemein

- Lokalisation: bevorzugter Befall von Temporal- und Frontallappen

Histologie

- Nekrotisierende Entzündung
- Eosinophile, intranukleäre Einschlusskörper in Nervenzellen (Typ Cowdry A) nachweisbar

Symptomatik

- Abgeschlagenheit
- Kopfschmerzen
- Fieber
- Neurologische Herdsymptome
- Epileptische Anfälle
- Koma
- Symptomatik entwickelt sich meist akut

Diagnostik

- Liquorpunktion
- EEG: Nachweis pathologischer Veränderungen
- CT und MRT

Therapie

- Aciclovir i. v.
- Hirnödem-Therapie
- Antikonvulsive Therapie
- Therapiebeginn bei klinischem Verdacht

Prognose

- Ohne Therapie häufig letal

Frühsommer-Meningoenzephalitis (FSME)

Erreger

- FSME-Virus

Allgemein

- Erreger werden durch Zeckenbiss übertragen → erhöhtes Erkrankungsrisiko in einzelnen Regionen

Symptomatik

- Biphasischer Verlauf: zunächst grippale Symptomatik mit Fieber, anschließend neurologische Symptomatik mit
  - Kopfschmerzen
  - Nackensteifigkeit
  - Lähmungen
  - Psychischen Veränderungen
  - Epileptischen Anfällen

Diagnostik

- Nachweis von FSME-IgM im Serum
- Liquorpunktion: lymphozytäre Pleozytose

3.4.3 HIV-Infektion

Erreger

- Human immunodeficiency virus (HIV, gehört zu den Retroviren)

Allgemein

- Übertragung erfolgt durch
  - Blut und Blutprodukte
  - Parenterale Inokulation von virushaltigen Körpersekreten
  - Austausch von Fixerbesteck zwischen Fixern
- Virus wurde in Blut, Speichel, Sperma, ZNS und in Lymphknoten nachgewiesen

Histologie

- Hirnatrophie
- Bei HIV-Enzephalopathie
  - Locker verstreute Lymphozyten in der weichen Hirnhaut und im Mark
  - Zellknötchen aus Makro- und Mikrogliazellen
  - Entmarkungsherde

Komplikationen

- Akute Polyneuritis
- HIV-Enzephalopathie → psychoorganische Veränderungen
  - Verwirrtheitszustände
  - Maniforme Syndrome
  - Delirante Syndrome
  - Paranoid-halluzinatorische Syndrome
  - Dementielle Syndrome
  - Depressive Syndrome
  - Persönlichkeitsveränderungen
- Intrazerebrales Non-Hodgkin-Lymphom
- Opportunistische ZNS-Infektionen
  - ZNS-Toxoplasmose
  - Zytomegalie-Infektionen
  - Kryptokokken-Meningitis
  - Infektion mit Tuberkulosebakterien und atypischen Mykobakterien
- Progressive, multifokale Leukenzephalopathie

Therapie

- Antiretrovirale Therapie
- Therapie der Komplikationen

3.4.4 Neurolues

Erreger

- Treponema pallidum

Allgemein

- Die Neurolues ist eine Manifestation des Tertiärstadiums der Lues

Formen

- Lues cerebrospinalis
- Progressive Paralyse
- Tabes dorsalis

Therapie

- Antibiotika

Progressive Paralyse

Symptomatik

- Affektstörungen
  - Gehobene, expansive Stimmung
- Größenwahn
- Verwaschene Sprache
- Progrediente Demenz

- Pupillenstörungen, z. B. reflektorische Pupillenstarre

Tabes dorsalis

Pathogenese

- Entzündliche Degeneration der Hinterstränge des Rückenmarks

Symptomatik

- Akute, heftige, einschießende (sog. lanzinierende) Schmerzen
- Pupillenstörungen, z. B. reflektorische Pupillenstarre
- Optikusatrophie
- Störungen der Tiefensensibilität
- Gangataxie
- Fehlende Patellarsehnenreflexe
- Muskuläre Hypotonie
- Verzögerte Schmerzleitung
- Kältehyperästhesie
- Blasenatonie
- Potenzstörungen

3.4.5 Lyme-Borreliose

Erreger

- Borrelia burgdorferi (Spirochäte)

Pathogenese

- Erreger werden durch Zeckenbiss übertragen

Symptomatik

- Stadium I
  - Erythema chronicum migrans (ringförmige, erhabene Hauteffloreszenz)
  - Lymphadenosis cutis benigna (Lymphozytom)
- Stadium II
  - Lymphozytäre (seröse) Meningitis
  - Meningoradikulitis mit heftigen radikulären Schmerzen (Bannwarth-Syndrom)
  - Polyneuropathie
  - Myokarditis
- Stadium III
  - Acrodermatitis chronica atrophicans Herxheimer (kann mit gelenknahen Knoten vergesellschaftet sein)
  - Rezidivierende Arthritis

Komplikation

- Periphere Fazialisparese

Diagnostik

- Antikörpernachweis in Serum und Liquor
- Liquor: Pleozytose

Therapie

- Penicillin, Cephalosporine oder Tetrazykline

3.4.6 Hirnabszess

Ätiologie

- Fortgeleitete Infektionen bei
  - Otitis media
  - Sinusitis
- Hämatogene Streuung bei
  - Pneumonie
  - Bronchiektasen
  - Angeborenem zyanotischem Herzfehler → Endokarditis lenta
  - Amöbiasis
- Traumatisch
  - Liquor-Nasen-Fistel

3.4.7 Creutzfeldt-Jakob-Krankheit

Erreger

- Prione

⚠ Weitere Prion-Erkrankungen: Gerstmann-Sträussler-Scheinker-Krankheit, Familiäre fatale Insomnie (Familiäre tödliche Insomnie), Kuru

Histologie

- Spongiforme Enzephalopathie

Symptomatik

- Myoklonien
- Zentrale Parese
- Zerebelläre Symptome
- Extrapyramidale Symptome
- Wesensänderung
- Progressive Demenz

Diagnostik

- EEG: triphasische Wellenkomplexe

3.4.8 Multiple Sklerose (Encephalomyelitis disseminata)

Definition

- Häufigste demyelinisierende Erkrankung des ZNS mit multifokalen Entmarkungsherden

Ätiologie

- Ungeklärt

Epidemiologie

- Häufigkeitsgipfel zwischen 20. und 40. Lebensjahr
- MS zeigt ein Nord-Süd-Gefälle mit höherem Erkrankungsrisiko im Norden Europas und Nordamerikas (→ in den nördlichen Bundesstaaten der USA ist die MS häufiger als in den südlichen)
- Familiäre Häufung

Allgemein

- Zeigt meist einen schubweisen Verlauf, ein chronisch-progredienter Verlauf ist aber möglich
- Lokalisation der Entmarkungsherde: Auftreten bevorzugt an den Rändern des Ventrikelsystems (periventrikulär)

Histologie

- Entmarkungsherde
- Entzündliche Infiltrate aus Lymphozyten und Plasmazellen
- IgG-Vermehrung in frischen Herden
- Astroglia-Proliferation
- Fettkörnchenzellen

Symptomatik

- Spastische Paresen, Steifigkeit der Beine
- Sensibilitätsstörungen (z. B. Missempfindungen an den Extremitäten)
- Sehstörungen
  - Retrobulbär-Neuritis (Zentralskotom)
  - Diplopie
- Zerebelläre Dysarthrie und Ataxie
- Dissoziierter Nystagmus
- Spinale Ataxie
- Blasenstörungen

Diagnostik

- Klinische Untersuchung
  - Abschwächung oder Fehlen von Bauchhautreflexen

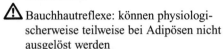 Bauchhautreflexe: können physiologischerweise teilweise bei Adipösen nicht ausgelöst werden
  - Gesteigerte Muskeleigenreflexe
  - Babinski-Zeichen positiv
- Liquorpunktion
  - Oligoklonale Banden in 80 % der Fälle nachweisbar (Ausdruck der autochtonen, intrathekalen IgG-Synthese)

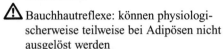 Oligoklonale Banden können durch isoelektrische Fokussierung auch bei Neurolues, Neuroborreliose, chronisch viralen ZNS-Infektionen, AIDS mit ZNS-Superinfektion und bei Subakuter-sklerosierender-Panenzephalitis (SSPE) nachweisbar sein.
  - Pathologisch veränderter Liquor-Serum-Quotient für IgG
  - Mononukleäre Pleozytose
  - Nachweis von Plasmazellen
  - Liquoreiweiß normal oder leicht erhöht
- Messung visuell evozierter Potenziale: Latenzverzögerung und Potenzialveränderungen
- Messung akustisch evozierter Potenziale
- Messung somatosensibel evozierter Potenziale
- Ophthalmoskopie: temporale Abblassung der Sehnervenpapille
- CT: hypodense Herde
- MRT (Kernspintomographie): Methode der Wahl zum Nachweis von Entmarkungsherden

Therapie

- Akute Therapie
  - Glukokortikoide z. B. Methylprednisolon
- Langzeit-Therapie
  - Azathioprin
  - Beta-Interferon
  - Copolymer-1
- Bei Spastik
  - Baclofen
  - Diazepam
  - Dantrolen
  - Tizanidin
  - Physiotherapie

3.5 Traumen

3.5.1 Gedeckte Hirnverletzungen

Commotio cerebri

Symptomatik

- Bewusstseinsstörung als Kardinalsymptom
- Vegetative Regulationsstörungen wie Übelkeit und Erbrechen
- Retrograde Amnesie

Therapie

- Bettruhe für einige Tage
- Kreislauftraining

Contusio cerebri

Symptomatik

- Mehrstündige bis tagelange Bewusstlosigkeit
- Zerebrale Herdsymptome
  - Motorische und/oder sensible Hemisphärensyndrome
  - Hirnorganische Anfälle
- Anterograde und retrograde Amnesie
- Durchgangssyndrom

Komplikationen

- Organische Persönlichkeitsveränderung
- Vegetative Dysregulation

Amnesie

Allgemein

- Amnesie ist im Regelfall irreversibel
- Dauer der Amnesie ist abhängig von der schädigenden Ursache, variiert zwischen Sekunden und Tagen

Formen

- Retrograde Amnesie
  - Definition: Erinnerungslosigkeit für den Zeitraum vor dem Trauma
- Anterograde Amnesie
  - Definition: Erinnerungslosigkeit für den Zeitraum nach dem Trauma

3.5.2 Traumatische Hämatome

Formen

- Epidurales Hämatom
- Subdurales Hämatom
  - Akutes subdurales Hämatom
  - Chronisches subdurales Hämatom
- Intrazerebrales Hämatom

Epidurales Hämatom

Ätiologie

- Kopftrauma → Verletzung der A. meningea media, oft hervorgerufen durch Frakturen des Os temporale

Allgemein

- Epidurales Hämatom wird in seiner Ausbreitung einerseits durch die Innenseite des Schädels und andererseits durch die Dura mater begrenzt

Symptomatik

- Oft kurze Bewusstlosigkeit, danach ein „symptomfreies Intervall", gefolgt von einer progredienten Eintrübung → lebensbedrohliche Situation
- Hemiparese
- Anisokorie
- Streckkrämpfe

Diagnostik

- CT

Therapie

- Sofortige operative Trepanation mit Ablassen des Hämatoms

Subdurales Hämatom

Pathogenese

- Einriss von Brückenvenen

Symptomatik

- Bei chronisch subduralem Hämatom
  - Kopfschmerzen
  - Hemiparese
  - Verwirrtheit
  - Fallneigung
  - Symptome entwickeln sich Wochen bis Monate nach dem Trauma

Neurologie

Diagnostik

- CT

Therapie

- Operative Ausräumung

3.5.3 Offene Hirnverletzungen

Schädelbasisfraktur

Symptomatik

- Brillen- oder Monokelhämatom
- Liquorrhö
- Einseitige Abduzensparese
- Einseitige Blindheit
- Einseitige Taubheit
- Hämatotympanon

Diagnostik

- CT

Liquorfistel

Ätiologie

- Schädelbasisfrakturen
- Felsbeinfrakturen

Komplikation

- Rezidivierende eitrige Meningitis

Diagnostik

- CT

Therapie

- Bei frontobasaler Liquorfistel: plastische Deckung der vorderen Schädelbasis

3.5.4 Komplikationen

Mittelhirneinklemmung

Pathogenese

- Hirndrucksteigerung → Einklemmung des Mittelhirns im Tentoriumschlitz

Symptomatik

- Bewusstseinstrübung bis Koma
- Mydriasis durch Kompression des N. oculomotorius, später lichtstarre Pupillen
- Muskeltonuserhöhung
- Strecksynergien der Extremitätenmuskulatur
- Babinski-Zeichen beidseits positiv
- Vegetative Störungen z. B. Atemstörungen, Tachykardie

3.5.5 Blow-out-Fraktur

Siehe Chirurgie, Kapitel 15.1

3.6 Gefäßerkrankungen

3.6.1 Zerebrale Ischämie

Verlaufsformen

- Transitorische ischämische Attacke (TIA)
- Prolongiertes reversibles ischämisches neurologisches Defizit (PRIND)
- Ischämischer Infarkt

Transitorische ischämische Attacke

Definition

- Fokale neurologische Ausfälle, die innerhalb von 24 h vollständig reversibel sind

Ätiologie

- Kardiogene Embolie
- Embolie ausgehend von ulzerierenden arterio-sklerotischen Plaques
- Vertebro-basiläre Insuffizienz
- A. carotis int.-Stenose

Symptomatik

- Kurzzeitige Sehstörungen (sog. Amaurosis fugax), bei reversiblen Verschlüssen der A. centralis retinae
- Kurzzeitige Aphasie

Diagnostik

- Gefäßdiagnostische Abklärung von
  - Intrakraniellen Gefäßen
  - Extrakraniellen Gefäßen, u. a. von Karotisbifurkation und Aortenbogen
- Herzabklärung

⚠ Abklärung der Ursache wichtig, um einen späteren Infarkt zu verhindern.

Prolongiertes reversibles neurologisches Defizit (PRIND)

Definition

- Fokal neurologische Ausfälle, die länger als 24 h bestehen, aber innerhalb von wenigen Tagen vollständig reversibel sind

Ischämischer Infarkt

Ätiologie

- Kardiogene Embolie bei
  - Tachyarrhythmia absoluta
  - Herzwandaneurysma
  - Herzinfarkt
- Embolie ausgehend von ulzerierenden arterio-sklerotischen Plaques z. B. extrakranieller Gefäße

 Eine tiefe Beinvenenthrombose führt in der Regel nicht zu embolischem Hirninfarkt.

- Stenose extrakranieller Gefäße z. B. Karotisstenose
  - Diagnostik: Karotisstenose durch Doppler-Sonographie, digitale Subtraktionsangiographie und Karotisangiographie nachweisbar
- Spasmen der Hirngefäße z. B. nach Subarachnoidalblutung
- Gefäßkompression von außen z. B. durch intrakranielle Drucksteigerung
- Störungen der Blutzusammensetzung z. B. bei Polyzythämie
- Subclavian-Steal-Syndrom
  - Ätiologie: Arteriosklerose
  - Symptomatik: Schwindel, Sehstörungen, Doppelbilder

     Progrediente Tetraspastik ist kein Symptom des Subclavian-Steal-Syndroms
  - Diagnostik: Blutdruckdifferenz an den Armen und Doppler-Sonographie: Nachweis einer Strömungsumkehr in der linken A. vertebralis
- Dissektion z. B. der A. carotis int.
  - Symptomatik bei A. carotis int.-Dissektion: Kopfschmerzen, Horner-Syndrom, neurologische Funktionsausfälle

Pathophysiologie

- Ischämie → Erweichung (Enzephalomalazie) → Verflüssigung der Nekrose (sog. Kolliquationsnekrose) → Abbau der Nekrose → zystischer Defekt

Allgemein

- Am häufigsten ist das Versorgungsgebiet der A. cerebri media betroffen

Risikofaktoren

- Arterielle Hypertonie
- Herzkrankheiten
- Diabetes mellitus
- Nikotinabusus
- Lupus erythematodes

Diagnostik

- CT: hypodense Läsion im Versorgungsgebiet des betroffenen Gefäßes, die meist erst nach Stunden bis Tagen nachweisbar ist → beim ischämischen Infarkt innerhalb der ersten Stunden Normalbefund im CT
- Doppler-Sonographie
- Herzabklärung

Therapie

- Lyse

 Vasodilatantien sind kontraindiziert

A. carotis interna-Infarkt

Symptomatik

- Kontralaterale Hemiparese und Sensibilitätsstörungen wie z. B. Hemihypalgesie
- Aphasie
- Homonyme Hemianopsie
- Ipsilaterale Visusstörung

A. cerebri media-Infarkt

Symptomatik

- Kontralaterale, brachiofazial betonte Hemiparese → Wernicke-Mann-Lähmungstyp
- Aphasie
- Homonyme Hemianopsie
- Bewusstseinstrübung
- Babinski-Zeichen kontralateral positiv

Weitere Gefäßverschlüsse

- A. cerebri anterior-Infarkt
  - Symptomatik: kontralaterale, beinbetonte Hemiparese

- A. cerebri posterior-Infarkt
  - Symptomatik: Quadrantenausfälle oder kontralaterale homonyme Hemianopsie als Leitsymptom
- Hirnstamminfarkt
  - Symptomatik: u. a. Doppelbilder (Diplopie) durch Augenmuskellähmungen, kontralaterale Hemiparese, Babinski-Zeichen kontralateral positiv

3.6.2 Intrazerebrale Blutung

Allgemein

- Machen 10–15 % aller Insulte aus
- Häufigste Lokalisation: Stammganglien/Innere Kapsel-Region

Risikofaktoren

- Arterielle Hypertonie
- Gefäßmissbildungen
- Amyloidangiopathie

Diagnostik

- CT: hyperdense Raumforderung

Differenzialdiagnose

- Ischämischer Infarkt → Unterscheidung nur mit Hilfe des CT möglich, da sich Blutung und Ischämie im CT in ihrer Dichte unterscheiden

3.6.3 Subarachnoidalblutung

Ätiologie

- Aneurysmaruptur meist im Bereich des Circulus arteriosus Willisii
  - Besonders A. communicans ant. (häufigste Lokalisation) und A. cerebri ant. betroffen → Blutungen sind vorzugsweise frontobasal lokalisiert
  - Bevorzugte Lokalisation der Aneurysmen sind die Zweigstellen der jeweiligen Arterien

Allgemein

- Aneurysmen sind meist angeboren, selten Folge eines Traumas
- Rupturen treten typischerweise erst im Erwachsenenalter auf

Symptomatik

- Plötzlich auftretende, heftige Kopfschmerzen
- Nackensteifigkeit (Ausdruck der meningealen Reizung, Meningismus)
- Übelkeit und Erbrechen
- Hemiparese
- Netzhautblutungen

Komplikationen

- Rezidivblutung, besonders innerhalb der ersten beiden Wochen nach Primärblutung
- Gefäßspasmen nach dem 3. Tag
- Hydrocephalus communicans (Hydrocephalus aresorptivus)
  - Pathogenese: Liquorresorptionsstörung
  - Symptomatik: Verwirrtheit, Demenz, Gangunsicherheit, Inkontinenz, vorübergehende Besserung nach ausgiebiger Liquorpunktion
  - Therapie: bei Persistenz ventrikulo-atrialer oder ventrikulo-peritonealer Shunt
- Vegetative Störungen mit Herzrhythmusstörungen

Diagnostik

- CT (erste Maßnahme)
- Liquorpunktion
  - Blutiger Liquor
  - Eiweißerhöhung
  - Erhöhte Zellzahl mit Siderophagen und Erythrophagen im Differenzialzellbild
  - Liquorzentrifugation: Überstand xanthochrom (durch Erythrozytenzerfall)

⚠ Gefahr der Einklemmung nach Punktion bei neurologischen Herdsymptomen

- Transkranielle Doppler-Sonographie: Ausschluss von Gefäßspasmen
- Angiographie

⚠ Eine SPECT-Untersuchung wird bei Verdacht auf eine akute Subarachnoidalblutung nicht durchgeführt.

Therapie

- Frühoperation nach angiographischer Darstellung der Blutungsursache
- Kalziumantagonisten zur Prävention von Gefäßspasmen

Prognose

- Letalität der ersten Blutung 25 %

3.6.4 Sinusvenenthrombose

Ätiologie

- Blande Thrombose
  - Schwangerschaft
  - Wochenbett
  - Kombination von Ovulationshemmer und Tabakrauchen
  - Kachexie
  - Perinatale Schädigung
- Septische Thrombose
  - Sinusitis
  - Eitrige Meningitis

Symptomatik

- Kopfschmerzen
- Übelkeit
- Bewusstseinsstörungen
- Krampfanfälle
- Mono- oder Hemiparese
- Hirnnervenstörungen

Diagnostik

- CT und MRT

Therapie

- Bei blander Thrombose: sofortige Antikoagulation mit Heparin
- Bei septischer Thrombose: Antibiotika und chirurgische Sanierung des Primärherdes

3.6.5 Gefäßfehlbildungen

Arteriovenöses Angiom

Symptomatik

- Blutungen
- Epileptische Anfälle

Diagnostik

- CT
- Angiographie: Nachweis der zuführenden Gefäße, des Areals mit Hyperperfusion und des abführenden Gefäßes

Therapie

- Operative Angiomexstirpation
- Embolisierung

3.6.6 Karotis-Sinus-cavernosus-Fistel

Ätiologie

- Trauma

Symptomatik

- Pulsierender Exophthalmus
- Chemosis
- Motilitätsstörungen des Bulbus → Doppelbilder
- Kopfschmerzen

⚠ Karotis-Sinus-cavernosus-Fistel: kein Auftreten eines präganglionären Horner-Syndroms

Komplikation

- Optikusatrophie → Visusstörungen

Diagnostik

- Ophthalmoskopie: Stauungsblutungen am Fundus
- Auskultation: pulssynchrones Geräusch über dem Schädel hörbar

Therapie

- Bei Fistel mit hohem Blutfluss: Embolisation

3.7 Anfallsleiden

3.7.1 Allgemein

Ätiologie

- Idiopathisch
- Hirntumoren und Hirnmetastasen
- Gefäßmissbildungen
- Enzephalitis
- Sinusvenenthrombose
- Alkoholabusus
- Chronische Urämie

Komplikationen

- Status epilepticus
- Anfallsserie
  - Definition: mehrere aufeinanderfolgende Krampfanfälle, zwischen denen der Patient das Bewusstsein wiedererlangt

Neurologie

Diagnostik

- Erhebung der Anfallsanamnese
- EEG
- Provokationsmethoden
  - Hyperventilation
  - Einschlaf-EEG nach Schlafentzug
  - Photostimulation
- CT
- Liquorpunktion

Status epilepticus

Definition

- Mehrere generalisierte Krampfanfälle, ohne dass der Patient dazwischen das Bewusstsein wiedererlangt

Therapie

- Mittel der Wahl: Benzodiazepine (z. B. Clonazepam oder Diazepam) i.v
- ⚠ Benzodiazepine: eignen sich nicht zur Epilepsiedauertherapie, da es bei längerer Anwendung zu einem Wirkungsverlust (Toleranzentwicklung) kommt
- Phenytoin i. v.
- Barbiturate i. v.
- Klinikeinweisung

3.7.2 Klinik

Fokale Anfälle

Formen

- Einfach fokale Anfälle
- Komplex fokale Anfälle (Psychomotorische Anfälle, Temporallappenanfälle, Dämmerattacken)
- Fokale Anfälle mit sekundärer Generalisierung

Sonderform

- Jackson-Anfall

Komplikation

- Epilepsia partialis continua (Kojevnikow)

Komplex fokale Anfälle

Symptomatik

- Aura: unspezifische „Vorboten" bzw. Wahrnehmungen vor dem Anfall
- Anschließend Bewusstseinstrübung mit oralen Automatismen
- Danach Aufhellung

Therapie

- Carbamazepin

Jackson-Anfall

Ätiologie

- Fokale Hirnschädigung → treten nicht idiopathisch (genuin) auf

Symptomatik

- Ausbreitung der Krämpfe/Missempfindungen auf benachbarte Körperregionen
- Postparoxysmale Hemiparese möglich

Komplikation

- Statusartige Anfallshäufung

Petit-mal Anfälle

Allgemein

- Es handelt sich um generalisierte, altersgebundene Epilepsieformen

Formen

- Pyknoleptische Petit-mal Anfälle (Absencen)
- Impulsiv-Petit-mal (Juvenile myoklonische Epilepsie)
- Blitz-Nick-Salaam-Krämpfe (West-Syndrom)
- Myoklonisch-astatische Anfälle

Pyknoleptisch Petit-mal Anfälle (Absencen)

Epidemiologie

- Manifestationsalter 4.–14. Lebensjahr

Symptome

- Kind hält für wenige Sekunden in seiner Tätigkeit inne
- Starrer Blick
- Nach Reorientierungsphase wird Tätigkeit wieder aufgenommen
- Amnesie für den Anfall

Diagnostik

- EEG: 3/s spikes and waves-Komplexe

Therapie

- Valproinsäure
- Ethosuximid

Impulsiv-Petit-mal (Juvenile myoklonische Epilepsie)

Epidemiologie

- Manifestationsalter 14.–17. Lebensjahr

Symptomatik

- Salvenartige myoklonische Stöße, die vorwiegend die Schultern und die Arme betreffen

Diagnostik

- EEG: Polyspike-wave-Komplexe

Therapie

- Valproinsäure

Blitz-Nick-Salaam-Krämpfe (West-Syndrom)

Ätiologie

- Prä- oder perinatale Hirnschädigung

Epidemiologie

- Manifestation meist im Säuglingsalter um den 6. Lebensmonat

Symptomatik

- Blitzartiges Zusammenzucken des Kindes, Kopfnicken und Anziehen der Beine
- Treten typischerweise in Serien auf

Diagnostik

- EEG: Hypsarrhythmien

Therapie

- ACTH
- Glukokortikoide

Myoklonisch-astatische Anfälle

Symptomatik

- Tonusverlust → Sturz

Komplikation

- Status (nicht selten)

Grand-mal-Anfälle

Epidemiologie

- Häufigste Epilepsieform bei Jugendlichen und Erwachsenen

Symptomatik

- Häufig Initialschrei
- Tonische Verkrampfung z. T. opisthotone Körperhaltung
- Anschließend rhythmische klonische Zuckungen mit Hypersalivation, Einnässen und Einkoten
- Terminalschlaf und postparoxysmaler Dämmerzustand nach dem Anfall

Komplikationen

- Verletzung beim Sturz (häufigste Komplikation) → u. U. sogar Ursache eines epiduralen Hämatoms
- Lateraler Zungenbiss
- Subkonjunktivale Blutung
- Postiktale Myalgie
- Ammonshornsklerose

Therapie

- Valproinsäure
  Siehe Therapie der Epilepsie auch Klinische Pharmakologie, Kapitel 22

3.7.3 Differenzialdiagnose

Narkolepsie

Symptomatik

- Zwanghafte Schlafanfälle am Tag von minutenlanger Dauer
- Schlaflähmungen (Wachanfälle)
- Affektiver Tonusverlust (Kataplexie), häufig anlässlich affektiver Situationen
- Hypnagoge Halluzinationen

⚠ Narkolepsie: es kommt zu keinen epileptischen Anfällen

4 Fehlbildungen, Krankheiten und Schäden des Rückenmarkes, der Kauda und der Rückenmarkshäute

4.1 Fehlbildungen und Fehlbildungskrankheiten

4.1.1 Syringomyelie

Definition

- Dysraphische Fehlbildung, die durch eine zystische Höhlenbildung im Rückenmark gekennzeichnet ist

Symptomatik

- Chronische Schmerzen zervikobrachial
- Dissoziierte Empfindungsstörungen (Störung der Schmerz- und Temperaturempfindung) → Verbrennungen und Verletzungen
- Trophische Hautstörungen
- Schlaffe Lähmungen und Muskelatrophien
- Muskelfaszikulationen
- Pyramidenbahnzeichen → spastische Paraparese

Diagnostik

- Mittel der Wahl: MRT

Therapie

- Shunt-Operation: Ableitung des Zysteninhaltes in den Subarachnoidalraum

4.2 Raumfordernde Prozesse

4.2.1 Intraspinale Tumoren

Formen

- Meningeome
- Ependymome
- Gliome
- Neurinome

4.3 Degenerative und dystrophische Prozesse

4.3.1 Nukleäre Atrophien

Progressive spinale Muskelatrophie vom Typ Duchenne-Aran

Pathogenese

- Degeneration motorischer Vorderhornzellen

Allgemein

- Häufigste Form der nukleären Atrophie

Symptomatik

- Atrophie der kleinen Handmuskeln
- Faszikulationen

Diagnostik

- EMG

Spinale Muskelatrophie vom Typ Werdnig-Hoffmann

Pathogenese

- Degeneration motorischer Vorderhornzellen

Allgemein

- Manifestation beginnt im 1. Lebensjahr
- Kann auch schon beim Neugeborenen symptomatisch werden

Symptomatik

- Trinkschwäche
- Lähmungen beginnen im Beckengürtelbereich

Diagnostik

- EMG
- Muskelbiopsie
  - Gruppenatrophie mit abgerundeten Faserquerschnitten
  - Kalibervariation der Muskelfasern mit Atrophie und Hypertrophie zahlreicher Muskelfasern

4.3.2 Amyotrophische Lateralsklerose (ALS)

Pathogenese

- Kombination von nukleärer Atrophie und Degeneration der Pyramidenbahn (→ 1. und 2. motorisches Neuron betroffen)

Epidemiologie

- Häufigkeitsgipfel 40. – 70. Lebensjahr

Allgemein

- Gehört zu den Systematrophien

Symptomatik

- Schlaffe oder spastische Paresen
- Muskelatrophien
- Muskelfaszikulationen
- Bulbäre Symptome
  - Dysphagie
  - Sprechstörungen
  - Zungenparese

⚠ Amyotrophische Lateralsklerose: kein Auftreten von Sensibilitätsstörungen, die Blasen-Mastdarmfunktion bleibt erhalten

Komplikation

- Atemlähmung

Diagnostik

- Klinische Untersuchung
  - Reflexabschwächungen neben Reflexsteigerungen
  - Babinski-Zeichen positiv
- EMG: frühzeitige Veränderungen im Sinne einer neurogenen Muskelschädigung
- Muskelbiopsie: gruppiert liegende Muskelfaseratrophien

Prognose

- Mittlere Überlebenszeit beträgt 2–5 Jahre

4.3.3 Friedreich Ataxie

Pathogenese

- Degeneration der Hinterstränge und Kleinhirnseitenstränge, Atrophie des Kleinhirns und fakultativ eine Pyramidenbahndegeneration

Symptomatik

- Zerebelläre Dysarthrie
- Evtl. Pyramidenbahnzeichen
- „Friedreich-Fuß": Hohlfuß mit Krallenzehen
- Psychopathologische Veränderungen

4.3.4 Funikuläre Spinalerkrankung (Funikuläre Myelose)

Ätiologie

- Vitamin-B_{12}-Mangel

⚠ Vitamin-B_{12}-Mangel tritt u. a. bei perniziöser Anämie oder nach Gastrektomie (z. B. bei Magenkarzinom) auf

Pathogenese

- Dystrophischer-metabolischer Rückenmarksprozess → Entmarkung der Hinterstränge und der Pyramidenbahnen

Symptomatik

- Parästhesien → Angabe des Patienten, er habe das Gefühl „wie auf Watte zu laufen"
- Spinale Ataxie → Stand- und Gangunsicherheit, die bei Dunkelheit zunimmt
- Spastische Paresen
- Psychische Störungen
  - Euphorische Stimmung
  - Kritikarmut
- Blasenentleerungsstörungen
- Symptomatik beginnt oft schleichend

Diagnostik

- Klinische Untersuchung
  - Verminderte/fehlende oder gesteigerte Eigenreflexe
  - Störungen des Lage- und Vibrationsempfinden (Pallhypästhesie)
  - Hypästhesie und Hypalgesie
- Blutbild: häufig hyperchrome, megaloblastäre Anämie

Therapie

- Vitamin-B_{12}-Substitution

4.4 Entzündliche Prozesse und Entmarkungskrankheiten

Siehe Kapitel 3.4

4.5 Traumen

Schleudertrauma

Komplikation

- Retropharyngeales Hämatom → Schluckstörungen

Diagnostik

- Röntgen a.-p. und seitlich: keine knöchernen Verletzungen

Therapie

- Schanz-Krawatte

4.6 Gefäßkrankheiten

Arteria-spinalis-anterior-Syndrom

Definition

- Ischämische Schädigung des Rückenmarks im Versorgungsgebiet der A. spinalis ant.

Symptomatik

- Radikuläre Schmerzen initial
- Paraparese der Beine
- Positive Pyramidenbahnzeichen
- Störung der Blasen- und Mastdarmfunktion
- Dissoziierte Empfindungsstörung
- Symptomatik manifestiert sich akut

Komplikation

- Dekubitalgeschwüre

Prognose

- Wenn sich nach 2–3 Wochen noch keine Rückbildung zeigt, ist ein bleibender Defekt zu befürchten

5 Krankheiten und Schäden des peripheren Nervensystems

Überschneidung der Fragen in Kapitel 5 mit den Fragen in Kapitel 1 → siehe Kapitel 1

5.1 Polyneuropathie

Ätiologie

- Metabolische Polyneuropathie
  - Diabetes mellitus (häufigste metabolische Polyneuropathie)
  - Urämie
  - Porphyrie (sehr selten)
- Exogen-toxische Polyneuropathie
  - Alkoholismus
  - Medikamente z. B. Isoniazid
  - Arsen
- Entzündliche Polyneuropathie
  - Guillain-Barré-Syndrom
- Polyneuropathie bei Kollagenosen
  - Panarteriitis nodosa
- Karzinome („paraneoplastisch")

Einteilung nach klinischem Verteilungsmuster der Symptome

- Distal, symmetrische Form
- Schwerpunkt-Polyneuropathie
- Mononeuritis multiplex

Symptomatik

- Spontanschmerzen
- Distal-symmetrische Paresen → Muskelatrophien
- Reflexabschwächung oder Fehlen von Reflexen
- Sensibilitätsstörungen (Störungen des Berührungs-, Schmerz-, Temperatur, Lage- und Vibrationsempfindens) mit oft strumpf- und/oder handschuhförmiger Begrenzung
- Vegetative Störungen, z. B. der Schweißsekretion

Diagnostik

- Klinische Untersuchung
- Neurophysiologische Diagnostik
  - Elektroneurographie (Messung der Nervenleitgeschwindigkeiten)
  - EMG
- Nervenbiopsie in der Regel des N. suralis

Guillain-Barré-Syndrom (Idiopathische akute Polyneuritis, Polyradikulitis)

Symptomatik

- Rasch aufsteigende, distal beginnende, weitgehend symmetrische, schlaffe Parese bis zur Tetraparese mit Atemlähmung
- Sensibilitätsstörungen (Parästhesien, fakultativ)
- Hirnnervenausfälle (N. facialis in 50 % der Fälle, auch als Diplegia facialis möglich)

Komplikationen

- Vegetative Störungen
  - Störungen der Schweißsekretion → Anhidrose
  - Blasenentleerungsstörungen
  - Diarrhö
  - Herzrhythmusstörungen
  - Blutdruckregulationsstörungen
- Lungenembolie
- Aspirationspneumonie

Diagnostik

- Liquorpunktion: zytoalbuminäre Dissoziation
- Elektroneurographie: Verlangsamung der Nervenleitgeschwindigkeit

Therapie

- Immunglobuline
- Plasmapherese

Botulismus

Pathogenese

- Botulinustoxin blockiert Acetylcholin-Freisetzung an cholinergen Synapsen

Allgemein

- Vergiftung erfolgt häufig bei Verzehr von kontaminierten Konserven

Symptomatik

- Speichelsekretionsstörung → Mundtrockenheit
- Akkommodationsstörungen
- Augenmuskelparesen
- Obstipation
- Ptosis
- Bulbäre Symptome z. B. Schluckstörungen

2. Tag

Neurologie

Therapie

- Gabe von Antitoxin

5.2 Wichtige Nervenkompressionssyndrome

Karpaltunnelsyndrom

Ätiologie

- Abnorme Enge des Canalis carpi
- Rheumatoide Tendovaginitis
- In Fehlstellung konsolidierte Radiusfraktur (selten)

Pathogenese

- Kompression des N. medianus im Canalis carpi unter dem Retinaculum flexorum

Symptomatik

- Nächtliche schmerzhafte Kribbelparästhesien (sog. Brachialgia paraesthetica nocturna) an der Beugeseite der ersten drei Finger → Schmerzen können im Verlauf die ganze Hand ergreifen und proximal bis zum Ellenbogen ausstrahlen
- Parese der Mm. abductor pollicis brevis und opponens pollicis → Atrophie der Daumenballenmuskulatur
- Morgensteife der Finger
- Besserung der Symptomatik durch „Händeschütteln"

Diagnostik

- Hoffmann-Tinel-Zeichen positiv
- Flaschenzeichen positiv
- Elektroneurographie: motorische Latenzzeit des N. medianus verlängert

Therapie

- Operative Spaltung des Retinaculum flexorum

Tarsaltunnelsyndrom

Pathogenese

- Kompression des N. tibialis unter dem Lig. lancinatum am Malleolus med.

Symptomatik

- Brennende Schmerzen in der Fußsohle → schmerzhaftes Auftreten
- Paresen der Fußmuskulatur

Therapie

- Operative Spaltung des Lig. lancinatum

Meralgia paraesthetica

Pathogenese

- Kompression des rein sensiblen N. cutaneus femoris lat. beim Durchtritt durch das Leistenband

Symptomatik

- Parästhesien und Schmerzen venterolateraler Oberschenkel

Therapie

- Lokalanästhetika

Tibialis-anterior-Syndrom

Ätiologie

- Trauma
  - Fraktur
  - Muskelkontusion
- Zu enger zirkulärer Gips
- Überlastung z. B. lange Märsche

Pathogenese

- Drucksteigerung in der Faszienloge → Schädigung des N. peronaeus profundus

Symptomatik

- Brennende Schmerzen
- Großzehenheber- und Fußheberschwäche
- Sensibilitätsstörungen 1. Interdigitalbereich
- Verhärtung M. tibialis ant.

⚠ Arterienpulse sind intakt

Komplikation

- Muskelnekrose

Therapie

- Sofortige operative Faszienspaltung

5.3 Hirnnervenläsionen

5.3.1 N. facialis-Läsionen

Formen

- Periphere Fazialislähmung
- Zentrale faziale Parese

Periphere Fazialislähmung

Ätiologie

- Idiopathisch (häufigste Form)
- Zoster oticus
- Borreliose
- Mastoiditis oder Otitis media
- Felsbeinfrakturen

Symptomatik

- Lähmung der gesamten mimischen Muskulatur (Stirnrunzeln nicht möglich)
- Hyperakusis
  ⚠ Eine Fazialisparese verursacht keine Hypakusis
- Lidspaltenerweiterung → Bell-Phänomen
- Geschmacksstörungen auf den vorderen 2/3 der Zunge
- Verminderte Speichelsekretion
- Verminderte Tränensekretion wenn N. petrosus major betroffen (bei Läsionen im Felsbein)

Komplikationen

- Keratitis e lagophthalmo
- Defektheilung: pathologische Mitbewegungen (häufigstes Residuum der peripheren Fazialislähmung)

Diagnostik

- Prüfung des Cornealreflexes: Ausfall des Cornealreflexes
- Prüfung des Stapediusreflexes: Ausfall des Stapediusreflexes
- Schirmer-Test: Nachweis der verminderten Tränensekretion
- Gustometrie: Nachweis der Geschmacksstörung

Therapie

- Bei inkomplettem Lidschluss: Augensalbe und Uhrglasverband

Prognose

- Insgesamt günstig, in einem großen Teil der Fälle kommt es zu Spontanremissionen

Spasmus hemifacialis

Pathogenese

- Kompression des N. facialis durch ein Hirnstammgefäß oder einen Kleinhirnbrückenwinkeltumor

Symptomatik

- Plötzliche schmerzlose Zuckungen der Gesichtsmuskulatur einer Gesichtshälfte
- Im Laufe der Zeit werden alle Fazialisäste einer Gesichtshälfte betroffen

Therapie

- Operative Dekompression
- Botulinum-Toxin-A lokal
- Symptomatik lässt sich medikamentös nur schwer beeinflussen

5.3.2 N. accessorius-Läsion

Ätiologie

- Iatrogen bei operativen Eingriffen (z. B. Lymphknotenbiopsie) im Bereich des seitlichen Halsdreiecks

Pathogenese

- N. accessorius-Läsion → Lähmung des M. trapezius und M. sternocleidomastoideus

5.3.3 N. hypoglossus-Läsion

Symptomatik

- Herausgestreckte Zunge weicht zur gelähmten Seite ab
- Atrophie der gelähmten Seite der Zunge

5.4 Schädelbasissyndrome

Foramen jugulare-Syndrom

Ätiologie

- Glomustumoren
- Schädelbasismetastasen

Symptomatik

- Kombinierte Läsion von
  - N. glossopharyngeus
  - N. vagus
  - N. accessorius

Orbitaspitzensyndrom

Symptomatik

- Kombinierte Läsion von
  - N. opticus
  - N. oculomotorius
  - N. trochlearis
  - N. abducens

Kleinhirnbrückenwinkel-Syndrom

Ätiologie

- Akustikusneurinome
- Meningeome

Symptomatik

- Kombinierte Läsion von
  - N. trigeminus
  - N. facialis
  - N. vestibulocochlearis

6 Muskelkrankheiten

6.1 Klinik

6.1.1 Progressive Muskeldystrophien

Progressive Muskeldystrophie Typ-Duchenne

Ätiologie

- X-chromosomal-rezessive Erbkrankheit

Epidemiologie

- Zählt bei den erblichen Myopathien zu den häufigsten Erkrankungen

Symptomatik

- Zunehmende Schwäche der Oberschenkel- und Beckenmuskulatur
- Watschelgang mit Trendelenburg-Zeichen (Schwäche der Mm. glutei)
- Pseudohypertrophie der Waden (sog. „Gnomenwaden")
- Herzmuskelbeteiligung
- Respiratorische Insuffizienz durch Befall der Atemmuskulatur
- Symptomatik manifestiert sich in den ersten Lebensjahren

⚠ Progressive Muskeldystrophie Typ-Duchenne: Sensibilitätsstörungen treten nicht auf

Diagnostik

- Labor: Kreatinkinase (CK) schon im 1. Lebensjahr erhöht
- EMG: niedergespanntes Aktivitätsmuster
- Muskelbiopsie: Kalibervariation der Muskelfasern mit Atrophie und Hypertrophie zahlreicher Muskelfasern

Therapie

- Krankengymnastik
  - Klopf-Druck-Behandlung
  - Isometrisches Muskeltraining

Prognose

- Durchschnittliche Lebenserwartung liegt bei etwa 20 Jahren

Fazioskapulohumerale Muskeldystrophie

Ätiologie

- Autosomal-dominante Erbkrankheit mit variabler Expressivität

Allgemein

- Seltene, gutartige, zumeist langsam progressive Muskeldystrophie
- Betrifft Männer und Frauen

Symptomatik

- Facies myopathica
- „Tapirmund"
- Befall von Rumpf- und Beckengürtelmuskulatur im weiteren Verlauf
- Symptomatik manifestiert sich zwischen dem 7. und 25. Lebensjahr

6.1.2 Myotonie

Myotonia congenita

Definition

- Autosomal-dominant vererbte Muskelerkrankung mit verzögerter bzw. fehlender Erschlaffung der Muskulatur nach Kontraktion

Pathogenese

- Störung im Bereich der Chloridkanäle (sog. Chloridkanalkrankheit)

Allgemein

- Zeigt fehlende oder geringe Progredienz

Symptomatik

- Muskelhypertrophien → athletischer Habitus
- Muskelsteife
- Störung zu Beginn einer Bewegung
- Störung feinmotorischer Bewegungen

Diagnostik

- Beklopfen des Muskels mit Perkussionshammer löst Kontraktion aus
- EMG: hochfrequente Entladungsserien (sog. „Sturzkampfbomber-Geräusch")

Neurologie

Therapie

- Tocainid
- Mexiletin

Dystrophia myotonica (Curschmann-Steinert)

Ätiologie

- Autosomal-dominante Erbkrankheit

Symptomatik

- Verzögertes Öffnen der Faust nach Zugreifen
- Facies myopathica mit schlaffen Gesichtszügen
- Atrophische Paresen der Handmuskeln
- Näselnde Sprache
- Ptosis
- Katarakt
- Stirnglatze
- Herzrhythmusstörungen
- Innenohrschwerhörigkeit
- Endokrine Störungen
- Psychopathologische Störungen z. B. Antriebsschwäche
- Intellektueller Abbau

Diagnostik

- EMG

Therapie

- Krankengymnastik

6.1.3 Entzündliche Erkrankungen

Polymyositis

Ätiologie

- Ungeklärt
- Bei Erwachsenen Assoziation mit malignen Tumoren

Symptomatik

- Muskelschwäche der Schlund- und Nackenmuskulatur
- Muskelschmerzen

Diagnostik

- Labor
  - BSG erhöht
  - CK im Serum erhöht
  - Antinukleäre Faktoren in 60–80 % der Fälle nachweisbar
- EMG
- EKG
- Muskelbiopsie: myositisches Gewebesyndrom mit lymphozytärer Infiltration

Differenzialdiagnose

- Myasthenia gravis pseudoparalytica
- Progressive Muskeldystrophie
- Endokrine Orbitopathie

Therapie

- Glukokortikoide

Polymyalgia rheumatica

Allgemein

- Häufig mit Arteriitis temporalis Horton assoziiert

Symptomatik

- Heftige Muskelschmerzen
- Morgensteife
- Anämie

Therapie

- Glukokortikoide

6.1.4 Stoffwechselmyopathien

Glykogenose Typ V (McArdle)

Ätiologie

- Autosomal-rezessive Erbkrankheit

Pathogenese

- Muskelphosphorylasemangel → Abbaustörung des Muskelglykogens

Symptomatik

- Schmerzhafte Muskelkrämpfe während körperlicher Belastung
- Myoglobinurie

Diagnostik

- EMG: fortschreitende Amplitudenminderung bei Muskelarbeit
- Laktatischämietest: fehlender Laktatanstieg

Muskelkrankheiten

6.1.5 Myasthenie
Myasthenia gravis pseudoparalytica

Ätiologie

- Autoimmunerkrankung unklarer Genese
- Thymusveränderungen: Thymushyperplasie in 70% der Fälle, Thymome besonders bei älteren Patienten

Pathogenese

- Antikörperbildung gegen Acetylcholinrezeptoren der motorischen Endplatte → neuromuskuläre Übertragung gestört

Epidemiologie

- Frauen häufiger betroffen als Männer
- Häufigkeitsgipfel zwischen dem 20. und 40. Lebensjahr

Allgemein

- In der Schwangerschaft kommt es in einem Teil der Fälle zu einer Besserung

Symptomatik

- Doppelbilder
- Ptosis
- Schluckbeschwerden
- Näselnde Stimme
- Rasches Ermüden
- Symptomatik abends stärker ausgeprägt als morgens

Diagnostik

- Simpson-Test: zunehmende Ptosis beim Aufwärtsblick
- Tensilon-Test: Injektion von Cholinesterasehemmer (Edrophoniumchlorid) → kurzzeitige Besserung der Symptomatik
- EMG: Serienstimulation eines motorischen Nervs → Amplitudenabfall des Muskelsummationspotenzials von der 1.-5. Antwort
- Labor: Nachweis von Antikörpern gegen Acetylcholinrezeptoren der motorischen Endplatte
- CT-Thorax

Differenzialdiagnose

- Lambert-Eaton-Syndrom (beim Lambert-Eaton-Syndrom sind Antikörper gegen Kalziumkanäle nachweisbar)
- Polymyositis (bei der Polymyositis ist eine Erhöhung der CK im Serum nachweisbar)

Therapie

- Cholinesterasehemmer wie Neostigmin oder Pyridostigmin
- Glukokortikoide
- Azathioprin
- In schweren Fällen und bei myasthenischer Krise: Plasmapherese
- Thymektomie

⚠ Myasthenia gravis pseudoparalytica: Gabe von magnesiumhaltigen Pharmaka, Aminoglykosiden, Benzodiazepinen, Tubocurarin oder D-Penicillamin ist kontraindiziert.

Lambert-Eaton-Syndrom

Ätiologie

- Kleinzelliges Bronchialkarzinom

Pathogenese

- Antikörperbildung gegen präsynaptische Kalziumkanäle → neuromuskuläre Übertragung gestört

Epidemiologie

- Männer häufiger betroffen als Frauen

Symptomatik

- Ermüdbarkeit der Beckengürtelmuskulatur
- Autonome Störungen

Diagnostik

- EMG: Serienstimulation eines motorischen Nervs → Amplitudenzunahme bei repetitiver Reizung

6.1.6 Rhabdomyolyse

Symptomatik

- Muskelschmerzen (Myalgie)
- Muskelschwellung
- Symptomatik beginnt frühzeitig nach Schädigung

Komplikation

- Niereninsuffizienz durch Myoglobinurie (→ Verfärbung Urin) → evtl. Hämodialyse erforderlich

7 Neurologische und psychopathologische Syndrome bei nicht-neurologischen bzw. nicht-psychiatrischen Grundkrankheiten

Starke Überschneidungen mit den anderen Kapiteln

7.1 Erkrankungen der Leber

Akute intermittierende Porphyrie

Ätiologie

- Autosomal-dominante Erbkrankheit

Allgemein

- Gehört zu den hepatischen Porphyrien
- Auslösung eines akuten Schubes durch Barbiturate, Benzodiazepine und Hydantoine

Symptomatik

- Akute Abdominalschmerzen
- Polyneuropathie
- Akute Psychosen (Durchgangssyndrome)

⚠ Akute intermittierende Porphyrie: kein Auftreten von Hautveränderungen

Diagnostik

- Urinanalyse
  - Urin zunächst rötlich, dunkelt dann nach
  - Erhöhung von Porphobilinogen → Schwartz-Watson-Test positiv
  - Erhöhung von Delta-Aminolävulinsäure

Morbus Wilson
Siehe Kapitel 3.3.3

7.2 Endokrinopathien und Stoffwechselstörungen

Akute Hypoglykämie

Symptomatik

- Bewusstseinsstörungen mit vegetativen Symptomen bis zum Koma
- Zerebrale Herdsymptome
- Zerebrale Krampfanfälle
- Psychomotorische Erregungszustände

Tetanie

Ätiologie

- Hypoparathyreoidismus
- Hyperventilation

Symptomatik

- Parästhesien
- Karpopedalspasmen
- Atembeklemmung

Diagnostik

- Chvostek-Zeichen: Beklopfen des N. facialis → Zuckungen der mimischen Muskulatur
- Fibularisphänomen: Beklopfen des N. peronaeus (N. fibularis) → Hebung und Pronation des Fußes
- Trousseau-Zeichen: Unterdrückung der Blutzirkulation am Oberarm durch eine Blutdruckmanschette → tetanischer Krampf der Handmuskulatur

7.3 Immunologische Erkrankungen

Systemischer Lupus erythematodes

Neurologische Symptomatik

- Polyneuropathie
- Zerebrale Anfälle
- Organisches Psychosyndrom
- Myopathie

7.4 Malignome

7.4.1 Paraneoplastische Syndrome

Formen

- Hyperkalzämie
- Lambert-Eaton-Myasthenie-Syndrom
- Dermatomyositis bzw. Polymyositis
- Polyneuropathie

- Subakute Kleinhirnrindenatrophie
  - Ätiologie: besonders bei Ovarialkarzinom
  - Symptomatik: Ataxie
- Progressive multifokale Leukoenzephalopathie

  ⚠ Die Progressive multifokale Leukoenzephalopathie ist kein paraneoplastisches Syndrom im engeren Sinne, sondern eine Infektion.

7.5 Intoxikationen, medikamentöse Schädigungen

7.5.1 Alkoholabusus

Folgeerkrankungen

- Polyneuropathie (sehr häufige Komplikation)
- Wernicke-Enzephalopathie
- Korsakow-Syndrom
- Kleinhirn- und Großhirnrindenatrophie
- Pachymeningeosis haemorrhagica interna
- Zentrale pontine Myelinolyse
- Marchiafava-Bignami-Syndrom
- Epilepsie
- Rhabdomyolyse

Wernicke-Enzephalopathie

Pathogenese

- Vitamin B_1-(Thiamin) Mangel → Blutungen und Atrophie hauptsächlich im Bereich der Corpora mamillaria

Allgemein

- Geht häufig mit Korsakow-Syndrom einher

Symptomatik

- Gedächtnisstörungen
- Desorientiertheit
- Vigilanzstörungen
- Augenmuskellähmungen z. B. Abduzensparese → Diplopie
- Konjugierte Blickparesen
- Nystagmus
- Zerebelläre Ataxie

Therapie

- Vitamin B_1 (Thiamin)

Korsakow-Syndrom

Symptomatik

- Desorientiertheit für Zeit und Ort
- Gedächtnisstörungen
  - Störung des Kurzzeitgedächtnisses
  - Zeitgitterstörungen
- Konfabulationen
  - Definition: mit Phantasien ausgefüllte Erinnerungslücken

Zentrale pontine Myelinolyse

Pathogenese

- Demyelinisierung im Bereich der Brücke durch einen zu raschen Ausgleich einer Hyponatriämie

Allgemein

- Häufig Alkoholiker betroffen

Symptomatik

- Spastische Tetraparese
- Hirnnervenstörungen
- Dysarthrie
- Dysphagie
- Bewusstseinsstörungen bis zum Koma

Diagnostik

- MRT

7.5.2 Thalliumvergiftung

Symptomatik

- Polyneuropathie mit symmetrischen Parästhesien und Paresen insbesondere der untern Extremität
- Haarausfall
- Mees-Streifen an den Nägeln

7.5.3 Neuroleptikamedikation

Nebenwirkungen

- Extrapyramidale Störungen
  - Reversibles Parkinson-Syndrom
  - Frühdyskinesien
    - Therapie: Biperiden oder Trihexyphenidyl
  - Irreversible Spätdyskinesien (Tardive Dyskinesien)
    - Prävention: möglichst niedrige Neuroleptikadosierung

- ⚠️ Irreversible Spätdyskinesien dürfen nicht mit Anticholinergika therapiert werden → eine Besserung der Spätdyskinesien kann u. U. durch Umstellung auf ein anderes Neuroleptikum erreicht werden
  - Akathisie: motorische Unruhe der Beine, besonders im Sitzen, die durch Antiparkinsonmittel kaum antagonisiert werden kann
- Vegetative Störungen
  - Trockener Mund
  - Miktionsstörungen
  - Akkommodationsstörungen
- Epileptische Anfälle: <u>Senkung der Krampfschwelle</u>
- Alkoholverstärkende Wirkung
- Anstieg der Prolaktinkonzentration im Plasma
- Malignes neuroleptisches Syndrom (selten)

Malignes neuroleptisches Syndrom

Symptomatik

- Muskeltonuserhöhung (Rigor)
- Kreislaufstörungen
- Tachykardie
- Vegetative Störungen
- Hyperthermie
- Vigilanzstörungen
- Stupor

8 Ausgewählte therapeutische Verfahren

8.1 Rehabilitation

Rehabilitationsmaßnahmen bei Schlaganfall

Formen

- Krankengymnastik
- Unterwasser-Übungsbehandlung
- Reizstrombehandlung
- Ergotherapie

Psychiatrie
Inhaltsverzeichnis

1 Untersuchung bei psychischen Störungen, psychopathologischer Befund 333

1.1 Anamneseerhebung und Untersuchung 333
1.2 Störung von Aufmerksamkeit, Auffassung, Gedächtnis und Orientierung 333
1.3 Denkstörungen 334
    1.3.1 Formale Denkstörungen ... 334
    1.3.2 Inhaltliche Denkstörungen . 334
1.4 Zwangssymptome 334
1.5 Wahn 335
1.6 Sinnestäuschungen und Wahrnehmungsstörungen 336
    1.6.1 Sinnestäuschungen 336
    1.6.2 Wahrnehmungsstörungen .. 336
1.7 Ich-Störungen, Entfremdungserlebnisse 337
    1.7.1 Ich-Störungen 337
    1.7.2 Entfremdungserlebnisse ... 337
1.8 Störungen der Affektivität 337
1.9 Antriebsstörungen und psychomotorische Störungen 337
    1.9.1 Antriebsstörungen 337
    1.9.2 Psychomotorische Störungen 337
1.10 Diagnostik 338

2 Körperlich begründbare psychische Störungen (organische Psychosyndrome) 339

2.1 Akute organische Psychose 339
2.2 Chronische organische Psychose .. 339
    2.2.1 Demenz 339

3 Affektive Psychosen (Zyklothymien) 341

3.1 Vorkommen und Entstehungsbedingungen 341
3.2 Endogene Depression 341
    3.2.1 Unterformen der endogenen Depression 343
3.3 Manie 343

4 Schizophrene Psychosen ... 345

4.1 Vorkommen und Entstehungsbedingungen 345
4.2 Symptomatik 345
4.3 Unterformen 346
4.4 Verlauf 346
4.5 Therapie 347
4.6 Prognose 348

5 Alkohol-, Medikamenten- und Drogenabhängigkeit .. 349

5.1 Abhängigkeit 349
5.2 Alkoholabhängigkeit 349
5.3 Opioid- (Morphin-) Abhängigkeit . 351
5.4 Missbrauch von Halluzinogenen .. 352
5.5 Missbrauch von Kokain 352
5.6 Missbrauch von Stimulantien 352
5.7 Missbrauch von Sedativa und Hypnotika 352
5.8 Missbrauch von Lösungsmitteln ... 353

6 Erlebnisreaktionen, Neurosen, Persönlichkeitsstörungen 354

6.1 Erlebnisreaktion 354
6.2 Neurosentheorie 354
6.3 Spezielle Krankheitsbilder 355
    6.3.1 Neuroseformen 355
    6.3.2 Hysterische Neurose (Konversionsneurose) 356
    6.3.3 Charakterneurose 356
    6.3.4 Panikstörung 357
    6.3.5 Phobien 357
    6.3.6 Psychosomatische Störungen 357
6.4 Phasen der Krankheitsverarbeitung bei Karzinompatienten 358

2. Tag

Psychiatrie

- 6.5 Krankheitsgewinn 358
- 6.6 Phänomene der interpersonellen Dynamik 358

7 Kinder- und Jugendpsychiatrie 359

- 7.1 Intelligenzminderung 359
- 7.2 Organisches Psychosyndrom nach frühkindlicher Hirnschädigung 360
- 7.3 Spezifische Entwicklungsstörungen im Kindesalter 360
  - 7.3.1 Sprachentwicklungsverzögerung 360
  - 7.3.2 Sprechstörungen 360
  - 7.3.3 Teilleistungsschwächen ... 361
  - 7.3.4 Lernstörungen 361
- 7.4 Tiefgreifende Entwicklungsstörungen 361
- 7.5 Hyperkinetisches Syndrom 362
- 7.6 Depression 362
- 7.7 Phobien 362
- 7.8 Zwangsneurose bei Kindern 362
- 7.9 Störungen des Sozialverhaltens ... 362
- 7.10 Spezielle Störungen 363
  - 7.10.1 Schlafstörungen 363
  - 7.10.2 Störungen der Ausscheidungsfunktion 363
  - 7.10.3 Bewegungsstörungen 364
  - 7.10.4 Nägelkauen und Nägelbeißen (Onychophagie) 364
  - 7.10.5 Pica 364
  - 7.10.6 Eßstörungen 364
  - 7.10.7 Kindesmisshandlung 365
  - 7.10.8 Respiratorische Affektkrämpfe 366

8 Sexualstörungen, Sexualabweichungen 367

- 8.1 Sexuelle Funktionsstörungen 367
- 8.2 Abweichendes sexuelles Verhalten (Sexuelle Deviation) 367
- 8.3 Transsexualismus 368

9 Suizidalität 369

10 Arzt-Patient-Beziehung und Psychotherapie 370

- 10.1 Wichtige Begriffe 370
- 10.2 Psychoanalytische Verfahren 370
- 10.3 Klientenzentrierte Psychotherapie (Gesprächspsychotherapie nach Rogers) 371
- 10.4 Verhaltenstherapie 371
- 10.5 Suggestive Verfahren 371
- 10.6 Supportive Psychotherapie 372
- 10.7 Gruppenpsychotherapien 372
- 10.8 Familientherapie 372

11 Sozialpsychiatrie und psychiatrische Versorgung, Prävention, Rehabilitation 373

12 Forensische Psychiatrie 374

- 12.1 Strafrecht 374
- 12.2 Bürgerliches Recht 374
- 12.3 Betreuungsgesetz (BtG) 374

1 Untersuchung bei psychischen Störungen, psychopathologischer Befund

1.1 Anamneseerhebung und Untersuchung

Psychiatrische Anamnese

Allgemein

- Dient u. a. der Erfassung von
  - Symptomen und der unmittelbaren Vorgeschichte der gegenwärtigen Erkrankung
  - Früheren psychischen Erkrankungen
  - Psychischen Erkrankungen innerhalb der Familie
  - Einer evtl. vorliegenden sexuellen Problematik

Psychoanalytisches Interview

Allgemein

- Dient der Erfassung von wichtigen lebensgeschichtlichen Fakten
- Dient der Beurteilung
  - Der Ich-Stärke des Patienten
  - Der Prognose einer psychoanalytischen Therapie
- Es ist unverzichtbar, dass der Therapeut seine eigenen Emotionen gegenüber dem Patienten (sog. Gegenübertragungsgefühle) beachtet → kann diagnostisch genutzt werden.

Psychologische Testverfahren

Formen

- Tests zur Erfassung der allgemeinen Leistungsfähigkeit
  - HAWIE (Hamburg-Wechsler-Intelligenztest für Erwachsene)
  - HAWIK (Hamburg-Wechsler-Intelligenztest für Kinder)
  - Raven-Test
  - KVT (Konzentrations-Verlaufs-Test)
- Tests zur Beurteilung der Persönlichkeitsstruktur
  - Rorschach-Test
  - Freiburger Persönlichkeits-Inventar
  - Man kann zwischen Fremdbeurteilungsskalen, bei denen der Untersucher die Fragen selbst stellt und die Antworten selbst dokumentiert, und Selbstbeurteilungsskalen (bestimmte Beschwerdelisten) differenzieren.

HAWIE

Allgemein

- Der IQ (Intelligenzquotient) wird als Gesamt-IQ, sowie getrennt für Verbal- und Handlungsteil bestimmt.
- Mit Hilfe von Leistungstests wie dem HAWIE lassen sich Defizite im Bereich bestimmter Fähigkeiten, z. B. bei organischen Hirnerkrankungen oder Schizophrenien, ermitteln.
- Kann Hinweise bei der Differenzierung zwischen Oligophrenie und Demenz geben

Rorschach-Test

Allgemein

- Gehört zu den projektiven Testverfahren, d. h. eigene Gedanken und Emotionen werden in das Anreizmaterial projiziert
- Anreizmaterial im Rorschach-Test sind Bildvorlagen mit symmetrischen Klecksgebilden

1.2 Störung von Aufmerksamkeit, Auffassung, Gedächtnis und Orientierung

Amnesie

Ätiologie

- Commotio cerebri
- Contusio cerebri
- Postparoxysmaler Dämmerzustand bei Grand-mal-Epilepsie

Allgemein

- Amnesie ist im Regelfall irreversibel
- Dauer ist abhängig von der schädigenden Ursache, variiert zwischen Sekunden und Tagen

Psychiatrie

Formen

- Retrograde Amnesie
  - Definition: Erinnerungslosigkeit für den Zeitraum vor dem Trauma
- Anterograde Amnesie
  - Definition: Erinnerungslosigkeit für den Zeitraum nach dem Trauma

Transitorische globale Amnesie

Definition

- Meist einige Stunden andauernde Gedächtnisstörung

Ätiologie

- Ungeklärt, man vermutet eine Zirkulationsstörung im Bereich der A. basilaris

Epidemiologie

- Betrifft bevorzugt Patienten jenseits des 50. Lebensjahres

Allgemein

- Amnesie ist in der Regel irreversibel

Symptomatik

- Patienten sind wach, auffällig ratlos
- Neigung zu Perseverationen
- Routinehandlungen wie z. B. Hausarbeit können durchgeführt werden

Déjà-vu-Phänomen

Definition

- Gefühl der (scheinbaren) Bekanntheit ohne realen Bezug

Korsakow-Syndrom

Symptomatik

- Desorientiertheit für Zeit und Ort
- Gedächtnisstörungen
  - Störung des Kurzzeitgedächtnisses
  - Zeitgitterstörungen
- Konfabulationen
  - Definition: mit Phantasien ausgefüllte Erinnerungslücken

1.3 Denkstörungen

1.3.1 Formale Denkstörungen

Formen

- Denkhemmung
  - Symptomatik: Denkverlangsamung, die auch durch Anstrengung des Patienten nicht behoben werden kann, mit ständigem Wiederkehren der gleichen Gedankeninhalte
- Gedankenabbrechen
- Sperrung des Denkens
- Zerfahrenheit
  - Symptomatik: zusammenhangloses Denken, Patienten sprechen ohne gedanklichen Zusammenhang
- Inkohärenz
- Ideenflucht
  - Symptomatik: Denkbeschleunigung, das Denkziel wird ständig gewechselt, Patienten sind leicht durch Außenreize ablenkbar

1.3.2 Inhaltliche Denkstörungen

Formen

- Wahn
- Überwertige Ideen
- Zwang

1.4 Zwangssymptome

Zwang (Anankasmus)

Definition

- Auftreten von Vorstellungen und Handlungsimpulsen, die als der Person zugehörig, aber ich-fremd erlebt werden und nicht zu unterdrücken sind (trotz ihres als unsinnig erkannten Charakters)

Ätiologie

- Schizophrene Psychose
- Zyklothymien
- Endogene Depression
- Organische (symptomatische) Psychose
- Anankastische Psychopathien
- Neurotische Entwicklung

Allgemein

- Erstmanifestation häufig im 2. Lebensjahrzehnt
- Tendenz sich auf andere Bereiche auszubreiten

Formen

- Zwangsgedanken
  - Beispiel: Vorstellung beim Kochen Insektenpulver statt Salz zu verwenden und damit die Familie zu vergiften
- Zwangshandlungen
  - Allgemein: können der Abwehr von Zwangsgedanken dienen
  - Beispiel: Waschzwang
- Zwangsimpulse (Zwangsantriebe)

Symptomatik

- Starker Leidensdruck → Patienten zeigen Krankheitseinsicht
- Angst und Unruhe beim Versuch, Zwangsantriebe zu unterdrücken
- Depressive Verstimmung

1.5 Wahn

Definition

- Inhaltliche Denkstörung, mit Verlust des Bezugs zur Realität bei subjektiver Gewissheit und Unkorrigierbarkeit

Allgemein

- Wahnthema zeigt häufig Bezug zur persönlichen Lebensgeschichte und Lebenssituation
- Häufig durchlaufen schizophrene Erkrankungen initial ein durch Wahnerscheinungen gekennzeichnetes Stadium → Wahnerscheinungen beeinflussen das Verhalten von schizophrenen Patienten

Formen

- Wahnstimmung
- Wahneinfall
- Wahnwahrnehmung
  - Definition: Einer realen Sinneswahrnehmung wird eine abnorme Bedeutung beigemessen.
  - Beispiel: Das Gebell eines Hundes wird als Zeichen einer persönlichen Prüfung interpretiert.

Wahnthemen

- Erklärungswahn
  - Definition: Patient versucht sein abnormes Verhalten zu erklären
- Doppelgängerwahn (sog. Capgras-Syndrom)
- Dermatozoenwahn (Chronisch taktile Halluzinose)

Wahnstimmung

Definition

- Besonders gespannte Gestimmtheit im Vorstadium des Wahns („Wahn ohne Wahnidee")

Allgemein

- Sie findet sich relativ häufig im Vorfeld schizophrener Erkrankungen.

Symptomatik

- Gefühl, „dass etwas im Gange ist"
- Gefühl, dass sich die Umgebung verändert hat
- Gefühl des Unheimlichen

Dermatozoenwahn

Epidemiologie

- Bevorzugt ältere Patienten betroffen

Allgemein

- Bei einem Teil der Patienten liegt eine hirnorganische Schädigung vor
- Kann bei Kokainabusus auftreten

Symptomatik

- Quälende, krabbelnde Missempfindungen auf und unter der Haut
- Subjektive Gewissheit, dass die Haut von Parasiten, Würmer etc. befallen ist
- Viele Patienten suchen einen Arzt auf und lassen zum Beweis des parasitären Befalls Haut- oder Schorfpartikel untersuchen
- Viele Patienten ergreifen eigene Behandlungsmaßnahmen

Diagnostik

- Dermatologische und neurologische Untersuchung: kein pathologischer Befund

1.6 Sinnestäuschungen und Wahrnehmungsstörungen

1.6.1 Sinnestäuschungen

Formen

- Halluzination
- Illusion

Halluzination

Definition

- Wahrnehmungserlebnis ohne objektiv vorhandenen Sinnesreiz

Ätiologie

- Optische Halluzinationen
  - Vitamin-B_{12}-Mangel
  - Kokain- oder LSD-Intoxikation
  - Progressive Paralyse
  - Epilepsie
  - Läsionen des Okzipitallappens
- Akoasmen (s. unten)
  - Schizophrenie
  - Alkoholdelir
  - Epileptische Aura

Allgemein

- Erscheinen als reale Wahrnehmung → Realitätsgewissheit der Halluzinationen → Halluzinationen können nicht kontrolliert werden
- Lassen sich gelegentlich aus der Mimik des Patienten vermuten

Formen

- Optische Halluzinationen
- Akustische Halluzinationen
  - Beispiele: Stimmenhören oder halluzinierte Geräusche (Akoasmen)
  - Gehören zu den Symptomen ersten Ranges der Schizophrenie nach Schneider
- Leibhalluzinationen (Zönästhesien)
  - Definition: eigenartige Missempfindungen, die u. a. durch paroxysmales Auftreten, schwere Beschreibbarkeit und den fremdartigen z. T. bizarren Charakter gekennzeichnet sind
  - Allgemein: tritt besonders bei schizophrenen Patienten auf
  - Beispiel: Gefühl, dass sich das Gehirn langsam hin- und herdreht

Prognose

- Einem Teil der Patienten gelingt es nach Verarbeitung der psychotischen Erfahrung, Halluzinationen als Täuschung zu erkennen

Illusion

Definition

- Reale Sinnesreize werden fehlgedeutet

Formen

- Optische Illusionen
- Akustische Illusionen

Allgemein

- Auftreten bei akuten organischen Psychosen möglich

1.6.2 Wahrnehmungsstörungen

Einfache Wahrnehmungsveränderungen

Definition

- Sinnesreize werden verändert wahrgenommen

Formen

- Metamorphopsie
- Verschwommensehen
- Hypakusis

Metamorphopsie

Definition

- Gestörte Wahrnehmung der Größenproportion von Gegenständen (→ verzerrte Wahrnehmung von Gegenständen)

Formen

- Mikropsie
- Makropsie

1.7 Ich-Störungen, Entfremdungserlebnisse

1.7.1 Ich-Störungen

Formen

- Beeinflussungserlebnisse
  - Gedankenentzug: Patient hat das Gefühl, dass seine Gedanken von außen weggenommen werden
  - Gedankeneingebung: Patient hat das Gefühl, dass ihm Gedanken von außen aufgezwungen werden
  - Gedankenausbreitung: Patient hat das Gefühl, dass andere Menschen an seinen Gedanken teilhaben können

1.7.2 Entfremdungserlebnisse

Formen

- Depersonalisation
- Derealisation: Die vertraute Umwelt (Mitmenschen, Gegenstände) wird als fremd und unwirklich erlebt

Depersonalisation

Ätiologie

- Schizophrene Psychose
- Neurotische Entwicklung
- Erlebnisreaktion
- Auftreten auch bei „Gesunden"

Symptomatik

- Der eigene Körper oder Körperteile werden als fremd oder nicht vorhanden erlebt
- Die eigenen Gefühle werden als unlebendig, das eigene Handeln als unpersönlich erlebt

1.8 Störungen der Affektivität

Formen

- Affektinkontinenz
  - Ätiologie: u. a. zerebral-organische Abbauprozesse
- Parathymie
  - Definition: Affektstörung, bei der Affekte auftreten, die dem Denkinhalt nicht entsprechen oder entgegengesetzt sind
- Gefühl der Gefühllosigkeit: Patient hat Gefühl der inneren Leere, empfindet nichts mehr gegenüber Angehörigen, kann sich nicht mehr freuen

1.9 Antriebsstörungen und psychomotorische Störungen

1.9.1 Antriebsstörungen

Formen

- Antriebshemmung
- Antriebssteigerung/Antriebsenthemmung

Antriebssteigerung/Antriebsenthemmung

Ätiologie

- Organische Wesensänderungen
- Affektive Durchgangssyndrome
- Manie
- Schizophrenie
- Pharmaka
  - Amphetamine
  - Methylphenidat
  - Fenetyllin
  - Trizyklische Antidepressiva vom Desipramin-Typ

⚠ Trizyklische Antidepressiva vom Amitriptylin-Typ wirken psychomotorisch dämpfend und <u>nicht</u> antriebssteigernd.

⚠ Neuroleptika (z. B. Thioridazin) und Benzodiazepine (z. B. Nitrazepam) wirken sedierend und <u>nicht</u> antriebssteigernd.

1.9.2 Psychomotorische Störungen

Katatonie

Symptomatik

- Katalepsie (Flexibilitas cerea): Verharren in einer bestimmten Körperhaltung (z. B. sog. „psychisches Kopfkissen")
- Stupor
- Psychomotorische Erregung mit Hyperkinesien
- Bewegungs- und Sprachstereotypien
- Echopraxie und Echolalie: zwanghaftes Nachahmen von Handlungen und Äußerungen
- Mutismus
- Negativismus

2. Tag

1.10 Diagnostik

Triadisches System der Psychiatrie

Allgemein

- Ordnungsprinzip, das die Psychiatrie in 3 Hauptgruppen einteilt
    - Körperlich begründbare Psychosen
    - Endogene Psychosen
    - Abnorme Variationen seelischen Wesens

2 Körperlich begründbare psychische Störungen (organische Psychosyndrome)

Synonyme

- Exogene Psychose
- Organische Psychose
- Symptomatische Psychose
- Somatogene Psychose

Ätiologie

- Infektiöse Allgemeinerkrankungen
- Endokrinologische Erkrankungen
- Schädel-Hirn-Trauma z. B. Contusio cerebri

Allgemein

- Organische Psychosyndrome zeigen unabhängig ihrer Ätiologie gemeinsame psychopathologische Bilder
- Symptome sind unspezifisch → Rückschluss auf die Art der Schädigung oder die betroffene Hirnregion meist nicht möglich
- Psychopathologisches Querschnittsbild erlaubt meist keine Voraussage hinsichtlich der Reversibilität oder Irreversibilität

Formen

- Akute organische Psychose
- Chronische organische Psychose

2.1 Akute organische Psychose

Formen

- Delir
  - Ätiologie: Alkoholabusus, plötzlicher Diazepam-Entzug bei Diazepam-Abhängigkeit, Therapie mit Antidepressiva, L-Dopa oder Anticholinergika (z. B. Akineton®)
- Dämmerzustand
  - Ätiologie: Epilepsie, pathologischer Rausch, Hysterie, Schädel-Hirn-Trauma
  - Allgemein: hinterlässt meist eine Amnesie

Symptomatik

- Leitsymptom: Bewusstseinsstörung/Bewusstseinstrübung
- Endogen-depressive Zustandsbilder

Komplikation

- Übergang in ein irreversibles organisches Psychosyndrom

2.2 Chronische organische Psychose

Formen

- Demenz
- Pseudoneurasthenisches Syndrom

Symptomatik

- Organisch bedingte Persönlichkeitsveränderung typischerweise mit Störung des psychomotorischen Tempos
- Schizophren aussehende Zustandsbilder

⚠ Es kommt zu keiner Bewusstseinsstörung.

Diagnostik

- Anamnese und Verhaltensbeobachtung sind am besten geeignet zur Erfassung der organischen Persönlichkeitsveränderung

2.2.1 Demenz

Ätiologoie

- Morbus Alzheimer
- Morbus Pick
- Chorea Huntington
- Progressive Paralyse (Neurolues)
- Creutzfeld-Jakob-Krankheit

⚠ Eine Chorea minor verursacht keine Demenz sondern heilt folgenlos ab.

Symptomatik

- Irreversibler mnestischer Abbau

Morbus Alzheimer

Ätiologie

- Ungeklärt

Epidemiologie

- Erkrankungen vor dem 60. Lebensjahr sind selten
- Deutlicher Anstieg der Prävalenz mit zunehmendem Alter

Allgemein

- Zeigt einen chronisch-progredienten Verlauf
- Häufigste Demenzform im höheren Lebensalter

Histologie

- Neuropathologische Veränderungen
  - Ganglienzellschwund
  - Amyloidhaltige Gewebsablagerungen („Drusen" und „Plaques")
  - Alzheimersche Neurofibrillenveränderungen
  - Lipofuszinspeicherung in den Ganglienzellen

Formen

- Präsenile Demenz: Manifestation vor dem 65. Lebensjahr
- Senile Demenz: Manifestation nach dem 65. Lebensjahr

Symptomatik

- Gedächtnis- und Merkfähigkeitsstörungen
- Desorientiertheit
- Sprachstörungen
- Unruhe
- Depressive Verstimmungen
- Neuropsychologische Ausfälle
  - Aphasie
  - Apraxie
  - Agnosie
- Neurologische Herdsymptome

Diagnostik

- Diagnose wird klinisch gestellt

Morbus Pick

Epidemiologie

- Krankheitsbeginn zwischen dem 40. und 60. Lebensjahr

Symptomatik

- Enthemmung mit Triebhaftigkeit

Prognose

- Tod nach ca. 2–10 Jahren

HIV-Infektion

Erreger

- Human immunodeficiency virus (HIV, gehört zu den Retroviren)

Allgemein

- Übertragung erfolgt durch
  - Blut und Blutprodukte
  - Parenterale Inokulation von virushaltigen Körpersekreten
  - Austausch von Fixerbesteck zwischen Fixern
- Virus wurde in Blut, Speichel, Sperma, ZNS und in Lymphknoten nachgewiesen

Komplikationen

- Psychoorganische Veränderungen
  - Verwirrtheitszustände
  - Maniforme Syndrome
  - Delirante Syndrome
  - Paranoid-halluzinatorische Syndrome
  - Demenzielle Syndrome
  - Persönlichkeitsveränderungen
- Intrazerebrales Lymphom
- Zytomegalie-Virus-Infektionen

3 Affektive Psychosen (Zyklothymien)

3.1 Vorkommen und Entstehungsbedingungen

Formen

- Monopolar depressive Verlaufsform (in 65 % der Fälle)
- Monopolar manische Verlaufsform (in 3–5 % der Fälle)
- Bipolare Verlaufsform (in 30–35 % der Fälle)
- Zusätzlich ist die Einteilung in monophasische (seltener) und polyphasische Verlaufsformen möglich

Epidemiologie

- Bevorzugtes Erkrankungsalter liegt zwischen 30 und 40
- Häufigkeitsgipfel für bipolare Verlaufsformen früher als für monopolare Formen
- Frauen sind häufiger als Männer von monopolar depressiven Verlaufsformen betroffen
- Frauen und Männer sind gleich häufig von bipolaren Verlaufsformen betroffen
- Erkrankungsrisiko
  - 0,5–1,2 % für die Normalbevölkerung
  - 10–15 % für Kinder bei Erkrankung eines Elternteiles
  - 30–40 % für Kinder bei Erkrankung beider Elternteile
  - 10–15 % bei Erkrankung von Geschwistern
  - 10–20 % bei Erkrankung eines zweieiigen Zwillings
  - 70 % bei Erkrankung eines eineiigen Zwillings
  - 10–15 % für die Eltern bei Erkrankung ihres Kindes
- Gleichbleibende Prävalenz auch in Krisenzeiten (z. B. im Krieg)

⚠ Die familiäre Häufung bei den affektiven Psychosen spricht für die genetischen Einflüsse bei der Entstehung.

Pathogenese

- Biochemische Befunde
  - Patienten mit endogener Depression <u>produzieren mehr</u> Cortisol als „Gesunde"
  - Veränderungen im Bereich des zerebralen Stoffwechsels von biogenen Aminen
  - Noradrenalinhypothese: Mangel an Noradrenalin bei endogener Depression

Allgemein

- Auslösende Faktoren
  - Psychisch reaktiv auf emotional belastende Ereignisse, wie z. B. Verlustereignisse
  - Somatische Faktoren (selten)
- Phasendauer variiert: durchschnittlich mehrere Monate, in Extremfällen Jahre

3.2 Endogene Depression

Allgemein

- Eine spezifische prämorbide Persönlichkeitsstruktur konnte nicht nachgewiesen werden.

Symptomatik

- Störungen der Affektivität
  - Gefühl der Gefühllosigkeit
  - Gefühl der Wertlosigkeit
  - Schuldgefühle
  - Minderung der Fremdwertgefühle
  - Interessen- und Lustlosigkeit
  - Suizidgedanken
- Formale Denkstörungen
  - <u>Denkhemmung</u>
- Inhaltliche Denkstörungen
  - Wahn mit charakteristischen Wahnthemen: Verarmungs-, Versündigungs-, hypochondrischer sowie nihilistischer Wahn
- Ich-Störungen
  - Entfremdungserlebnisse
- Verarmungsideen
  - Betrifft die finanzielle Absicherung der eigenen Person
  - Beinhaltet Sorgen um das Wohl von Angehörigen
- Psychomotorische Hemmung
- Konzentrationsstörungen
- Vitalstörungen (Störungen der leiblichen Befindlichkeit) und vegetative Symptome
  - Störungen der Speichelsekretion (Mundtrockenheit)
  - Appetitminderung
  - Obstipation

Psychiatrie

- Haarausfall
- Schwere- und Schmerzempfindungen in der Herzregion
- Schlafstörungen mit Veränderungen im Schlaf-EEG

- Typisch sind Tagesschwankungen der Symptomatik mit Morgentief

⚠ Bei Dominanz von Vitalstörungen und vegetativen Symptomen konsultieren die Patienten häufig zuerst einen Allgemeinarzt oder einen Internisten.

Diagnostik

- Selbstbeurteilungsskalen zeigen pathologische Befunde

Therapie

- Trizyklische Antidepressiva
- MAO-Hemmer
  - Allgemein: tyraminarme Diät muss eingehalten werden, um eine hypertone Krise zu vermeiden
- Schlafentzug (Wachtherapie)
- Lichttherapie
- Elektrokrampftherapie
- Supportive Psychotherapie
- Verhaltenstherapie

Trizyklische Antidepressiva

Einteilung nach Wirkqualität

- Amitriptylin-Typ (z. B. Dibenzepin oder Maprotilin): psychomotorisch dämpfend, anxiolytisch
- Desipramin-Typ: psychomotorisch steigernd, antriebssteigernd

Allgemein

- Eintritt der antidepressiven Wirkung erst nach einigen Wochen
- Wirken nur bei depressiven Patienten stimmungsaufhellend, nicht bei „Gesunden"
- Weisen eine lange Plasmahalbwertszeit auf
- Anwendung erfolgt bei Angst und Unruhe oft in Kombination mit Tranquillanzien
- Anwendung erfolgt bei psychotischer Depression oft in Kombination mit Neuroleptika

⚠ Trizyklische Antidepressiva verursachen keine Abhängigkeit.

Wirkungsmechanismen

- Hemmung der Wiederaufnahme von Monoaminen im ZNS (sog. Re-up-take-Hemmung)
- Alpha 1-antiadrenerg
- Anticholinerg

Indikationen

- Mittel der Wahl bei endogener Depression
- Rezidivprophylaxe der monopolaren endogenen Depression
- Reaktive Depressionen
- Neurotische Depressionen
- Depressive Involutionspsychosen

Nebenwirkungen

- Mundtrockenheit
- Obstipation
- Gewichtszunahme
- Orthostatische Dysregulation
- Miktionsstörungen
- Hyperhidrosis
- Tachykardien und andere Herzrhythmusstörungen → bei Herzerkrankungen können die Serotonin-Wiederaufnahme-Hemmer Fluoxetin oder Fluvoxamin eingesetzt werden
- Akkommodationsstörungen
- Epileptische Anfälle
- Tremor
- Reduktion des REM-Schlafes
- Delirium
- Hyperthermie

⚠ Auch nach Beginn einer antidepressiven Therapie muss mit Suizidversuchen der Patienten gerechnet werden.

Kontraindikation

- Engwinkelglaukom

Elektrokrampftherapie

Allgemein

- Prinzip der Elektrokrampftherapie besteht in der Auslösung eines generalisierten Krampfanfalls
- Die unilaterale Anwendung auf der nicht-dominanten Hemisphäre ist der bilateralen Anwendung vorzuziehen
- Wird in Kurznarkose und Muskelrelaxation durchgeführt

Indikationen

- Depressiver Stupor
- Perniziöse Katatonie

Nebenwirkungen

- Konzentrationsstörungen
- Verwirrtheit
- Gedächtnisstörungen
- Muskelschmerzen

Kontraindikation

- Erhöhter intrakranieller Druck

3.2.1 Unterformen der endogenen Depression

Larvierte Depression

Symptomatik

- Körperliche Missempfindungen (Vitalstörungen), wie Schlafstörungen, Herzklopfen oder Erstickungsgefühl, überlagern die depressive Symptomatik → schwierige Diagnose

Involutionsdepression

Allgemein

- Erstmanifestation zwischen 45. und 65. Lebensjahr
- Verlauf zeigt häufig protrahierte Phasendauer

Symptomatik

- Erhöhtes Suizidrisiko

Therapie

- Wie bei der endogenen Depression

Depression im höheren Lebensalter

Ätiologie

- Hirnorganische Erkrankungen

Allgemein

- Können auch Prodromi einer Spätschizophrenie sein

3.3 Manie

Symptomatik

- Störungen der Affektivität
  - Euphorisch gehobene Stimmung
  - Steigerung von Selbstwertgefühlen
  - Reduktion (Abblassung) von Fremdwertgefühlen
  - Gereizte Stimmung z. B. Beleidigung von Arbeitskollegen
- Veränderungen des Antriebes
  - Psychomotorische Enthemmung
  - Umsetzung von Größenideen z. B. Eingehen unerfüllbarer Verträge → in sehr schweren Fällen kann die Manie zur Geschäftsunfähigkeit führen
- Formale Denkstörungen
  - Ideenflucht (flüchtiges, erregtes Denken)
- Vitalstörungen
  - Gesteigerte Libido → sexuelle Exzesse (selten)
  - Geringes Schlafbedürfnis und Schlaflosigkeit
- Krankheitsgefühl und Krankheitseinsicht fehlen in der Regel

Therapie

- Lithium
- Neuroleptika
- In schweren Fällen können Lithium und Neuroleptika kombiniert werden

Lithium

Allgemein

- Geringe therapeutische Breite → regelmäßige Kontrolle des Lithiumspiegels (0,6–0,8 mmol/l)

Indikationen

- Therapie und Prophylaxe von Zyklothymien
- Rezidivprophylaxe der monopolaren endogenen Depression

⚠ Indikationsstellung einer Lithium-Prophylaxe bei Zyklothymien ist von Häufigkeit und Intervalldauer der Phasen abhängig.

Metabolisierung

- Ausscheidung: renal
- Ausscheidung bei Hypernatriämie gesteigert, bei Hyponatriämie vermindert → bei

Psychiatrie

gleichzeitiger Diuretikatherapie → erhöhter Lithiumspiegel durch gesteigerte Natriumelimination

 Indometacin und Diclofenac steigern ebenfalls den Lithiumspiegel

Nebenwirkungen

- Diarrhö
- Tremor → Gabe von β-Rezeptorenblockern wie Propanolol bessert den Tremor
- Polyurie und Polydipsie
- Gewichtszunahme
- Struma (Schilddrüsenvergrößerung)
    - Pathogenese: Hemmung der Hormonfreisetzung
    - Therapie: Gabe von Thyroxin, Lithium muss meist nicht abgesetzt werden
    - Prävention: Schilddrüsenfunktion durch TSH im Serum überwachen
- Alkoholverstärkende Wirkung
- Teratogene Wirkung → Ausschluss einer Schwangerschaft vor Therapiebeginn

Symptomatik bei Intoxikation

- Erbrechen
- Muskelschwäche
- Gangstörungen
- Dysarthrie

Kontraindikationen

- Niereninsuffizienz
- Schwangerschaft
- Stillperiode
- Morbus Addison

 Falls eine Lithium-Therapie zur Prophylaxe bei bipolaren affektiven Psychosen nicht möglich ist, kann alternativ <u>Carbamazepin</u> eingesetzt werden.

4 Schizophrene Psychosen

4.1 Vorkommen und Entstehungsbedingungen

Epidemiologie

- Häufigkeitsgipfel bei Männern: 15.–24. Lebensjahr
- Häufigkeitsgipfel bei Frauen: 25.–34. Lebensjahr
- Erkrankungsrisiko
  - 1 % für die Normalbevölkerung (→ Lebenszeitprävalenz liegt bei 1 %)
  - 9–16 % für Kinder bei Erkrankung eines Elternteiles
  - 35–60 % für Kinder bei Erkrankung beider Elternteile
  - 10–15 % bei Erkrankung von Geschwistern oder eines zweieiigen Zwillings
  - 40–60 % bei Erkrankung eines eineiigen Zwillings (auch bei getrennt aufgewachsenen Zwillingen)
- Schizophrenien treten in praktisch allen Kulturkreisen auf
- Schizophrenien in der Schwangerschaft sind sehr selten

⚠ Die familiäre Häufung bei der Schizophrenie spricht für genetische Einflüsse bei der Schizophrenieentstehung.

Allgemein

- Historisches: Einführung des Begriffes „Schizophrenie" durch E. Bleuler
- Nur ein Teil der Patienten zeigt schizoide Züge in der Primärpersönlichkeit
- Gehäuft findet man bei Schizophreniepatienten
  - Leichte Ventrikelerweiterungen im CT
  - Substanzminderung im limbischen System

4.2 Symptomatik

- Häufig kündigt sich ein neuer Schub durch uncharakteristische Prodromalsymptome an
  - Schlafstörungen
  - Konzentrationsstörungen
  - Stimmungsschwankungen, z. T. depressive Symptome wie Antriebsminderung
  - Pseudoneurasthenisches Syndrom
- Einteilung in Grundsymptome und Akzessorische Symptome nach Bleuler
- Einteilung in Symptome 1. und 2. Ranges nach K. Schneider

Grundsymptome nach Bleuler

- Formale Denkstörungen
  - Zerfahrenheit (Denkdissoziation)
  - Sperrung des Denkens
  - Begriffszerfall
  - Symboldenken
  - Vorbeireden
- Störungen der Affektivität
  - Parathymie
  - Ambivalenz
  - Affektive Abstumpfung
  - Depressive Verstimmung
  - Ekstatische Stimmungsveränderung
- Ich-Störungen (Störungen der Meinhaftigkeit)
  - Autismus

Akzessorische Symptome nach Bleuler

- Wahn
  - Schuldwahn
  - Versündigungswahn
- Halluzinationen
- Katatonie: s. Kapitel 1.9.2

⚠ Wahnerlebnisse und Halluzinationen treten häufig bei Erstmanifestation auf.

Symptome 1. Ranges nach Schneider

- Akustische Halluzinationen
  - Dialogische, kommentierende oder imperative Stimmen
  - Gedankenlautwerden
- Leibhalluzinationen
- Ich-Störungen
  - Gedankeneingebung
  - Gedankenentzug
  - Gedankenausbreitung
  - Willensbeeinflussung
- Wahnwahrnehmung

⚠ Für die Diagnose der Schizophrenie sind Symptome 1. Ranges nach Schneider nicht obligat.

2. Tag

Symptome 2. Ranges nach Schneider

- Sonstige akustische Halluzinationen
- Optische oder olfaktorische Halluzinationen
- Wahnstimmung oder Wahneinfall

Weitere Symptome

- Vegetative Symptome
  - Vermehrte Schweißsekretion
  - Veränderungen der Pulsfrequenz
  - Schlaflosigkeit
- Psychomotorische Störungen
  - Psychomotorische Hyperkinesen
  - Psychomotorische Hypokinesen
- Neologismen

 Die Schizophrenie zeigt keine Tagesrhythmik der Symptomatik.

4.3 Unterformen

- Schizophrenia simplex
- Katatone Formen
  - Katatoner Stupor
  - Perniziöse Katatonie
- Hebephrenie
- Schizophrenes Residuum

 Die verschiedenen Unterformen können ineinander übergehen oder kombiniert auftreten.

Schizophrenia simplex

Symptomatik

- Antriebsmangel
- Zeigt fast keine produktiven Symptome

Prognose

- Ungünstig

Perniziöse Katatonie

Allgemein

- Seit Einführung von Neuroleptika selten gewordene Verlaufsform

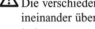 Eine perniziöse Katatonie hat nichts mit einer perniziösen Anämie bei Vitamin B_{12}-Mangel zu tun.

Symptomatik

- Psychomotorische Erregung oder Stupor
- Fieber
- Tachykardie und Kreislaufstörungen
- Exsikkose und Störungen des Elektrolythaushaltes
- Störungen des Muskeltonus

Therapie

- Neuroleptika
- Elektrokrampftherapie

Prognose

- Durch effektive Therapie verläuft die Erkrankung heute meist nicht mehr letal.

Hebephrenie

Symptomatik

- Störungen der Affektivität und des Antriebes sind von wesentlicher Bedeutung

Prognose

- Ungünstig

Schizophrenes Residuum

Symptomatik

- Negative Symptome, wie verminderte Aktivität oder Antriebslosigkeit, sind charakteristisch

4.4 Verlauf

Allgemein

- Schizophrenien zeigen häufig einen schubweisen Verlauf
- Auslösende Faktoren der Schübe
  - Psychisch-reaktive Anlässe
  - Emotionale Überstimulation z. B. im Rahmen einer Psychotherapie
  - Somatische Faktoren (selten)
  - Unspezifische Situationen
- Oft wird ein paranoid-halluzinatorisches Stadium durchlaufen

Formen

- Schubförmiger Verlauf, der zu Residualzustand oder Vollremission führt
- Monophasischer Verlauf, der zu Vollremission führt
- Progredienter Verlauf, der zu einer Defektpsychose führt

4.5 Therapie

- Neuroleptika
- Verhaltenstherapie
- Supportive Psychotherapie
- Soziotherapie
- Kognitives Training
- Arbeitstrainingsprogramme
- Angehörigenarbeit

Neuroleptika

Einteilung nach antipsychotischer Wirkstärke

- Hochpotente Neuroleptika
  - Haloperidol
  - Trifluperidol
  - Flupentixol
  - Benperidol
- Mittelpotente Neuroleptika
  - Chlorpromazin
- Niedrigpotente Neuroleptika
  - Levomepromazin
  - Melperon

Allgemein

- Bei der Auswahl eines bestimmten Neuroleptikums orientiert sich der Arzt am psychopathologischen Querschnittssyndrom („Zielsyndrom")
- Z.T. werden niedrig- und hochpotente Neuroleptika kombiniert

Wirkmechanismus

- Blockierung von Dopaminrezeptoren

Wirkungen

- Dämpfende Wirkung auf
  - Affektive Spannungen
  - Wahndenken
  - Ich-Störungen
  - Katatone Störungen
- Die therapeutische Wirkung auf die psychotisch-schizophrene Symptomatik ist bei hochpotenten Neuroleptika stärker ausgeprägt als bei niedrigpotenten → geringere Tagesdosis bei hochpotenten Neuroleptika

Nebenwirkungen

- Extrapyramidale Störungen
  - Reversibles Parkinson-Syndrom
    Symptomatik: Hypokinese, Hypersalivation
    Therapie: Biperiden oder Trihexyphenidyl
  - Frühdyskinesien
    Symptomatik: krampfartiges Herausstrecken der Zunge, Blickkrämpfe, Krämpfe der Rumpfmuskulatur, Hyperkinesien
    Therapie: Biperiden oder Trihexyphenidyl
  - Irreversible Spätdyskinesien (Tardive Dyskinesien)
    Prävention: möglichst niedrige Neuroleptikadosierung

    ⚠ Irreversible Spätdyskinesien dürfen nicht mit Anticholinergika therapiert werden → Besserung der Spätdyskinesien kann u. U. durch Umstellung auf ein anderes Neuroleptikum erreicht werden

  - Akathisie: motorische Unruhe der Beine, besonders im Sitzen

    ⚠ Die Akathisie kann medikamentös kaum positiv beeinflusst werden → Dosisreduktion oder Umstellen der Medikation erforderlich

- Vegetative Störungen
  - Trockener Mund
  - Miktionsstörungen
  - Akkommodationsstörungen
  - Blickkrämpfe
  - Blutdruckregulationsstörungen: orthostatische Hypotonie
  - Tachykardie und andere Herzrhythmusstörungen
- Epileptische Anfälle: Senkung der Krampfschwelle

  ⚠ Eine Senkung der Krampfschwelle tritt auch auf bei: Theophyllin, Antidepressiva, Alkohol-Entzug, Absetzen von Benzodiazepinen oder Opioiden

- Gynäkomastie und Galaktorrhö durch vermehrte Prolaktinfreisetzung

  ⚠ Eine Gynäkomastie tritt auch bei einer Therapie mit Cimetidin oder Spironolacton auf.

2. Tag

- Alkoholverstärkende Wirkung
- Agranulozytose: besonders gefährliche Nebenwirkung
- Gewichtszunahme
- Herabsetzung der sexuellen Appetenz

⚠ Je hochpotenter das Neuroleptikum umso mehr extrapyramidale Nebenwirkungen. <u>Hochpotente Neuroleptika haben dafür einen geringeren sedierenden Effekt bzw. weniger anticholinerge (vegetative) Nebenwirkungen als niedrigpotente.</u>

Soziotherapie

Allgemein

- Minussymptome werden durch soziale Stimulation verringert

Komplikation

- Soziale Überstimulation → Rezidivgefahr

4.6 Prognose

Allgemein

- Kriterien für eine günstige Prognose
  - Akuter Beginn mit dramatischen Symptomen
  - Katatone Symptomatik
  - Starke depressive Symptomatik
  - Psychoreaktive Auslösung
  - Kontaktfähige Primärpersönlichkeit
  - Frühzeitig begonnene adäquate Therapie
- Kriterien für eine ungünstige Prognose
  - Chronischer Beginn
  - Längere uncharakteristische Vorläuferstadien
  - Hebephrenes Initialstadium
  - Krankheitsbeginn in der Jugend
  - Bestimmte Familienkonstellationen wie „Broken Home" oder „Double Bind"
  - Prämorbide Störung im Kommunikationsverhalten
  - Prämorbide Leistungsstörungen
  - Schizoide Primärpersönlichkeit
- Suizidrate bei Schizophrenen deutlich höher als in der Normalbevölkerung

5 Alkohol-, Medikamenten- und Drogenabhängigkeit

5.1 Abhängigkeit

Allgemein

- Häufig werden Drogen in Kombination mit anderen Suchtmitteln eingenommen

Formen

- Alkohol
- Opioide
- Cannabinoide
- Halluzinogene
- Kokain
- Sedativa und Hypnotika
- Stimulantien
- Lösungsmittel

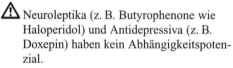 Neuroleptika (z. B. Butyrophenone wie Haloperidol) und Antidepressiva (z. B. Doxepin) haben kein Abhängigkeitspotenzial.

Komplikation

- Depravation
  - Definition: Als Folge einer Sucht auftretende Persönlichkeitsveränderung mit Verfall von sittlichen und moralischen Werten und Normen

Diagnostik

- Abhängigkeit wird diagnostiziert, wenn mindestens drei der folgenden Kriterien im letzten Jahr für den Patienten erfüllt waren
  - Starker Wunsch oder eine Art von Zwang, psychoaktive Substanzen zu nehmen
  - Verminderte Kontrolle bezüglich Beginn, Beendigung und Menge der Einnahme
  - Körperliche Entzugssymptome
  - Beweis für Toleranz, d. h. Dosissteigerung, um früher mit niedrigeren Dosen erreichte Effekte hervorzurufen
  - Fortschreitende Vernachlässigung anderer Vergnügungen und Interessen zugunsten des Substanzkonsums
  - Anhaltender Konsum trotz eindeutig schädlicher Folgen

5.2 Alkoholabhängigkeit

Ätiologie

- Multifaktoriell, wobei genetische Faktoren eine Rolle spielen

Epidemiologie

- Prävalenz: 3 %
- Größte Häufigkeit in der Unterschicht
- Männer sind häufiger betroffen als Frauen

Allgemein

- Trinkmotive jugendlicher Alkoholkonsumenten
  - Imitation des Verhaltens Erwachsener
  - Abbau von Kontakthemmung
  - Angstabwehr und Spannungsabbau
  - Konformitätsorientierung
- Psychoanalytisch wird das süchtige Verhalten von Alkoholikern als Regression auf die orale Phase interpretiert
- Die BRD kann auf Grund der gesellschaftlichen Einstellung zum Alkohol zu den Permissivkulturen gerechnet werden

Formen nach Jellinek

- Alpha-Typ
  - Symptomatik: Erleichterungstrinken bei Belastung
- Beta-Typ
  - Symptomatik: Gelegenheitstrinker, kein Kontrollverlust
- Gamma-Typ
  - Symptomatik: süchtiges Trinken mit Kontrollverlust
- Delta-Typ
  - Symptomatik: Gewohnheitstrinker, Abstinenzunfähigkeit
- Epsilon-Typ
  - Symptomatik: Dipsomanie (in Abständen auftretender Drang, exzessiv Alkohol zu konsumieren)

Symptomatik

- Heimliches Trinken in der Prodromalphase

Komplikationen und Folgeerkrankungen

- Alkoholentzugssyndrom
- Delirium tremens (Alkoholdelir)
- Alkoholhalluzinose
- Alkoholischer Eifersuchtswahn (kommt auch im höheren Alter ohne Alkoholabusus vor)
- Pathologischer Rausch
- Polyneuropathie (sehr häufige Komplikation)
- Korsakow-Syndrom
- Wernicke-Enzephalopathie
- Kleinhirnrindenatrophie
- Großhirnrindenatrophie
- Pachymeningeosis haemorrhagica interna
- Zentrale pontine Myelinolyse
- Marchiafava-Bignami-Syndrom

Diagnostik

- Labor: Erhöhung von γ-GT, MCV und GOT

Therapie

- Therapieziel: lebenslange Abstinenz

Prognose

- Ungünstige prognostische Faktoren (gelten nicht nur für Alkoholismus sondern für alle Süchte)
    - Passivität
    - Geringe Frustrationstoleranz
    - Ersatzbefriedigung durch die Droge

Alkoholentzugssyndrom

Symptomatik

- Schwitzen (Hyperhidrosis)
- Schlaflosigkeit
- Depression
- Besserung bei Alkoholzufuhr

⚠ Parathymie ist kein Symptom des Alkoholentzugssyndroms.

Delirium tremens

Definition

- Delir, das bei chronischem Alkoholabusus einige Tage nach dem Entzug auftritt

Symptomatik

- Tachykardie
- Erhöhung der Körpertemperatur
- Schwitzen
- Diarrhö
- Tremor
- Schreckhaftigkeit
- Beschäftigungsdrang mit ständigen Nestelbewegungen
- Desorientiertheit für Zeit und Ort
- Optische und szenische Halluzinationen
- Personenverkennungen
- Vermehrte Suggestibilität
- Bewusstseinsstörungen

Komplikationen

- Hypoglykämie
- Epileptische Anfälle → Therapie mit Carbamazepin
- Störungen des Elektrolythaushaltes (Hypokaliämie)

Therapie

- Clomethiazol
    - Allgemein: auf Grund der Möglichkeit des Missbrauches, nur stationärer Einsatz für möglichst kurze Zeit
    - Wirkungen: antikonvulsiv, sedierend
    - Nebenwirkungen: bronchiale Hypersekretion, starkes Abhängigkeitspotential (Abhängigkeit vom Alkohol-Barbiturat-Typ), Hypotonie, Atemdepression
    - Kontraindikation: akute Alkoholintoxikation

Alkoholhalluzinose

Definition

- Psychose, die bei chronischem Alkoholabusus auftritt

Allgemein

- Seltener als Delirium tremens

Symptomatik

- Akustische Halluzinationen
    - Beinhalten oft Drohungen und Beschimpfungen

⚠ Bei der Alkoholhalluzinose kommt es zu keinen Bewusstseinsstörungen.

Pathologischer Rausch

Definition

- Alkoholbedingte, symptomatische Psychose (Dämmerzustand) nach Konsum von geringen Alkoholmengen

Allgemein

- Tritt bei Alkoholikern meist in der chronischen Phase auf

Symptomatik

- Situationsverkennung
- Desorientiertheit

Wernicke-Enzephalopathie

Pathogenese

- Vitamin B_1-(Thiamin-) Mangel → Blutungen und Atrophie hauptsächlich im Bereich der Corpora mamillaria

Allgemein

- Geht gehäuft mit einem Korsakow-Syndrom einher

Symptomatik

- Gedächtnisstörungen
- Desorientiertheit
- Vigilanzstörungen
- Augenmuskellähmungen
- Konjugierte Blickparesen
- Nystagmus
- Zerebelläre Ataxie

Therapie

- Vitamin B_1

Zentrale pontine Myelinolyse

Pathogenese

- Demyelinisierung im Bereich der Brücke durch einen zu raschen Ausgleich einer Hyponatriämie

Symptomatik

- Spastische Tetraparese
- Dysarthrie
- Bewusstseinsstörungen

5.3 Opioid- (Morphin-) Abhängigkeit

Allgemein

- Zum Missbrauch wird sehr häufig Diacetylmorphin (Heroin) eingesetzt
- Abhängigkeit kann sich sehr schnell, z. T. schon in wenigen Tagen entwickeln

Symptomatik

- Tonuserhöhung des Parasympathikus
    - Hypotonie
    - Obstipation
    - Miosis
- Erbrechen
    - Pathogenese: Reizung von Chemorezeptoren in der Area postrema
    - Allgemein: tritt in liegender Position seltener auf als in aufrechter
    - Therapie: Neuroleptika
- Gewichtsabnahme
- Trockene Haut
- Libidoverlust
- Wesensänderung

Komplikationen

- Akute Intoxikation
    - Symptomatik: Cheyne-Stokes-Atmung und Atemdepression, Rhabdomyolyse, Lungenödem, Fehlen von Muskeleigenreflexen
- Entzug
    - Symptomatik: Übelkeit und Erbrechen, feuchte Haut, Tränenfluss, Muskelkrämpfe, Gliederschmerzen, Angst
- Hepatitis durch den Gebrauch „unsauberer" Spritzen
- Neonatales Abstinenzsyndrom bei Neugeborenen opiatabhängiger Mütter

⚠ Entzugssymptome lassen sich bei Opiatabhängigen durch Morphinantagonisten provozieren.

Therapie

- Abrupter Entzug
- Methadon-Ersatzbehandlung

Methadon

Allgemein

- Synthetisches Opiat, das der Betäubungsmittel-Verschreibungsverordnung unterliegt
- Weist eine längere Plasmahalbwertszeit als Morphin auf
- Kann durch Naloxon antagonisiert werden

5.4 Missbrauch von Halluzinogenen

Allgemein

- Zum Missbrauch wird meist Lysergsäure-Diäthylamid (LSD) – ein synthetisches Mutterkornalkaloid-Derivat – eingesetzt
- Weitere Halluzinogene
  - Psilocybin
  - Meskalin

Symptomatik bei LSD-Einnahme

- Mydriasis
- Illusionäre Verkennungen
- Sog. Horrortrip
- Durchgangssyndrome
- Delirante Syndrome besonders bei Überdosierung

Komplikation bei LSD-Einnahme

- Nachhallpsychosen (sog. Flashback) nach Tagen bis Wochen

5.5 Missbrauch von Kokain

Allgemein

- Verursacht eine starke psychische Abhängigkeit

Symptomatik

- Mydriasis
- Antriebssteigerung im 1. Stadium des Drogenrausches
- Apathisch-antriebsarme Stimmung im Endstadium des Drogenrausches
- Abmagerung

Komplikationen

- Intoxikationspsychosen mit folgenden Kennzeichen
  - Delir mit euphorischer Stimmung
  - Psychose mit taktiler Halluzinose
  - Psychose mit szenischer Halluzinose

Therapie

- Abrupter Entzug

5.6 Missbrauch von Stimulantien

Allgemein

- Zum Missbrauch werden häufig Weckamine (Amphetamine) eingesetzt

Therapie

- Abrupter Entzug

Amphetamine

Wirkung

- u. a. Minderung des Schlafbedürfnisses

Indikationen

- Hyperaktive Kinder
- Narkolepsie

Komplikation

- Psychosen mit z. T. schizophrenieähnlichem Bild → verschwinden bei Beendigung der Einnahme

5.7 Missbrauch von Sedativa und Hypnotika

Allgemein

- Zum Missbrauch werden vor allem Barbiturate und Benzodiazepine eingesetzt

Therapie

- Fraktionierter Entzug

⚠ Bei Barbituraten und Benzodiazepinen ist ein abrupter Entzug kontraindiziert.

Barbiturate

Symptomatik bei Entzug

- Delir
- Angst

- Halluzinationen
- Tremor
- Epileptische Anfälle

Benzodiazepine

Wirkungen

- Sedation
- Hypnotisch
- Anxiolyse

Nebenwirkungen

- Psychische und physische Abhängigkeit mit Entzugssymptomen beim Absetzen
- Leistungsminderung
- Dysphorie
- Schlaflosigkeit
- Muskelschwäche
- Mundtrockenheit
- Gedächtnisstörungen (mnestische Störungen)

5.8 Missbrauch von Lösungsmitteln

Allgemein

- Zum Missbrauch wird u. a. Aceton eingesetzt

Komplikationen

- Polyneuropathie
- Herzrhythmusstörungen
- Organische Wesensänderung

6 Erlebnisreaktionen, Neurosen, Persönlichkeitsstörungen

6.1 Erlebnisreaktion

Formen

- Abnorme Verlust-/Trauerreaktion
- Einfache Beziehungsreaktion (entwickelt sich in sprachfremder Umgebung)
- Persönlichkeitsveränderungen unter Extrembelastung (KZ-Syndrom)
- Posttraumatische Belastungsreaktion

Therapie

- Krisenintervention
  - Abklärung von Hospitalisationsbedürftigkeit
  - Einbeziehung sozialer Kontakte und Netzwerke
  - Förderung von Realitätsprüfung
  - Gezieltes Abbauen von aufgestauten Affekten
  - Kurzdauernde Psychopharmaka-Medikation

Abnorme Verlust-/Trauerreaktion

Pathogenese

- Gestörte intrapsychische Verlustverarbeitung

Symptomatik

- Versteinerung
- Selbstvorwürfe
- Ambivalente Gefühle z. B. gegenüber der verstorbenen Person
- Feindseligkeit z. B. gegen Ärzte, die die verstorbene Person behandelt haben
- Hypochondrische Beschwerden, d. h. Befürchtung an schweren Krankheiten zu leiden
- Vegetative Symptome z. B. Schlafstörungen
- Dauer der Trauerreaktion ist unverhältnismäßig lange

Persönlichkeitsveränderungen unter Extrembelastung (KZ-Syndrom)

Pathogenese

- Wichtige Entstehungsbedingung ist die absolute Entwürdigung der Persönlichkeit

Allgemein

- Für das Durchhalten in solchen Situationen sind feste Überzeugungen von Bedeutung
- Organische Psychosyndrome können den Persönlichkeitswandel komplizieren

Symptomatik

- Störungen der sozialen Kontaktfähigkeit
- Schuldgefühle („Überlebensschuld")

Posttraumatische Belastungsreaktion

Definition

- Protrahiert einsetzende Reaktion auf eine Situation außergewöhnlicher Bedrohung oder katastrophenartigen Ausmaßes

Symptomatik

- Ängste
- Wiederholtes Nacherleben des Traumas in sich aufdrängenden Erinnerungen
- Emotionale Stumpfheit mit Gefühl des Betäubtseins
- Vegetative Übererregbarkeit
- Symptomatik tritt mit einer Latenz von Wochen bis Monaten, spätestens sechs Monate nach dem Trauma, auf

6.2 Neurosentheorie

Entwicklungsphasen nach Freud

- Orale Phase
  - Phänomen der Unterscheidung Selbst-Nichtselbst tritt hier zum ersten Mal auf
- Anale Phase
  - Phänomen der Selbst- gegen Fremdbestimmung tritt hier zum ersten Mal auf
- Ödipale Phase
- Latenzphase
- Genitale Phase

Abwehrmechanismen

Allgemein

- Funktion von Abwehrmechanismen
  - Unterdrückung verpönter Triebregungen

- Versuch des Ichs, unbewusste Ängste zu vermeiden
- Überführung bestimmter Triebregungen in andere Formen psychischer Energien

Formen

- Verdrängung
  - Definition: unangenehmer Impuls wird in den Bereich des Unbewussten verdrängt
- Verschiebung
  - Definition: Konflikthaft erlebte Impulse gegenüber einer Person werden auf andere verschoben
- Projektion
  - Definition: Verlagerung eigener Konflikte oder Wünsche auf eine andere Person, an der diese wahrgenommen und möglicherweise kritisiert werden → kann zur Verzerrung der Realitätswahrnehmung führen
  - Allgemein: häufig verwendeter Abwehrmechanismus
- Regression
  - Definition: Reaktivierung von bereits überwundenen psychischen Entwicklungsstufen
  - Allgemein: findet man häufig bei Patienten mit schweren körperlichen Erkrankungen
- Reaktionsbildung
  - Definition: Verkehrung ins Gegenteil, z. B. verpönte Hassimpulse gegen eine bestimmte Person werden in besondere Freundlichkeit verwandelt
- Sublimierung
  - Definition: Umwandlung sexueller Triebenergien in sozial höher bewertete Formen der Aktivität
- Isolierung
- Intellektualisierung
- Introjektion
- Wendung gegen die eigene Person
  - Definition: Triebimpuls (z. B. Schuldgefühl) wird gegen die eigene Person gerichtet
- Wendung ins Gegenteil
- Identifikation
- Identifikation mit dem Angreifer

⚠ Coping und Internalisierung sind keine Abwehrmechanismen.

6.3 Spezielle Krankheitsbilder

6.3.1 Neuroseformen

Neurotische Depression

Allgemein

- Hinweise auf orale Charakterzüge sind sehr häufig zu finden
- Psychodynamische Auslösung durch
  - Erleben des Verlustes von wichtigen Beziehungen
  - Narzisstische Kränkung
  - Wendung von Enttäuschungsaggression gegen das eigene Selbst

Symptomatik

- Herabsetzung des Selbstwertgefühles
- Erhöhte Kränkbarkeit
- Psychische Anklammerungstendenzen und Abhängigkeitsbeziehungen zu Bezugspersonen
- Störung des Antriebes
- Innere Unruhe und Angst
- Körperbefindlichkeitsstörungen (Vegetative Störungen und Schlafstörungen)
- Autoaggressive Tendenzen und Suizidgedanken

Zwangsneurose
Siehe auch Kapitel 1.4

Epidemiologie

- Bei Kindern sind häufiger Jungen betroffen
- Beginnt häufig im jugendlichen Alter

Allgemein

- Psychodynamisch lassen sich Zwänge als Maßnahme zur Vermeidung gefürchteter, unbewusster Impulse verstehen
- Häufig mit einer zwanghaften (anankastischen) Persönlichkeitsstruktur assoziiert
- Zwangsneurotische Struktur ist sowohl durch starre Vorsatzbilder, als auch durch starke Zweifel gekennzeichnet
- Typischer Abwehrmechanismus: Affektisolierung
- Zwangsneurotiker haben die Tendenz zur Versachlichung und Gefühlsvermeidung
- Überzufällig häufig mit einem depressiven Syndrom vergesellschaftet

Psychiatrie

Symptomatik

- Zwangsgedanken
  - Sind nicht selten mit dem Begriff „Infektion" verbunden
- Zwangshandlungen
- Zwangsimpulse (Zwangsantriebe) → aggressive Zwangsimpulse werden fast nie in die Tat umgesetzt
- Selbstbeherrschung und Selbstkontrolle

Therapie

- Verhaltenstherapie
- Psychoanalyse
- Supportive Psychotherapie
- Antidepressiva

Angstneurose

Allgemein

- Psychodynamisch finden sich häufig Trennungsempfindlichkeit und Anklammerungstendenzen
- Angstneurosen können über Jahre persistieren
- Überzufällig häufig mit einem depressiven Syndrom vergesellschaftet

Symptomatik

- Angstanfälle
- Vegetative Symptome

Differenzialdiagnose

- Somatogene Angstzustände

⚠ Eine Angstneurose ist keine Kontraindikation für autogenes Training.

6.3.2 Hysterische Neurose (Konversionsneurose)

Definition

- Störungen des Erlebens verbunden mit Störungen körperlicher Funktionen (Konversionssymptome)

Epidemiologie

- Frauen häufiger als Männer betroffen

Allgemein

- Aus psychoanalytischer Sicht ist die Traumatisierung in der ödipalen Phase zu suchen

- Häufig werden narzisstische Persönlichkeitszüge beobachtet
- Typische Abwehrmechanismen: Verdrängung und Verleugnung

Symptomatik

- Lähmungen
- Psychogene Anfälle

  ⚠ Gegen einen psychogenen Anfall spricht ein Zungenbiss am lateralen Zungenrand.

- Schmerzsyndrome
- Dissoziative Störungen

  ⚠ Dissoziative Störungen finden sich auch beim psychogenen Stupor und bei der Pseudodemenz beim Ganser-Syndrom

- Verhaltensstörungen
  - Übersteigerte Theatralik
  - Emotionale Hyperexpressivität

Differenzialdiagnose

- Durch Imitation eines klinisch-organischen Bildes muss man an folgende Erkrankungen denken
  - Somatisch bedingte Lähmung
  - Manie
  - Psychosomatische Erkrankung

6.3.3 Charakterneurose

Formen

- Zwanghafte Charakterstruktur
- Hysterische Charakterstruktur
- Schizoide Charakterstruktur

Zwanghafte Charakterstruktur

Symptomatik

- Übertriebene Ordentlichkeit bis zur Pedanterie
- Ausgeprägte Sauberkeitstendenzen
- Ausgeprägte Sparsamkeit
- Rigidität

Hysterische Charakterstruktur

Symptomatik

- Ichbezogenheit
- Tendenz zur Symbolisierung
- Suggestibilität

- Intensive Phantasietätigkeit
- Hypo- oder Pseudohypersexualität

Schizoide Charakterstruktur

Symptomatik

- Distanzierte, kühle Wesensart
- Überempfindlichkeit
- Exzentrisches Verhalten
- Gegenüber – von Mitmenschen kommender – Kritik als Kritisierter gleichgültig erscheinend
- Mangelndes Gespür für soziale Normen
- Wenig Interesse an sexuellem Kontakt mit einer anderen Person

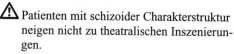 Patienten mit schizoider Charakterstruktur neigen nicht zu theatralischen Inszenierungen.

6.3.4 Panikstörung

Definition

- Wiederkehrende schwere Angstattacken, die nicht spezifisch ausgelöst werden, typischerweise in Situationen, in denen keine objektive Gefahr besteht

Symptomatik

- Erstickungsgefühl → Angst zu sterben
- Gefühl der drohenden Ohnmacht
- Angst vor Kontrollverlust
- Angst „verrückt" zu werden
- Angst vor der Angst
- Entfremdungsgefühle
- Vermeidungshaltung
- Dauer der Attacken meist zwischen 10–30 Minuten

6.3.5 Phobien

Definition

- An bestimmte Objekte bzw. Situationen gebundene Angstsymptomatik

Epidemiologie

- Frauen häufiger als Männer betroffen

Allgemein

- Aus psychoanalytischer Sicht sind Phobien das Ergebnis einer Verdrängung und Verschiebung unbewusster Impulse
- Psychodynamisch handelt es sich häufig um intrapsychische, sexuelle Konflikte
- Treten z. T. mit Panikstörungen kombiniert auf
- Überzufällig häufig mit depressiven Verstimmungen verknüpft

Formen

- Agoraphobie
  - Definition: Platzangst; Angst, sich auf öffentlichen Straßen und Plätzen aufzuhalten oder diese zu überqueren
- Klaustrophobie
  - Definition: Angst vor dem Aufenthalt in geschlossenen Räumen, besonders in Räumen ohne Fluchtmöglichkeit, oder in dicht gedrängten Menschenansammlungen
- Zoophobie (Tierphobie)
  - Epidemiologie: häufig im Vorschulalter
- Phobophobie
  - Symptomatik: „Angst vor der Angst"
- Erythrophobie
  - Definition: Angst vor dem Erröten

Symptomatik

- Vermeidung der angstbesetzten Situation

Therapie

- Psychotherapie

Prognose

- Tendenz zur Chronifizierung

6.3.6 Psychosomatische Störungen

Herzneurose (Herzphobie)

Allgemein

- Psychodynamisch liegen der Herzneurose Trennungskonflikte zugrunde
- Auslösendes Moment kann u. a. ein Herzinfarkt bei einer Person in der näheren Umgebung des Patienten sein

Symptomatik

- Anfallartiges Auftreten von Angstzuständen
- Herzschmerz mit Atemnot → Todesangst
- Blutdruckerhöhung
- Schwitzen

- Ohnmachtsgefühl
- Depressive Verstimmung
- Neigung zu Arztwechsel

Therapie

- Psychotherapie

Prognose

- Normale Lebenserwartung: für den Herzneurotiker besteht kein erhöhtes Risiko einen Herzinfarkt zu bekommen

6.4 Phasen der Krankheitsverarbeitung bei Karzinompatienten

- Verleugnung → Patienten sind trotz Verschlechterung unbekümmert
- Zorn und Revolte
- Verhandeln
- Depression mit Abkapselung von der Umwelt
- Zustimmung

6.5 Krankheitsgewinn

Formen

- Primärer Krankheitsgewinn: entsteht durch die Lösung eines Konfliktes mittels neurotischer Mechanismen
- Sekundärer Krankheitsgewinn: objektive Vorteile (z. B. Rente, Zuwendung), die eine Erkrankung oder ein neurotisches Symptom dem Kranken einbringen (ist meist leichter zu erkennen als der primäre Krankheitsgewinn)

6.6 Phänomene der interpersonellen Dynamik

Allgemein

- Es handelt sich um unbewusste Interaktionsvorgänge zwischen Familienangehörigen oder Partnern

Formen

- Double-bind („Beziehungsfalle")
- Delegation
- Kollusion

Double-bind

Allgemein

- Double-bind-Situationen sind gekennzeichnet durch gegensätzliche Botschaften, die einander ausschließen.

7 Kinder- und Jugendpsychiatrie

7.1 Intelligenzminderung

Oligophrenie

Ätiologie

- In den meisten Fällen ungeklärt
- Chromosomenstörungen
  - Down-Syndrom
  - Ullrich-Turner-Syndrom
  - Klinefelter-Syndrom
- Erbliche Stoffwechselerkrankungen
  - Phenylketonurie
  - Galaktosämie
  - GM_2-Gangliosidose (Morbus Tay-Sachs)
  - Morbus Wilson
- Exogene Schädigungen
  - Strahlenschäden
  - Abtreibungsversuche
  - Infektionen z. B. mit Zytomegalieviren
  - Alkohol → Alkoholembryopathie

Epidemiologie

- Insgesamt sind 5 % der Bevölkerung betroffen

Symptomatik

- Psychopathologische Phänomene
  - Autistische Beziehungsstörungen
  - Stereotypien
  - Automutilationen

Differenzialdiagnose

- Demenz
  - Zumeist erlaubt die Anamnese und die Erhebung der Lebensgeschichte die Differenzierung von Demenz und Oligophrenie
  - Bei Demenzen sind im Unterschied zur Oligophrenie meist Fragmente früher erworbenen Wissens, die auf ein zuvor höheres Intelligenzniveau hinweisen, erkennbar
  - Häufig kann man Oligophrenien und Demenzen anhand der psychopathologischen Symptomatik unterscheiden

Therapie

- Sozialpsychiatrische Maßnahmen → ungünstige Sekundäreffekte werden vermindert
- Bei schweren Erregungszuständen: Neuroleptika

Prävention

- Primärprävention: Zielsetzung ist die Krankheitsverhütung, z. B. durch
  - Humangenetische Beratung, z. B. nach Erkrankung des ersten Kindes
  - Impfungen von Mädchen gegen Röteln
  - Alkoholkarenz der Schwangeren → verhindert Alkoholembryopathie
- Sekundärprävention: Zielsetzung ist die Frühdiagnose und -behandlung z. B. durch
  - Screening-Verfahren bei Neugeborenen, z. B. auf Hypothyreose
  - Diätetische Maßnahmen, z. B. bei Phenylketonurie oder Galaktosämie → Oligophrenie lässt sich weitgehend verhindern

Down-Syndrom

Allgemein

- Häufigste Chromosomenanomalie → häufigste chromosomal bedingte Intelligenzminderung
- Kinder mit Down-Syndrom sind meist kontaktfreudig

Symptomatik

- Imbezillität (schwere Intelligenzminderung, IQ: 20–50) oder Debilität (IQ: 50–70)
- Makroglossie

Siehe außerdem Pädiatrie, Kapitel 2.1.2

Alkoholembryopathie

Symptomatik

- Minderbegabung

- Postnatale Wachstumsverzögerung
- Schmales Lippenrot
- Kraniale Dysmorphie

7.2 Organisches Psychosyndrom nach frühkindlicher Hirnschädigung

Symptomatik

- Merkfähigkeitsstörungen
- Intelligenzdefekte
- Antriebsminderung
- Verminderte Anpassungsfähigkeit
- Spastische Hemiparese
- Athetose
- Choreatisches Syndrom
- Myoklonien

Komplikation

- Sekundäre Neurotisierung

7.3 Spezifische Entwicklungsstörungen im Kindesalter

7.3.1 Sprachentwicklungsverzögerung

Ätiologie

- Geistige Behinderung
- Taubheit
- Frühkindlicher Autismus

Allgemein

- Kindern mit einer Sprachentwicklungsverzögerung haben ein erhöhtes Risiko hinsichtlich einer kinderpsychiatrischen Erkrankung

Symptomatik

- Falsche Artikulation von Lauten, Silben oder Wörtern
- Grammatikalische Fehler
- Unzureichender Wortschatz

Komplikationen

- Sekundäre Verhaltensauffälligkeiten
- Späteres Schulversagen

Diagnostik

- Hörstörung muss ausgeschlossen werden

Stammeln (Dyslalie)

Definition

- Artikulationsstörung, bei der einzelne Laute fehlen oder durch andere ersetzt werden (sog. Lautbildungsfehler)

7.3.2 Sprechstörungen

Stottern (Balbuties)

Epidemiologie

- Jungen häufiger betroffen als Mädchen
- Manifestiert sich meist im Vorschulalter

Allgemein

- Situative Variabilität → verschlimmert sich durch Aufregung

Formen

- Tonisches Stottern
  - Symptomatik: tonische Pressung von Atmung, Stimme und Artikulation → Blockierung im Sprachablauf
- Klonisches Stottern
  - Symptomatik: Wiederholung von Einzellauten, besonders am Wortanfang
- Kombinierte Formen

Zusätzliche Symptomatik

- Schluckgeräusche
- Flickwörter, um Sprechpausen zu kaschieren
- Mitbewegungen der Extremitäten

Poltern

Symptomatik

- Überstürzter Redefluss mit z. T. verwaschener Artikulation

Therapie

- Aufforderung, langsam zu sprechen → Besserung

Mutismus

Allgemein

- Wird bei Psychosen beobachtet

Formen

- Elektiver Mutismus
- Totaler Mutismus

Symptomatik

- Sprechverweigerung

⚠ Differenzierung elektiver Mutismus von Autismus: beim elektiven Mutismus wird in vertrauter Umgebung normal gesprochen

7.3.3 Teilleistungsschwächen

Allgemein

- Überzufällig häufig mit hyperkinetischem Syndrom assoziiert
- Sollten möglichst frühzeitig diagnostiziert und therapiert werden → bei später Diagnose und Therapie besteht ein erhöhtes Risiko zur Chronifizierung

Formen

- Legasthenie
- Rechenschwäche

Legasthenie (Lese-Rechtschreibschwäche)

Definition

- Teilleistungsschwäche mit Lese- und Rechtschreibschwäche bei normaler Gesamtintelligenz

Allgemein

- Jungen häufiger betroffen als Mädchen
- Wird meist im Alter von 7–8 Jahren festgestellt
- Z.T. finden sich Störungen visueller Funktionen
- Geht gehäuft mit Sprachstörungen einher

Diagnostik

- Überprüfung der Rechtschreibleistung
- Überprüfung der Leseleistung
- Intelligenzuntersuchung

Folgen

- Erhöht das Risiko für psychische Auffälligkeiten
- Störungen des Sozialverhaltens
- Psychosomatische Störungen
- Störung der Eltern-Kind-Beziehung
- Depressive Symptome
- Schulversagen

Therapie

- Gezielte Förderung durch Lese-Rechtschreib-Training

7.3.4 Lernstörungen

Ätiologie

- Teilleistungsstörungen
- Depression
- Schizophrenie
- Zwangsstörungen
- Epilepsie
- Angst

7.4 Tiefgreifende Entwicklungsstörungen

Frühkindlicher Autismus nach Kanner

Ätiologie

- Ungeklärt

Epidemiologie

- Jungen häufiger betroffen als Mädchen

Symptomatik

- Sprachentwicklungsverzögerung mit geringer Flexibilität im Sprachausdruck
- Verwendung von Neologismen
- Veränderungsängste
- Stereotype Verhaltensmuster und Verhaltensrituale
- Deutliche Intelligenzminderung (geistige Behinderung) in $3/4$ der Fälle

Autistische Psychopathie (Asperger-Syndrom)

Epidemiologie

- Betrifft fast nur Jungen

Symptomatik

- Auffallend frühe sprachliche und späte motorische Entwicklung
- Mangel an emotionaler Expressivität und Einfühlungsvermögen

Psychiatrie

- Bildung spezieller Sonderinteressen
- Normale Intelligenz

Prognose

- Persistiert häufig bis ins Erwachsenenalter

7.5 Hyperkinetisches Syndrom

Epidemiologie

- Jungen häufiger betroffen als Mädchen

Symptomatik

- Starke Ablenkbarkeit
- Überaktivität
- Mangelnde Impulskontrolle und Störung der Verhaltenssteuerung
- Aufmerksamkeits- und Konzentrationsstörungen
- Stimmungsschwankungen
- Geringe Frustrationstoleranz
- Störungen des Selbstwertgefühles
- Agitiertheit
- Erhöhte Unfallgefahr
- Symptome/Auffälligkeiten treten bereits im Säuglingsalter auf

Komplikationen

- Dissoziales Verhalten (Störungen des Sozialverhaltens): tritt überzufällig häufig im späteren Verlauf auf
- Lernstörungen → Schulversagen

Therapie

- Psychotherapie: Verhaltenstherapie
- Elternberatung/Elterntraining
- Psychostimulantien: Methylphenidat oder Dextroamphetamin

⚠ Methylphenidat kann als Nebenwirkung Appetitstörungen verursachen.

7.6 Depression

Allgemein

- Treten selten im Kindesalter auf

Symptomatik

- Dysphorische Stimmung
- Kontaktstörungen
- Somatisierung
- Depressionen bei Kindern äußern sich nicht selten durch unspezifische Störungen

7.7 Phobien

Allgemein

- Gekennzeichnet durch abnorme Furcht vor bestimmten Objekten oder Situationen

Formen

- Schulphobie: ausgeprägte Trennungsängste des Kindes von der Mutter, bei übermäßig enger Mutter-Kind-Beziehung

⚠ Nicht verwechseln mit Schulangst. Bei der Schulangst handelt es sich um vor oder während des Schulbesuches auftretende Angst vor der Schulsituation (Leistungsängste).
- Xenophobie (sog. „Fremdeln"): Einsetzen meist im 8. Lebensmonat

Therapie

- Mittel der Wahl: systematische Desensibilisierung

7.8 Zwangsneurose bei Kindern

Epidemiologie

- Jungen häufiger betroffen als Mädchen

Allgemein

- Tritt überzufällig häufig mit Tic-Erkrankungen auf

Symptomatik

- Zwangsvorstellungen und Zwangshandlungen

Prognose

- Ungünstig

7.9 Störungen des Sozialverhaltens

Ätiologie

- Legasthenie (Lese-Rechtschreibschwäche)
- Vernachlässigende Erziehung
- Hyperkinetisches Syndrom

Allgemein

- Störungen des Sozialverhaltens haben ein erhöhtes Risiko für Deliquenz und Drogenmissbrauch im Jugendalter

7.10 Spezielle Störungen

7.10.1 Schlafstörungen

Somnambulismus (Schlafwandeln)

Epidemiologie

- Gehäuftes Auftreten im Kindesalter

Allgemein

- Auftreten meist im ersten Schlafdrittel

Symptomatik

- Verlassen des Bettes und Herumgehen
- Starrer, leerer Gesichtsausdruck während der Episode
- Amnesie für die Episode

Albträume

Allgemein

- Sind an REM-Schlafphasen gebunden und ereignen sich meist im letzten Nachtdrittel

Symptomatik

- Angstvolles Traumerleben
- Nach Erwachen rascher Wiedergewinn der Orientierung
- Es besteht meist Erinnerung an den Inhalt der Träume
- Furcht vor Wiederholung

Pavor nocturnus

Definition

- Plötzlicher Angstanfall während des Nachtschlafs

Epidemiologie

- Bevorzugtes Auftreten im Vorschulalter

Allgemein

- Auftreten meist im ersten Drittel des Nachtschlafs

Symptomatik

- Erwachen mit Panikschrei
- Starke Erregung
- Angst
- Für die Episode besteht später meist (partielle oder vollständige) Amnesie
- Dauer einer Episode: mehrere Minuten

7.10.2 Störungen der Ausscheidungsfunktion

Enuresis

Definition

- Unwillkürliches Einnässen tagsüber (Enuresis diurna) und/oder nachts (Enuresis nocturna) nach dem vollendeten 4. Lebensjahr

Epidemiologie

- Jungen häufiger betroffen als Mädchen
- Familiäre Häufung
- Häufigkeitsgipfel: 5 Jahre (Prävalenz bei 8-jährigen liegt noch bei mehreren Prozent)

Allgemein

- Mindestalter, um Diagnose Enuresis stellen zu können, ist 5 Jahre
- Tritt in 80 % der Fälle als Enuresis nocturna auf
- Tritt in 15 % der Fälle als Kombination von Enuresis nocturna und Enuresis diurna auf

Formen

- Primäre Enuresis (häufigste Form)
  - Definition: Kontinenz wurde bis zum 5. Lebensjahr nicht erreicht
- Sekundäre Enuresis
  - Definition: erneutes Einnässen, nachdem Kontinenz von über $1/2$ Jahr vorlag

Differenzialdiagnose

- Harnwegsinfektionen
- Diabetes mellitus
- Kauda-Schädigung
- Epilepsie

Therapie

- Blasentraining
- Verhaltenstherapie
- Behandlung mit Weckapparaten
- Imipramin

Psychiatrie

Enkopresis (Einkoten)

Epidemiologie

- Häufiger Jungen betroffen
- Hauptmanifestationsalter 7–9 Jahre
- Enkopresis ist 10-mal seltener als Enuresis

Allgemein

- Tritt meist tagsüber auf
- Im Alter von 3 Jahren sind über 90 % der Kinder stuhlsauber
- Häufig besteht ein pathologisches familiäres Interaktionsmuster
- Betroffene Kinder zeigen häufig psychische Auffälligkeiten

7.10.3 Bewegungsstörungen

Motorische Stereotypien im Kindes- und Jugendalter

Ätiologie

- Oligophrenie
- Zustand nach schwerer Hirnschädigung
- Frühkindlicher Autismus
- Blinde Kinder
- Tritt auch bei unauffälligen Säuglingen auf

Formen

- Schaukelbewegungen der Arme, Beine oder des Oberkörpers (Jactatio)
- Schablonenhafte Bewegungen
- Manierierte Gesten

Tic-Erkrankungen

Definition

- Unwillkürliche, plötzlich einsetzende Muskelzuckungen

Epidemiologie

- Jungen häufiger betroffen als Mädchen
- Treten am häufigsten im Schulalter auf

Symptomatik

- Augenblinzeln
- Grimassieren
- Gesichtszucken
- Tic-Störungen sistieren meist im Schlaf

Gilles-de-la-Tourette-Syndrom

Symptomatik

- Tics
- Koprolalie
  - Definition: zwanghaftes Wiederholen von vulgären Ausdrücken aus der Fäkalsprache
- Hyperaktivität

7.10.4 Nägelkauen und Nägelbeißen (Onychophagie)

Epidemiologie

- Auftreten während der Kinder- und Jugendzeit – haben keinen Häufigkeitsgipfel

Ätiologie

- Z.T. vorübergehende Störung ohne Krankheitswert
- Autismus

7.10.5 Pica

Definition

- Anhaltender Verzehr nicht essbarer Substanzen über das 2. Lebensjahr hinaus

Allgemein

- In den Familien betroffener Kinder finden sich gehäuft psychosoziale Belastungsfaktoren
- Häufig Störung der Mutter-Kind-Beziehung
- Gehäuft Auftreten von autostimulativem Verhalten bei diesen Kindern

Komplikation

- Darmverschluss

7.10.6 Essstörungen

Anorexia nervosa (Psychogene Magersucht)

Pathogenese

- Psychogene Essstörung mit Angst vor Gewichtszunahme und Übergewicht
- Häufig Ablehnung der weiblichen Geschlechtsrolle, insbesondere der sexuellen Aspekte

Epidemiologie

- 1 % der weiblichen Jugendlichen sind betroffen
- Frauen 10-mal häufiger betroffen als Männer
- Zeigt eine familiäre Häufung
- Häufigkeitsgipfel zwischen dem 10. und 25. Lebensjahr

Symptomatik

- Nahrungsaufnahme ist stark reduziert und ritualisiert → Körpergewicht mindestens 15 % unter dem Normalgewicht
- Gewichtsreduktion durch Diuretika, Laxantien (Abführmittel) und selbst induziertem Erbrechen
- Mitunter Triebdurchbrüche mit hyperphagem Essverhalten → Patientinnen essen den Kühlschrank „leer" (bulimische Attacken)
- Sekundäre Amenorrhö
- Obstipation
- Hypokaliämie
- Arterielle Hypotonie
- Bradykardie
- Lanugobehaarung und Hautveränderungen (z. B. trockene Haut)
- Veränderung der LH- (Luteinisierendes Hormon) und Cortisolsekretion
- Übertriebene körperliche Aktivität (sehr agile Patientinnen)
- Hohes Leistungsideal
- Sind trotz der Gewichtsabnahme der Meinung, ausreichend zu essen → Ausdruck einer schweren Körperschemastörung
- Meist keine Krankheitseinsicht → geringe Therapiekooperation

Differenzialdiagnose

- Tumoren
- Tuberkulose
- Sprue

Therapie

- Psychotherapie
  - Verhaltenstherapie
  - Psychoanalytische Verfahren
  - Familientherapie

⚠ Die Psychotherapie ist extrem schwierig: dem therapeutischen Arbeitsbündnis steht häufig ein starkes Autonomieideal der Patientin entgegen, beim Therapeuten entsteht häufig Ärger im Rahmen der Gegenübertragung.

Prognose

- Ungünstig: Letalität ca. 10 %
- Spontanheilungen selten, weniger als 5 %
- Rezidivgefahr

Bulimia nervosa

Epidemiologie

- Bevorzugt Frauen betroffen
- Häufigkeitsgipfel zwischen dem 20. und 30. Lebensjahr (→ späteres Auftreten im Vergleich zur Anorexia nervosa)

Allgemein

- Gehört zu den psychogenen Essstörungen

Symptomatik

- Exzessive Nahrungsaufnahme (Hyperphagie), mit anschließendem, selbst induziertem Erbrechen → Zahnschmelzdefekte und Elektrolytstörungen
- Permanente gedankliche Beschäftigung mit dem Essen und der Angst vor Gewichtszunahme
- Zeitweiliges Fasten
- Zur Gewichtsreduktion werden Laxanzien und Diuretika eingesetzt
- Patientinnen sind normal- oder übergewichtig (Unterschied zur Anorexia nervosa)
- Starker Leidensdruck und Schamgefühl (Unterschied zur Anorexia nervosa)

⚠ Eine Bulimie kann in eine Anorexia nervosa übergehen und umgekehrt.

Therapie

- Psychotherapie

7.10.7 Kindesmisshandlung

Körperliche Symptomatik

- Periorale Hämatome
- Hämatome im Brust- und Bauchbereich
- Subdurales Hämatom
- Rippenfrakturen unterschiedlichen Alters

Psychische Symptomatik

- Störungen der Emotionalität
- Störungen des Kontakt- und Beziehungsverhaltens
- Ambivalentes Schwanken zwischen Angst und Kontaktsuche
- Störungen der Sprachentwicklung
- Konzentrationsstörungen
- Störungen des Schlaf-Wach-Rhythmus
- Bettnässen

7.10.8 Respiratorische Affektkrämpfe

Epidemiologie

- Bevorzugt Kleinkinder betroffen

Allgemein

- Auslösung durch Schmerz oder Schreck

Symptomatik

- Anhalten der Luft → Zyanose, Bewusstlosigkeit, Krampfanfälle
- Anfälle enden meist innerhalb einer Minute → keine bleibenden Schäden oder EEG-Veränderungen

8 Sexualstörungen, Sexualabweichungen

8.1 Sexuelle Funktionsstörungen

Ätiologie

- Psychogen (häufigste Ursache)
  - Verdrängte nicht-sexuelle Regungen (z. B. aggressive Impulse)
  - Gelernte Hemmungen
  - Erwartungsängste
- Organische Ursachen

Formen beim Mann

- Alibidinie
- Erektionsstörungen (Impotentia erigendi)
- Ejakulationsstörungen
  - Ejaculatio praecox (vorzeitiger Samenerguss)
  - Ejaculatio retardata (verzögerter Samenerguss)
- Dyspareunie (Algopareunie)
  - Definition: Schmerzen beim Geschlechtsverkehr

Formen bei der Frau

- Vaginismus
- Dyspareunie
- Orgasmusstörungen

Therapie

- Symptomorientierte Paartherapie nach Masters-Johnson

Impotentia erigendi

Ätiologie

- Psychogen
  - Unbewusste neurotische Partnerkonflikte
  - Unsicherheit hinsichtlich der eigenen männlichen Identität
- Diabetes mellitus
- Prostatektomie
- Bilaterale Orchiektomie
- Alkoholabusus
- Endogene Depression
- Medikamente wie Antidepressiva, Neuroleptika oder Antiandrogene

Formen

- Impotentia generandi
  - Ätiologie: u. a. Störung der Spermiogenese (häufigste Ursache)
- Impotentia satisfactionis
  - Definition: Ejakulation ohne sexuelle Befriedigung

Ejaculatio praecox

Ätiologie

- Psychogen (häufigste Ursache)

Therapie

- Symptomorientierte Paartherapie nach Masters-Johnson

Vaginismus

Definition

- Unwillkürliche Kontraktion der Beckenbodenmuskulatur, als Reaktion auf den Versuch zur Immissio penis

Therapie

- Symptomorientierte Paartherapie nach Masters-Johnson
- Systematische Desensibilisierung

8.2 Abweichendes sexuelles Verhalten (Sexuelle Deviation)

Ätiologie

- Gehäuftes Auftreten von bestimmten Persönlichkeitsstörungen
  - Bindungsarmut
  - Gemütsarmut

Formen

- Exhibitionismus
- Fetischismus
  - Definition: sexuelle Erregung durch Kleidungsstücke oder andere Gegenstände
- Voyeurismus

- Definition: heimliches, sexuell motiviertes Beobachten des Sexualaktes anderer
- Transvestismus
- Pädophilie
- Inzest
  - Definition: sexuelle Beziehungen zwischen Verwandten 1. Grades (z. B. Mutter-Sohn oder Bruder-Schwester)
- Sodomie
  - Definition: Geschlechtsverkehr mit Tieren
- Nekrophilie
  - Definition: Geschlechtsverkehr mit Verstorbenen

Therapie

- Psychotherapie
- Bei schweren, forensisch relevanten sexuellen Abweichungen
  - Medikamentös z. B. mit Cyproteronacetat (sog. „hormonale Kastration"): wird der operativen Therapie vorgezogen

Exhibitionismus

Allgemein

- Persönlichkeitsstruktur
  - Gehemmt
  - Schüchtern
  - Unsicher
- Insgesamt relativ häufig auftretende sexuelle Abweichung

Symptomatik

- Schamgefühle nach den exhibitionistischen Handlungen

Therapie

- Psychotherapie: oft schwierig zu behandeln

⚠ Exhibitionismus ist keine Indikation zur Paartherapie nach Masters-Johnson.

Transvestismus

Definition

- Sexuelle Erregung durch Tragen von Kleidern des anderen Geschlechtes

Allgemein

- Tritt meist bei heterosexuellen Männern auf

Pädophilie

Definition

- Sexuelle Beziehung zu Kindern beiderlei Geschlechts

  ⚠ Bei der Pädophilie handelt es sich nicht um eine Knabenliebe. Homosexuelle Beziehungen zu Jungen bezeichnet man als Päderastie.

Allgemein

- Kommt häufig bei psychoorganisch veränderten, senilen Männern vor

8.3 Transsexualismus

Definition

- Identifikation mit dem entgegengesetzten biologischen Geschlecht mit Verlangen nach Wechsel der Geschlechtszugehörigkeit

Epidemiologie

- Mann-zu-Frau-Transsexualität ist häufiger als Frau-zu-Mann-Transsexualität

Allgemein

- Identifizierung mit dem anderen Geschlecht → Patienten leiden unter ihrem angeborenen Geschlecht
- Wunsch nach Personenstandsänderung

Therapie

- Zunächst psychotherapeutische Betreuung
- Therapieziel: Entwicklung der sexuellen Selbstidentität
- Personenstandsänderung
- Hormontherapie z. B. mit Östrogenen
- Geschlechtsumwandlung

9 Suizidalität

Epidemiologie

- Zahl der Suizidversuche etwa 10-mal höher als die der Suizide
- Zahl der Suizidtoten pro Jahr entspricht in etwa der Zahl der jährlichen Verkehrstoten
- Männer sind häufiger von Suiziden betroffen, Frauen begehen mehr Suizidversuche
- Mit steigendem Alter nimmt die Häufigkeit von Suiziden zu
- Suizide bei Jugendlichen um das 15.–20. Lebensjahr:
  - Zählen zu den häufigsten Todesursachen in dieser Altersgruppe
  - Jungen sind häufiger von Suiziden betroffen, Mädchen begehen häufiger Suizidversuche
  - Suizidale Jugendliche zeigen auffällig häufig Sozialisationsstörungen oder Drogenabhängigkeit
  - Jugendliche mit psychotischen Erkrankungen → erhöhtes Risiko hinsichtlich Suizidhandlungen
  - Häufigste Methode: Intoxikation (Kinder wählen im Vergleich zu Erwachsenen meist „weiche Methoden")
  - Als Ort von Suizidhandlungen dient häufig die familiäre Wohnung
- Suizide bei Kindern unter 12 sind relativ selten

Allgemein

- Wahl der Suizidmethode korreliert teilweise mit der psychiatrischen Diagnose
- Suizidankündigungen oder Äußerungen über die Sinnlosigkeit des Lebens sind ernst zu nehmen

Sonderform

- Erweiterter Suizid
  - Definition: Selbsttötung, der die Tötung einer oder mehrerer Personen gegen deren Willen bzw. ohne deren Einverständnis vorausgeht, wobei der Entschluss der Selbsttötung vor der Tötung des bzw. der anderen gefasst wurde.

Risikofaktoren

- Psychiatrische Erkrankungen
  - Endogene Depression
  - Schizophrenie
  - Organische Psychose
- Früherer Suizidversuch: größtes Risiko hinsichtlich eines erneuten Suizidversuches besteht innerhalb der ersten Monate nach dem Selbsttötungsversuch
- Ehescheidung
- Arbeitslosigkeit
- Sucht
  - Alkoholismus
  - Polytoxikomanie

Diagnostik

- Klärung der Diagnose, z. B. einer endogenen Depression oder einer psychisch-reaktiven Störung, ist eine wichtige Voraussetzung für eine erfolgversprechende und adäquate Therapie.

Therapie

- Sedierung
- Antidepressiva
- Psychotherapie
  - Gesprächspsychotherapie nach Rogers
  - Gruppentherapie
- Betreuung durch Beratungsstellen

⚠ Therapie sollte so frühzeitig wie möglich beginnen, da viele Patienten nur unmittelbar nach dem Suizidversuch offen für Gespräche und eine Psychotherapie sind.

Prävention

- Suizidgedanken ernst nehmen: Ansprechen der Suizidgedanken → Entlastung des Patienten
- Bei gefährdeten Patienten Erhebung einer genauen Anamnese bezüglich früherer Suizidversuche
- Einschätzung der Suizidalität nach den Kriterien des präsuizidalen Syndroms (nach Ringel)
  - Situative und dynamische Einengung mit sozialem Rückzug
  - Gehemmte Aggression mit nach innen gerichteten aggressiven Impulsen
  - Überlegungen, wie der Suizid zu vollziehen ist
  - Suizid- und Todesphantasien

10 Arzt-Patient-Beziehung und Psychotherapie

10.1 Wichtige Begriffe

- Übertragung
  - Beschreibt die Wiederholung älterer, meist infantiler Einstellungen und Gefühle innerhalb der Beziehung des Patienten zum Therapeuten
  - Wird von früheren Erfahrungen mit bedeutsamen Beziehungspersonen mitbestimmt
  - Lässt sich auch außerhalb von Therapeut-Patient-Beziehungen nachweisen
- Gegenübertragung
  - Gesamtheit der unbewussten Reaktionen des Therapeuten auf den Patienten
  - Kann den Fortgang der Psychoanalyse stören, wenn sie nicht erkannt wird
  - Gegenübertragungs-Gefühle werden dem Patienten nicht mitgeteilt
- Widerstand
  - Alle sich dem Fortschritt der Behandlung entgegenstellenden Kräfte, ausgenommen äußere, die sicher nicht vom Patienten ausgehen
- Der Therapeut soll den Patienten ermutigen, sich mit der störenden Problematik auseinanderzusetzen
- Die Bearbeitung der Übertragung und des Widerstandes durch den Therapeuten sind von grundlegender Bedeutung für die Aufdeckung unbewusster Konflikte
- Anforderungen an den Therapeuten
  - Gleichschwebende Aufmerksamkeit gegenüber den Assoziationen des Patienten (d. h. der Therapeut nimmt die Mitteilungen auf, ohne auszuwählen oder zu urteilen)
  - Beachtung des Widerstandes
  - Beachtung von Übertragung und Gegenübertragung
  - Beachtung der Abstinenzregel

⚠️ Der Therapeut erteilt keine Ratschläge oder Bewertungen. Es wird kein Kontakt mit dem Patienten außerhalb der Therapie oder mit dessen Angehörigen aufgenommen.

Prognose

- Faktoren, die die Erfolgschancen vermindern
  - Drogensucht
  - Schwere, chronifizierte, endogene Psychose
  - Fixierter sekundärer Krankheitsgewinn
  - Ausgeprägte Verwahrlosungszüge

⚠️ Frustrationstoleranz ist im Gegensatz zur Frustrationsintoleranz ein prognostisch günstiges Kriterium.

10.2 Psychoanalytische Verfahren

Klassische Psychoanalyse nach Freud

Allgemein

- Voraussetzungen auf Seiten des Patienten für eine Psychoanalyse
  - Introspektionsfähigkeit
  - Therapiemotivation
  - Deutlicher Leidensdruck
  - Zumindest durchschnittliche Intelligenz

Durchführung

- Die Therapie findet 3–5-mal pro Woche statt
- Therapeut und Patient schließen zu Beginn der Therapie ein „Arbeitsbündnis" ab
- Patient liegt auf einer Couch → fördert freie Assoziation und Regression → Patient soll alle Gedanken aussprechen, die ihm in den Sinn kommen, er darf keine Geheimnisse vor dem Therapeuten haben

Psychoanalytische Kurzpsychotherapie (Fokaltherapie)

Allgemein

- Unterschiede zur klassischen Psychoanalyse
  - Die Therapie findet nur 1–2-mal pro Woche statt
  - Abweichendes Setting von Therapeut und Patient

10.3 Klientenzentrierte Psychotherapie (Gesprächspsychotherapie nach Rogers)

Allgemein

- Zählt zu den einsichtsfördernden Verfahren
- Anforderungen an den Therapeuten
  - Wertschätzung des Patienten
  - Empathisches Verstehen
  - Verbalisierung emotionaler Erlebnisinhalte des Patienten
  - Echtheit (Authentizität)

Indikation

- Aktuelle Anpassungsschwierigkeiten

10.4 Verhaltenstherapie

Allgemein

- Wichtig zu Beginn jeder Verhaltenstherapie ist eine genaue Verhaltensanalyse

Indikationen

- Enuresis bei Kindern
- Tics bei Kindern
- Psychogene Impotenz
- Geistige Behinderung
  - Ziele: Entwicklung lebenspraktischer Fertigkeiten, Aufbau kommunikativen Verhaltens und Verbesserung des Sozialverhaltens
- Phobien

Formen

- Systematische Desensibilisierung
- Reizüberflutung (Flooding)
- Operante Konditionierung
- Gegenkonditionierung
  - Allgemein: kann z. B. präoperativ bei starker Angst des Patienten eingesetzt werden
- Aversionstherapie

⚠ Die Gestalttherapie ist kein Behandlungsverfahren der Verhaltenstherapie.

Systematische Desensibilisierung

Indikationen

- Herzneurose
- Phobien

Durchführung

- Therapievorbereitend erlernt der Patient ein Entspannungsverfahren
- Danach Erstellung einer Angsthierarchie (Auflistung angstauslösender Reize und Situationen)
- Anschließend erfolgt stufenweise eine Konfrontation mit den Angst auslösenden Reizen

Operante Konditionierung

Allgemein

- Operantes Konditionieren bedient sich folgender Mittel
  - Diskriminativer Stimulus
  - Bestrafung
  - Extinktion

10.5 Suggestive Verfahren

Entspannungsverfahren

Indikationen

- Chronische Schmerzzustände
- Schlafstörungen
- Angstbewältigung
- Essenzielle Hypertonie

⚠ Psychotische Erregungszustände sind keine Indikation.

Formen

- Autogenes Training
  - Allgemein: von J. H. Schultz entwickelt
  - Ziel: Entspannungszustand mit möglichst geringer Abhängigkeit vom Therapeuten
- Progressive Muskelentspannung nach Jacobson

Hypnose

Allgemein

- Stark ausgeprägte Abhängigkeit des Patienten vom Therapeuten

Indikationen

- Chronische Kopfschmerzen
- Schlafstörungen
- Sexuelle Störungen
- Phobien

10.6 Supportive Psychotherapie

Allgemein

- Die Basis ist eine tragfähige Arzt-Patient-Beziehung
- Ziel ist es, dem Patienten Mut zu machen, ihn zu unterstützen und ihm Hilfestellungen zu geben
- Auch hier Auftreten von Übertragung und Gegenübertragung

10.7 Gruppenpsychotherapien

Psychodrama (nach Moreno)

Definition

- Form der Gruppenpsychotherapie mit Rollenspiel und Rollentausch

Durchführung

- Patient spielt mit anderen Patienten oder dem Therapeuten konfliktbesetzte Szenen aus seinem Leben, um im Rollenspiel über eigene Verhaltensweisen zu reflektieren

10.8 Familientherapie

Allgemein

- Die Familie wird als „System" betrachtet und schließt die Familie als Ganzes ein

Indikation

- Interpersonelle, intrafamiliäre Konflikte

 Prinzipiell ist die Familientherapie bei allen psychiatrischen Krankheiten einsetzbar.

11 Sozialpsychiatrie und psychiatrische Versorgung, Prävention, Rehabilitation

Hospitalismus

Allgemein

- Der Begriff „Hospitalismus" bezieht sich auf
    - Psychische und körperliche Veränderungen bei Kindern nach längeren Krankenhaus- oder Heimaufenthalten
    - Infektionen, die im Krankenhaus erworben wurden
    - Symptome bei psychisch kranken Erwachsenen infolge eines längeren Krankenhausaufenthaltes

Teilstationäre und komplementäre Einrichtungen in der Psychiatrie

Allgemein

- In Tageskliniken werden Patienten betreut, die nicht mehr hospitalisierungsbedürftig sind oder keiner vollstationären Versorgung bedürfen, z. B. bei schizophrenem Residuum, neurotischen Störungen oder Depression im Senium
- In Tagesstätten werden häufig Alterskranke betreut
- In Nachtkliniken werden Patienten betreut, die tagsüber einer Beschäftigung außerhalb der Klinik nachgehen

12 Forensische Psychiatrie

12.1 Strafrecht

§ 20 StGB: Schuldunfähigkeit wegen seelischer Störungen

Allgemein

- Psychische Störungen, die eine Schuldunfähigkeit zur Folge haben können, sind:
    - Krankhafte seelische Störungen (z. B. Schizophrenie, Demenz oder Manie)
    - Tiefgreifende Bewusstseinsstörungen (subsumiert bestimmte Affekttaten)
    - Schwachsinn
    - Schwere andere seelische Abartigkeiten (z. B. Persönlichkeitsstörungen)
- Erkrankungen, die zu Schuldunfähigkeit führen können
    - Psychogener Dämmerzustand
    - Morbus Alzheimer
    - Zwangsneurose

⚠ Blutalkoholkonzentrationen werden im § 20 StGB nicht angegeben, da die strafrechtliche Beurteilung nicht schematisch nach bestimmten Blutalkoholkonzentrationen erfolgen kann.

§ 63 StGB: Unterbringung in einem Psychiatrischen Krankenhaus

Allgemein

- Regelt die Unterbringung psychisch kranker Rechtsbrecher in einem Psychiatrischen Krankenhaus

12.2 Bürgerliches Recht

§ 104 BGB: Geschäftsunfähigkeit

Allgemein

- Geschäftsunfähig ist
    - Wer das 7. Lebensjahr noch nicht beendet hat
    - Wer sich in einem, die freie Willensbestimmung ausschließenden Zustand krankhafter Störung der Geistestätigkeit befindet, sofern nicht der Zustand seiner Natur nach ein vorübergehender ist

§2229 BGB: Testierfähigkeit

Allgemein

- Testierfähigkeit ist definiert als die Fähigkeit, ein gültiges Testament zu schreiben
- Voraussetzung: Der Betreffende muss die Bedeutung seiner Willenserklärung erkennen können.
- Testierunfähigkeit bei
    - Ausgeprägter manischer Phase
    - Entmündigung wegen Geisteskrankheit

12.3 Betreuungsgesetz (BtG)

Allgemein

- Das BtG
    - Ist eine bundesgesetzliche Regelung
    - Regelt u. a. die Betreuung körperlich Behinderter
    - Versucht die Betreuung individueller zu gestalten
    - Beschreibt bestimmte Aufgaben des Vormundschaftsgerichtes
    - Nimmt Stellung zum Einwilligungsvorbehalt → Einwilligungsvorbehalt kann durch ein Vormundschaftsgericht angeordnet werden
    - Regelt den Aufgabenbereich des Betreuers gesetzlich → Betreuung kann z. B. auf nur einen Aufgabenbereich begrenzt sein

Therapie chronischer Schmerzen

Inhaltsverzeichnis

1 **Physiologie und Pathophysiologie** 377
1.1 Schmerz 377
    1.1.1 Schmerzleitung 377
    1.1.2 Schmerzhemmung im Rückenmark 377

2 **Schmerzdiagnostik** 378
2.1 Schmerzmessung und Dokumentation 378

3 **Methoden zur Schmerztherapie** 379
3.1 Medikamentöse Therapie 379
    3.1.1 Opioide 379
    3.1.2 Nichtsteroidale Antiphlogistika 379

3.2 Lokalanästhesie 379
    3.2.1 Lokalanästhetika 379
    3.2.2 Nervenblockaden 380
    3.2.3 Triggerpunktinfiltration ... 380
    3.2.4 Sympathikusblockaden 380
    3.2.5 Axilläre Plexusblockade ... 380
3.3 Neurochirurgische Therapie 380
3.4 Naturheilverfahren und physikalische Maßnahmen 381

4 **Besondere chronische Schmerzsyndrome** 382
4.1 Malignomschmerz 382
4.2 Ausgewählte Beispiele bei Kopf- und Gesichtsschmerzen 382
4.3 Stumpf- und Phantomschmerz 383
4.4 Morbus Sudeck (Sympathische Reflexdystrophie) 383
4.5 Psychogener Schmerz 383

2. Tag

1 Physiologie und Pathophysiologie

1.1 Schmerz

Formen

- Nozizeptorenschmerz
- Neuropathischer Schmerz
- Zentraler Schmerz
- Schmerz durch Fehlfunktion
  - Fehlfunktion des sympathischen Nervensystems: ursächlich für Kausalgie und Sudeck-Atrophie

Neuropathischer Schmerz

Ätiologie

- Langandauernde Kompression eines peripheren Nervens
- Metabolisch z. B. bei Diabetes mellitus
- Tumorinfiltration eines peripheren Nervens
- Degeneration sensorischer Neurone in den Spinalganglien z. B. nach Zoster-Infektion

1.1.1 Schmerzleitung

Schmerzhafter Impuls → nozizeptive Substanzen wie Prostaglandine, Bradykinine, Substanz P, Säurekationen, Wasserstoffionen oder Kalium werden freigesetzt → Stimulation peripherer Schmerznozizeptoren → Weiterleitung über nicht-myelinisierte C-Fasern und dünn myelinisierte A-Delta-Fasern zu den Hinterhornneuronen → Weiterleitung über Vorderseitenstrangsystem nach zentral → Schmerzverarbeitung im Bereich des Thalamus, des limbischen Systems, der Formatio reticularis und des periaquäduktalen Graus (PAG)

1.1.2 Schmerzhemmung im Rückenmark

Allgemein

- Schmerzinformation wird segmental im Rückenmark und durch absteigende Hemmungsmechanismen reguliert
- Beteiligte inhibitorische Transmitter sind
  - β-Endorphin (endogene Opioide)
  - GABA
  - 5-Hydroxytryptamin
  - Glycin

⚠ Glutamat: wirkt nicht inhibitorisch sondern exzitatorisch, durch Bindung vor allem an den N-Methyl-D-Aspartat-(NMDA-)Rezeptor

2 Schmerzdiagnostik

2.1 Schmerzmessung und Dokumentation

Visuelle Analogskala (VAS)

Allgemein

- 10 cm lange Skala, die von links nach rechts eine zunehmende Schmerzintensität dokumentiert → Endpunkt links kann mit „kein Schmerz", der Endpunkt rechts mit „stärkste vorstellbare Schmerzen" bezeichnet werden
- Dient der Dokumentation des zeitlichen Verlaufes der Schmerzintensität
- Patienten geben, z. T. mehrmals täglich, ihre momentane Schmerzintensität im Vergleich zur Schmerzschwelle an (Schmerzschwelle entspricht schmerzfreiem Zustand)
- Durch die Dokumentation der Schmerzintensität kann die Wirksamkeit einer Schmerztherapie beurteilt und optimiert werden

3 Methoden zur Schmerztherapie

3.1 Medikamentöse Therapie

3.1.1 Opioide

Morphin

Allgemein

- Bei oraler Applikation kommt es zu einem hohen First-Pass-Effekt in der Leber → um den gleichen analgetischen Effekt zu erzielen ist die Dosierung bei oraler Applikation 3-mal so hoch wie bei parenteraler

Nebenwirkungen

- Obstipation → Gabe von Laxanzien
- Miktionsstörungen
- Juckreiz
- Dys- oder Euphorie

⚠ Morphin: selbst bei regelmäßiger oraler Einnahme ist nicht mit Atemdepression oder psychischer Abhängigkeit zu rechnen

Therapie von Tumorpatienten

- Vor Therapiebeginn sollte ausgeschlossen werden, dass durch kurative Maßnahmen eine Schmerzausschaltung möglich ist
- Erfolgt nach WHO-Schmerztherapie-Stufenplan
- Anwendung eines langwirksamen Retard-Präparates in regelmäßigen Abständen ist sinnvoll, dabei muss die Höhe der Opioiddosis individuell bestimmt werden
- Kombination von Opioiden mit Adjuvantien wie Neuroleptika, Antikonvulsiva oder Antidepressiva sinnvoll → Bedarf an Opioiden wird reduziert → weniger Nebenwirkungen

Antidepressiva

Wirkmechanismen

- Wiederaufnahmehemmung von Serotonin und Noradrenalin → Veränderung des Schmerzerlebens
- Analgetische Wirkung durch unbekannten Mechanismus

3.1.2 Nichtsteroidale Antiphlogistika

Wirkungsmechanismus

- Hemmung der Prostaglandin-Synthese → Hemmung der Impulsentstehung in Nozizeptoren und Abschwächung von Entzündungen
- Außerdem zentral analgetische Wirkung über einen unbekannten Mechanismus

Allgemein

- „Saure" Analgetika: reichern sich im entzündlichen („sauren") Gewebe an

Acetylsalicylsäure (ASS)

Allgemein

- Kann auf allen Stufen des WHO-Schmerztherapie-Stufenplanes eingesetzt werden
- Kann bei starken Schmerzen, z. B. bei Knochenmetastasen, mit Opioiden kombiniert werden, da sich durch die unterschiedlichen Wirkmechanismen die analgetische Wirkung verstärkt

3.2 Lokalanästhesie

3.2.1 Lokalanästhetika

Formen

- Lokalanästhetika vom Amidtyp
  - Allgemein: Vertreter sind Lidocain, Bupivacain (langwirksam) und Etidocain (ausgeprägt motorische Blockade)
- Lokalanästhetika vom Estertyp

Allgemein

- Man setzt bevorzugt Lokalanästhetika vom Amidtyp ein

Indikation

- Akuter Herpes-zoster

Nebenwirkungen

- Bradykardie
- Allergische Reaktion
- Krampfanfälle
- Atemlähmung

3.2.2 Nervenblockaden

Indikationen

- Diagnostische Nervenblockade
  - Allgemein: Durchführung erfolgt mit Lokalanästhetika
  - Indikation: falls diagnostische Blockade zu Schmerzfreiheit führt, kann eine therapeutische indiziert sein
- Prophylaktische Nervenblockade
  - Beispiel: kontinuierliche Leitungsanästhesie zur Vermeidung von Phantomschmerzen nach Amputation
- Therapeutische Nervenblockade
  - Allgemein: Als Neurolytika werden Alkohol und Phenol eingesetzt.

3.2.3 Triggerpunktinfiltration

Triggerpunkte

Definition

- Reizpunkte, deren Palpation Schmerzen auslöst

Allgemein

- Sind beim chronischen myofaszialen Schmerzsyndrom nachweisbar
- Mechanische Stimulation → Muskelkontraktion

Therapie

- Infiltration mit Lokalanästhetika am Triggerpunkt

3.2.4 Sympathikusblockaden

Formen

- Blockade der Ganglien des Grenzstranges z. B. Stellatumblockade
- Plexus coeliacus-Blockade

Blockade der Ganglien des Grenzstranges

Indikationen

- Tumorschmerzen
- Sudeck-Atrophie (Morbus Sudeck)
- Kausalgie
- Durchblutungsstörungen der oberen Extremität
- Ischämieschmerz des Fußes
- Prophylaxe postzosterischer Neuralgien

Stellatumblockade

Allgemein

- Zeichen einer korrekten Durchführung sind
  - Ptosis
  - Miosis
  - Enophthalmus
  - Schmerzlinderung in der Hand bei Sudeck-Atrophie

Plexus coeliacus-Blockade

Indikationen

- Schmerzen bei
  - Pankreaskarzinom
  - Leber- oder Gallengangskarzinom
  - Magenkarzinom

Durchführung

- Ultraschallgesteuert in Bauchlage

Nebenwirkungen

- Diarrhö
- Querschnittssymptomatik

3.2.5 Axilläre Plexusblockade

Indikationen

- Schmerzen im Bereich von Hand, Unterarm und distalem Oberarm
- Phantomschmerzen in der Hand

3.3 Neurochirurgische Therapie

Indikationen

- Trigeminusneuralgie
- Eingeklemmte Nerven mit Kompressionssyndrom
- Eingeklemmte Nervenwurzel mit Blasen-Mastdarm-Störung
- Wurzelausriss
- Schmerzen bei Hirntumor

Neurodestruierende Verfahren

Formen

- Perkutane Thermokoagulation z. B. des Ganglion Gasseri
- Chordotomie
- Rhizotomie
- Facettendenervation

3.4 Naturheilverfahren und physikalische Maßnahmen

Akupunktur

Indikationen

- Kopfschmerzen
- Migräne
- Arthralgien

Wirkung

- Freisetzung von Noradrenalin, Serotonin und Endorphin → Hemmung der Übertragung nozizeptiver Reize

Entspannungsverfahren

Formen

- Autogenes Training
- Progressive Muskelrelaxation

Wirkungen

- Veränderung der Schmerzintensität
- Antagonismus zur Stressreaktion
- Eigenständige schmerzreduzierende Wirkung

Elektrotherapie

Wirkung

- Schmerzlinderung durch
  - Hyperämisierung
  - Ausschüttung von Opioiden im ZNS

4 Besondere chronische Schmerzsyndrome

4.1 Malignomschmerz

Formen

- Durch den Tumor oder durch Metastasen direkt bedingte Schmerzen, z. B. Schmerzen bei Knochenmetastasen
- Tumorassoziierte Schmerzen

Schmerzen bei Knochenmetastasen

Therapie

- Nichtsteroidale Antirheumatika
- Opioide
- Calcitonin
- Bisphosphonate
- Strahlentherapie

Tumorassoziierte Schmerzen

Ätiologie

- Infektionen, z. B. Herpes zoster oder Pilzinfektionen
- Dekubitalgeschwüre
- Venenthrombosen

Therapie siehe Kapitel 3

4.2 Ausgewählte Beispiele bei Kopf- und Gesichtsschmerzen

Formen

- Spannungskopfschmerz
- Migräne
- Trigeminusneuralgie
- Cluster-Kopfschmerz
- Medikamenteninduzierter Kopfschmerz

Spannungskopfschmerz

Epidemiologie

- Bevorzugt Frauen betroffen

Symptomatik

- Dumpfer Dauerkopfschmerz, der meist vom Nacken bilateral zur Stirn zieht

Therapie

- Acetylsalicylsäure
- Paracetamol

Migräne

Symptomatik

- Plötzlich auftretender, meist halbseitiger, pulsierender Kopfschmerz, der nicht strikt seitenkonstant ist
- Übelkeit und Erbrechen
- Dauer der Schmerzattacke: Stunden

Therapie

- Akuter Migräneanfall
  - ASS
  - Ergotamin
  - Sumatriptan
    Wirkmechanismus: Serotoninagonist
- Anfallsprophylaxe
  - β-Rezeptorenblocker
  - Methysergid oder Pizotifen
    Wirkmechanismus: Serotoninantagonisten
  - Clonidin

⚠ Eine Anfallsprophylaxe ist indiziert, wenn zwei oder mehrere schwere Attacken /Monat auftreten

- Verhaltenstherapie zur Stressbewältigung

Trigeminusneuralgie

Allgemein

- Meist einseitiges Auftreten

Symptomatik

- Attackenförmig einschießende, heftige Schmerzen, meist im Versorgungsgebiet des 2. oder 3. Trigeminusastes
- Dauer der Schmerzattacke: Sekunden
- Attacken werden häufig durch taktile Reize ausgelöst

Therapie

- Carbamazepin

Cluster-Kopfschmerz

Symptomatik

- Einseitiger, seitenkonstanter Kopfschmerz
- Tränenfluss
- Absonderung von Nasensekret

- Miosis
- Dauer der Schmerzattacke: 30–180 Minuten
- Schmerzattacken treten nach dem Einschlafen oder in den frühen Morgenstunden auf

Therapie

- O$_2$-Inhalation

Medikamenteninduzierter Kopfschmerz

Ätiologie

- Nitrate
- Kalziumantagonisten
- Ergotamin und Ergotamin-Mischpräparate
- Analgetika und besonders Analgetika-Mischpräparate

4.3 Stumpf- und Phantomschmerz

Stumpfschmerz

Pathogenese

- Lokale Faktoren im Stumpf (Entzündungen, Ischämien) → Schmerzen

Symptomatik

- Nach Amputation auftretende Schmerzen im Bereich der Wunde oder Narbe

Therapie

- Kausal z. B. antibiotisch bei Infektionen
- Stumpfrevision

Phantomschmerz

Symptomatik

- Brennende, krampfartige Schmerzen, die wenige Tage nach der Amputation auftreten
- Schmerzen werden nach Extremitätenamputation in den distalen Teil der nicht mehr vorhandenen Extremität projiziert
- Telescoping

Therapie

- Regionalanästhesie
- Sympathikusblockaden
- Calcitonin

Prophylaxe

- Regionalanästhesie

4.4 Morbus Sudeck (Sympathische Reflexdystrophie)

Ätiologie

- Frakturen
- Bagatellverletzungen

Allgemein

- Kann sich an allen Extremitäten manifestieren, besonders häufig ist der Arm betroffen

Symptomatik

- Brennschmerzen
- Temperaturregulationsstörungen
- Ödem
- Knochensubstanzverlust
- Symptomatik setzt hochakut ein

Therapie bei Morbus Sudeck des Armes

- Krankengymnastik
- Guanethidin i. v. → Ausschüttung und anschließende Hemmung der Wiederaufnahme von Noradrenalin an sympathischen Nervenendigungen → zunächst Schmerzzunahme, anschließend analgetische Wirkung durch Entleerung der Noradrenalinspeicher
- Stellatumblockade
- Kontinuierliche Plexus-axillaris-Anästhesie

⚠ Morbus Sudeck: ein frühzeitiger Therapiebeginn ist maßgeblich für den Therapieerfolg (trifft auch für den postzosterischen Schmerz zu)

4.5 Psychogener Schmerz

Allgemein

- Werden vom Patienten als authentische und körperliche Empfindungen wahrgenommen, obwohl kein somatischer Schmerzreiz vorliegt
- Patienten simulieren nicht

Symptomatik

- Schmerzen, die nicht genau lokalisiert werden können

Therapie

- Psychotherapie, u. a. Hypnose

3. Tag

- Chirurgie 387–456
- Gynäkologie und Geburtshilfe 457–492
- Hals-Nasen-Ohren-Heilkunde 493–524
- Urologie 525–556
- Ophthalmologie 557–584
- Orthopädie 585–604
- Anästhesiologie und Intensivmedizin 605–610
- Zahn-, Mund- und Kieferkrankheiten 611–620
- Notfallmedizin 621–630

Chirurgie
Inhaltsverzeichnis

1 Topographische Anatomie . 391
1.1 Kopf 391
    1.1.1 Gefäß- und Nervendurch-
           trittsstellen Schädel 391
1.2 Hals 391
    1.2.1 Blutversorgung Schild-
           drüse 391
    1.2.2 Trigonum caroticum 391
    1.2.3 Spatium parapharyngeum . . 391
1.3 Mediastinum 391
1.4 Bauch und Becken 391
    1.4.1 Magen 391
    1.4.2 Ductus choledochus 391
1.5 Untere Extremität 391
    1.5.1 Lacuna vasorum 391

**2 Indikationen und Kontra-
indikationen des operati-
ven Eingriffs** 392
2.1 Rechtliche Grundlagen 392
2.2 Fachliche Grundlagen 392
2.3 Operationszeitpunkt 392

**3 Asepsis, Antisepsis,
Hospitalismus** 393
3.1 Nosokomiale Infektion 393

**4 Grundprinzipien der
Operationstechnik** 394
4.1 Instrumentarium 394
4.2 Operationstechnik 394
    4.2.1 Schnittführung 394
    4.2.2 Nahttechnik 394
    4.2.3 Zentraler Venenkatheter . . . 394
    4.2.4 Punktion 394
    4.2.5 Rekonstruktion 395
4.3 Organtransplantation 395

**5 Pathophysiologische
Folgen, Vorbehandlung und
Nachbehandlung bei opera-
tiven Eingriffen und
Traumen** 396
5.1 Pathophysiologische Folgen 396
5.2 Voruntersuchung und Vorbehand-
    lung 396
5.3 Postoperative Therapie, Nachsorge
    und Rehabilitation 396
5.4 Postoperative Komplikationen 397

**6 Wundheilung und
Wundbehandlung** 398
6.1 Wundheilung 398
6.2 Wundbehandlung 398

**7 Chirurgische
Infektionslehre** 399
7.1 Gasbrand und Tetanus 399
7.2 Aktinomykose 399
7.3 Sonstige bakterielle Infektionen . . . 400
7.4 Infektiöse Erkrankungen der Hand . 401
7.5 Virusinfektionen 401
7.6 Parasitäre Erkrankungen 402

8 Schock 403

**9 Chirurgische Diagnostik,
Klassifikation und Behand-
lung von Tumoren** 404
9.1 Klassifikation von Tumoren 404
9.2 Allgemeine Aspekte der Therapie
    maligner Tumoren 404
9.3 Knochenmetastasen 404

**10 Chirurgische
Begutachtung** 405

3. Tag

Chirurgie

11 Kopf, Gehirn, Rückenmark und periphere Nerven 406

11.1 Kopf und Gehirn 406
    11.1.1 Raumfordernde intrakranielle Prozesse 406
    11.1.2 Zerebrovaskuläre Erkrankungen 407
    11.1.3 Schädel-Hirn-Trauma (SHT) 407

12 Thorax 409

12.1 Thoraxverletzungen 409
    12.1.1 Hämatothorax 409
    12.1.2 Pneumothorax 409
    12.1.3 Aortenruptur 409
12.2 Thoraxwand und Pleura 410
    12.2.1 Entzündungen 410
12.3 Mediastinum 410
    12.3.1 Entzündungen 410
    12.3.2 Tumoren 410
12.4 Bronchien und Lunge 411
    12.4.1 Bronchialkarzinom 411

13 Herz 412

13.1 Herz- und thorakale Gefäßfehler .. 412
    13.1.1 Kongenitale Herz- und thorakale Gefäßfehler ohne Kurzschluss 412
    13.1.2 Kongenitale azyanotische Herzfehler mit Links-rechts Kurzschluss 412
    13.1.3 Kongenitale zyanotische Herzfehler 412
    13.1.4 Aorten- und Mitralklappenfehler 412
13.2 Herzwandaneurysma 413
13.3 Erkrankungen des Perikards 413
    13.3.1 Entzündungen 413
    13.3.2 Herzbeuteltamponade (Perikardtamponade) 413
13.4 Operationsverfahren 414

14 Gefäße 415

14.1 Arterien und Venen 415
    14.1.1 Arterienverletzung 415
    14.1.2 Akuter arterieller Gefäßverschluss 415
    14.1.3 Periphere arterielle Verschlusskrankheit der unteren Extremität 416
    14.1.4 Weitere Lokalisationen arterieller Verschlüsse 416
    14.1.5 Aneurysmen 416
    14.1.6 Entzündliche Gefäßerkrankungen 417
    14.1.7 Varikose 417
    14.1.8 Phlebothrombose (Tiefe Venenthrombose) und Lungenembolie 417

15 Gesicht und Mundhöhle 419

15.1 Traumatologie 419

16 Hals 420

16.1 Fehlbildungen 420
16.2 Blande (euthyreote) Struma 420
16.3 Hyperthyreose 420
16.4 Schilddrüsenkarzinom (Struma maligna) 420
16.5 Hyperparathyreoidismus 421
16.6 Invasive Diagnostik im Bereich des Halses 421

17 Brustdrüse 422

17.1 Fehlbildungen 422
17.2 Gynäkomastie 422
17.3 Akute Mastitis 422
17.4 Mammakarzinom 422

18 Speiseröhre 423

18.1 Divertikel 423
18.2 Verletzungen 423
18.3 Achalasie 423
18.4 Gastroösophageale Refluxkrankheit 424
18.5 Hiatushernien 424
18.6 Ösophaguskarzinom 424

19 Zwerchfell 426

19.1 Kongenitale Zwerchfellhernie 426
19.2 Zwerchfellruptur 426

20 Magen und Duodenum 427

20.1 Pathophysiologie 427
20.2 Fehlbildungen 427
20.3 Verletzungen 427
20.4 Gastritis und Ulkuskrankheit 427

20.4.1	Gastritis	427		

- 20.4.1 Gastritis 427
- 20.4.2 Ulcus ventriculi 428
- 20.4.3 Ulcus duodeni 429
- 20.5 Magenausgangsstenose (Pylorusstenose) 429
- 20.6 Tumoren 429

21 Dünndarm 430

- 21.1 Fehlbildungen 430
- 21.2 Morbus Crohn 430
- 21.3 Durchblutungsstörungen 430
- 21.4 Dünndarmtumoren 431

22 Kolon 432

- 22.1 Megakolon 432
- 22.2 Appendizitis 432
- 22.3 Colitis ulcerosa 432
- 22.4 Divertikulose und Divertikulitis ... 433
- 22.5 Tumoren 433
  - 22.5.1 Adenome 433
  - 22.5.2 Kolonkarzinom 434
  - 22.5.3 Karzinoid 434

23 Rektum und Anus 435

- 23.1 Fehlbildungen 435
- 23.2 Hämorrhoiden 435
- 23.3 Rektumprolaps 435
- 23.4 Entzündliche Erkrankungen 435
- 23.5 Tumoren 436

24 Akutes Abdomen, Peritonitis und Ileus 437

- 24.1 Akutes Abdomen 437
- 24.2 Peritonitis 437
- 24.3 Ileus 437

25 Leber 439

- 25.1 Portale Hypertension 439
  - 25.1.1 Komplikation 439
- 25.2 Verletzungen 439
- 25.3 Leberabszess 439
- 25.4 Tumoren 439
  - 25.4.1 Benigne Tumoren 439
  - 25.4.2 Maligne Tumoren 440

26 Gallenblase und Gallenwege 441

- 26.1 Gallensteinleiden (Cholelithiasis) .. 441
- 26.2 Tumoren 441

27 Pankreas 442

- 27.1 Fehlbildungen 442
- 27.2 Verletzungen 442
- 27.3 Entzündungen 442
- 27.4 Tumoren 443

28 Nebenniere 444

- 28.1 Erkrankungen der Nebennierenrinde 444
- 28.2 Phäochromozytom 444

29 Milz 445

- 29.1 Verletzungen 445

30 Hernien 446

- 30.1 Leistenhernien 446
- 30.2 Schenkelhernien (Femoralhernien) . 446
- 30.3 Hernia obturatoria 446
- 30.4 Littré-Hernie (Darmwandbruch) ... 446

31 Unfallheilkunde 447

- 31.1 Physikalische Verletzungen 447
- 31.2 Frakturen und Luxationen 447
  - 31.2.1 Frakturtypen 447
  - 31.2.2 Ischämie-Schäden 447
  - 31.2.3 Frakturheilung 448
  - 31.2.4 Frakturtherapie 448
- 31.3 Verletzungen des Thorax 449
- 31.4 Verletzungen des Abdomen 449
- 31.5 Verletzungen der oberen Extremität 450
  - 31.5.1 Schultergürtel 450
  - 31.5.2 Oberarm 451
  - 31.5.3 Ellenbogen und Unterarm .. 451
  - 31.5.4 Handgelenk und Hand 452
- 31.6 Verletzungen des Beckens und der unteren Extremität 453
  - 31.6.1 Becken 453
  - 31.6.2 Hüftgelenk und Oberschenkel 453
  - 31.6.3 Kniegelenk und Unterschenkel 454
  - 31.6.4 Sprunggelenk und Fuß 455
- 31.7 Wirbelsäule 456

3. Tag

1 Topographische Anatomie

1.1 Kopf

1.1.1 Gefäß- und Nervendurchtrittsstellen Schädel

- Foramen rotundum → N. maxillaris (Nervus V/2)
- Foramen ovale → N. mandibularis (Nervus V/3)
- Foramen spinosum → A. meningea media
- Porus acusticus int. → A. und Vv. labyrinthi, N. facialis, N. vestibularis
- Foramen stylomastoideum → N. facialis

1.2 Hals

1.2.1 Blutversorgung Schilddrüse

Allgemein

- Blutversorgung durch
  - A. thyroidea sup. aus der A. carotis ext.
  - A. thyroidea inf. aus dem Truncus thyreocervicalis der A. subclavia
- Venöser Abfluss
  - Obere und laterale Venen → V. jugularis int.
  - Untere Venen → V. anonyma

1.2.2 Trigonum caroticum

Allgemein

- Begrenzung durch
  - M. sternocleidomastoideus (laterale Begrenzung)
  - M. omohyoideus (mediale Begrenzung)
  - Venter post. des M. digastricus (kraniale Begrenzung)
- Enthält Aufzweigungsstelle der A. carotis communis in A. carotis int. und A. carotis ext.

1.2.3 Spatium parapharyngeum

Allgemein

- Im Spatium parapharyngeum verlaufen
  - A. carotis int.
  - V. jugularis int.
  - N. vagus
  - N. glossopharyngeus
  - N. hypoglossus

1.3 Mediastinum

- Im hinteren Mediastinum verlaufen
  - Nn. vagi
  - Aorta descendens
  - Vv. azygos et hemiazygos
  - Ductus thoracicus

⚠ Das Herz und die Nn. phrenici liegen/verlaufen im vorderen Mediastinum.

1.4 Bauch und Becken

1.4.1 Magen

Allgemein

- Fundus liegt unter der linken Zwerchfellkuppel
- Große Kurvatur hat Beziehungen zur Milz und zum Colon transversum
- Hinterwand grenzt an Bursa omentalis

1.4.2 Ductus choledochus

Allgemein

- Stellt nach Vereinigung mit dem Ductus cysticus die Fortsetzung des Ductus hepaticus communis dar
- Verläuft zusammen mit der A. hepatica propria und der V. portae im Ligamentum hepatoduodenale
- Verläuft dorsal der Pars sup. duodeni und mündet in die Pars descendes duodeni

1.5 Untere Extremität

1.5.1 Lacuna vasorum

Allgemein

- Es gilt von medial nach lateral: Vene → Arterie → Nerv (VAN) → Vena femoralis liegt medial der A. femoralis und diese medial des R. femoralis des N. genitofemoralis

3. Tag

2 Indikationen und Kontraindikationen des operativen Eingriffs

2.1 Rechtliche Grundlagen

Präoperatives Aufklärungsgespräch

Durchführung

- Aufklärung über
  - Diagnose, Krankheitsverlauf und Prognose
  - Art und Umfang des Eingriffes, sowie postoperativer Maßnahmen
  - Typischen Verlauf, typische Komplikationen und operationsbedingte Letalität
  - Therapeutische Alternativen
- Inhalt und Einwilligung des Patienten müssen sorgfältig protokolliert werden → dient v. a. dem rechtlichen Schutz des Arztes
- Einwilligung zur Operation nur rechtmäßig, wenn der Patient ausreichend aufgeklärt ist

Operativer Eingriff

Allgemein

- Juristisch erfüllt ein operativer Eingriff den Tatbestand einer Körperverletzung
- Ein vital indizierter, operativer Eingriff darf nicht gegen den Willen eines geschäftsfähigen Patienten durchgeführt werden
- Bei nicht willensfähigem Patient bedarf es der Einwilligung eines gesetzlichen Vertreters zur Operation
- Bei bewusstlosem Patient kann ein Eingriff nach dem mutmaßlichen Willen des Patienten durchgeführt werden

2.2 Fachliche Grundlagen

Chirurgische Indikationen

Formen

- Absolute Indikation
  - Rupturiertes Aortenaneurysma
  - Milzruptur
  - Perforationsperitonitis
  - Ösophagusatresie
  - Mammakarzinom
- Prophylaktische Indikation
  - Leistenhernie
  - Adenomatöse Kolonpolypen
- Kosmetische Indikation
  - Mastoptose
- Kontraindikation
  - Milzbrand

2.3 Operationszeitpunkt

Formen

- Notoperation (Sofortoperation)
  - Hodentorsion
  - Rupturiertes Aortenaneurysma
- Dringliche Operation
  - Irreponible Leistenhernie
  - Offene Fraktur
- Elektivoperation

3 Asepsis, Antisepsis, Hospitalismus

3.1 Nosokomiale Infektion

Definition

- Im Krankenhaus erworbene Infektion

Erreger

- Staphylokokken → verursachen häufig Wundinfektionen
- Pseudomonas aeruginosa
- Klebsiellen → verursachen häufig Infektionen der Atemwege
- Candida

Allgemein

- Häufigste Manifestationsformen
  - Harnwegsinfektionen
  - Atemwegsinfektionen
  - Wundinfektionen
- Wichtigste Infektionsquelle: Keime an den Händen des Krankenhauspersonals

Diagnostik

- Bei Klebsiellen: Nachweis im Trachealsekret

Prävention

- Hygienische Maßnahmen
  - Händedesinfektion
- Bauliche Maßnahmen
  - Präoperative Trennung aseptischer und septischer Patienten
  - Schleusen für Personal und Patienten im Op-Bereich
- Therapeutische Maßnahmen
  - Kurze präoperative Phase
  - Gewebeschonende Operation

⚠ Eine Langzeitantibiotikatherapie dient nicht der Prävention, sondern führt im Gegenteil zur Resistenzentwicklung der Keime.

4 Grundprinzipien der Operationstechnik

4.1 Instrumentarium

Nahtmaterial

Formen

- Resorbierbar
  - Catgut
  - Chromiertes Catgut
  - Polydioxanon (PDS)
  - Polyglykolsäure (PGS)
- Nichtresorbierbar
  - Seide
  - Draht

4.2 Operationstechnik

4.2.1 Schnittführung

Hautschnitt

Allgemein

- Kosmetisch günstig ist die Schnittführung entlang der Hautspannungslinien (sog. Langer-Linien)
- Möglichkeiten der Schnittführung
  - Kocher-Kragenschnitt bei Struma
  - Wechselschnitt bei Appendektomie
  - Pfannenstielschnitt bei gynäkologischen Eingriffen
  - Oberbauchquerschnitt bei Pankreasresektion
  - Inguinaler Längsschnitt bei femoraler Embolektomie
  - Oberbauchmedianschnitt bei Magenresektion

4.2.2 Nahttechnik

Nahttechnik zum Hautverschluss

Formen

- Einzelknopfnaht
- Donati-Naht (Rückstichnaht)
- Allgöwer-Naht (subkutane Rückstichnaht)
- Intrakutannaht
- Klammernaht

Nervennaht

Allgemein

- Nach gelungener Naht eines peripheren Nervs beträgt die axonale Regenerationsgeschwindigkeit ca. 1 mm/Tag
- Als Interponat zur Defektüberbrückung wird bevorzugt der N. suralis benutzt

4.2.3 Zentraler Venenkatheter

Formen

- Vena subclavia-Katheter
- Vena basilica-Katheter
- Vena jugularis int.-Katheter
- Vena jugularis ext.-Katheter

Vena subclavia-Katheter

Durchführung

- Punktionsstelle: Unterkante mittleres Drittel der Klavikula → Katheterspitze liegt in der V. cava sup.

Kontraindikation

- Schwere Gerinnungsstörungen

Komplikation

- Pneumothorax (häufigste Komplikation) → nach Legen Röntgen-Thorax zum Ausschluss des Pneumothorax (außerdem zur Kontrolle der regelrechten Lage der Katheterspitze)

4.2.4 Punktion

Formen

- Punktion bei Pleuraerguss
  - Punktionsstelle: hintere Axillarlinie 7. ICR
- Punktion bei Herzbeuteltamponade
  - Punktionsstelle: epigastrischer Winkel zwischen Xiphoid und Rippenbogen
- Harnblasenpunktion
  - Punktionsstelle: Medianlinie, 2 Querfinger oberhalb der Symphyse
- Lumbalpunktion
  - Punktionsstelle: Schnittpunkt der Wirbelsäule mit der Verbindungslinie beider Beckenkämme

- Durchführung: Punktion bei sitzendem oder seitlich liegendem Patienten in Kyphose der Lendenwirbelsäule
- Suboccipitalpunktion
  - Technik: Durchstechen des Lig. nuchae, der Membrana atlantooccipitalis post., der Dura mater und der Arachnoidea zur Punktion der Cisterna cerebellomedullaris
- A. femoralis-Punktion
  - Punktionsstelle: unterhalb des Leistenbandes

4.2.5 Rekonstruktion

Hautdefekte

Therapie

- Hauttransplantation
- Hautplastik

Hauttransplantation

Definition

- Verpflanzung eines Hautlappens, wobei die ursprüngliche Blutversorgung unterbrochen ist

Formen

- Vollhautlappen
  - Indikation: Deckung von Defekten im Gesicht (z. B. Nase), Hohlhand und Fußsohle
- Spalthautlappen

Hautplastik

Definition

- Verpflanzung eines Hautlappens, wobei die ursprüngliche Blutversorgung erhalten bleibt

Formen

- Verschiebelappen
- Rundstiellappen
- Kreuzlappen
- Myokutanlappen

4.3 Organtransplantation

Formen

- Autolog (autogen): Verpflanzung von einer Körperstelle auf eine andere innerhalb eines Individuums
- Isolog (isogen): Verpflanzung zwischen 2 eineiigen Zwillingen
- Homolog (allogen): Verpflanzung zwischen 2 Individuen derselben Spezies
- Heterolog (xenogen): Verpflanzung zwischen 2 Spezies
- Alloplastisch: Verpflanzung von Fremdmaterial

5 Pathophysiologische Folgen, Vorbehandlung und Nachbehandlung bei operativen Eingriffen und Traumen

5.1 Pathophysiologische Folgen

Postaggressionssyndrom („Postoperative Krankheit")

Pathogenese

- Gesteigerte Sekretion antiinsulinärer Hormone und verminderte Insulinwirkung → gesteigerte Glykogenolyse und Gluconeogenese → Hyperglykämie
- Gesteigerte Katecholaminsekretion → Steigerung des Sympathikotonus mit Tachykardie → Steigerung des Herzzeitvolumens
- Gesteigerte ADH-Sekretion → Oligurie
- Gesteigerte Aldosteron- und Cortisolsekretion → Natrium-Retention und Kalium-Verluste
- Insgesamt katabole Stoffwechsellage → negative Stickstoffbilanz und Temperaturerhöhung durch pyrogene Eiweißzerfallsprodukte

Postoperative Hyperkaliämie

Ätiologie

- Postoperative Niereninsuffizienz
- Ausgedehnte Weichteilverletzung
- Reperfusion einer ischämischen Extremität
- Katabole Stoffwechsellage

5.2 Voruntersuchung und Vorbehandlung

Hypokaliämie

Ätiologie

- Diuretika-Therapie
- Morbus Cushing

Therapie

- In schweren Fällen: 20 mmol Kalium/h

Metabolische Azidose

Ätiologie

- Verlust alkalischen Darminhaltes
- Verbrennungen
- Peritonitis

Diagnostik

- Blutgasanalyse bei dekompensierter Azidose: pH und pCO_2 erniedrigt

Therapie

- Bicarbonat-Infusion

Metabolische Alkalose

Ätiologie

- Verlust von saurem Magensaft z. B. durch eine Magensonde oder durch Erbrechen
- Diuretikatherapie mit Hypokaliämie

Diagnostik

- Blutgasanalyse: pH und pCO_2 erhöht

Therapie

- Infusion von Arginin-Hydrochlorid
- Bei Hypokaliämie: Kaliumsubstitution

5.3 Postoperative Therapie, Nachsorge und Rehabilitation

Postoperative Thromboseprophylaxe

Durchführung

- Physikalische Maßnahmen
  - Aktive Atem- und Beingymnastik
  - Kompressionsstrümpfe
  - Bettfahrrad
  - Frühmobilisation
- Medikamentöse Maßnahmen
  - Low-dose-Heparinisierung: 2–3 x 5000 I.E. Heparin s.c. pro Tag, präoperativ beginnen

Wirkung: aktiviert Antithrombin III und hemmt Faktor X
Antidot bei Überdosierung: Protaminsulfat

 Thrombozytenaggregationshemmer wie ASS eignen sich nicht zur Thromboseprophylaxe

Lungenatelektase- und Pneumonieprophylaxe

Durchführung

- Häufiger Lagerungswechsel
- Ausreichend Analgetika
- Inhalationen

5.4 Postoperative Komplikationen

Fettembolie

Ätiologie

- Frakturen (z. B. Oberschenkeltrümmerfraktur)
- Knochenoperationen
- Große Weichteilverletzungen

Pathogenese

- Einschwemmung von Fetttröpfchen → Mikrozirkulationsstörung besonders im Bereich der Lunge (allerdings können auch andere Organe betroffen sein)

Symptomatik

- Dyspnoe
- Zyanose
- Tachykardie
- Petechiale Blutungen
- Motorische Unruhe
- Verwirrtheit
- Bewusstseinsstörung

Diagnostik

- Röntgen-Thorax: diffuse Verschattungen der Lunge (sog. „Schneegestöber")

Therapie

- Immobilisation der Frakturen
- Beatmung
- Prophylaxe und Bekämpfung des Schocks bzw. der Hypovolämie
- Verminderung der Plättchen-Adhäsion durch niedermolekulares Dextran

Singultus

Ätiologie

- Ileus
- Magenatonie
- Subphrenischer Abszess
- Peritonitis

Pathogenese

- Krampfartige Kontraktion des Zwerchfells

Postoperative Magenatonie

Symptomatik

- Völlegefühl
- Übelkeit und Erbrechen

Therapie

- Legen einer Magensonde
- Medikamentös z. B. mit Metoclopramid

Platzbauch

Definition

- Wundruptur mit Vorfall von Baucheingeweiden nach Laparotomie

Pathogenese

- Intraabdominelle Drucksteigerung z. B. durch Husten
- Infektionen

Symptomatik

- Darmschlingen am Wundgrund erkennbar

Therapie

- Sofortige Wundrevision

Keloid

Pathogenese

- Überschießende posttraumatische Bindegewebsproliferation Wochen bis Monate nach Verletzung im Bereich der Narbe

Therapie

- Intraläsionale Injektion von Glukokortikoiden
- Bestrahlung

6 Wundheilung und Wundbehandlung

6.1 Wundheilung

Formen

- Primäre Wundheilung
- Sekundäre Wundheilung

Komplikation

- Wundheilungsstörungen

Primäre Wundheilung

Definition

- Wundheilung ohne wesentliche bindegewebige Reaktion

Phasen der Wundheilung

- Exsudationsphase (Latenzphase, 1. – 4. Tag)
  - Freisetzung inflammatorischer Substanzen → Hyperämie und lokale Azidose
  - Aktivierung der Blutgerinnung
  - Ausfällung von Fibrin zur Wundabdichtung
  - Einwanderung von Granulozyten, Monozyten und Fibroblasten → Monozyten wandeln sich in Gewebsmakrophagen um
- Proliferationsphase (4. – 10. Tag)
  - Einsprossen von Kapillaren
  - Kollagensynthese durch Fibroblasten
- Reparationsphase (10. – 20. Tag)
  - Kollagenfaserbündelsynthese

Sekundäre Wundheilung

Definition

- Wundheilung von größeren Gewebedefekten mit starker bindegewebiger Vernarbung

Allgemein

- Wundheilung erfolgt analog den Phasen der primären Wundheilung

Wundheilungsstörungen

Ätiologie

- Gleichzeitige Therapie mit Glukokortikoiden, Zytostatika oder Antikoagulantien
- Viatmin C-Mangel
- Hypoproteinämie (Eiweißmangel)
- Fremdkörper

6.2 Wundbehandlung

Durchführung

- Anästhesie
- Vorbereitende Maßnahmen: Reinigung und Desinfektion der Wunde
- Wundausschneidung nach Friedrich (sog. Débridement)
  - Wundausschneidung im Gesicht und an den Händen kontraindiziert
- Wundverschluss: primär oder sekundär
- Impfungen je nach Impfstatus
  - Tetanus
  - Tollwut z. B. nach Bisswunden

Primärer Wundverschluss

Indikationen

- Wunden (z. B. Schnittverletzungen), die nicht älter als 6–8 Stunden sind

Kontraindikationen

- Bisswunden
- Schusswunden
- Stichwunden
- Pfählungswunden

7 Chirurgische Infektionslehre

7.1 Gasbrand und Tetanus

Gasbrand

Erreger

- Clostridium perfringens (obligater Anaerobier)

Pathogenese

- Durch starke Zerstörung des Gewebes gelangen Keime in die Tiefe → Keimvermehrung unter anaeroben Bedingungen
- Produktion von Exotoxinen
- ⚠ Keine Infektionsgefahr bei Bagatellverletzungen.

Symptomatik

- Schmerzhafte Weichteilschwellung
- Tachykardie
- Rascher körperlicher Verfall

Diagnostik

- Röntgenaufnahme: Muskelfiederung

Therapie

- Operative Wundversorgung
- Hyperbare Oxygenation
- Antibiotika: Penicillin G

Prognose

- Ohne Therapie letal

Tetanus

Erreger

- Clostridium tetani (obligater Anaerobier)

Pathogenese

- Produktion von neurotoxischem Exotoxin

Symptomatik

- Kopfschmerzen und Schweißausbrüche als Prodromi
- Trismus
- Risus sardonicus
- Überwiegend dorsale Muskelgruppen betroffen

Therapie

- Chirurgische Wundrevision
- Bei nicht gegen Tetanus geimpften Patienten: Simultanimpfung mit Tetanushyperimmunglobulin und Tetanustoxoid (vorbehandeltes Tetanustoxin)

Prognose

- Gesamtletalität beträgt ca. 30 %

7.2 Aktinomykose

Erreger

- Actinomyces israelii (grampositives, fakultativ pathogenes Bakterium)

Pathogense

- Erreger werden pathogen, wenn sie in tiefer liegendes Gewebe gelangen

Allgemein

- Lokalisation
  - Am häufigsten Hals- und Gesichtsweichteile betroffen (zervikofaziale Lokalisation)
  - Abdominelle Form betrifft bevorzugt Ileozökalregion

Symptomatik

- Brettharte Schwellung
- Fistelbildung

Komplikationen

- Knochendestruktionen
- „Schwefelkörner" nach Inzision betroffener Herde

Diagnostik

- Kultureller Erregernachweis auf speziellen anaeroben Nährböden

Therapie

- Antibiotika: Penicillin G
- Abszessdrainage
- Fistelspaltung

Chirurgie

7.3 Sonstige bakterielle Infektionen

Abszess

Definition

- Durch eine Membran abgegrenzter Eiterherd in einer nicht präformierten Höhle

Erreger

- Staphylokokken

Therapie

- Inzision und Drainage

Subphrenischer Abszess

Symptomatik

- Oberflächliche Atembewegungen
- In Schulter ausstrahlende Schmerzen
- Zwerchfellhochstand und eingeschränkte Zwerchfellbeweglichkeit
- Singultus
- Basaler Pleuraerguss
- Basale Atelektase

Empyem

Definition

- Eiteransammlung in einer präformierten Höhle (z. B. Kniegelenk)

Erysipel

Erreger

- Streptokokken

Symptomatik

- Scharf begrenzte Hautrötung
- Fieber

Komplikation

- Elephantiasis bei rezidivierenden Infektionen

Therapie

- Antibiotika

Oberlippenfurunkel

Erreger

- Staphylokokken

Komplikation

- Sinus cavernosus Thrombose

Therapie

- Konservativ
- Inzision ist streng kontraindiziert

Karbunkel

Definition

- Konfluierende Entzündung mehrerer abszedierender Haarbalgentzündungen (Furunkel) unter Zerstörung des dazwischen liegenden Gewebes

Erreger

- Staphylokokken

Allgemein

- Prädisponierender Faktor: Diabetes mellitus

Symptomatik

- Fieber

Therapie

- Antibiotika
- Fortgeschrittene Fälle: Exzision der Nekrosen

Phlegmone

Definition

- Diffuse, flächenhafte Entzündung des interstitiellen Bindegewebes

Sehnenscheidenphlegmone

Symptomatik

- Rötung
- Schwellung
- Schmerzen

Therapie

- Chirurgische Intervention

Handphlegmone

Symptomatik

- Starke Schmerzen
- Schwellung und Rötung
- Handrückenödem
- Fieber

Milzbrand

Erreger

- Bacillus anthracis (aerobes, sporenbildendes Bakterium)

Symptomatik

- Bei Hautmilzbrand: schmerzlose, juckende Papeln mit zentralem Bläschen (Pustula maligna)

Diagnostik

- Bakteriologische Untersuchung des Bläscheninhaltes

Therapie

- Antibiotika: Penicillin G
- Operative Inzision streng kontraindiziert

7.4 Infektiöse Erkrankungen der Hand

Panaritium

Erreger

- Staphylokokken

Formen

- Panaritium cutaneum
- Panaritium subcutaneum
- Kragenknopfpanaritium: Verbindung eines Panaritium cutaneum und eines Panaritium subcutaneum durch einen kleinen Kanal
- Panaritium articulare
- Panaritium ossale

Diagnostik

- Röntgenaufnahme bei Verdacht auf Panaritium ossale

Therapie

- Erstmaßnahme: chirurgische Intervention in Plexusanästhesie (Lokalanästhetika sind kontraindiziert) → anschließende Ruhigstellung
- Antibiotika

Paronychie

Definition

- Entzündung im Bereich des Nagelwalls

Therapie

- Operativ mittels Emmet-Plastik

7.5 Virusinfektionen

Tollwut (Rabies)

Erreger

- Lyssavirus

Allgemein

- Nach Tierbiss muss eine Tollwuterkrankung des Tieres unbedingt ausgeschlossen werden

Symptomatik

- Vermehrter Speichelfluss
- Hydrophobie
- Schlingkrämpfe
- Atemlähmung

Therapie

- Bei Tollwutverdacht nach Tierbiss
  - Hautreinigung mit Seife und Wasser
  - Desinfektion der Wunde mit Alkohol
  - Wundausschneidung
  - Tollwutschutzimpfung

⚠ Eine sofortige Wundnaht ist nach Bisswunden kontraindiziert.

HIV

Allgemein

- Postexpositionelle Maßnahmen bei HIV-Inokulation
  - Wunde zum Bluten bringen, anschließende Desinfektion
  - Azidothymidin (AZT)

- Antikörperbestimmungen in regelmäßigen Abständen
- Einleitung eines D-Arzt Verfahrens bei Arbeitsunfällen
- Risiko einer HIV-Infektion durch Blutkonserven: ca. 1 : 1 Million

7.6 Parasitäre Erkrankungen

Echinokokkose

Erreger

- Echinococcus granulosus (Hundebandwurm)
- Echinococcus multilocularis (Fuchsbandwurm)

Pathogenese

- Echinococcus granulosus: meist Leberbefall mit Ausbildung von Zysten
- Echinococcus multilocularis: meist Leberbefall mit tumorartiger Ausbreitung

Symptomatik

- Oberbauchschmerzen und Oberbauchdruckgefühl rechts
- Ikterus

Diagnostik

- Sonographie
- CT
- Angiographie
- Serologie durch Immunfluoreszenz: eine negative Serologie schließt die Infektion nicht aus
- Probepunktion ist kontraindiziert

Therapie

- Zystektomie unter Belassung der Wirtskapsel oder Perizystektomie mit Entfernung der Kapsel
- Bei Inoperabilität (besonders häufig bei Echinococcus multilocularis): Mebendazol

8 Schock

Ätiologie

- Volumenmangel
  - Blutverluste
  - Verbrennungen
  - Langandauerndes Erbrechen
  - Langandauernde Diarrhö
- Anaphylaktische Reaktion
- Kardiogen

Symptomatik

- Tachykardie
- Kleine Blutdruckamplitude
- Oligurie
- Kalter Schweiß
- Kalte, blasse Haut
- Tachypnoe
- Bei anaphylaktischem Schock: Quincke-Ödem

Diagnostik

- Bestimmung des Schockindex nach Allgöwer: Quotient aus Pulsfrequenz und systolischem Blutdruck
  - Schockindex von 0,5: Normalbefund
  - Schockindex von 1,0: drohender Schock (tritt bei Verlust von ca. 20–30 % des Blutvolumens auf)
  - Schockindex von 1,5: manifester Schock
- Differenzierung zwischen kardiogenem und Volumenmangelschock: ZVD-Messung
  - Kardiogener Schock: ZVD erhöht
  - Volumenmangelschock: ZVD erniedrigt

Therapie

- Bei Volumenmangelschock
  - Überwachung Kreislauf
  - Kolloidale Plasmaersatzmittel
  - Erythrozytenkonzentrate
  - Azidosetherapie

9 Chirurgische Diagnostik, Klassifikation und Behandlung von Tumoren

9.1 Klassifikation von Tumoren

TNM-Klassifikation

Definition

- Einteilung maligner Tumoren vor einer Therapie hinsichtlich Größe, regionaler Metastasierung und Fernmetastasierung

Residualtumor

Allgemein

- Nach Tumorentfernung wird beurteilt, ob ein Residualtumor vorhanden ist oder nicht
  → R – Klassifikation:
  - R0 = kein Residualtumor
  - R1 = mikroskopischer Residualtumor
  - R2 = makroskopischer Residualtumor
  - Rx = nicht zu beurteilen

9.2 Allgemeine Aspekte der Therapie maligner Tumoren

Formen

- Operation
- Radiatio
- Chemotherapie
- Hormontherapie
- Immuntherapie

Hormontherapie

Indikationen

- Mammakarzinom
- Uteruskarzinom
- Prostatakarzinom

9.3 Knochenmetastasen

Ätiologie

- Prostatakarzinom
- Bronchialkarzinom
- Mammakarzinom
- Nierenzellkarzinom
- Schilddrüsenkarzinom

Komplikation

- Pathologische Frakturen

⚠ Pathologische Frakturen treten u. a. auch im Rahmen eines Plasmozytoms auf.

10 Chirurgische Begutachtung

Gesetzliche Unfallversicherung

Allgemein

- Dient dem Versicherten zum Schutz bei
  - Arbeitsunfall
  - Wegeunfall
  - Berufskrankheit
- Träger sind die Berufsgenossenschaften
- Rentenzahlungen (durch die Berufsgenossenschaften) erfolgen ab einer Minderung der Erwerbsfähigkeit von 20 %

Siehe außerdem Sozialmedizin und Arbeitsmedizin

11 Kopf, Gehirn, Rückenmark und periphere Nerven

11.1 Kopf und Gehirn

11.1.1 Raumfordernde intrakranielle Prozesse

Meningeom

Epidemiologie

- Häufigkeitsgipfel um das 50. Lebensjahr

Symptomatik

- Kopfschmerzen
- Epileptische Anfälle
- Sensomotorische Hemisymptomatik
- Symptome nehmen langsam, z. T. über Jahre hinweg zu

Komplikation

- Foster-Kennedy-Syndrom
  - Definition: Vorliegen einer ipsilateralen Optikusatrophie und einer kontralateralen Stauungspapille
  - Ätiologie: mediales Keilbeinmeningeom

Diagnostik

- CT mit und ohne Kontrastmittel: hyperdense Raumforderung mit homogener Kontrastmittelaufnahme

Therapie

- Exstirpation

Astrozytom Grad II

Symptomatik

- Fokale epileptische Anfälle
- Langsame Entwicklung einer Halbseitenschwäche

Diagnostik

- CT mit und ohne Kontrastmittel: meist hypodense Raumforderung ohne Kontrastmittelanreicherung
- Angiogramm: zeigt keine pathologische Vaskularisation

Therapie

- Operative Resektion

Akustikusneurinom

Symptomatik

- Progrediente Hörminderung (Hypakusis)
- Gleichgewichtsstörungen
- Fazialisparese

Diagnostik

- CT: hyperdense Raumforderung der hinteren Schädelgrube
- Mittel der Wahl: MRT
- Liquorpunktion: Eiweißerhöhung

Therapie

- Operative Resektion

Arteriovenöses Angiom

Symptomatik

- Epileptische Anfälle

Diagnostik

- Angiographie: Nachweis der zuführenden Gefäße, des Areals mit Hyperperfusion und des abführenden Gefäßes

Glioblastom (Glioblastoma multiforme)

Epidemiologie

- Häufigkeitsgipfel nach dem 50. Lebensjahr

Allgemein

- Sehr bösartiger, rasch wachsender Tumor

Symptomatik

- Kopfschmerzen
- Persönlichkeitsveränderungen
- Symptome entwickeln sich über einen sehr kurzen Zeitraum

Diagnostik

- CT mit und ohne Kontrastmittel: unscharf begrenzte Raumforderung mit ringförmiger Kontrastmittelaufnahme

Prognose

- Ungünstig, die Überlebensrate beträgt nach Diagnosestellung meist nur mehrere Monate

Bitemporale Hemianopsie

Ätiologie

- Hirntumoren
  - Kraniopharyngeome (besonders bei suprasellärer Lokalisation)
  - Hypophysenadenome
  - Meningeome
- Aneurysma der A. carotis int.

Pathogenese

- Läsion der gekreuzt verlaufenden nasalen Fasern des N. opticus im Chiasma opticum → Ausfall der nasalen Anteile der Retina

11.1.2 Zerebrovaskuläre Erkrankungen

Subarachnoidalblutung

Ätiologie

- Aneurysma meist im Bereich des Circulus arteriosus Willisii

Symptomatik

- Plötzlich auftretende heftige Kopfschmerzen
- Meningismus
- Übelkeit und Erbrechen
- Bewusstseinsstörungen

Komplikation

- Gefäßspasmen nach dem 3. Tag

Diagnostik

- CT
- Liquorpunktion: blutiger Liquor

Therapie

- Frühoperation

Zerebrale Ischämie

Verlaufsformen

- Transitorische ischämische Attacke (TIA)
  - Definition: fokal neurologische Ausfälle, die innerhalb von 24 h vollständig reversibel sind
- Prolongiertes reversibles ischämisches neurologisches Defizit (PRIND)
- Ischämischer Infarkt
  - Beispiel: A. cerebri media-Infarkt Symptomatik: kontralaterale Hemiparese, Bewusstseinstrübung Diagnostik: CT, das meist erst nach Stunden bis Tagen eine nachweisbare hypodense Läsion im Versorgungsgebiet der A. cerebri media zeigt

11.1.3 Schädel-Hirn-Trauma (SHT)

Traumatische Hämatome

Formen

- Epidurales Hämatom
- Subdurales Hämatom
  - Akutes subdurales Hämatom
  - Chronisches subdurales Hämatom
- Intrazerebrales Hämatom

Epidurales Hämatom

Ätiologie

- Kopftrauma → Verletzung der A. meningea media (oft hervorgerufen durch Frakturen des Os temporale)

Allgemein

- Epidurales Hämatom wird in seiner Ausbreitung einerseits durch die Innenseite des Schädels und andererseits durch die Dura mater begrenzt

Symptomatik

- Oft kurze Bewusstlosigkeit, danach ein „symptomfreies Intervall", gefolgt von einer progredienten Eintrübung

Diagnostik

- CT (erste Maßnahme): meist hyperdense bikonvexe Raumforderung

Chirurgie

Therapie

- Sofortige operative Trepanation mit Ablassen des Hämatoms

Akutes subdurales Hämatom

Komplikation

- Große Ausdehnung → Kompression des ipsilateralen Seitenventrikels und Verlagerung der Mittellinienstrukturen

Diagnostik

- CT: hyperdense, sichelförmige Raumforderung

Therapie

- Operation in Abhängigkeit der Ausdehnung

Chronisches subdurales Hämatom

Symptomatik

- Kopfschmerzen
- Hemiparese
- Verwirrtheit
- Symptome entwickeln sich Wochen bis Monate nach dem Trauma

Diagnostik

- CT: hypodense, sichelförmige Raumforderung

Therapie

- Operative Ausräumung

Mittelhirneinklemmung

Pathogenese

- Hirndrucksteigerung → Einklemmung des Mittelhirns im Tentoriumschlitz

Symptomatik

- Bewusstseinstrübung bis Koma
- Mydriasis durch Kompression des N. oculomotorius
- Muskeltonuserhöhung
- Vegetative Störungen z. B. Atemstörungen

Karotis-Sinus-cavernosus-Fistel

Ätiologie

- Trauma

Symptomatik

- Pulsierender Exophthalmus
- Chemosis

Komplikation

- Optikusatrophie

Diagnostik

- Auskultation: pulssynchrones Geräusch über dem Schädel hörbar

Therapie

- Bei Fistel mit hohem Blutfluss: Embolisation

Schädelfrakturen, bei denen eine neurochirurgische Indikation besteht

Formen

- Offene Schädelimpressionsfraktur
- Schädelimpressionsfraktur um mehr als eine Kalottendicke
- Frontobasale Frakturen mit Rhinoliquorrhö (Liquorfluss aus der Nase)
- Wachsende Schädelfraktur im Kindesalter

Frontobasale Frakturen

Allgemein

- Einteilung erfolgt nach Escher (I-IV)

Symptomatik

- Monokel- oder Brillenhämatom
- Rhinoliquorrhö: Liquorfistel am häufigsten im Bereich der Siebbeinzellen und der Lamina cribrosa lokalisiert
- Pneumenzephalon

Zu den anderen neurologischen Krankheitsbildern wurden in der Chirurgie bisher nur vereinzelt Fragen gestellt → siehe Neurologie vor Beantwortung der Fragen.

12 Thorax

12.1 Thoraxverletzungen

12.1.1 Hämatothorax

Symptomatik

- Hypovolämie
- Tachykardie

Diagnostik

- Klinische Untersuchung
  - Perkussion: hyposonorer Klopfschall
  - Auskultation: abgeschwächtes oder aufgehobenes Atemgeräusch
- Röntgen-Thorax

Therapie

- Anlage einer Thoraxdrainage
- Bei hohen Blutverlusten: Thorakotomie

12.1.2 Pneumothorax

Formen

- Spontanpneumothorax
- Traumatischer Pneumothorax

Spontanpneumothorax

Ätiologie

- Ruptur subpleuraler Emphysemblasen

Symptomatik

- Stechender Thoraxschmerz der betroffenen Seite
- Belastungsdyspnoe
- Geringe Auswirkungen auf den Kreislauf bei einseitigem Pneumothorax

Komplikation

- Spannungspneumothorax

Diagnostik

- Klinische Untersuchung
  - Perkussion: hypersonorer Klopfschall
  - Auskultation: abgeschwächtes oder aufgehobenes Atemgeräusch
- Röntgen-Thorax

Therapie

- Anlage einer Thoraxdrainage

Traumatischer Pneumothorax

Ätiologie

- Rippenserienfraktur
- Stichverletzung Thorax
- Bronchusabriss
  - Symptomatik: Dyspnoe, Hämoptoe, Mediastinal- und Hautemphysem

Komplikation

- Spannungspneumothorax

Spannungspneumothorax

Ätiologie

- Kann sich aus allen Pneumothoraxformen entwickeln

Pathogenese

- Bei Inspiration gelangt Luft in den Pleuraraum, die exspiratorisch nicht entweichen kann → Überdruck in der betroffenen Thoraxhälfte → Mediastinalverlagerung zur gesunden Seite, tiefstehende Zwerchfelle, erweiterte Zwischenrippenräume

Symptomatik

- Obere Einflussstauung
- Dyspnoe
- Zyanose

Therapie

- Notfallmaßnahme: Entlastungspunktion
- Definitive Therapie: Anlage einer Thoraxdrainage

12.1.3 Aortenruptur

Ätiologie

- Dezelerationstrauma

Allgemein

- Prädilektionsstelle: Aortenisthmus, distal des Abganges der linken A. subclavia, im Bereich des Ligamentum Botalli

Diagnostik

- Klinische Untersuchung: normaler Blutdruck rechter Oberarm bei Hypotonie der unteren Körperhälfte (abgeschwächte Femoralispulse)
- Röntgen-Thorax: Mediastinalverbreiterung

  ⚠ Eine Mediastinalverbreiterung im Röntgen-Thorax kann auch bei Wirbelfrakturen, einem Einriss von kleineren Arterien und Venen sowie bei falscher Aufnahmetechnik entstehen.
- Aortographie

Therapie

- Notfalloperation

12.2 Thoraxwand und Pleura

12.2.1 Entzündungen

Pleuraempyem

Symptomatik

- Fieber
- Dyspnoe

Komplikation

- Pleuraempyemresthöhle (Therapie: Dekortikation)

Therapie

- Anlage einer Thoraxdrainage
- Antibiotika

12.3 Mediastinum

12.3.1 Entzündungen

Mediastinitis

Ätiologie

- Ösophagusperforation
- Fortgeleitete Entzündungen wie Tonsillitis oder Pleuraempyem

Komplikation

- Sepsis: Entstehung wird durch Ausbreitung im lockeren Bindegewebe des Mediastinums begünstigt

Diagnostik

- Röntgen-Thorax: Mediastinalverbreiterung
- Kontrastmitteldarstellung mit wasserlöslichem Kontrastmittel zum Nachweis einer evtl. Ösophagusruptur

Therapie

- Antibiotika
- Bei abszedierenden Prozessen im vorderen Mediastinum: kollare Mediastinotomie

12.3.2 Tumoren

Einteilung nach Lokalisation

- Oberes vorderes Mediastinum
  - Struma endothoracica
  - Thymom
    - Allgemein: Assoziation mit Myasthenia gravis
    - Histologie: häufig Mischung aus epithelialen und lymphozytären Elementen mit z. T. infiltrativem Wachstum
  - Teratom
  - Lymphom
- Unteres vorderes Mediastinum
  - Perikardzyste
- Mittleres Mediastinum
  - Lymphom

  ⚠ Die nodulär-sklerosierende Form des Morbus Hodgkin (Lymphogranulomatose) geht überwiegend vom Mediastinum aus
- Hinteres Mediastinum
  - Neurinom

Komplikationen

- Verschluss der V. cava sup. → obere Einflussstauung
- Rekurrensparese → Heiserkeit
- Schädigung des Grenzstranges → Horner-Syndrom
- Schädigung des N. phrenicus → Zwerchfellparese

Mediastinoskopie

Allgemein

- Dient der Abklärung von Erkrankungen des vorderen Mediastinums, wie z. B. einer Lymphknotenvergrößerung

12.4 Bronchien und Lunge

12.4.1 Bronchialkarzinom

Epidemiologie

- Männer häufiger als Frauen betroffen

Formen

- Nicht-kleinzellige Bronchialkarzinome
- Kleinzelliges Bronchialkarzinom → gehört zu den neuroendokrinen Tumoren

Risikofaktor

- Tabakrauchen

Symptomatik

- Husten, z. T. blutig
- Gewichtsverlust
- Paraneoplastische Syndrome, besonders bei kleinzelligem Bronchialkarzinom
  - Hyperkalzämie
  - Pseudo-Cushing
  - Myasthenie
- Bei Pancoast-Tumor der Lungenspitze
  - Horner-Syndrom
  - Brachialgie

Diagnostik

- Röntgen-Thorax
- CT
- Zytologie des Sputums
- Bronchoskopie: sichert in 70 % der Fälle die Diagnose
- Tumormarker bei kleinzelligem Bronchialkarzinom: Neuronenspezifische Enolase (NSE)

Metastasierung

- Hämatogen in
  - Leber
  - Nebennieren

Therapie

- Kurativ: je nach Tumorstadium Lob- oder Pneumektomie mit Lymphknotenresektion
- Kontraindikationen für eine kurative Radikaloperation
  - Schlechte Lungenfunktion
  - Fernmetastasen
  - Pleurakarzinose
  - Obere Einflussstauung
  - Heiserkeit bei Infiltration des N. laryngeus recurrens
- Kleinzelliges Bronchialkarzinom: Chemotherapie kombiniert mit Radiatio

Prognose

- Stadium I: 5-Jahresüberlebensrate nach operativer Therapie 50 %
- Kleinzelliges Bronchialkarzinom: besonders schlechte Prognose, da bei Diagnosestellung häufig schon Metastasen vorliegen

13 Herz

13.1 Herz- und thorakale Gefäßfehler

13.1.1 Kongenitale Herz- und thorakale Gefäßfehler ohne Kurzschluss

Pulmonalstenose

Pathogenese

- Verschmelzung der Pulmonalklappen im Bereich der Kommissuren → Druckbelastung rechter Ventrikel → rechtsventrikuläre Hypertrophie

Allgemein

- Kongenitaler azyanotischer Herzfehler

Therapie

- Operativ, möglichst elektiv im Vorschulalter
  - Operationsletalität deutlich unter 5 %

Aortenisthmusstenose

Formen

- Präduktale Stenose
  - Symptomatik: Zyanose der unteren Körperhälfte
- Postduktale Stenose
  - Symptomatik: Hypertonie der oberen Körperhälfte bei Hypotonie der unteren, Rippenusuren

Siehe außerdem Pädiatrie, Kapitel 11.1.1

13.1.2 Kongenitale azyanotische Herzfehler mit Links-rechts Kurzschluss

Vorhofseptumdefekt

Pathogenese

- Links-rechts-Shunt ohne Zyanose → vermehrte Lungendurchblutung

Allgemein

- Kongenitaler azyanotischer Herzfehler

Formen

- Ostium-primum-Typ
- Ostium-secundum-Typ

Therapie

- Operative Korrektur im 5.–10. Lebensjahr

Ventrikelseptumdefekt

Pathogenese

- Links-rechts-Shunt ohne Zyanose

Komplikation

- Eisenmenger-Reaktion: Shuntumkehr → Inoperabilität → schlechte Prognose

Therapie

- Operativer Verschluss, möglichst elektiv im frühen Kindesalter

13.1.3 Kongenitale zyanotische Herzfehler

Fallot-Tetralogie

Definition

- Kombinierter kongenitaler Herzfehler
  - Pulmonalstenose
  - Rechtsventrikuläre Hypertrophie
  - Ventrikelseptumdefekt
  - „Reitende Aorta"

Pathophysiologie

- Folgen der Pulmonalstenose
  - Rechtsventrikuläre Hypertrophie (→ Rechtstyp im EKG)
  - Verminderte Lungendurchblutung
  - Rechts-links-Shunt mit Zyanose

13.1.4 Aorten- und Mitralklappenfehler

Aortenklappeninsuffizienz

Symptomatik

- Pulsus celer et altus
- Leistungsminderung

Komplikationen

- Linksventrikuläre Wandhypertrophie und Dilatation
- Relative Mitralinsuffizienz → relative Trikuspidalinsuffizienz → Rückstau in die Hohlvenen

Therapie

- Zunächst medikamentöse Therapie der Herzinsuffizienz
- Operativ

Mitralstenose

Pathophysiologie

- Folgen der Mitralstenose
  - Dilatation des linken Vorhofes
  - Lungenstauung
  - Thrombenbildung im linken Vorhof
  - Rechtsventrikuläre Hypertrophie

Therapie

- Klappenersatz ab Stadium III

13.2 Herzwandaneurysma

Ätiologie

- Spätkomplikation des Myokardinfarktes

Komplikationen

- Thromben → Emboliegefahr
- Herzinsuffizienz
- Ruptur
- Herzrhythmusstörungen

Therapie

- Operation

13.3 Erkrankungen des Perikards

13.3.1 Entzündungen

Akute Perikarditis

Ätiologie

- Idiopathisch
- Infektionen
  - Viren
  - Bakterien z. B. Staphylokokken
- Urämie
- Immunologisch bedingte Perikarditis z. B. bei rheumatischem Fieber

Formen

- Trockene Perikarditis
- Feuchte Perikarditis

Pericarditis constrictiva

Definition

- Narbiger Folgezustand der akuten Perikarditis

Komplikationen

- Atrophie der Ventrikel
- Knöchelödeme
- Pleuratranssudat
- Proteinurie
- Leberstauung mit Ausbildung einer sog. Muskatnussleber

Therapie

- Perikardresektion über beiden Ventrikeln (Dekortikation)

13.3.2 Herzbeuteltamponade (Perikardtamponade)

Definition

- Ausfüllung des Herzbeutels mit Blut (Hämatoperikard) oder mit einem Perikarderguss

Symptomatik

- Einflussstauung (Halsvenenstauung) → erhöhter zentraler Venendruck
- Arterielle Hypotonie und Tachykardie
- Leise Herztöne
- Paradoxer Puls

Komplikation

- Kardiogener Schock

Therapie

- Entlastungspunktion

Hämatoperikard

Ätiologie

- Herzwandruptur bei Myokardinfarkt
- Trauma
- Aneurysmaruptur der Aortenwurzel
- Perforierter Myokardabszess

13.4 Operationsverfahren

Aortokoronarer Bypass

Definition

- Umgehung einer Stenose durch Anlage einer Anastomose zwischen Aorta und den Koronarien (Kranzarterien), häufig unter Verwendung eines Venentransplantates

Indikationen

- Stammstenose der linken Kranzarterie
- Koronare Dreigefäßerkrankung

Herzklappenprothesen

Formen

- Biologische Herzklappenprothesen
- Kunststoff- und Metall-Herzklappenprothesen

Biologische Herzklappenprothesen

Allgemein

- Eingesetzt werden meist Schweineaortenklappen
- Haltbarkeit 7–12 Jahre
- Keine Antikoagulation notwendig → können auch bei Frauen mit Kinderwunsch implantiert werden

Kunststoff- und Metall-Herzklappenprothesen

Allgemein

- Vorteil: längere Haltbarkeit als biologische Klappen
- Nachteil: lebenslange Antikoagulation notwendig

14 Gefäße

14.1 Arterien und Venen

14.1.1 Arterienverletzung

Einteilung

I Direkte Verletzungen
  1) Scharfes Trauma
  2) Stumpfes Trauma
II Indirekte Verletzungen
III Chronische Folgezustände
  1) Arterielles Aneurysma
  2) Arteriovenöse Fistel
  3) Arterielle Thrombose
  4) Arterielle Embolie

Stumpfes Arterientrauma

Symptomatik

- Leitsymptom: periphere Ischämie
- Symptome von Begleitverletzungen → Diagnose wird erschwert
- Langstreckige Wandverletzungen

Indirekte Arterienverletzung

Pathogenese

- Überdehnung
- Dezelerationstrauma

Symptomatik

- Ischämie durch Einriss von Intima und Media

Arteriovenöse Fistel

Symptomatik

- Tastbarer, schwirrender Tumor
- Pulsierende Varizen

Arterielle Thrombose

Pathophysiologie

- Führen meist zur Ausbildung von Kollateralkreisläufen

Symptomatik

- Wadenschmerz bei Thrombose der A. femoralis

Diagnostik

- Angiographie

Arterielle Embolie

Symptomatik

- Akuter Gefäßverschluss mit Ischämiesyndrom

Therapie

- Embolie der Becken- und Beinarterien → sofortige Embolektomie z. B. mittels Fogarty-Katheter

⚠ Paradoxe Embolie: venöse Embolie, bei der der Embolus durch ein offenes Foramen ovale in den großen Kreislauf gelangt

14.1.2 Akuter arterieller Gefäßverschluss

Allgemein

- Kontraindiziert sind Wärme, Hochlagerung und Vasodilatanzien

Symptomatik

- Bei Verschluss im Bereich der Extremitäten (6 x P)
  - Schmerz (Pain)
  - Blässe, Kälte (Paleness)
  - Pulslosigkeit (Pulselessness)
  - Gefühllosigkeit (Paraesthesia)
  - Bewegungsstörung (Paralysis)
  - Erschöpfung, Schock (Prostration)

Tourniquet-Syndrom

Pathogenese

- Wiedereinsetzen der Durchblutung einer Extremität nach längerer Ischämie

Symptomatik

- Hyperkaliämie
- Azidose

14.1.3 Periphere arterielle Verschlusskrankheit der unteren Extremität

Einteilung nach Fontaine-Ratschow in unterschiedliche Stadien

I Beschwerdefreiheit
II Belastungsschmerz = Claudicatio intermittens
   a) Schmerzfreie Gehstrecke größer als 200 m
   b) Schmerzfreie Gehstrecke kleiner als 200 m
III Ruheschmerz
IV Trophische Störungen (Gangrän/Nekrose)

Sonderform

- Leriche-Syndrom
  - Pathogenese: Verschluss der Aortenbifurkation

Therapie

- Kausal: Beseitigung aller Risikofaktoren einer Arteriosklerose
- Symptomatisch
  - Stadienabhängige Therapie
  - Langstreckige Stenose aortoiliakal oder der A. femoralis (Stadium III): Bypass, möglichst unter Verwendung einer körpereigenen Vene

14.1.4 Weitere Lokalisationen arterieller Verschlüsse

A. carotis int.-Stenose

Symptomatik

- Amaurosis fugax
- Evtl. Parese der kontralateralen Gesichts- und Armmuskulatur

Diagnostik

- Auskultation: Strömungsgeräusch
- Doppler-Sonographie

Therapie

- Symptomatische Stenose: Thrombendarteriektomie (Desobliteration) und Patcherweiterungsplastik

Subclavian-Steal-Syndrom

Pathogenese

- Stenose der linken A. subclavia proximal des Abgangs der A. vertebralis → unzureichende Blutversorgung der A. subclavia distal der Stenose → Strömungsumkehr in der A. vertebralis → Mangeldurchblutung des Gehirns

Symptomatik

- Schwindel
- Sehstörungen
- Ataxie

14.1.5 Aneurysmen

Formen

- Aneurysma verum (echtes Aneurysma, d. h. Aussackung der gesamten Gefäßwand)
- Aneurysma spurium (falsches Aneurysma)
- Aneurysma dissecans

Thorakales Aortenaneurysma

Symptomatik

- Schmerzen linke Thoraxseite und Rücken
- Husten
- Dyspnoe
- Dysphagie
- Obere Einflussstauung
- Heiserkeit bei Kompression des N. recurrens
- Horner-Syndrom bei Kompression des Grenzstranges

Bauchaortenaneurysma (Aneurysma verum der Bauchaorta)

Ätiologie

- In 90 % der Fälle Arteriosklerose
- Selten Lues

Allgemein

- Lokalisation: meist distal der Aa. renales (infrarenal) und proximal der Aa. iliacae

Symptomatik

- Bauch- und Rückenschmerzen z. T. mit einschießenden Oberschenkelschmerzen
- Pulsierender Tumor

Komplikation

- Ruptur (häufigste Komplikation) → in über 50 % der Fälle letal

Diagnostik

- Sonographie

Therapie

- Stets operativ: Aneurysmaresektion und Gefäßersatz mit Kunststoffprothese

Aneurysma dissecans (Aortendissektion)

Ätiologie

- Arteriosklerose
- Marfan-Syndrom
- Ehlers-Danlos-Syndrom

Pathogenese

- Intimaeinriss → Einblutung zwischen die Gefäßwandschichten

Allgemein

- Lokalisation: bevorzugt thorakale Aorta betroffen

Symptomatik

- Thoraxschmerz

Komplikationen

- Ruptur
- Herzbeuteltamponade
- Durchblutungsstörungen meist im Bereich des Gehirns, der Niere oder der Extremitäten

14.1.6 Entzündliche Gefäßerkrankungen

Thrombangiitis obliterans (Morbus Winiwarter-Buerger)

Ätiologie

- Ungeklärt

Pathogenese

- Chronisch entzündliche Gefäßerkrankung mit segmentärem Befall kleiner und mittlerer Extremitätenarterien
- Meist von Phlebitis migrans begleitet

Epidemiologie

- Bevorzugt junge männliche Raucher betroffen

14.1.7 Varikose

Formen

- Primäre Varikose
  - Ätiologie: angeborene Bindegewebsschwäche
- Sekundäre Varikose
  - Ätiologie: Phlebothrombose, arteriovenöse Fistel, chronische Beckenvenensperre, Paget-von-Schroetter-Syndrom

Symptomatik

- Ödeme
- Hyperpigmentierung
- Ulcus cruris venosum, meist an der Innenseite des Unterschenkels

Diagnostik

- Präoperative Prüfung der Durchgängigkeit des tiefen Venensystems durch
  - Perthes-Versuch
  - Venendruckmessung
  - Phlebographie

Therapie

- Besenreiser-Varizen, kleine Seitenastvarizen: Sklerosierung
- Ausgeprägte Varikosis des Unterschenkels: Ligatur der insuffizienten Vv. perforantes

14.1.8 Phlebothrombose (Tiefe Venenthrombose) und Lungenembolie

Pathogenese

- Virchow Trias
  1) Gefäßwandveränderung
  2) Blutstromveränderung
     Strömungsverlangsamung
     Wirbelbildung
  3) Veränderung der Blutzusammensetzung

Allgemein

- Lokalisation: meist tiefe Becken- und Beinvenen betroffen

Risikofaktoren

- Antithrombin III-Mangel
- Operative Eingriffe
- Immobilisation
- Polytrauma
- Übergewicht
- Weibliches Geschlecht

Symptomatik

- Schweregefühl des betroffenen Beines
- Schmerzen im medialen Fußsohlenbereich
- Schwellung
- Zyanose

Komplikationen

- Lungenembolie → pulmonale Hypertonie
- Postthrombotisches Syndrom mit chronisch venöser Insuffizienz
  - Symptomatik: Ulcus cruris
- Phlegmasia coerulea dolens
  - Definition: Verschluss aller Venen der Extremität mit sekundärer Kompression der arteriellen Zirkulation
  - Symptomatik: Schwellung, kalte Haut

Diagnostik

- Doppler-Sonographie
- Phlebographie
- Bis zur Diagnosenstellung: Bettruhe

Therapie

- Operative Thrombektomie z. B. bei frischem Thrombus (nicht älter als 8 Tage)
- Lyse
- Antikoagulation

Prophylaxe

- Low-dose-Heparinisierung

Lungenembolie

Symptomatik

- Plötzlicher Thoraxschmerz
- Dyspnoe und Tachypnoe
- Hypotonie und Tachykardie

Diagnostik

- EKG: zeigt nur in 50% der Fälle typische Veränderungen
- Röntgen-Thorax: zeigt nur in 40% der Fälle typische Veränderungen
- Spiral-CT
- Mittel der Wahl: Ventilations- und Perfusionsszintigraphie der Lunge
- Pulmonalisangiographie: sicherstes diagnostisches Verfahren, allerdings hohe Invasivität

15 Gesicht und Mundhöhle

15.1 Traumatologie

Jochbeinfraktur

Symptomatik

- Sensibilitätsstörungen im Bereich des N. infraorbitalis
- Kieferklemme
- Diplopie
- Stufenbildung
- Abflachung des Zygomatikumbogens
- Monokelhämatom

⚠ Jochbeinfraktur: verursacht kein Brillenhämatom → dies tritt vor allem bei Schädelbasisfrakturen auf

Blow-out-Fraktur

Definition

- Fraktur des Orbitabodens

Komplikationen

- Augenmuskeleinklemmungen → Motilitätsstörungen → Doppelbilder (Diplopie)
- Sensibilitätsstörungen im Bereich des N. infraorbitalis
- Enophthalmus

Diagnostik

- Röntgenaufnahme: Verschattung in der Kieferhöhle durch eingeklemmten Orbitainhalt

Therapie

- Operative Wiederherstellung ist meist nicht erforderlich

Unterkieferluxation

Allgemein

- Ein- oder beidseitiges Auftreten möglich
- Leere Gelenkpfanne

Symptomatik

- Kiefersperre

⚠ Es kommt zu keiner Kieferklemme.

Therapie

- Reposition: beidseitiger Daumendruck auf die Molaren mit nachfolgendem Druck nach dorsal

16 Hals

16.1 Fehlbildungen

Mediane Halszyste

Ätiologie

- Persistenz des Ductus thyreoglossus

Komplikation

- Sekundäre Fistelbildung

Therapie

- Exstirpation

Laterale Halszyste

Ätiologie

- Persistenz des 2. Kiemenganges

Allgemein

- Fistelöffnung: Vorderrand des M. sternocleidomastoideus

Therapie

- Exstirpation

16.2 Blande (euthyreote) Struma

Komplikation

- Säbelscheidentrachea
  - Definition: durch Struma „plattgedrückte" Trachea

Operative Therapie

- Operationsindikationen
  - Erfolglose medikamentöse Therapie
  - Kompression von Ösophagus oder Trachea
  - Rasche Größenzunahme
  - Szintigraphisch „kalter" Knoten
- Präoperativ: es sollte immer eine euthyreote Stoffwechsellage vorliegen
- Operationsverfahren
  - Standardzugangsweg: Kocher-Kragenschnitt
  - Subtotale Schilddrüsenresektion mit obligater Darstellung der Nn. recurrentes

- Operative Komplikationen
  - Einseitige Rekurrens-Parese in 1 % der Fälle → Stimmbandlähmung → Heiserkeit
  - Hypoparathyreoidismus in 0,5 % der Fälle → Hypokalzämie
  - Schilddrüsenunterfunktion
  - Nachblutung mit möglicher Trachealkompression → Stridor → Therapie: Intubation danach Revisionsoperation

Siehe Innere Medizin, Kapitel 5.2.1

16.3 Hyperthyreose

Autonomes Adenom

Definition

- Meist solitäres, hormonbildendes Adenom, dessen Zellen dem hypophysären Regelkreis entzogen sind

Diagnostik

- Sonographie
- Szintigraphie: „heißer" Knoten

Therapie

- Enukleation/Exstirpation

Morbus Basedow

Therapie

- Konservativ: thyreostatische Therapie
- Operativ
  - Präoperativ sollte immer eine euthyreote Stoffwechsellage vorliegen
  - Operationsverfahren: subtotale Schilddrüsenresektion

Siehe außerdem Innere Medizin, Kapitel 5.2.3

16.4 Schilddrüsenkarzinom (Struma maligna)

Formen

- Papilläres Karzinom
- Folliküläres Karzinom
- Anaplastisches Karzinom
- Medulläres Karzinom

Symptomatik

- Schluckstörungen
- Heiserkeit
- Horner-Syndrom
- Einflussstauung

Diagnostik

- Sonographie
- Szintigraphie: „kalter" Knoten

  ⚠ „Kalte" Knoten sind u. U. auch bei Thyreoiditis und Zysten nachweisbar
- Feinnadelpunktion

Prognose

- Anaplastisches Karzinom: schlechteste Prognose aller Schilddrüsenkarzinome

Papilläres Karzinom

Allgemein

- Auftreten bevorzugt in Regionen ohne Jodmangel
- Multifokales Auftreten möglich

Metastasierung

- Bevorzugt lymphogen

Prognose

- Günstig

Follikuläres Karzinom

Metastasierung

- Bevorzugt hämatogen

Medulläres Karzinom

Allgemein

- Entartung Calcitonin-produzierender C-Zellen
- Auftreten im Rahmen von MEN (Multiple endokrine Neoplasie) → familiäre Häufung und Kombination mit Phäochromozytom möglich

Diagnostik

- Tumormarker: Calcitonin

16.5 Hyperparathyreoidismus

Primärer Hyperparathyreoidismus

Ätiologie

- Solitäre Adenome
- Hyperplasie der Epithelkörperchen
- Selten Karzinome

Pathogenese

- Vermehrte Sekretion von Parathormon

Symptomatik

- Hyperkalzurie → rezidivierende Nierensteine
- Hypophosphatämie
- Osteopathia fibrosa cystica → Einblutung in die zystischen Läsionen → Ausbildung sog. „brauner Tumoren"
- Verwirrtheit

Therapie

- Operative Entfernung der vergrößerten Epithelkörperchen

16.6 Invasive Diagnostik im Bereich des Halses

Probeexzisionen im lateralen Halsdreieck

Allgemein

- Eingriff erfolgt in Vollnarkose

Indikation

- Lymphknoten-Probeexzision

Komplikation

- Verletzung N. accessorius → Ausfall des M. trapezius und M. sternocleidomastoideus

Skalenusbiopsie

Indikation

- Verdacht auf Lymphknotenmetastase

17 Brustdrüse

17.1 Fehlbildungen

Formen

- Athelie: Fehlen der Brustwarze
- Polythelie: überzählige Brustwarze
- Polymastie: überzählige Brustanlage entlang der sog. Milchleiste

17.2 Gynäkomastie

Ätiologie

- Verminderte Androgensynthese und –wirkung
    - Testikuläre Insuffizienz, z. B. beim Klinefelter-Syndrom
    - Chronische Lebererkrankungen
- Verminderter Östrogenabbau
- Vermehrte Östrogenproduktion
    - Hodentumoren
- Pharmaka
    - Spironolacton
    - Cimetidin
    - Ketoconazol

17.3 Akute Mastitis

Erreger

- Staphylokokken
- Streptokokken

Symptomatik

- Rötung
- Überwärmung
- Druckdolenz

Komplikation

- Bindegewebige Schrumpfung der Mamma

Therapie

- Bei Abszedierung: Inzision

17.4 Mammakarzinom

Allgemein

- Häufigste Lokalisation: oberer äußerer Quadrant
- Multizentrischer Befall oder Befall beider Mammae möglich

Risikofaktoren

- Späte Menopause
- Keine Geburten

Symptomatik

- Knoten tastbar
- Apfelsinenhaut („Peau d'orange")
- Einziehung Mamille mit fehlender Erektionsfähigkeit (DD: Hohlwarze, bei der die Mamille eingezogen ist, die Erektionsfähigkeit aber erhalten)
- Ekzem
- Verziehung Brust

Diagnostik

- Mammographie
- Sonographie
- Biopsie
- Bestimmung Rezeptorstatus → dient der Entscheidung, ob eine hormonelle Therapie sinnvoll ist

Therapie

- Operativ
    - Bei $T_{1-2} N_0 M_0$: Lumpektomie (sog. Quadrantenresektion)
    - Bei Infiltration der Pektoralismuskulatur: radikale Mastektomie nach Rotter-Halsted mit Resektion der Brustdrüse, der Mm. pectoralis minor et major und der axillären Lymphknoten
- Radiatio
    - Indikationen: postoperativ oder primär inoperable Karzinome
    - Komplikation: Lymphödem Arm

Prognose

- Abhängige Faktoren
    - Stadium und Tumorgröße
    - Zahl der Lymphknotenmetastasen
    - Rezeptorstatus
    - Histologischer Typ
- Inflammatorisches Karzinom: besonders schlechte Prognose

18 Speiseröhre

18.1 Divertikel

Formen

- Pulsionsdivertikel
  - Zervikale Divertikel (sog. Zenker-Divertikel)
  - Epiphrenische Divertikel
- Traktionsdivertikel

Zenker Divertikel

Pathogenese

- Entsteht durch eine Funktionsstörung des oberen Ösophagussphinkters

Allgemein

- Pseudodivertikel
- Entwickelt sich meist zur linken Seite

Symptomatik

- Regurgitation unverdauter Speisen
- Mundgeruch
- Gurgelndes Geräusch beim Schlucken von Flüssigkeit

Diagnostik

- Kontrastmitteldarstellung

Therapie

- Divertikelabtragung und Myotomie des oberen Ösophagussphinkters

Traktionsdivertikel

Pathogenese

- Entsteht durch Narbenzug eines mit dem Ösophagus verbackenen Lymphknotens

Allgemein

- Echtes Divertikel (d. h. alle Wandschichten betroffen)
- Lokalisation: in Höhe der Trachealbifurkation
- Häufig Zufallsbefund

18.2 Verletzungen

Ösophagusverätzung

Therapie

- Verdünnung mit Wasser
- Schocktherapie
- Analgetika
- Antibiotika

Ösophagusperforation

Ätiologie

- Iatrogen (z. B. bei Ösophagoskopie)
- Spontan (sog. Boerhaave-Syndrom)

Symptomatik

- Schmerzen
  - Retrosternal oder bei Druck auf das Sternum
  - Zwischen den Schulterblättern
  - Beim Schlucken
  - Im Bereich der Pleura
  - Abdominell
- Erbrechen
- Dyspnoe
- Mediastinal- und Weichteilemphysem
- Pneumothorax
- Schocksymptome

⚠ Ösophagusperforation: verursacht keine Hämoptyse oder Hämoptoe

Diagnostik

- Röntgenkontrastmitteldarstellung mit wasserlöslichem Kontrastmittel

18.3 Achalasie

Pathogenese

- Erschlaffung des unteren Ösophagussphinkters ist gestört → prästenotische Dilatation

Symptomatik

- Dysphagie
- Retrosternaler Schmerz
- Hochwürgen unverdauter Speisen

Komplikationen

- Aspiration
- Ösophaguskarzinom

Therapie

- Pneumatische Dilatation
- Bei Therapieresistenz: Kardiomyotomie nach Heller

18.4 Gastroösophageale Refluxkrankheit

Pathogenese

- Insuffizienz des unteren Ösophagussphinkters

Symptomatik

- Sodbrennen
- Retrosternaler Schmerz

Komplikation

- Brachyösophagus (sog. Barret-Ösophagus)

Diagnostik

- Quantifizierung: 24-h-pH-Metrie
- Endoskopie mit Biopsie

Therapie

- Allgemeinmaßnahmen wie Schlafen mit erhöhtem Oberkörper
- Medikamentös
- Operativ bei Therapieresistenz: Fundoplicatio nach Nissen, zur Rekonstruktion des His-Winkel

18.5 Hiatushernien

Formen

- Axiale Gleithernie
- Paraösophageale Hernie
- Gemischte Formen

Axiale Gleithernie

Allgemein

- Überdurchschnittlich häufig mit einem Gallensteinleiden kombiniert

Symptomatik

- Meist asymptomatisch, selten Symptome einer Refluxkrankheit

Therapie

- Konservative Therapie der Refluxkrankheit
- Nur bei Therapieresistenz operativ

Paraösophageale Hernie

Symptomatik

- Druckgefühl im Bereich des Oberbauches und des Herzens

Therapie

- Immer operativ mittels Gastropexie auf Grund drohender Inkarzeration

18.6 Ösophaguskarzinom

Histologie

- Vorwiegend Plattenepithelkarzinome
- Seltener Adenokarzinome, die meist im distalen Ösophagus lokalisiert sind

Risikofaktoren

- Alkoholabusus
- Tabakrauchen
- Achalasie
- Plummer-Vinson-Syndrom
- Refluxkrankheit mit Brachyösophagus (sog. Barret-Ösophagus)
- Verätzung

Symptomatik

- Dysphagie
- Regurgitation
- Schmerzen
- Heiserkeit

Diagnostik

- Ösophagoskopie
- Endosonographie: Bestimmung der lokalen Tumorinfiltration und Beurteilung der Operabilität
- CT-Thorax

Metastasierung
- Frühzeitig lymphogen

Therapie
- Kurativ: Resektion

⚠ Nach Resektion ist ein Ösophagusersatz mit Duodenum nicht möglich.

Prognose
- Ungünstig
- Günstiger, je weiter distal die Lokalisation

19 Zwerchfell

19.1 Kongenitale Zwerchfellhernie

Allgemein

- Häufigste Bruchpforte: Trigonum lumbocostale (sog. Bochdalek-Hernie)

Symptomatik

- Atemnot
- Zyanose
- Paradoxe Atmung
- Kann auch asymptomatisch verlaufen

Diagnostik

- Röntgen-Thorax: Nachweis luftgefüllter Darmabschnitte im Thorax

Therapie

- Legen einer doppelläufigen Magensonde
- Intubation
- Operation

⚠ Eine Maskenbeatmung ist kontraindiziert.

19.2 Zwerchfellruptur

Ätiologie

- Stumpfes Bauchtrauma
- Linksseitiges Flankentrauma

Allgemein

- Häufig verkannte Verletzung
- Oft mit weiteren Verletzungen vergesellschaftet
- Lokalisation: meist links

Symptomatik

- Dyspnoe

Diagnostik

- Auskultation von Darmgeräuschen über dem Thorax
- Röntgen-Thorax: Nachweis von lufthaltigen Organen im Thorax

Therapie

- Operation (abdomineller Zugang)

20 Magen und Duodenum

20.1 Pathophysiologie

Allgemein

- Stimulierend auf die Magensaftsekretion wirken
  - Gastrin
  - Histamin
  - Glukokortikoide
  - Parathormon
  - ACTH
  - Koffein
  - Alkohol

⚠ Glukagon: wirkt hemmend auf die Magensaftsekretion

20.2 Fehlbildungen

Duodenalatresie

Symptomatik

- Galliges Erbrechen im Strahl nach Nahrungsaufnahme
- Manifestiert sich nach der 1. Nahrungsaufnahme

Diagnostik

- Radiologischer Nachweis von 2 Gas-Flüssigkeitsspiegeln (sog. Double-bubble Phänomen)

Therapie

- Darmresektion mit End-zu-End-Anastomose

Hypertrophische Pylorusstenose

Pathogenese

- Hypertrophie und Spasmus der Pylorusmuskulatur → Magenausgangsstenose

Allgemein

- Betrifft Jungen 3- bis 6-mal häufiger als Mädchen

Symptomatik

- Explosionsartiges Erbrechen sauren Mageninhaltes
- Hypochlorämische, metabolische Alkalose
- Manifestiert sich meist nach 2–3 Wochen

Diagnostik

- Sonographie

Therapie

- Pyloromyotomie nach Weber-Ramstedt

Duodenaldivertikel

Allgemein

- Fehlbildungen, die solitär oder multipel auftreten

Symptomatik

- Meist asymptomatisch

Therapie

- Bei erheblicher Symptomatik bzw. Komplikationen: Abtragung

20.3 Verletzungen

Ulcusperforation

Symptomatik

- Plötzlicher Schmerzbeginn
- Bretthartes Abdomen
- Druckschmerz im gesamten Abdomen

Diagnostik

- Radiologischer Nachweis von Luftsicheln unter dem Zwerchfell

Therapie

- Sofortige Laparotomie: Übernähung

20.4 Gastritis und Ulkuskrankheit

20.4.1 Gastritis

Erosive Gastritis

Ätiologie

- Polytrauma
- Verbrennungen II. oder III. Grades
- Lang anhaltende Schockzustände
- Bakterielle Septikämien

3. Tag

Chirurgie

Allgemein

- Läsionen überschreiten die Mucosa nicht

Komplikation

- Lebensbedrohliche Blutungen

20.4.2 Ulcus ventriculi

Einteilung nach Johnson

- Typ I: Ulcus ventriculi an der kleinen Kurvatur
- Typ II: Ulcus ventriculi und Ulcus duodeni
- Typ III: Präpylorisches Ulcus

Sonderformen

- Ulcus Dieulafoy (Exulceratio simplex)
  - Definition: stark blutende, oberflächliche Läsion des Magens infolge Arrosion einer submukösen, aneurysmatisch veränderten Arteriole.
  - Therapie: chirurgische Umstechung
- Ulcus callosum
  - Definition: chronisches Ulcus mit Beteiligung aller Wandschichten und fibrinösem Randwall.
  - Therapie: Magenteil- oder Magenresektion

Diagnostik

- Obligat: Karzinomausschluss durch mehrere Biopsien
- Eine Biopsie ist nicht ausreichend.
- Röntgen-Kontrastmitteldarstellung
  - Kontrastmittelnische
  - Strahlenförmig zulaufende Schleimhautfalten

Chirurgische Therapie

- Magenresektion
- Eine selektive proximale Vagotomie ist nicht ausreichend.
- Chirurgische Therapie erst nach Ausschöpfung aller konservativen Therapiemöglichkeiten.

Magenresektion

Postoperative Komplikationen

- Frühdumping-Syndrom
- Spätdumping-Syndrom
- Ulcusrezidiv
  - Allgemein: tritt am häufigsten als Ulcus pepticum jejuni auf
  - Symptomatik: Schmerzen, Erbrechen, Gewichtsverlust
  - Therapie: zunächst konservativ
- Syndrom der zuführenden Schlinge
  - Ätiologie: entsteht meist nach Billroth-II-Resektion
  - Symptomatik: Völlegefühl, Schmerzen, plötzlich galliges Erbrechen
  - Therapie: Umwandlung der Billroth-II in eine Billroth-I-Anastomose
- Megaloblastäre, hyperchrome Anämie
  - Ätiologie: Intrinsic-Faktor-Mangel
- Hypochrome Anämie
  - Ätiologie: Eisenmangel durch verminderte Eisenresorption
- Alkalische Refluxösophagitis
  - Symptomatik: Übelkeit und galliges Erbrechen

Frühdumping-Syndrom

Pathogenese

- Zu schneller Übertritt hyperosmolarer Nahrung in den Dünndarm → Hypovolämie

Symptomatik

- Übelkeit
- Schwitzen
- Kollaps
- Symptome manifestieren sich 5–45 Minuten nach Nahrungsaufnahme

Therapie

- Mehrere kleine Mahlzeiten pro Tag
- Eiweiß- und fettreiche Diät
- Spontane Besserung, meist keine operative Korrektur der Anastomose notwendig

Spätdumping-Syndrom

Pathogenese

- Zu rasche Resorption von Kohlenhydraten im Dünndarm → reaktive Hyperinsulinämie → Hypoglykämie

Symptomatik

- Übelkeit
- Schwäche
- Symptome manifestieren sich 1–3 Stunden nach Nahrungsaufnahme

20.4.3 Ulcus duodeni

Komplikationen

- Blutung (häufigste Komplikation)
  - Therapie bei massiver Blutung: chirurgische Umstechung und Vagotomie
- ⚠ Gastroduodenale Ulzera sind die häufigste Ursache der oberen Gastrointestinalblutung.
- Duodenalstenose
- Maligne Entartung (sehr selten)

Chirurgische Therapie

- Selektive proximale Vagotomie
- Chirurgische Therapie erst nach Ausschöpfung aller konservativen Therapiemöglichkeiten

20.5 Magenausgangsstenose (Pylorusstenose)

Ätiologie

- Chronisch entzündlich bei gastroduodenalen Ulzera
- Magenkarzinom

Symptomatik

- Saures Erbrechen von meist am Vortag aufgenommener Nahrung
- Exsikkose und Elektrolytstörungen
- Hypochlorämische, metabolische Alkalose

⚠ Es kommt zu keinem galligen Erbrechen.

Therapie

- Operative Beseitigung der Stenose

20.6 Tumoren

Magenfrühkarzinom

Definition

- Magenkarzinom, das nur die Mucosa und Submucosa infiltriert

Allgemein

- Kann lymphogen metastasieren

Therapie

- Gastrektomie und Lymphknotendissektion

Prognose

- Günstig

Magenkarzinom

Epidemiologie

- Männer häufiger als Frauen betroffen

Allgemein

- Lokalisation: bevorzugt Antrum und Pylorus

Histologie

- Meist Adenokarzinome

Therapie

- Kurativ: Gastrektomie und Lymphknotendissektion
- Palliativ bei Kardiakarzinom: Einlage eines Tubus
- Palliativ bei Antrumkarzinom: Gastroenterostomie

Prognose

- Abhängig von Infiltrationstiefe und Metastasierung

21 Dünndarm

21.1 Fehlbildungen

Meckel-Divertikel

Ätiologie

- Persistenz des Ductus omphaloentericus

Allgemein

- Echtes Divertikel
- Lokalisation: Ileum, meist innerhalb der letzten 100 cm vor der Bauhin-Klappe
- Enthält häufig ektope Magenschleimhaut
- Vorkommen bei 2 % der Bevölkerung

Symptomatik

- Meist asymptomatisch

Komplikationen

- Schmerzlose Blutung
- Ileus
- Invagination
- Perforation

Diagnostik

- Antegrader Dünndarm-Kontrastmitteleinlauf
- Szintigraphie

Therapie

- Operative Abtragung

21.2 Morbus Crohn

Definition

- Chronisch entzündliche Darmerkrankung, die diskontinuierlich den gesamten Gastrointestinaltrakt befällt

Ätiologie

- Ungeklärt

Befunde

- Ulzerationen der Darmwand und Vergrößerungen der Peyer-Plaques

  ⚠ Ulzerationen der Peyer-Plaques sind nicht nachweisbar.

- Lokalisation: bevorzugt terminales Ileum betroffen

Histologie

- Entzündung betrifft alle Wandschichten (sog. transmurale Entzündung)

Symptomatik

- Diarrhö meist ohne Blutbeimengungen
- Abdominalschmerzen
- Fieber

Komplikationen

- Fistelbildung

  ⚠ Bei Fragen hinsichtlich der Ätiologie von Fisteln im Bereich des Gastrointestinaltraktes immer an Morbus Crohn denken

- Entzündlich bedingte Darmstenosen → Ileus
- Malabsorption
- Abszesse
- Erhöhtes Karzinomrisiko

Chirurgische Therapie

- Chirurgisch nicht heilbar → Operation nur bei Auftreten von Komplikationen
- Vorgehen: sparsame Resektion mit End-zu-End-Anastomose

Komplikationen nach Ileumresektion

- Gallensteine durch Gallensäure-Mangel
- Chologene Diarrhö

21.3 Durchblutungsstörungen

Angina abdominalis (Ortner-Syndrom II)

Allgemein

- Betroffen meist die A. mesenterica sup., sehr viel seltener die A. mesenterica inf.

Symptomatik

- Intermittierende postprandiale Leibschmerzen
- Gewichtsverlust
- Symptome der Malabsorption

Diagnostik

- Auskultation: Stenosegeräusch supraumbilical
- Angiographie

Akuter Mesenterialarterienverschluss

Allgemein

- Betroffen meist die A. mesenterica sup., sehr viel seltener die A. mesenterica inf.
- Betroffen meist ältere Patienten mit Herzerkrankungen (z. B. Herzrhythmusstörungen) oder Diabetes mellitus

Symptomatik

- Ablauf in 3 Stadien:
  I Initial heftige, kolikartige Abdominalschmerzen, Übelkeit, Erbrechen, Blut im Stuhl
  II Beschwerdefreies Intervall
  III Akutes Abdomen mit paralytischem Ileus und Peritonitis

Diagnostik

- Labor: erhöhtes Serumlactat
- Abdomenübersichtsaufnahme
- Angiographie der A. mesenterica sup.

Therapie

- Sofortige Laparotomie

21.4 Dünndarmtumoren

Allgemein

- Insgesamt seltene Tumoren, meist benigne

Komplikationen

- Obstipation
- Ileus
- Blutung
- Invagination

Diagnostik

- Magen-Darm-Passage mit Kontrastmittel

Prognose

- Dünndarmkarzinom: schlecht, da die Diagnose oft spät gestellt wird

Peutz-Jeghers-Syndrom

Definition

- Autosomal-dominant vererbte Phakomatose mit Polyposis (Hamartome) besonders in Jejunum und Ileum mit geringem Entartungsrisiko

Symptomatik

- Periorale Pigmentierung

Komplikationen

- Blutung
- Invagination

⚠ Peutz-Jeghers-Syndrom: Es besteht kein Zusammenhang mit der Familiären Polyposis coli.

22 Kolon

22.1 Megakolon

Formen

- Kongenitales Megakolon (Megacolon congenitum, Morbus Hirschsprung)
- Sekundäres Megakolon z. B. bei Chagas-Krankheit
- Toxisches Megakolon

Kongenitales Megakolon

Pathogenese

- Aganglionäres Darmsegment → Engstellung des Darmes im betroffenen Abschnitt und prästenolische Dickdarmerweiterung

Epidemiologie

- Überwiegend Jungen betroffen

Allgemein

- Lokalisation: bevorzugt Sigma, selten das gesamte Kolon

Symptomatik

- Obstipation
- Ileus

Diagnostik

- Biopsie
  - Histologie
  - Enzymhistochemische Untersuchung: Aktivität der Acetylcholinesterase erhöht

Therapie

- Resektion des aganglionären Segmentes

Toxisches Megakolon

Ätiologie

- Colitis ulcerosa

Symptomatik

- Schmerzen
- Erbrechen
- Fieber
- Hypoperistaltik

Komplikationen

- Intoxikation
- Peritonitis
- Schock

22.2 Appendizitis

Symptomatik

- Frühsymptom: epigastrischer Schmerz, der in den rechten Unterbauch wandert
- Fieber, häufig rektal 1–1,5°C höher als axillär
- Verlauf im Alter und während der Schwangerschaft häufig atypisch

Komplikation

- Perityphlitischer Abszess
  - Therapie bei fehlender Progredienz: konservativ
  - Therapie bei Progredienz: Drainage und Intervallappendektomie nach 2–4 Monaten

Diagnostik

- Klinische Untersuchung: Druckschmerz an umschriebenen Punkten
  - McBurney-Punkt: Mitte zwischen Nabel und rechter Spina iliaca ant. sup.
  - Lanz-Punkt: Punkt zwischen äußerem und mittlerem Drittel rechts auf der Linie zwischen beiden Spinae iliacae ant. sup.
  - Digitale rektale Untersuchung: Druckschmerz im Douglas
  - Psoas-Schmerz bei retrozökaler Lage des Appendix
- Blutbild: Leukozytose
- Urinanalyse: Nachweis von Leukozyten und Erythrozyten

Therapie

- Appendektomie

22.3 Colitis ulcerosa

Definition

- Chronisch entzündliche Darmerkrankung, die typischerweise nur die Schleimhaut betrifft, meist im Rektum beginnt und sich kontinuierlich nach proximal ausdehnt

Kolon

Symptomatik

- Blutige Durchfälle
- Tenesmen

Komplikationen

- Blutungsanämie
- Erythema nodosum
- Toxisches Megakolon
- Kolorektales Karzinom

Diagnostik

- Kolonkontrasteinlauf: „Fahrradschlauch-Phänomen" im Spätstadium

Chirurgische Therapie

- Chirurgisch heilbar
- Kurative Verfahren
  - Proktokolektomie und ileoanale Anastomose mit Pouch
  - Proktokolektomie und endständiges Ileostoma

22.4 Divertikulose und Divertikulitis

Divertikulose

Epidemiologie

- Erkrankungsgipfel nach dem 5. Lebensjahrzehnt

Allgemein

- Pseudodivertikel
- Lokalisation: bevorzugt Sigma

Symptomatik

- Meist asymptomatisch, sonst Blutungen

⚠ Nach Hämorrhoiden sind Divertikel die häufigste Ursache einer unteren Gastrointestinalblutung bei Patienten jenseits des 5. Lebensjahrzehntes.

Komplikation

- Divertikulitis

Therapie

- Schlackenreiche Kost

Divertikulitis

Symptomatik

- Schmerzen meist im linken Unterbauch
- Druckschmerzhafte, walzenförmige Resistenz tastbar
- Fieber

Komplikationen

- Blutung
- Stenose
- Darmperforation
- Peritonitis
- Retroperitonealer Abszess
- Fistelbildung
  - Beispiel: Sigma-Blasen-Fistel, die sich durch Harnwegsinfektionen und durch Abgang von Luft im Urin manifestiert

⚠ Divertikulitis ist kein Risikofaktor für das Kolonkarzinom.

22.5 Tumoren

22.5.1 Adenome

Allgemein

- Maligne Entartung möglich, Risiko abhängig von der Größe
- Treten gestielt oder breitbasig auf

Formen

- Tubuläre Adenome
  - Machen 70 % aller Adenome aus
  - Geringstes Entartungsrisiko
- Tubovillöse Adenome
  - Machen 20 % aller Adenome aus
- Villöse Adenome
  - Machen 10 % aller Adenome aus
  - Höchstes Entartungsrisiko

Symptomatik

- Blutung
- Diarrhö mit Wasser- und Elektrolytverlusten

Therapie

- Endoskopische Abtragung gestielter Adenome
  - Komplikationen: Darmperforation, Blutung
- Operative Entfernung breitbasiger Adenome mit einem Durchmesser > 3 cm

Chirurgie

Familiäre Polyposis coli (Familiäre Adenomatosis coli)

Definition

- Autosomal-dominant vererbte, obligate Präkanzerose, bei der das gesamte Kolon mit tubulären und villösen Adenomen übersät ist

Sonderform

- Gardner-Syndrom: Kombination multipler Adenome mit Weichteiltumoren und Osteomen

Symptomatik

- Blutige, schleimige Stühle
- Symptome manifestieren sich meist im 2.-3. Lebensjahrzehnt

Diagnostik

- Koloskopie

Therapie

- Proktokolektomie

22.5.2 Kolonkarzinom

Symptomatik

- Blutungen → Anämie
- Wechsel in den Stuhlgewohnheiten

Diagnostik

- Rektosigmoidoskopie: erfasst 2/3 aller Kolonkarzinome
- Mittel der Wahl: Koloskopie

Metastasierung

- Hämatogen meist über die V. portae in die Leber

Therapie

- Kurativ
  - Zökumkarzinom: Hemikolektomie rechts
- Palliativ
  - Inoperables Kolon ascendens Karzinom: alleinige Ileotransversostomie

Prognose

- Abhängige Faktoren
  - Differenzierungsgrad
  - Infiltrationstiefe
  - Anzahl der Lymphknoten- und Fernmetastasen

Nachsorge

- Risiko eines Tumorrezidivs in den ersten beiden Jahren am größten → in diesem Zeitraum besonders intensive Überwachung
- Nachsorge beinhaltet
  - Röntgen-Thorax
  - Abdomen-Sonographie
  - Tumormarkerbestimmung: CEA und CA 19-9
  - Über Jahre: regelmäßige Koloskopien

22.5.3 Karzinoid

Allgemein

- Gehört zu den Tumoren des diffusen neuroendokrinen Zellsystems
- Lokalisation
  - Appendix (häufigste Lokalisation)
  - Dünndarm
  - Dickdarm
  - Bronchialbaum

Symptomatik

- Flush
- Diarrhö
- Kolikartige Schmerzen

Komplikation

- Endokardfibrose

Diagnostik

- 5-Hydroxyindolessigsäure im 24 h-Urin erhöht
- Bildgebende Verfahren

Metastasierung

- Hämatogen in die Leber

Therapie

- Operativ
- Bei Metastasierung: Zytostatika

23 Rektum und Anus

23.1 Fehlbildungen

Sinus pilonidalis

Definition

- Epitheleinschluss im Bereich der Rima ani

Epidemiologie

- Meist junge, behaarte Männer betroffen

Symptomatik

- Schmerzen
- Manifestation bei Infektion und Abszedierung

Therapie

- Radikale Exzision

23.2 Hämorrhoiden

Definition

- Krankhafte Erweiterungen (Hyperplasien) der Corpora cavernosa recti, die arteriell (aus A. rectalis sup.) und venös versorgt werden

Symptomatik

- Stadium I: Blutung (hellrotes Blut), keine Schmerzen
- Stadium II: Blutung (selten)
- Stadium III: Hämorrhoidalknotenprolaps ohne spontane Reposition

Komplikation

- Bei prolabierten Hämorrhoiden: Analprolaps

Differenzialdiagnose

- Akute perianale Thrombose
  - Therapie: Inzision und Thrombusausräumung

Therapie

- Stadium I/II: Sklerosierung
- Stadium III: submuköse Hämorrhoidektomie nach Milligan-Morgan, mit oder ohne Sphinkterotomie

23.3 Rektumprolaps

Definition

- Vorfall aller Schichten des Rektums

Pathogenese

- Schwäche des Beckenbodens → meist ältere Frauen und Mehrgebärende betroffen

Symptomatik

- Stuhlinkontinenz

Diagnostik

- Inspektion: erkennbar an der zirkulären Schleimhautfältelung

Therapie

- Akut: manuelle Reposition

23.4 Entzündliche Erkrankungen

Analfissur

Epidemiologie

- Meist Frauen mit Obstipation betroffen

Allgemein

- Lokalisation: bevorzugt im Bereich der hinteren Kommissur

Symptomatik

- Schmerzen bei der Defäkation, gefolgt von heftigem Nachschmerz

Therapie

- Akute Analfissur: konservativ mit Salben, Suppositorien
- Chronische Analfissur: Sphinkterotomie

Perianalabszess

Ätiologie

- Entzündung der Proktodealdrüsen

Symptomatik

- Beschwerden beim Sitzen
- Fluktuation
- Druckschmerzhaftigkeit

Therapie

- Inzision und Drainage

23.5 Tumoren

Rektumkarzinom

Symptomatik

- Blut im Stuhl
- Bleistiftstühle
- Windabgang mit Schleimentleerung (Symptom des „falschen Freundes")

Diagnostik

- Koloskopie
- Kontrasteinlauf
- Endosonographie
- Oberbauchsonographie mit Darstellung der Leber und Nieren
- Röntgen-Thorax in 2 Ebenen

Metastasierung

- Bei anusnaher Lokalisation: hämatogen in die Lunge

Therapie

- Höhersitzende Karzinome (8–12 cm oberhalb der Haut-Schleimhaut-Grenze): kontinenzerhaltende anteriore Rektumresektion
- Tiefe Rektumkarzinome: abdominoperineale Rektumexstirpation

24 Akutes Abdomen, Peritonitis und Ileus

24.1 Akutes Abdomen

Ätiologie

- Akute Appendizitis
- Akute Cholezystitis
- Akute Divertikulitis
- Gastrointestinale Perforation
- Peritonitis
- Ileus
- Pneumonie
- Porphyrie
- Nierensteine
- Bleiintoxikation
- Diabetische Azidose

Symptomatik

- Schmerzen
- Darmmotilitätsstörungen

24.2 Peritonitis

Erreger

- E. coli
- Bakteroides
- Enterokokken

Symptomatik

- Schmerz
- Abwehrspannung der Bauchdecken
- Darmparalyse
- Fieber
- Tachykardie
- Oligurie
- Blutbild: meist ausgeprägte Leukozytose

Therapie

- Sofortige Laparotomie
- Ergänzung durch konservative Maßnahmen (u. a. Antibiose)

24.3 Ileus

Formen

- Mechanischer Ileus
  - Obstruktionsileus
  - Strangulationsileus
- Funktioneller Ileus
  - Paralytischer Ileus
  - Spastischer Ileus
- Gemischter Ileus

Mechanischer Ileus

Ätiologie

- Häufigste Ursache: Briden und Adhäsionen (meist nach Voroperationen)

Symptomatik

- Koliken mit basalem Dauerschmerz (vorherrschendes Frühsymptom beim Dünndarmileus)
- Erbrechen
- Meteorismus (vorherrschendes Frühsymptom beim Dickdarmileus)
- Hyperperistaltik
- Tachykardie
- Schock
- Je höher der Ileus im Darm lokalisiert ist, desto kürzer die Anamnese und desto früher treten die Symptome auf

Diagnostik

- Röntgen-Abdomenübersichtsaufnahme
- Röntgen-Kontrastmitteldarstellung mit wasserlöslichem Kontrastmittel (Barium-Sulfat ist kontraindiziert)

Therapie

- Operation

Obstruktionsileus

Ätiologie

- Briden
- Gallensteine
  - Diagnostik: in der Abdomenübersicht Zeichen eines Dünndarmileus mit Aerobilie (Luft in den Gallenwegen)

⚠ Aerobilie tritt auch nach Papillotomien und biliodigestiven Anastomosen auf.

- Mekoniumileus
  - Ätiologie: u. a. Mukoviszidose
  - Lokalisation: bevorzugt distaler Dünndarm und Kolon
  - Therapie in schweren Fällen: Laparotomie

Strangulationsileus

Definition

- Darmverschluss, der durch eine Mesenterialgefäßbeteiligung mit einer verminderten Durchblutung einhergeht

Ätiologie

- Inkarzeration durch Hernien oder Briden
- Invagination
- Volvulus

Invagination

Definition

- Einstülpung eines proximalen Darmabschnittes in einen distal gelegenen Darmabschnitt

Allgemein

- Betroffen vorwiegend Säuglinge im 4.–18. Lebensmonat
- Lokalisation: bevorzugt ileozökal

Symptomatik

- Krampfartige Schmerzen
- Erbrechen
- Walzenförmige Resistenz tastbar

Diagnostik

- Kontrasteinlauf → Einlauf kann zur Reposition des Invaginats führen

Therapie

- Operation

Paralytischer Ileus

Ätiologie

- Mesenterialgefäßverschluss
- Peritonitis
- Bauchtrauma
- Gallen- oder Nierenkoliken
- Hypokaliämie

Symptomatik

- Fehlende Peristaltik → fehlende Darmgeräusche (sog. „Totenstille")
- Meteorismus
- Erbrechen
- Zwerchfellhochstand
- Singultus

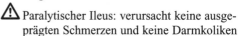 Paralytischer Ileus: verursacht keine ausgeprägten Schmerzen und keine Darmkoliken

Therapie

- Laxantien
- Parasympathikomimetika: Ceruletid

25 Leber

25.1 Portale Hypertension

25.1.1 Komplikation

Ösophagusvarizen

Komplikation

- Ösophagusvarizenblutung

Therapie der Varizenblutung

- Sklerosierung
- Medikamentöse Senkung der portalen Hypertension
- Ballonsonden
- Bei Milzvenenthrombose: Splenektomie
- Sekundärprophylaxe zur Verhinderung weiterer Blutungen: Shuntverfahren
  - Portokavaler Shunt mit oder ohne Arterialisation der Leber
  - Splenorenaler Shunt
  - Mesenterikokavaler Shunt

25.2 Verletzungen

Traumatische Leberruptur

Symptomatik

- Symptome des Volumenmangels
- Oberbauchschmerz rechts

Diagnostik

- Sonographie
- CT

Komplikation

- Bilio-vaskuläre Fistel mit Hämobilie und Hb-Abfall nach Tagen bis Wochen

Therapie

- Laparotomie

25.3 Leberabszess

Ätiologie

- Eitrige Cholangitis
- Amöbiasis
- Eitrige Pylephlebitis (Pfortaderentzündung)
- Endocarditis thromboulcerosa
- Trauma

Erreger

- Staphylokokken
- E. coli

Allgemein

- Auftreten solitär, häufiger multipel

Symptomatik

- Oberbauchschmerz rechts
- Fieber
- Pleuraerguss rechts

Therapie

- Punktion und Drainage

25.4 Tumoren

25.4.1 Benigne Tumoren

Hämangiom

Allgemein

- Häufigster benigner Lebertumor

Therapie

- Operative Resektion nur bei großen Tumoren

Fokal noduläre Hyperplasie

Definition

- Benigne, meist solitäre Hyperplasie der Hepatozyten in Kombination mit einer Proliferation der Gallengänge

Allgemein

- Betrifft meist Frauen, die Ovulationshemmer einnehmen

Histologie

- Zentrale Narbe mit sternförmigen Septen

25.4.2 Maligne Tumoren

Hepatozelluläres Karzinom

Allgemein

- Auftreten in Afrika und Asien häufiger als in Europa

Risikofaktor

- Leberzirrhose

Diagnostik

- Sonographie
- CT
- Tumormarker: Alpha-Fetoprotein (AFP)

Metastasierung

- Hämatogen in die Lunge

Therapie

- Resektion

Lebermetastasen

Ätiologie

- Kolonkarzinom
- Rektumkarzinom
- Pankreaskarzinom

Therapie

- Solitäre Metastase bei kolorektalem Karzinom: Exstirpation
- Chemotherapie

26 Gallenblase und Gallenwege

26.1 Gallensteinleiden (Cholelithiasis)

Diagnostik

- Sonographie: Steinnachweis mit dorsalem Schallschatten

Komplikationen

- Akute oder chronische Cholezystitis
- Akute Pankreatitis
- Gallenblasenhydrops
- Cholangitis

Therapie

- Asymptomatische Gallenblasensteine: keine Therapie
- Symptomatische Gallenblasensteine: Cholezystektomie
- Choledochussteine: endoskopische Papillotomie und Steinextraktion

Akute Cholezystitis

Symptomatik

- Fieber
- Oberbauchschmerz rechts
- Erbrechen

Therapie

- Frühcholezystektomie

26.2 Tumoren

Gallenblasenkarzinom

Epidemiologie

- Frauen häufiger als Männer betroffen
- Häufigkeitszunahme ab dem 60. Lebensjahr

Histologie

- Vorwiegend Adenokarzinome

Risikofaktor

- Cholezystolithiasis

Symptomatik

- Verschlussikterus
- Manifestation häufig erst, wenn Komplikationen aufgetreten sind

Therapie

- Meist nur palliative Maßnahmen möglich: biliodigestive Anastomose mit einer Y-förmig nach Roux ausgeschalteten Jejunumschlinge

Prognose

- Frühzeitige Infiltration der Leber → Diagnose im Frühstadium gelingt nur selten → Prognose ungünstig

27 Pankreas

27.1 Fehlbildungen

Formen

- Pancreas anulare
  - Komplikation: Duodenalstenose mit galligem Erbrechen
- Pancreas divisum

Pancreas divisum

Pathogenese

- Fehlbildung, bei der die gemeinsame Drainage der Ausführungsgänge ins Duodenum fehlt

Komplikationen

- Pankreatitis
- Schmerzen

Diagnostik

- ERCP

Therapie

- Duodenum-erhaltende Pankreaskopfresektion

27.2 Verletzungen

Ätiologie

- Stumpfes Bauchtrauma z. B. Lenkradverletzung

Pathogenese

- Retroperitoneal fixiertes Pankreas wird gegen die Wirbelsäule gepresst

Diagnostik

- Sonographie
- CT
- ERCP

27.3 Entzündungen

Akute Pankreatitis

Ätiologie

- Gallenwegserkrankungen
- Alkoholabusus
- Trauma
- Hyperparathyreoidismus

Symptomatik

- Oberbauchschmerzen, die diffus ausstrahlen können
- Übelkeit und Erbrechen
- Hypoperistaltik → Subileus bis paralytischer Ileus
- Elastische Bauchdeckenspannung (sog. „Gummibauch")
- Meteorismus
- Cullen-Zeichen (periumbilikale Zyanose)
- Grey-Turner-Zeichen (bläuliche Flecken der Flanken)
- Hypotonie und Tachykardie

Komplikationen

- Aszites
- Nekrosen
- Linksseitiger Pleuraerguss
- Niereninsuffizienz
- Milzvenenthrombose

Diagnostik

- Labor: Serumamylase und Serumlipase erhöht
- Mittel der Wahl: CT-Abdomen

Therapie

- Bei progredienter Verschlechterung: Laparotomie mit Ausräumung der Nekrosen

Chronische Pankreatitis

Symptomatik

- Oberbauchschmerzen
- Symptome der exokrinen Pankreasinsuffizienz
- Ikterus

Komplikationen

- Pankreaspseudozyste
- Milzvenenthrombose

Pankreaspseudozyste
Ätiologie

- Chronische Pankreatitis (siehe oben)
- Trauma

Diagnostik

- Sonographie

Komplikation

- Verschlussikterus

Therapie

- Zystojejunostomie mit ausgeschalteter Schlinge nach Roux

27.4 Tumoren
Insulinom
Allgemein

- Auftreten solitär oder multipel

Symptomatik

- Symptome der Hypoglykämie

Diagnostik

- Hungerversuch mit Bestimmung des Glucose- und Insulinspiegels → bei Insulinom bleibt der Insulinabfall aus
- Bildgebende Verfahren

Therapie

- Enukleation

Pankreaskarzinom
Epidemiologie

- Meist ältere Patienten betroffen

Allgemein

- Lokalisation: bevorzugt Pankreaskopf betroffen

Histologie

- Meist Adenokarzinome

Symptomatik

- Schmerzloser Ikterus
- In den Rücken ausstrahlende Oberbauchschmerzen
- Gewichtsverlust

Komplikation

- Nervenscheideninvasion

Diagnostik

- Courvoisier-Zeichen: schmerzlos vergrößerte, palpable Gallenblase mit Ikterus
- Bildgebende Verfahren: Sonographie und CT

Therapie

- Pankreaskopfkarzinom oder periampulläres Karzinom: partielle Duodenopankreatektomie (Operation nach Whipple)
- Palliativ bei Verschlussikterus: Einbringen eines Stents oder Cholezystojejunostomie

Prognose

- Insgesamt sehr ungünstig
- Periampulläres Karzinom nach partieller Duodenopankreatektomie: weist mit 25 % die höchste 5-Jahresüberlebensrate aller Pankreaskarzinome auf

Operation nach Whipple
Durchführung

- Resektion von
  - Pankreaskopf
  - Magenteilresektion → Vermeidung eines Ulcus pepticum jejuni
  - Duodenum
  - Gallenblase
  - Distalem Ductus choledochus

28 Nebenniere

28.1 Erkrankungen der Nebennierenrinde

Cushing-Syndrom

Ätiologie

- Nebennierenrindenadenom der Zona fasciculata
- Nebennierenrindenkarzinom der Zona fasciculata
- Paraneoplastisch
- ACTH-Medikation

Siehe Innere Medizin, Kapitel 5.3.2

Conn-Syndrom (Primärer Hyperaldosteronismus)

Ätiologie

- Nebennierenrindenadenom der Zona glomerulosa

Symptomatik

- Arterielle Hypertonie
- Kopfschmerzen
- Muskelschwäche
- Polydipsie

Diagnostik

- Labor
  - Hypernatriämie
  - Hypokaliämie
  - Verminderte Reninsekretion

Siehe Innere Medizin, Kapitel 5.3.2

28.2 Phäochromozytom

Definition

- Von chromaffinen Zellen ausgehender, meist benigner, katecholaminproduzierender Tumor

Allgemein

- Auftreten meist zwischen dem 30. und 50. Lebensjahr
- Lokalisation
  - In 80 % Nebennierenmark: beidseitiges Auftreten möglich (im Rahmen eines MEN-II-Syndroms)
  - In 20 % Sympathikusparaganglien

Histologie

- Nachweis von z. T. starken Kernpolymorphien

Symptomatik

- Blutdruckkrisen
- Kopfschmerzen
- Blässe
- Schwitzen
- Erbrechen

Diagnostik

- 24 h-Blutdruckmessung zum Nachweis der Blutdruckkrisen
- Bestimmung der Katecholamine oder Katecholaminmetaboliten (Vanillinmandelsäure) im 24 h-Urin
- Messung des Calcitoninspiegels wegen der Gefahr eines medullären Schilddrüsenkarzinoms, das im Rahmen eines MEN-II-Syndroms auftreten kann
- Bildgebende Verfahren

Therapie

- Kurativ: operative Resektion

Perioperative Komplikation

- Blutdruckkrisen → präoperative Gabe von alpha- und beta-Blockern

29 Milz

29.1 Verletzungen

Milzruptur

Formen

- Einzeitig
- Zweizeitig
  - Definition: Ruptur nach einer Latenzzeit von Tagen bis Wochen

Symptomatik

- Oberbauchschmerzen links
- Schulterschmerz links (Kehr-Zeichen)
- Blutdruckabfall und Tachykardie
- Blässe

Diagnostik

- Sonographie
- Peritoneallavage
- In Ausnahmefällen: selektive Zöliakographie

Therapie

- Operativ: möglichst organerhaltend
  - Naht
  - Fibrinklebung
  - Kollagenvlies
  - Netzummantelung
  - Heißluftkoagulation
- Bei ausgedehnten Verletzungen: Splenektomie

Folgen und Komplikationen nach Splenektomie

- OPSI (Overwhelming Postsplenectomy Infection-Syndrome)
  - Definition: meist durch Pneumokokken (seltener Haemophilus influenzae) hervorgerufene, foudroyant verlaufende Sepsis mit einer Letalität von ca. 50 %
  - Prävention: Impfung gegen Pneumokokken und Haemophilus influenzae
- Thrombozytose → in ausgeprägten Fällen, Therapie mit Thrombozytenaggregationshemmern
- Leukozytose und Lymphozytose
- Target-Zellen
- Howell-Jolly-Körperchen in Erythrozyten

Splenektomie

Indikationen

- Milzruptur
- Hereditäre Sphärozytose (Splenektomie führt zur Heilung der Erkrankung)
- Milzvenenthrombose
- Idiopathische Thrombozytopenie (Morbus Werlhof)
- Haarzellleukämie
- Hypersplenismus bei schwerer Anämie, Thrombozytopenie, Leukopenie oder mechanischer Beeinträchtigung der Nachbarorgane

30 Hernien

30.1 Leistenhernien

Epidemiologie

- Männer häufiger als Frauen betroffen

Allgemein

- In 15% der Fälle beidseitiges Auftreten
- Im Bruchsack kann sich u. a. Darm, Netz, Tube oder Ovar befinden

Formen

- Indirekte Hernien
- Direkte Hernien

Sonderform

- Gleithernie: Bruchinhalt bildet gleichzeitig einen Teil der Bruchsackwand

Komplikation

- Inkarzeration (Einklemmung) → Auftreten von Schocksymptomen möglich

Therapie

- Stets operative Herniotomie, postoperative Frühmobilisation
- Bei Hernienrezidiv: ebenfalls operativ

Indirekte Hernien

Allgemein

- Angeboren oder erworben
- Häufigste Hernienform bei Kindern
- Bruchsack wird durch den Processus vaginalis gebildet
- Treten lateral der epigastrischen Gefäße durch den inneren Leistenring
- Schieben sich z. T. ins Skrotum vor

Direkte Hernien

Allgemein

- Immer erworben
- Treten medial der epigastrischen Gefäße durch den inneren Leistenring

30.2 Schenkelhernien (Femoralhernien)

Pathogenese

- Treten unterhalb des Leistenbandes medial der V. femoralis durch die Lacuna vasorum

Epidemiologie

- Frauen häufiger als Männer betroffen

Allgemein

- Immer erworben

Komplikation

- Neigen zur Inkarzeration

30.3 Hernia obturatoria

Symptomatik

- Schmerzen mit Ausstrahlung zur Oberschenkelinnenseite, die sich beim Husten verstärken

Komplikation

- Inkarzeration

30.4 Littré-Hernie (Darmwandbruch)

Definition

- Einklemmung eines Teiles der Darmwand, bei erhaltener Darmpassage

Komplikation

- Darmwandnekrose bzw. Darmgangrän

Therapie

- Operation

31 Unfallheilkunde

31.1 Physikalische Verletzungen

Verbrennungen

Einteilung

- Grad I: Erythem
- Grad IIa: Epidermis ohne Hautanhangsgebilde und obere Koriumschichten betroffen → Blasen, Schmerzen, narbenlose Abheilung
- Grad IIb: Epidermis mit Hautanhangsgebilden und tiefe Koriumschichten betroffen
- Grad III: Totalnekrose → Analgesie

Therapie

- Sofortige Kühlung mit kaltem Wasser
- Analgesie
- Infusionstherapie
- Falls erforderlich Schocktherapie

31.2 Frakturen und Luxationen

31.2.1 Frakturtypen

Pathogenese

- Traumatische Fraktur
- Pathologische Fraktur
- Ermüdungsfraktur
  - Allgemein: typische Lokalisationen sind die Metatarsalknochen, die Tibia und der Schenkelhals

Klinische Einteilung

- Geschlossene Frakturen
- Offene Frakturen

Sonderform

- Grünholzfraktur (sog. subperiostale Fraktur)

Offene Frakturen

Therapie

- Sofortmaßnahmen am Unfallort bei offenen Frakturen II. oder III. Grades
  - Anlegen eines sterilen Verbandes → Verband erst im OP vor der operativen Versorgung entfernen
  - Schienung der Extremität
- Maßnahmen in der Klinik bei offenen Frakturen II. oder III. Grades
  - Reposition: korrekte Achsen- und Rotationseinstellung
  - Osteosynthese mittels Fixateur ext. oder Platte
  - Wichtig: Débridement und Antibiotika
  - Wundbehandlung evtl. mit Hautersatzmaterialien

Grünholzfraktur

Epidemiologie

- Auftreten bei Kindern

Diagnostik

- Röntgenaufnahme: Fraktur durch „Wulstbildung" erkennbar

Therapie

- Konservativ

31.2.2 Ischämie-Schäden

Kompartmentsyndrom

Ätiologie

- Trauma
  - Fraktur
  - Muskelkontusion
- Zu enger zirkulärer Gips

Formen

- Tibialis-anterior-Syndrom
- Kompartmentsyndrom der oberen Extremität (sog. Volkmann-Kontraktur)

Diagnostik

- Messung des Logendruckes

Therapie

- Sofortige operative Faszienspaltung

Tibialis-anterior-Syndrom

Symptomatik

- Brennende Schmerzen
- Großzehenheber- und Fußheberschwäche

Chirurgie

- Sensibilitätsstörungen 1. Interdigitalbereich
- Verhärtung M. tibialis ant.

 Arterienpulse sind intakt.

Komplikation

- Muskelnekrose

Therapie

- Sofortige operative Faszienspaltung

31.2.3 Frakturheilung

Formen

- Primäre Frakturheilung
  - Heilung ohne Kallusbildung
- Sekundäre Frakturheilung
  - Heilung über Bildung von Geflechtknochen (Fixationskallus)

Komplikationen

- Pseudarthrose
- Sudeck-Dystrophie
- Osteomyelitis

Pseudarthrose

Pathogenese

- Mangelnde Ruhigstellung
- Wiederholte Repositionsversuche
- Infektionen
- Gleichzeitige Therapie mit Glukokortikoiden, Zytostatika oder Antikoagulantien

Formen

- Hypertrophische Pseudarthrose
- Atrophische Pseudarthrose
- Defektpseudarthrose

Therapie

- Hypertrophische Pseudarthrose: stabile Osteosynthese
- Defektpseudarthrose: Spongiosaplastik und Stabilisierung

Prognose

- Bessere Prognose bei hypertrophischer Pseudarthrose

Sudeck-Dystrophie

Ätiologie und Pathogenese

- Ätiologie und Pathogenese sind ungeklärt. Es kommt zu einer vegetativen Dysregulation, die zu einer Durchblutungs- und Stoffwechselstörung des Knochens und aller Weichteile führt.

Risikofaktor

- Mehrfach brüske Repositionsversuche

Symptomatik

- Akutes Stadium
  - Schmerzhafte Schwellung von Weichteilen und Gelenken → Bewegungseinschränkung
  - Überwärmung
  - Glänzende, rot bis livid verfärbte Haut
- Stadium der Dystrophie
- Stadium der Atrophie

Diagnostik

- Röntgenaufnahme: fleckige Entkalkungen

31.2.4 Frakturtherapie

Formen

- Konservative Therapie
  - Gipsverband
  - Extension
  - Funktionelle Verbände wie z. B. Tape-Verband
  - Heftpflasterzugverband
- Operative Therapie (Osteosynthese)

Gipsverband

Allgemein

- Vorgehen nach Reposition der Fraktur
  - Anlegen eines zirkulären Gipses
  - Knochenvorsprünge werden gepolstert, z. B. Fibulaköpfchen zum Schutz des N. peronaeus (Läsion → Fußheberschwäche)
  - Vollständige Spaltung des Gipses
  - Überprüfung der Durchblutung, Motorik und Sensibilität
  - Röntgenkontrolle
  - Bei Auftreten von starken Schmerzen: Fensterung des Gipses

Heftpflasterzugverband

Indikation

- Dislozierte Oberschenkelschaftfraktur bei Kindern bis zum 2. Lebensjahr

Osteosynthese

Allgemein

- Größter Vorteil gegenüber der konservativen Therapie: Frühmobilisation aller Gelenke

Formen

- Adaptationsstabile Osteosynthese
- Übungsstabile Osteosynthese
  - Postoperativ kann sofort eine funktionelle Nachbehandlung begonnen werden
- Belastungsstabile Osteosynthese
  - Postoperativ kann sofort eine Belastung erfolgen
  - Beispiel: proximaler Femurnagel, dynamische Hüftschraube, Verbundosteosynthese (Kombination aus Knochenzement mit Metallimplantaten)

Indikationen

- Stark dislozierte Frakturen
  - Dislozierte Olekranonfraktur
  - Dislozierte Patellafraktur
  - Dislozierte Frakturen des Epicondylus humeri
- Offene Frakturen
- Oberschenkelschaftfrakturen

Komplikation

- Infektion
  - Therapie: Ruhigstellung und systemische Antibiotika

Nachbehandlung von Frakturen

Formen

- Aktive Bewegungsübungen
- Krankengymnastik
- Bewegungsbad
- Übungsbehandlungen mit Eisanwendung

31.3 Verletzungen des Thorax

Rippenserienfraktur

Allgemein

- Am häufigsten 5. – 9. Rippe betroffen

Komplikationen

- Pneumothorax
- Instabiler Thorax mit respiratorischer Insuffizienz
  - Therapie: maschinelle Überdruckbeatmung
- Hämatothorax

Therapie

- Symptomatisch
- Selten operative Thoraxwandstabilisierung

Thoraxtrauma

Formen

- Stumpfes Thoraxtrauma
- Perforierendes (penetrierendes oder spitzes) Thoraxtrauma

Stumpfes Thoraxtrauma

Ätiologie

- Verkehrsunfälle, z. B. Prellung am Lenkrad

Komplikationen

- Sternumfraktur
  - Allgemein: insgesamt selten, meist Querfrakturen zwischen Corpus und Manubrium sterni
  - Therapie: Analgesie, nur bei starker Dislokation operativ
- Lungenkontusion
  - Diagnostik: im Röntgen-Thorax ist das betroffene Lungenfeld getrübt mit diffusen weichfleckigen Verdichtungsherden

31.4 Verletzungen des Abdomen

Formen

- Stumpfes Abdominaltrauma
- Perforierendes (penetrierendes oder spitzes) Abdominaltrauma

Chirurgie

Stumpfes Abdominaltrauma

Komplikationen

- Milzruptur
- Leberruptur
- Duodenumruptur
  - Ätiologie: typischerweise Lenkstangenverletzungen bei Kindern
  - Pathogenese: Ruptur des hauptsächlich retroperitoneal gelegenen Duodenums → Luftaustritt in den Retroperitonealraum
  - Symptomatik: unbestimmte Bauchschmerzen, Fieber
  - Röntgenübersicht: Nachweis freier Luft im Retroperitoneum (z. B. Pneumo-Retroperitoneum z. B. am Psoasrand)
- Mesenterialeinriss
  - Komplikation: Ischämie → Gangrän → Resektion des betroffenen Darmabschnittes erforderlich
  - Diagnostik: Abdomen-Sonographie
  - Therapie: Laparotomie

Perforierendes Abdominaltrauma

Therapie

- Sofortmaßnahmen am Unfallort
  - Messung von Puls, Blutdruck, Atemfrequenz
  - Beginn einer Infusionstherapie
  - Entfernung des perforierenden Fremdkörpers am Unfallort ist kontraindiziert
- Maßnahmen in der Klinik
  - Sofortige Laparotomie

31.5 Verletzungen der oberen Extremität

31.5.1 Schultergürtel

Klavikulafraktur

Ätiologie

- Sturz
- Gurtverletzung bei Autounfällen
- Geburtstraumatisch

Symptomatik

- Mediales Fragment nach <u>kranial</u> disloziert

Komplikationen

- Verletzung der A. oder V. subclavia
- Pseudarthrose (selten)

Therapie

- <u>Rucksackverband</u>

Klavikulafraktur des Neugeborenen

Allgemein

- Häufigste geburtstraumatische Fraktur

Symptomatik

- Bewegungsarmut des Armes der betroffenen Seite

Therapie

- Schonung

Prognose

- Günstig

Verletzungen des Akromioklavikulargelenkes

Einteilung nach Tossy

- Schweregrad I: Kontusion
- Schweregrad II: Lig. acromioclaviculare gerissen
- Schweregrad III: Lig. acromioclaviculare, Lig. trapezoideum und Lig. conoideum des Lig. coracoclaviculare gerissen

Symptomatik

- Schweregrad I
  - Druckschmerz über dem Akromioklavikulargelenk
  - Schmerzhafte Bewegungseinschränkung
- Schweregrad III
  - „Klaviertastenphänomen" mit Hochstand des lateralen Klavikulaendes

Therapie

- Grad I: funktionell
- Grad II: Verband
- Grad III: Naht

Schulterluxation

Allgemein

- Häufigste Luxation des Erwachsenen

Formen

- Vordere Luxation
- Hintere Luxation (selten)
- Untere Luxation

Symptomatik

- Vordere Luxation
  - Arm leicht abduziert
  - Patient unterstützt gebeugten Unterarm mit gesunder Hand
- Hintere Luxation
  - Innenrotationsstellung Arm
  - Schmerzhafte Abduktionshemmung

Komplikation

- Läsion des N. axillaris

Therapie

- Reposition und Ruhigstellung im Desault-Verband

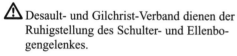 Desault- und Gilchrist-Verband dienen der Ruhigstellung des Schulter- und Ellenbogengelenkes.

31.5.2 Oberarm

Subcapitale Humerusfraktur

Pathogenese

- Indirekte Gewalt durch Sturz auf Ellenbogen oder Hand
- Direkte Gewalt

Therapie

- Eingestauchte Fraktur: Gilchrist-Verband für einige Tage, anschließend Krankengymnastik
- Bei Dislokation: Operation

Humerusschaftfraktur (Oberarmschaftfraktur)

Komplikation

- Verletzung N. radialis

Therapie

- Meist konservativ
- Indikationen zur Plattenosteosynthese
  - Offene Frakturen
  - Defektbrüche
  - Radialislähmung
  - Pseudarthrose

Kindliche suprakondyläre Humerusfraktur

Pathogenese

- Sturz auf Hand oder Ellenbogen

Allgemein

- Extraartikuläre Frakturlinie

Symptomatik

- Schmerzhafte Bewegungseinschränkung im Ellenbogengelenk

Komplikationen

- Kompression der A. brachialis
- Volkmann-Kontraktur

Bizepssehnenruptur

Allgemein

- Betrifft meist die Sehne des Caput longum

Symptomatik

- Bewegungsschmerz
- Wulstbildung Beugeseite Oberarm

Therapie

- Proximaler Riss: geringe Funktionsausfälle → funktionelle Behandlung ausreichend
- Distaler Riss: operative Versorgung

31.5.3 Ellenbogen und Unterarm

Radiusköpfchenfraktur

Pathogenese

- Sturz auf die Hand bei gestrecktem Ellenbogengelenk

Allgemein

- Typische Verletzung im Kindesalter

Chirurgie

Komplikation

- Verletzung des N. radialis

Therapie

- Frakturen ohne Dislokation: konservativ
- Trümmerfraktur des Erwachsenen: Resektion Radiusköpfchen

Luxation des Radiusköpfchens (Chassaignac)

Pathogenese

- Ruckartiger Zug am gestreckten Arm meist bei Kleinkindern

Diagnostik

- Anamnese
- Inspektion: Kind hält Arm in Beuge-Schonhaltung
- Röntgenaufnahme: keine Veränderung nachweisbar

Therapie

- Reposition

Unterarmschaftfraktur

Pathogenese

- Direkte Gewalteinwirkung (sog. „Parierfraktur")

Formen

- Komplette Unterarmschaftfraktur
- Isolierte Fraktur von Ulna und Radius

Sonderformen

- Monteggia-Fraktur
- Galeazzi-Fraktur

Therapie

- Plattenosteosynthese

Monteggia-Fraktur

Definition

- Ulnaschaftfraktur mit Radiusköpfchenluxation

Diagnostik

- Röntgenaufnahme
- Röntgenaufnahme der benachbarten Gelenke: Ausschluss von Gelenkverletzungen

Radiusfraktur loco typico

Pathogenese

- Sturz auf ausgestreckte Hand → Verschiebung des Fragmentes nach radial und dorsal

Epidemiologie

- Betroffen vor allem Erwachsene, häufiger Frauen

Therapie

- Falls konservativ: Reposition und Ruhigstellung im Gips (von proximal der Fingergrundgelenke bis unterhalb des Ellenbogengelenkes)

31.5.4 Handgelenk und Hand

Fraktur des Os naviculare (Kahnbeinfraktur)

Symptomatik

- Druckschmerz Tabatière
- Stauchungsschmerz Daumen
- Bewegungsschmerz Handgelenk

Diagnostik

- Röntgenaufnahme in 4 Ebenen
- Tomographie

Komplikation

- Pseudarthrose

Therapie

- Unterarmgips mit Daumeneinschluss für 8–12 Wochen

Bennett-Fraktur

Definition

- Luxationsfraktur des Os metacarpale I

Sehnenverletzungen der Hand

Formen

- Beugesehnenverletzung
- Strecksehnenverletzung

Beugesehnenverletzung

Symptomatik

- Unfähigkeit zur Beugung im Mittel- und Endgelenk, bei kompletter Durchtrennung der oberflächlichen und tiefen Beugesehnen

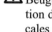 Beugung im Grundgelenk durch die Funktion der Mm. interossei und Mm. lumbricales erhalten.

Therapie

- Möglichst durch primäre Sehnennaht

Strecksehnenverletzung

Therapie

- Bei Strecksehnenruptur am Fingerendgelenk:
  - Subkutane Ruptur: konservativ mit Stack-Schiene
  - Ausriss mit Knochenfragment: transossäre Ausziehnaht

31.6 Verletzungen des Beckens und der unteren Extremität

31.6.1 Becken

Beckenringfraktur

Komplikationen

- Urethraverletzungen
  - Symptomatik: Blutung aus der Urethra
  - Diagnostik: Infusionsurographie, rektale Untersuchung, retrograde Urethrographie
- Blasenverletzungen (häufiger extraperitoneal)
  - Diagnostik: Sonographie, retrograde Zystographie
- Retroperitoneales Hämatom
- Hämorrhagischer Schock
- Prostatadislokation

31.6.2 Hüftgelenk und Oberschenkel

Epiphyseolysis capitis femoris

Epidemiologie

- Bevorzugt Jungen ab dem 10. Lebensjahr mit Übergewicht oder Hochwuchs betroffen

Symptomatik

- Leistenschmerz mit Ausstrahlung in Oberschenkel und Knie
- Beinverkürzung
- Bein in Außenrotationsstellung

Diagnostik

- Röntgenaufnahme nach Lauenstein

Therapie

- Extension
- Operative Reposition und Fixation

Femurkopffrakturen

Ätiologie

- Begleitverletzung von Hüftkopfluxationen

Pathogenese

- Indirekte Gewalt

Allgemein

- Seltene Frakturen
- Das abgescherte Fragment bleibt in der Gelenkpfanne

Schenkelhalsfrakturen

Formen

- Mediale Schenkelhalsfraktur
- Laterale Schenkelhalsfraktur

Symptomatik

- Beinverkürzung
- Bein in Außenrotationsstellung

Mediale Schenkelhalsfrakturen

Einteilung nach Pauwels

- Einteilung erfolgt nach dem Winkel, den der Bruchspalt mit der Horizontalen bildet
- Pauwels I: bis 30°

Chirurgie

- Pauwels II: 30–70°
- Pauwels III: > 70°

Komplikation

- Femurkopfnekrose

Therapie

- Nur bei eingestauchten Abduktionsfrakturen (Pauwels I) konservative Therapie (sog. funktionelle Behandlung)
- Schenkelhalsfrakturen bei Kindern
  - Offene Reposition und Verschraubungsosteosynthese mit dynamischen Hüftschrauben
  - Fensterung der Gelenkkapsel → Entlastung des intrakapsulären Hämatoms
- Patienten über 65 Jahre: Kopfprothese

Pertrochantere Femurfraktur

Symptomatik

- Beinverkürzung
- Bein in Außenrotationsstellung

Therapie

- Operativ: dynamische Hüftschrauben

Femurschaftfraktur

Komplikationen

- Hoher Blutverlust → Schock
- Fettembolie

Therapie

- Quer- und Schrägfrakturen: operativ mittels Marknagel
- Bei Gefäßverletzungen: Osteosynthese und Gefäßrekonstruktion durch End-zu-End-Naht

31.6.3 Kniegelenk und Unterschenkel

Verletzungen des Kniegelenkes

Formen

- Meniskusläsionen
- Bandverletzungen
- Kniegelenksluxation
- Patellaluxation
- Frakturen

Meniskusläsionen

Ätiologie

- Indirekte Gewalt, z. B. Körperdrehung bei gebeugtem Kniegelenk und fixiertem Fuß

Allgemein

- Bei vorbestehender Meniskusdegeneration reichen bereits geringe Traumata zu einer Meniskusverletzung aus

Symptomatik

- Streckhemmung

Diagnostik

- Positive Meniskuszeichen
  - Steinmann I
    a) Innenmeniskusläsion: Schmerzen am inneren Gelenkspalt bei Außenrotation
    b) Außenmeniskusläsion: Schmerzen am äußeren Gelenkspalt bei Innenrotation
  - Steinmann II
    Wandern des Druckschmerzpunktes bei zunehmender Beugung aus der Streckstellung heraus
  - Payr-Zeichen
    Schmerzen am medialen Gelenkspalt beim Schneidersitz
  - Apley-Meniskuszeichen

Therapie

- Frische Einklemmung: Repositionsversuch durch Schütteln bei entlastetem Kniegelenk

Bandverletzungen

Allgemein

- Auftreten als Kombinationsverletzung möglich
  - Häufigste Kombinationsverletzung ist die sog. „unhappy triad" mit Verletzung des medialen Meniskus, des medialen Seitenbandes und des vorderen Kreuzbandes

Diagnostik

- Stabilitätsprüfung
  - Prüfung der Kreuzbänder in 90° Beugung des Kniegelenkes

a) Vorderes Schubladenphänomen → vorderes Kreuzband
b) Hinteres Schubladenphänomen → hinteres Kreuzband
- Pivot-shift-Test → wenn positiv, Hinweis auf vordere Kreuzbandruptur
- Prüfung der Seitenbänder

Kniegelenksluxation

Ätiologie

- Enorme Gewalteinwirkung

Allgemein

- Begleitende Gefäß- und Nervenverletzungen sind häufig

Diagnostik

- Röntgenaufnahme in 2 Ebenen
- Immer Durchblutung, Sensibilität und Motorik überprüfen

Therapie

- Reposition und operative Wiederherstellung der Kapsel und Bänder

Patellaluxation

Allgemein

- Häufige Begleitverletzungen
  - Zerreißung des medialen Retinakulums
  - Knöcherner Abriss des Retinakulums der Patella
  - Knorpel-Knochen-Abscherung vom Patellarand und Femurkondylus

Ligamentum Patella-Ruptur

Symptomatik

- Streckhemmung im Kniegelenk

Diagnostik

- Röntgenaufnahme: Patellahochstand

Quadrizepssehnenruptur

Symptomatik

- Streckhemmung im Kniegelenk
- Oberhalb der Patella Delle tastbar

Diagnostik

- Röntgenaufnahme: Patellatiefstand

Therapie

- Sehnennaht

Unterschenkelschaftfrakturen

Therapie

- Bei konservativer Therapie: Gipsverband mit Ruhigstellung des Kniegelenkes in Beugestellung von 20° und des oberen Sprunggelenkes in Neutralstellung (90° gegenüber Unterschenkel)

Tibiaschaftfrakturen

Pathogenese

- Direktes Trauma
- Torsionsfraktur

Therapie

- Nicht dislozierte Fraktur: konservativ
- Offene Fraktur oder Fraktur mit starker Fehlstellung: operativ

Postoperative Komplikation

- Pseudarthrose

31.6.4 Sprunggelenk und Fuß

Malleolarfrakturen

Einteilung nach Weber

- Typ A: Fibulafraktur unterhalb der intakten Syndesmose bei Suppinations-Adduktionstrauma
- Typ B: Fibulafraktur in Höhe der Syndesmose bei Pronationstrauma
- Typ C: Fibulafraktur oberhalb der rupturierten Syndesmose bei Pronationstrauma

⚠ Bei Typ B- und Typ C-Frakturen kann es zusätzlich zu einem Hinterkantenabbruch der Tibia (sog. Volkmann-Dreieck) kommen.

Therapie

- Nur Typ A-Frakturen können konservativ therapiert werden
- Typ B- und C-Frakturen: operativ

Bandverletzungen des oberen Sprunggelenkes

Diagnostik

- Klinische Prüfung der Aufklappbarkeit
- Röntgenaufnahme in 2 Ebenen
- Gehaltene Aufnahmen (sollten eigentlich nicht mehr durchgeführt werden)

Therapie

- Verbände, die Pro- oder Supination verhindern

Kalkaneusfrakturen (Fersenbeinfrakturen)

Pathogenese

- Axiales Stauchungstrauma
- Indirekte Gewalt → Abrissfraktur des Achillessehnenansatzes (sog. „Entenschnabelbruch")

Symptomatik

- Fersenbeindruckschmerz
- Schwellung
- Hämatom

Komplikation

- Posttraumatischer Plattfuß

Diagnostik

- Röntgenbild
- CT → dient der Entscheidungsfindung, ob eine operative Therapie erforderlich ist

Therapie

- Konservativ oder operativ
- Bei Persistenz von Schmerz und Belastungsintoleranz: subtalare Arthrodese

Achillessehnenruptur

Ätiologie

- Indirektes Trauma bei sportlicher Betätigung

Allgemein

- Achillessehne ist meist degenerativ vorgeschädigt

Symptomatik

- Tastbare Delle
- Plantarflexion noch möglich, aber schmerzhaft und kraftarm

Diagnostik

- Sonographie

Therapie

- Operative Naht mit anschließender Ruhigstellung im Unterschenkelgips in Spitzfußstellung
- Sportverbot für ca. 3 Monate

31.7 Wirbelsäule

Schleudertrauma

Komplikation

- Retropharyngeales Hämatom → Schluckbeschwerden

Diagnostik

- Röntgen a.-p. und seitlich

Therapie

- Schanz-Krawatte

Gynäkologie und Geburtshilfe
Inhaltsverzeichnis

1 Die geschlechtsspezifische Entwicklung und ihre Störungen 459
- 1.1 Störungen der Geschlechtsentwicklung 459
- 1.2 Struktur der Fortpflanzungsorgane und der Brust 459
  - 1.2.1 Anatomie 459
  - 1.2.2 Fehlbildungen 459
- 1.3 Entwicklung der Fortpflanzungsorgane und der sekundären Geschlechtsmerkmale 460
- 1.4 Ovarielle Funktionsstörungen 460
- 1.5 Fertilitätsstörungen 460
  - 1.5.1 Sterilität der Frau 460
- 1.6 Klimakterium 461
- 1.7 Sexualleben der Frau 461
  - 1.7.1 Störungen des Sexualverhaltens 461

2 Familienplanung 462
- 2.1 Schwangerschaftsverhütung 462
  - 2.1.1 Methoden 462

3 Schwangerschaft 463
- 3.1 Konzeption, Implantation und ihre Störungen, Embryonalentwicklung 463
  - 3.1.1 Definitionen 463
- 3.2 Entwicklung der Plazenta und des Feten 463
  - 3.2.1 Plazenta 463
  - 3.2.2 Insuffizienz der feto-maternalen Einheit 464
  - 3.2.3 Fruchtwasser 464
- 3.3 Trophoblastenerkrankungen, ektope Schwangerschaft, Fehlgeburt 465
  - 3.3.1 Trophoblasttumoren 465
  - 3.3.2 Ektope Schwangerschaft (Extrauteringravidität) 465
  - 3.3.3 Fehlgeburt 466
- 3.4 Adaptation des mütterlichen Organismus und ihre Störungen ... 466
- 3.5 Risikofaktoren in der Schwangerschaft 467
  - 3.5.1 Hypertensive Erkrankungen 467
  - 3.5.2 Diabetes mellitus 467
  - 3.5.3 Blutgruppeninkompatibilität 468
  - 3.5.4 Andere Erkrankungen 468
  - 3.5.5 Mehrlingsschwangerschaften 469
- 3.6 Schwangerschaftsspezifische Notfälle 469
  - 3.6.1 Blutungen 469
  - 3.6.2 Intrauteriner Fruchttod 469
- 3.7 Morbidität und Sterblichkeit 470
  - 3.7.1 Mütterliche Sterblichkeit .. 470
  - 3.7.2 Perinatale Mortalität 470

4 Ärztliche Betreuung in der Schwangerschaft 471
- 4.1 Schwangerschaftsbetreuung 471
  - 4.1.1 Untersuchungen 471
  - 4.1.2 Beratung der Schwangeren . 472
- 4.2 Mutterschutzrecht 472
- 4.3 Pränatale Diagnostik 472
- 4.4 Konfliktsituationen in der Schwangerschaft 473
  - 4.4.1 Schwangerschaftsabbruch .. 473

5 Geburt 474
- 5.1 Regelhafte Geburt 474
  - 5.1.1 Becken 474
  - 5.1.2 Geburtsobjekt und Geburtsmechanik 474
  - 5.1.3 Geburtsverlauf 474
- 5.2 Regelwidrige Geburt 475
  - 5.2.1 Haltungs- und Einstellungsanomalien, Beckenendlage und Querlage 475

3. Tag

5.2.2	Regelwidrige Geburtsdauer	475
5.2.3	Pathologische Wehenformen	476
5.2.4	Uterusruptur	476
5.3	Leitung und Überwachung der Geburt	476
5.3.1	Die Gebärende	476
5.3.2	Intrapartale Überwachung	476
5.4	Notfälle in der Plazentaperiode und nach der Geburt	477
5.4.1	Blutungen	477
5.5	Neugeborenes	477

6 Wochenbett ... 478

6.1	Postpartale Umstellung	478
6.1.1	Rückbildung der Genitalorgane	478
6.2	Puerperale Erkrankungen	478
6.2.1	Verzögerte Rückbildung des Uterus (Subinvolutio uteri)	478
6.2.2	Endokrine Störungen	478
6.3	Laktation und ihre Störungen	479
6.3.1	Laktation	479
6.3.2	Mastitis puerperalis	479

7 Entzündungen der Fortpflanzungsorgane und der Brustdrüse ... 480

7.1	Entzündliche Erkrankungen der Vulva	480
7.1.1	Vulvitis	480
7.1.2	Pruritus vulvae	480
7.1.3	Bartholinitis	480
7.2	Entzündliche Erkrankungen der Vagina	480
7.2.1	Kolpitis (Vaginitis)	480
7.3	Entzündliche Erkrankungen des Uterus und der Parametrien	481
7.3.1	Zervizitis	481
7.3.2	Endometritis	481
7.3.3	Parametritis	481
7.4	Entzündliche Erkrankungen der Adnexe	481
7.4.1	Adnexitis (Salpingitis)	481
7.5	Entzündliche Erkrankungen der Brustdrüse	482
7.5.1	Mastitis nonpuerperalis	482

8 Sexuell übertragbare Erkrankungen ... 483

8.1	Bakterien als Erreger	483
8.2	Viren als Erreger	483
8.3	Parasiten als Erreger	484
8.4	Pilze als Erreger	484

9 Tumorartige Läsionen und Tumoren der Fortpflanzungsorgane und Brustdrüse ... 485

9.1	Gutartige Läsionen und tumorartige Läsionen	485
9.1.1	Cervix uteri	485
9.1.2	Corpus uteri	485
9.1.3	Brustdrüse	486
9.2	Maligne Tumoren	486
9.2.1	Vulvakarzinom	486
9.2.2	Zervixkarzinom (Kollumkarzinom)	486
9.2.3	Korpuskarzinom (Endometriumkarzinom)	487
9.2.4	Ovarialtumoren	488
9.2.5	Mammakarzinom	489
9.3	Vorsorge und Früherkennung	489

10 Lage- und Haltungsveränderungen der Organe des kleinen Beckens und deren Folgen ... 491

10.1	Descensus und Prolaps uteri	491
10.2	Harninkontinenz	491

11 Akute Notfallsituationen ... 492

11.1	Akute Schmerzzustände	492
11.2	Ovarielles Überstimulationssyndrom	492

1 Die geschlechtsspezifische Entwicklung und ihre Störungen

1.1 Störungen der Geschlechtsentwicklung

Testikuläre Feminisierung

Ätiologie

- X-chromosomal-rezessive Erbkrankheit

Pathogenese

- Androgenrezeptordefekt → weiblicher Phänotyp trotz eines männlichen Genotyps von 46, XY

Symptomatik

- Primäre Amenorrhö
- Fehlen von Scham- und Axillarbehaarung (sog. „hairless woman")
- Blind endende Vagina
- Uterusaplasie
- Normale Brustentwicklung

1.2 Struktur der Fortpflanzungsorgane und der Brust

1.2.1 Anatomie

Vagina

Allgemein

- Anatomie
  - Ist mit einem mehrschichtigen, unverhornten Plattenepithel (4 Schichten) ausgekleidet
  - Plattenepithel unterliegt hormonellen Veränderungen des Zyklus → erlaubt Rückschlüsse auf endokrine Funktion der Ovarien
  - Plattenepithel ist reich an Glykogen, weist aber keine drüsigen Elemente auf
  - pH-Wert des Vaginalsekretes liegt zwischen 4–4,5

1.2.2 Fehlbildungen

Hymenalatresie

Definition

- Verschluss der Vagina durch nicht perforiertes Hymen

Symptomatik

- Zyklusabhängige Unterbauchschmerzen bei Ausbleiben von Blutungen
- Manifestation mit Eintritt der Menarche

Komplikation

- Hämatokolpos

Therapie

- Teil-Exzision

Mayer-Rokitansky-Küster-Syndrom

Definition

- Vaginalaplasie bei rudimentärem Uterus

Allgemein

- Karyogramm: 46,XX
- Gonadotropinwerte im Normbereich

Symptomatik

- Normaler weiblicher Phänotyp
- Primäre Amenorrhö
- Sterilität
- Gehäuft Fehlbildungen des Harntraktes

Fehlbildungen der Mamma

Formen

- Athelie: Fehlen der Brustwarze
- Polythelie: überzählige Brustwarze
- Polymastie: überzählige Brustanlage entlang der sog. Milchleiste

1.3 Entwicklung der Fortpflanzungsorgane und der sekundären Geschlechtsmerkmale

Pubertät

Allgemein

- Beginn der Pubertät bei Mädchen zwischen 10–15 Jahren
- Auftreten sekundärer Geschlechtsmerkmale
  - Erstes Zeichen der weiblichen Reife ist die Thelarche durchschnittlich zwischen 10–11 Jahren
  - Menarche beginnt durchschnittlich mit 13 Jahren

Störungen der Entwicklung

Pubertas praecox

Definition

- Vorzeitige Pubertätsentwicklung durch eine zu frühe Gonadotropinsekretion

Epidemiologie

- Mädchen häufiger betroffen als Jungen

Symptomatik

- Vorzeitige Entwicklung sekundärer Geschlechtsmerkmale

Diagnostik

- Labor: Gonadotropine erhöht
- CT oder MRT Schädel zum Tumorausschluss

Pseudopubertas praecox

Definition

- Vorzeitige Pubertätsentwicklung durch eine zu frühe Produktion peripherer Sexualhormone

Pathogenese

- Autonome Hormonbildung in den Ovarien

Gynäkologische Erkrankungen bei Kindern

Vaginale Blutungen im Kindesalter

Ätiologie

- Verletzungen
- Intravaginale Fremdköper
- Tumoren
- Pubertas praecox

1.4 Ovarielle Funktionsstörungen

Blutungsstörungen

Formen

- Hypermenorrhö: zu starke Periodenblutung
- Polymenorrhö: verkürzte Blutungsintervalle
- Oligomenorrhö: verlängerte Blutungsintervalle
- Menorrhagie: zu lange Periodenblutung

Follikelpersistenz

Definition

- Bestehenbleiben des reifen Eifollikels über den Ovulationstermin hinaus, d. h. Ausbleiben des Follikelsprungs

Symptomatik

- Juvenile Blutungsstörungen
- Dauerblutungen

1.5 Fertilitätsstörungen

1.5.1 Sterilität der Frau

Ätiologie

- Doppelseitige Saktosalpinx (Verschluss der Tuben) → Prüfung der Durchlässigkeit am zuverlässigsten mittels Pelviskopie und Chromopertubation
- Hyperprolaktinämie
  - Ätiologie: Hypophysenadenom, Kraniopharyngeom, Hypothyreose, Psychopharmaka wie Neuroleptika
- Polyzystische Ovarien
- Asherman-Syndrom

Diagnostik

- Gynäkologische Untersuchung

- Vaginalsonographie
- Bestimmung der Progesteron-Konzentration im Serum
- Schilddrüsenhormonanalyse
- Basaltemperaturmessung zur Überprüfung der Ovarialfunktion
- Periovulatorische Prüfung des Zervixscores
- Sims-Huhner-Test

⚠ Zur Sterilitätsabklärung beim Mann wird ein Spermiogramm u. a. mit Überprüfung des Fructosegehaltes der Spermien und ein Spermaausstrichpräparat erstellt

Therapie

- Bei Ovulationsstörungen: u. a. Clomifen oder Prolaktinhemmer wie Bromocriptin
- Homologe Insemination

Homologe Insemination

Definition

- Befruchtung der Frau mit dem Samen des Partners

Indikationen

- Retrograde Ejakulation
- Oligozoospermie

1.6 Klimakterium

Pathogenese

- Nachlassende Ovarialfunktion → verminderte Östrogen- und Gestagenproduktion → Anstieg der gonadotropen Hormone FSH und LH

Allgemein

- Durch radiogene oder operative Kastration kann ein iatrogen bedingtes, frühzeitiges Klimakterium eintreten

Symptomatik

- Hitzewallungen und Schweißausbrüche
- Schlafstörungen

Komplikation

- Verstärkter Knochenmassenverlust

Diagnostik

- Bestimmung von FSH im Serum

Therapie klimakterischer Beschwerden

- Östrogene

1.7 Sexualleben der Frau

1.7.1 Störungen des Sexualverhaltens

Dyspareunie

Definition

- Sammelbezeichnung für Schmerzen beim Koitus

Ätiologie

- Psychogene Ursachen
- Kolpitis
- Bartholinitis
- Endometriose
- Adnexitis

Siehe außerdem Psychiatrie, Kapitel 8.1

2 Familienplanung

2.1 Schwangerschaftsverhütung

2.1.1 Methoden

Intrauterinpessar (IUP, Spirale)

Komplikationen

- Zwischenblutungen
- Hypermenorrhö
- Dysmenorrhö
- Infektionen
- Spontanausstoßung
- Abort
- Uterusperforation
- Erhöhung der Frühgeburtenquote bei liegendem IUP → nach Eintritt der Schwangerschaft sollte der IUP entfernt werden

⚠ Begünstigende Faktoren für Frühgeburtlichkeit sind außerdem: Infektionen, Diabetes mellitus, Nikotinabusus und berufliche Arbeitsüberlastung der Mutter

⚠ IUP: erhöht nicht die Missbildungsrate und induziert keine Karzinome

Hormonale Kontrazeption

Wirkmechanismen

- Hemmung der Ovulation
- Herabsetzung der Tubenmotilität
- Änderung der Viskosität des Zervixschleims

Allgemein

- „Minipille" enthält gering dosierte Gestagene und keine Östrogene
- Pearl-Index der „Minipille" liegt bei 0,4–3 (im Vergleich dazu, liegt er bei Frauen in der Geschlechtsreife ohne Anwendung kontrazeptiver Maßnahmen etwa bei 60–90)

⚠ Beim Pearl-Index wird die Zahl der Schwangerschaften auf 100 Frauenjahre (= 1200 Zyklen) angegeben

Nebenwirkungen

- Thromboembolische Komplikationen (besonders bei gleichzeitigem Nikotinabusus) → Herzinfarkt und zerebrale Insulte
- Arterielle Hypertonie
- Lebertumoren

Kontraindikationen

- Nikotinabusus
- Arterielle Hypertonie
- Thromboembolie

3 Schwangerschaft

3.1 Konzeption, Implantation und ihre Störungen, Embryonalentwicklung

3.1.1 Definitionen

Konzeption

Definition

- Geschlechtsverkehr, der zur Befruchtung der Eizelle führt

⚠ Mit einer Konzeption ist nach dem 3. Tag nach Beginn der hyperthermen Phase nicht zu rechnen

Imprägnation

Definition

- Eindringen des Spermatozoons in die Eizelle (zumeist im ampullären Abschnitt der Tube)

Konjugation

Definition

- Verschmelzung des männlichen mit dem weiblichen Zellkern bei der Befruchtung

⚠ Die Konjugation kann nur durch ein Spermium erfolgen

Nidation

Definition

- Einnistung (Implantation) des befruchteten Eis in der Regel in der Schleimhaut des Uterus

Allgemein

- Findet normalerweise 6–7 Tage nach der Befruchtung statt
- Wird durch den Anstieg von HCG nachweisbar
- Ist u. a. auch in der Tube und im Ovar möglich

Blastopathien

Definition

- Schädigungen der Leibesfrucht während des Zeitraumes von der Befruchtung bis etwa zum 17. Entwicklungstag

Allgemein

- Blastopathien können in Form von symmetrischen Doppelmissbildungen auftreten
- Können das Absterben des Keimes zur Folge haben
- Können sich in Form eines Autositen in Kombination mit einem Parasiten manifestieren

Gametopathien

Definition

- Durch Chromosomenaberrationen verursachte Fehlbildungen der Frucht

Embryonalphase

Definition

- Zeitraum der pränatalen Entwicklung von der Befruchtung bis zum Ende der Organogenese (beim Menschen bis zum Ende der 8. Woche nach der Konzeption)

3.2 Entwicklung der Plazenta und des Feten

3.2.1 Plazenta

Anatomie

- Besteht aus 2 Anteilen
  - Plazenta materna, die aus dem mütterlichen Endometrium hervorgeht
  - Plazenta fetalis, die vom kindlichen Trophoblasten gebildet wird
- Reife Plazenta nach normaler Schwangerschaft in der 40. SSW wiegt. ca. 500 g
- Plazenta produziert folgende Hormone
  - Östrogene
  - Progesteron
  - Humanes Choriongonadotropin (HCG)
  - Lactogen (HCS)
  - Gonadotropine

Allgemein

- Austauschfunktion der Plazenta
  - Austausch von CO_2, O_2, Kreatinin und Harnstoff erfolgt durch Diffusion
  - Glucose-Transport erfolgt durch erleichterte Diffusion

- Lipid-Transport erfolgt durch Pinozytose
- Fett- und Aminosäuren werden durch enzymatische Prozesse transportiert

Humanes Choriongonadotropin (HCG)

Allgemein

- Glykoprotein, das post menstruationem für ca. 10–12 Wochen ansteigt und am Ende des 1. Trimenon abzusinken beginnt
- Kann ca. ab dem 8. Tag post conceptionem nachgewiesen werden → durch Bestimmung von HCG im Serum kann eine Schwangerschaft am frühesten sicher diagnostiziert werden
- Dient der hormonellen Überwachung in der Frühschwangerschaft

Nabelschnur

Anatomie

- Stellt die Verbindung zwischen Fetus und der Plazenta dar
- Grundgewebe besteht aus der sog. Wharton-Sulze
- In der Nabelschnur verlaufen 3 Gefäße: 2 Umbilikalarterien und eine Umbilikalvene
- In den Umbilikalarterien fließt sauerstoffarmes Blut vom Fetus zur Plazenta
- In der Umbilikalvene strömt das Blut von der Plazenta zum Fetus
- In den Nabelschnurgefäßen fließt kindliches (fetales) Blut
- Länge bei der Geburt: 50–60 cm

3.2.2 Insuffizienz der feto-maternalen Einheit

Ätiologie

- Herzfehler
- Anämie
- Hypotonie

Diagnostik

- Östriolanalyse im mütterlichen Plasma
- Sonographie
- Doppler-Sonographie: u. a. pathologische Flussmuster in den Umbilikalarterien
- Kardiotokogramm (CTG)
  - Späte Dezelerationen (Verlangsamung der fetalen Herzfrequenz)
  - Anhaltende Bradykardie
  - Silenter Oszillationstyp
- Oxytozin-Belastungstest

Symptomatik

- Wachstumsretardierung des Fetus

3.2.3 Fruchtwasser

Allgemein

- Wird vom Amnionepithel synthetisiert; in den letzten Wochen sind auch die fetalen Respirationsorgane an der Synthese beteiligt
- Störungen der Synthese oder der Resorption führen zu
  - Hydramnion: Vermehrung des Fruchtwasservolumens über 2000 ml
  - Oligohydramnion: Verminderung des Fruchtwasservolumens unter 100 ml

Befunde

- Erhöhte Alpha-Fetoprotein-Werte (wird im Dottersack und in der fetalen Leber synthetisiert) im Fruchtwasser bei
  - Anenzephalus
  - Omphalozele
  - Ösophagusatresie
  - Kongenitaler Nephrose
- Erniedrigte Alpha-Fetoprotein-Werte im Fruchtwasser z. B. bei Trisomie 21

Diagnostik

- Bestimmung des
  - Alpha-Fetoprotein-Wertes im Fruchtwasser z. B. bei Verdacht auf Neuralrohrdefekt

    ⚠ Alpha-Fetoprotein hat im 2. Trimenon im fetalen Serum eine 100–1000fach höhere Konzentration als im Fruchtwasser
  - L/S-Ratio-Wertes im Fruchtwasser z. B. bei Verdacht auf fetale Lungenreifungsstörung
  - $\Delta\text{-}E_{450}$-Wertes im Fruchtwasser z. B. bei Verdacht auf fetale Hämolyse

Hydramnion

Ätiologie

- Diabetes mellitus der Mutter
- Ösophagusatresie
- Blutgruppenunverträglichkeit
- Konnatale Lues

Oligohydramnion

Ätiologie

- Vorzeitiger Blasensprung
  - Definition: Blasensprung vor Beginn der Wehentätigkeit
  - Allgemein: ist u. a. abzugrenzen vom frühzeitigen Blasensprung, bei dem die Fruchtblase nach Beginn der Wehentätigkeit vor vollständiger Eröffnung des Muttermundes springt
- Nierenfehlbildungen, z. B. fetale Nierenagenesie (Potter-Syndrom)
- Massive Plazentainsuffizienz
- Mütterlicher Nikotinabusus
- EPH-Gestose

3.3 Trophoblastenerkrankungen, ektope Schwangerschaft, Fehlgeburt

3.3.1 Trophoblasttumoren

Blasenmole

Definition

- Partielle oder komplette hydropisch-ödematöse Degeneration der Chorionzotten der Plazenta unter Umwandlung in traubenartige, mit Flüssigkeit gefüllte Bläschen, bei gleichzeitiger Proliferation der Zyto- und Synzytiotrophoblasten

Histologie

- Ödem des Zottenstromas
- Hyperplasie des Zyto- und Synzytiotrophoblasten (häufig Kernatypien)
- Invasion des Myometriums durch Trophoblastenzellen

Symptomatik

- Auffällig großer Uterus
- Unregelmäßige Blutungen
- Hyperemesis (sehr starkes Erbrechen)
- Symptome einer Hyperthyreose
- Luteinzysten der Ovarien

Komplikation

- Lungenmetastasen

Diagnostik

- Labor: deutlich erhöhte HCG-Konzentrationen im Serum
- Sonographie: „Schneegestöber"

Therapie

- Abortinduktion bzw. Unterstützung spontaner Abortvorgänge: Prostaglandine lokal und Oxytozin i. v.
- Aspirationskürettage
- Abrasio mit stumpfer Kürette

Chorionkarzinom

Symptomatik

- Blutungen
- Symptome der Fernmetastasen

Therapie

- Chemotherapie

Nachsorge

- Gynäkologische Untersuchung
- Vaginalsonographie
- Labor: HCG im Serum
- Röntgen-Thorax

Prognose

- Heilung auch nach Metastasierung möglich

3.3.2 Ektope Schwangerschaft (Extrauteringravidität)

Allgemein

- Häufigster Einnistungsort: Tube
- Weitere Einnistungsorte: Ovar, Bauchhöhle

Symptomatik

- Uterine Schmierblutungen ca. 6–8 Wochen nach der letzten Regelblutung (Hormonentzugsblutung)
- Uncharakteristische, oft einseitige Unterbauchschmerzen

⚠ Extrauteringravidität: starke vaginale Blutung mit Koagelabgang ist nicht typisch

Komplikationen

- Bei Einnistung im ampullären Tubenanteil: Tubarabort (Ausstoßung des Schwangerschaftsproduktes in die freie Bauchhöhle)
- Bei Einnistung im isthmischen Tubenanteil: Tubarruptur

Diagnostik

- Labor: subnormale HCG-Werte
- Sonographie
- Laparoskopie (sicherste Nachweismethode)

Therapie

- Bei nicht-rupturierter Eileiterschwangerschaft im Frühstadium
  - Operation mit Eileiterentfernung oder Eileitererhalt
  - Lokalinstillation von Prostaglandin (PGF)
  - Medikamentöse Behandlung mit Methotrexat

3.3.3 Fehlgeburt

Formen

- Abortus imminens (drohender Abort)
- Abortus incipiens (nicht aufhaltbarer Abort)
- Abortus completus oder incompletus

Sonderformen

- Komplizierter Abort: Abort, der mit einer Salpingitis und einer Pelveoperitonitis einhergeht
- Habitueller Abort: drei oder mehr aufeinanderfolgende Spontanaborte

Symptomatik

- Bei Abortus imminens
  - Leichte, meist schmerzlose Blutung
  - Uterus vergrößert
  - Geschlossener Zervikalkanal

Komplikationen

- Massive Blutung mit hypovolämischem Schock
- Koagulopathie
- Aszendierende Infektion und/oder Sepsis

Diagnostik

- Gynäkologische Untersuchung
- Sonographie

Therapie

- Bei Abortus imminens: Bettruhe und evtl. Hormontherapie (wird hinsichtlich ihres Erfolges unterschiedlich bewertet)

3.4 Adaptation des mütterlichen Organismus und ihre Störungen

Haut/Haare

Allgemein

- Typisch sind Hyperpigmentierungen
- Hyperpigmentierungen im Bereich des Gesichtes bezeichnet man als Chloasma uterinum
  - Verstärkung durch Sonnenbestrahlung möglich
  - Ovulationshemmer, Kosmetika und Körperpflegemittel können ähnliche Erscheinungen hervorrufen

Niere und ableitende Harnwege

Pathophysiologie

- Erhöhtes Blutvolumen → Steigerung des renalen Plasmaflusses und der glomerulären Filtrationsrate → Pollakisurie
- Erhöhte Permeabilität → geringe Proteinurie und Glucosurie

Blut

Allgemein

- Plasmavolumen steigt um ca. 35 %, das Erythrozytenvolumen um ca. 25 % → Verdünnung → Abnahme des Hämatokrits
- Erhöhter Eisenbedarf → Eisenmangel (häufigste Ursache einer Schwangerschaftsanämie)
- Zunahme der Gerinnungsfaktoren und der Plasmafibrinogenkonzentration → Hyperkoagulabilität

3.5 Risikofaktoren in der Schwangerschaft

3.5.1 Hypertensive Erkrankungen

Formen

- Schwangerschaftshypertonie
- Präeklampsie
- Eklampsie

Sonderform

- HELLP-Syndrom

Risikofaktoren

- Fehlerhafte Ernährung
- Sehr junge Erstgebärende

Schwangerschaftshypertonie

Definition

- Blutdruckerhöhung auf Werte von über 140/90 mm Hg bei zuvor normotensiven Frauen

Therapie

- Körperliche Schonung
- Kochsalzarme Diät und eiweißreiche Kost
- Dihydralazin
- Alpha-Methyldopa

Präeklampsie

Definition

- Hypertonie und Proteinurie bei zuvor normotensiven nicht-proteinurischen Frauen

Symptomatik

- Bei schwerer Präeklampsie (drohender Eklampsie)
  - Kopfschmerzen
  - Sehstörungen
  - Epigastrische Schmerzen mit Übelkeit
  - Periphere Ödeme
  - Gerinnungsstörungen
  - Oligurie
  - Amaurose
  - Lungenödem

Eklampsie

Definition

- Tonisch-klonische Krämpfe auf dem Boden einer Schwangerschaftshypertonie oder einer Präeklampsie

Therapie des eklamptischen Anfalls

- Mittel der Wahl: Magnesium
- Diazepam
- Gummikeil zwischen die Zähne
- Blasenkatheter

⚠ Der Blutdruck sollte langsam und nicht unter 140/90 mm Hg gesenkt werden

HELLP-Syndrom

Symptomatik

- Arterielle Hypertonie
- Hämolyse
- Rechtsseitiger Oberbauchschmerz
- Proteinurie
- Thrombozytopenie
- Leberenzymerhöhung

3.5.2 Diabetes mellitus

Allgemein

- Insulinbedarf steigt im Laufe der Schwangerschaft → kontinuierliche Verschlechterung der diabetischen Stoffwechsellage
- Fetales Insulin passiert die Plazenta nicht in physiologisch wirksamer Konzentration

Komplikationen

- Bei der Mutter treten gehäuft auf
  - Harnwegsinfektionen
  - Präeklampsie
- Für das Kind bestehen folgende Risiken
  - Hypoglykämie
  - Hypokalzämie
  - Gehäuft Herzfehler
  - Makrosomie
  - Erhöhte perinatale Mortalität

Therapie

- Bereits vor der Schwangerschaft sollte der Diabetes mellitus optimal eingestellt werden
- In der Schwangerschaft wird zur Einstellung Insulin eingesetzt, z. B. mittels Basis-Bolus-Prinzip

⚠ Sulfonylharnstoffe sind in der Schwangerschaft kontraindiziert.

3.5.3 Blutgruppeninkompatibilität

Rh-Erythroblastose

Allgemein

- Konstellation: Mutter Rh-negativ und Kind Rh-positiv
- Erstes Rh-positives Kind wird in der Regel nicht geschädigt

Komplikation

- Hydrops fetalis

Diagnostik

- Direkter und indirekter Coombs-Test positiv

Prophylaxe

- Anti-D-Prophylaxe

Anti-D-Prophylaxe

Wirkung

- Verhinderung der Sensibilisierung der Rh-negativen Mutter durch Inaktivierung der in den mütterlichen Kreislauf gelangten fetalen Erythrozyten

Allgemein

- Anti-D-Prophylaxe erfolgt mit Immunglobulin vom Typ IgG

Indikationen

- Anti-D-Prophylaxe bei Rh-negativen Patientinnen ohne nachweisbare Anti-D-Antikörper nach
  - Geburt eines Rh-positiven Kindes
  - Einer Fehlgeburt
  - Einer Amniozentese
  - Einer Interruptio

3.5.4 Andere Erkrankungen

Pyelonephritis

Erreger

- E. coli (häufigster Erreger)

Pathogenese

- Vermehrte Progesteronsekretion in der Schwangerschaft → Ureterdilatation, die durch die Kompressionswirkung des vergrößerten Uterus verstärkt wird

Allgemein

- Manifestation meist einseitig

Risikofaktor

- Asymptomatische Bakteriurie (→ Indikation zur Therapie)

Symptomatik

- Schmerzen im Nierenlager
- Dysurie
- Fieber (afebrile Verläufe sind auch möglich)

Diagnostik

- Blutbild
- Urinanalyse
- Sonographie

Therapie

- Antibiotika (auch bei afebrilem Verlauf)

⚠ Jede fieberhafte Infektion muss in der Schwangerschaft konsequent behandelt werden, u. a. auch, da Fieber Wehen auslösen und dadurch Frühgeburten provozieren kann

Antibiotika in der Schwangerschaft

Allgemein

- Mittel der Wahl bei Infektionen sind
  - Penicilline wie Amoxicillin
  - Cephalosporine wie Cephalexin
  - Makrolide wie Erythromycin
- Kontraindiziert sind
  - Aminoglykoside wie Gentamicin, Streptomycin oder Kanamycin
  - Tetrazykline
  - Gyrase-Hemmstoffe
  - Trimethoprim

Vena-cava-Kompressionssyndrom

Pathogenese

- Herabsetzung des venösen Rückflusses zum Herzen durch Druck des Uterus auf die V. cava inf.

Allgemein

- Auftreten meist in der Spätschwangerschaft

Symptomatik

- Tachykardie und Blutdruckabfall
- Benommenheit
- Schwindel

Therapie

- Linksseitenlage

3.5.5 Mehrlingsschwangerschaften

Komplikationen

- Vorzeitiger Blasensprung
- Vorzeitige Plazentalösung
- Gehäuftes Auftreten der Plazenta praevia
- Gehäuftes Auftreten der Präeklampsie
- Hydramnion
- Vorzeitige Wehen
- Wehenschwäche
- Zervixinsuffizienz
- Chronische Plazentainsuffizienz
- Feto-fetales Transfusionssyndrom

⚠ Mehrlingsschwangerschaften: Die Übertragung ist keine typische Komplikation.

3.6 Schwangerschaftsspezifische Notfälle

3.6.1 Blutungen

Differenzialdiagnose

- Aborte
- Extrauteringravidität
- Blasenmole
- Plazenta praevia
- Vorzeitige Plazentalösung
- Varizen der Vulva
- Zervixkarzinom

Plazenta praevia

Pathogenese

- Plazenta inseriert nicht im oberen oder mittleren Korpusanteil sondern atypisch im unteren

Allgemein

- Kann Folge einer früheren Endometritis sein
- Gehäuftes Auftreten mit regelwidrigen Kindslagen und Mehrlingsschwangerschaften

Symptomatik

- Schmerzlose Blutung besonders im letzten Schwangerschaftsdrittel (Blut stammt hauptsächlich von der Mutter)

Therapie

- Bei Plazenta praevia totalis und leichter bis mittelstarker Blutung vor der 36. SSW: konservative stationäre Behandlung, Schnittentbindung möglichst nahe am Geburtstermin
- Bei Plazenta praevia totalis nach der 36. SSW: Schnittentbindung, um massive Blutungen zu verhindern

Prognose

- Mortalität der Mutter: unter 1 %
- Mortalität des Kindes: ca. 5 %

Vorzeitige Plazentalösung (Abruptio plazentae)

Pathogenese

- Vorzeitige Lösung der normalsitzenden Plazenta vor oder während der Geburt

Symptomatik

- Plötzlich auftretende, starke Unterbauchschmerzen
- Blutung → Schocksymptomatik
- Brettharter Uterus

Therapie

- Sofortige Klinikeinweisung
- Schockbekämpfung
- Bei lebendem Kind: Schnittentbindung

3.6.2 Intrauteriner Fruchttod

Definition

- Absterben des Fetus vor Geburtsbeginn in der 2. Hälfte der Schwangerschaft

Ätiologie

- Plazentainsuffizienz
- Vorzeitige Plazentalösung
- Infektionen
- Nabelschnurkomplikationen

Komplikation

- Auftreten von Gerinnungsstörungen → deshalb Bestimmung der Gerinnungsfaktoren, besonders von Fibrinogen

Therapie

- Geburtseinleitung mit Prostaglandinen oder Oxytozin

3.7 Morbidität und Sterblichkeit

3.7.1 Mütterliche Sterblichkeit

Definition

- Mütterliche Sterbefälle während der Schwangerschaft bis zum 42. Tag post partum bezogen auf 100 000 Lebendgeburten

Ätiologie

- Infektionen
- Blutungen
- Präeklampsie

Allgemein

- Mütterliche Mortalität beträgt in Deutschland zurzeit 0,01 %
- Bei Sektio ca. 3-mal höher als bei normaler vaginaler Entbindung

3.7.2 Perinatale Mortalität

Definition

- Zahl der totgeborenen und in den ersten sieben Lebenstagen gestorbenen Kinder bezogen auf 1000 Lebend- und Totgeborene

Ätiologie

- Frühgeburtlichkeit (häufigste Ursache)

   Definition von Frühgeburtlichkeit: Gestationsdauer von weniger als 37 vollendeten Schwangerschaftswochen, gerechnet vom 1. Tag der letzten Regel der Mutter
- Fehlbildungen
- Hypoxie

4 Ärztliche Betreuung in der Schwangerschaft

4.1 Schwangerschaftsbetreuung

4.1.1 Untersuchungen

Allgemein

- Bei unauffälliger Schwangerschaft sollte laut Mutterschaftsrichtlinien bis zur 32. SSW alle 4 Wochen eine Vorsorgeuntersuchung stattfinden, anschließend alle 2 Wochen → insgesamt sollten 10–12 Untersuchungen stattfinden
- Laut Mutterschaftsrichtlinien sind bei normaler Schwangerschaft 3 Sonographieuntersuchungen vorgesehen
- Es sollte ein Mutterpass angelegt werden, der u. a. folgende Angaben enthält
    - Menstruationszyklus und letzte Regelblutung
    - Anamnese und Familienanamnese
    - Blutgruppe

Erstuntersuchung

Durchführung

- Anamnese
- Körperliche und gynäkologische Untersuchung
- Zytologische Untersuchung von Portio und Zervix zum Ausschluss eines Karzinoms
- Blutgruppenbestimmung mit Rh-Faktor und Antikörpersuchtest
- Röteln-Hämagglutinations-Hemmtest (Schutz ab 1:32)
- Lues-Suchtest
- Hepatitis B-Serologie
- HIV-Test (auf freiwilliger Basis)

Vorsorgeuntersuchung

Durchführung

- Bei jeder Vorsorgeuntersuchung sollte durchgeführt werden
    - Anamnese
    - Bestimmung des Körpergewichtes
        Normal ist während der Schwangerschaft eine Gewichtszunahme von insgesamt 9–12 kg
        Im 1. Trimenon ist eine Gewichtszunahme von unter 250 g/Woche bzw. keine Gewichtszunahme normal
        Ab der 32. SSW sollte die Gewichtszunahme der Schwangeren 500 g/Woche nicht überschreiten
    - Blutdruckmessung
    - Gynäkologische Untersuchung u. a. mit Durchführung der Leopoldschen Handgriffe besonders in der Spätschwangerschaft
        Im letzten Trimenon ist eine digitale vaginale Untersuchung bei plötzlich auftretenden Blutungen kontraindiziert
    - Urinanalyse
        Bestimmung auf eine Zucker- oder Eiweißausscheidung
        Untersuchung auf Vorliegen einer Harnwegsinfektion
    - Hämoglobin-Bestimmung

Leopoldsche Handgriffe

Allgemein

- 1. Leopold-Handgriff dient der Ermittlung des Fundusstandes
- 2. Leopold-Handgriff dient der Prüfung der Stellung des kindlichen Rückens bzw. der Extremitäten
- 3. Leopold-Handgriff dient der Feststellung der Art des vorangehenden Kindsteils
- 4. Leopold-Handgriff dient der Feststellung der Beziehung des führenden Kindsteils zum Beckeneingang
- 5. Leopold-Handgriff (Zangenmeister-Handgriff) wird während der Geburt ausgeführt und gibt Hinweise auf ein Missverhältnis zwischen vorangehendem Kindsteil und Beckeneingang

Schwangerschaftszeichen

Formen

- Unsichere Schwangerschaftszeichen sind:
    - Übelkeit und Erbrechen
    - Mastodynie (Schmerzen der Mammae)
    - Lividität der Portio
    - Auftreten von Striae gravidarum
- Sichere Schwangerschaftszeichen sind:
    - Fühlen von Kindsteilen
    - Fühlen und Sehen von Kindsbewegungen

Gynäkologie und Geburtshilfe

- Sonographischer Nachweis fetaler Herzaktionen (erstes sonographisch nachweisbares Vitalitätszeichen nach 6 SSW)
- Hören der fetalen Herzaktionen

Errechnung des Entbindungstermins

Durchführung

- Errechnung erfolgt nach der Naegele-Regel
  - EGT (errechneter Geburtstermin) = 1. Tag der letzten Regel − 3 Kalendermonate + 7 Tage + 1 Jahr

4.1.2 Beratung der Schwangeren

Impfungen

Allgemein

- Folgende aktive Impfungen sind in der Schwangerschaft bei Indikation erlaubt
  - Poliomyelitis
  - Tetanus
  - Grippe
  - Tollwut
  - Typhus
  - Gelbfieber
- Kontraindiziert sind
  - Röteln
  - Mumps
  - Pertussis
  - Tuberkulose

4.2 Mutterschutzrecht

Mutterschutzgesetz

Bestimmungen

- Enthält allgemeine und spezielle Beschäftigungsverbote für werdende und entbundene Mütter, die vom Arbeitgeber zu beachten sind
  - 6 Wochen vor und 8 Wochen nach der Geburt (12 Wochen bei Früh- und Mehrlingsgeburten) besteht ein generelles Beschäftigungsverbot → Ausnahme ist möglich, wenn die Mutter eine Weiterbeschäftigung vor der Geburt wünscht
  - Nachtarbeitsverbot zwischen 20 und 6 Uhr
  - Verbot für Akkord- und Fließbandarbeit
  - Verbot für Arbeiten im Stehen für mehr als 4 Stunden täglich nach dem 5. Schwangerschaftsmonat
  - Verbot für Arbeiten, bei denen die Schwangere gesundheitsgefährdenden Stoffen, Gasen, Strahlen, Staub, Kälte, Hitze, Lärm oder Erschütterungen ausgesetzt ist
  - Verbot für Arbeiten auf Beförderungsmitteln nach Ablauf des 3. Schwangerschaftsmonates
  - Verbot für körperliche Arbeiten, die mit gelegentlichem Heben von Lasten schwerer als 10 kg verbunden sind
- Regelt den Kündigungsschutz
- Regelt das Arbeitsentgelt bei Beschäftigungsverbot
- Verpflichtet den Arbeitgeber, die zuständigen Aufsichtsbehörden über die Schwangerschaft zu informieren
- Legt fest, dass werdenden Müttern bezahlte Freizeit für den Gang zu Schwangerschaftsvorsorgeuntersuchungen gewährt werden muss

4.3 Pränatale Diagnostik

Methoden der pränatalen Diagnostik

- Sonographie
- Triplediagnostik
- Amniozentese z. B. mit Alpha-Fetoproteinbestimmung im Fruchtwasser
- Chorionzottenbiopsie (z. B. mit anschließender Chromosomenanalyse)

Triplediagnostik

Allgemein

- Parameter, die in die Risikobeurteilung miteinbezogen werden
  - Konzentration von HCG
  - Konzentration von Alpha-Fetoprotein
  - Konzentration von Östriol
  - Gestationsalter

Amniozentese

Allgemein

- Wird frühestens ab der 12.–14. SSW durchgeführt

Indikationen

- Alter der Schwangeren über 35 Jahre
- Nach Geburt eines chromosomal geschädigten Kindes

- Wenn ein Elternteil Träger einer balancierten Chromosomenaberration ist
- Ausschluss einer genetisch bedingten Stoffwechselkrankheit

Komplikationen

- Vaginale Blutung
- Fruchtwasserabgang
- Abort

4.4 Konfliktsituationen in der Schwangerschaft

4.4.1 Schwangerschaftsabbruch

Allgemein

- Beratung vor Schwangerschaftsabbruch muss mindestens 3 Tage vor dem Eingriff erfolgen
- Beratung soll u. a. über öffentliche und private Hilfen bei Austragung der Schwangerschaft informieren

Indikationen

- Medizinische Indikation → Frist, in der der Abbruch durchgeführt werden muss: keine Frist
- Eugenische Indikation → Frist, in der der Abbruch durchgeführt werden muss: 22 Wochen
- Kriminologische Indikation (z. B. Konzeption infolge einer Vergewaltigung) → Frist, in der der Abbruch durchgeführt werden muss: 12 Wochen
- Abbruch ohne Indikation → Frist, in der der Abbruch durchgeführt werden muss: 12 Wochen

Komplikationen

- Belassen von Plazentaresten
- Blutungen
- Infektionen
- Insgesamt liegt die Komplikationsrate bei einem Schwangerschaftsabbruch in der 11. SSW bei ca. 8–20 %

5 Geburt

5.1 Regelhafte Geburt

5.1.1 Becken

Anatomie

- Beckeneingang: queroval
- Beckenmitte: rund
- Beckenausgang: längsoval

5.1.2 Geburtsobjekt und Geburtsmechanik

- Zum Verständnis des Geburtsmechanismus sind folgende Begriffe wichtig
  - Lage
  - Stellung
  - Haltung
  - Einstellung

Lage

Definition

- Verhältnis der Längsachse des Kindes zur Längsachse des Uterus

Allgemein

- Zum Zeitpunkt der Geburt liegt in 99% eine Längslage vor (davon 96% Schädellagen, 3% Beckenendlagen)
- Querlagen und Schräglagen machen zusammen 1% aus

Stellung

Definition

- Verhältnis des kindlichen Rückens zur Gebärmutterinnenwand

Haltung

Definition

- Räumliche Beziehung von Kopf und Extremitäten zum Rumpf

Einstellung

Definition

- Beziehung des vorangehenden Kindsteiles zum Geburtskanal

Allgemein

- Bei Kopflagen unterscheidet man Hinterhauptlage, Vorderhauptlage, Stirnlage und Gesichtslage
- Bei Beckenendlage unterscheidet man Steiß-, Steißfuß-, Knie- und Fußlagen

5.1.3 Geburtsverlauf

- Geburtsverlauf gliedert sich in 3 Phasen
  - Eröffnungsperiode
  - Austreibungsperiode
  - Nachgeburtsperiode

Eröffnungsperiode

Definition

- Zeitraum vom Wehenbeginn bis zur vollständigen Eröffnung des Muttermundes

Allgemein

- Dauert bei der Erstgebärenden ca. 7–10 Stunden
- Am Ende der Eröffnungsperiode kommt es regelhaft zum Blasensprung (sog. rechtzeitiger Blasensprung)
  - ⚠ Eine gleichzeitig mit dem Blasensprung auftretende vaginale Blutung ist hochverdächtig auf eine Insertio velamentosa, bei der es zum Einriss fetaler Gefäße kommt.
- Bei regelmäßiger Wehentätigkeit erfolgt Aufnahme in die Klinik; dabei sollten folgende Maßnahmen zunächst ergriffen werden
  - Innere und äußere Untersuchung
  - CTG in Seitenlage
- Zur Erleichterung der Eröffnungsperiode wendet man an
  - Periduralanästhesie
  - Parazervikalblockade
  - Kaudalanästhesie

Austreibungsperiode

Definition

- Zeitraum nach vollständiger Eröffnung des Muttermundes bis zur Geburt des Kindes

Allgemein

- Dauert meist ca. 1 Stunde
- CTG-Überwachung des Kindes ist notwendig
- Bei Durchtritt des Kopfes am Beckenausgang („Durchschneiden" des Kopfes) erfolgt Dammschutz
- Nach dem Kopf werden Schultern, dann Rumpf, Hüften und untere Extremitäten geboren
- Zur Erleichterung der Austreibungsperiode kann man einen Pudendusblock durchführen

  ⚠ Die wesentliche willkürliche Innervation des Beckenbodens erfolgt durch den N. pudendus

Nachgeburtsperiode

Definition

- Zeitraum von der Ausstoßung der Frucht bis zur erfolgten Ausstoßung der Plazenta

Allgemein

- Blutstillung im Bereich der Plazentahaftstelle nach Ausstoßung der Plazenta durch
  - Blutgerinnung
  - Kontraktion der Uterusmuskulatur

5.2 Regelwidrige Geburt

5.2.1 Haltungs- und Einstellungsanomalien, Beckenendlage und Querlage

Haltungsanomalien

Definition

- Abweichung der Kopfhaltung von der physiologischen Flexionshaltung

Allgemein

- Am ungünstigsten ist die Stirnhaltung
- Austreibungsperiode ist länger und schwieriger, eine natürliche Geburt aber möglich

Einstellungsanomalien

Definition

- Von der vorderen Hinterhauptslage abweichende, regelwidrige Kindslagen

Formen

- Hoher Geradstand
- Scheitelbeineinstellung
- Querstand
- Hintere Hinterhauptslage

Beckenendlage

Allgemein

- Zuerst treten Steiß oder die Füße in den Geburtskanal ein
- Durch den nachfolgenden Kopf wird von einem bestimmten Zeitpunkt an die Nabelschnur komprimiert → schnellstmögliche Entbindung
- Indikation zur Sectio caesarea sollte großzügig gestellt werden
- Gehäuftes Auftreten bei Frühgeburten

Komplikationen

- Vorzeitiger Blasensprung
- Nabelschnurvorfall → lebensbedrohliche Situation für den Feten

Therapie

- Bei vaginaler Entbindung
  - Manualhilfe nach Bracht
  - Klassische Armlösung und Entwicklung des Kopfes nach Veit-Smellie
- Schnittentbindung

Querlage

Allgemein

- Kind liegt quer über dem Beckeneingang → Indikation zur Sectio caesarea
- Bei zu langem Abwarten kann es nach dem Blasensprung zum Vorfall eines Armes und zum Einkeilen des Kindes kommen (verschleppte Querlage) → Gefahr der Uterusruptur → Indikation zur Schnittentbindung

5.2.2 Regelwidrige Geburtsdauer

Protrahierte Geburt

Ätiologie

- Einstellungsanomalien
- Fetale Missbildungen
- Beckendystokie
- Hyperaktive Wehentätigkeit und andere pathologische Wehenformen

5.2.3 Pathologische Wehenformen

Vorzeitige Wehentätigkeit

Ätiologie

- Infektionen
- Polyhydramnion
- Psychische Belastung der Mutter

Therapie

- Beta-Sympathikomimetika
- Magnesium
- Prostaglandinsynthesehemmer

Hypoaktive Wehentätigkeit

Definition

- Zu schwache Wehentätigkeit

Therapie

- Oxytozin
- Prostaglandine

Oxytozin

Wirkungen

- Uteruskontraktionen
- Stimuliert die Milchsekretion
- Leibschmerzen während des Stillens

Indikationen

- Hypoaktive Wehenschwäche
- Einleitung der Geburt

Hyperaktive Wehentätigkeit

Ätiologie

- Lageanomalien
- Geburtshindernisse

Therapie

- Beta-Sympathikomimetika
- Häufig operative Entbindung erforderlich

5.2.4 Uterusruptur

Ätiologie

- Geburtshindernisse
- Spontane Rupturen bei vorgeschädigtem Uterus

Symptomatik

- Bei drohender Uterusruptur
  - Wehensturm
  - Druckschmerzhaftes unteres Uterinsegment
  - Hochsteigen der Bandl-Furche (Grenze zwischen Korpus und Zervix uteri)
  - Innere Unruhe der Kreißenden
- Bei Uterusruptur
  - Heftige, plötzlich auftretende abdominelle Schmerzen
  - Sistieren der Wehen
  - Schock

Therapie

- Sofortige Wehenhemmung
- Schockbehandlung
- Laparotomie

5.3 Leitung und Überwachung der Geburt

5.3.1 Die Gebärende

Episiotomie (Dammschnitt)

Indikationen

- Vermeidung eines Dammrisses
- Erleichterung der operativen Entbindung

Formen

- Mediane Episiotomie
  - Durchführung: Schnittebene genau in der Mittellinie
  - Allgemein: Nachteil gegenüber der lateralen Episiotomie ist die Gefahr der Verlängerung zum Dammriss III. Grades
- Mediolaterale Episiotomie
  - Durchführung: beginnend von der hinteren Kommissur wird in einem Winkel von 45 ° nach lateral geschnitten unter Durchtrennung des M. bulbospongiosus und des M. transversus perinei
- Laterale Episiotomie
  - Durchführung: Schnittrichtung von der hinteren Kommissur in Richtung auf das Tuber ossis ischii

5.3.2 Intrapartale Überwachung

Kardiotokographie

Befunde

- Folgende Parameter signalisieren einen fetalen Gefahrenzustand
  - Späte Dezelerationen als Ausdruck der fetalen Hypoxie

- Variable Dezelerationen u. a. als Ausdruck von Nabelschnurkomplikationen
- Silente Oszillationstypen als Ausdruck der fetalen Hypoxie

Fetalblutanalyse

Allgemein

- Bestimmt werden pH-Wert und die Partialdrücke der Atemgase
- ph-Wert sollte zwischen 7,3 ± 0,05 liegen

5.4 Notfälle in der Plazentaperiode und nach der Geburt

5.4.1 Blutungen

Differenzialdiagnose

- Plazentalösungsstörungen
  - Plazenta adhaerens
  - Plazenta accreta
  - Plazenta increta
  - Plazenta incarcerata
- Uterusatonie
  - Allgemein: besonders häufiges Auftreten bei Multiparae und nach Geminigeburten
- Geburtsverletzungen wie Zervix- oder Scheidenrisse
- Koagulopathien

5.5 Neugeborenes

Siehe Pädiatrie

6 Wochenbett

6.1 Postpartale Umstellung

6.1.1 Rückbildung der Genitalorgane

Uterus

Allgemein

- Postpartal wiegt der Uterus ca. 1000 g → Reduktion des Gewichts auf 50–60 g
- Involution (Rückbildung) lässt sich palpatorisch durch Überprüfung des Fundusstandes ablesen
  - Unmittelbar post partum: zwischen Nabel und Symphyse
  - 1. Tag post partum: 1 Querfinger unterhalb des Nabels
  - 2. Tag post partum: 2 Querfinger unterhalb des Nabels
  - Eine Woche post partum: 2 Querfinger über der Symphyse
  - 10. Tag post partum: Symphysenhöhe

Lochien

Definition

- Physiologische uterine Wundsekretion nach der Geburt

Allgemein

- Lochien sind bakteriell mit Staphylokokken und Streptokokken besiedelt
- Farbe der Lochien
  - 1. Woche: blutig (Lochia rubra)
  - 2. Woche: bräunlich (Lochia fuscia)
  - Ende der 2. Woche: gelblich (Lochia flava)
  - Ende der 3. Woche: weißlich (Lochia alba)
- Nach 6 Wochen ist die Wundheilung abgeschlossen

6.2 Puerperale Erkrankungen

6.2.1 Verzögerte Rückbildung des Uterus (Subinvolutio uteri)

Ätiologie

- Überdehnung des Uterus (z. B. bei Mehrlingen)
- Oxytozin-Mangel
- Polypen und Myome

Formen

- Unkomplizierte Subinvolutio
- Komplizierte Subinvolutio (Infektion)

Unkomplizierte Subinvolutio

Symptomatik

- Zu hoher Fundusstand
- Stauung der Lochien (Lochialverhalt, Lochiometra)

Komplikation

- Endometritis

Therapie

- Mobilisation
- Kontraktionsmittel (Oxytozin oder Ergotamin)
- Wenn nötig Zervix-Dilatation

Endometritis

Symptomatik

- Fieber
- Krankheitsgefühl und Abgeschlagenheit
- Kopfschmerzen
- Vermehrte, fötide riechende Lochien
- Druckempfindlichkeit des Uterus (Kantenschmerz)

Therapie

- Kontraktionsmittel (Oxytozin oder Ergotamin)
- Spasmolytika
- Antibiotika
- Östrogene

6.2.2 Endokrine Störungen

Sheehan-Syndrom

Pathogenese

- Schwere postpartale Blutungen → ischämische Nekrose im Hypophysenvorderlappen

Symptomatik

- Persistierende Amenorrhö
- Schleichend einsetzende Hypothyreose

- Antriebsmangel
- Neigung zu Hypoglykämien
- Pigmentmangel der Haut

Therapie

- Substitution der Hormone der peripheren Drüsen

6.3 Laktation und ihre Störungen

6.3.1 Laktation

Allgemein

- Am 2.–4. Tag nach der Geburt beginnt die Laktation (Milchabsonderung) nach Wegfall der von den plazentaren Hormonen ausgehenden Hemmung
- Prolaktin setzt die Milchsekretion in Gang (sog. Milcheinschuss)
- Zunächst wird Kolostrum, vom 10.–15. Tag an reife Milch produziert
- Saugreiz → Freisetzung von Oxytozin → Kontraktion von myoepithelialen Zellen in der Brust und Rückbildung des Uterus durch Kontraktion der glatten Muskulatur

⚠ Obwohl Prolaktin die FSH- und LH-Sekretion hemmt (→ Stillamenorrhö), ist Stillen kein Konzeptionsschutz

Prolaktin

Wirkungen

- Setzt die Laktation in Gang
- Stimuliert das Brustdrüsenwachstum

⚠ Prolaktin: löst keine Uteruskontraktionen aus

Allgemein

- Syntheseort: Adenohypophyse
- Prolaktinsekretion wird durch Dopamin gehemmt
- Prolaktinsekretion zeigt einen ausgeprägten Tag-Nacht-Rhythmus

6.3.2 Mastitis puerperalis

Erreger

- Staphylococcus aureus

Pathogenese

- Erreger aus dem Rachen des Neugeborenen gelangen durch Rhagaden in das Brustparenchym → interstitielle Ausbreitung

Allgemein

- Tritt meist um die 2. und 3. Woche postpartal auf

Symptomatik

- Rötung
- Schwellung
- Druckschmerzhaftigkeit
- Fieber

Therapie

- Ruhigstellung der Brust
- Kühlung
- Prolaktinhemmer (Dopaminagonisten wie Bromocriptin)

  ⚠ Bromocriptin wird außer zum Abstillen auch bei der Therapie des Morbus Parkinson eingesetzt
- Antibiotika
- Bei Abszess: Inzision

7 Entzündungen der Fortpflanzungsorgane und der Brustdrüse

7.1 Entzündliche Erkrankungen der Vulva

7.1.1 Vulvitis

Ätiologie

- Östrogenmangel
- Harnfisteln
- Chemische und mechanische Reizungen
- Allergien
- Infektionen
  - Herpes-genitalis
  - Oxyuriasis

Symptomatik

- Rötung
- Schwellung
- Pruritus

Therapie

- Behandlung abhängig von der zugrunde liegenden Ursache

7.1.2 Pruritus vulvae

Ätiologie

- Idiopathisch
- Diabetes mellitus
- Leber- und Nierenerkrankungen (z. B. Urämie)
- Allergisches Kontaktekzem

Allgemein

- Tritt häufig besonders abends im Bett auf

Therapie

- Behandlung der Grunderkrankung
- Ultima ratio: Denervierung der Vulva

7.1.3 Bartholinitis

Definition

- Meist einseitige Entzündung der Bartholin-Drüsen und häufig ihrer Ausführungsgänge

Erreger

- Neisseria gonorrhoeae (Gonokokken)
- Staphylococcus aureus

Symptomatik

- Rötung
- Schwellung

Komplikation

- Retentionszysten

Therapie

- Umschläge und Sitzbäder
- Antibiotika
- Bei Einschmelzung: Inzision und Vernähung von Haut und Zystenwand

Prognose

- Häufig rezidivierend

7.2 Entzündliche Erkrankungen der Vagina

7.2.1 Kolpitis (Vaginitis)

Erreger

- Trichomonas urogenitalis
  - Typische Symptomatik: schaumiger, riechender Fluor
  - Diagnostik: Erregernachweis im Nativpräparat
- Candida albicans
- Gardnerella vaginalis in Kombination mit Anaerobier der Bacteroides-Gruppe → Erreger der Aminkolpitis (Bakterielle Vaginose)

Allgemein

- Begünstigende Faktoren sind
  - Antibiotische Therapie
  - Scheidenspülungen
  - Atrophische Genitalveränderungen
  - Diabetes mellitus
  - Schwangerschaft

Sonderform

- Colpitis senilis
  - Definition: Kolpitis im Senium, die auf dem Boden der altersbedingten Atrophie des Vaginalepithels (Östrogenman-

gel) entsteht; Erreger sind bei der Entstehung selten beteiligt
- Therapie: topisch (lokal) und evtl. systemisch Östrogene

Symptomatik

- Ausfluss (Fluor vaginalis)
- Pruritus
- Schmerzen

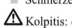 Kolpitis: eine Schwellung der Leistenlymphknoten ist nicht typisch

Aminkolpitis (Bakterielle Vaginose)

Diagnostik

- Mikroskopie eines Vaginalabstrichs im Nativpräparat
  - Normales Epithel
  - Bakterien
  - Schlüsselzellen (Clue-cells)

Therapie

- Metronidazol

7.3 Entzündliche Erkrankungen des Uterus und der Parametrien

7.3.1 Zervizitis

Erreger

- Neisseria gonorrhoeae
- Chlamydien

Symptomatik

- Fluor genitalis

Therapie

- Antibiotika

7.3.2 Endometritis

Symptomatik

- Blutungsstörungen

⚠ Akute Unterleibschmerzen sind nicht typisch für die Endometritis

Komplikation

- Pyometra, d. h. Eiteransammlung im Cavum uteri

Therapie

- Antibiotika
- Bei Pyometra: Dilatation des Zervikalkanals

7.3.3 Parametritis

Definition

- Phlegmonöse Entzündung der Parametrien, d. h. Ausbreitung der Erreger entlang des Beckenbindegewebes und der Beckenlymphgefäße

Therapie

- Antibiotika

7.4 Entzündliche Erkrankungen der Adnexe

7.4.1 Adnexitis (Salpingitis)

Pathogenese

- Die Infektion entsteht
  - Durch Keimaszension (häufigste Ursache; die Menstruation begünstigt die Keimaszension)
  - Auf dem Lymphweg

Erreger

- Neisseria gonorrhoeae
- Chlamydien
- E. coli
- Anaerobier
- Mykoplasmen
- Tuberkelbakterien

⚠ Trichomonaden oder Toxoplasmen verursachen keine Adnexitis

Symptomatik

- Heftiger, krampfartiger Unterbauchschmerz
- Krankheitsgefühl
- Fieber

Komplikationen

- Tuboovarialabszess
- Douglasabszess
- Hydrosalpinx
- Pyosalpinx
- Hämatosalpinx

⚠ Ein Hämatosalpinx kann außerdem u. a. bei Vaginalatresie, Hymenalatresie, Tubargravidität und Tubenendometriose auftreten

- Salpingitis isthmica nodosa
- Pelveoperitonitis
- Verwachsungen →
  - Sterilität
  - Tubargravidität
  - Kohabitationsbeschwerden (z. B. Dyspareunie)
  - Chronische Schmerzen

⚠ Ein Tubenkarzinom ist keine Komplikation der Adnexitis

Diagnostik

- Labor: BSG erhöht
- Blutbild: Leukozytose
- Klinische Untersuchung: Portioschiebeschmerz
- Sonographie des inneren Genitales

Therapie

- Antibiotika

7.5 Entzündliche Erkrankungen der Brustdrüse

7.5.1 Mastitis nonpuerperalis

Erreger

- Staphylokokken
- Streptokokken

Symptomatik

- Rötung
- Druckschmerzhafte Resistenz
- Vergrößerte axilläre Lymphknoten
- Meist einseitiges Auftreten

Komplikation

- Bindegewebige Schrumpfung der Brust

Differenzialdiagnose

- Inflammatorisches Karzinom (undifferenziertes Karzinom mit Ausbreitung in kutane Lymphbahnen): Abgrenzung durch Biopsie möglich

Therapie

- Bromocriptin
- Antibiotika
- Bei Abszess: Inzision

Prognose

- Häufig rezidivierender Verlauf

8 Sexuell übertragbare Erkrankungen

8.1 Bakterien als Erreger

Gonorrhö

Erreger

- Neisseria gonorrhoeae

Allgemein

- Inkubationszeit: 2–5 Tage
- Gonokokken befallen kein Plattenepithel → kein Befall der Vagina im geschlechtsreifen Alter (→ verursachen keine Kolpitis)
- Meldepflichtige Erkrankung → vor Therapiebeginn sollte zum Nachweis einer Gonokokkeninfektion ein Abstrich entnommen werden

Formen

- Untere Gonorrhö
- Obere Gonorrhö

Therapie

- Antibiotika

Untere Gonorrhö

Allgemein

- Prädilektionsorte sind
  - Urethra
  - Cervix uteri
  - Bartholin-Drüsen
  - Rektum

Symptomatik

- Rahmig eitriger, zervikaler Ausfluss
- Brennen beim Wasserlassen

Diagnostik

- Abstriche aus Urethra, Zervix oder Rektum und anschließende Färbung nach Gram
- Kultureller Erregernachweis

Obere Gonorrhö

Symptomatik

- Unterbauchschmerzen
- Abwehrspannung der Bauchdecke
- Fieber
- Schmerzhafte, verdickte Adnexe

Komplikationen

- Rezidivierende Unterbauchschmerzen
- Kohabitationsbeschwerden
- Tubargravidität
- Sterilität

Diagnostik

- Labor: BSG erhöht

Chlamydieninfektionen

Allgemein

- Intrazellulär wachsende, gramnegative Bakterien
- Übertragung durch Geschlechtsverkehr

Komplikationen

- Konjunktivitis und Pneumonie beim Neugeborenen
- Sterilität

Therapie

- Doxycyclin

⚠ Penicillin ist bei intrazellulären Keimen nicht wirksam

Ulcus molle

Erreger

- Haemophilus ducreyi

Allgemein

- Inkubationszeit: 3–7 Tage

Symptomatik

- Schmerzhaftes Ulcus
- Schmerzhafte Lymphknotenschwellung nach 1–2 Wochen (sog. Bubonen)

Therapie

- Tetrazykline

8.2 Viren als Erreger

Humane Papillomaviren (HPV)

Allgemein

- DNA-Viren
- HPV-Typen 16 und 18 besitzen onkogene Potenz
- Insgesamt sind mehr als 50 Typen beschrieben

Gynäkologie und Geburtshilfe

Manifestationen

- Verrucae plantares
- Verrucae vulgares
- Verrucae planae juveniles
- Condylomata acuminata
- Bowenoide Papulose

Condylomata acuminata

Allgemein

- Werden durch HPV-Typen 6 und 11 hervorgerufen
- Lokalisation: Vulvär, perivulvär, vaginal und/oder perianal möglich

Histologie

- Fibroepitheliale, papilläre Gewebswucherungen

Therapie

- Lasertherapie

Prognose

- Rezidivgefahr

Herpes-simplex-Virus Typ 2

Allgemein

- Verursacht genitale Infektionen (Herpes genitalis)
- Infektion erfolgt meist durch Geschlechtsverkehr
- Rezidivierende Infektionen beruhen auf einer Reaktivierung der in Nervenganglien persistierenden Viren
- Bei frischer Erstinfektion mit Herpes-simplex-Viren Typ 2 am Geburtstermin, mit Bläschenbildung an der Portio und im Bereich der Vagina, ist umgehend eine Sectio caesarea zur Verhinderung einer Infektion des Neugeborenen indiziert

Symptomatik

- Bei Erstinfektion
  - Fieber
  - Kleine Bläschen auf gerötetem Grund
  - Lymphknotenschwellungen

Diagnostik

- Kultureller Erregernachweis

Therapie

- Aciclovir

8.3 Parasiten als Erreger

Scabies

Allgemein

- Lokalisation: Hände (Interdigitalfalten), Gelenkbeugen, Axillarfalten, Rima ani sowie Genitalbereich (Auftreten von Penispapeln beim Mann)
- ⚠ Gesicht und Schamhaare werden nicht befallen
- Übertragung durch engen Körperkontakt

Symptomatik

- Nächtlicher Pruritus
- Erkennbare Milbenkanäle

Therapie

- Lindan

8.4 Pilze als Erreger

Candidainfektionen

Risikofaktoren

- Antibiotikatherapie
- Schwangerschaft
- Diabetes mellitus

Symptomatik

- Pruritus
- Bei Kolpitis: weißlich-salbenartiger oder krümeliger Fluor

Therapie

- Antimykotika

9 Tumorartige Läsionen und Tumoren der Fortpflanzungsorgane und Brustdrüse

9.1 Gutartige Läsionen und tumorartige Läsionen

9.1.1 Cervix uteri

Ektopie

Allgemein

- Ist bei Frauen im geschlechtsreifen Alter ein Normalbefund
- Ektopie bezeichnet den Befund, dass sich die Zervixschleimhaut auf die mit Plattenepithel überzogene Portio ausbreitet
- Ektopie wird häufig wieder mit Plattenepithel überzogen → Verschluss der Ausführungsgänge der Drüsen → Ovula Nabothi (gelblich-weiße Retentionszysten) können entstehen

Zervixpolypen

Allgemein

- Meist benigne
- Treten häufiger als Korpuspolypen auf

Symptomatik

- Meist asymptomatisch
- Blutungen

Komplikation

- Maligne Entartung in 1 % der Fälle

Therapie

- Entfernung

9.1.2 Corpus uteri

Endometriose

Definition

- Ektopes Auftreten von Uterusschleimhaut

Formen

- Endometriosis genitalis interna
  - Lokalisation: Uterusmuskulatur (Adenomyosis uteri), Tube (hauptsächlich im Isthmus lokalisiert)
- Endometriosis genitalis externa
  - Lokalisation: Ovarien, Vagina, Vulva, Douglas-Raum, Ligg. teres uteri
- Endometriosis extragenitalis
  - Lokalisation: u. a. Bauchraum und extraperitoneal

Symptomatik

- Sekundäre Dysmenorrhö (verstärkte Schmerzen) durch eine übermäßige Prostaglandinsynthese im Endometrium
- Hypermenorrhö
- Dyspareunie
- Sterilität

⚠ Endometriose: Polymenorrhö tritt nicht auf

Komplikation

- Endometriosezysten (die auf Grund ihres braunen Inhaltes auch als Schokoladenzysten bezeichnet werden)

Therapie

- Hormonelle Therapie
  - Gestagene
  - Östrogen-Gestagen-Kombinationen
  - Danazol
  - LH-RH-Analoga
- Operative Resektion

Uterusmyome

Epidemiologie

- 20 % aller Frauen über 30 Jahre sind betroffen

Allgemein

- Auftreten meist multipel, solitäres Auftreten aber möglich

Formen

- Intramurale Myome (häufigste Form)
- Subseröse Myome
- Intraligamentäre Myome
- Submuköse Myome

Komplikationen

- Infertilität
- Bei submukösen Myomen: verstärkte und verlängerte Blutungen → Anämie

Therapie

- Konservativ
  - Gestagene
  - GnRH-Analoga
- Operativ
  - Myomenukleation evtl. mittels Hysteroskopie
  - Hysterektomie

9.1.3 Brustdrüse

Fibroadenom

Allgemein

- Häufigster benigner Mammatumor

Symptomatik

- Verschieblicher, nicht druckdolenter Knoten tastbar

Mastopathie

Epidemiologie

- Gehäuftes Auftreten zwischen 30–50 Jahren

Einteilung

Grad	Häufigkeit	Histologie
I	70 %	Keine Epithelproliferationen
II	20 %	Epithelproliferationen, keine Atypien
III	10 %	Epithelproliferationen mit Atypien

Symptomatik

- Häufig prämenstruelle Brustschmerzen
- Knotige Verhärtungen bis hin zur Schrotkugelbrust

9.2 Maligne Tumoren

9.2.1 Vulvakarzinom

Epidemiologie

- Durchschnittsalter der betroffenen Patientinnen ca. 70 Jahre

Allgemein

- Häufig vom Arzt nicht erkanntes Karzinom
- Meist solitäres Auftreten, selten auch multizentrisch
- Lokalisation: bevorzugt große Schamlippen betroffen

Histologie

- Meist Plattenepithelkarzinome

Risikofaktoren

- Lichen sclerosus
  - Definition: atrophische Dystrophie, die u. a. im Bereich der Vulva auftritt
  - Symptomatik: Pruritus, Pigmentverlust, pergamentartige Haut
  - Therapie: lokal Glukokortikoide
- Infektion mit humanen Papillomaviren
- Präkanzerosen
  - Morbus Bowen
  - Erythroplasie Queyrat
  - Bowenoide Papulose
  - Morbus Paget

Metastasierung

- Frühzeitige lymphogene (häufig inguinal) und späte hämatogene Metastasierung

Therapie

- Therapie der Wahl: radikale Vulvektomie mit Entfernung der iliakalen und femoralen Lymphknoten

Prognose

- Ungünstig, auf Grund der späten Diagnosenstellung

9.2.2 Zervixkarzinom (Kollumkarzinom)

Allgemein

- Lokalisation: bevorzugt Transformationszone betroffen

Tumorartige Läsionen und Tumoren der Fortpflanzungsorgane und Brustdrüse

Histologie

- Plattenepithelkarzinome in 90 % der Fälle
- Adenokarzinome (selten)

Risikofaktoren

- Infektion mit humanen Papillomaviren, besonders der Typen 16 und 18
- Frühzeitig aufgenommener Sexualverkehr
- Promiskuität

Komplikationen

- Ureterstenose → Urämie
- Lymphödem → Schwellung der Beine
- Einbruch des Karzinoms in die Blase → Schmerzen, Inkontinenz und Blutungen
- Ileussymptomatik
- Neuralgien

Diagnostik

- Vorgehen bei klinisch erkennbarem Zervixkarzinom
  - Digitale vaginale und rektale Untersuchung
  - Gewebsbiopsie von der Portio
  - Gewebsbiopsie von der Portio in Kombination mit fraktionierter Kürettage
  - Zystoskopie und Rektoskopie

Metastasierung

- Kontinuierliche Ausbreitung in
  - Parametrien
  - Vagina
- Lymphogen in die iliakalen und paraaortalen Lymphknoten
- Selten hämatogen

Therapie

- Stadium Ia: abdominale oder vaginale Hysterektomie
- Stadium Ib: erweiterte Radikaloperation nach Wertheim-Meigs mit Exstirpation von Uterus, Parametrien, einer mindestens 3 cm breiten Scheidenmanschette und Entfernung der pelvinen und iliakalen Lymphknoten sowie der Lymphknoten im Obturatorgebiet
- Stadium II: erweiterte Radikaloperation nach Wertheim-Meigs mit Nachbestrahlung
- Stadium III: Strahlentherapie
- Stadium IV: Entscheidung im Einzelfall

Nachsorge

- In den ersten beiden postoperativen Jahren vierteljährliche Nachsorgeuntersuchungen, die folgende Methoden beinhalten sollten
  - Gynäkologische Untersuchung
  - Nierensonographie
  - Umfangmessung der Beine zum Ausschluss eines Lymphödems

⚠ Um Verklebungen im Bereich der Vagina zu verhindern, kann eine frühzeitige Wiederaufnahme des Geschlechtsverkehrs sinnvoll sein

Prophylaxe

- Vorsorgeuntersuchung mit
  - Spiegeleinstellung
  - Abstriche von Portiooberfläche und Zervikalkanal
  - Kolposkopie

9.2.3 Korpuskarzinom (Endometriumkarzinom)

Epidemiologie

- Bevorzugt ältere Frauen betroffen

Histologie

- Meist Adenokarzinome

Risikofaktoren

- Adipositas
- Diabetes mellitus
- Arterielle Hypertonie
- Gehobener sozioökonomischer Sozialstatus
- Kinderlosigkeit
- Uterus myomatosus
- Atypische adenomatöse Endometriumhyperplasie (obligate Präkanzerose)
  - Therapie: Hysterektomie

⚠ Die Endometriose ist kein Risikofaktor des Korpuskarzinoms.

Symptomatik

- Postmenopauseblutung
- Schmierblutungen
- Eitriger oder blutiger Fluor
- Zunehmende Vergrößerung des Uterus

Diagnostik

- Diagnostische Abrasio (Kürettage)
  - Zur Bestimmung der Tumorlokalisation werden Zervix- und Korpusschleimhaut gesondert (fraktioniert) gewonnen

Metastasierung

- Kontinuierliche Ausbreitung in Tuben, Ovarien und Vagina (oberes Drittel und vordere Vaginalwand)
- Lymphogen
- Hämatogen (häufiger als beim Zervixkarzinom)

Therapie

- Stadium I: abdominale oder vaginale Exstirpation von Uterus und Adnexen
- Stadium II: erweiterte Radikaloperation nach Wertheim-Meigs
- Stadium III und IV: Strahlentherapie
- In fortgeschrittenen Fällen kann man durch zusätzliche Hormon- und Chemotherapie vorübergehende Remissionen erreichen

9.2.4 Ovarialtumoren

Formen

- Epitheliale Tumoren
  - Seröses Zystadenokarzinom (häufigster maligner Ovarialtumor)
- Tumoren des sexuell nicht differenzierten gonadalen Stromas
  - Fibrom

  ⚠ Die Kombination von Ovarialfibrom, Hydrothorax und Aszites bezeichnet man als Meigs-Syndrom

- Tumoren des sexuell differenzierten gonadalen Stromas (Keimstrang-Stromatumoren)
  - Granulosazelltumor: produziert Östrogene
  - Thekom: produziert Östrogene
  - Androblastom: Androgen produzierender Tumor
    Symptomatik: Virilisierung, Hirsutismus (Verstärkung der Körperbehaarung bei Frauen an den Hautpartien, deren Haarfollikel androgenabhängig sind; tritt außerdem bei adrenalen oder ovariellen Enzymdefekten oder bei Einnahme von Anabolika auf)
- Keimzelltumoren
  - Teratom: leitet sich von den 3 Keimblättern ab, kann unterschiedliche Differenzierungsgrade zeigen
  - Dysgerminom

    ⚠ Entspricht dem Seminom des Mannes

  - Chorionkarzinom: produziert HCG
- Metastasen
  - Krukenberg-Tumor: meist beidseitige Siegelringzell-Karzinom-Metastase eines meist aus dem Gastrointestinaltrakt (häufig bei Magenkarzinom) stammenden Primärtumors

Maligne Keimzelltumoren

Epidemiologie

- Auftreten bevorzugt zwischen 20–30 Jahren

Allgemein

- Meist einseitiges Auftreten
- Sehr hohe Malignität

Therapie

- „Organerhaltende" Operation möglich
- Gutes Ansprechen auf bestimmte Chemotherapiekombinationen

Ovarialkarzinom

Allgemein

- Eine Einteilung erfolgt nach klinischen und pathologisch-anatomischen Befunden

Risikofaktoren

- Hohe Anzahl von Ovulationen (z. B. bei Kinderlosigkeit) → Ovulationshemmer wirken protektiv
- Zugehörigkeit zur weißen „Rasse"
- Mammakarzinom

Symptomatik

- Zunahme des Leibumfanges
- Aszites (häufig mit malignen Zellen)
- Genitale Blutungen
- Gastrointestinale Beschwerden
- Druckgefühl im Becken

⚠ Blutungsstörungen sind nicht regelmäßig vorhanden.

Diagnostik

- Gynäkologische Untersuchung
- Sonographie
- Pelviskopie
- Laparotomie

Therapie

- Möglichst radikale Operation
- Chemotherapie

Prognose

- Ungünstig auf Grund der späten Diagnose

9.2.5 Mammakarzinom

Allgemein

- Häufigste Lokalisation: oberer äußerer Quadrant
- Multizentrischer Befall oder Befall beider Mammae möglich

Risikofaktoren

- Kontralaterales Mammakarzinom
- Mammakarzinom der Schwester
- Frühe Menarche
- Späte Menopause
- Keine Geburten

⚠ Stillen ist ein protektiver Faktor

Symptomatik

- Knoten tastbar
- Einziehung oder Unverschieblichkeit der Haut über dem Knoten
- Apfelsinenhaut („Peau d'orange")
- Einziehung Mamille mit fehlender Erektionsfähigkeit (DD: Hohlwarze, bei der die Mamille eingezogen ist, die Erektionsfähigkeit aber erhalten)
- Verziehung Brust
- Blutige Sekretion
- Ekzem
- Unscharf begrenzte, flächenhafte Rötung
- Vergrößerte Lymphknoten in der Axilla

Diagnostik

- Mammographie: gruppierter Mikrokalk
- Sonographie
- Galaktographie bei Sekretion
- Aspirationszytologie
- Biopsie
- Bestimmung Rezeptorstatus → dient der Entscheidung, ob eine hormonelle Therapie sinnvoll ist
- Knochenszintigraphie zum Nachweis von evtl. Knochenmetastasen

Metastasierung

- Lymphogen
- Hämatogen in
  - Knochen
  - Lunge
  - Pleura
  - Leber
  - Gehirn

Therapie

- Operativ: wenn möglich brusterhaltend mit nachfolgender Bestrahlung (siehe Chirurgie, Kapitel 17.4)
- Radiatio
- Hormonell u. a. mit Antiöstrogenen (z. B. Tamoxifen)

Prognose

- Abhängige Faktoren
  - Stadium und Tumorgröße
  - Zahl der Lymphknotenmetastasen
  - Rezeptorstatus
  - Histologischer Typ
- Mit Rezidiven muss noch nach mehr als 20 Jahren gerechnet werden

9.3 Vorsorge und Früherkennung

Zytologie

Durchführung

- Abstrichentnahme aus Portiooberfläche und Zervikalkanal
- Anschließende Fixierung mit 96%igem Alkohol
- Färbung nach Papanicolaou

Gynäkologie und Geburtshilfe

Klassifikation nach Papanicolaou

Pap	Befund	Empfohlene Maßnahme
I	Normalbefund	Weitere Kontrollen
II	Entzündliche Zellveränderungen	Weitere Kontrollen
III	Unklarer Befund: schwere entzündliche, degenerative oder regressive Veränderungen	Kurzfristige Kontrolle
III D	Leichte bis mittelschwere Dysplasie	Kontrolle nach 3 Monaten, bei gleichem Befund: Biopsie
IV a	Schwere Dysplasie oder Carcinoma in situ	Konisation
IV b	Carcinoma in situ	Konisation
V	Invasives Karzinom	Konisation

10 Lage- und Haltungsveränderungen der Organe des kleinen Beckens und deren Folgen

10.1 Descensus und Prolaps uteri

Pathophysiologie

- Insuffizienz des Halteapparates des Uterus → Tiefertreten des Uterus
- Im Extremfall tritt der Uterus vor den Scheideneingang → Prolaps uteri
- Mit Senkung des Uterus geht meist eine Senkung der Vagina einher → bei Senkung der vorderen Vaginalwand, die mit dem Blasenboden verwachsen ist, spricht man von einer Zystozele, bei Senkung der hinteren Vaginalwand von einer Rektozele

Symptomatik

- Diffuse Unterbauchschmerzen
- Rückenschmerzen
- Druckgefühl im Bereich der Vagina
- Ulzera der Vagina und Portio
- Stressinkontinenz
- Ischuria paradoxa: ständiges Harntröpfeln bei gefüllter, nicht entleerbarer Blase (Überlaufblase)
- Obstipation
- Blutiger Fluor

Therapie

- Bei leichten Beschwerden: konservativ mittels Beckenbodengymnastik
- Bei stärkeren Beschwerden: operativ z. B. mittels vaginaler Hysterektomie mit vorderer und hinterer Kolporrhaphie

10.2 Harninkontinenz

Siehe Urologie, Kapitel 12.3

11 Akute Notfallsituationen

11.1 Akute Schmerzzustände

Akuter Unterbauchschmerz

Differenzialdiagnose

- Stielgedrehte Ovarialzyste
- Tubenruptur bei EUG
- Adnexitis
- Nephrolithiasis und Ureterkolik
- Stielgedrehtes Myom
- Divertikulitis

11.2 Ovarielles Überstimulationssyndrom

Pathogenese

- Komplikation der Therapie der weiblichen Sterilität mit Gonadotropinen

Symptomatik

- Ausbildung großer Ovarialzysten
- Aszites
- Pleuraerguss
- Hämokonzentration

Diagnostik

- Sonographie

Therapie

- Körperliche Schonung
- Bei Aszites oder Pleuraerguss: Punktion
- Heparin
- Plasmaexpander

Hals-Nasen-Ohren-Heilkunde

Inhaltsverzeichnis

1 Ohr 495

1.1 Anatomische Grundlagen 495
1.2 Untersuchungsmethoden 495
    1.2.1 Inspektion 495
    1.2.2 Hörprüfung 495
    1.2.3 Vestibularisprüfung 496
    1.2.4 Tubenfunktionsprüfung ... 496
    1.2.5 Bildgebende Verfahren 496
    1.2.6 Fazialisdiagnostik 496
1.3 Klinik des äußeren Ohres 497
    1.3.1 Anomalien und Missbildungen 497
    1.3.2 Nicht entzündliche Prozesse 497
    1.3.3 Entzündungen 497
1.4 Klinik des Mittelohres 498
    1.4.1 Tubenfunktionsstörungen .. 498
    1.4.2 Akute Otitis media 498
    1.4.3 Chronische Otitis media ... 499
    1.4.4 Tumoren 500
    1.4.5 Otosklerose 500
1.5 Klinik des Innenohres 500
    1.5.1 Cochleäre und/oder vestibuläre Störungen 500
    1.5.2 Verletzungen 502
    1.5.3 Tumoren 502

2 Nase, Nebenhöhlen und Gesicht 504

2.1 Anatomische Grundlagen 504
2.2 Untersuchungsmethoden, Prinzip und Grundzüge der Bewertung 504
    2.2.1 Prüfung der Luftdurchgängigkeit der Nase 504
    2.2.2 Endoskopie 504
    2.2.3 Sonographie der Nebenhöhlen 504
2.3 Klinik 504
    2.3.1 Missbildungen 504
    2.3.2 Anosmie 504
    2.3.3 Verletzungen 505
    2.3.4 Entzündungen 506
    2.3.5 Benigne Tumoren 507
    2.3.6 Maligne Tumoren 507
    2.3.7 Nasenbluten (Epistaxis) ... 507
    2.3.8 Nasenfremdkörper 507

3 Mundhöhle und Pharynx ... 508

3.1 Klinik 508
    3.1.1 Missbildungen 508
    3.1.2 Entzündungen der Mundhöhle 508
    3.1.3 Entzündungen des Rachens 508
    3.1.4 Entzündungen des lymphatischen Rachenrings 508
    3.1.5 Rachenmandelhyperplasie (Adenoide) 509
    3.1.6 Tonsillektomie 510
    3.1.7 Tumoren 510

4 Larynx und Trachea 511

4.1 Anatomische Grundlagen 511
4.2 Klinik 511
    4.2.1 Missbildungen 511
    4.2.2 Verletzungen 511
    4.2.3 Akute Entzündungen 511
    4.2.4 Chronische Entzündungen . 512
    4.2.5 Spezifische Entzündungen . 512
    4.2.6 Reinke-Ödem 512
    4.2.7 Rekurrensparese 512
    4.2.8 Benigne Tumoren 513
    4.2.9 Präkanzerosen 513
    4.2.10 Maligne Tumoren 513
    4.2.11 Tracheotomie 514

5 Ösophagus und Bronchien . 515

5.1 Klinik 515
    5.1.1 Fremdkörper 515
    5.1.2 Verätzungen des Ösophagus 515

3. Tag

5.1.3	Ösophagusdivertikel	515
5.1.4	Achalasie	516
5.1.5	Gastroösophageale Refluxkrankheit	516
5.1.6	Ösophaguskarzinom	516

6 Hals ... 517

6.1	Anatomische Grundlagen	517
	6.1.1 Blutversorgung Schilddrüse	517
	6.1.2 Trigonum caroticum	517
	6.1.3 Spatium parapharyngeum	517
6.2	Untersuchungsmethoden, Prinzip und Grundzüge der Bewertung	517
	6.2.1 Palpation Schilddrüse	517
	6.2.2 Sonographie	517
	6.2.3 Probeexzisionen im lateralen Halsdreieck	517
6.3	Klinik	517
	6.3.1 Missbildungen	517
	6.3.2 Entzündungen	518
	6.3.3 Tumoren	518

7 Kopfspeicheldrüsen ... 519

7.1	Anatomische Grundlagen	519
7.2	Klinik	519
	7.2.1 Entzündungen	519
	7.2.2 Speichelsteine (Sialolithiasis)	520
	7.2.3 Benigne Tumoren	520
	7.2.4 Maligne Tumoren	520
	7.2.5 Ranula (Fröschleingeschwulst)	520

8 Stimm- und Sprech- bzw. Sprachstörungen ... 521

8.1	Funktionsprüfungen	521
8.2	Klinik	521
	8.2.1 Sprachentwicklung und verzögerte Sprachentwicklung	521
	8.2.2 Sprach- bzw. Sprechstörungen	521
	8.2.3 Stimmstörungen	522

9 Begutachtung ... 523

10 Notfälle ... 524

1 Ohr

1.1 Anatomische Grundlagen

Gefäß- und Nervendurchtrittsstellen Schädel

- Foramen rotundum → N. maxillaris (Nervus V/2)
- Foramen ovale → N. mandibularis (Nervus V/3)
- Foramen spinosum → A. meningea media
- Porus acusticus int. → A. und Vv. labyrinthi, N. facialis, N. vestibularis
- Foramen stylomastoideum → N. facialis

Anatomie Ohr

Allgemein

- Äußerer Gehörgang besteht aus einem knorpeligen und einem knöchernen Abschnitt
  - Knöcherner Abschnitt wird von einer fest mit dem Periost verwachsenen Haut ausgekleidet
- Tuba Eustachii (Ohrtrompete)
  - Öffnung wird durch den M. tensor veli palatini und den M. levator veli palatini reguliert
- Trommelfell
  - Besteht aus Pars tensa und Pars flaccida
  - Pars flaccida ist durch den Hammerfortsatz und die Plicae malleares von der Pars tensa getrennt
  - Schalldruck des Trommelfells wird durch die Gehörknöchelchenkette auf das Innenohr mit über 15-facher Verstärkung übertragen
- Gehörknöchelchenkette
  - Stapesfußplatte sitzt im ovalen Fenster → Schall gelangt durch das Foramen ovale in die Scala vestibuli
- Innenohr
  - Besteht aus der Schnecke (Cochlea), den Bogengängen und dem Vorhof
  - Schnecke besteht aus 2,5 Windungen
  - Schnecke verbreitert sich zur Schneckenspitze
  - Am Helicotrema stehen beide Scalen untereinander in Verbindung
  - Im Corti-Organ wird der Reiz durch Kontraktion der äußeren Haarzellen verstärkt
- Zentrale Hörbahn
  - Kreuzt zum größten Teil auf die Gegenseite

1.2 Untersuchungsmethoden

1.2.1 Inspektion

Otoskopie

Durchführung

- Gehörmuschel sollte nach hinten oben gezogen werden, um die Richtung des knorpeligen Abschnittes des Gehörgangs dem knöchernen anzugleichen

1.2.2 Hörprüfung

Rinne-Versuch

Allgemein

- Rinne positiv bei Gesunden und bei Schallempfindungsschwerhörigkeit (z. B. Innenohrschwerhörigkeit)
- Rinne negativ bei Schallleitungsschwerhörigkeit (z. B. Mittelohrschwerhörigkeit)

Weber-Versuch

Allgemein

- Bei Gesunden und bei beidseits gleich Schwerhörigen wird nicht lateralisiert
- Bei Schallleitungsschwerhörigkeit wird in das erkrankte Ohr lateralisiert
- Bei Schallempfindungsschwerhörigkeit wird in das gesunde Ohr lateralisiert

Indikation

- Vor allem einseitige Hörstörungen

Stapediusreflex

Allgemein

- Objektive Hörprüfungsmethode
- Wird bei Normalhörenden bei 70–90 dB ausgelöst
- Meist nicht auslösbar bei
  - Otosklerose
  - Beidseitiger Trommelfellperforation
  - Fazialisparese (abhängig von der Lokalisation der Parese)

- Unterbrechung der Gehörknöchelchenkette
■ Bei positivem Ausfall nimmt die Impedanz des Trommelfells zu

Indikationen

■ Differenzierung zwischen cochleärer und retrocochleärer Schwerhörigkeit
■ Topodiagnostik bei Fazialisparese

Otoakustische Emissionen

Allgemein

■ Objektive Hörprüfungsmethode

Durchführung

■ Messung akustischer Signale, die von den äußeren Haarzellen gebildet werden, mit Hilfe hochempfindlicher Mikrophone

Stenger-Test

Indikation

■ Nachweis/Diagnose einer Simulation von Hörstörungen

1.2.3 Vestibularisprüfung

Indikation

■ Gleichgewichtsstörungen

Formen

■ Prüfung der vestibulo-spinalen Reflexe durch
 - Romberg-Versuch
 - Unterberger-Tretversuch
 - Bárány-Zeigeversuch
 - Gangabweichungsprüfung
■ Nystagmusprüfung durch
 - Frenzel-Brille
 - Kalorische Nystagmusprüfung
 - Elektronystagmographie: Messung, der bei jedem Nystagmusschlag auftretenden Verschiebung der Potentialdifferenz zwischen Cornea und Retina

1.2.4 Tubenfunktionsprüfung

Formen

■ Valsalva-Versuch
■ Politzer-Verfahren
■ Tympanogramm
■ Tubenkatheterismus

1.2.5 Bildgebende Verfahren

Röntgenaufnahme nach Schüller

Indikation

■ Mastoiderkrankungen

Allgemein

■ Darstellung von
 - Processus mastoideus (Warzenfortsatz) und Antrum mastoideum
 - Innerer und äußerer Gehörgang, die sich aufeinander projizieren
 - Kiefergelenk
 - Sinus sigmoideus

Röntgenaufnahme nach Stenvers

Indikation

■ Innenohrerkrankungen

Allgemein

■ Darstellung des Porus et meatus acusticus int.

1.2.6 Fazialisdiagnostik

Anatomie

■ N. facialis
 - Vorwiegend motorischer Nerv
 - Führt sekretorische Fasern
 - Versorgt gustatorisch über die Chorda tympani die vorderen 2/3 der Zunge
 - Parasympathische Fasern der Chorda tympani werden im Ganglion submandibulare umgeschalten

Periphere Fazialislähmung

Ätiologie

■ Idiopathisch
■ Zoster oticus
■ Borreliose
■ Mastoiditis oder Otitis media
■ Felsbeinfrakturen

Symptomatik

■ Lähmung der gesamten mimischen Muskulatur (Stirnrunzeln nicht möglich) und des Platysmas
■ Hyperakusis
■ Lidspaltenerweiterung (Lagophthalmus)

- Geschmacksstörungen auf den vorderen 2/3 der Zunge
- Verminderte Speichelsekretion
- Verminderte Tränensekretion, wenn N. petrosus major betroffen (bei Läsionen im Felsbein)

⚠ Eine Fazialisparese verursacht keine Hypakusis.

Komplikationen

- Keratitis e lagophthalmo
- Defektheilung: pathologische Mitbewegungen (häufigstes Residuum der peripheren Fazialislähmung)

Diagnostik

- Inspektion: Bell-Phänomen beim Versuch die Augen zu schließen
- Schirmer-Test: Nachweis der verminderten Tränensekretion
- Prüfung des Stapediusreflexes: Ausfall des Stapediusreflexes
- Gustometrie: Nachweis der Geschmacksstörung
- Elektromyographie

Spasmus hemifacialis

Pathogenese

- Kompression des N. facialis durch ein Hirnstammgefäß oder einen Kleinhirnbrückenwinkeltumor

Symptomatik

- Plötzliche schmerzlose Zuckungen der Gesichtsmuskulatur einer Gesichtshälfte
- Im Laufe der Zeit werden alle Fazialisäste einer Gesichtshälfte betroffen

Therapie

- Operative Dekompression
- Symptomatik lässt sich medikamentös nur schwer beeinflussen

1.3 Klinik des äußeren Ohres

1.3.1 Anomalien und Missbildungen

Missbildungen des äußeren Ohres

Ätiologie

- Angeboren
- Thalidomid-Schädigung

⚠ Weitere typische Symptome einer Thalidomid-Schädigung sind Missbildungen der Extremitäten, Fazialisparese und Gehörgangsatresie.

Formen

- Abstehende Ohrmuschel (häufigste Missbildung)
- Anotie (Fehlen der Ohrmuschel): häufig mit Gehörgangsstenosen und Mittelohrmissbildungen kombiniert

1.3.2 Nicht entzündliche Prozesse

Othämatom

Ätiologie

- Tangentiale, abscherende Gewalt

Pathogenese

- Blutung zwischen Perichondrium und Knorpel der Ohrmuschel

Therapie

- Punktion oder Inzision

1.3.3 Entzündungen

Otitis externa diffusa

Erreger

- Staphylokokken
- Streptokokken

⚠ Klebsiellen sind keine typischen Erreger.

Symptomatik

- Tragusschmerz

Therapie

- Gehörgangsreinigung
- Antibiotische Salben

Maligne Otitis externa (Osteomyelitis des Os temporale)

Erreger

- Pseudomonas aeruginosa

Pathogenese

- Osteomyelitis des Os temporale, ausgehend von einer Gehörgangsentzündung

Allgemein

- Bevorzugtes Auftreten bei Diabetikern

Therapie

- Antibiotika
- Operative Sanierung

1.4 Klinik des Mittelohres

1.4.1 Tubenfunktionsstörungen

Akuter Tubenmittelohrkatarrh

Ätiologie

- Rachenmandelhyperplasie (häufigste Ursache beim Kind)
- Tubenfunktionsstörungen
- Nasenrachentumoren
- Barotrauma

Pathogenese

- Verschluss der Tuba Eustachii → mangelnde Belüftung der Paukenhöhle

Symptomatik

- Druck und Völlegefühl im Ohr
- Schallleitungsschwerhörigkeit

⚠ Autophonie ist kein Symptom des Tubenmittelohrkatarrhs, sondern tritt bei Insuffizienz des Tubenverschlussmechanismus auf.

Komplikation

- Seromukotympanon

Diagnostik

- Otoskopie
  - Trommelfellretraktion
  - Paukenerguss

Therapie

- Normalisierung der Tubenbelüftung durch
  - Abschwellende Nasentropfen
  - Tubendurchblasung
  - Tubenkatheterismus

Seromukotympanon

Ätiologie

- Rachenmandelhyperplasie (häufigste Ursache)
- Lippen-Kiefer-Gaumenspalte

Pathogenese

- Wird durch eine anhaltende Tubenfunktionsstörung hervorgerufen

Allgemein

- Häufigste Ursache einer Schwerhörigkeit im Kleinkindesalter

Symptomatik

- Schallleitungsschwerhörigkeit → verzögerte Sprachentwicklung
- Druckgefühl im Ohr

Therapie

- Paukendrainage (Einlage eines Paukenröhrchens)

1.4.2 Akute Otitis media

Allgemein

- Prädisponierend wirkt eine behinderte Nasenatmung, z. B. bei Rachenmandelhyperplasie

Sonderform

- Grippe-Otitis
  - Definition: eine durch Viren hervorgerufene Otitis media, bei der es zur Bildung von Blutblasen auf dem Trommelfell und im Gehörgang kommt.

Komplikationen

- Mastoiditis
- Labyrinthitis
- Fazialisparese
- Hirnabszess

- Pyramidenspitzeneiterung
- Sinusthrombose

⚠ Eine Parotitis ist keine typische Komplikation der akuten Otitis media.

Diagnostik

- Rinne-Versuch: im erkrankten Ohr negativ, im gesunden Ohr positiv
- Weber-Versuch: ins erkrankte Ohr lateralisiert
- Otoskopie: Vorwölbung im hinteren oberen Trommelfellquadranten

Therapie

- Antibiotika
- Abschwellende Nasentropfen
- Analgetika
- Bei persistierendem Fieber oder bei Komplikationen: Parazentese
  - Durchführung der Parazentese im vorderen unteren (oder im hinteren unteren) Trommelfellquadranten

⚠ Antibiotikahaltige Ohrentropfen sind nicht sinnvoll, da sie das Mittelohr nicht erreichen.

Mastoiditis

Symptomatik

- Verstärkte Schmerzen
- Fieber

Komplikationen

- Epiduralabszess
- Subperiostalabszess bei Durchbruch durch das Planum mastoideum
- Kleinhirnabszess
- Fazialisparese
- Meningitis
- Pyramidenspitzeneiterung
- Sinusthrombose

Diagnostik

- Otoskopie
  - Meist leicht verdicktes, gerötetes Trommelfell
  - Senkung der hinteren oberen Gehörgangswand
- Bildgebende Verfahren

Therapie

- Mastoidektomie

1.4.3 Chronische Otitis media

Formen

- Chronische Schleimhauteiterung
- Chronische Knocheneiterung und Cholesteatom

Chronische Schleimhauteiterung

Symptomatik

- Schallleitungsschwerhörigkeit
- Eitrige Ohrsekretion
- Mangelnde Mastoidpneumatisation

⚠ Verursacht keine stärkeren Ohrenschmerzen

Diagnostik

- Otoskopie: Zentrale Trommelfellperforation

Therapie

- Spülungen und antibiotische Tropfen
- Tympanoplastik
  - Definition: plastischer Wiederaufbau des Mittelohres

⚠ Man unterscheidet bei der Tympanoplastik verschiedene Grundtypen. Bei der Tympanoplastik Typ I (Gehörknöchelchenkette intakt) wird der Trommelfelldefekt gedeckt.

Cholesteatom

Allgemein

- Das Cholesteatom ist gekennzeichnet durch
  - Verhornendes Plattenepithel im Mittelohr (Cavum tympani)
  - Atrophie des umgebenden Knochens
  - Entzündliche Pseudopolypen
- Das sekundäre Cholesteatom entsteht nach einem Trommelfelldefekt.

Symptomatik

- Fötide-eitrige Ohrsekretion (nicht obligat)

Komplikationen

- Schallleitungsschwerhörigkeit
  - Pathogenese: Destruktion der Gehörknöchelchenkette
- Labyrinthfistel
  - Symptomatik: Schwindel

- Fazialisparese
- Hirnabszesz
- Zerstörungen an der Schädelbasis

⚠ Eine Mastoiditis und eine maligne Entartung sind keine typischen Komplikationen des Cholesteatoms.

Diagnostik

- Otoskopie: randständige Trommelfellperforation, z. B. im Bereich der Pars flaccida (Shrapnell-Membran)

Therapie

- Operative Ausräumung des Cholesteatoms mit Tympanoplastik

⚠ Eine konservative Therapie führt nur selten zur Heilung.

1.4.4 Tumoren

Glomustumoren

Allgemein

- Gehen von Zellen des Glomus jugulare oder des Glomus tympanicum aus
- Häufigste Tumoren des Mittelohres

Histologie

- Nicht-chromaffine Paragangliome des Parasympathikus

Symptomatik

- Einseitige pulssynchrone Ohrgeräusche

⚠ Verursachen keine pulsierenden Ohrenschmerzen

Komplikationen

- Knochendestruktionen
- Fazialisparese

Therapie

- Frühzeitige radikale Operation

1.4.5 Otosklerose

Ätiologie

- Ungeklärt
- Erbliche Disposition mit unregelmäßig dominanter Vererbung scheint vorzuliegen

Pathogenese

- Umbauprozesse der knöchernen Labyrinthkapsel mit Bildung von spongiösem Knochen im Bereich des ovalen Fensters → Fixierung der Steigbügelplatte

Epidemiologie

- Frauen häufiger als Männer betroffen
- Häufigkeitsgipfel zwischen dem 20. und 40. Lebensjahr
- Häufigkeitszunahme während der Schwangerschaft

Symptomatik

- Zunehmende Schallleitungsschwerhörigkeit, meist beidseits
- Ohrensausen (Tinnitus)

Diagnostik

- Otoskopie: unauffälliger Trommelfellbefund
- Rinne-Versuch: negativ
- Gellé-Versuch: negativ
- Tonaudiometrie: Schallleitungsschwerhörigkeit mit muldenförmiger Absenkung der Knochenleitungskurve um ca. 20 dB im mittleren Frequenzbereich (sog. Carhart-Senke)
- Stapediusreflex nicht auslösbar

Therapie

- Stapedektomie (Stapesplastik)

1.5 Klinik des Innenohres

1.5.1 Cochleäre und/oder vestibuläre Störungen

Hörsturz

Ätiologie

- Ungeklärt

Symptomatik

- Tinnitus
- Plötzlich eintretende Innenohrschwerhörigkeit
- Vestibuläre Symptome → prognostisch ungünstiges Zeichen

⚠ Es kommt zu keinem Drehschwindel.

Therapie

- Sofortige Therapie ist indiziert
- Verbesserung der Mikrozirkulation durch Infusionen mit Plasmaexpandern
- Stellatumblockade

Stellatumblockade

Komplikationen

- Pleuraverletzungen
- Verletzungen des Plexus brachialis
- Generalisierter Krampfzustand
- Atemlähmung

Neuropathia vestibularis (Neuronitis vestibularis)

Symptomatik

- Plötzlicher Vestibularisausfall ohne Hörbeeinträchtigung
  - Drehschwindel
  - Nystagmus zur gesunden Seite
- Übelkeit und Erbrechen
- Gangunsicherheit

Therapie

- Symptomatisch z. B. mit Antivertiginosa

Morbus Menière

Pathogenese

- Labyrinthhydrops → Schwellung des Ductus cochlearis mit Ruptur der Reissnerschen Membran → plötzlicher Anstieg der K^+-Konzentration in der Perilymphe

Symptomatik

- Anfallsartige Schwindelattacken
- Ohrgeräusche (Tinnitus, Ohrensausen)

  ⚠ Tinnitus: Auftreten u. a. auch bei Otosklerose und Akustikusneurinom
- Fluktuierende Schwerhörigkeit
- Nystagmus
- Druckgefühl in der Tiefe des Ohres
- Übelkeit und Erbrechen
- Schwitzen

Diagnostik

- Fowler-Test: Recruitment positiv

  ⚠ Recruitmentphänomen: typisch für periphere cochleäre Störungen
- Schallempfindungsschwerhörigkeit besonders für mittlere und tiefe Frequenzen

Therapie

- Im Anfall: Bettruhe und symptomatische Therapie

Benigner paroxysmaler Lagerungsschwindel

Symptomatik

- Sekunden andauernde Schwindelattacken
- Nystagmus
- Übelkeit

Diagnostik

- Provokation durch Lagewechsel
- Reproduzierbarkeit des Anfalls durch bestimmte Kopfbewegungen

Therapie

- Lagerungstraining

Lärmschwerhörigkeit

Ätiologie

- Chronisches Lärmtrauma

Allgemein

- Anerkannte Berufskrankheit
- Wird nur bei beidseitiger Schwerhörigkeit als Berufserkrankung anerkannt

Symptomatik

- Beidseitige, irreversible Schallempfindungsschwerhörigkeit
- Ohrgeräusche

Diagnostik

- Otoskopie: unauffälliger Trommelfellbefund
- Tonaudiometrie
  - Hörsenke bei 4000 Hz (sog. c^5-Senke)
  - Kurven der Hörschwellen für Luft- und Knochenleitung verlaufen parallel
- Fowler-Test: Recruitment positiv

Toxische Schäden des Innenohres

Ätiologie

- Infektionskrankheiten
  - Zoster oticus
  - Mumps
- Ototoxische Medikamente
  - Aminoglykoside z. B. Streptomycin, Kanamycin, Gentamicin oder Neomycin
  - Furosemid
  - Salicylsäure

Zoster oticus

Erreger

- Herpes-Zoster

Symptomatik

- Schmerzen
- Bläschen im äußerer Gehörgang und an der Ohrmuschel
- Fazialisparese
- Schwindel
- Innenohrschwerhörigkeit → retrocochleäre Schallempfindungsschwerhörigkeit
- Regionäre Lymphadenitis

Diagnostik

- Fowler-Test: Recruitment negativ

Therapie

- Aciclovir

1.5.2 Verletzungen

Felsbeinfrakturen (Laterobasale Schädelbasisfrakturen)

Formen

- Felsbeinlängsfrakturen
- Felsbeinquerfrakturen

Felsbeinlängsfrakturen

Symptomatik

- Blutung aus dem Ohr
- Otoliquorrhö
- Fazialisparese
- Trommelfellzerreißung und Luxation der Gehörknöchelchen → Schallleitungsschwerhörigkeit

Therapie

- Konservativ
- Bei Otoliquorrhö: konservativ mit steriler Abdeckung des Ohres und Antibiotika

Felsbeinquerfrakturen

Allgemein

- Betreffen das Labyrinth → irreversible Schädigung

Symptomatik

- Schwindel
- Nystagmus
- Hämatotympanon

Therapie

- Konservativ: Bettruhe und Antibiotika

1.5.3 Tumoren

Akustikusneurinom

Epidemiologie

- Häufigkeitsgipfel zwischen dem 4. und 5. Lebensjahrzehnt

Allgemein

- Vestibulärer Anteil des N. vestibulocochlearis (N. VIII) betroffen
- Meist einseitiges Auftreten, selten beidseits (z. B. im Rahmen einer Neurofibromatose von Recklinghausen)
- Lokalisation: bevorzugt Kleinhirnbrückenwinkel betroffen

Symptomatik

- Einseitige progrediente Hörminderung (Hypakusis, Schallempfindungsschwerhörigkeit) als Frühsymptom
- Ohrgeräusche (Tinnitus)
- Gleichgewichtsstörungen
- Nystagmus
- Fazialisparese
- Erweiterung des inneren Gehörganges

Diagnostik

- Fowler-Test: Recruitment negativ
- CT: hyperdense Raumforderung der hinteren Schädelgrube
- MRT: Mittel der Wahl zur Bestätigung der Verdachtsdiagnose
- BERA (Brainstem Electric Response Audiometry): verlängerte Latenz
- Liquorpunktion: Eiweißerhöhung

Therapie

- Operative Entfernung

2 Nase, Nebenhöhlen und Gesicht

2.1 Anatomische Grundlagen

Mündungen der Nebenhöhlen

- In den unteren Nasengang mündet der Tränennasengang (Ductus nasolacrimalis)
- In den mittleren Nasengang münden
  - Stirnhöhle (Sinus frontalis)
  - Kieferhöhle (Sinus maxillaris)
  - Vordere Siebbeinzellen (Cellulae ethmoidales ant.)
- In den oberen Nasengang münden
  - Hintere Siebbeinzellen (Cellulae ethmoidales post.)
  - Keilbeinhöhle (Sinus sphenoidales)
- Sekret entleert sich durch den gerichteten Flimmerschlag der Zilien des Epithels

2.2 Untersuchungsmethoden, Prinzip und Grundzüge der Bewertung

2.2.1 Prüfung der Luftdurchgängigkeit der Nase

Rhinomanometrie

Allgemein

- Verfahren zur Messung des Atemwegswiderstandes der Nase

2.2.2 Endoskopie

Antroskopie

Definition

- Endoskopische Untersuchung der Kieferhöhle

Durchführung

- Punktionsstelle: unterer Nasengang

Indikationen

- Tumorverdacht
- Schleimhauterkrankungen
- Spülung

Beck-Bohrung

Allgemein

- Dient der Untersuchung der Stirnhöhle

Durchführung

- Anlegen eines Bohrloches in der Stirnhöhlenvorderwand

Indikation

- Diagnostisch und therapeutisch

2.2.3 Sonographie der Nebenhöhlen

Allgemein

- Vorteile der Sonographie
  - Nicht invasiv
  - Kostengünstig

Indikation

- Diagnostik der Kiefer- und Stirnhöhle

2.3 Klinik

2.3.1 Missbildungen

Doppelseitige Choanalatresie

Definition

- Beidseitiger Verschluss der Choanen (hintere Öffnung der Nasenhöhle in den Nasenrachenraum)

Symptomatik

- Säuglinge bekommen keine Luft durch die Nase → lebensbedrohlich
- Nahrungsaufnahme erschwert

Therapie

- Aufbohren oder Ausstanzen der Atresieplatte

2.3.2 Anosmie

Ätiologie

- Aplasie des Bulbus olfactorius
- Schädelhirnverletzungen
- Veränderungen der Nasenschleimhaut

Nase, Nebenhöhlen und Gesicht

Diagnostik

- Riechprüfung
  - Reine Riechstoffe: Birkenteer, Vanille, Lavendel
  - Danach Riechstoffe mit Trigeminusreizkomponenten: Formalin, Ammoniak

2.3.3 Verletzungen

Septumhämatom

Pathogenese

- Ausbildung zwischen Perichondrium bzw. Periost und Knorpel bzw. Knochen nach Traumata

Allgemein

- Ausbildung meist doppelseitig

Symptomatik

- Behinderung der Nasenatmung

Komplikationen

- Septumabszess
- Entzündung des Sinus cavernosus

Therapie

- Inzision, anschließende Tamponade

Blow-out-Fraktur

Siehe Chirurgie, Kapitel 15.1

Jochbeinfraktur

Symptomatik

- Sensibilitätsstörungen im Bereich des N. infraorbitalis
- Kieferklemme
- Doppelbilder
- Sprengung der Sutura frontozygomatica

Therapie

- Reposition und Fixierung der Bruchstücke

Differenzialdiagnose Kieferklemme

Ätiologie

- Jochbeinfraktur
- Kiefergelenksfraktur
- Tonsillenkarzinom durch Infiltration der Kaumuskeln

- Dentitio difficilis (erschwerter Durchbruch der Zähne)
- Peritonsillarabszess
- Entzündliches Mundbodeninfiltrat
- Tetanus
- Parotitis
- Otitis externa

Frontobasale Frakturen

Allgemein

- Einteilung erfolgt nach Escher (I-IV)

Symptomatik

- Monokel- oder Brillenhämatom
- Rhinoliquorrhö (Liquorfluss aus der Nase)
- Pneumenzephalon

Rhinoliquorrhö

Allgemein

- Bei frontobasalen Frakturen Liquorfistel am häufigsten im Bereich der Siebbeinzellen und der Lamina cribrosa lokalisiert

 Felsbeinquerfrakturen können auch zu Rhinoliquorrhö führen, Felsbeinlängsfrakturen nicht.

Symptomatik

- Abtropfen von wässriger Flüssigkeit aus der Nase
- Patienten klagen posttraumatisch über „ständigen Schnupfen"

Komplikation

- Aufsteigende Infektion

 Frontobasale Frakturen sind die häufigste Ursache einer posttraumatischen Meningitis.

Diagnostik

- Nachweis von Glucose im Sekret → positiver Glucosetest
- Liquorszintigraphie

Therapie

- Operativer Verschluss der Liquorfistel, um eine aufsteigende Infektion zu verhindern

3. Tag

2.3.4 Entzündungen

Oberlippenfurunkel

Definition

- Meist aus einer Follikulitis hervorgehende, akute Entzündung im Bereich der Oberlippe

Erreger

- Staphylokokken

Komplikation

- Sinus cavernosus Thrombose

Therapie

- Konservativ (häufig unter stationären Bedingungen)
  - Hochdosiert Antibiotika
  - Feuchte Umschläge
  - Breikost zur Ruhigstellung der Oberlippe
- Inzision ist <u>kontraindiziert</u>

Entzündungen der Nasenhaupthöhle

<u>Rhinitis allergica (Rhinopathia allergica, Saisonale Rhinopathie)</u>

Symptomatik

- Juckreiz in der Nase
- Niesattacken
- Wässerige Sekretion aus der Nase

Therapie

- Hyposensibilisierung
- Medikamentös
  - Alpha-Sympathikomimetika (z. B. Oxymetazolin)
  - H_1-Antihistaminika
  - Topisch Glukokortikoide (z. B. Beclometason)
  - Cromoglicinsäure präventiv

<u>Ozaena (Rhinitis atrophicans)</u>

Ätiologie

- Ungeklärt

Pathogenese

- Trockene, atrophische Rhinitis

Symptomatik

- Stinkende, eitrige Borkenbildung
- Anosmie

Therapie

- Feuchthalten der Schleimhaut durch
  - Inhalationen
  - Spülungen mit Salzwasser
  - Ölige Nasentropfen

Sinusitis

Formen

- Sinusitis maxillaris
  - Symptomatik: Klopfschmerz über den Kieferhöhlen, Kopfschmerz mit Verstärkung beim Bücken, eitrige Nasensekretion
- Sinusitis ethmoidalis
  - Komplikation: Orbitaphlegmone (kann auch als Komplikation bei Stirn- oder Kieferhöhlenentzündung auftreten)
  - Diagnostik: CT
- Sinusitis sphenoidalis
  - Symptomatik: Kopfschmerz mit Projektion auf den Hinterkopf bis hin zur Schädelmitte

Differenzialdiagnose

- Trigeminusneuralgie
- Migräne
- Arteriitis temporalis
- Unkorrigierte Myopie
- Zervikalsyndrom

Therapie

- Abschwellende Nasentropfen
- Antibiotika

Mukozele

Definition

- Mit Schleim gefüllte und durch den Sekretstau erweiterte Nebenhöhle

Allgemein

- Am häufigsten Stirnhöhle betroffen, da deren Ausführungsgang am leichtesten zu Verwachsungen neigt

Therapie

- Operativ: Resektion des Stirnhöhlenbodens mit Schaffung einer Verbindung zur Nasenhaupthöhle

2.3.5 Benigne Tumoren

Rhinophym

Pathogenese

- Talgdrüsenhyperplasie der Nasenhaut

Allgemein

- Gehäuftes Auftreten mit einer Rosacea

Therapie

- Abtragung

Osteom der Stirnhöhle

Definition

- Benigner Tumor des Knochens

Symptomatik

- Zunehmende Kopfschmerzen

Therapie

- Operative Entfernung

2.3.6 Maligne Tumoren

Basaliom

Epidemiologie

- Ältere Menschen beider Geschlechter betroffen

Allgemein

- Semimaligner Tumor mit langsamem, lokal infiltrierendem, destruierendem, nicht-metastasierendem Wachstum
- Häufigster Tumor der äußeren Nase

Symptomatik

- Derber, von Teleangiektasien überzogener, ulzerierender Tumor

Therapie

- Exzision im Gesunden

Karzinome der Nase und Nebenhöhlen

Allgemein

- Karzinom der inneren Nase geht am häufigsten von der Kieferhöhle aus

Histologie

- Am häufigsten Plattenepithelkarzinome
- Adenokarzinome
- Adenoidzystische Karzinome

Metastasierung

- Lymphogen in die zervikalen Lymphknoten

Therapie

- Operative Entfernung
- Nachbestrahlung

2.3.7 Nasenbluten (Epistaxis)

Ätiologie

- Hypertonie (besonders bei älteren Patienten) → typischerweise arterielle Blutung der mittleren oder hinteren Nasenpartien
- Akute Rhinitis
- Verletzungen
- Morbus Osler
- Hämorrhagische Diathese

⚠ Eine Rhinitis atrophicans verursacht in der Regel kein Nasenbluten.

Therapie

- Allgemeine Maßnahmen
  - Kopfhochlagerung
  - Kompression der Nasenflügel
  - Kalte Umschläge auf den Nacken
  - Kontrolle von Blutdruck und Puls
- Bei Blutung aus den hinteren Nasenpartien: Bellocq-Tamponade

⚠ Nasentamponaden werden immer beidseitig angelegt.

2.3.8 Nasenfremdkörper

Allgemein

- Bevorzugt Kinder betroffen

Symptomatik

- Einseitige Behinderung der Nasenatmung
- Einseitige eitrige Nasensekretion

Therapie

- Extraktion

3 Mundhöhle und Pharynx

3.1 Klinik

3.1.1 Missbildungen

Gaumenspalte

Symptomatik

- Tubenfunktionsstörung → Seromukotympanon (→ Therapie: Paukendrainage)
- Rhinolalia aperta (offenes Näseln)
  - Pathogenese: entsteht durch mangelhaften Abschluss des Nasenrachenraumes und der Nase (→ tritt auch bei Gaumensegellähmung auf)

Therapie

- Operative Korrektur

3.1.2 Entzündungen der Mundhöhle

Stomatitis aphthosa (Stomatitis herpetica)

Erreger

- Herpes-simplex-Virus

Allgemein

- Bevorzugt Kleinkinder betroffen

Symptomatik

- Apthöse Bläschen, die nach 1–3 Wochen ohne Narbenbildung abheilen
- Fieber
- Schmerzhafte Lymphknotenschwellung

Candidamykose

Risikofaktoren

- Diabetes mellitus
- Glukokortikoidtherapie
- AIDS
- Kachexie

Symptomatik

- Brennen im Mund

Therapie

- Nystatin lokal

3.1.3 Entzündungen des Rachens

Akute Pharyngitis

Erreger

- Meist Viren

Symptomatik

- Schluckbeschwerden

Therapie

- Rachenspülungen und Inhalationen

Seitenstrangangina

Definition

- Form der akuten bakteriellen Pharyngitis, die bevorzugt die Seitenstränge betrifft

Symptomatik

- Schluckschmerzen beim Leerschlucken und Essen

Therapie

- Antibiotika

3.1.4 Entzündungen des lymphatischen Rachenrings

Akute Tonsillitis (Angina tonsillaris, Angina lacunaris)

Erreger

- Beta-hämolysierende Streptokokken

Symptomatik

- Schluckschmerzen beim Leerschlucken und Essen
- Fieber

Komplikationen

- Peritonsillarabszess
  - Allgemein: häufigste Lokalisation ist der vordere Gaumenbogen oberhalb der Tonsille
  - Symptomatik: Kieferklemme
  - Therapie: Inzision; bei rezidivierenden Abszessen: Abszesstonsillektomie

- Retropharyngealabszess
- Parapharyngealabszess
- Zungenabszess
- Tonsillogene Sepsis (selten)
  - Symptomatik: plötzliche Verschlechterung des Allgemeinzustandes, hohes Fieber und Schüttelfrost, Benommenheit
- Rheumatisches Fieber mit Endokarditis

Differenzialdiagnose

- Angina Plaut-Vincenti (Angina ulceromembranacea)
  - Erreger: Borrelien und fusiforme Bakterien
- Angina agranulocytotica
  - Symptomatik: schmutzige Nekrosen auf den Tonsillen, starker Foetor ex ore
- Scharlach
  - Erreger: beta-hämolysierende Streptokokken
  - Symptomatik: Himbeerzunge, düster rote Tonsillen und Rachenring
- Diphtherie
  - Symptomatik: süßlich riechender Mundgeruch, fibrinöse, pseudomembranöse Beläge, die über Tonsillen hinausreichen und bei Berührung leicht bluten
- Infektiöse Mononukleose
- Herpangina
  - Erreger: Coxsackie-A-Viren
  - Diagnostik: Inspektion → aphthenähnliche, papulovesikuläre Erosionen mit hyperämischen Randsäumen im Bereich der vorderen Gaumenbögen
- Psychogenes Globusgefühl
  - Symptomatik: Dysphagie/Schluckbeschwerden nur beim Leerschlucken

Therapie

- Antibiotika: Penicillin V

Infektiöse Mononukleose (Pfeiffersches Drüsenfieber, Monozytäre Angina)

Erreger

- Epstein-Barr-Virus (gehört zu den Herpes-Viren)

Allgemein

- Übertragung erfolgt durch Tröpfcheninfektion

Symptomatik

- Fieber
- Ulzeröse und nekrotische Veränderungen der Tonsillen
- Lymphome am Hals, axillär und inguinal
- Milzschwellung

Komplikationen

- Meningitis und Enzephalitis
- Hepatitis
- Myokarditis
- Milzruptur

Diagnostik

- Differenzialblutbild: Monozyten- und Lymphozytenvermehrung

⚠ Bei Infektiöser Mononukleose ist Ampicillin kontraindiziert → Exanthem

3.1.5 Rachenmandelhyperplasie (Adenoide)

Symptomatik

- Husten und Schnupfen
- Behinderte Nasenatmung → Mundatmung und Schnarchen mit offenem Mund
- Nasale Sprache

Komplikationen

- Funktionsstörung der Tuba auditiva → rezidivierende Otitis media → Schallleitungsschwerhörigkeit
- Sinusitis
- Pharyngitis
- Bronchitis
- Wachstumsstörungen des Gaumens

Therapie

- Adenotomie (Entfernung der Rachenmandel)
  - Durchführung mit dem Ringmesser nach Beckmann
  - Kontraindiziert bei hämorrhagischer Diathese

3.1.6 Tonsillektomie

Indikationen

- Chronische Tonsillitis
- Rezidivierende akute Tonsillitiden
- Peritonsillarabszess
- Tonsillogene Sepsis
- Tonsillenhyperplasie
- Tonsillentumor

⚠ Die Tonsillektomie bei Angina agranulocytotica, z. B. im Rahmen einer akuten Leukämie, ist kontraindiziert.

3.1.7 Tumoren

Juveniles Nasenrachenfibrom

Epidemiologie

- Auftreten nur bei männlichen Jugendlichen ab dem 10. Lebensjahr

Allgemein

- Lokalisation: häufig am Übergang zwischen Nasenhöhlen und Epipharynx
- Ausdehnung in Nasennebenhöhlen und Orbita möglich

Histologie

- Benigner, an Blutgefäßen reicher Tumor mit expansivem Wachstum

Symptomatik

- Behinderte Nasenatmung
- Epistaxis

Therapie

- Operative Resektion

Prognose

- Gelegentlich spontane Rückbildung

Nasopharynxkarzinom

Histologie

- Meist Plattenepithelkarzinome

Symptomatik

- Behinderte Nasenatmung
- Rezidivierendes Nasenbluten
- Tubenbelüftungsstörung → Mittelohrerguss

Komplikation

- Hirnnervenschädigung
    - N. trigeminus
    - N. abducens
    - N. glossopharyngeus
    - N. vagus

Metastasierung

- Häufig in die nuchalen Lymphknoten

Therapie

- Operative Entfernung
- Bestrahlung

4 Larynx und Trachea

4.1 Anatomische Grundlagen

N. laryngeus inferior (recurrens)

Allgemein

- Der linke N. laryngeus inferior umschlingt den Aortenbogen, der rechte die A. subclavia
- Kreuzt untere Schilddrüsenarterie bzw. deren Aufzweigung → steht in wichtiger topographischer Beziehung zur A. thyroidea inf.

4.2 Klinik

4.2.1 Missbildungen

Laryngomalazie

Pathogenese

- Angeborene Weichheit des Kehlkopfknorpels

Allgemein

- Häufigste Ursache des inspiratorischen Stridors bei Neugeborenen

4.2.2 Verletzungen

Verätzungen des Larynx

Symptomatik

- Schmerzen
- Stridor

Diagnostik

- Laryngoskopie

Therapie

- Bei zunehmendem Ödem und Atemnot: Tracheotomie

Intubationsschäden

Formen

- Stimmbandgranulom
  - Lokalisation: bevorzugt im Bereich des Processus vocalis der Cartilagines arytaenoidea
- Aryknorpelluxation
- Verwachsungen der Stimmbänder

4.2.3 Akute Entzündungen

Stenosierende Laryngitis (Pseudokrupp, Laryngitis subglottica)

Erreger

- Viren, z. B. Parainfluenza-Viren

Allgemein

- Bevorzugt Kleinkinder betroffen

Symptomatik

- Inspiratorischer Stridor
- Bellender Husten
- Heiserkeit

⚠ Hohes Fieber ist kein typisches Symptom der stenosierenden Laryngitis.

Therapie

- Glukokortikoide

Akute Epiglottitis

Erreger

- Haemophilus influenzae

Epidemiologie

- Bevorzugt Kleinkinder betroffen

Symptomatik

- Plötzlich einsetzendes, hohes Fieber
- Speichelfluss
- Schluckstörungen (Dysphagie)
- Kloßige Sprache
- Dyspnoe

⚠ Akute Epiglottitis: bellender Husten ist kein typisches Symptom.

Komplikation

- Verlegung der Luftwege → kann letale Folgen haben

Diagnostik

- Blutbild: Leukozytose
- Laryngoskopie

Therapie

- Stationäre Aufnahme
- Antibiotika i. v.
- Bei Verlegung der Luftwege: Intubation

4.2.4 Chronische Entzündungen

Chronisch-unspezifische Laryngitis

Ätiologie

- Exogene Noxen wie Stäube oder Tabakrauch

Komplikationen

- Schleimhautatrophie
- Entzündliche Polypen

Diagnostik

- Laryngoskopie: Schleimhautverdickung

Therapie

- Meidung der Noxe
- Stimmschonung

4.2.5 Spezifische Entzündungen

Kehlkopftuberkulose

Symptomatik

- Heiserkeit
- Husten und Nachtschweiß

Diagnostik

- Laryngoskopie: Granulationen und Ulzerationen vorwiegend an den Stimmlippen

Therapie

- Tuberkulostatika

4.2.6 Reinke-Ödem

Definition

- Meist beidseitiges Ödem der Stimmlippen

Allgemein

- Bevorzugt Raucher und Personen mit starker Stimmbelastung betroffen

Symptomatik

- Heiserkeit
- Inspiratorischer Stridor

Therapie

- Mikrochirurgische Dekortikation

4.2.7 Rekurrensparese

Ätiologie

- Strumektomie
- Struma maligna
- Mediastinaltumor
- Bronchialkarzinom
- Aortenaneurysma
- Tumor im Bereich des Foramen jugulare
- Wallenberg-Syndrom
- Idiopathisch

Formen

- Einseitige Rekurrensparese
- Beidseitige Rekurrensparese

Einseitige Rekurrensparese

Symptomatik

- Heiserkeit

Diagnostik

- Laryngoskopie: Median- bzw. Paramedianstellung der gelähmten Stimmlippe durch Zug des M. cricothyroideus

Therapie

- Logopädische Therapie (Stimmtherapie)

Beidseitige Rekurrensparese

Symptomatik

- Atemnot
- Geringe Heiserkeit

Diagnostik

- Laryngoskopie: beide Stimmbänder in Paramedianstellung

4.2.8 Benigne Tumoren

Schreierknötchen (Sängerknötchen)

Ätiologie

- Überbelastung der Stimme z. B. bei Rednern

Symptomatik

- Heiserkeit

Diagnostik

- Laryngoskopie: symmetrische Epithelverdickungen am Übergang vom vorderen zum mittleren Drittel der Stimmbänder

Kehlkopfpapillomatose des Kindes

Ätiologie

- Virusinfektion mit Papova-Viren

Allgemein

- Lokalisation: Stimmbänder → Papillome greifen auch auf die umgebende Kehlkopfschleimhaut über
- Papillome sind gewöhnlich ohne Stiel

Therapie

- Abtragung

Prognose

- Starke Rezidivneigung nach Abtragung
- Rückbildungstendenz in der Pubertät

⚠ Die Kehlkopfpapillomatose des Kindes ist keine Präkanzerose und zeigt keine maligne Entartung.

4.2.9 Präkanzerosen

Formen

- Leukoplakie
  - Epidemiologie: Männer häufiger betroffen als Frauen
  - Histologie: Vermehrte Mitosen und häufig polymorphe und hyperchromatische Kerne
- Pachydermie
  - Lokalisation: Stimmbänder
- Papillom des Erwachsenen
  - Therapie: Abtragung und sorgfältige histologische Aufarbeitung

4.2.10 Maligne Tumoren

Kehlkopfkarzinom

Histologie

- Meist Plattenepithelkarzinome

Risikofaktor

- Tabakrauchen

Formen

- Supraglottisches Karzinom
- Glottisches Karzinom (Karzinom der Stimmlippenebene)
- Subglottisches Karzinom (selten, Therapie ist die Laryngektomie)

Metastasierung

- Lymphogen in die Halslymphknoten
- Häufigkeit von Lymphknotenmetastasen abhängig von der Lokalisation des Primärtumors
- Hämatogen: selten

Prognose

- Glottisches Karzinom: beste Prognose

Stimmlippenkarzinom

Therapie

- Bei $T_{1a}N_0M_0$ (auf eine Stimmlippe begrenztes Karzinom mit voll beweglichen Stimmlippen): Chordektomie der betroffenen Seite oder Radiatio (zeigt gleichwertige Ergebnisse wie die Operation)

Prognose

- $T_{1a}N_0M_0$: 5-Jahresüberlebensrate von 90 %

Hypopharynxkarzinom

Epidemiologie

- Männer häufiger als Frauen betroffen

Histologie

- Meist Plattenepithelkarzinome

Symptomatik

- Stiche zum Ohr
- Fremdkörpergefühl

Prognose

- Ungünstig, da bei Diagnosestellung meist Metastasen vorliegen

Sprechrehabilitationsmöglichkeiten nach Laryngektomie

Formen

- Ersatzstimme durch Ösophagusstimme
- Verwendung elektrischer Tongeber

4.2.11 Tracheotomie

Allgemein

- Durchführung gewöhnlich oberhalb des Schilddrüsenisthmus
- Durch ein Tracheostoma wird der Totraum der Ventilation erniedrigt

Indikationen

- Mehrtägige Dauerbeatmung, z. B. bei länger dauernder Bewusstlosigkeit oder zentraler Atemstörung
- Hochgradige mechanische Atembehinderung im Kehlkopf, z. B. bei ausgedehntem Kehlkopftumor
- Kehlkopftrauma mit Knorpelfrakturen

⚠ Eine einseitige Rekurrensparese stellt keine Indikation zur Tracheotomie dar.

Coniotomie

Allgemein

- Notfallmaßnahme bei Verlegung der Luftwege
- Sollte baldmöglichst durch eine Tracheotomie ersetzt werden

5 Ösophagus und Bronchien

5.1 Klinik

5.1.1 Fremdkörper

Ösophagusfremdkörper

Allgemein

- Lokalisation: am häufigsten im Bereich des Ösophagusmundes

Diagnostik

- Röntgenaufnahme
- Indirekte Laryngoskopie
- Ösophagoskopie

Therapie

- Umgehende Extraktion über ein Endoskop

Fremdkörperaspiration

Allgemein

- Bevorzugt Kleinkinder betroffen
- Nüsse gehören zu den am häufigsten aspirierten Fremdkörpern

Symptomatik

- Husten
- Stridor

⚠ Schluckbeschwerden treten nicht bei einer Aspiration, sondern bei einem Fremdkörper im Pharynx oder Ösophagus auf.

Diagnostik

- Röntgen-Thorax
  - Emphysematische Blähung eines Lungenabschnittes
  - Atelektase eines Lungenabschnittes

Therapie

- Endoskopische Entfernung des Fremdkörpers

5.1.2 Verätzungen des Ösophagus

Pathogenese

- Einwirkung von Säuren oder Laugen

Komplikation

- Striktur

Therapie

- Verdünnung mit Wasser
- Infusionen zur Schocktherapie
- Analgetika
- Antibiotika
- Glukokortikoide
- Bei Luftnot: Intubation
- Bei Striktur: Aufbougierung

⚠ Maßeinheit für den Durchmesser von Katheter oder Bougies ist Charrière; 1 Charrière entspricht 1/3 mm.

5.1.3 Ösophagusdivertikel

Formen

- Pulsionsdivertikel
  - Zervikale Divertikel (sog. Zenker-Divertikel)
  - Epiphrenische Divertikel
    Allgemein: häufig mit einer Achalasie kombiniert
- Traktionsdivertikel

Zenker-Divertikel

Pathogenese

- Entsteht durch eine Funktionsstörung des oberen Ösophagussphinkters
- Dauerkontraktion der Pars fundiformis des M. constrictor pharyngis
- Muskuläre Wandschwäche im Bereich der Pharynx-Ösophagus-Grenze

Epidemiologie

- Entwickelt sich meist im 6.–7. Lebensjahrzehnt

Allgemein

- Pseudodivertikel
- Lokalisation
  - Pharynx-Ösophagus-Grenze im Bereich des sog. Laimerschen Dreiecks
  - Entwickelt sich meist zur linken Seite
- Häufig mit Divertikulitis kombiniert

Hals-Nasen-Ohren-Heilkunde

Symptomatik

- Schwellung Hals
- Besonders nachts Regurgitation unverdauter Speisen
- Gurgelndes Geräusch beim Schlucken von Flüssigkeit
- Mundgeruch
- Nächtliche Hustenanfälle

⚠ Verursacht keine Schmerzen und kein pulssynchrones Druckgefühl

Diagnostik

- Kontrastmitteldarstellung

Therapie

- Divertikelabtragung und Myotomie des oberen Ösophagussphinkters

Traktionsdivertikel

Pathogenese

- Entsteht durch Narbenzug eines mit dem Ösophagus verbackenen Lymphknotens

Allgemein

- Echtes Divertikel (d. h. alle Wandschichten betroffen)
- Lokalisation: in Höhe der Tracheabifurkation
- Häufig Zufallsbefund

Therapie

- Meist nicht erforderlich

5.1.4 Achalasie

Siehe Innere Medizin, Kapitel 4.1.1

5.1.5 Gastroösophageale Refluxkrankheit

Siehe Innere Medizin, Kapitel 4.1.2

5.1.6 Ösophaguskarzinom

Epidemiologie

- Bevorzugt ältere Männer betroffen
- Insgesamt Männer häufiger als Frauen betroffen

Allgemein

- Lokalisation: bevorzugt im Bereich der drei physiologischen Engen

Histologie

- Vorwiegend Plattenepithelkarzinome
- Seltener Adenokarzinome, meist im distalen Ösophagus lokalisiert

Risikofaktoren

- Alkoholabusus, besonders von höherprozentigem Alkohol
- Tabakrauchen
- Achalasie
- Plummer-Vinson-Syndrom
- Refluxkrankheit mit Brachyösophagus (sog. Barret-Ösophagus)
- Verätzung

Symptomatik

- Dysphagie
- Schmerzen

Komplikationen

- Ösophago-Trachealfistel
- Heiserkeit

Diagnostik

- Endosonographie
- CT-Thorax
- Kontrastmitteldarstellung: wird bei Verdacht auf Ösophago-Trachealfistel mit wasserlöslichem Kontrastmittel durchgeführt

Metastasierung

- Frühzeitig lymphogen

Therapie

- Kurativ: Resektion

Prognose

- Ungünstig
- Günstiger, je weiter distal die Lokalisation

Differenzialdiagnose Dysphagie

Formen

- Mechanisch bedingte Dysphagie
  - Ösophaguskarzinom
  - Zenker Divertikel
  - Struma
  - Aortenaneurysma
- Funktionell bedingte Dysphagie
  - Achalasie

6 Hals

6.1 Anatomische Grundlagen

6.1.1 Blutversorgung Schilddrüse

Allgemein

- Blutversorgung durch
  - A. thyroidea sup. aus der A. carotis ext.
  - A. thyroidea inf. aus dem Truncus thyreocervicalis der A. subclavia
- Venöser Abfluss
  - Obere und laterale Venen → V. jugularis int.
  - Untere Venen → V. anonyma

6.1.2 Trigonum caroticum

Allgemein

- Begrenzung durch
  - M. sternocleidomastoideus (laterale Begrenzung)
  - M. omohyoideus (mediale Begrenzung)
  - Venter post. des M. digastricus (kraniale Begrenzung)
- Enthält Aufzweigungsstelle der A. carotis communis in A. carotis int. und A. carotis ext.

6.1.3 Spatium parapharyngeum

Allgemein

- Im Spatium parapharyngeum verlaufen
  - A. carotis int.
  - V. jugularis int.
  - N. vagus
  - N. glossopharyngeus
  - N. hypoglossus

6.2 Untersuchungsmethoden, Prinzip und Grundzüge der Bewertung

6.2.1 Palpation Schilddrüse

Allgemein

- Normalbefund: beim Schlucken Hochsteigen der Schilddrüse mit dem Kehlkopf (und Zungenbein)

6.2.2 Sonographie

Allgemein

- Vorteile Sonographie
  - Nicht invasiv
  - Kostengünstig

Indikationen

- Untersuchung Schilddrüse → genaueste Methode zur Größenbestimmung
- Unklare Halsweichteilschwellung

6.2.3 Probeexzisionen im lateralen Halsdreieck

Allgemein

- Eingriff erfolgt in Vollnarkose

Indikation

- Lymphknoten-Probeexzision

Komplikation

- Verletzung N. accessorius → Ausfall des M. trapezius und M. sternocleidomastoideus

6.3 Klinik

6.3.1 Missbildungen

Mediane Halszyste

Ätiologie

- Persistenz des Ductus thyreoglossus

Allgemein

- Manifestation meist im Kindesalter

Komplikation

- Sekundäre Fistelbildung

Therapie

- Exstirpation mit Resektion des mittleren Anteils des Zungenbeinkörpers

Laterale Halszyste

Ätiologie

- Persistenz des 2. Kiemenganges

Allgemein

- Fistelöffnung: Vorderrand M. sternocleidomastoideus
- Fistelgang verläuft in einem Teil der Fälle durch die Karotisgabel

Symptomatik

- Plötzlich auftretende Schwellung an der Halsseite

Therapie

- Exstirpation

6.3.2 Entzündungen

Subakute Thyreoiditis de Quervain

Pathogenese

- Auftreten häufig 1–2 Wochen nach viraler Infektion der oberen Luftwege

Symptomatik

- Druckschmerzhafte Schilddrüse
- Hyperthyreose, meist von Hypothyreose gefolgt

Diagnostik

- Labor: deutlich erhöhte BSG
- Sonographie: disseminierte echoarme Herde

Prognose

- Nach Wochen bis Monaten kommt es meist zu einer Restitutio ad integrum

Aktinomykose

Erreger

- Actinomyces israelii (fakultativ pathogenes Bakterium)

Pathogense

- Erreger werden pathogen, wenn sie in tieferliegendes Gewebe gelangen

Allgemein

- Lokalisation
  - Am häufigsten Hals- und Gesichtsweichteile betroffen (zervikofazial)
  - Abdominelle Form betrifft bevorzugt Ileozökalregion

Symptomatik

- Brettharte Schwellung
- Fistelbildung

Komplikation

- Knochendestruktionen

Therapie

- Antibiotika: Penicillin G

Spezifische Lymphadenitis colli

Ätiologie

- Halslymphknotentuberkulose
  - Symptomatik: nicht oder nur wenig schmerzhafte Lymphknotenschwellung
- Toxoplasmose
  - Symptomatik: Fieber, Kopfschmerzen, nicht schmerzhafte Lymphknotenschwellungen
  - Diagnostik: Sabin-Feldman-Test → hoher Toxoplasmen-Antikörpertiter

6.3.3 Tumoren

Zervikale Lymphknotenmetastasen

Ätiologie

- Mundhöhlenkarzinom
- Nasopharynxkarzinom
- Tonsillenkarzinom
- Nase- und Nebenhöhlenkarzinom

Therapie

- Resektion des Primärtumors und Neck dissection (radikale Halsausräumung)
- Perkutane Radiatio mit Herddosis von 60 Gy

7 Kopfspeicheldrüsen

7.1 Anatomische Grundlagen

Glandula parotis

Anatomie

- Rein seröse Drüse
- Ausführungsgang mündet im Vestibulum oris gegenüber dem 2. oberen Molaren

Diagnostik

- Bimanuelle Palpation

Glandula submandibularis

Anatomie

- Ausführungsgang mündet in der Caruncula sublingualis

7.2 Klinik

7.2.1 Entzündungen

Akute eitrige Sialadenitis (Postoperative Parotitis)

Erreger

- Streptokokken
- Staphylokokken

Pathogenese

- Aszension von Erregern über den Ausführungsgang

Allgemein

- Betrifft häufig ältere Patienten nach größeren chirurgischen Eingriffen
- Prädisponierende Faktoren
  - Kachexie
  - Schlechter Allgemeinzustand
  - Speichelstau
  - Orale Dauersonde
  - Orale Nahrungskarenz

Symptomatik

- Schwellung im Kieferwinkel
- Schmerzen

Therapie

- Antibiotika
- Bei eitriger Einschmelzung: Inzision
  - Es muss der Verlauf des N. facialis beachtet werden und die Inzision parallel zu seinem Verlauf durchgeführt werden.

Prophylaxe

- Speichelfluss aufrechterhalten, z. B. mittels Kaugummi

⚠ Eine Fazialislähmung ist keine typische Komplikation, sondern tritt u. a. typischerweise als Komplikation maligner Erkrankungen auf.

Mumps (Parotitis epidemica)

Erreger

- Paramyxovirus

Allgemein

- Inkubationszeit: 17–21 Tage

Symptomatik

- Schmerzhafte Schwellung meist beider Glandulae parotis

Komplikationen

- Meningitis
- Pankreatitis
- Orchitis
- Schädigung des N. vestibulocochlearis → Hypakusis

Diagnostik

- Erreger im Speichel bereits vor Ausbruch der Erkrankung nachweisbar

Sjögren-Syndrom

Epidemiologie

- Bevorzugt Frauen im Klimakterium betroffen
- Insgesamt sind mehr Frauen betroffen

3. Tag

Symptomatik

- Myoepitheliale Sialadenitis der Parotis → Parotisschwellung → Atrophie der Drüsenazini im Spätstadium
- Keratoconjunctivitis sicca
- Xerostomie (Mundtrockenheit)
- Chronisch rezidivierende Gelenkentzündungen
- Mindersekretion bzw. Hypoazidität des Magensaftes

7.2.2 Speichelsteine (Sialolithiasis)

Allgemein

- Meist Glandula submandibularis betroffen

Symptomatik

- Schmerzhafte Schwellung der Glandula submandibularis beim Essen

Therapie

- Großer Speichelstein innerhalb der Glandula submandibularis: Exstirpation der Glandula submandibularis von außen

7.2.3 Benigne Tumoren

Formen

- Monomorphe Adenome
  - Zystadenolymphom
      Therapie: Enukleation
  - Onkozytom
- Pleomorphes Adenom

Pleomorphes Adenom der Glandula parotis

Epidemiologie

- Bevorzugt Frauen betroffen

Allgemein

- Häufigster Tumor der Glandula parotis
- Häufigster Speicheldrüsentumor überhaupt

Histologie

- Mischtumor aus epithelialen und myoepithelialen Anteilen, der auch chondroides Gewebe enthalten kann

Komplikation

- Maligne Entartung

⚠ Eine Fazialislähmung ist keine typische Komplikation.

Therapie

- Subtotale Parotidektomie (Teilparotidektomie) mit Kapselentfernung um Rezidivrisiko zu vermindern

7.2.4 Maligne Tumoren

Formen

- Adenoidzystisches Karzinom
  - Allgemein: Wachstum häufig entlang von Gefäßen und Nerven
- Mukoepidermoidkarzinom
- Plattenepithelkarzinom
- Adenokarzinom

Komplikation

- Fazialisparese

⚠ Eine Fazialisparese ist das entscheidende klinische Kriterium für die Beurteilung der Malignität eines Parotistumors.

7.2.5 Ranula (Fröschleingeschwulst)

Definition

- Retentionszyste unter der Zunge

Ätiologie

- Angeboren
- Obliteration einer der Ausführungsgänge der Glandula sublingualis

Symptomatik

- Schluck- und Sprechstörungen

Therapie

- Exstirpation

8 Stimm- und Sprech- bzw. Sprachstörungen

8.1 Funktionsprüfungen

Stroboskopie

Allgemein

- Methode zur Beurteilung der Stimmlippenbewegungen

Indikationen

- Funktionelle Untersuchung der Stimme
- Beurteilung der Stimmlippen

8.2 Klinik

8.2.1 Sprachentwicklung und verzögerte Sprachentwicklung

Sprachentwicklung

- 8 Monate: Imitation von Sprachlauten
- 12 Monate: Sprechen einzelner Wörter
- 1,5 Jahre: Sprechen von ca. 10 Wörtern möglich
- 1,5–2 Jahre: Zeigen auf benannte Körperteile möglich
- 2 Jahre: Sprechen von 2-Wort-Sätzen
- 3 Jahre: Sprechen von Mehrwortsätzen

Verzögerte Sprachentwicklung

Ätiologie

- Geistige Behinderung
- Taubheit
- Frühkindlicher Autismus

Allgemein

- Kinder mit einer Sprachentwicklungsverzögerung haben ein erhöhtes Risiko hinsichtlich einer kinderpsychiatrischen Erkrankung.

Symptomatik

- Falsche Artikulation von Lauten, Silben oder Wörtern
- Grammatikalische Fehler
- Unzureichender Wortschatz

Komplikationen

- Sekundäre Verhaltensauffälligkeiten
- Späteres Schulversagen

Diagnostik

- Hörstörung muss ausgeschlossen werden

Differenzialdiagnose

- Mutismus
  - Symptomatik: Sprechverweigerung

Therapie

- Logopädische Behandlung

8.2.2 Sprach- bzw. Sprechstörungen

Stammeln (Dyslalie)

Definition

- Artikulationsstörung, bei der einzelne Laute fehlen oder durch andere ersetzt werden (sog. Lautbildungsfehler)

Allgemein

- Bis zum 4. Lebensjahr physiologisch

Formen

- Sigmatismus (Lispeln)
- Gammazismus
- Rhotazismus
- Rhinolalie

Stottern (Balbuties)

Formen

- Tonisches Stottern
  - Symptomatik: tonische Pressung von Atmung, Stimme und Artikulation → Blockierung im Sprachablauf
- Klonisches Stottern
  - Symptomatik: Wiederholung von Einzellauten besonders am Wortanfang
- Kombinierte Formen

⚠ Stottern ist keine Artikulationsstörung.

Poltern

Symptomatik

- Überstürzter Redefluss mit z. T. verwaschener Artikulation

Therapie

- Aufforderung, langsam zu sprechen → Besserung

Zentrale Sprachstörungen

Aphasie

Siehe Neurologie, Kapitel 2.3

Dysarthrie

Ätiologie

- Kortikale Läsion
- Pyramidale Läsion
- Extrapyramidale Läsion (z. B. Morbus Parkinson)
- Zerebelläre Läsion
- Hirnstammläsion
- Muskelläsion

8.2.3 Stimmstörungen

Funktionelle Stimmstörungen

Formen

- Funktionelle Aphonie (psychogene Aphonie)
  - Ätiologie: psychische Ursachen wie Wut, Ärger, Schreck
  - Pathogenese: unvollkommene Adduktion der Stimmlippen während der Phonation
- Mutationsfistelstimme
- Phonasthenie
- Paradoxe Stimmlippenbewegungen

9 Begutachtung

Minderung der Erwerbsfähigkeit

- Doppelseitige Taubheit → Minderung der Erwerbsfähigkeit um 70 %
- Schwere Labyrinthstörung → Minderung der Erwerbsfähigkeit um 100 %
- Isolierte einseitige Fazialisparese → Minderung der Erwerbsfähigkeit um 10–30 %

10 Notfälle

Formen

- Epistaxis
- Atemnot, z. B. bei stenosierendem Kehlkopftumor
- Hörsturz
- Fremdkörper
- Verätzungen
- Schwere Infektionen, z. B. akute Mastoiditis
- Schwindel

Urologie
Inhaltsverzeichnis

1 Pathomechanismen, allgemeine Symptomatologie und Prinzipien der Therapie 527
1.1 Akutes Nierenversagen 527
1.2 Störung des Harntransportes 527
1.3 Renale Hypertonie 527
1.4 Störungen der Blasenfunktion 528

2 Urologische Leitsymptome . 529
2.1 Miktionsstörungen 529
2.2 Krankhafte Veränderungen des Harns 529
    2.2.1 Hämaturie (Erythrozyturie) 529
2.3 Schmerz 529
    2.3.1 Koliken 529

3 Urologische Diagnostik 530
3.1 Urinanalyse 530
3.2 Bildgebende Verfahren 530
    3.2.1 Sonographie 530
    3.2.2 Abdomenübersichtsaufnahme 530
    3.2.3 Ausscheidungsurogramm .. 530
    3.2.4 Nierenfunktionsszintigraphie 531
    3.2.5 Spezielle urologische Röntgendiagnostik 531
3.3 Transurethrale Diagnostik 531
3.4 Punktionsverfahren 531

4 Urologische Therapie 532
4.1 Operative Therapie 532
4.2 Harnableitung 532
    4.2.1 Supravesikale Harnableitung 532
4.3 Transurethrale endoskopische Eingriffe 532

5 Fehlbildungen und urologische Erkrankungen im Kindesalter 533
5.1 Nierenanomalien 533
5.2 Ureterfehlbildungen 534
5.3 Blasen- und Harnröhrenfehlbildungen 534
    5.3.1 Blasenfehlbildungen 534
    5.3.2 Harnröhrenfehlbildungen .. 534
5.4 Genitale Fehlbildungen und Erkrankungen 534
    5.4.1 Phimose 534
    5.4.2 Lageanomalien des Hodens 535
5.5 Leistenhernien im Kindesalter 535
5.6 Tumoren im Kindesalter 535

6 Entzündungen 537
6.1 Niere und Nierenhüllen 537
6.2 Blase 537
6.3 Harnröhre 538
    6.3.1 Urethritis beim Mann 538
6.4 Prostata 538
6.5 Nebenhoden 539
6.6 Urogenitaltuberkulose 539
6.7 Parasitäre Erkrankungen 540

7 Tumoren 541
7.1 Nierenparenchym 541
7.2 Nierenbecken und Harnleiter 541
7.3 Blase 541
7.4 Harnröhre 542
7.5 Penis 542
7.6 Hoden 542
    7.6.1 Maligne Hodentumoren ... 542
7.7 Prostata 543
    7.7.1 Benigne noduläre Prostatahyperplasie (Prostataadenom) 543
    7.7.2 Prostatakarzinom 544

3. Tag

Urologie

8 Urolithiasis 545

8.1 Steinarten 545
8.2 Nierensteine 545
8.3 Uretersteine 545
8.4 Blasensteine 546

9 Verletzungen 547

9.1 Nierenverletzungen 547
9.2 Blasenverletzungen 547
9.3 Harnröhrenverletzungen 547
9.4 Penisfraktur 548

10 Nebenniere 549

10.1 Nebennierentumoren 549

11 Urologische Andrologie 550

11.1 Fertilitätsstörungen 550
    11.1.1 Ätiologie 550
    11.1.2 Diagnostik 550

12 Urologische Erkrankungen der Frau 551

12.1 Erkrankungen der Harnwege in der Schwangerschaft 551
12.2 Harnwegsfisteln 551
12.3 Inkontinenz 551

13 Neuropathische Blase 553

13.1 Neurogene Blasenentleerungsstörungen 553

14 Urologische Notfallsituationen 554

14.1 Harnverhaltung 554
14.2 Akutes Skrotum 554
14.3 Priapismus 554
14.4 Paraphimose 555
14.5 Blasentamponade 555
14.6 Urosepsis 555

15 Nierentransplantation 556

1 Pathomechanismen, allgemeine Symptomatologie und Prinzipien der Therapie

1.1 Akutes Nierenversagen

Definition

- Akut eintretender, meist reversibler Ausfall (Einschränkung) der Nierenfunktion

Ätiologie

- Prärenales Nierenversagen
  - Hypovolämie (häufigste Ursache) z. B. bei Blutverlusten
- Renales Nierenversagen
  - Rhabdomyolyse z. B. nach extremer sportlicher Betätigung (→ Myoglobinurie) oder bei Crush-Syndrom nach Trauma
  - Nierenerkrankungen unterschiedlicher Genese
- Postrenales Nierenversagen
  - Morbus Ormond (Retroperitoneale Fibrose)
  - Prostatakarzinom

Symptomatik

- Meist stadienabhängiger Verlauf
  I Schädigung der Niere
  II Oligurie/Anurie (Oligurie = Harnausscheidung unter 500 ml/24h)
      Gefahr der Überwässerung → Hypertonie → Herzinsuffizienz → Lungenödem und Hirnödem
      Verminderte H^+-Ionensekretion → metabolische Azidose → Hyperkaliämie
  III Polyurie
      Gefahr von Exsikkose und Elektrolytverlusten → Hyponatriämie und Hypokaliämie
  IV Restitutio ad integrum

Therapie

- Behandlung der Grunderkrankung
- Bilanzierung des Flüssigkeits- und Elektrolythaushaltes
- Korrektur der metabolischen Azidose
- Bei abnehmender Diurese: Furosemid
- Evtl. Dialyse

Prognose

- Abhängig von der Grunderkrankung
- Prognostisch ungünstig bei Polytrauma oder postoperativem Nierenversagen

1.2 Störung des Harntransportes

Morbus Ormond (Retroperitoneale Fibrose)

Ätiologie

- Ungeklärt

Pathogenese

- Langsam zunehmende Fibrosierung im Retroperitonealraum mit allmählicher Umscheidung der Ureteren sowie benachbarter Nerven und Gefäße

Symptomatik

- Schmerzen
- Harnstau

Therapie

- Bei Harnleiterkompression: operativ

1.3 Renale Hypertonie

Ätiologie

- Renoparenchymatöse Erkrankungen
  - Glomerulonephritiden
  - Pyelonephritische Schrumpfniere
  - Page-Effekt nach Nierenruptur
- Renovaskuläre Erkrankungen
  - Nierenarterienstenose

Therapie

- Wenn möglich kausal, je nach Grunderkrankung
- Medikamentöse Therapie

Urologie

Nierenarterienstenose

Ätiologie

- Arteriosklerose (häufigste Ursache)
- Fibromuskuläre Hyperplasie

Folge

- Reninfreisetzung erhöht

Therapie

- Frühzeitige Stenosebeseitigung

1.4 Störungen der Blasenfunktion

Vesiko-uretero-renaler Reflux

Ätiologie

- Insuffizienz des Trigonum vesicae
- Kurzer intramuraler Harnleiterabschnitt
- Lateralektopes Ureterostium
- Erkrankungen des Rückenmarkes → neurogene Blasenentleerungsstörungen
- Ureter duplex

Symptomatik

- Rezidivierende Harnwegsinfektionen

Komplikation

- Hydronephrose → kann zur Destruktion der Niere führen

Diagnostik

- Miktionszystourethrographie

Therapie

- Geringradiger Reflux: abwartendes Verhalten
- Höhergradiger Reflux: operativ

2 Urologische Leitsymptome

2.1 Miktionsstörungen

Formen

- Algurie: schmerzhaftes Wasserlassen
- Pollakisurie: häufige Entleerung kleiner Harnmengen
  - Ätiologie: akute Zystitis, Blasentumoren, Prostataadenome, Harnröhrenstenose
- Pneumaturie: Ausscheiden von Gasen (Luft) mit dem Urin
  - Ätiologie: Blasen-Darm-Fistel

2.2 Krankhafte Veränderungen des Harns

2.2.1 Hämaturie (Erythrozyturie)

Formen

- Mikrohämaturie
- Makrohämaturie

Makrohämaturie

Ätiologie

- Entzündungen
  - Akute Zystitis
  - Urogenitaltuberkulose
  - Blasenbilharziose
- Steinleiden (Urolithiasis, z. B. Harnleitersteine)
- Tumoren
  - Blasentumoren
  - Nierenbeckenpapillome
  - Nierenzellkarzinome
- Nierenpapillennekrose
- Zystennieren

Diagnostik

- Urinanalyse
- Zysto-Urethroskopie während der Makrohämaturie, um Aufschluss über die Blutungslokalisation zu erhalten

2.3 Schmerz

2.3.1 Koliken

Definition

- Scharfe, krampfartige Leibschmerzen, die wellenförmig auftreten und dann wieder abklingen

Einseitige Koliken

Ätiologie

- Steine, z. B. Harnleitersteine

  ⚠ Bei intramuralem Harnleiterstein: Kolikschmerzen im Bereich der vorderen Harnröhre, sowie Glans penis bzw. Clitoris, verbunden mit imperativem Harndrang und Pollakisurie

- Nierenpapillennekrose
- Nierenzellkarzinome

Postoperative Koliken nach Eingriffen im kleinen Becken

Ätiologie

- Vergessene Fremdkörper
- Ureterligatur

3 Urologische Diagnostik

3.1 Urinanalyse

Befunde

- Signifikante Bakteriurie: Vorliegen von mindestens 10^5 Keimen/ml Nativurin
- Eiweißzylinder im Urinsediment: Hinweis auf Nierenparenchymerkrankung
- Saurer Urin pH mit Erythrozyturie und Leukozyturie ohne Bakterienwachstum in der einfachen Urinkultur: Hinweis auf Urogenitaltuberkulose
- Sekundäre Hyperoxalurie bei
  - Morbus Crohn
  - Colitis ulcerosa
  - Dünndarmresektion
  - Pankreatitis

3.2 Bildgebende Verfahren

3.2.1 Sonographie

Indikationen

- Mittel der Wahl zur Restharnbestimmung der Harnblase
- Beurteilung der Prostata, Abschätzung der Prostatagröße
- Verdacht auf Nierenzellkarzinom
- Verdacht auf Steinleiden
- Darstellung der Ureteren ist keine Indikation, da sie sich im Normalfall sonographisch nicht darstellen

Befunde

- Unilaterale Nierenarterienstenose: einseitig kleine Niere mit glatter Begrenzung, normale kontralaterale Niere
- Chronische Pyelonephritis: einseitig kleine Niere mit groben Narben im Nierenparenchym
- Chronische mesangioproliferative Glomerulonephritis: beidseits kleine, relativ glatt begrenzte Nieren

3.2.2 Abdomenübersichtsaufnahme

Befunde

- Vergrößerung des Nierenschattens bei
  - Zystennieren
  - Tumoren
  - Nierenvenenthrombose
- Verkleinerung des Nierenschattens bei
  - Chronischer Glomerulonephritis
  - Chronischer Pyelonephritis
  - Analgetika-Nephropathie
  - Alter Nierentuberkulose
  - Folgen einer Nierenarterienstenose
- Verkalkungen im Bereich der Nebennieren bei
  - Tuberkulose
  - Hämatomen
  - Phäochromozytom
  - Neuroblastom

3.2.3 Ausscheidungsurogramm

Allgemein

- Die Kontrastierung der Harnwege durch das Ausscheidungsurogramm ist abhängig von der Nierenfunktion → Durchführung ist bei chronischer Niereninsuffizienz nicht sinnvoll (ab einem Kreatininwert von 2 mg/dl erhält man meist keinen aussagekräftigen Befund)
- Das Ausscheidungsurogramm gibt auch Hinweise auf die Ausscheidungsfunktion
- Eine sichere Unterscheidung, z. B. zwischen Nierenkarzinom und Nierenabszess, ist nicht möglich

Indikationen

- Verdacht auf
  - Nierentumor
  - Destruierende Pyelonephritis
  - Nicht-schattengebende Nierenbeckenkonkremente
  - Hydronephrose

Befunde

- Nicht-schattengebende Aussparung des Nierenbeckens bei
  - Uratstein (Harnsäurestein)
  - Nierenzellkarzinom (Hypernephrom)
  - Nierenbeckenkarzinom
  - Nierenbeckenpapillom

⚠ Ein Oxalatstein ist röntgenpositiv und verursacht eine schattengebende Aussparung.

Urologische Diagnostik

- Bei chronischer Pyelonephritis
  - Seitendifferente oder einseitige Nierenverkleinerung
  - Verkalkungen in Projektion auf die Nierenkelche
  - Verplumpung von Nierenkelchen
  - Einziehungen der Nierenoberfläche

Komplikation

- Kontrastmittelzwischenfall

3.2.4 Nierenfunktionsszintigraphie

Indikation

- Beurteilung der Leistungsfähigkeit der Nieren → Clearance-Leistung beider Nieren kann getrennt bestimmt werden

Allgemein

- Strahlenbelastung ist gering → kann auch bei Kindern durchgeführt werden
- Kann auch bei bekannter Kontrastmittelallergie durchgeführt werden
- Untersuchung sollte mit Technetium^{99m}-Verbindungen oder mit Jod^{123}-Hippuran durchgeführt werden

3.2.5 Spezielle urologische Röntgendiagnostik

Miktionszystourethrographie

Definition

- Kontrastmitteldarstellung der ableitenden Harnwege während der aktiven Miktion

Indikationen

- Vesikoureteraler Reflux
- Urethralklappen

Kavernosographie

Definition

- Darstellung der Corpora cavernosa

Indikationen

- Erektile Dysfunktion
- Induratio penis plastica
- Priapismus
- Penisfraktur

3.3 Transurethrale Diagnostik

Katheterismus beim Mann

Allgemein

- Übliche Katheterstärken sind 14–16 Charrière

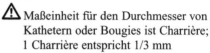

  Maßeinheit für den Durchmesser von Kathetern oder Bougies ist Charrière; 1 Charrière entspricht 1/3 mm
- Nélaton-Katheter sind durchgehend gerade Katheter
- Tiemann-Katheter hat eine gekrümmte Spitze

Durchführung

- Desinfektion der Glans penis
- Harnröhrenanästhesie bzw. Benetzen des Katheters mit Gleitmittel
- Einführen des Katheters mit einer sterilen Pinzette

Zystoskopie

Indikationen

- Verdacht auf Blasentumor
- Abklärung unklarer Entzündungen
- Fremdkörper
- Steinleiden

3.4 Punktionsverfahren

Prostatabiopsie

Indikationen

- Tastbare Induration in der Prostata
- Verdacht auf Prostatakarzinom

Durchführung

- Mögliche Punktionswege
  - Perineal
  - Transrektal

4 Urologische Therapie

4.1 Operative Therapie

Nierenbeckenplastik

Indikation

- Pyeloureterale Stenosen

Postoperative Komplikation

- Läsion des N. iliohypogastricus durch den Flankenschnitt → Lähmungen im Bereich der Mm. obliquus ext., int. und transversus abdomini → ballonartige Vorwölbung des Abdomens

4.2 Harnableitung

4.2.1 Supravesikale Harnableitung

Formen

- Ureterokutaneostomie
- Ureterosigmoideostomie
- Ileum- oder Kolon-Conduit
  - Definition Ileum-Conduit: äußere Harnableitung über ein Ileum-Segment, das zwischen Ureteren und Haut zwischengeschaltet ist
- Perkutane Nephrostomie

⚠ Vesikostomie und transurethraler Dauerkatheterismus sind keine supravesikalen Harnableitungsmöglichkeiten.

Ureterosigmoideostomie

Definition

- Beidseitige Implantation der Ureteren (Harnleiter) in das Sigma

Allgemein

- Gehört zu den kontinenzerhaltenden Harnableitungen

Komplikationen

- Hyperchlorämische Azidose → Kontrolle des Säure-Basen-Haushaltes notwendig
- Harnstauung

Blasenersatz

Formen

- Ileumblase („Kock-Pouch")
- Rektumblase

4.3 Transurethrale endoskopische Eingriffe

Transurethrale Elektroresektion

Indikation

- Benigne Prostatahyperplasie

Durchführung

- Hyperplasie sollte vollständig entfernt werden unter Belassung der „chirurgischen Kapsel"

Komplikationen

- Einschwemmung von Spülflüssigkeit in die Blutbahn → Hypervolämie u. a. mit Hyponatriämie und Hypokaliämie
- Nachblutung
- Harnröhrenstriktur (vermeidbare Komplikation)

⚠ Eine erektile Impotenz ist keine typische Komplikation.

5 Fehlbildungen und urologische Erkrankungen im Kindesalter

5.1 Nierenanomalien

Formen

- Zystische Nierenerkrankungen, z. B. die adulte polyzystische Nierendegeneration (Zystennieren des Erwachsenen) oder die Markschwammniere
- Numerische Anomalien
- Kuchenniere
- Hufeisenniere
- Beckenniere
- Nephroptose

Adulte polyzystische Nierendegeneration (Zystennieren des Erwachsenen)

Ätiologie

- Autosomal-dominante Erbkrankheit → familiäres Auftreten

Allgemein

- Zystennieren gehören zu den Nierenfehlbildungen
- Meist beide Nieren betroffen
- Häufig mit Leber- und Pankreaszysten kombiniert

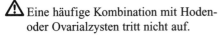 Eine häufige Kombination mit Hoden- oder Ovarialzysten tritt nicht auf.

Komplikationen

- Polyglobulie
- Hypertonie
- Niereninsuffizienz meist im 5. – 6. Lebensjahrzehnt
- Maligne Entartung (sehr selten)

Diagnostik

- Sonographie
- CT: im Bereich beider Nieren Nachweis von multiplen rundlichen Strukturen

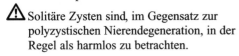 Solitäre Zysten sind, im Gegensatz zur polyzystischen Nierendegeneration, in der Regel als harmlos zu betrachten.

Hufeisenniere

Definition

- Fusionsniere, bei der die beiden Nieren im unteren Nierenpol durch eine Parenchymbrücke (Isthmus) miteinander verbunden sind

Symptomatik

- Meist asymptomatisch

Therapie

- Nur bei Abflussbehinderung: Isthmusdurchtrennung und Nierenbeckenplastik

Markschwammniere

Symptomatik

- Rezidivierende Steinabgänge

Diagnostik

- Ausscheidungsurogramm: multiple, kalkdichte Verschattungen beider Nieren

Nephroptose (Senkniere)

Definition

- Abnorme Beweglichkeit der Niere bei Änderung der Körperhaltung

Epidemiologie

- Bevorzugt asthenische Frauen betroffen

Diagnose

- Ausscheidungsurogramm im Liegen und im Stehen

Therapie

- Nur bei ausgeprägten Beschwerden

5.2 Ureterfehlbildungen

Formen

- Ureter fissus
  - Definition: partielle Ureterduplikatur bei Doppelniere
  - Komplikation: ureteroureteraler Reflux (Jo-Jo-Phänomen)
- Ureter duplex
  - Definition: komplett gedoppelter Ureter bei Doppelniere (→ beide Ureteren münden getrennt in die Blase)
  - Allgemein: Meyer-Weigertsche Regel → der Ureter des kranialen Nierenbeckens mündet im kaudalen Ostium, der Ureter des kaudalen Nierenbeckens im kranialen Ostium
- Ureterozele
  - Definition: zystische Erweiterung des intravesikalen Ureteranteils
  - Komplikationen: Harnverhaltung, Einschränkung der Blasenkapazität, Prolaps vor das Ostium urethrae ext.
  - Therapie: operative Korrektur
- Ektope Uretermündung
  - Symptomatik: Harninkontinenz mit ständigem Harnträufeln und erhaltener Spontanmiktion

5.3 Blasen- und Harnröhrenfehlbildungen

5.3.1 Blasenfehlbildungen

Formen

- Harnblasenekstrophie
  - Ätiologie: gestörte embryonale Entwicklung in der Kloakenmembran-Region
  - Symptomatik: nicht geschlossene Blasenplatte
- Urachusdivertikel (Urachuszyste)
  - Ätiologie: unvollständige Rückbildung des Allantois-Ganges

5.3.2 Harnröhrenfehlbildungen

Formen

- Epispadie
  - Allgemein: häufig mit einer Blasenekstrophie kombiniert
  - Symptomatik: Harnröhre bildet eine nach oben offene Rinne an der Oberseite des Penis
- Hypospadie
  - Symptomatik: Harnröhre bildet eine nach unten offene Rinne, bei der die Harnröhrenmündung unterhalb ihrer normalen Stelle liegt
- Urethralklappen

Urethralklappen

Epidemiologie

- Betroffen sind nur Jungen

Symptomatik

- Abgeschwächter Harnstrahl („anstrengende Miktion")
- Rasche Ermüdbarkeit und Appetitmangel
- Gedeihstörungen

Komplikationen

- Dilatation der Harnblase und der oberen ableitenden Harnwege (Dilatation kann schon intrauterin auftreten)
- Vesikorenaler Reflux
- Niereninsuffizienz
- Urosepsis

Diagnostik

- Miktionszystourethrographie

Therapie

- Transurethrale Resektion

5.4 Genitale Fehlbildungen und Erkrankungen

5.4.1 Phimose

Definition

- Verengung des Präputiums des Penis

Allgemein

- Bis zum 3. Lebensjahr ist beim männlichen Säugling das Präputium physiologischerweise mit der Glans penis verklebt → Präputium lässt sich nicht vollständig zurückschieben.

Komplikation

- Peniskarzinom

Therapie

- Zirkumzision (Beschneidung)

5.4.2 Lageanomalien des Hodens

Formen

- Maldescensus testis
- Pendelhoden

Maldescensus testis

Definition

- Ausbleiben der regelrechten Wanderung des Hodens ins Skrotum

Komplikationen

- Infertilität
- Erhöhtes Risiko einer malignen Entartung

⚠ Die Potentia coeundi wird in der Regel nicht beeinträchtigt.

Therapie

- Zunächst medikamentös
- Falls nicht erfolgreich: Orchidolyse und Orchidopexie vor Ende des 2. Lebensjahres
- Therapie sollte innerhalb des 2. Lebensjahres abgeschlossen werden

Pendelhoden

Allgemein

- Normvariante der Beweglichkeit der Hoden

Symptomatik

- Bei Auslösung des Kremasterreflexes Hochgleiten der Hoden in den Leistenkanal mit anschließendem Zurückgleiten in das Skrotum

Therapie

- Keine erforderlich

5.5 Leistenhernien im Kindesalter

Epidemiologie

- Bis zu 5 % aller Kinder erkranken
- Jungen sind häufiger betroffen als Mädchen

Allgemein

- Falls sich Hernien ins Skrotum vorschieben, handelt es sich meist um indirekte Hernien
- Der Bruchsack wird durch den offenen Processus vaginalis peritonei gebildet
- Im Bruchsack können sich u. a. Darm, Netz, Tube oder Ovar befinden

Komplikation

- Inkarzeration, besonders bei Säuglingen

Therapie

- Operation

5.6 Tumoren im Kindesalter

Formen

- Wilms-Tumor (Nephroblastom)
- Rhabdomyosarkom der Blase

Wilms-Tumor (Nephroblastom)

Epidemiologie

- Häufigkeitsgipfel um das 3. Lebensjahr

Allgemein

- Häufigster Tumor des Urogenitaltraktes des Kindes
- Beidseitiges Auftreten möglich
- Gehäuftes Auftreten bei Kindern mit Aniridie

Symptomatik

- Tumorschwellung (häufigstes Erstsymptom)
- Hämaturie

Diagnostik

- Bildgebende Verfahren: Sonographie, CT und MRT
- Biopsie

Metastasierung

- Hämatogen in die Lunge

Therapie

- Kombinationstherapie von Operation, Chemotherapie und Radiatio

Rhabdomyosarkom der Blase

Allgemein

- Häufigster Harnblasentumor des Kindes

Symptomatik

- Algurie
- Dysurie
- Harnverhalt
- Traubenförmiger Prolaps vor den Meatus urethrae

Diagnostik

- Sonographie
- Zystoskopie

Therapie

- Radikale Zystektomie in Kombination mit Bestrahlung und Chemotherapie

6 Entzündungen

Erreger

- Die häufigsten Erreger von primären Harnwegsinfektionen sind
  - Kolibakterien
  - Enterokokken
  - Proteus mirabilis

6.1 Niere und Nierenhüllen

Akute Pyelonephritis

Definition

- Bakterielle Infektion des Nierenbeckens und Niereninterstitiums

Erreger

- Meist E. coli

Risikofaktoren

- Harnabflusshindernisse, wie Steine oder eine Prostatahyperplasie
- Erkrankungen, die zu Harnabflussstörungen führen, wie Reflux oder Harnblasenentleerungsstörungen (z. B. bei Multipler Sklerose)
- Diabetes mellitus
- Schwangerschaft

Komplikationen

- Paranephritischer Abszess
- Urosepsis
- Niereninsuffizienz

Diagnostik

- Urinanalyse
  - Signifikante Bakteriurie
  - Leukozyturie
  - Mäßiggradige Proteinurie
- Labor: erhöhte BSG und erhöhtes C-reaktives Protein (CRP)
- Blutbild: Leukozytose
- Sonographie

⚠ Es zeigt sich kein erhöhter Antistreptolysin-Titer. Dieser ist erhöht bei akuten Streptokokkeninfektionen oder bei Streptokokkenfolgeerkrankungen (Rheumatisches Fieber oder Poststreptokokken-Glomerulonephritis).

Therapie

- Antibiotika

Paranephritischer Abszess

Symptomatik

- Fieber
- Druckschmerzhafte Vorwölbung und Hautrötung im Kostovertebralwinkel
- Klopfempfindlichkeit des Nierenlagers
- Schonbeugung der Hüfte
- Peritonealreizung
- Einseitiger Zwerchfellhochstand und Einschränkung der Zwerchfellbeweglichkeit

Diagnostik

- Labor: Erhöhung der BSG
- Abdomenübersicht: Psoasrand häufig nicht mehr abgrenzbar

⚠ Der Psoasrand kann außerdem bei Senkungsabszess und retroperitonealer Fibrose nicht abgrenzbar sein

- Urogramm: stark verminderte Atemverschieblichkeit der Niere

Therapie

- Antibiotika
- Inzision und Drainage

6.2 Blase

Akute Zystitis

Erreger

- E. coli (häufigster Erreger)

Epidemiologie

- Bevorzugt Frauen betroffen

Symptomatik

- Pollakisurie
- Algurie

Hohes Fieber und initiale Makrohämaturie sind keine typischen Symptome der unkomplizierten akuten Zystitis.

Diagnostik

- Urinanalyse
  - Leukozyturie
  - Mikrohämaturie
  - Bakteriurie bei bakterieller Infektion

 Eine Leukozyturie ohne Bakteriurie schließt eine akute Zystitis nicht aus.

Therapie

- Cotrimoxazol

Zystitis emphysematosa

Ätiologie

- Infektion mit gasbildenden Bakterien

Interstitielle Zystitis

Pathogenese

- Chronische, nicht-eitrige, unspezifische Entzündung der Blase

Histologie

- Mastzelleninfiltration

Symptomatik

- Pollakisurie
- Sensorische Urge-Symptomatik

Diagnostik

- Zystoskopie
  - Petechiale Blutungen
  - Fibrosierung → Verminderung der funktionellen Harnblasenkapazität

6.3 Harnröhre

6.3.1 Urethritis beim Mann

Erreger

- Gonokokken
- Chlamydien (häufigste Erreger der nicht-gonorrhoischen Urethritis)

Gonorrhö

Erreger

- Gonokokken

Allgemein

- Inkubationszeit: 2–5 Tage

Symptomatik

- Rahmig eitriger Ausfluss
- Brennen beim Wasserlassen

Diagnostik

- Kulturelle Erregerzüchtung auf Spezialnährböden

Therapie

- Antibiotika

6.4 Prostata

Prostatitis

Erreger

- Meist gramnegative Stäbchen

Symptomatik

- Subfebrile Temperaturen
- Abgeschwächter Harnstrahl

Diagnostik

- Dreigläserprobe

 Bei einer akuten bakteriellen Prostatitis ist es, auf Grund einer drohenden Urosepsis, gefährlich Prostataexprimat zu gewinnen.

Therapie

- Analgetika
- Antibiotika

Prostataabszess

Risikofaktor

- Diabetes mellitus

Symptomatik

- Septische Temperaturen
- Dysurie und Pollakisurie
- Schmerzen im Damm, die bei Defäkation zunehmen

Entzündungen

Diagnostik

- Digitale rektale Untersuchung
  - Prostata stark druckempfindlich
  - Fluktuierende Vorwölbung tastbar

Therapie

- Operative Abszesseröffnung
- Antibiotika
- Analgetika

Unspezifische granulomatöse Prostatitis

Pathogenese

- Möglicherweise Übertritt von Postatasekret in das Stroma

Epidemiologie

- Bevorzugt ältere Männer betroffen

Histologie

- Knötchenartige Herde aus Histiozyten, Lymphozyten, Plasmazellen und mehrkernigen Riesenzellen nachweisbar
- Drüsenepitheldestruktionen

Symptomatik

- Fieber
- Verhärtung der Prostata
- Dysurie

6.5 Nebenhoden

Akute Epididymitis

Pathogenese

- Meist Folge einer kanalikulär-aszendierenden Keiminvasion einer Prostatitis

Risikofaktoren

- Zystourethritis
- Harnröhrenverletzungen
- Harnröhrenstrikturen
- Prostataadenome
- Dauerkatheter

Symptomatik

- Fieber
- Äußerst schmerzhafte Schwellung einer Skrotalhälfte

Therapie

- Bettruhe
- Hochlagerung des Skrotums
- Antibiotika
- Infiltration des Samenstranges mit einem Lokalanästhetikum

6.6 Urogenitaltuberkulose

Pathogenese

- Entsteht durch hämatogene Streuung eines meist im Respirationstrakt liegenden Primärherdes

Allgemein

- Latenzzeit kann über 20 Jahre betragen

Symptomatik

- Mikrohämaturie
- „Therapieresistente" Zystitis mit Pollakisurie
- Prostatainduration
- Prostatakavernen
- Schmerzlose (indolente) Nebenhodenverdickung

Komplikationen

- Bei einseitiger Nierentuberkulose: Infektion der kontralateralen Niere
- Schrumpfblase
- Skrotalfistel

Diagnostik

- Urinanalyse: „sterile" Leukozyturie (Leukozyturie ohne Bakteriurie)
- Retrogrades Urethrogramm: subvesikal gelegene, kontrastmittelgefüllte Hohlräume (Kavernen)
- Kultureller Erregernachweis und Tierversuch aus dem Urin

Therapie

- Therapie der Wahl: Tuberkulostatika

3. Tag

6.7 Parasitäre Erkrankungen

Bilharziose (Schistosomiasis)

Erreger

- Schistosoma haematobium

Symptomatik

- Mikro- oder Makrohämaturie

Komplikationen

- Chronische Zystitis → Schrumpfblase und Blasenhalsobstruktion
- Blasensteine
- Harnleiterstenosen
- Vesikoureteraler und vesikorenaler Reflux → Harnstauungsnieren
- Plattenepithelkarzinome der Harnblase

⚠ Blasendivertikel sind keine typische Komplikation der Bilharziose.

Diagnostik

- Blutbild: Leukozytose
- Urinanalyse: Nachweis von Schistosoma-Eiern
- Röntgen-Übersichtsaufnahme: kalkdichte Verschattungen im Bereich der Harnblase
- Biopsie

Therapie

- Praziquantel

7 Tumoren

7.1 Nierenparenchym

Nierenzellkarzinom (Hypernephrom)

Epidemiologie

- Häufiger Männer als Frauen betroffen

Histologie

- Adenokarzinome
- Besteht aus Epithelien mit einem an Glykogen und Lipiden reichen Zytoplasma → Nachweis auffallend heller Zellen
- Kapillarreiches Stroma

Symptomatik

- Flankenschmerz und Koliken
- Palpabler Tumor
- Makrohämaturie
- Neu aufgetretene, symptomatische Varikozele
- Fieber
- Gewichtsverlust
- Anämie
- Paraneoplastische Syndrome
  - Hypertonie (durch vermehrte Reninproduktion)
  - Polyglobulie
  - Leberfunktionsstörungen (Stauffer-Syndrom) mit Erhöhung der alkalischen Phosphatase und der γ-GT
  - Hyperkalzämie

Komplikation

- Blutungen durch Arrosion von Gefäßen

Diagnostik

- Untersuchung der Varikozele: Varikozele entleert sich im Liegen nicht oder nur geringfügig
- Sonographie
- CT

Metastasierung

- Frühzeitig hämatogen in Lunge und Knochen

⚠ Auftreten von Lungenmetastasen u. a. auch bei Mammakarzinom, Kolonkarzinom und Chorionkarzinom der Plazenta

⚠ Auftreten von Knochenmetastasen u. a. auch bei Prostatakarzinom, Mammakarzinom, Bronchialkarzinom und Schilddrüsenkarzinom

- Späte lymphogene Metastasierung

Therapie

- Radikale Tumornephrektomie

⚠ Das Nierenzellkarzinom spricht kaum auf Bestrahlung oder Chemotherapie an

Prognose

- 10-Jahresüberlebensrate von 20–25 %

7.2 Nierenbecken und Harnleiter

Allgemein

- In der Mehrzahl handelt es sich um maligne Tumoren
- Lokalisation: häufig distaler Ureterabschnitt betroffen

Histologie

- Gehen vom Urothel aus → papillär epitheliale Tumoren

Symptomatik

- Schmerzlose Hämaturie
- Kolikartige Schmerzen infolge Verstopfung der Harnwege durch Blutkoagel

Therapie

- Bei Nierenbecken- und Harnleiterkarzinomen sowie ausgedehnten Harnleiterpapillomen: Nephroureterektomie mit Blasenwandteilresektion

7.3 Blase

Harnblasenkarzinom

Epidemiologie

- Männer häufiger betroffen als Frauen
- Häufigkeitsgipfel im 6.–8. Lebensjahrzehnt

Urologie

Allgemein

- Kann sich aus einem Papillom entwickeln
- Multilokuläres Auftreten möglich
- Lokalisation: bevorzugtes Auftreten an der lateralen und posterioren Harnblasenwand

Histologie

- In 90% der Fälle Urothelkarzinome (Übergangszellkarzinome)
- In 3% der Fälle Plattenepithelkarzinome
- In 1% der Fälle Adenokarzinome
- Wenn mehr als 6 Zellschichten des Urothels vorliegen, spricht man von einem Urothelkarzinom

Risikofaktoren

- Tabakrauchen
- Bilharziose
- Beta-Naphthylamin

Symptomatik

- Schmerzlose Makrohämaturie
- Gewichtsverlust

Diagnostik

- Harnzytologie
- Zystoskopie
- Biopsie

Therapie

- Operativ, abhängig vom Stadium der Erkrankung

Nachsorge

- Regelmäßige Urinzytologien und Zystoskopien

7.4 Harnröhre

Harnröhrenkarzinom der Frau

Metastasierung

- Lymphogen in die inguinalen Lymphknoten

7.5 Penis

Peniskarzinom

Histologie

- Meist Plattenepithelkarzinome

Risikofaktor

- Phimose

Metastasierung

- Lymphogen in die inguinalen Lymphknoten

Therapie

- Bei kleinem Tumor: Laser-Bestrahlung
- Bei ausgedehntem Tumor: Penisamputation

7.6 Hoden

7.6.1 Maligne Hodentumoren

Epidemiologie

- Bei Männern zwischen 20 und 34 Jahren häufigste maligne Erkrankung

Allgemein

- Bilaterales Auftreten möglich

Formen

- Keimzelltumoren (95% der Fälle)
  - Seminome
  - Nichtseminome, wie z. B. Teratokarzinom, Dottersacktumor, Chorionkarzinom, embryonales Karzinom
- Stromatumoren
  - Leydig-Zelltumor
  - Sertoli-Zelltumor

⚠ Der Krukenberg-Tumor ist kein Hodentumor sondern ein metastatisch entstandener Ovarialtumor.

Histologie

- Chorionkarzinom: Nachweis von mehrkernigen Riesenzellen obligat

Symptomatik

- Schmerzlose Vergrößerung eines Hodens
- Symptomatische Hydrozele
- Gynäkomastie
- Ureterverlagerung

Diagnostik

- Erste Maßnahme: skrotale Ultraschalluntersuchung
- Diaphanoskopie: negativ

- Tumormarker
  - Alpha-Fetoprotein (AFP): Erhöhung z. B. bei Teratokarzinom
  - Humanes Choriongonadotropin (HCG): Erhöhung u. a. bei malignem trophoblastischem Hodenteratom und Chorionkarzinom

  ⚠ Eine HCG-Erhöhung kann auch bei der Blasenmole auftreten.
- CT
- Bei dringlichem Verdacht: operative Exploration durch inguinale Freilegung des Skrotalinhaltes

Metastasierung

- Lymphogen zunächst in die paraaortalen Lymphknoten
- Ausnahme: Chorionkarzinom → hämatogene Metastasierung

Therapie

- Hohe Semikastration von inguinal
- Chorionkarzinom: Chemotherapie

Seminom

Epidemiologie

- Altersgipfel: 30–50 Jahre

Allgemein

- Makroskopisch relativ homogener, grauweißer Tumor

Histologie

- Lymphozytäre Stromareaktion

⚠ Das Seminom des Mannes entspricht histologisch dem ovariellen Dysgerminom der Frau.

Diagnostik

- HCG: nur selten erhöht (ca. in 15 % der Fälle)

Therapie

- Stadienabhängig, z. B. im Stadium II:
  - Orchiektomie mit hoher Ligatur des Samenstranges
  - Radiatio des Retroperitoneums

⚠ Das Seminom ist ausgesprochen strahlenempfindlich.

Prognose

- Beste Prognose aller Hodentumoren

7.7 Prostata

7.7.1 Benigne noduläre Prostatahyperplasie (Prostataadenom)

Pathogenese

- Verschiebung der Östrogen-Androgen-Balance → Hyperplasie der paraurethralen Drüsen (Innendrüse) und des fibromuskulären Zwischengewebes (bedingt die feste Konsistenz)

Symptomatik

- Stadium I: Stadium der Kompensation mit leichter Dysurie und Nykturie, kein Restharn
- Stadium II: beginnende Dekompensation mit Restharnbildung
- Stadium III: Überlaufblase, Hydronephrose, progrediente Niereninsuffizienz

Komplikationen

- Vermehrt Restharnbildung → Balkenblase (Trabekelblase oder Pseudodivertikelblase)
- Begünstigt Infektionen der Harnwege und der Niere

⚠ Von der benignen Prostatahyperplasie gehen keine Prostatakarzinome aus.

Therapie

- Medikamentös im Stadium I mit
  - Alpha-1-Rezeptorenblockern
  - 5-alpha-Reduktasehemmern
  - Phytopräparaten
- Stadium II: transurethrale Resektion der Prostata (TURP, wird am häufigsten eingesetzt) oder bei großen Adenomen offene Prostataadenomektomie
- Stadium III: Harnableitung und dann Vorgehen wie im Stadium II
- Bei Inoperabilität: Harnableitung (z. B. suprapubischer Katheter oder Dauerkatheter) oder Kryotherapie

Urologie

Postoperative Komplikationen

- „Retrograde Ejakulation"
- Harninkontinenz
- Epididymitis

7.7.2 Prostatakarzinom

Epidemiologie

- Bei über 70-Jährigen häufigster maligner Tumor

Formen

- Latentes Prostatakarzinom: Zufallsbefund bei Autopsie
- Inzidentelles Prostatakarzinom (T_0-Karzinom): wird im Operationspräparat einer vermeintlichen benignen Prostatahyperplasie gefunden
- Okkultes Prostatakarzinom: manifestiert sich durch seine Metastasen
- Klinisch manifestes Prostatakarzinom

Histologie

- Meist Adenokarzinome der Außendrüse

Symptomatik

- Im Frühstadium symptomlos
- Knochenschmerzen als Spätsymptom

Komplikation

- Subvesikale Obstruktion

Diagnostik

- Digital rektale Untersuchung
- ⚠ Differenzialdiagnostisch kommen bei einem tastbaren derben Knoten neben dem Prostatakarzinom u. a. Prostatasteine, eine granulomatöse Prostatitis und eine Prostatatuberkulose in Betracht.
- Tumormarker: Prostataspezifisches Antigen (PSA)
- Prostatabiopsie zur Diagnosensicherung

Metastasierung

- Lymphogen in die regionalen Lymphknoten
- Hämatogen in den Knochen (Metastasen sind meist osteoplastisch)

Therapie

- Therapie der Wahl bei nicht metastasiertem Prostatakarzinom ($T_1N_0M_0$ und $T_2N_0M_0$): radikale Prostatektomie
- Weitere Therapiemöglichkeiten
  - Radiatio
  - Hormonbehandlung/Orchiektomie
  - Chemotherapie

Nachsorge

- PSA-Bestimmung zur Verlaufs- und Therapiekontrolle

8 Urolithiasis

8.1 Steinarten

Formen

- Kalzium-Oxalat-Steine (70% aller Steine)
- Harnsäuresteine (20% aller Steine)
- Magnesium-Ammonium-Phosphat-Steine (5% aller Steine)
- Kalzium-Phosphat-Steine (3% aller Steine)
- Zystinsteine (1% aller Steine)

Risikofaktor

- Hyperkalzurie

Diagnostik

- Infrarotspektroskopie: Analyse der Steinzusammensetzung
- Sonographie

Magnesium-Ammonium-Phosphat-Steine

Synonyme

- Infektsteine (septische Steine)
- Struvit-Steine

Pathogenese

- Harnwegsinfektion mit Erregern, die Urease bilden (z. B. Proteus mirabilis, Proteus vulgaris oder Klebsiellen) → Bildung von Ammoniak → Absinken von Urin-pH → Ausbildung von Steinen

⚠ Auch Kalzium-Phosphat-Steine können bei Harnwegsinfektionen entstehen.

Zystinsteine

Ätiologie

- Erbliche Zystinurie → familiäre Häufung

Pathogenese

- Erhöhung der Zystinkonzentration im Urin

Diagnostik

- Urinsediment: Kristallurie (hexagonale Kristalle)
- Abdomenübersichtsaufnahme: schwach schattengebende Steine

Metaphylaxe

- Harnalkalisierung
- Vitamin C
- Vermehrte Flüssigkeitsaufnahme

Hyperkalzurie

Ätiologie

- Hyperparathyreoidismus
  - Labor: Hyperkalzämie (gesteigerte Resorption von Kalzium in Darm und Niere) und Hypophosphatämie
  - Urin: Hyperkalzurie, Hyperphosphaturie
- Vitamin-D-Überdosierung
- Immobilisation
- Sarkoidose
- Paraneoplastisch

8.2 Nierensteine

Therapie

- Bei Harnsäuresteinen: Harnsäure löst sich im alkalischen besser als im sauren Milieu → Alkalisierung des Urins auf pH-Werte zwischen 6,2–6,8

 Harnsäuresteine können von allen Steinarten medikamentös am besten aufgelöst werden.

Prophylaxe und Metaphylaxe

- Steigerung der Flüssigkeitszufuhr → das spezifische Gewicht des Urins sollte unter 1010 liegen

8.3 Uretersteine

Allgemein

- Einklemmung erfolgt meist im Bereich der physiologischen Engen, d. h.
  - Am Abgang des Ureters aus dem Nierenbecken
  - Am Beckeneingang, an der Überkreuzung der Vasa iliaca communis bzw. der Vasa iliaca ext.
  - Intramural im Verlauf durch die Harnblasenwand

Urologie

Symptomatik

- Koliken, die
    - In die Genitalregion ausstrahlen
    - Ohne Prodromalsymptome beginnen können
    - Über Tage in Abständen von Minuten auftreten
- Makro- oder Mikrohämaturie
- Subileus bis paralytischer Ileus durch reflektorische Darmlähmung

 Eine akute Einklemmung eines Harnleitersteins verursacht keine Hydronephrose.

Therapie

- Unkomplizierte Harnleitersteine: Spasmoanalgesie und Diuresesteigerung
- Harnleiterstein im distalen (unteren) Ureterdrittel: Zeiss-Schlinge (nicht mehr zeitgemäß)
- Harnleitersteine im proximalen (oberen) Ureterdrittel: extrakorporale Stoßwellenlithotripsie (ESWL) nach Reposition

⚠ 80% der Harnleitersteine gehen spontan ab

8.4 Blasensteine

Ätiologie

- Blasenentleerungsstörungen unterschiedlicher Ätiologie

Symptomatik

- Imperativer Harndrang
- Intermittierende Miktion
- Hämaturie
- Pollakisurie
- Unterbauchschmerzen

Therapie

- Behandlung der Grunderkrankung
- Transurethrale Lithotripsie

9 Verletzungen

9.1 Nierenverletzungen

Ätiologie

- Stumpfes Bauchtrauma

Formen

- Kontusion
- Nierenruptur und Nierenbeckenruptur
- Nierenstielabriss

Symptomatik

- Schmerzen
- Hämaturie

Spätkomplikationen

- Bei Nierenruptur
  - Hypertonie
  - Hydronephrose

Diagnostik

- Erstmaßnahmen
  - Sonographie
  - Infusionsurographie

Therapie

- Möglichst organerhaltend

Nierenstielabriss

Symptomatik

- Schock

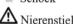 Nierenstielabriss: verursacht keine Hämaturie

Diagnostik

- Sonographie
- CT
- Urogramm: Niere bleibt stumm
- Renovasographie

Therapie

- Notfalloperation

9.2 Blasenverletzungen

Ätiologie

- Gewalteinwirkung, häufig in Zusammenhang mit Beckenfrakturen → siehe auch Chirurgie, Kapitel 31.6.1

Formen

- Intraperitoneale Blasenruptur
- Extraperitoneale Blasenruptur

Symptomatik

- Schmerzen
- Harndrang mit gleichzeitiger Unfähigkeit Wasser zu lassen
- Abwehrspannung Unterbauch

Therapie

- Operative Versorgung

9.3 Harnröhrenverletzungen

Harnröhrenruptur

Symptomatik

- Blutung aus der Harnröhre
- Schmerzhafter Harndrang
- Perineal- (Damm-), Skrotal- und Penishämatom bei distaler (infradiaphragmaler) Ruptur
- Intrapelvines Hämatom mit Verlagerung der Prostata und Harnblase nach kranial bei proximaler (supradiaphragmaler) Ruptur

Diagnostik

- Retrograde Urethrographie

Therapie

- Operative Versorgung

Harnröhrenstriktur

Ätiologie

- Harnröhrenverletzungen
- Gonorrhö
- Katheterisierung
- Transurethrale Elektroresektion der Prostata

9.4 Penisfraktur

Definition

- Ruptur der Tunica albuginea des Penisschwellkörpers

Symptomatik

- Hämatom
- Abknickung des Penis

Therapie

- Operative Versorgung

10 Nebenniere

10.1 Nebennierentumoren

Formen

- Tumoren der Nebennierenrinde
  - Adenome
  - Karzinome
- Tumoren des Nebennierenmarkes
  - Phäochromozytom
  - Neuroblastom

Diagnostik

- Sonographie
- CT
- Szintigraphie
- Abdominelle Aortographie
- Selektive Nebennierenarteriographie und -venographie

Phäochromozytom

Definition

- Von chromaffinen Zellen ausgehender, meist benigner, katecholaminproduzierender Tumor

Symptomatik

- Blutdruckkrisen
- Kopfschmerzen
- Herzklopfen
- Blässe
- Schwitzen
- Erbrechen

Therapie

- Kurativ: operative Resektion

Perioperative Komplikation

- Blutdruckkrise → präoperative Gabe von alpha- und beta-Blockern

11 Urologische Andrologie

11.1 Fertilitätsstörungen

11.1.1 Ätiologie

Klinefelter-Syndrom

Pathogenese

- Chromosomenanomalie meist mit einem Karyotyp von 47 XXY → hypergonadotroper Hypogonadismus

Symptomatik

- Hochwuchs
- Gynäkomastie
- Kleine Hoden
- Infertilität

Diagnostik

- Hodenbiopsie: sklerosierende Tubulusdegeneration, herdförmige atypische Leydig-Zellen

Idiopathische Varikozele

Pathogenese

- Erhöhter hydrostatischer Venendruck, Gefäßwandschwäche und Insuffizienz oder Fehlen der Venenklappen → Erweiterung des Plexus pampiniformis

Allgemein

- Tritt meist links auf

Symptomatik

- Entleerung der Varikozele im Liegen

Komplikation

- Fertilitätsstörungen durch Hodenschädigung

Therapie

- Perkutane (transfemorale) Sklerotherapie der V. testicularis
- Eine Indikation zur Therapie besteht bei varikozelen-bedingter Subfertilität

Symptomatische Varikozele

Ätiologie

- Tumoren z. B. Nierenzellkarzinom

Pathogenese

- Behinderung des Blutabflusses aus der V. testicularis („Einflussstauung")

Therapie

- Behandlung der Grunderkrankung

11.1.2 Diagnostik

- Gewinnung eines Spermiogramms
- Bestimmung des Fructosespiegels im Seminalplasma
- Bestimmung des Plasmatestosteronspiegels
- HCG-Test zur Erfassung der Stimulierbarkeit der Leydig-Zellen
- Hodenbiopsie

Normales Spermiogramm

- Ejakulatmenge: 2–6 ml
- Spermienzahl über 20 Mill./ml
- Mehr als 50 % morphologisch normale und bewegliche Spermien
- Verflüssigungszeit des Ejakulats: 20 Minuten
- pH: 7,2–7,8

⚠ Ein pH-Anstieg über 8,0 ist ein Hinweis auf eine entzündliche Adnexerkrankung

⚠ Samenbläschen (Vesiculae seminales) produzieren Fructose, die den Spermien als Energiequelle dient

Pathologische Befunde

- Aspermie: kein Sperma
- Hypospermie: weniger als 2 ml Spermavolumen
- Azoospermie: Fehlen von Spermatozoen im Sperma (z. B. bei Verschluss der ableitenden Samenwege)
- Oligozoospermie: weniger als 20 Mill. Spermien/ml
- Kryptozoospermie: schwere Oligozoospermie mit weniger als 1 Mill. Spermien /ml

12 Urologische Erkrankungen der Frau

12.1 Erkrankungen der Harnwege in der Schwangerschaft

Asymptomatische Bakteriurie

Definition

- Auftreten von Keimen im Urin ohne weitere Symptomatik

Therapie

- Antibiotika

Pyelonephritis

Symptomatik

- Schmerzen im Nierenlager und Rückenschmerzen
- Dysurie

Komplikation

- Urosepsis mit septischen Temperaturen und Schüttelfrost

Diagnostik

- Urinanalyse: Bakteriurie
- Sonographie

Therapie

- Antibiotika z. B. Ampicillin nach Keimresistenzbestimmung

12.2 Harnwegsfisteln

Ätiologie

- Gynäkologische Eingriffe z. B. vaginale Hysterektomie
- Geburtsverletzungen
- Schwere penetrierende Verletzungen
- Komplikation nach Radiatio

Formen

- Ureterscheidenfistel
- Blasenscheidenfistel

Symptomatik

- Bei einseitiger Ureterscheidenfistel: ständiger Urinabgang bei erhaltener Spontanmiktion

Diagnostik

- Blauproben (Gabe i. v. und intravesikal) zur Differenzierung zwischen Ureterscheidenfistel und Blasenscheidenfistel

12.3 Inkontinenz

Formen

- Stressinkontinenz
- Urgeinkontinenz (Dranginkontinenz)
- Reflexinkontinenz
- Überlaufinkontinenz

⚠ Extraurethrale Inkontinenz: Harnabgang unter Umgehung des normalen Verschlussmechanismus z. B. bei Blasenscheidenfistel

Diagnostik

- Gynäkologische Untersuchung
- Zystoskopie
- Urodynamische Untersuchungen

Stressinkontinenz

Ätiologie

- Beckenbodenschwäche
- Descensus vaginae
- Verminderter Schließmuskeltonus

Symptomatik

- Schweregrad I: Inkontinenz bei schwerer körperlicher Belastung (Heben/Niesen)
- Schweregrad II: Inkontinenz bei leichter körperlicher Belastung (Laufen)
- Schweregrad III: Inkontinenz im Liegen

Urgeinkontinenz (Dranginkontinenz)

Ätiologie

- Idiopathisch
- Blasentumoren
- Blasenentzündungen

Pathogenese

- Detrusorhyperreflexie → Harnabgang bei intaktem Harnröhrenverschlussmechanismus

Urologie

Symptomatik

- Inkontinenz bei vorausgegangenem imperativem Harndrang

Therapie

- Parasympathikolytika → Detrusordämpfung

Wirkung von Pharmaka auf die Blasenmuskulatur

- Alpha-Sympathikomimetika → Blasenhals-Tonisierung
- Alpha-Sympathikolytika → Blasenhals-Dämpfung
- Parasympathikolytika → Detrusordämpfung
- Parasympathikomimetika → Detrusortonisierung

13 Neuropathische Blase

13.1 Neurogene Blasenentleerungsstörungen

Ätiologie

- Rückenmarksschädigungen unterschiedlicher Genese (z. B. Myelitis)
- Morbus Parkinson
- Multiple Sklerose

Rückenmarksschädigungen

Formen

- Supranukleäre Läsion („Upper motor neuron lesion")
  - Pathogenese: Schädigung oberhalb des sakralen Miktionszentrums S2–S4 → unwillkürliche Blasenkontraktionen → Reflexblase (Automatische Blase, Spastische Blase) bei intaktem Blasenverschlussmechanismus
- Infranukleäre Läsion („Lower motor neuron lesion")
  - Pathogenese: Schädigung unterhalb des sakralen Miktionszentrums → schlaffer Detrusor → atonische, reflexlose Blase
  - Symptomatik: kein Harndrang, Restharn

Therapie

- Bei spinalem Schock
  - Mittel der Wahl ist die mehrfach tägliche, aseptische Einmalkatheterisierung → Vermeidung chronischer Harnwegsinfektionen
  - Suprapubischer Katheter

14 Urologische Notfallsituationen

14.1 Harnverhaltung

Definition

- Unvermögen, die gefüllte Harnblase spontan zu entleeren

Symptomatik

- Prall elastische Vorwölbung des Abdomens

Diagnostik

- Sonographie der ableitenden Harnwege

Therapie

- Erstmaßnahme: steriler Katheterismus mit Einmalkatheter
- Bei erfolgloser Katheterisierung: suprapubische Entlastungspunktion

14.2 Akutes Skrotum

Ätiologie

- Intra- und extravaginale Hodentorsion
- Torsion einer Hydatide testis
- Hodeninfarkt
- Epididymitis

Hodentorsion

Allgemein

- Häufigste Ursache des „geschwollenen Hodens" bei Kindern

Symptomatik

- Plötzliche, starke Schmerzen im Genitalbereich, z. T. Leistenschmerz
- Übelkeit und Brechreiz
- Skrotalschwellung und Skrotalrötung

Komplikation

- Hodeninfarkt durch Unterbrechung der Blutzirkulation im Samenstrang

Therapie

- Sofortige Operation

Hodeninfarkt

Ätiologie

- Hodentorsion
- Panarteriitis nodosa
- Thrombose des Plexus pampiniformis

Allgemein

- Kann als anämischer Infarkt ablaufen

Symptomatik

- Plötzliche starke Schmerzen

14.3 Priapismus

Definition

- Schmerzhafte Dauererektion des Penis (Corpora cavernosa penis) ohne sexuelle Erregung

Ätiologie

- Idiopathisch
- Autoinjektionstherapie bei erektiler Dysfunktion
- Sichelzellanämie
- Leukämie

Komplikation

- Erektile Dysfunktion

⚠ Miktionsstörungen treten in der Regel nicht auf, da das Corpus spongiosum, das die Harnröhre umgibt, nicht betroffen ist.

Therapie

- Zunächst konservativ
- Wenn konservative Therapie erfolglos: operativ durch Anlage einer Stanzfistel zwischen Glans penis und Corpora cavernosa penis, um den Blutabfluss zu ermöglichen

14.4 Paraphimose

Pathogenese

- Zu enge Vorhaut behindert den venösen Rückfluss

Symptomatik

- Starke lokale Schmerzen

Komplikation

- Gangrän im Bereich der Glans penis

Therapie

- Frühstadium: manuelle Reposition
- Spätstadium: longitudinale Inzision des Schnürringes mit anschließender Zirkumzision

14.5 Blasentamponade

Definition

- Vollständige Ausfüllung der Harnblase durch Blutgerinnsel, die über die Harnröhre oder einen Katheter nicht abgehen können

Symptomatik

- Blasenregion druckschmerzhaft
- Tastbarer Unterbauchtumor
- Reduzierter Allgemeinzustand

Therapie

- Absaugen der Koagula durch einen weitlumigen Katheter über die Harnröhre

14.6 Urosepsis

Ätiologie

- Infizierte Stauungsniere, z. B. bei obstruktivem Harnleiterstein
- Iatrogene Infektion nach instrumentellen Eingriffen
- Nierenkarbunkel
- Prostatitis

Symptomatik

- Fieber und Schüttelfrost
- Arterielle Hypotonie
- Thrombozytopenie
- Azidose

Therapie

- Antibiotika
- Bei hoch sitzendem obstruktivem Harnleiterstein zusätzlich: perkutane Nephrostomie zur Drainage der Stauung

15 Nierentransplantation

Indikation

- Terminale Niereninsuffizienz

Komplikation

- Transplantatabstoßung u. a. mit folgender Symptomatik
    - Fieber
    - Abnahme der Urinmenge
    - Körpergewichtszunahme
    - Blutdruckanstieg
    - Vergrößerung des Transplantates

Ophthalmologie
Inhaltsverzeichnis

1 Lider 559

1.1 Fehlstellungen 559
1.2 Erworbene Stellungsanomalien ... 559
1.3 Erkrankungen der Lidhaut einschließlich der Lidkante 559
    1.3.1 Entzündungen 559
1.4 Tumoren der Lider 560
    1.4.1 Benigne Tumoren 560
    1.4.2 Maligne Tumoren 560

2 Tränenorgane 561

2.1 Anatomische Grundkenntnisse 561
2.2 Erkrankungen der ableitenden Tränenwege 561

3 Bindehaut (Konjunktiva) .. 562

3.1 Konjunktivitis 562
    3.1.1 Nicht-infektiöse Konjunktivitis 562
    3.1.2 Infektiöse Konjunktivitis .. 562
3.2 Degenerationen und Altersveränderungen 563
3.3. Vitamin-A-Mangel 563

4 Hornhaut (Cornea) 564

4.1 Entzündungen 564
    4.1.1 Virale Keratitiden 564
    4.1.2 Bakterielle Keratitiden 564
    4.1.3 Keratitis photoelectrica 564
    4.1.4 Keratitis e lagophthalmo ... 564
    4.1.5 Keratitis neuroparalytica ... 564

5 Lederhaut (Sklera) 565

5.1 Episkleritis und Skleritis 565

6 Linse 566

6.1 Katarakt (Linsentrübung) 566
6.2 Lageveränderungen der Linse 566

7 Gefäßhaut (Uvea) 567

7.1 Fehlbildungen und Farbanomalien . 567
7.2 Entzündungen 567
7.3 Rubeosis Iridis 567
7.4 Tumoren 568
7.5 Trauma 568

8 Pupille 569

8.1 Störungen der Pupillomotorik 569
8.2 Mydriasis und Miosis 569

9 Vorderkammer und Glaukom 570

9.1 Physiologie 570
9.2 Glaukomformen 570
    9.2.1 Angeborenes Glaukom (Hydrophthalmus) 570
    9.2.2 Winkelblockglaukom (Akuter Glaukomanfall) ... 570
    9.2.3 Chronisches Offenwinkelglaukom 570

10 Glaskörper 571

10.1 Untersuchung 571
10.2 Degenerative Veränderungen des Glaskörpers 571
10.3 Leukokorie („Amaurotisches Katzenauge) 571

11 Netzhaut (Retina) 572

11.1 Untersuchung 572
11.2 Degenerative und dystrophische Erkrankungen 572
11.3 Gefäßerkrankungen 572
11.4 Gefäßverschlüsse der Netzhaut ... 573
11.5 Entzündungen der Netzhaut und Netzhautgefäße 573
11.6 Netzhautablösung 573
11.7 Tumoren 573

3. Tag

Ophthalmologie

12 Sehnerv 575

12.1 Normvarianten 575
12.2 Stauungspapille 575
12.3 Neuritis nervi optici 575
12.4 Differenzialdiagnose des Papillenödems 575
12.5 Ischämische Sehnervenerkrankungen 576

13 Sehnerv 577

13.1 Bitemporale Hemianopsie 577
13.2 Homonyme Hemianopsie 577

14 Augenhöhle (Orbita) 578

14.1 Entzündliche Orbitaerkrankungen . 578
14.2 Endokrine Ophthalmopathie (Endokrine Orbitopathie) 578

15 Optik und Refraktion 579

15.1 Refraktionsanomalien 579
15.2 Presbyopie 579

16 Motilität und Schielen 580

16.1 Lähmungsschielen (Strabismus paralyticus) 580
16.2 Begleitschielen (Strabismus concomitans) 580

17 Wichtige Leitsymptome 581

17.1 Blendungsgefühl (Lichtscheu) ... 581
17.2 Schmerzen 581
17.3 Epiphora 581
17.4 Diplopie 581
17.5 Akute Sehverschlechterung 581

18 Unfallophthalmologie 582

18.1 Verletzung mit intraokulärem Fremdkörper 582
18.2 Verletzungen der Orbita 582
18.3 Oberflächliche Verletzungen des vorderen Augenabschnittes 582
18.4 Contusio bulbi 582

19 Blindenwesen und Begutachtung 583

19.1 Blindenwesen 583
19.2 Begutachtung 583

1 Lider

1.1 Fehlstellungen

Ptosis

Definition

- Herabhängen des Oberlides

Ätiologie

- Atrophie des Levatoransatzes am Tarsus → Ptosis senilis
- Läsion des N. oculomotorius → Ptosis paralytica
- Läsion des Ganglion cervicale sup. → Ptosis sympathica
- Myasthenia gravis

  ⚠ Myasthenia gravis: Ptosis abends am stärksten ausgeprägt

- Dystrophia myotonica (Curschmann-Steinert)

1.2 Erworbene Stellungsanomalien

Entropium

Definition

- Einwärtskehrung der Lidränder

Symptomatik

- Rotes Auge
- Epiphora (Tränenträufeln)
- Trichiasis (Wimpern wachsen in die falsche Richtung)

Komplikation

- Erosio corneae

Ektropium

Definition

- Auswärtskippung des Lides

Ätiologie

- Erschlaffung des Unterlidapparates → Ectropium senile
- Unterlidvernarbung
- Periphere Fazialisparese → Ectropium paralyticum

⚠ Bei einer Fazialisparese kommt es beim Versuch, die Augen zu schließen, zu einem Bell-Phänomen.

Symptomatik

- Epiphora
- Konjunktivitis

1.3 Erkrankungen der Lidhaut einschließlich der Lidkante

1.3.1 Entzündungen

Hordeolum (Gerstenkorn)

Definition

- Akute Staphylokokkeninfektion der Lidranddrüsen (Meibom-, Zeis- oder Moll-Drüsen)

Allgemein

- Prädisponierender Faktor: Diabetes mellitus

Symptomatik

- Schmerzen
- Schwellung

Therapie

- Wärmehyperämie
- Antibiotische Salben

Chalazion (Hagelkorn)

Definition

- Chronische, granulomatöse Entzündung einer oder mehrerer Meibom-Drüsen

Pathogenese

- Verstopfung des Ausführungsganges

Symptomatik

- Schmerzlose knotige Schwellung innerhalb der Lidkante (Lidtarsus)

Ophthalmologie

Therapie

- Bei großem Chalazion: operative Entfernung

Blepharitis

Erreger

- Staphylokokken

Therapie

- Lidrandhygiene
- Ausdrücken der Lidränder
- Antibiotische Salben

Mollusca contagiosa

Erreger

- Viren

Epidemiologie

- Bevorzugt Kinder betroffen

Symptomatik

- 1–2 mm große, weiche Knötchen mit zentraler Delle
- Konjunktivitis

1.4 Tumoren der Lider

1.4.1 Benigne Tumoren

Kavernöses Hämangiom

Definition

- Gutartige Neubildung von Blutgefäßen, die bereits bei der Geburt vorhanden ist oder sich in den ersten Monaten entwickelt

Therapie

- Wenn keine Ptosis vorliegt: abwartende Haltung → meist spontane Rückbildung

Xanthelasmen

Definition

- Hellgelbe Platten im Bereich der Augenlider durch Lipideinlagerungen

Therapie

- Aus kosmetischen Gründen: Exzision

1.4.2 Maligne Tumoren

Basaliom

Epidemiologie

- Bevorzugt ältere Menschen betroffen

Allgemein

- Semimaligner Tumor mit langsamem, lokal infiltrierendem, destruierendem, nicht-metastasierendem Wachstum

Symptomatik

- Knotig-ulzeröse Veränderung im Bereich der Lider

Therapie

- Exzision im Gesunden

2 Tränenorgane

2.1 Anatomische Grundkenntnisse

Tränenfilm

Physiologie

- Funktion der Tränenflüssigkeit
  - Bakterizide Wirkung
  - Reinigung
  - Ernährung der Hornhaut
- Tränenfilm besteht aus
  - Oberflächlicher Lipidschicht, gebildet durch die Meibom-Drüsen
  - Wässrige Schicht, gebildet durch die Tränendrüse
  - Tiefe Muzinschicht, gebildet durch die Becherzellen der Bindehaut

2.2 Erkrankungen der ableitenden Tränenwege

Angeborene Tränenwegstenose

Pathogenese

- Ausbleiben der Eröffnung der Hasner-Membran → Verschluss zwischen Ductus nasolacrimalis und unterem Nasengang (Ausgang des Tränennasenkanals)

Symptomatik

- Epiphora
- Sekretentleerung in den Bindehautsack durch Entzündung

Therapie

- Sondierung

Akute Dakryozystitis

Definition

- Akute Entzündung des Tränensackes

Symptomatik

- Hochrote Schwellung im Bereich des Tränensackes
- Epiphora
- Bei Druck auf Tränensack entleert sich Sekret in den inneren Lidwinkel

Therapie

- Antibiotika

⚠ Eine Sondierung ist kontraindiziert.

Akute Dakryoadenitis

Definition

- Akute Entzündung der Tränendrüse

Ätiologie

- Mumps
- Masern
- Grippe
- Streptokokkeninfektion

Symptomatik

- Paragraphenform des Lides
- Schwellung der Tränendrüse
- Rötung am temporalen Anteil des Oberlides
- Druckschmerz

Vergrößerung der Tränendrüse

Differenzialdiagnose

- Infektionen
- Tumoren
- Leukämie
- Morbus Hodgkin
- Morbus Boeck (Sarkoidose)

3 Bindehaut (Konjunktiva)

3.1 Konjunktivitis

3.1.1 Nicht-infektiöse Konjunktivitis

Allergische Konjunktivitis

Pathogenese

- Auslösung z. B. durch Medikamente oder Kosmetika

Symptomatik

- Wässrige oder zähe muköse Sekretion
- Juckreiz

Diagnostik

- Bindehautabstrich: reichlich eosinophile Granulozyten

Therapie

- Ausschalten der Noxe
- Desensibilisierung
- Symptomatische Therapie

Conjunctivitis vernalis

Epidemiologie

- Betrifft Jungen oder männliche Jugendliche

Allgemein

- Exazerbiert typischerweise im Frühjahr

Symptomatik

- Lichtscheu
- Fremdkörpergefühl
- Muköse Sekretion
- Injektion der Bindehaut

Diagnostik

- Nachweis von Riesenpapillen beim Ektropionieren

3.1.2 Infektiöse Konjunktivitis

Gonoblennorrhoe

Allgemein

- Betroffen: Neugeborene

Symptomatik

- Lidschwellung
- Bindehautrötung
- Rahmig-eitrige Bindehautsekretion

Therapie

- Antibiotika

Chlamydienkonjunktivitis

Symptomatik

- Eitrige Konjunktivitis
- Schwellung der präaurikulären Lymphknoten

Diagnostik

- Bindehautabstrich: Granulozyten, Plasmazellen und Einschlusskörperchen in den Epithelzellen (sog. Halberstädter-Prowazek-Einschlusskörperchen)

Therapie

- Antibiotika

Trachom

Erreger

- Chlamydien

Komplikation

- Narbenentropium mit Trichiasis

Therapie

- Antibiotika lokal und systemisch

Keratoconjunctivitis epidemica

Erreger

- Adenoviren

Allgemein

- Zu Beginn meist nur ein Auge betroffen, nach 4–8 Tagen Befall auch des anderen Auges
- Sehr kontagiöse Erkrankung, Übertragung durch Kontakt
- Übertragung durch gemeinsam benutzte Handtücher möglich

Symptomatik

- Rötung und Schwellung der Plica semilunaris conjunctivae und der Caruncula lacrimalis
- Seröse Sekretion
- Lichtscheu (Photophobie)
- Hornhauttrübungen und Hornhautinfiltrate
- Schwellung der präaurikulären Lymphknoten

⚠ Keratoconjunctivitis epidemica: verursacht in der Regel kein Hornhautulcus

Conjunctivitis nodosa

Ätiologie

- Raupenhaare

Komplikation

- Eindringen ins Augeninnere → intraokuläre Entzündung

Therapie

- Sorgfältige Entfernung

3.2 Degenerationen und Altersveränderungen

Pinguecula (Lidspaltenfleck)

Definition

- Erhabene, gelbliche Verfärbung im Lidspaltenbereich

Therapie

- Keine erforderlich

Pterygium (Flügelfell)

Pathogenese

- Pathologische Bindehaut wächst von nasal auf das Hornhautzentrum zu

Therapie

- Operative Resektion

Hyposphagma

Definition

- Blutung unter die Bindehaut (subkonjunktival)

Symptomatik

- Rötung im Bereich der Bindehaut

Therapie

- Keine erforderlich

3.3. Vitamin-A-Mangel

Komplikationen

- Nachtblindheit
- Xerosis conjunctivae (Bindehautxerose)
- Xerophthalmie
- Keratomalazie

4 Hornhaut (Cornea)

4.1 Entzündungen

4.1.1 Virale Keratitiden

Herpes-simplex-Keratitis (Herpes corneae)

Formen

- Keratitis dendritica
- Keratitis interstitialis
- Keratitis disciformis

Keratitis dendritica

Symptomatik

- Herabgesetzte Hornhautsensibilität (Hypästhesie)
- Epiphora

Diagnostik

- Fluoreszeindarstellung der charakteristisch astförmig verzweigten Epitheldefekte

Therapie

- Aciclovir oder Trifluorthymidin

Andere virale Keratitiden

Erreger

- Adenoviren → Erreger der Keratitis nummularis
- Mumpsviren
- Masernviren

4.1.2 Bakterielle Keratitiden

Ulcus corneae serpens

Erreger

- Bakterien

Allgemein

- Häufig Kontaktlinsenträger betroffen

Symptomatik

- Hochrote Bindehaut
- Schmerzen
- Hypopyon (Eiteransammlung in der Vorderkammer)

⚠ Hypopyon: entsteht im Allgemeinen durch Exsudation von Leukozyten in das Kammerwasser → Hypopyon ist steril

⚠ Hypopyon: kann auch im Rahmen eines Morbus Behçet entstehen

Therapie

- Antibiotika

4.1.3 Keratitis photoelectrica

Pathogenese

- Schädigung durch UV-Strahlung

Allgemein

- Tritt bei ungeschütztem Aufenthalt in den Bergen im Schnee auf

Symptomatik

- Starke Schmerzen
- Blepharospasmus
- Symptome manifestieren sich nach 3–8 Stunden

Diagnostik

- Spaltlampenuntersuchung: mit Fluoreszein anfärbbare punktförmige Hornhautepitheldefekte → Keratitis superficialis punctata

Therapie

- Einmalig Lokalanästhetika
- Augenverband

4.1.4 Keratitis e lagophthalmo

Ätiologie

- Fazialisparese

Allgemein

- Lokalisation: entsteht zuerst im unteren Hornhautdrittel

4.1.5 Keratitis neuroparalytica

Ätiologie

- Läsion des N. trigeminus

Diagnostik

- Fluoreszeindarstellung eines großen zentralen Hornhautepitheldefektes

5 Lederhaut (Sklera)

5.1 Episkleritis und Skleritis

Ätiologie

- Rheumatoide Arthritis
- Wegener-Granulomatose
- Polyarteriitis nodosa
- Systemischer Lupus erythematodes
- Gicht
- Tuberkulose

⚠ Ein Morbus Wilson verursacht keine Episkleritis.

Symptomatik

- Lokaler Druckschmerz
- Rötung der oberflächlichen Sklera
- Umschriebene Buckelbildung
- Ziliare Injektion
- Verschiebliche Konjunktiva

Therapie

- Behandlung der Grunderkrankung
- Glukokortikoide lokal

6 Linse

6.1 Katarakt (Linsentrübung)

Ätiologie

- Diabetes mellitus
- Neurodermitis disseminata
- Hypokalzämische Tetanie (z. B. bei Hypoparathyreoidismus → parathyreoprive Tetanie)
- Dystrophia myotonica
- Galaktosämie
- Glukokortikoidtherapie
- Chronische Iridozyklitis

⚠ Eine Retinopathia centralis serosa führt zu keiner Katarakt.

Therapie

- Phakoemulsifikation: Linsenkern wird durch Ultraschall verkleinert
- Bei Galaktosämie: Diät → praktisch vollständige Rückbildung

6.2 Lageveränderungen der Linse

Ätiologie

- Angeboren
- Trauma z. B. Contusio bulbi
- Marfan-Syndrom
- Homozystinurie
- Weill-Marchesani-Syndrom

Marfan-Syndrom

Allgemein

- Häufigste Ursache einer Linsensubluxation (Subluxatio lentis)

Symptomatik

- Iridodonesis (Irisschlottern)
- Arachnodaktylie
- Gelenküberstreckbarkeit

7 Gefäßhaut (Uvea)

7.1 Fehlbildungen und Farbanomalien

Angeborenes Iriskolobom

Pathogenese

- Unzureichender Verschluss der Augenbecherspalte

Allgemein

- Entsprechend der Lokalisation der Augenbecherspalte zeigen angeborene Iriskolobome nach nasal unten

Heterochromie

Definition

- Unterschiedliche Färbung der rechten und linken Iris, ohne pathologische Bedeutung

Allgemein

- Harmlose Anomalie

7.2 Entzündungen

Iritis (Vordere Uveitis)

Ätiologie

- Rheumatoide Arthritis
- Morbus Bechterew (Spondylitis ankylosans)
- Morbus Boeck
- Morbus Reiter
  - Symptomatik: Iritis, Konjunktivitis, Urethritis, Oligoarthritis und Insertionstendopathie am Fersenbein
- Morbus Behçet
- Morbus Weil
- Zoster ophthalmicus

Iridozyklitis (Mittlere Uveitis)

Symptomatik

- Objektive Zeichen
  - Miosis (enge Pupille)
  - Ziliare Injektion der Bindehaut
  - Verwaschen erscheinende Irisstruktur
  - Präzipitate auf der Hornhautrückfläche
  - Trübung des Kammerwassers (Tyndall-Phänomen)
- Subjektive Zeichen
  - Lichtscheu
  - Schmerzen
  - Reduzierte Sehschärfe

Komplikationen

- Sekundärglaukom
- Katarakt
- Hintere Synechien

Therapie

- Mydriatika zur Prophylaxe von Synechien

Heterochromiezyklitis (nach Fuchs)

Symptomatik

- Hellfärbung der Iris
- Bildung von Präzipitaten auf der Hornhautrückfläche

Komplikationen

- Katarakt
- Glaukom

 Es kommt zu keinen hinteren Synechien zwischen Iris und Linse.

7.3 Rubeosis iridis

Definition

- Gefäßneubildung auf der Iris bei chronischem Sauerstoffmangel

Ätiologie

- Diabetes mellitus
- Zentralvenenthrombose der Netzhaut

Komplikationen

- Glaukom → Gefahr der Erblindung
- Vorderkammerblutungen

7.4 Tumoren

Aderhautmelanom

Allgemein

- Häufigster primärer intraokulärer Tumor des Erwachsenen

Diagnostik

- Ophthalmoskopie
- Echographie

Therapie

- Lokale Bestrahlung
- Bei ausgedehntem Tumor: Enukleation

Aderhautmetastasen

Ätiologie

- Mammakarzinom
- Bronchialkarzinom

Komplikation

- Begleitablatio

7.5 Trauma

Iridodialyse

Definition

- Abreißen der Irisbasis vom Ziliarkörper

Ätiologie

- Trauma

Symptomatik

- Pupille entrundet
- Monokulare Diplopie

8 Pupille

8.1 Störungen der Pupillomotorik

Reflektorische Pupillenstarre (Argyll-Robertson-Phänomen)

Ätiologie

- Tabes dorsalis

Symptomatik

- Entrundete, miotische Pupille

Diagnostik

- Direkte und indirekte (konsensuelle) Lichtreaktion abgeschwächt oder aufgehoben
- Normale oder überschießende Naheinstellungsreaktion

Pupillotonie

Allgemein

- Harmlose Störung der Pupillomotorik

Symptomatik

- Anisokorie

8.2 Mydriasis und Miosis

Mydriasis

Ätiologie

- N. oculomotorius-Läsion
- Botulismus
- Kokainabusus
- Mydriatika

Mydriatika

Allgemein

- Eingesetzt werden Parasympathikolytika (z. B. Scopolamin)
- Zur diagnostischen Betrachtung des Fundus ist besonders Tropicamid auf Grund seiner kurzen Wirkdauer geeignet

Nebenwirkung

- Winkelblockglaukom

Miosis

Ätiologie

- Akute Iridozyklitis
- Läsion des Ganglion cervicale sup.
- Miotika
- Morphin-Abusus
- Parathion-Vergiftung

Miotika

Allgemein

- Eingesetzt werden direkte Parasympathikomimetika (z. B. Pilocarpin) und indirekte Parasympathikomimetika (z. B. Neostigmin)

9 Vorderkammer und Glaukom

9.1 Physiologie

Kammerwasser

Allgemein

- Wird in den Zotten des Ziliarkörpers synthetisiert
- Dient der Ernährung von
  - Kornea
  - Linse

9.2 Glaukomformen

9.2.1 Angeborenes Glaukom (Hydrophthalmus)

Symptomatik

- Augapfelvergrößerung
- Lichtscheu
- Epiphora
- Hornhauttrübungen
- Risse der Descemet-Membran

Diagnostik

- Messung des vergrößerten Hornhautdurchmessers

Therapie

- Operation, so früh wie möglich

9.2.2 Winkelblockglaukom (Akuter Glaukomanfall)

Risikofaktoren

- Enge Vorderkammerverhältnisse mit verengtem Kammerwinkel und flacher Vorderkammer
- Hypermetropie
- Dicke Augenlinse

Symptomatik

- Auge gerötet
- Pupille erweitert
- Starke Schmerzen
- Tastbare Härte des Augapfels
- Sehen von Farbenringen und Nebelsehen durch Hornhautepithel-Ödem bedingt
- Übelkeit

Therapie

- Miotika z. B. Pilocarpin
- Karboanhydrasehemmer

9.2.3 Chronisches Offenwinkelglaukom

Pathogenese

- Erschwerung des Kammerwasserabflusses → Steigerung des Augeninnendruckes → Schädigung der Axone der retinalen Ganglienzellen

Risikofaktoren

- Glaukom am anderen Auge
- Glaukom bei Blutsverwandten 1. Grades
- Pigmentdispersion
- Pseudoexfoliation

Diagnostik

- Druckmessung (Tonometrie)
- Gonioskopie (Ausleuchtung des Kammerwinkels)
- Perimetrie: häufig Nachweis eines bogenförmigen Gesichtsfeldausfalles

Therapie

- Medikamentöse Augeninnendrucksenkung durch
  - β-Rezeptorenblocker (Nebenwirkung: u. a. Bronchospasmus)
  - Sympathomimetika wie Adrenalin
  - Karboanhydrasehemmer
  - Parasympathomimetika

10 Glaskörper

10.1 Untersuchung

Allgemein

- Die Untersuchung des Glaskörpers erfolgt durch
  - Augenspiegel
  - Spaltlampe
  - Durchleuchtung (Diaphanoskopie)
  - Ultraschall (Echographie)

10.2 Degenerative Veränderungen des Glaskörpers

Mouches volantes

Allgemein

- Harmlose degenerative Veränderung des Glaskörpers → keine Therapie erforderlich

Glaskörperblutung

Ätiologie

- Netzhautriss und Netzhautablösung
- Retinopathia diabetica
- Retinopathia hypertensiva
- Periphlebitis retinae
- Zentralvenenastverschluss

Symptomatik

- Plötzlich auftretende schwarze Trübungen
- Bei stärkeren Blutungen: plötzliche Erblindung

10.3 Leukokorie („Amaurotisches Katzenauge)

Ätiologie

- Retinoblastom (häufigste Ursache im Kindesalter)
- Glaskörperabszess
- Persistierender, hyperplastischer primärer Glaskörper (→ einseitige Bulbusverkleinerung)
- Retinopathia praematurorum und Retrolentale Fibroplasie
- Morbus Coats
- Komplette Netzhautablösung
- Pseudogliome

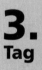

3. Tag

11 Netzhaut (Retina)

11.1 Untersuchung

Farbsinnprüfung

Allgemein

- Farbsinnprüfung erfolgt mit
  - Pseudo-isochromatischen Tafeln
  - Anomaloskop

⚠ Bei den angeborenen Farbsinnstörungen ist die Deuteranomalie (Grünschwäche) die häufigste Form.

11.2 Degenerative und dystrophische Erkrankungen

Retinopathia centralis serosa

Epidemiologie

- Bevorzugt junge Männer betroffen

Symptome

- Verzerrtsehen (Metamorphopsie)

Diagnostik

- Ophthalmoskopie: Abhebung der zentralen Retina
- Fluoreszenzangiographie: Nachweis eines Defektes im Pigmentepithel → Quellpunkt

Therapie

- Schwache Hyperopiekorrektur

Prognose

- Erkrankung in 90 % der Fälle innerhalb eines $1/2$ Jahres selbstlimitierend

Retinopathia pigmentosa

Symptomatik

- Konzentrisch eingeengtes Gesichtsfeld (sog. Flintenrohrgesichtsfeld)
- Störung der Dunkeladaptation („Nachtblindheit")

Diagnostik

- Ophthalmoskopie
  - Pigmentverklumpungen
  - Enge Netzhautarterien
- Elektroretinogramm: Antwortpotentiale fehlen

Therapie

- Keine kausale Behandlung möglich

Augenhintergrundsveränderungen bei exzessiver Myopie

Befunde

- Peripapilläre Aderhautatrophie → peripapillär sichtbare Sklera
- Staphyloma posticum
- Blutungen und Pigmentablagerungen in der Macula lutea (Fuchs-Makulafleck)
- Glaskörpertrübung und hintere Glaskörperabhebung

⚠ Berlin-Ödem: grau-weißliche Verfärbung der Retina nach stumpfem Augentrauma, tritt nicht bei Myopie auf

⚠ Myopie: prädisponierender Faktor einer Netzhautablösung

11.3 Gefäßerkrankungen

Retinopathia diabetica

Komplikationen

- Glaskörperblutungen
- Traktionsnetzhautablösung

⚠ Diabetes mellitus: kann am Auge auch retinale Mikroaneurysmen, eine Rubeosis iridis, eine Katarakt und ein Glaukom hervorrufen

Retinopathia hypertensiva

Diagnostik

- Ophthalmoskopische Befunde bei ausgeprägter Retinopathia hypertensiva
  - Netzhautödem
  - Engstellung der Netzhautarterien
  - Netzhautblutungen
  - Cotton-Wool-Herde
  - Kalkspritzerartige Sternfigur

11.4 Gefäßverschlüsse der Netzhaut

Zentralarterienverschluss

Pathophysiologie

- Verschluss → afferenter Defekt der Pupillomotorik

Symptomatik

- Plötzliche schmerzlose Erblindung eines Auges

Diagnostik

- Ophthalmoskopie
  - Verengte Netzhautarterien
  - Grau-weiße Netzhaut durch Netzhautödem
  - Kirschroter Fleck im Zentrum der Makula

Therapie

- Durchblutungsfördernde Maßnahmen

Zentralvenenverschluss

Symptomatik

- Schmerzlose Sehverschlechterung

Komplikationen

- Glaskörperblutungen
- Rubeosis iridis → Gefahr eines Glaukoms

Diagnostik

- Ophthalmoskopie
  - Ödematöse Schwellung der Papille und der Makula
  - Streifige Blutungen
  - Cotton-wool-Herde

Therapie

- Frühzeitige isovolämische Hämodilution

11.5 Entzündungen der Netzhaut und Netzhautgefäße

Periphlebitis retinae (Morbus Eales)

Epidemiologie

- Bevorzugt junge Männer betroffen

Allgemein

- Beide Augen betroffen

Symptomatik

- Retinale Neovaskularisation
- Netzhautblutungen
- Glaskörperblutungen
- Traktionsnetzhautablösung

Therapie

- Photokoagulation

11.6 Netzhautablösung

Formen

- Primäre idiopathische Netzhautablösung
- Sekundäre Netzhautablösung
  - Ätiologie: Trauma, proliferierende diabetische Retinopathie, Aderhautmelanom

Symptomatik

- Sehen von Lichtblitzen (Photopsien)
- Wahrnehmung eines „Schwarmes schwarzer Punkte"
- Verzerrtsehen
- Vorhangartige Verdunkelung im Gesichtsfeld
- Gesichtsfeldausfälle z. T. mit Verlust der zentralen Sehschärfe

Diagnostik

- Ophthalmoskopie

11.7 Tumoren

Retinoblastom

Definition

- Hochmaligner neurogener Netzhauttumor, der histologisch dem Neuroblastom sehr ähnlich ist

Ophthalmologie

Allgemein

- Angeboren oder Entstehung in frühester Kindheit
  - Angeborenes Retinoblastom: in einem Teil der Fälle autosomal-dominant vererbt, mit Deletion eines Tumor-Suppressorgens des Chromosoms 13
- In ca. 20–40 % der Fälle beide Augen betroffen
- Strahlensensibel

Histologie

- Zellkerne sind polymorph und chromatinreich
- Zellen sind meist in Rosetten angeordnet

Therapie

- Enukleation
- Radiatio
- Lichtkoagulation

12 Sehnerv

12.1 Normvarianten

Formen

- Markhaltige Nervenfasern (Fibrae medullares)
- Drusenpapille

Markhaltige Nervenfasern

Allgemein

- Haben keinen Krankheitswert

Diagnostik

- Ophthalmoskopie: weiße, flammig-begrenzte Bezirke in Papillennähe

Drusenpapille

Diagnostik

- Ophthalmoskopie
  - Papille ist randunscharf und leicht prominent
  - Kornähnliche Ablagerungen am Papillenrand

12.2 Stauungspapille

Formen

- Akute Stauungspapille
- Chronische Stauungspapille

Akute Stauungspapille

Diagnostik

- Ophthalmoskopischer Befund
  - Prominente, vergrößerte Papille
  - Randunscharfe Papille
  - Radiäre Blutungen am Papillenrand
- Visusprüfung: Sehschärfe normal
  ⚠ Prüfung der Sehschärfe kann mit Hilfe von Optotypen (Sehzeichen) erfolgen
- Perimetrie: Gesichtsfeld normal

Differenzialdiagnose

- Papillitis
  - Bei Papillitis kommt es zu reduzierter Sehschärfe, einem Zentralskotom und zu Bewegungsschmerz des Bulbus →

Differenzierung von der Stauungspapille durch Klinik, Visusprüfung der Sehschärfe und Perimetrie möglich.

12.3 Neuritis nervi optici

Ätiologie

- Encephalomyelitis disseminata (Multiple Sklerose)
- Medikamente z. B. Ethambutol

Pathophysiologie

- Es kommt zu einem afferenten Defekt der Pupillomotorik

Formen

- Papillitis
- Retrobulbärneuritis

Retrobulbärneuritis

Symptomatik

- Plötzliche Visusminderung

Diagnostik

- Ophthalmoskopie: Normalbefund („der Patient sieht nichts und der Arzt sieht auch nichts")
- Perimetrie: Zentralskotom (zentraler Gesichtsfeldausfall)
- Neurophysiologie: Verlängerung visuell evozierter Potentiale

Therapie

- Glukokortikoide
  - Nebenwirkungen: Katarakt (hintere subkapsuläre Katarakt), Glaukom, bakterielle Keratitis, Hornhautmykose

12.4 Differenzialdiagnose des Papillenödems

Ätiologie

- Intrakranielle Drucksteigerung
- Neuritis nervi optici
- Zentralvenenverschluss
- Maligne Hypertonie

- Arteriitis temporalis Horton
- Anteriore Ischämie des N. opticus

12.5 Ischämische Sehnervenerkrankungen

Arteriitis temporalis Horton

Epidemiologie

- Bevorzugt ältere Menschen über 65 Jahre betroffen

Symptomatik

- Schmerzen beim Kauen und im Schläfenbereich
- Plötzliche Sehverschlechterung
- A. temporalis als derber, pulsloser Strang tastbar
- Gewichtsverlust

Diagnostik

- Labor: BSG stark erhöht
- Biopsie der A. temporalis → histologischer Nachweis von Riesenzellen

Therapie

- Glukokortikoide

13 Sehnerv

13.1 Bitemporale Hemianopsie

Ätiologie

- Hypophysentumoren
- Aneurysmen

Pathogenese

- Läsion der gekreuzt verlaufenden nasalen Fasern des N. opticus im Chiasma opticum → Ausfall der nasalen Anteile der Retina

13.2 Homonyme Hemianopsie

Ätiologie

- Läsion des kontralateralen Tractus opticus
- Läsion der kontralateralen Sehrinde

Allgemein

- Beispiel: homonyme Hemianopsie nach rechts, durch Läsion des Tractus opticus links

14 Augenhöhle (Orbita)

14.1 Entzündliche Orbitaerkrankungen

Orbitaphlegmone

Definition

- Entzündung der Weichteilgewebe der Orbita

Ätiologie

- Entsteht meist durch Fortleitung einer bakteriellen Nasennebenhöhlenentzündung (häufigste Ursache), besonders bei Infektion der Siebbeinzellen

Symptomatik

- Lidschwellung
- Chemosis

Komplikation

- Sinus-cavernosus-Thrombose

Therapie

- Antibiotika
- Sanierung der Nasennebenhöhlenentzündung

Sinus-cavernosus-Thrombose

Symptomatik

- Einseitiger oder beidseitiger Exophthalmus
- Lidödem
- Störung der Hornhautsensibilität

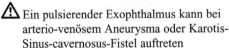 Einseitiger Exophthalmus: Auftreten außerdem bei orbitalem Tumor, Keilbeinflügelmeningeom, endokriner Ophthalmopathie oder Nebenhöhlenprozessen

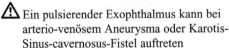 Ein pulsierender Exophthalmus kann bei arterio-venösem Aneurysma oder Karotis-Sinus-cavernosus-Fistel auftreten

14.2 Endokrine Ophthalmopathie (Endokrine Orbitopathie)

Allgemein

- Überzufällig häufiges Auftreten bei Morbus Basedow
- Morbus Basedow kann aber auch ohne endokrine Orbitopathie verlaufen bzw. die endokrine Orbitopathie kann der Hyperthyreose vorausgehen

Symptomatik

- Exophthalmus
- Lidzeichen
  - Weite Lidspalte
  - Oberlidretraktion → unzureichender Lidschluss (Lagophthalmus)
  - Seltener Lidschlag (Stellwag-Zeichen)
  - Zurückbleiben des Oberlides bei Blicksenkung (Graefe-Zeichen)
  - Oberhalb der Hornhaut sichtbare Sklera beim Geradeausblick (Dalrymple-Zeichen)
  - Konvergenzschwäche (Moebius-Zeichen)
  - Lidödem
  - Tremor der geschlossenen Lider
- Gerötete Augen
- Chemosis
- Hornhautgeschwüre
- Störung der Bulbusmotilität
- Blickrichtungsabhängig erhöhter Augeninnendruck

15 Optik und Refraktion

15.1 Refraktionsanomalien

Myopie

Pathophysiologie

- Am häufigsten ist der Bulbus im Verhältnis zur Brechkraft zu lang, seltener die Brechkraft zu groß → Brennpunkt liegt vor der Netzhaut

Therapie

- Korrektur mit einer Zerstreuungslinse (konkav)

Hyperopie (Hypermetropie)

Pathophysiologie

- Am häufigsten ist der Bulbus im Verhältnis zur Brechkraft zu kurz, seltener die Brechkraft zu klein → Brennpunkt liegt hinter der Netzhaut

Therapie

- Korrektur mit einer Sammellinse (konvex)

15.2 Presbyopie

Pathophysiologie

- Durch Anlagerung neu gebildeter Linsenfasern vermindert sich die Verformbarkeit der Linse im Alter kontinuierlich → unzureichende Akkommodationsfähigkeit

Therapie

- Lesebrille

16 Motilität und Schielen

16.1 Lähmungsschielen (Strabismus paralyticus)

Ätiologie

- Abduzensparese
- Trochlearisparese
- Okulomotoriusparese

Symptomatik

- Doppelbilder (Diplopie)
- Kompensatorische Kopfhaltung
- Blickfeld eingeschränkt
- Schielwinkel am größten bei Blick in die Hauptwirkungsrichtung des gelähmten Muskels
- Sekundärer Schielwinkel größer als der primäre

Abduzensparese

Anatomie

- N. abducens innerviert den M. rectus lat.

Symptomatik

- Ungekreuzte Doppelbilder
- Doppelbildabstand beim Blick nach lateral am größten

Trochlearisparese

Anatomie

- N. trochlearis innerviert den M. obliquus sup.

Symptomatik

- Höherstand des betroffenen Auges beim Blick nach nasal-unten
- Doppelbildabstand am größten beim Blick nach innen unten
- Okulärer Schiefhals

Okulomotoriusparese

Anatomie

- N. oculomotorius innerviert
  - M. rectus sup.
  - M. rectus. inf.
  - M. rectus med.
  - M. obliquus inf.
  - M. sphincter pupillae
  - M. levator palpebrae sup.

Symptomatik

- Auswärtsschielen
- Mydriasis
- Ptosis

⚠ Bei einer einseitigen, kompletten Okulomotoriusparese kommt es normalerweise zu keiner Diplopie, da das betroffene Auge durch eine Ptosis okkludiert ist.

16.2 Begleitschielen (Strabismus concomitans)

Ätiologie

- Hypermetropie

Allgemein

- Tritt meist in den ersten beiden Lebensjahren auf

Komplikation

- Amblyopie

Therapie

- Brille mit Konvexlinsen
- Okklusion
- Operation

Frühkindliches Schielsyndrom

Allgemein

- Schielen entsteht in den ersten 6 Lebensmonaten

Symptomatik

- Strabismus convergens
- Fehlendes Binokularsehen
- Latenter Nystagmus

⚠ Es kommt zu keinen Doppelbildern.

17 Wichtige Leitsymptome

17.1 Blendungsgefühl (Lichtscheu)

Ätiologie

- Mydriasis
- Katarakt
- Keratitis punctata
- Aniridie
- Albinismus

17.2 Schmerzen

Schmerzen beim Lesen

Ätiologie

- Akkommodative Asthenopie
- Muskuläre Asthenopie
- Asthenopie durch Blendung

Akute schmerzhafte Sehverschlechterung

Ätiologie

- Akutes Glaukom
- Arteriitis temporalis Horton

Schmerzen bei Augenbewegungen

Ätiologie

- Neuritis nervi optici

17.3 Epiphora

Ätiologie

- Konjunktivitis
- Keratitis
- Iritis
- Trichiasis
- Tränenwegsstenose
- Mediales Ektropium

17.4 Diplopie

Ätiologie

- Augenmuskellähmungen
- Endokrine Ophthalmopathie
- Iridodialyse
- Verlagerung der Linse

17.5 Akute Sehverschlechterung

Ätiologie

- Zentralarterienverschluss oder Zentralvenenverschluss
- Papillitis und Retrobulbärneuritis (Neuritis nervi optici)
- Anteriore Ischämie des N. opticus

⚠ Eine Retinopathia pigmentosa führt zu keiner akuten Sehverschlechterung, sondern entwickelt sich über Jahre.

3. Tag

18 Unfallophthalmologie

18.1 Verletzung mit intraokulärem Fremdkörper

Therapie

- Erstmaßnahmen
  - Verband des verletzten und des unverletzten Auges
  - Analgetika
  - Asservation des Gegenstandes, von dem der Fremdkörper stammt

18.2 Verletzungen der Orbita

Blow-out-Fraktur

Definition

- Orbitabodenfraktur

Komplikationen

- Augenmuskeleinklemmungen → Motilitätsstörungen → Doppelbilder (Diplopie)
- Sensibilitätsstörungen im Bereich des N. infraorbitalis
- Enophthalmus

Diagnostik

- Röntgenaufnahme: Verschattung in der Kieferhöhle durch eingeklemmten Orbitainhalt

Therapie

- Operative Wiederherstellung ist meist nicht erforderlich

Orbitaemphysem

Ätiologie

- Fraktur der medialen Orbitawand

18.3 Oberflächliche Verletzungen des vorderen Augenabschnittes

Erosio corneae

Definition

- Oberflächliche Epithelverletzung der Hornhaut durch mechanische Einwirkung

Symptomatik

- Schmerzen

Therapie

- Augenverband
- Antibiotika-Salbe
- Vitamin-A-Salbe
- Mydriatika

⚠ Glukokortikoide und Lokalanästhetika sind kontraindiziert.

18.4 Contusio bulbi

Ätiologie

- Stumpfe Gewalt

Komplikationen

- Berlin-Ödem
- Iridodialyse
- Phakodonesis (Linsenschlottern)
- Makulaloch
- Netzhautblutungen
- Peripherer Netzhautabriss
- Aderhautruptur
- Sekundärglaukom

Therapie

- Ruhigstellung der Augen

19 Blindenwesen und Begutachtung

19.1 Blindenwesen

Hilfsmittel für Schwachsichtige

Formen

- Lupe und Lupenbrille
- Fernrohrbrille
- Fernsehlesegerät

19.2 Begutachtung

Minderung der Erwerbsfähigkeit

- Einseitige Erblindung → Minderung der Erwerbsfähigkeit um 25 %
- Beidseitige Erblindung → Minderung der Erwerbsfähigkeit um 100 %

Orthopädie
Inhaltsverzeichnis

1 Grundlagen 587

1.1 Anamnese und klinische Untersuchung 587
1.2 Bildgebende Verfahren und Endoskopie 587
1.3 Nichtoperative Behandlungsmethoden 587

2 Generelle Erkrankungen ... 589

2.1 Kongenitale Deformierungen 589
    2.1.1 Generelle Entwicklungsstörungen 589
2.2 Metabolische Knochenerkrankungen 589
2.3 Osteomyelitis 589
2.4 Knochentumoren und tumorähnliche Veränderungen 590
2.5 Weichteilgeschwülste 590
2.6 Muskel- und Sehnenerkrankungen . 590
    2.6.1 Muskelerkrankungen 590
    2.6.2 Sehnenerkrankungen 590
2.7 Sonstige Knochenerkrankungen ... 591
2.8 Gelenkerkrankungen 591
    2.8.1 Degenerative Erkrankungen 591
    2.8.2 Entzündungen 591

3 Regionale Erkrankungen ... 593

3.1 Halswirbelsäule 593
    3.1.1 Zervikale Myelopathie 593
    3.1.2 Verletzungen 593
    3.1.3 Degenerative Erkrankungen 593
3.2 Schulter und Oberarm 593
    3.2.1 Sehnenerkrankungen 593
    3.2.2 Schulterluxation 593
3.3 Ellenbogen 594
    3.3.1 Verletzungen 594
    3.3.2 Myotendinosen 594
3.4 Hand und Finger 594
    3.4.1 Entwicklungsstörungen ... 594
    3.4.2 Erworbene Störungen 595

3.5 Thorax 595
3.6 Brust- und Lendenwirbelsäule 596
    3.6.1 Kreuzschmerzen 596
    3.6.2 Kyphose 596
    3.6.3 Abakterielle Entzündungen 596
    3.6.4 Spondylitis, Spondylodiszitis 597
    3.6.5 Skoliose 597
    3.6.6 Bandscheibenerkrankungen 597
    3.6.7 Spinalkanalstenose 597
3.7 Hüfte 598
    3.7.1 Hüftgelenksdysplasie und Luxation 598
    3.7.2 Fehlstellungen des proximalen Femurs 598
    3.7.3 Morbus Perthes (Idiopathische kindliche Hüftkopfnekrose) 598
    3.7.4 Osteonekrose des Schenkelkopfes beim Erwachsenen . 599
    3.7.5 Epiphyseolysis capitis femoris 599
    3.7.6 Protrusio acetabuli 599
    3.7.7 Coxa saltans (Schnappende Hüfte) 599
3.8 Knie 600
    3.8.1 Meniskopathie 600
    3.8.2 Bandverletzungen 600
    3.8.3 Patellaerkrankungen 600
    3.8.4 Gonarthrose 601
    3.8.5 Kniegelenksentzündungen (Gonitis) 601
    3.8.6 Weitere Erkrankungen 601
3.9 Unterschenkel und Knöchel 601
    3.9.1 Tibialis-anterior-Syndrom . 601
    3.9.2 Erkrankungen der Achillessehne 601
3.10 Fuß 602
    3.10.1 Angeborene Deformitäten . 602
    3.10.2 Aseptische Nekrosen 602
    3.10.3 Fersenschmerzen 603
    3.10.4 Zehendeformitäten 603

1 Grundlagen

1.1 Anamnese und klinische Untersuchung

Funktionsprüfung von Gelenken

Allgemein

- Das Bewegungsausmaß von Gelenken wird durch die Neutral-Null-Methode dokumentiert

Neutral-Null-Methode

Durchführung

- Man geht von einer definierten Neutral- oder Nullstellung aus: aufrechter Stand, hängende Arme, Daumen nach vorne, parallel gestellte Füße, Blick nach vorn
- Bewegungsausmaß wird durch 3 Zahlen angegeben
    1. Zahl gibt die Bewegung vom Körper weg an (z. B. Extension)
    2. Zahl ist in der Regel der 0-Durchgang (Normalstellung)
    3. Zahl gibt die Bewegung zum Körper an (z. B. Flexion)
- Beispiel: Beugekontraktur von 20° im Hüftgelenk bei weiterer Beugefähigkeit um 50° wird protokolliert als: Ext./Flex. 0–20–70

Typische klinische Befunde

- Stärkste Schmerzen und Belastungsunfähigkeit im Hüftgelenk → Hinweis auf eitrige Coxitis
- Akut auftretende Schmerzen in Kombination mit Außenrotationsstellung und Beinverkürzung → Hinweis auf Epiphysenlösung des koxalen Femurendes
- Innendrehgang → Hinweis auf Sichelfüße oder spastische Lähmung (Morbus Little)
- Morgensteifigkeit der Fingergrundgelenke → Hinweis auf chronische Polyarthritis

1.2 Bildgebende Verfahren und Endoskopie

Sonographie

Indikationen

- Kongenitale Hüftdysplasie

    ⚠ An der Säuglingshüfte sind u. a. Gelenkkapsel, Stellung des Hüftkopfes, Hüft- und Pfannenknorpel beurteilbar.
- Bursitis
- Ergüsse
- Pathologische Vorgänge im Bereich der Weichteile
- Verdacht auf Rupturen von Sehnen

MRT

Indikationen

- Bandscheibenerkrankungen
- Knochenerkrankungen: z. B. Osteonekrosen wie
    - Morbus Perthes
    - Idiopathische Hüftkopfnekrose im Erwachsenenalter
- Tumoren
- Infektionen

Arthroskopie

Indikationen

- Meniskusläsionen
- Knorpelläsionen (freie, noch rein knorpelige Gelenkkörper)
- Bandläsionen
- Gelenkchondromatose
- Synovialitis
- Plica synovialis mediopatellaris

1.3 Nichtoperative Behandlungsmethoden

Verbände

Desault-Verband und Gilchrist-Verband

Indikation

- Ruhigstellung von Schulter- und Ellenbogengelenk

Orthopädie

Rucksackverband

Indikation

- Klavikulafraktur

Physikalische Therapie

Klassische Massage

Indikationen

- Schmerzhafte Tonusvermehrung der Rückenmuskeln
- Ermüdungserscheinungen nach Sport

Kryotherapie

Indikationen

- Gelenkschwellung
- Hämatome
- Entzündungen

⚠ Kryotherapie: kontraindiziert bei arteriellen Durchblutungsstörungen

Orthopädische Schuhe

Allgemein

- Orthopädische Schuhe können
    - Erkrankte Gelenke am Fuß entlasten
    - Defekte am Fuß ausgleichen
    - Die Fußabrollung verbessern
    - Beinlängendifferenzen ausgleichen

Schuheinlagen

Indikationen

- Schmerzhafte Spreizfüße
- Ballenhohlfüße
- Schmerzhafter Fersensporn
- Schmerzhafter Plattfuß

2 Generelle Erkrankungen

2.1 Kongenitale Deformierungen

2.1.1 Generelle Entwicklungsstörungen

Achondroplasie

Pathogenese

- Störung des enchondralen Wachstums → disproportionierter Minderwuchs mit charakteristischer Schädel- und Gesichtsform

Symptomatik

- Makrozephalie (Vergrößerung des Schädelumfangs)
- Mikromelie (abnorm kurze, plumpe Gliedmaße)

Osteogenesis imperfecta

Pathogenese

- Erbliche Störung der Kollagensynthese → Osteoblastenschwäche und verminderte Mineralisation des Knochens

Symptomatik

- Minderwuchs
- Großer Kopf, der ungewöhnlich weich ist, mit weit offenen Schädelnähten
- Verkürzte Extremitäten
- Je nach Typ bestehen blaue Skleren
- Frakturen nach Bagatelltraumen

2.2 Metabolische Knochenerkrankungen

Osteoporose

Symptomatik

- Rundrücken mit kompensatorischer Hyperlordose der Hals- und Lendenwirbelsäule
- Relative Überlänge der Arme

Komplikation

- Multiple Spontanfrakturen z. B. der Wirbelkörper

Diagnostik

- Röntgen
  - Vermehrte Transparenz des Knochens
  - Höhenminderung einzelner Wirbel
  - Fischwirbelbildung
- Knochendichtemessung

Siehe Innere Medizin, Kapitel 5.5

2.3 Osteomyelitis

Akute hämatogene Osteomyelitis

Erreger

- Staphylokokken (häufigster Erreger)

Allgemein

- Häufig betroffene Manifestationsorte beim Erwachsenen
  - Metaphyse der langen Röhrenknochen
  - Wirbelkörper

Komplikationen

- Hüftluxation bei Säuglingen
- Sepsis

Differenzialdiagnose

- Ewing-Sarkom
- Osteome

Therapie

- Ruhigstellung
- Antibiotika
- Operative Ausräumung

Prognose

- Rezidive werden beobachtet

Chronische Osteomyelitis

Formen

- Brodie-Abszess
  - Auftreten bei guter Abwehrlage mit Abkapselung des Entzündungsherdes
  - Keine Fistelbildung
- Sklerosierende Osteomyelitis Garré
- Plasmazelluläre Osteomyelitis

Orthopädie

Exogene Osteomyelitis

Definition

- Posttraumatisch oder postoperativ entstandene Osteomyelitis

Prophylaxe

- Postoperative Osteomyelitis: intraoperative Asepsis
- Antibiotika

2.4 Knochentumoren und tumorähnliche Veränderungen

Siehe Spezielle Pathologie, Kapitel 21.4 und Klinische Radiologie, Kapitel 3.2.3

2.5 Weichteilgeschwülste

Synovialsarkom

Definition

- Von der Synovialis ausgehender, maligner Tumor

Epidemiologie

- Bevorzugt Erwachsene betroffen

Allgemein

- Insgesamt langsam wachsender Tumor
- Lokalisation: bevorzugt Kniegelenk betroffen

Therapie

- Möglichst radikale operative Entfernung

2.6 Muskel- und Sehnenerkrankungen

2.6.1 Muskelerkrankungen

Myopathia ossificans localisata

Ätiologie

- Stumpfes Muskeltrauma
- Wiederholte Massagen eines verletzten Muskels
- Komplikation einer Totalendoprothese an der Hüfte
- Neuropathische Ossifikation z. B. nach Querschnittsläsion des Rückenmarkes

Pathogenese

- Lokale Knochenneubildung in den Weichteilen

Kompartmentsyndrome

Siehe Chirurgie, Kapitel 31.2.2

2.6.2 Sehnenerkrankungen

Spontane Sehnenrupturen

Allgemein

- Bevorzugt betroffen sind Sehnen folgender Muskeln:
  - M. supraspinatus der Rotatorensehnenmanschette
  - M. biceps brachii
  - M. quadriceps femoris
  - M. triceps surae

Sehnenscheidenentzündungen (Tendovaginitis)

Ätiologie

- Übermäßige Beanspruchung, Überlastung
- Mikrotraumen

Symptomatik

- Schmerzhafte Schwellung
- Überwärmung
- Krepitation

Therapie

- Ruhigstellung
- Nichtsteroidale Antiphlogistika

Tendovaginitis stenosans de Quervain

Pathogenese

- Sehnenscheidenentzündung der Mm. abductor pollicis longus et extensor pollicis brevis im 1. Sehnenfach des Retinaculum extensorum des Handgelenks

Epidemiologie

- Bevorzugt Frauen betroffen

Differenzialdiagnose

- Rhizarthrose

Therapie

- Operative Spaltung des Sehnenfaches → prompte Beschwerdefreiheit

2.7 Sonstige Knochenerkrankungen

Morbus Paget

Pathogenese

- Abnorm gesteigerter Knochenumbau → Bildung von mechanisch minderwertigem Geflechtknochen

Epidemiologie

- Bevorzugt ältere Patienten betroffen

Symptomatik

- Spontanverformungen
- Zunahme des Kopfumfanges
- Spontanfrakturen
- Knochenschmerzen

Komplikation

- Maligne Entartung meist mit Ausbildung von Osteosarkomen

Therapie

- Calcitonin
- Bisphosphonate
- Symptomatische Behandlung

2.8 Gelenkerkrankungen

2.8.1 Degenerative Erkrankungen

Arthrose (Arthrosis deformans)

Allgemein

- Prädisponierende Faktoren
  - Übergewicht
  - Inkongruenz der Gelenkflächen (angeboren oder nach Trauma)
  - Immobilisation
  - Chronische Synovitis
  - Alkaptonurie (Ochronose)

Befunde

- Demaskierung von kollagenen Fasern
- Veränderungen der Knorpelgrundsubstanz
- Knorpelusuren
- Knorpelumbau

Symptomatik

- Morgenschmerz
- Anlaufschmerz
- Belastungsschmerz
- Bei beginnender Koxarthrose
  - Schmerzen in der Leiste mit Ausstrahlung über die Vorderinnenseite des Oberschenkels zum Knie → Patient verlagert zur Schmerzreduktion beim Gehen den Oberkörper auf die erkrankte Seite
  - Schmerzhafte Innenrotation des Beines im Hüftgelenk

Diagnostik

- Röntgenaufnahme: Nachweis von
  - Gelenkspaltverschmälerung
  - Subchondraler Sklerose
  - Osteophytärem Knochenbau
  - Subchondraler Zystenbildung (sog. Geröllzysten)
  - Gelenkdestruktion

2.8.2 Entzündungen

Rheumatoide Arthritis

Siehe Innere Medizin, Kapitel 7.1.1

Juvenile rheumatoide Arthritis
Juvenile chronische Arthritis)

Siehe Pädiatrie, Kapitel 9.2.1

Eitrige Arthritis

Ätiologie

- Gelenkpunktionen
- Intraartikuläre Injektionen
- Operationen
- Offene Gelenkverletzungen

Symptomatik

- Schwellung
- Überwärmung
- Schmerzen

Therapie

- Hochdosiert Antibiotika
- Spülungen
- Passive Bewegungen

Arthritis urica

Allgemein

- Lokalisation: bevorzugt Großzehengrundgelenk betroffen

Symptomatik

- Schmerzen und schmerzhafte Bewegungseinschränkung
- Gelenkschwellung
- Überwärmung
- Manifestation häufig nach Alkoholexzess oder schwerer körperlicher Anstrengung

Diagnostik

- Labor: Harnsäure erhöht
- Röntgenaufnahme: Nachweis von scharf begrenzten Substanzdefekten des Knochens
- Gelenkpunktion: seröses Punktat

Therapie

- Akut: Colchizin oder nichtsteroidale Antiphlogistika
- Intervall: Allopurinol

3 Regionale Erkrankungen

3.1 Halswirbelsäule

3.1.1 Zervikale Myelopathie

Definition

- Zervikale Spinalkanalenge mit zunehmender Kompression des Myelons

Ätiologie

- Dorsale Spondylophyten
- Atlas-Axis-Instabilität z. B. bei rheumatoider Arthritis

3.1.2 Verletzungen

Schleuderverletzung der HWS

Pathogenese

- Beschleunigungstrauma → Hyperextension mit nachfolgender Hyperflexion der HWS

Symptomatik

- Nackenschmerzen
- Schwindel
- Symptome treten oft erst nach einer zeitlichen Latenz auf

Komplikation

- Posttraumatisches Zervikalsyndrom

Therapie

- Schanz-Krawatte

3.1.3 Degenerative Erkrankungen

Kopfschmerzen bei degenerativen HWS-Veränderungen

Therapie

- Halsorthese
- Manualtherapie
- Traktionstherapie
- Massage
- Peloiden

3.2 Schulter und Oberarm

3.2.1 Sehnenerkrankungen

Supraspinatussehnensyndrom

Symptomatik

- Druckschmerz zwischen Akromionrand und Tuberculum majus des Humeruskopfes
- Schmerzen zwischen 60° und 120° bei Abduktion des Arms (sog. schmerzhafter Bogen, painful arc)

Therapie

- Manuelle Therapie
- Kryotherapie
- Krankengymnastik
- Antiphlogistika

⚠ Eine Ruhigstellung ist kontraindiziert

Rezidivprophylaxe

- Pendelübungen bei herabhängendem Arm

Bizepssehnenruptur

Allgemein

- Betrifft meist die Sehne des Caput longum

Symptomatik

- Bewegungsschmerz
- Wulstbildung Beugeseite Oberarm

Therapie

- Proximaler Riss: geringe Funktionsausfälle → funktionelle Behandlung ausreichend
- Distaler Riss: operative Versorgung

3.2.2 Schulterluxation

Formen

- Habituelle Luxation
- Traumatische Luxation
- Posttraumatisch rezidivierende Luxation
- Angeborene Luxation

Orthopädie

Allgemein

- Schultergelenk luxiert am häufigsten von allen Gelenken
- Meist handelt es sich um eine posttraumatisch rezidivierende Luxation
- Am häufigsten luxiert die Schulter nach vorne (hintere Luxation ist selten)

Komplikationen

- In der Regel reißt das Labrum glenoidale vom vorderen Pfannenrand ab (Bankart-Läsion)
- Knöcherner Abriss des vorderen unteren Pfannenrandes (knöcherne Bankart-Läsion)
- Grubenförmige Impressionsfraktur am Humeruskopf (Hill-Sachs-Delle)
- Sensibilitätsstörungen und Lähmungen bei Schädigung des N. axillaris

Therapie

- Schnelle Reposition in Narkose
  - ⚠ Vor Reposition: klinische Funktionsprüfung des N. axillaris
- Nach Reposition Ruhigstellung im Desault-Verband

3.3 Ellenbogen

3.3.1 Verletzungen

Luxation des Radiusköpfchens (Chassaignac)

Pathogenese

- Ruckartiger Zug am gestreckten Arm meist bei Kleinkindern

Diagnostik

- Anamnese
- Inspektion: Kind hält Arm in Beuge-Schonhaltung
- Röntgenaufnahme: keine Veränderung nachweisbar

Therapie

- Reposition

3.3.2 Myotendinosen

Epicondylitis lateralis humeri (Tennisellbogen)

Pathogenese

- Insertionstendopathie infolge mechanischer Belastung

Symptomatik

- Bewegungsschmerz, besonders Dorsalextension gegen Widerstand

Therapie

- Akute Epicondylitis: Ruhigstellung
- Chronische Epicondylitis
  - Ruhigstellung
  - Krankengymnastik
  - Salbenverbände (nichtsteroidale Antiphlogistika)
  - Lockerungsmassagen der Unterarmstreckmuskulatur
  - Ultraschallbehandlung
  - Kortikoidinfiltration
  - Bei Therapieresistenz: operative Einkerbung bzw. Ablösung der Handgelenksextensoren an ihrem Ursprung

3.4 Hand und Finger

3.4.1 Entwicklungsstörungen

Madelung Deformität

Definition

- Häufig beidseitige Epiphysenwachstumsstörung am distalen Radiusende mit Verschiebung des Karpus volarwärts

Symptomatik

- Ulna zeigt keine Wachstumsstörung → erscheint nach dorsal luxiert (Bajonettstellung der Hand)

Therapie

- Verkürzungsosteotomie der Ulna

3.4.2 Erworbene Störungen

Arthrose

Formen

- Rhizarthrose: Arthrose des Daumensattelgelenkes (Gelenk zwischen Os metacarpale I und dem Os trapezium)
- Bouchardarthrose: Arthrose der Mittelgelenke der Finger
- Heberdenarthrose: Arthrose der Endgelenke der Finger

Siehe außerdem Kapitel 2.8.1

Lunatummalazie (Morbus Kienböck)

Definition

- Spontane Osteonekrose des Os lunatum

Epidemiologie

- Erkrankungsgipfel: Ende des 2. Lebensjahrzehntes

Symptomatik

- Schmerzen im Bereich des Handgelenkes

Diagnostik

- Röntgenaufnahme
- MRT: frühe Diagnose möglich

Therapie

- Ruhigstellung
- Im Anfangsstadium: Verkürzungsosteotomie des Radius
- Bei Arthrose: Arthrodese des Handgelenks (d. h. operative Gelenkversteifung des Handgelenks)

Sehnenerkrankungen

Schnellender Finger

Pathogenese

- Sehnenscheide der Fingerbeuger im Bereich der Beugeseite des Fingergrundgelenkes degenerativ verdickt → Sehnengleitvorgang behindert → bei Fingerbeugung entsteht ein Widerstand, der nur durch starken Sehnenzug überwunden werden kann → nach Überwindung kommt es zu einem Schnappphänomen

Morbus Dupuytren (Palmarfibromatose)

Ätiologie

- Ungeklärt

Pathogenese

- Bindegewebige Verhärtung und Schrumpfung der Palmaraponeurose → Beugekontraktur der Finger (am häufigsten sind Ring- und Kleinfinger befallen)

Epidemiologie

- Bevorzugt Männer über 50 Jahre betroffen

Symptomatik

- Streckhemmung der betroffenen Finger

Therapie

- Operative Entfernung der geschrumpften Palmaraponeurose
- Konservative Therapie ist nicht erfolgreich

Prognose

- Postoperativ können Rezidive auftreten

3.5 Thorax

Trichterbrust (Pectus excavatum)

Pathogenese

- Mittleres und kaudales Sternum bleibt im Wachstum zurück → trichterförmige Einziehung des Sternums

Allgemein

- Zeigt sich meist erst im Alter von 6–10 Jahren

⚠ Trichterbrust: Fehlstatik der Wirbelsäule entwickelt sich nicht

Therapie

- Operation bei Verdrängungserscheinungen des Herzens bzw. aus kosmetischen Gründen

Orthopädie

**Hühnerbrust
(Kielbrust, Pectus carinatum)**

Pathogenese

- Vorwölbung des Brustbeines und der Rippen

Therapie

- Bei stärkeren Deformierungen: Operation

3.6 Brust- und Lendenwirbelsäule

3.6.1 Kreuzschmerzen

Differenzialdiagnose

- Spondylarthrose
- Spondylosis deformans
- Spondylitis ankylosans
- Spondylodiszitis
- Spondylolyse
- Frakturen
- Tumoren
- Morbus Scheuermann
- Kontrakter Rundrücken
- Asymmetrischer lumbosakraler Übergangswirbel
- Adipositas
- Hüftbeugekontraktur

Diagnostik

- Klinische Untersuchung
  - Der Wirbelsäule
  - Des Hüftgelenks
  - Des Abdomens und der Nierenregion
  - Gynäkologische Untersuchung
- Bildgebende Verfahren

3.6.2 Kyphose

Definition

- Nach dorsal konvexe Krümmung der Wirbelsäule

Allgemein

- Physiologisch angedeutet in der BWS und im Os sacrum
- Pathologische Formen
  - Angeboren bei Fehlbildungen eines Wirbelkörpers (neigen zur Progredienz)
  - Erworben bei Rachitis, Morbus Scheuermann, Osteoporose, Tuberkulose, Spondylitis ankylosans, posttraumatischem Keilwirbel

Morbus Scheuermann

Definition

- Wachstumsbedingte vermehrte Kyphose der mittleren und unteren BWS

Symptomatik

- Schmerzen
- Haltungsschwäche

Diagnostik

- Röntgenaufnahme
  - Keilwirbel
  - Schmorl-Knötchen (Bandscheibeneinbrüche in die Wirbelkörperspongiosa)

Therapie

- Krankengymnastik
- Bei starker Kyphose: Korsett

3.6.3 Abakterielle Entzündungen

**Spondylitis ankylosans
(Morbus Bechterew)**

Ätiologie

- Ungeklärt, es besteht eine Assoziation mit HLA B 27

Epidemiologie

- Bevorzugt Männer betroffen
- Erkrankungsbeginn meist zwischen 15–40 Jahren

Symptomatik

- Sakroiliitis mit besonders nachts oder morgens früh auftretenden Rückenschmerzen
- Spondylitis mit Schmerzen und Bewegungseinschränkung der Wirbelsäule und des Thorax → Beschwerden bessern sich häufig durch Bewegung
- Thoraxumfangsdifferenz ex- und inspiratorisch unter 2 cm
- Schmerzhafte Entzündung der Sehnenansätze mit Fersenschmerz (Kalkaneodynie)
- Arthritis peripherer Gelenke wie z. B. Gonarthritis, z. T. mit Ergussbildung
- Extraartikuläre Manifestationen: Iridozyklitis

⚠ Morbus Bechterew: Sensibilitätsstörungen sind kein typisches Symptom

Komplikation

- Bambusstab-Wirbelsäule

Diagnostik

- Mennell-Zeichen positiv: Schmerz im Iliosakralgelenk bei Druck auf die Darmbeinschaufeln
- Röntgenaufnahme
  - Bei Sakroiliitis: Sklerosierungen und Erosionen
  - Verschmälerung des Symphysenspaltes
  - Syndesmophyten

⚠ Morbus Bechterew: Lasègue-Zeichen negativ

Therapie

- Physikalische Therapie
  - Krankengymnastik und Bewegungstherapie
  - Atemgymnastik
  - Wirbelsäulengymnastik
  - Stangerbäder und Thermalbewegungsbäder
- Medikamentös: nichtsteroidale Antiphlogistika

3.6.4 Spondylitis, Spondylodiszitis

Erreger

- Staphylococcus aureus
- Mycobacterium tuberculosis

Symptomatik

- Starke Schmerzen
- Muskelhartspann
- Fieber

Diagnostik

- Labor: BSG und CRP erhöht
- Blutkulturen
- Röntgenaufnahme
  - Bei Spondylodiszitis: Bandscheibenverschmälerung
- MRT
- Szintigraphie

Therapie

- Stationäre Aufnahme
- Ruhigstellung der gesamten Wirbelsäule
- Antibiotika

3.6.5 Skoliose

Definition

- Fixierte Seitenverbiegung der Wirbelsäule

Symptomatik

- Rippenbuckel konvexseitig
- Schulterblatthochstand konvexseitig
- Lendenwulst konvexseitig
- Asymmetrie der Taillendreiecke
- Beckenhochstand konkavseitig
- Symptomatik ist abhängig von der Höhe der Skoliose

Diagnostik

- Klinische Untersuchung: besonders bei Rumpfvorwärtsbeugen im Stehen erkennbar
- Röntgenaufnahme

Therapie

- Bei leichten Verkrümmungen bis 20°: Krankengymnastik
- Bei Verkrümmungen über 20°: Korsett
- Bei Verkrümmungen über 40°: Operation
- Therapie ist abhängig von Alter, Reifegrad des Skeletts und Dynamik der Erkrankung

3.6.6 Bandscheibenerkrankungen

Siehe Neurologie, Kapitel 1.1.3

3.6.7 Spinalkanalstenose

Pathogenese

- Spinalkanalstenose durch
  - Arthrotische Ausziehungen an den Wirbelgelenken
  - Dorsale spondylotische Ausziehungen an den Wirbelkanten
  - Körperhaltungen mit Hyperlordose der Lendenwirbelsäule
  - Anlagebedingte Veränderungen z. B. bei Chondrodystrophie
  - Tumoren

Orthopädie

Symptomatik

- Schmerzen, die segmental in die Beine ausstrahlen
- Symptomatik bessert sich durch Rumpfvorneigung
- Symptomatik verschlechtert sich durch Stehen und Gehen

Therapie

- Krankengymnastik
- Bei Therapieresistenz: Operation

⚠ Bei lumbaler Spinalkanalstenose ist u. a. dem Patienten Radfahren anzuraten

3.7 Hüfte

3.7.1 Hüftgelenksdysplasie und Luxation

Angeborene Dysplasie

Epidemiologie

- Betrifft bevorzugt Mädchen

Diagnostik

- Klinische Untersuchung
- Sonographie

Therapie

- Abspreizbehandlung
  - Komplikation: Hüftkopfnekrose

Luxation

Symptomatik

- Bei vorderer Luxation: Oberschenkel ist leicht außenrotiert und in Abduktionsstellung

Therapie

- Axiale Extensionsbehandlung/Reposition

3.7.2 Fehlstellungen des proximalen Femurs

Coxa vara

Definition

- Verkleinerung des Schenkelhalswinkels unter 120°

Ätiologie

- Angeborene Fehlbildungen z. B. bei Achondroplasie
- Epiphysenlösungen
- Morbus Perthes
- Pertrochantäre Frakturen

Therapie

- Aufrichtungsosteotomie

Coxa valga

Definition

- Schenkelhalsvergrößerung über 125°

Ätiologie

- Hüftdysplasie
- Adduktorenspastik bei Zerebralparese

3.7.3 Morbus Perthes (Idiopathische kindliche Hüftkopfnekrose)

Definition

- Spontane Osteonekrose des Hüftkopfes

Epidemiologie

- Bevorzugt Jungen betroffen
- Häufigkeitsgipfel 3. – 9. Lebensjahr

Allgemein

- Krankheitsdauer durchschnittlich 2–4 Jahre

Symptomatik

- Hüftschmerzen
- Knieschmerzen
- Beinverkürzung

Komplikation

- Coxa magna et plana als Spätfolge

Diagnostik

- Röntgenaufnahme
  - Initial Verbreiterung des Gelenkspaltes
  - Im Fragmentstadium finden sich Verdichtungen und Aufhellungen
- Szintigraphie
- CT
- MRT

Differenzialdiagnose

- Coxitis

Therapie

- Überdachung des Hüftkopfes durch Orthesen

 Keine sofortige Operation

Prognose

- Wichtiger prognostischer Faktor: Alter bei Erkrankungsbeginn

3.7.4 Osteonekrose des Schenkelkopfes beim Erwachsenen

Epidemiologie

- Bevorzugt Männer zwischen 30–60 Jahren betroffen

Allgemein

- Beidseitiges Auftreten möglich

Risikofaktoren

- Zustand nach Glukokortikoid- oder Chemotherapie
- Alkoholabusus

Symptomatik

- Leistenschmerz
- Schmerzhafte Innenrotation im Hüftgelenk

Diagnostik

- Röntgenaufnahme
- MRT: Frühdiagnose nur durch MRT möglich

Therapie

- Zunächst Entlastung
- Operation

3.7.5 Epiphyseolysis capitis femoris

Definition

- Abgleiten der proximalen Femurkopfepiphyse

Epidemiologie

- Bevorzugt Jungen zwischen 10–14 Jahren betroffen
- Bevorzugt übergewichtige Jungen oder solche mit eunuchoidalem Hochwuchs betroffen

Allgemein

- Auftreten häufig beidseits

Symptomatik

- Leistenschmerz
- Knieschmerz
- Außendreh-Abduktionsbewegung bei Hüftbeugung
- Eingeschränkte Innenrotation im um 90° gebeugten Hüftgelenk

Diagnostik

- Drehmann-Zeichen positiv: bei Hüftbeugung erfolgt zwangsläufig eine Außenrotation
- Röntgenaufnahme nach Lauenstein

Therapie

- Extension
- Operative Reposition und Fixation

3.7.6 Protrusio acetabuli

Definition

- Vorwölbung des Hüftpfannenbodens in den inneren Beckenring

Symptomatik

- Schmerzen

Komplikation

- Arthrosis deformans

Diagnostik

- Röntgenaufnahme

3.7.7 Coxa saltans (Schnappende Hüfte)

Pathogenese

- Tractus iliotibialis ist gelockert → bei bestimmten Bewegungen springt der Tractus iliotibialis über den Trochanter major

 Coxa saltans: Hüftgelenk ist unauffällig

Epidemiologie

- Bevorzugt junge Frauen betroffen

Therapie

- Injektionsbehandlung
- Operative Behandlung selten indiziert

3.8 Knie

3.8.1 Meniskopathie

Allgemein

- Medialer Meniskus fest mit der Umgebung verbunden → medialer Meniskus verletzlicher als der laterale

Formen

- Längsriss
- Längsriss mit streifenförmiger Ablösung des inneren Teils (sog. Korbhenkelriss)
- Vorderhorneinriss
- Querriss

Symptomatik

- Schmerzen
- Erguss
- Streckhemmung bei Einklemmung

⚠ Korbhenkelriss: Hämarthros ist kein typisches Symptom

Diagnostik

- Positive Meniskuszeichen
  - Steinmann I
    a) Innenmeniskusläsion: Schmerzen am inneren Gelenkspalt bei Außenrotation
    b) Außenmeniskusläsion: Schmerzen am äußeren Gelenkspalt bei Innenrotation
  - Steinmann II
    Wandern des Druckschmerzpunktes bei zunehmender Beugung aus der Streckstellung heraus
  - Payr-Zeichen
    Schmerzen am medialen Gelenkspalt beim Schneidersitz
  - Apley-Meniskuszeichen

Therapie

- Frische Einklemmung: Repositionsversuch durch Schütteln bei entlastetem Kniegelenk

3.8.2 Bandverletzungen

Allgemein

- Auftreten als Kombinationsverletzung möglich
  - Häufigste Kombinationsverletzung ist die sog. „unhappy triad" mit Verletzung des medialen Meniskus, des medialen Seitenbandes und des vorderen Kreuzbandes

Diagnostik

- Stabilitätsprüfung
  - Prüfung der Kreuzbänder in 90° Beugung des Kniegelenkes
    a) Vorderes Schubladenphänomen → vorderes Kreuzband
    b) Hinteres Schubladenphänomen → hinteres Kreuzband
  - Pivot-shift-Test → wenn positiv, Hinweis auf vordere Kreuzbandruptur
  - Prüfung der Seitenbänder

3.8.3 Patellaerkrankungen

Habituelle Patellaluxation

Allgemein

- Prädisponierende Faktoren
  - Genu valgum
  - Formabweichungen der Patella
  - Schlaffe Retinakula

Diagnostik

- Inspektion und Palpation
- Röntgenaufnahme

Chondropathia patellae

Symptomatik

- Plötzliche Schmerzen im Kniegelenk beim Gehen
- Schmerzen beim Aufstehen nach längerem Sitzen
- Schmerzen beim Bergabgehen

Therapie

- Zunächst konservativ mit Krankengymnastik

3.8.4 Gonarthrose

Ätiologie

- Trauma
- Ligamentäre Instabilität
- Osteochondrosis dissecans
- Operative Meniskusentfernung
- Genu varum

  ⚠ Operative Therapie bei Genu varum: Osteotomie mit Entfernung eines Knochenkeils an der Tibia, dessen Basis lateral liegt

Allgemein

- Besonders geeignete Sportarten bei Gonarthrose sind Radfahren und Schwimmen

3.8.5 Kniegelenksentzündungen (Gonitis)

Bakterielle Entzündung

Symptomatik

- Schmerzen
- Schwellung
- Rötung
- Fieber

Diagnostik

- Klinische Untersuchung
- Labor: BSG und/oder CRP
- Blutbild
- Evtl. Punktion zum Keimnachweis

Therapie

- Antibiotika
- Gelenkspülung

3.8.6 Weitere Erkrankungen

Osteochondrosis dissecans

Definition

- Umschriebene subchondrale aseptische Knochennekrose, evtl. mit Herauslösung eines Knochen- und Knorpelstücks aus einer Gelenkfläche und Bildung eines freien Gelenkkörpers

Allgemein

- Besonders Knie-, Ellenbogen- und oberes Sprunggelenk betroffen

Symptomatik

- Schmerzen

Therapie

- Entlastung
- Bei Therapieresistenz: Arthroskopie, eventuell retrograde Anbohrung

3.9 Unterschenkel und Knöchel

3.9.1 Tibialis-anterior-Syndrom

Siehe Neurologie, Kapitel 5.2

3.9.2 Erkrankungen der Achillessehne

Insertionstendopathie der Achillessehne

Symptomatik

- Druckschmerz der Sehnenansatzzone (Leitsymptom)

Therapie

- Akut: Ruhigstellung und Analgetika

Achillessehnenruptur

Ätiologie

- Indirektes Trauma bei sportlicher Betätigung

Allgemein

- Achillessehne ist meist degenerativ vorgeschädigt
- Auftreten meist oberhalb des Ansatzes der Achillessehne am Fersenbein

Symptomatik

- Tastbare Delle
- Plantarflexion noch möglich, aber schmerzhaft und kraftarm

Diagnostik

- Klinische Untersuchung: Thompson-Zeichen (bei Druck auf die Wade kommt es zu keiner spontanen Plantarflexion des Fußes)
- Sonographie

Orthopädie

Therapie

- Operative Naht mit anschließender Ruhigstellung im Unterschenkelgips in Spitzfußstellung
- Sportverbot für ca. 3 Monate

3.10 Fuß

3.10.1 Angeborene Deformitäten

Klumpfuß (Pes equinovarus)

Epidemiologie

- Jungen doppelt so häufig betroffen wie Mädchen

Symptomatik

- Spitzfuß (Pes equinus)
- Hohlfuß (Pes excavatus)
- Sichelfuß (Pes adductus)
- Supinationsstellung des Fußes (Pes varus)
- Wadenatrophie

Therapie

- Unmittelbar nach der Geburt: Redressierende Gipsverbände, anfangs alle 3 Tage, später einmal wöchentlich bis zum 3. Monat
  - Komplikation: bei zu langer Belassung des Gipsverbandes drohen Druckschäden der Haut
- Korrektur des Spitzfußes erst im 3.–4. Lebensmonat evtl. durch operative Achillessehnenverlängerung
- Krankengymnastik mit Kräftigungsübungen für die pronierenden und dorsal extendierenden Fußmuskeln

Plattfuß (Pes planus)

Symptomatik

- Schmerzen

Diagnostik

- Röntgenaufnahme: Steilstellung des Talus

Therapie

- Redressement

Sichelfuß (Pes adductus)

Symptomatik

- Adduktionsstellung des Vorfußes durch Überwiegen des M. adductor hallucis und/oder des M. tibialis ant.

Therapie

- Redressierende Gipsverbände
- Passive Übungstherapie
- Nachtschienen
- Einlagen
- Selten operative Korrektur

Spreizfuß (Pes transversoplanus)

Symptomatik

- Dicke schmerzhafte Schwielen unter den Köpfchen des II. und III. Mittelfußknochens

Therapie

- Fußgymnastik
- Wärme und Massage
- Elastische Vorfußbandagen
- Subcapitale Mittelfußpelotten

3.10.2 Aseptische Nekrosen

Morbus Köhler I

Definition

- Osteonekrose des Os naviculare (Kahnbein) am Fuß

Epidemiologie

- Bevorzugt Jungen zwischen 8–12 Jahren betroffen

Symptomatik

- Spontan- und Druckschmerz

Diagnostik

- Röntgenaufnahme

Therapie

- Ruhigstellung danach Einlagen

Regionale Erkrankungen

Morbus Köhler II

Definition

- Osteonekrose des Metatarsalköpfchens II und III

Epidemiologie

- Bevorzugt Mädchen betroffen

Therapie

- Einlagen

3.10.3 Fersenschmerzen

Differenzialdiagnostik

- Trauma
- Fersensporn
- Haglund-Ferse
- Ermüdungsfraktur des Kalkaneus
- Kalkaneuszyste
- Spondylarthritis ankylosans

3.10.4 Zehendeformitäten

Hallux valgus

Pathogenese

- Abwinkelung der Großzehe im Grundgelenk nach lateral

Allgemein

- Mit Spreizfuß kombiniert
- Häufig mit Krallenzehen kombiniert

⚠ Krallenzehen in Kombination mit einem Hohlfuß treten im Rahmen der hereditären Ataxie (Friedreich) auf
- Auftreten häufig beidseits

Therapie

- Einlagen
- Korrekturosteotomie
- Muskelsehnenverpflanzung
- Resektionsarthroplastik

Hallux rigidus

Definition

- Arthrose des Großzehengrundgelenkes

Symptomatik

- Einschränkung oder Aufhebung der Streckung im Großzehengrundgelenk
- Behinderung der Abrollbewegung des Fußes beim Gehen

Therapie

- Starre Einlage
- Abrollhilfe
- Intraartikuläre Glucocorticoid-Injektion
- Operation

Anästhesiologie und Intensivmedizin

Inhaltsverzeichnis

1   Grundlagen der Anästhesiologie 607

1.1 Vorbereitung zur Anästhesie 607
    1.1.1 Prämedikation 607
1.2 Allgemeinanästhesie 607
    1.2.1 Inhalationsanästhetika 607
    1.2.2 Intravenöse Anästhetika ... 607
    1.2.3 Muskelrelaxantien 607
1.3 Regionalanästhesie 608

2   Grundlagen der intensivmedizinischen Behandlung . 609

2.1 Überwachung 609
    2.1.1 Kardiovaskuläres System .. 609
    2.1.2 Laborparameter 609
    2.1.3 Respiratorisches System ... 609
2.2 Spezielle Aspekte der Intensivmedizin 609

3. Tag

1 Grundlagen der Anästhesiologie

1.1 Vorbereitung zur Anästhesie

Anästhesiologisches Aufklärungsgespräch

Durchführung

- Aufklärung erfolgt u. a. über
  - Anästhesiologische Diagnostik
  - Beginn der präoperativen Nahrungskarenz
  - Maßnahmen vor Beginn der Narkose
  - Risiken des Narkoseverfahrens

1.1.1 Prämedikation

Allgemein

- Zur Prämedikation werden u. a. eingesetzt
  - Benzodiazepine wie Diazepam: u. a. anxiolytische Wirkung
  - Opioide wie Morphin: u. a. analgesierende Wirkung

  ⚠ Opioide: antagonisierbar durch Naloxon
  - Anticholinergika (Parasympatholytika) wie Atropin oder Scopolamin
  - Neuroleptika wie Promethazin oder Droperidol: u. a. sedierende Wirkung

  ⚠ Neuroleptika: wirken nicht anxiolytisch

1.2 Allgemeinanästhesie

1.2.1 Inhalationsanästhetika

Wirkung

- Reversibele Ausschaltung des Bewusstseins und des Empfindens im ZNS

Lachgas

Wirkungen

- Schwach narkotisch
- Stark analgetisch
- Sehr schnelle An- und Abflutung während der Narkoseein- und -ausleitung durch kleinen Blut-Gas-Verteilungskoeffizienten

Kontraindikationen

- Pneumothorax
- Ileus

Halothan

Wirkungen

- Stark anästhetisch
- Schwach analgetisch
- Steigert zerebrale Durchblutung

⚠ Ketamin: steigert zerebrale Durchblutung ebenfalls

1.2.2 Intravenöse Anästhetika

Barbiturate

Nebenwirkungen

- Negativ inotrope Wirkung
- Bronchospasmus
- Atemdepression

Opioide (Hypnoanalgetika)

Allgemein

- Eingesetzt werden Opioide mit starker analgetischer Wirkstärke wie Fentanyl und seine Analoga Sulfentanil oder Alfentanil

⚠ Tramadol wird auf Grund der zu geringen analgetischen Wirkstärke nicht zur intravenösen Anästhesie eingesetzt.

Wirkungen und Nebenwirkungen

- Analgesie
- Blutdrucksenkung → Hypotonie
- Übelkeit und Erbrechen
- Muskelrigidität
- Histaminfreisetzung aus Mastzellen → Pruritus (Juckreiz)
- Harnverhalt
- Atemdepression

1.2.3 Muskelrelaxanzien

Nicht-depolarisierende Muskelrelaxanzien

Wirkungsmechanismus

- Kompetitive Hemmung des Acetylcholinrezeptors der motorischen Endplatte

Anästhesiologie und Intensivmedizin

Allgemein

- Wichtige Vertreter sind Pancuronium, Vecuronium und Rocuronium
- Wirkung kann durch Cholinesterasehemmer, wie Neostigmin, antagonisiert werden

Neostigmin

Nebenwirkungen

- Bradykardie
- Hypersalivation
- Erhöhung der Darmmotilität
- Bronchokonstriktion

Depolarisierende Muskelrelaxanzien

Succinylcholin (Succinylbischolin, Suxamethonium)

Wirkmechanismus

- Depolarisiert die motorische Endplatte und verhindert durch langsamen Abbau die Repolarisierung → Muskelerschlaffung

Allgemein

- Eine Antagonisierung durch Cholinesterasehemmer ist nicht möglich

Nebenwirkungen

- Muskelfaszikulationen durch initiale Depolarisation
- Anstieg des Serumkaliums
- Hypersalivation
- Bradyarrhythmie
- Erhöhung des intragastralen Druckes
- Maligne Hyperthermie
- Dual-Block bei wiederholter Anwendung

1.3 Regionalanästhesie

Allgemein

- Eingesetzt werden Lokalanästhetika

Formen

- Oberflächenanästhesie
- Infiltrationsanästhesie
- Leitungsanästhesie
- Periduralanästhesie
- Spinalanästhesie
  - Lumbalanästhesie

 Spinalanästhesie: nach korrekter Injektion verspürt der Patient unmittelbar ein Wärmegefühl

Lokalanästhetika

Formen

- Lokalanästhetika vom Amidtyp
  - Allgemein: Vertreter sind u. a. Lidocain, Bupivacain (langwirksam) und Etidocain (ausgeprägte motorische Blockade)
- Lokalanästhetika vom Estertyp

Allgemein

- Man setzt bevorzugt Lokalanästhetika vom Amidtyp ein

Symptomatik bei Überdosierung

- Schläfrigkeit und Benommenheit
- Verwaschene Sprache
- Übelkeit
- Taubheitsgefühl an Lippen und Zunge
- Muskelzittern
- Ohrgeräusche
- Bradykardie
- Blutdruckabfall
  - Therapie: Vasokonstriktiva, parenterale Volumenzufuhr
- Allergische Reaktionen
- Sehstörungen
- Schwindel
- Metallischer Geschmack
- Krampfanfälle
- Atemlähmung

Lumbalanästhesie

Allgemein

- Blockade von Sympathikusfasern führt zu Vasodilatation im betroffenen Versorgungsgebiet

Durchführung

- Punktionsort sollte nicht höher als Wirbelkörper L2/L3 liegen, da Rückenmark bei L1/L2 endet
- Arachnoidea wird gemeinsam mit der Dura mater durchstochen

Komplikation

- Postpunktioneller Kopfschmerz: Auftreten umso seltener, je dünner die Spinalnadel

2 Grundlagen der intensivmedizinischen Behandlung

2.1 Überwachung

2.1.1 Kardiovaskuläres System

Allgemein

- Überwachung erfolgt u. a. durch
  - Kontinuierliche EKG-Abnahme
  - Kontinuierliche Blutdruckmessung
  - Bestimmung des zentralnervösen Druckes (ZVD)

Erhöhung des ZVD

Ätiologie

- Übertransfusion
- Lungenarterienembolie
- Perikarderguss
- Spannungspneumothorax
  - Zusätzliche Symptomatik: Hypotonie, Tachykardie, abgeschwächtes Atemgeräusch, Hautemphysem, Beatmungsdruck steigt an
  - Therapie: Legen einer Thoraxdrainage

2.1.2 Laborparameter

Allgemein

- Kontrolliert werden müssen u. a.
  - Blutbild
  - Gerinnungsparameter
  - Elektrolyte
  - Stoffwechselparameter
  - Leber- und Nierenwerte

Hypokaliämie

Komplikationen

- Tachyarrhythmien
- Tonusminderung der glatten Muskulatur
- Adynamie
- Herabsetzung der Glucosetoleranz

Therapie

- Bei schwerer Hypokaliämie: 20 mmol Kalium/h

2.1.3 Respiratorisches System

Allgemein

- Überwachung erfolgt u. a. durch Blutgasanalyse

⚠ Blutgasanalyse bei Globalinsuffizienz: pO_2 erniedrigt und pCO_2 erhöht

2.2 Spezielle Aspekte der Intensivmedizin

Verbrennungen

Allgemein

- Überwachung der Patienten durch tägliche Bestimmung von
  - Blutbild
  - Elektrolyten
  - Nierenfunktion → Bestimmung von Kreatinin und Harnstoff
  - Glucose
  - Gesamteiweiß oder Albumin

Schweregrade

- Grad I: Erythem, Ödem
- Grad IIa: betrifft Epidermis ohne Hautanhangsgebilde und obere Koriumschichten → Blasen, Schmerzen, narbenlose Abheilung
- Grad IIb: betrifft Epidermis mit Hautanhangsgebilden und tiefe Koriumschichten
- Grad III: Totalnekrose → Analgesie

Komplikationen

- Flüssigkeitsverluste → Hämokonzentration und Abnahme des Herzzeitvolumens
- Metabolische Azidose
- Eiweißverluste → Abfall des kolloidosmotischen Druckes

Siehe außerdem Chirurgie, Kapitel 31.1

Zahn-, Mund- und Kieferkrankheiten

Inhaltsverzeichnis

1 Entwicklung des Mund-Rachen-Bereiches 613

1.1 Missbildungen 613
1.2 Milchgebiss 613
1.3 Wechselgebiss 613
    1.3.1 Dysgnathien 613
1.4 Bleibendes Gebiss 613

2 Anatomische Grundlagen .. 614

2.1 Morphologie der Zähne 614
2.2 Diagnostik 614

3 Erkrankungen der Zahnhartsubstanz und der Pulpa 615

3.1 Erkrankungen der Zahnhartsubstanz 615
3.2 Erkrankungen der Pulpa 615

4 Erkrankungen des Zahnbettes 616

4.1 Marginale Parodontopathie 616
4.2 Apikale Parodontitis 616

5 Vorbeugende Zahn-, Mund- und Kieferheilkunde 617

6 Zahnextraktion und Zahnersatz 618

7 Erkrankungen an Weichteilen und Knochen 619

3. Tag

1 Entwicklung des Mund-Rachen-Bereiches

1.1 Missbildungen

Lues connata

Symptomatik

- Tonnenform der Zähne
- Keratitis parenchymatosa

Lippen-, Kiefer-, Gaumenspalte

Therapie

- Operativ
- Logopädisch
- Kieferorthopädisch
- Prothetisch

1.2 Milchgebiss

Unterscheidung von Milch- und permanenten Zähnen

Allgemein

- Milchzähne weisen gegenüber permanenten Zähnen auf
  - Mehr weißlich-bläuliche Farbe
  - Schmelzwulst in Höhe der Gingiva
  - Geringere interindividuelle Formvariation
  - Geringere Mineralisierung des Schmelzes

Zahnverfärbungen

Ätiologie

- Absterben der Pulpa → Grauverfärbung und Verlust des Glanzes
- Tetrazyklintherapie während der Bildungsperiode der Zähne → Gelbfärbung
- Übermäßige Fluorisierung
- Längerfristige Chlorhexidinspülungen

Daumenlutschen

Komplikationen

- Entstehung eines offenen Bisses
- Kippung der Frontzähne
- Prognathie (Vorstehen des Oberkiefers vor den Unterkiefer)

1.3 Wechselgebiss

1.3.1 Dysgnathien

Progenie

Definition

- Umgekehrter Überbiss bei Verlängerung des Unterkiefers

Ätiologie

- Wahrscheinlich erblich

Symptomatik

- Lücken im Zahnstand des Unterkiefers
- Vergrößerung der Zunge

Therapie

- Operative Korrektur nach Auswachsen des Gebisses

1.4 Bleibendes Gebiss

Allgemein

- Wurzelwachstum des Praemolaren ist in der Regel 2 Jahre nach dem Durchbruch des Zahnes abgeschlossen

Schmelzhypoplasie

Ätiologie

- Rachitis
- Traumen
- Entzündungen

Altersveränderungen am Gebiss

Symptomatik

- Verfärbung der Zähne
- Abrasion der Zähne
- Verengung der Wurzelkanäle
- Verkleinerung des Pulpenkavums
- Abnahme der Dichte und Mineralisierung des Dentins

3. Tag

2 Anatomische Grundlagen

2.1 Morphologie der Zähne

Einwurzelige Zähne des Unterkiefers

- Incisivi
- Canini
- Praemolares

Zweiwurzelige Zähne des Unterkiefers

- Zweiwurzelig sind in der Regel die Molaren

2.2 Diagnostik

Röntgenaufnahme

Allgemein

- Mittels Röntgenaufnahme können pathologische Prozesse im Bereich der Wurzelspitze und eine fortgeschrittene Karies erkannt werden → Indikationen für eine Röntgenaufnahme sind Dentinkaries und Parodontitis apicalis

Vitalitätsprüfung eines Zahnes

Formen

- Elektrische Prüfung
- Thermische Prüfung

⚠ Vitalitätsprüfung ist stets negativ bei wurzelgefüllten Zähnen

3 Erkrankungen der Zahnhartsubstanz und der Pulpa

3.1 Erkrankungen der Zahnhartsubstanz

Karies

Allgemein

- Voraussetzung für Kariesentstehung: Bakterien und der Kontakt mit Kohlenhydraten
- Karies fördernde Substanzen sind die Zuckeraustauschstoffe
  - Xylit
  - Mannit
  - Sorbit
- Prädilektionsstellen
  - Fissuren
  - Approximalflächen
  - Schmelz-Zement-Grenze
  - Zahnhals

⚠ Nicht besonders kariesgefährdet sind die freien Kronenflächen der Molaren

Sonderform

- „Bäckerkaries": Karies im Bereich der Glattflächen

Komplikation

- Pulpitis

3.2 Erkrankungen der Pulpa

Pulpitis

Allgemein

- Bei Pulpitis chronica aperta granulomatosa kann es zur Ausbildung von Pulpapolypen kommen

Symptomatik

- Kalt-warm-Schmerz bei Pulpitis acuta

⚠ Pulpitis: Foetor ex ore tritt in der Regel nicht auf

Prognose

- Heilung einer chronischen Pulpitis im Sinne einer Restitutio ad integrum ist nicht möglich

3. Tag

4 Erkrankungen des Zahnbettes

4.1 Marginale Parodontopathie

Definition

- Durch Plaques (bakterielle Beläge) verursachte Erkrankung aller Anteile des marginalen Parodontiums (Gingiva, Desmodont, Wurzelzement und Alveolarknochen)

Symptomatik

- Horizontale Klopfempfindlichkeit
- Foetor ex ore

Parodontose

Definition

- Nichtentzündlicher Schwundprozess des Zahnhalteapparates

4.2 Apikale Parodontitis

Symptomatik

- Irradiierende Schmerzen bei Parodontitis apicalis chronica
- Berührungsempfindlichkeit bei Parodontitis apicalis acuta

Therapie

- Trepanation bei beginnender Parodontitis apicalis acuta

5 Vorbeugende Zahn-, Mund- und Kieferheilkunde

Kariesprophylaxe

Formen

- Mundhygiene
  - ⚠ Die Borsten von Zahnbürsten sollten abgerundete Enden haben.
- Vermeidung von Rohrzucker
- Gabe von Fluoriden

6 Zahnextraktion und Zahnersatz

Leitungsanästhesie bei Zahnextraktion

Allgemein

- Leitungsanästhesie kann durchgeführt werden am
  - Foramen mandibulare, z. B. bei Extraktion von Zahn 46 oder 47
  - Foramen mentale, z. B. bei Extraktion von Zahn 44
  - Foramen infraorbitale, z. B. bei Extraktion von Zahn 23
  - Foramen palatinum majus

Zahnersatz

Indikation

- Zahnlücke nach Extraktion oder Verlust eines Zahnes

Formen

- Brücke
- Implantat
- Prothese
- Kieferorthopädische Maßnahmen

⚠ Eine Zahnlücke kann nicht durch einen Stiftzahn versorgt werden.

Zahnreimplantation

Allgemein

- Nach einer Totalluxation eines Frontzahnes sollte der Zahn vor der Reimplantation entweder in physiologischer Kochsalzlösung oder in der Mundhöhle des Patienten aufbewahrt werden.

7 Erkrankungen an Weichteilen und Knochen

Kieferklemme

Ätiologie

- Submandibulärer Abszess
- Paratonsillärer Abszess
- Retromaxillärer Abszess
- Dentitio difficilis

Costen-Syndrom

Symptomatik

- Vom Kiefergelenk ausgehende, neuralgiforme Schmerzen
- Schwerhörigkeit
- Parästhesien

Odontogene Zysten

Formen

- Radikuläre Zysten
  - Pathogenese: sind Folge einer chronischen apikalen Parodontitis und gehen von Epithelresten der Wurzelhaut aus
- Follikuläre Zysten
  - Pathogenese: gehen von der Schmelzpulpa (Zahnsäckchen) aus

Notfallmedizin
Inhaltsverzeichnis

1 Akute Störungen der Atmung 623
1.1 Ätiologie 623
1.2 Klinik, Diagnostik und Therapie .. 623

2 Akute Herz-Kreislaufstörungen 624
2.1 Ätiologie 624
2.2 Klinik, Diagnostik und Therapie .. 624

3 Akute Funktionsstörungen des Zentralnervensystems . 626
3.1 Ätiologie 626
3.2 Klinik, Diagnostik und Therapie .. 626

4 Stoffwechselkomata 627
4.1 Komaformen bei Diabetes mellitus 627
4.2 Coma uraemicum 627
4.3 Leberzerfallskoma (Akutes Leberversagen) 627

5 Spezielle Notfallsituationen 628
5.1 Intoxikationen 628
5.2 Neurologische Erkrankungen 629

1 Akute Störungen der Atmung

1.1 Ätiologie

- Zentrale Ursachen
  - Schädel-Hirn-Trauma
  - ZNS-Infektion

⚠ Eine Cheyne-Stokes-Atmung ist Ausdruck einer zentralen Atemstörung (Zu- und Abnahme der Atemexkursionen, verbunden mit Apnoephasen).

- Mechanische Ursachen
  - Rippenserienfraktur
  - Pneumothorax
- Periphere Ursachen
  - Verlegung/Obstruktion der Atemwege z. B. bei Asthma bronchiale oder Epiglottitis acuta
  - Behinderung des Gasaustausches z. B. bei Lungenödem

1.2 Klinik, Diagnostik und Therapie

Asthma bronchiale

Befunde

- Ödem der Bronchialschleimhaut
- Spasmus der Bronchialmuskulatur
- Bronchiale Hypersekretion
- Arterielle Hypoxämie

Therapie des Status asthmaticus

- Medikamentöse Therapie → siehe Innere Medizin, Kapitel 3.2.2
- Kontrollierte Beatmung und endotracheales Absaugen
- Infusionstherapie
- Sedierung

⚠ Asthma bronchiale: β-Rezeptorenblocker sind absolut kontraindiziert

Epiglottitis acuta

Erreger

- Haemophilus influenzae

Symptomatik

- Plötzlich einsetzendes, hohes Fieber
- Speichelfluss
- Dysphagie und Schluckschmerzen

Therapie

- Sofortiger Transport in die Klinik
- Antibiotika i. v.
- Bei Verlegung der Luftwege: Intubation (häufig erforderlich)

Akutes Lungenödem

Therapie

- Oberkörper-Hochlagerung
- Sedierung: Morphin
- Vorlastsenkung bei kardialem Lungenödem
  - Nitroglycerin
  - Furosemid

2 Akute Herz-Kreislaufstörungen

2.1 Ätiologie

- Kardiale Ursachen
  - Myokardinfarkt
  - Rhythmusstörungen
  - Störungen der ventrikulären Nachlast z. B. bei hypertensiver Krise
- Lungenembolie
- Schock bei
  - Hypovolämie
  - Sepsis
  - Anaphylaktischer Reaktion

2.2 Klinik, Diagnostik und Therapie

Myokardinfarkt

Komplikationen

- Herzrhythmusstörungen
- Herzwandaneurysma
- Bei ausgedehnter Nekrose
  - Herzwandruptur
  - Ventrikelseptumdefekt

Diagnostik und Therapie siehe Innere Medizin, Kapitel 1.3.2

Rhythmusstörungen

Sinustachykardie

Ätiologie

- Fieber
- Hyperthyreose
- Anämie
- Schock

Paroxysmale supraventrikuläre Tachykardie

Symptomatik

- Schwindel

Diagnostik

- EKG: Vorhoffrequenzen von 180–220/min

Therapie

- Vagusreizung: Valsalva-Pressversuch
- Medikamentös: Verapamil i. v.

Ventrikuläre Extrasystolen

Symptomatik

- Herzstolpern
- Schwindel

Therapie

- Lidocain

⚠ Häufige Nebenwirkung von Lidocain bei rascher intravenöser Gabe: Krämpfe

Hypertensive Krise

Definition

- Krisenhafter Blutdruckanstieg > 230/130 mmHg

Symptomatik

- Kopfschmerzen
- Sehstörungen
- Angina pectoris-Beschwerden
- Lungenödem

Therapie

- Nifedipin
- Clonidin
- Urapidil
- Dihydralazin
- Nitroprussidnatrium (sehr wirksamer Senker der Nachlast)
- Furosemid

Lungenembolie

Symptomatik

- Plötzlicher Thoraxschmerz
- Dyspnoe und Husten
- Arterielle Hypoxämie
- Tachypnoe → arterielle Hypokapnie (arterieller PCO_2 vermindert)
- Tachykardie
- Gestaute Halsvenen

Diagnostik

- EKG: Zeichen der Rechtsherzbelastung
- Röntgen-Thorax: lokal verminderte Gefäßzeichnung
- Mittel der Wahl: Ventilations- und Perfusionsszintigraphie der Lunge

- Pulmonalisangiographie: sicherstes diagnostisches Verfahren, allerdings hohe Invasivität

Schock

Symptomatik

- Schwer kranke, kaltschweißige Patienten
- Tachykardie und Hypotonie
- Kollaps

Hypovolämischer Schock

Befunde

- Zunächst Kreislaufzentralisation durch prä- und postkapilläre Vasokonstriktion → erhöhter peripherer Gefäßwiderstand und verminderte Gewebeperfusion
- Im weiteren Verlauf präkapilläre Vasodilatation bei persistierender postkapillärer Vasokonstriktion → Strömungsverlangsamung, Thrombozyten- und Erythrozytenaggregationen, Abnahme des arterio-venösen Druckgradienten
- Metabolische Azidose durch erhöhten Lactat-Spiegel → kompensatorische Steigerung der Atemfrequenz und BE (base excess) negativ
- ZVD durch vermindertes Volumen erniedrigt

Therapie

- Infusionstherapie mit kolloidalen und kristalloiden Lösungen

Septischer Schock

Pathogenese

- Initial hyperdyname Phase: peripherer Gefäßwiderstand erniedrigt → warme, trockene Haut und normaler Blutdruck
- Anschließend hypodyname Phase und Krankheitsbild wie beim hypovolämischen Schock

Symptomatik

- Fieber und Schüttelfrost
- Getrübtes Bewusstsein

Anaphylaktischer Schock

Pathogenese

- Allergische Reaktion vom Typ I: Freisetzung hämodynamischer Mediatoren durch immunologische Vorgänge

Allgemein

- Symptomatik entwickelt sich in wenigen Minuten

Prognose

- Bei adäquater Therapie vollständige Reversibilität möglich

3 Akute Funktionsstörungen des Zentralnervensystems

3.1 Ätiologie

- Schädel-Hirn-Trauma
- Zerebrovaskuläre Erkrankungen (siehe Neurologie, Kapitel 3.6)
- Infektionen

3.2 Klinik, Diagnostik und Therapie

Mittelhirnsyndrom

Ätiologie

- Schweres Schädel-Hirn-Trauma

Pathogenese

- Hirndrucksteigerung → Einklemmung des Mittelhirns im Tentoriumschlitz

Symptomatik

- Verschlechterung der Bewusstseinslage
- Pupillenstörungen
- Strecksynergismen auslösbar
- Zunehmende Atemstörung

Therapie

- Neurochirurgische Intervention

Epidurales Hämatom

Symptomatik

- Sekundäre Bewusstseinstrübung
- Mydriasis der homolateralen Pupille durch Kompression der N. oculomotorius
- Kontralaterale Hemiparese
- Streckkrämpfe

Diagnostik

- CT (erste Maßnahme)

Therapie

- Sofortige operative Trepanation mit Ablassen des Hämatoms

4 Stoffwechselkomata

4.1 Komaformen bei Diabetes mellitus

- Coma diabeticum (Diabetische Ketoazidose)
- Hyperosmolares Koma
- Koma bei Hypoglykämie

Coma diabeticum

Symptomatik

- Polyurie → Polydipsie und Exsikkose
- Azidoseatmung (Kussmaul-Atmung)
- Azetongeruch

Diagnostik

- Labor
  - Bestimmung der Blutglucosekonzentration
  - Bestimmung von Kalium im Serum und der Serumosmolalität
- Blutgasanalyse

Therapie

- Normalinsulin
- Volumen- und Elektrolytsubstitution
- Bikarbonat

Hyperosmolares Koma

Allgemein

- Meist ältere Typ II-Diabetiker betroffen

Diagnostik

- Labor: Hyperglykämie
- Blutgasanalyse: keine metabolische Azidose (im Gegensatz zur diabetischen Ketoazidose)

Therapie

- Insulin
- Volumen- und Elektrolytsubstitution

Hypoglykämie

Symptomatik

- Zentralnervöse Störungen
  - Konzentrationsstörungen
  - Verwirrtheit
  - Fokale Symptome
- Symptome der sympathikoadrenergen Gegenregulation
  - Blässe
  - Zittern
  - Schwitzen

Therapie

- Sofortige Glucosezufuhr i. v.

4.2 Coma uraemicum

Ätiologie

- Akutes Nierenversagen
- Endzustand chronischer Nierenerkrankungen

Symptomatik

- Foetor uraemicus
- Vertiefte Atmung (Kussmaul-Atmung)

Diagnostik

- Labor: Kreatinin und Harnstoff stark erhöht
- Blutgasanalyse: metabolische Azidose

Therapie

- Dialyse

4.3 Leberzerfallskoma (Akutes Leberversagen)

Ätiologie

- Fulminante Virushepatitis
- Wiederholte Halothan-Exposition
- Paracetamol-Vergiftung
- Knollenblätterpilzvergiftung

5 Spezielle Notfallsituationen

5.1 Intoxikationen

Knollenblätterpilz-Intoxikation

Symptomatik

- Zunächst gastroenteritische Phase mit Erbrechen, Übelkeit und Diarrhö
- Anschließend hepatorenale Phase mit Leber- und Nierenschädigung
- Die Symptomatik manifestiert sich nach ca. 8–24 Stunden

Therapie

- Bei schwerer Vergiftung: Hämoperfusion

Blausäure-Intoxikation (Zyanid-Intoxikation)

Pathogenese

- Blockierung der Atmungskette durch Hemmung der Cytochromoxidase

Allgemein

- Typisch ist der Bittermandelgeruch

Therapie

- Beatmung mit Sauerstoff
- Magenspülung bei oraler Aufnahme
- 4-Dimethylaminophenol (4-DMAP) i. v. und Einatmung von Amylnitrit zur Methämoglobinbildung → zieht Zyanid von der Cytochromoxidase ab
- Natriumthiosulfat i. v. → wandelt Zyanid in das weniger toxische Rhodanid um

⚠ Natriumthiosulfat: wird auf Grund des langsameren Wirkungseintritts erst nach 4-DMAP gegeben

Intoxikation mit Alkylphosphaten (Organische Phosphorsäureester)

Allgemein

- Ein Vertreter ist Parathion (E605)

Wirkungsmechanismus

- Hemmung der Acetylcholinesterase → Anstieg des Acetylcholinspiegels

Symptomatik bei Parathion-Vergiftung

- Miosis
- Speichelfluss
- Schweißausbruch
- Übelkeit und Erbrechen

Therapie

- Atropin
- Acetylcholinesterase-Reaktivatoren wie Obidoxim

Methanol-Intoxikation

Symptomatik

- Benommenheit
- Kolikartige Leibschmerzen
- Sehstörungen
- Kreislaufstörungen
- Metabolische Azidose

Therapie

- Bei erhaltenem Bewusstsein: Magenspülung
- Ethanol-Infusionen → hemmen Methanol-Abbau
- Bei schweren Fällen: Hämodialyse

Botulismus

Pathogenese

- Botulinustoxin blockiert Acetylcholin-Freisetzung an der neuromuskulären Endplatte und im vegetativen Nervensystem

Allgemein

- Vergiftung erfolgt häufig bei Verzehr von kontaminierten Konserven

Symptomatik

- Doppelbilder und Akkommodationsstörungen
- Symptomatik beidseitig und symmetrisch
- Latenzzeit bis zum Auftreten von Symptomen: 12–36 Stunden

Therapie

- Gabe von Antitoxin

5.2 Neurologische Erkrankungen

Grand-mal-Anfall

Symptomatik

- Häufig Initialschrei und Sturz
- Tonische Verkrampfung z. T. opisthotone Körperhaltung
- Anschließend rhythmische, klonische Zuckungen mit Mydriasis, Hypersalivation, Zungenbiss, Einnässen und Einkoten
- Terminalschlaf und postparoxysmaler Dämmerzustand nach dem Anfall

4. Tag

- Allgemeinmedizin 633–658
- Arbeitsmedizin 659–680
- Rechtsmedizin 681–702
- Hygiene 703–722
- Sozialmedizin mit medizinischer Statistik und Informatik 723–740
- Naturheilverfahren und Homöopathie 741–752

Allgemeinmedizin
Inhaltsverzeichnis

1 Funktionen und Besonderheiten der Allgemeinmedizin 635

1.1 Allgemeines 635
    1.1.1 Diagnostik und Behandlung von Notfällen 635
    1.1.2 Allgemeine Diagnostik 636
    1.1.3 Behandlung chronisch Kranker und Betreuung Sterbender und ihrer Angehörigen 636

2 Prävention von Krankheiten 638

2.1 Gesundheitsbildung 638
2.2 Früherkennungsmaßnahmen 638
2.3 Impfungen 638

3 Allgemeinärztliche Betreuung von Patienten mit 639

3.1 Beschwerden am Bewegungs- und Stützapparat 639
    3.1.1 Kniegelenk 639
    3.1.2 Gelenkbeschwerden und entzündliche Gelenkerkrankungen 639
    3.1.3 Degenerative Erkrankungen 641
    3.1.4 Verletzungsfolgen und Frakturen 641
    3.1.5 Osteoporose 641
    3.1.6 Tumoren 642
3.2 Störungen im Bereich der Atemwege 642
    3.2.1 Leitsymptome 642
    3.2.2 Heuschnupfen (Pollinose) .. 642
    3.2.3 Unkomplizierte Grippe 642
    3.2.4 Entzündungen im Bereich des lymphatischen Rachenringes 642
    3.2.5 Larynx und Trachea 643
    3.2.6 Krankheiten der unteren Atemwege 643
    3.2.7 Krankheiten der Lunge 643
    3.2.8 Tumoren 644
3.3 Beschwerden bei Infektionen 644
    3.3.1 Durch Zecken auf den Menschen übertragene Erkrankungen 644
    3.3.2 Viruskrankheiten mit flächenhaftem Exanthem .. 644
    3.3.3 Virusinfektionen mit bläschenförmigem Exanthem .. 645
    3.3.4 Weitere Virusinfektionen .. 645
    3.3.5 Bakterielle Infektionen 646
3.4 Beschwerden im psychischen Bereich 647
    3.4.1 Anorexia nervosa (Psychogene Magersucht) 647
    3.4.2 Hyperkinetisches Herzsyndrom 647
    3.4.3 Präsuizidales Syndrom (nach Ringel) 647
3.5 Störungen an Herz- und Gefäßsystem 647
    3.5.1 Koronare Herzerkrankung (KHK) 647
    3.5.2 Herzinsuffizienz 648
    3.5.3 Arterielle Hypertonie 648
    3.5.4 Venenthrombose 648
3.6 Beschwerden im Bauchbereich oder an den Verdauungsorganen .. 649
    3.6.1 Leitsymptome 649
    3.6.2 Divertikulose und Divertikulitis 649
    3.6.3 Akutes Abdomen 650
    3.6.4 Erkrankungen des Pankreas 650
3.7 Suchtprobleme 650
    3.7.1 Alkoholismus 650
    3.7.2 Morphinabusus 651
3.8 Erkrankungen des Nervensystems und der Psyche 651
3.9 Stoffwechselstörungen 651
3.10 Endokrine Störungen 652
    3.10.1 Schilddrüse 652
    3.10.2 Hypophyse 652

4. Tag

Allgemeinmedizin

3.11 Sexualprobleme und urologische Erkrankungen einschließlich Erkrankungen der Sexualorgane ... 653
    3.11.1 Gynäkologische Erkrankungen ... 653
    3.11.2 Urologische Erkrankungen . 653
    3.11.3 Erkrankungen der Niere ... 653
3.12 Hauterkrankungen ... 654
3.13 Störung der Blutbildung und des Lymphsystems ... 654
3.14 Störungen an Augen oder Ohren .. 654

4 Bewertung von verschiedenen Therapieverfahren ... 655

4.1 Naturheilverfahren ... 655

4.2 Arzneistoffe ... 655
    4.2.1 Arzneistoffe der Diabetes mellitus-Therapie ... 655
    4.2.2 Arzneistoffe in der Schwangerschaft ... 655
    4.2.3 Arzneistoffe der Herzinsuffizienz-Therapie ... 655
    4.2.4 Arzneistoffe bei Leberschaden ... 656
    4.2.5 Cumarin-Derivate ... 656

5 Aufgaben im sozialen Bereich ... 657

5.1 Sozial- und arbeitsrechtliche Fragen ... 657

1 Funktionen und Besonderheiten der Allgemeinmedizin

1.1 Allgemeines

- Zuständige Landesärztekammer erteilt Genehmigung zum Führen der Bezeichnung „Arzt für Allgemeinmedizin"
- Funktionen des Allgemeinarztes
  - Primärärztliche Funktion einschließlich Sieb- und Notfallfunktion
  - Haus- und familienärztliche Funktion
  - Gesundheitsberatung hinsichtlich Hygiene, Ernährung, Freizeit, Familienplanung und Wohnung
  - Soziale Integrationsfunktion
  - Koordinationsfunktion, z. B. bei onkologischen Patienten
- Von den Patienten, die einen Allgemeinarzt aufsuchen werden
  - Die meisten in der Praxis direkt behandelt
  - Nur wenige zum Facharzt überwiesen

1.1.1 Diagnostik und Behandlung von Notfällen

Allgemein

- Am ärztlichen Notfalldienst müssen alle niedergelassenen Ärzte teilnehmen

Ophthalmologische Notfälle

Glaukomanfall

Notfalltherapie als Allgemeinarzt

- Acetazolamid systemisch
- Transport in die Klinik

Verätzung Auge

Notfalltherapie als Allgemeinarzt

- Ausspülung mit viel Wasser, einschließlich mechanischer Entfernung nicht abspülbarer Kalkbröckelchen
- Transport in die Klinik

Scharfe Augenverletzung

Notfalltherapie als Allgemeinarzt

- Steriler Verband mit möglichst geringem Druck
- Transport in die Klinik

Akutes Abdomen

Appendizitis

Symptomatik

- Frühsymptom: epigastrischer Schmerz, der in den rechten Unterbauch wandert
- Fieber, häufig rektal 1–1,5°C höher als axillär

Notfalltherapie als Allgemeinarzt

- Keine → Transport in die Klinik

Mechanischer Ileus

Symptomatik

- Zunehmende Schmerzen
- Erbrechen
- Stuhlverhalt

Diagnostik

- Auskultation: klingende Darmgeräusche

Notfalltherapie als Allgemeinarzt

- Transport in die Klinik

Kardiovaskuläre Notfälle

Akuter Myokardinfarkt

Symptomatik

- Schmerzen mit unterschiedlicher Lokalisation
  - Retrosternal/präkordial
  - Epigastrium
  - Hals-/Unterkiefer-/Schulter-/Oberarmbereich

Komplikationen

- Tachykarde Herzrhythmusstörungen
- Linksherzinsuffizienz
- Herzwandruptur

Hypertensive Krise

Symptomatik

- Kopfschmerzen
- Schwindel
- Brechreiz und Erbrechen

4. Tag

Allgemeinmedizin

- Präkordiale Schmerzen
- Desorientiertheit

 Hypertensive Krise: Polyurie ist kein typisches Symptom

Notfalltherapie als Allgemeinarzt

- Nifedipin-Zerbeißkapsel
- Transport in die Klinik

Unfälle und Intoxikationen

Verbrennungen

Notfalltherapie als Allgemeinarzt

- Kühlen mit kaltem Wasser
- Schmerzlinderung
- Schockvorbeugung
- Steriler Verband
- Transport in die Klinik

 Verbrennungen: Brandsalben sind nicht indiziert

Intoxikationen

Symptomatik

- Bei Scopolamin: Mydriasis
- Bei Digitalisglykosiden: Xanthopsie
- Bei Methylalkohol: Erblindung
- Bei CO-Intoxikation
  - Schwindel
  - Kopfschmerzen
  - Übelkeit
  - Atemnot
  - Hellrote Hautfarbe
- Bei Alkylphosphaten
  - Miosis
  - Sehstörungen
  - Speichelfluss

Therapie

- Bei Alkylphosphaten
  - Atropin
  - Toxogonin

1.1.2 Allgemeine Diagnostik

Anamnese

Durchführung

- Sollte mit offenen Fragen beginnen
- Anschließend geschlossene Fragen, um weitere Fakten zu erfahren

Differenzialdiagnose Hypokaliämie

Ätiologie

- Reduzierte orale Aufnahme
- Renale Verluste
  - Nierenerkrankungen
  - Therapie mit Diuretika
  - Therapie mit Glukokortikoiden
  - Primärer oder sekundärer Hyperaldosteronismus
- Intestinale Verluste
  - Diarrhö
  - Laxantienabusus
- HCO_3^--Infusionen

 Bei einer Azidose kommt es zu einer Hyperkaliämie und nicht zu einer Hypokaliämie.

Differenzialdiagnose Thoraxschmerz

Ätiologie

- Angina Pectoris
- Myokardinfarkt
- Pleuritis
- Perikarditis
- Interkostalneuralgie
- Pankreatitis

1.1.3 Behandlung chronisch Kranker und Betreuung Sterbender und ihrer Angehörigen

Allgemein

- Bei chronischer Krankheit können auftreten
  - Krisen in persönlichen Beziehungen
  - Hoffnungslosigkeit und Depressivität
  - Neid auf Gesunde
  - Hilfe durch Beobachtung anderer chronisch Kranker

Schmerztherapie bei Tumorpatienten

Durchführung

- Es sollte eine Stufentherapie erfolgen: zunächst nicht-Opioide (z. B. Paracetamol, Metamizol), im weiteren Verlauf Einsatz von Opioiden in Kombination mit nicht-Opioiden und adjuvanten Schmerztherapeutika
- Wichtig ist nach einem fixierten Zeitschema zu therapieren

Verordnung von Betäubungsmitteln

Bestimmungen

- Es muss ein amtliches Formblatt, das man vom Bundesinstitut für Arzneimittel- und Medizinprodukte erhält, für die Verschreibung verwendet werden.
- Ein Durchschlag der Verordnung muss vom Arzt mindestens 3 Jahre aufbewahrt werden → wenn der Arzt den Verbleib und Bestand von Betäubungsmitteln nicht nachweisen kann, begeht er eine Ordnungswidrigkeit.

2 Prävention von Krankheiten

2.1 Gesundheitsbildung

Die wenigen bisher gestellten Fragen sind in den folgenden Kapiteln der Allgemeinmedizin und in den anderen Disziplinen mitbearbeitet.

2.2 Früherkennungs- maßnahmen

APGAR-Index

Durchführung

- Beurteilt wird
  - Hautfarbe
  - Herzfrequenz
  - Atmung
  - Muskeltonus
  - Reflexe beim Absaugen
- Beurteilung erfolgt postpartal nach einer, nach fünf und nach zehn Minuten

Guthrie-Test

Allgemein

- Wird am 5. Lebenstag bei Neugeborenen zur Früherkennung einer Phenylketonurie durchgeführt
- Es handelt sich um einen bakteriologischen Hemmtest
- Prinzip der bakteriologischen Hemmung lässt sich auch zur Früherkennung folgender Erkrankungen nutzen
  - Galaktosämie
  - Homozystinurie
  - Histidinämie
  - Ahornsirupkrankheit

Vorsorgeuntersuchungen im Kindesalter

Siehe Pädiatrie, Kapitel 18.2

Krebsfrüherkennungs-Richtlinien

Siehe Sozialmedizin, Kapitel 2.1.2

2.3 Impfungen

Siehe Hygiene Kapitel 3.1.7

3 Allgemeinärztliche Betreuung von Patienten mit ...

3.1 Beschwerden am Bewegungs- und Stützapparat

3.1.1 Kniegelenk

Siehe Chirurgie, Kapitel 31.6.3

Kniegelenkspunktion

Durchführung

- Aufklärung des Patienten über mögliche Risiken
- Hohe Infektionsgefahr →
  - Strenge Indikationsstellung
  - Wahrung der Hygienevorschriften
    Tragen steriler Handschuhe
    Gelenkbereich wird mit einem sterilen Tuch abgedeckt
    2- bis 3-malige, gründliche Hautdesinfektion
- Normalerweise streckseitiger Zugang
- Injektion von Glukokortikoiden bei Verdacht auf Gelenkinfektion ist kontraindiziert

3.1.2 Gelenkbeschwerden und entzündliche Gelenkerkrankungen

Periarthropathia humeroscapularis

Definition

- Sammelbegriff für degenerativ verursachte Weichteilschäden am Schultergelenk

Symptomatik

- Schmerzen
- Schonhaltung und Bewegungseinschränkung

Therapie

- Frühzeitige Bewegungsübungen
- Eisbeutelapplikation
- Antiphlogistika in Ausnahmefällen

⚠ Akute Periarthropathia humeroscapularis: Ruhigstellung des Schultergelenkes z. B. durch Desaultverband ist auf Grund der Versteifungsgefahr kontraindiziert

Fibromyalgie-Syndrom (Generalisierte Tendomyopathie)

Definition

- Multilokuläres Schmerzsyndrom unklarer Genese mit typisch schmerzhaften Druckpunkten

Epidemiologie

- Bevorzugt Frauen betroffen
- Häufigkeitsgipfel um das 35. Lebensjahr

Symptomatik

- Schmerzhafte Triggerpunkte an Muskeln und myotendinösen Übergängen

Diagnostik

- Untersuchung auf typische Triggerpunkte
- Labor: unauffällig
- Röntgen: unauffällig

Therapie

- Physikalische Therapie
- Psychotherapie

Rheumatoide Arthritis

Definition

- Entzündliche Systemerkrankung, die sich vor allem an den Gelenken in Form einer Arthritis, Bursitis oder Tendovaginitis manifestiert

Epidemiologie

- Frauen häufiger betroffen als Männer

Allgemein

- Lokalisation: bevorzugt Befall der
  - Handgelenke
  - Handwurzelknochengelenke
  - Fingergrundgelenke
  - Fingermittelgelenke (proximale Interphalangealgelenke)
  - Zehengrundgelenke

⚠ Rheumatoide Arthritis: Iliosakralgelenke werden in der Regel nicht befallen

Allgemeinmedizin

Symptomatik

- Bilateral-symmetrischer Gelenkbefall
- Morgensteifigkeit
- Rheumaknoten
- Länger bestehende Gelenkschwellungen

Diagnostik

- Labor
  - Leichte BSG-Erhöhung
  - Erhöhte Kupfer-Serumkonzentration
  - Erniedrigte Eisen-Serumkonzentration
  - Nachweis von Rheumafaktoren
- Blutbild
  - Anämie
  - Mäßiggradige Leukozytose
- Bildgebende Verfahren

Therapie

- Medikamentös
  - Nichsteroidale Antirheumatika
  - Glukokortikoide
  - Basistherapeutika: Gold, D-Penicillamin, Azathioprin, Methotrexat, Chloroquin und Sulfasalazin

  ⚠ Gold: Nebenwirkungen sind u. a. Nierenschädigung mit Proteinurie, Dermatitis und Thrombozytopenie
- Physikalische Therapie

Morbus Reiter

Ätiologie

- Ungeklärt, es besteht eine Assoziation mit HLA-B27

Symptomatik

- Urethritis
- Beidseitige Konjunktivitis
- Polyarthritis
- Keratoderma blenorrhagicum
- Balanitis circinata

Gicht

Allgemein

- Lokalisation: bevorzugt Großzehengrundgelenk betroffen

Symptomatik

- Schmerzen und schmerzhafte Bewegungseinschränkung
- Gelenkschwellung

Therapie

- Akut: Colchizin oder nichtsteroidale Antiphlogistika (Indometacin)
- Intervall: Allopurinol

Spondylitis ankylosans (Morbus Bechterew)

Ätiologie

- Unklar, es besteht eine Assoziation mit HLA-B27

Epidemiologie

- Bevorzugt Männer vor dem 40. Lebensjahr betroffen

Symptomatik

- Sakroiliitis mit besonders nachts auftretenden Kreuzschmerzen
- Spondylitis mit Schmerzen und Bewegungseinschränkung von Wirbelsäule und Thorax → Beschwerden bessern sich häufig durch Bewegung
- Verstärkte Kyphose der Brustwirbelsäule
- Versteifung der Lendenwirbelsäule
- Thoraxumfangsdifferenz ex- und inspiratorisch unter 2 cm
- Arthritis peripherer Gelenke, wie z. B. Gonarthritis, z. T. mit rezidivierenden Ergüssen
- Extraartikuläre Manifestationen: u. a. Iridozyklitis

Diagnostik

- Mennell-Zeichen positiv: Schmerz im Iliosakralgelenk bei Druck auf die Darmbeinschaufeln
- Röntgenaufnahme
  - Bei Sakroiliitis: Sklerosierungen und Erosionen
  - Syndesmophyten

Therapie

- Physikalische Therapie
- Medikamentös: nichtsteroidale Antiphlogistika

Baker-Zyste (Poplitealzyste)

Definition

- Zystenartige Ausstülpung der dorsalen Gelenkkapsel am Kniegelenk

Allgemein

- Häufige Begleiterscheinung bei Arthrose oder rheumatoider Arthritis

Symptomatik

- Schwellung
- Bewegungsschmerz und verminderte Beugungsfähigkeit im Kniegelenk

Diagnostik

- Sonographie

Therapie

- Resektion

3.1.3 Degenerative Erkrankungen

Arthrosis deformans

Epidemiologie

- Bevorzugt Frauen über 50 Jahre betroffen

Formen

- Rhizarthrose: Befall des Daumensattelgelenkes
- Bouchardarthrose: Befall des Fingermittelgelenkes
- Heberdenarthrose: Befall des Fingerendgelenkes (distales Interphalangealgelenk)
- Koxarthrose

Symptomatik

- Schmerzen
  - Die oft nach längerer Ruhe auftreten („früher Morgenschmerz")
  - Die nach ersten Bewegungen nachlassen
  - Die nach längerer Belastung zunehmen
- Knarren oder Knirschen bei Gelenkbewegungen

Diagnostik

- Labor: unauffällig → serologisch nicht verifizierbar
- Röntgenaufnahme

Koxarthrose

Ätiologie

- Primär idiopathisch
- Sekundär, z. B. bei Epiphyseolysis capitis femoris (sekundäre Arthrosen beginnen in der Regel früher als primäre)

Symptomatik

- Schmerzhafte Bewegungseinschränkung
- Leistenschmerz

Morbus Dupuytren (Palmarfibromatose)

Ätiologie

- Ungeklärt

Pathogenese

- Bindegewebige Verhärtung und Schrumpfung der Palmaraponeurose → Beugekontraktur der Finger

Epidemiologie

- Bevorzugt Männer über 50 Jahre betroffen

Allgemein

- Berufliche Exposition spielt bei der Entstehung keine Rolle

Symptomatik

- Streckhemmung der betroffenen Finger

Therapie

- Operative Entfernung der geschrumpften Palmaraponeurose
- Konservative Therapie nicht erfolgreich

3.1.4 Verletzungsfolgen und Frakturen

Siehe Chirurgie, Kapitel 31

3.1.5 Osteoporose

Risikofaktoren

- Grazile Statur
- Körperliche Inaktivität und sitzende Lebensweise
- Nullipara
- Frühe Menopause
- Alkoholabusus

Allgemeinmedizin

- Tabakrauchen
- Therapie mit Glukokortikoiden

Therapie

- Körperliche Aktivität
- Kalzium
- Vitamin D
- Östrogene
- Bisphosphonate

3.1.6 Tumoren

Siehe Spezielle Pathologie, Kapitel 21.4 und Klinische Radiologie, Kapitel 3.2.3

3.2 Störungen im Bereich der Atemwege

3.2.1 Leitsymptome

Husten

Ätiologie

- Virale und bakterielle Infektionen der oberen und unteren Atemwege
- Infektionen der Lunge (Pneumonie, Tuberkulose)
- Sinubronchiales Syndrom bei Sinusitis
- Bronchiektasen
- Tumoren z. B. Bronchialkarzinom
- Medikamente z. B. ACE-Hemmer

Blutiger Auswurf

Ätiologie

- Erkrankungen von
  - Zahnfleisch
  - Nase und Rachen
  - Ösophagus
  - Bronchien und Lunge

3.2.2 Heuschnupfen (Pollinose)

Pathogenese

- Allergische Reaktion vom Typ I

Allgemein

- Häufig kombiniert mit Asthma bronchiale und urtikariellen Hauterkrankungen

Symptomatik

- Niesattacken
- Wässrig glasiges Sekret

Therapie

- Allergenkarenz
- Symptomatische Therapie

3.2.3 Unkomplizierte Grippe

Symptomatik

- Allgemeines Krankheitsgefühl
- Fieber
- Kopf- und Gliederschmerzen
- Schnupfen und Husten

Therapie

- Bettruhe
- Symptomatische Behandlung
  - Evtl. Mukolytika und Inhalationen
  - Bei Fieber: Paracetamol oder Acetylsalicylsäure

3.2.4 Entzündungen im Bereich des lymphatischen Rachenringes

Akute Tonsillitis (Angina tonsillaris, Angina lacunaris)

Erreger

- Beta-hämolysierende Streptokokken

Symptomatik

- Fieber
- Schluckschmerzen beim Leerschlucken und Essen
- Ohrenschmerzen
- Kloßige Sprache
- Druckschmerzhafte Anschwellung der Kieferwinkel- und Halslymphknoten

Diagnostik

- Inspektion
  - Schwellung der Tonsillen
  - Rötung des Tonsillenbereiches
  - Eitrige Stippchen auf den Tonsillen

Therapie

- Antibiotika: Penicillin V

Angina Plaut-Vincenti (Angina ulcero-membranacea)

Symptomatik

- Schluckschmerzen
- Foetor ex ore
- Geringe Beeinträchtigung des Allgemeinbefindens

Diagnostik

- Inspektion: kraterförmiges Geschwür im Bereich der Tonsille mit schmierig-nekrotischen, abwischbaren, grau-weißlichen Belägen

Herpangina

Erreger

- Coxsackie-A-Viren

Epidemiologie

- Bevorzugt Kinder betroffen

Symptomatik

- Fieber
- Halsschmerzen und Schluckbeschwerden

Diagnostik

- Inspektion: aphthenähnliche, papulovesikuläre Erosionen mit hyperämischen Randsäumen im Bereich der vorderen Gaumenbögen

3.2.5 Larynx und Trachea

Stenosierende Laryngitis (Pseudokrupp, Laryngitis subglottica stenosans)

Erreger

- Viren, z. B. Parainfluenza-Viren (häufigster Erreger)

Allgemein

- Bevorzugt Kleinkinder betroffen

Symptomatik

- Inspiratorischer Stridor
- Bellender Husten, häufig nachts
- Heiserkeit

Therapie

- Bei schwerer Atemnot: Intubation und Beatmung

Tracheitis

Erreger

- Viren

Symptomatik

- Starker Reizhusten
- Retrosternale Schmerzen
- Zähes Sputum

3.2.6 Krankheiten der unteren Atemwege

Asthma bronchiale

Siehe Innere Medizin, Kapitel 3.2.2

Bronchiektasen

Definition

- Irreversible Ausweitungen der Bronchien

Symptomatik

- Dyspnoe
- Chronischer Husten mit erheblichem Auswurf
- Dreischichtiges Sputum
- Hämoptyse

Komplikationen

- Trommelschlegelfinger
- Cor pulmonale
- Hirnabszess
- Amyloidose

Therapie

- Infektionsprophylaxe: Impfungen
- Antibiotika
- Operativ: Segment- oder Lobektomie

3.2.7 Krankheiten der Lunge

Lobärpneumonie

Erreger

- Pneumokokken
- Staphylokokken

Allgemeinmedizin

Symptomatik

- Fieber und Schüttelfrost
- Husten
- Schmerzen bei der Atmung

Komplikationen

- Lungenabszess
- Pleuraempyem
- Endokarditis
- Meningitis

Diagnostik

- Klinische Untersuchung
  - Hyposonorer Klopfschall
  - Bronchialatmen und Rasselgeräusche auskultierbar
- Blutbild: Leukozytose
- Röntgen-Thorax

Therapie

- Antibiotika

3.2.8 Tumoren

Bronchialkarzinom

Risikofaktor

- Tabakrauchen

Symptomatik

- Husten
- Hämoptyse oder Hämoptoe
- Gewichtsverlust
- Nachtschweiß

Diagnostik

- Röntgen-Thorax
- CT
- Bronchoskopie
- Evtl. diagnostische Thorakotomie

Therapie

- Operation
- Chemotherapie
- Bestrahlung

3.3 Beschwerden bei Infektionen

3.3.1 Durch Zecken auf den Menschen übertragene Erkrankungen

Formen

- Lyme-Borreliose
- Frühsommermeningoenzephalitis (FSME)

Lyme-Borreliose

Siehe Neurologie, Kapitel 3.4.5

3.3.2 Viruskrankheiten mit flächenhaftem Exanthem

Masern (Morbilli)

Symptomatik

- Prodromi
  - Husten und Schnupfen
  - Konjunktivitis
  - Fieber
  - Pathognomonische Koplik Flecken („kalkspritzerartige" weiße Flecken an der Wangenschleimhaut)
- Danach makulo-papulöses Exanthem
  - Beginnt hinter den Ohren
  - Neigt zur Konfluenz
  - Hinterlässt feine Schuppung, aber keine Narben
- Mit Auftreten des Exanthems erneuter Fieberanstieg

Komplikationen

- Masernenzephalitis
- Otitis media
- Pneumonie

Röteln

Allgemein

- Inkubationszeit: 2–3 Wochen

Symptomatik

- Zartes, locker verteiltes, nicht konfluierendes, makulo-papulöses Exanthem, das zunächst hinter den Ohren und im Gesicht beginnt
- Nuchale und retroaurikuläre Lymphknotenschwellung
- Wenige Allgemeinsymptome

Prophylaxe

- Lebendimpfung ab dem 15. Lebensmonat

Exanthema subitum (Drei-Tage-Fieber)

Erreger

- Humanes-Herpes-Virus Typ 6

Symptomatik

- Für 3–4 Tage hohes Fieber → danach kritischer Temperaturabfall und Auftreten eines stammbetonten, rubeoliformen Exanthems

Komplikation

- Initialer Krampfanfall

Erythema infectiosum (Ringelröteln)

Erreger

- Parvovirus B 19

Symptomatik

- Subfebrile Temperaturen
- Girlandenförmiges, makulo-papulöses Exanthem

3.3.3 Virusinfektionen mit bläschenförmigem Exanthem

Windpocken (Varizellen)

Erreger

- Varizella-Zoster-Virus (DNA-Virus, zählt zu den Herpes-Viren)

Allgemein

- Inkubationszeit: 2–3 Wochen
- Lokalisation: bevorzugt Stamm, Gesicht, behaarter Kopf und Mundhöhle betroffen

Symptomatik

- Schubweises Auftreten eines juckenden Erythems, das sich zunächst papulös, dann vesikulös und schließlich pustulös umwandelt → Nebeneinander der verschiedenen Stadien („Heubnersche Sternkarte")
- Leichtes Fieber
- Juckreiz

3.3.4 Weitere Virusinfektionen

Mumps (Parotitis epidemica)

Erreger

- Paramyxovirus

Allgemein

- Inkubationszeit: 17–21 Tage

Symptomatik

- Anschwellen einer oder beider Ohrspeicheldrüsen sowie gelegentlich der submandibulären und sublingualen Speicheldrüsen
- Ohr- und Kauschmerzen

Komplikationen

- Meningitis (häufigste Organkomplikation)
- Pankreatitis (nicht lebensbedrohlich)
- Orchitis
- Myokarditis
- Schädigung des N. vestibulocochlearis → Hypakusis
- Thyreoiditis

Infektiöse Mononukleose (Pfeiffersches Drüsenfieber, Monozytäre Angina)

Erreger

- Epstein-Barr-Virus (gehört zu den Herpes-Viren)

Epidemiologie

- Bevorzugt Kinder und Jugendliche betroffen

Symptomatik

- Fieber
- Ulzeröse und nekrotische Veränderungen der Tonsillen → Schluckbeschwerden
- Lymphome u. a. am Hals, axillär und inguinal
- Milzschwellung

Komplikationen

- Meningitis und Enzephalitis
- Hepatitis
- Myokarditis
- Polyneuritis
- Milzruptur

Allgemeinmedizin

Diagnostik

- Differenzialblutbild: Leukozytose mit hohem Anteil an lymphoiden Zellen

3.3.5 Bakterielle Infektionen

Keuchhusten (Pertussis)

Erreger

- Bordetella pertussis

Allgemein

- Inkubationszeit 7–14 (-20) Tage
- Hochkontagiös, besonders im Stadium catarrhale
- Infektiosität ohne Therapie 4–6 Wochen
- Neugeborene haben keine diaplazentare Immunität durch mütterliche Immunglobuline
- Erkrankung hinterlässt keine lebenslange Immunität

Symptomatik

- Stadium catarrhale: unspezifischer Beginn, der 1–2 Wochen dauert
- Stadium convulsivum: schwere stakkatoartige Hustenanfälle mit Schleimerbrechen
- Stadium decrementi

Diagnostik

- Klinische Untersuchung: Provokation des charakteristischen Hustenanfalles durch Reizung der Zunge bzw. der hinteren Rachenwand mit einem Spatel
- Blutbild: Leukozytose mit Lymphozytose

Therapie

- Erythromycin

Scharlach

Erreger

- Beta-hämolysierende Streptokokken (A-Streptokokken)

Allgemein

- Inkubationszeit: 2–3 Tage

Symptomatik

- Fieber
- Himbeerzunge
- Düster rote Tonsillen und Rachenring
- Feinfleckiges Exanthem mit Hautschuppung besonders in den Leistenbeugen
- Periorale Blässe

Komplikationen

- Otitis media
- Eitrige Meningitis
- Rheumatisches Fieber → Endo- und Myokarditis und Chorea minor
- Glomerulonephritis

Therapie

- Penicillin

Staphylokokkensepsis

Symptomatik

- Fieber und Schüttelfrost
- Atemschmerzen
- Schweres Krankheitsgefühl

Diagnostik

- Labor: BSG-Erhöhung
- Blutbild: Leukozytose
- Blutkulturen

Therapie

- Antibiotika

Typhus abdominalis

Erreger

- Salmonella typhi und Salmonella paratyphi

Symptomatik

- Zunächst treppenförmiger Fieberanstieg mit Entwicklung eines Kontinua-Fieber nach einer Woche
- Relative Bradykardie
- Benommenheit
- Hepatosplenomegalie
- Diarrhö

Therapie

- Ciprofloxacin

3.4 Beschwerden im psychischen Bereich

3.4.1 Anorexia nervosa (Psychogene Magersucht)

Siehe Psychiatrie, Kapitel 7.10.6

3.4.2 Hyperkinetisches Herzsyndrom

Ätiologie

- Psychisch

Allgemein

- Pathologisch organische Veränderungen lassen sich nicht nachweisen → Hyperkinetisches Herzsyndrom gehört zu den funktionellen Störungen

Symptomatik

- Tachykardie
- Große Blutdruckamplitude
- Orthotoper Herzspitzenstoß
- Schwitzen
- Gefühl verminderter körperlicher Leistungsfähigkeit

Therapie

- Autogenes Training
- Bewegungstherapie
- Gruppentherapie
- Psychoanalytische Einzeltherapie

3.4.3 Präsuizidales Syndrom (nach Ringel)

Symptomatik

- Situativ und dynamische Einengung mit sozialem Rückzug
- Gehemmte Aggression mit nach innen gerichteten aggressiven Impulsen
- Rückzug von der Realität
- Überlegungen, wie der Suizid zu vollziehen ist
- Suizid- und Todesphantasien

3.5 Störungen an Herz- und Gefäßsystem

3.5.1 Koronare Herzerkrankung (KHK)

Formen

- Angina pectoris
- Myokardinfarkt
- Herzrhythmusstörungen
- Plötzlicher Herztod

Angina pectoris

Formen

- Stabile Angina pectoris
- Instabile Angina pectoris
  - Jede Erstangina
  - Crescendo-Angina: zunehmende Schwere, Dauer und Häufigkeit der Anfälle
  - Ruhe-Angina
  - Zunehmender Bedarf antianginöser Medikamente

Symptomatik

- Leitsymptom: drückender, beengender, retrosternaler Schmerz mit möglicher Ausstrahlung
- Schmerzauslösung durch
  - Kälte
  - Körperliche oder seelische Belastung

Diagnostik

- Ruhe-EKG
- Belastungs-EKG: <u>horizontale ST-Senkung</u> um mindestens 0,1 mV
- Koronarangiographie

Therapie

- Stabile Angina pectoris: ambulante Therapie
- Instabile Angina pectoris: stationäre Therapie
  - Bettruhe
  - Monitorüberwachung
  - Thrombozyten-Aggregationshemmer
  - Nitrate
  - β-Rezeptorenblocker

4. Tag

3.5.2 Herzinsuffizienz

Formen

- Rechtsherzinsuffizienz
- Linksherzinsuffizienz
- Globalinsuffizienz

Rechtsherzinsuffizienz

Symptomatik

- Beinödeme → Gefühl, schwere Beine zu haben
- Lebervergrößerung und Aszites
- Nykturie
- Einflussstauung der oberen Halsvenen → Jugularvenendrucksteigerung
- Periphere Zyanose
- Leistungsminderung

Linksherzinsuffizienz

Symptomatik

- Lungenödem →
  - Unruhe
  - Dyspnoe bis Orthopnoe
  - Zyanose
  - Rasselgeräusche auskultierbar

Siehe außerdem Innere Medizin, Kapitel 1.1

3.5.3 Arterielle Hypertonie

Formen

- Primäre oder essenzielle Hypertonie (ohne nachweisbare Ursache)
- Sekundäre Hypertonie bei Grunderkrankung

Epidemiologie

- Essenzielle Hypertonie
  - Manifestation häufig um das 40. Lebensjahr
  - Macht 80–90 % der Hypertonie-Fälle aus

Diagnostik

- Diagnose erfordert mindestens 3 Messungen, an drei verschiedenen Tagen

Therapie

- Allgemeinmaßnahmen wie z. B. Gewichtsreduktion
- Medikamentöse Therapie (siehe Pharmakologie, Kapitel 1)

3.5.4 Venenthrombose

Einteilung

- Oberflächliche Venenthrombose (Thrombophlebitis)
- Tiefe Venenthrombose (Phlebothrombose)

Oberflächliche Venenthrombose

Symptomatik

- Hautrötung
- Lokale Temperaturerhöhung
- Lokaler Schmerz
- Tastbarer Venenstrang

Therapie

- Kompressionsverband
- Bewegung

Tiefe Venenthrombose

Pathogenese

- Virchow Trias
  1) Gefäßwandveränderung
  2) Blutstromveränderung
     Strömungsverlangsamung
     Wirbelbildung
  3) Veränderung der Blutzusammensetzung

Risikofaktoren

- Operative Eingriffe
- Übergewicht
- Weibliches Geschlecht
- Immobilisation

⚠ Immobilisation → Muskelatrophie, Obstipation, Neigung zu orthostatischer Hypotonie

Symptomatik

- Schweregefühl des betroffenen Beines
- Schmerzen medialer Fußsohlenbereich
- Schwellung
- Zyanose

Komplikationen

- Chronisch venöse Insuffizienz
  - Symptomatik: Ulcus cruris → Kompressionsbehandlung
- Lungenembolie

Allgemeinärztliche Betreuung

Therapie

- Antikoagulation
- Frischer Thrombus (nicht älter als 8 Tage): operative Thrombektomie oder Fibrinolyse

3.6 Beschwerden im Bauchbereich oder an den Verdauungsorganen

3.6.1 Leitsymptome

Diarrhö

Ätiologie

- Infektionen (z. B. mit enterotoxischen E. coli → unkomplizierte Reisediarrhö, die normalerweise nach 1–4 Tagen abklingt)
- Colon irritabile
- Chronisch entzündliche Darmerkrankungen
  - Colitis ulcerosa
  - Morbus Crohn
- Lactasemangel
- Endokrine Störungen z. B. Hyperthyreose
- Tumoren

Bluterbrechen (Hämatemesis)

Ätiologie

- Magenulkus
- Magenschleimhauterosionen, z. B. bei Einnahme von nichtsteroidalen Antiphlogistika
- Ösophagusvarizen
- Tumoren

Blut im Stuhl

Komplikation

- Hypochrome, mikrozytäre Eisenmangelanämie → Leistungsminderung und Müdigkeit

Diagnostik

- Digital-rektale Untersuchung: besonders wichtig zur Erfassung eines Rektumkarzinoms → 50 % aller Rektumkarzinome können durch diese Untersuchung erfasst werden
- Test auf okkultes Blut im Stuhl
- Proktoskopie, Rektoskopie und hohe Koloskopie

Gastroösophagealer Reflux

Symptomatik

- Sodbrennen
- Retrosternaler Schmerz

Therapie

- Allgemeinmaßnahmen
  - Häufig kleine Mahlzeiten und Verzicht auf Mahlzeiten kurz vor dem Schlafengehen
  - Oberkörperhochlagerung beim Schlafen
  - Meiden alkoholischer Getränke
- Medikamentöse Therapie
- Operativ bei Therapieresistenz: Fundoplicatio nach Nissen zur Rekonstruktion des His-Winkels

Schmerzen

Ätiologie

- Peritonitis → regungsloses Daliegen mit angezogenen Knien und Vermeiden jeder Bewegung
- Obstruktionsileus → abwechselnd Unruhe und Erschöpfung
- Harnleiterkonkrement → ruheloses Umherlaufen und vergebliches Suchen nach einer Lage, die Schmerzerleichterung bringt

3.6.2 Divertikulose und Divertikulitis

Divertikulose

Epidemiologie

- Erkrankungsgipfel nach dem 5. Lebensjahrzehnt

Allgemein

- Pseudodivertikel (Schleimhautausstülpungen)
- Prädilektionsstelle: Colon sigmoideum

Symptomatik

- Meist asymptomatisch, sonst Blutungen

Komplikation

- Divertikulitis

4. Tag

Therapie

- Schlackenreiche Kost

Divertikulitis

Symptomatik

- Schmerzen meist im linken Unterbauch
- Druckschmerzhafte, walzenförmige Resistenz tastbar
- Fieber

Komplikationen

- Blutung
- Stenose
- Darmperforation
- Peritonitis
- Retroperitonealer Abszess
- Fistelbildung

3.6.3 Akutes Abdomen

Ätiologie

- Akute Appendizitis
- Akute Cholezystitis
- Akute Divertikulitis
- Perforiertes Magen- oder Duodenalulkus
- Ileus
- Peritonitis

Appendizitis

Symptomatik

- Frühsymptom: epigastrischer Schmerz, der in den rechten Unterbauch wandert

Diagnostik

- Klinische Untersuchung: Druckschmerz an umschriebenen Punkten
  - McBurney-Punkt
  - Lanz-Punkt
  - Loslassschmerz
  - Psoas-Zeichen: Hinweis auf retrozökale Lage der Appendix
  - Rovsing-Zeichen: retrogrades Ausstreichen des Kolons verursacht Schmerzen
  - Digital-rektale Untersuchung: Druckschmerz im Douglas-Raum
- Urinanalyse: Nachweis von Leukozyten und Erythrozyten
- Sonographie

Therapie

- Appendektomie

3.6.4 Erkrankungen des Pankreas

Pankreatitis

Symptomatik

- Bei akuter Pankreatitis
  - Schmerzen in der Tiefe des Oberbauches, z. T. mit Ausstrahlung in den Rücken
  - Übelkeit und Erbrechen
  - Hypoperistaltik → Subileus bis paralytischer Ileus
  - Elastische Bauchdeckenspannung (sog. „Gummibauch")
  - Meteorismus
  - Hypotonie und Tachykardie

  ⚠ Akute Pankreatitis: Diarrhö ist kein typisches Symptom

- Bei chronischer Pankreatitis
  - Oberbauchschmerzen
  - Exogene Pankreasinsuffizienz → Chymotrypsin-Konzentration im Stuhl erniedrigt

Siehe Innere Medizin, Kapitel 4.7

3.7 Suchtprobleme

3.7.1 Alkoholismus

Formen nach Jellinek

- Alpha-Typ
  - Symptomatik: Erleichterungstrinken bei Belastung
- Beta-Typ
  - Symptomatik: kein Kontrollverlust
- Gamma-Typ
  - Symptomatik: süchtiges Trinken mit Kontrollverlust
- Delta-Typ
  - Symptomatik: Gewohnheitstrinker ohne Kontrollverlust und Abstinenzunfähigkeit
- Epsilon-Typ
  - Symptomatik: Dipsomanie (in Abständen auftretender Drang, exzessiv Alkohol zu konsumieren)

Komplikationen

- Pankreatitis
- Delirium tremens
- Polyneuropathie
- Kleinhirnrindenatrophie → Ataxie, Nystagmus
- Kardiomyopathie
- Zieve-Syndrom: alkoholtoxischer Leberschaden in Kombination mit Hämolyse und Hyperlipidämie

Delirium tremens

Symptomatik

- Tachykardie
- Zittern
- Schwitzen
- Halluzinationen

Therapie

- Clomethiazol für kurze Zeit (drohende Abhängigkeit)

Pathologischer Rausch

Definition

- Alkoholbedingte symptomatische Psychose (Dämmerzustand) nach Konsum von geringen Alkoholmengen

Allgemein

- Tritt bei Alkoholikern meist in der chronischen Phase auf

Symptomatik

- Desorientiertheit
- Ungesteuerte Triebentladung
- Amnesie für die Dauer des Zustandes

3.7.2 Morphinabusus

Akute Intoxikation

Symptomatik

- Cheyne-Stokes-Atmung und Atemdepression
- Zyanose
- Hypotonie der Muskulatur und Fehlen von Muskeleigenreflexen
- Miosis

Morphin-Entzug

Symptomatik

- Übelkeit und Erbrechen
- Diarrhö
- Schwitzen
- Muskelkrämpfe und Muskelschmerzen
- Tachykardie
- Schlaflosigkeit

3.8 Erkrankungen des Nervensystems und der Psyche

Starke Überschneidungen mit Neurologie und Psychiatrie → siehe Neurologie und Psychiatrie

3.9 Stoffwechselstörungen

Diabetes mellitus

Formen

- Typ I-Diabetes: betrifft vor allem junge Patienten
  - Allgemein: Assoziation mit HLA-Antigenen vorhanden
- Typ II-Diabetes: betrifft vor allem ältere Patienten
- Sekundärer Diabetes mellitus bei
  - Morbus Cushing
  - Akromegalie
  - Hämochromatose
  - Phäochromozytom
  - Glukagonom
  - Hyperthyreose

Komplikationen

- Polyneuropathie
- Diabetische Retinopathie → Vorsorgeuntersuchung mindestens einmal pro Jahr
- Katarakt
- PAVK → Claudicatio intermittens
- Fettleber

Therapie

- Diät, bestehend aus
  - 15–20 % Proteinen
  - 30–35 % Fett
  - 45–50 % Kohlenhydrate
- Medikamentös (nur bei Typ II-Diabetes mellitus möglich, siehe auch Kapitel, 4.2.1)
- Insulin

Allgemeinmedizin

Hyperurikämie und Gicht

Ätiologie

- Primäre Hyperurikämie
- Sekundäre Hyperurikämie bei
  - Alkoholismus
  - Malignen Erkrankungen
  - Niereninsuffizienz durch verminderte Harnsäureausscheidung
  - Nulldiät → in Folge der resultierenden Ketoazidose

Epidemiologie

- Männer häufiger als Frauen betroffen

Manifestationsformen

- Akuter Gichtanfall
- Chronische Gicht
  - Symptomatik: Gichttophi, Nephrolithiasis

Akuter Gichtanfall

Symptomatik

- Akute Monarthritis meist des Großzehengrundgelenkes (Podagra)
- Manifestation besonders nachts nach üppigen Mahlzeiten und/oder Alkoholkonsum

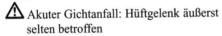 Akuter Gichtanfall: Hüftgelenk äußerst selten betroffen

Therapie

- Akut: Colchizin oder nichtsteroidale Antiphlogistika
- Intervall: Allopurinol

3.10 Endokrine Störungen

3.10.1 Schilddrüse

Leitsymptome

- Hypothyreose
- Hyperthyreose, z. B. bei Morbus Basedow
- Struma

Hypothyreose

Symptomatik

- Verstärkte Ermüdbarkeit und Lethargie
- Kälteempfindlichkeit
- Trockene Haut
- Myxödem
- Bradykardie
- Symptomatik entwickelt sich langsam progredient

Morbus Basedow

Symptomatik

- Innere Unruhe und Schlaflosigkeit
- Wärmeintoleranz
- Diarrhö und Gewichtsabnahme
- Feinschlägiger Ruhetremor

Diagnostik

- Labor
  - TSH erniedrigt
  - TSH-Rezeptor-Antikörper nachweisbar
- Sonographie: diffuse Echo-Armut
- Szintigraphie: intensive Radionuklidspeicherung („hoher Uptake")

Therapie

- Thyreostatika für mindestens 1 Jahr, danach Auslassversuch

3.10.2 Hypophyse

Prolaktinom

Symptomatik

- Bei Frauen: Amenorrhö, Hirsutismus und Galaktorrhö
- Bei Männern: Potenzstörungen
- Symptome einer sekundären Nebenniereninsuffizienz

Therapie

- Bromocriptin: normalisiert den Prolaktinspiegel und reduziert die Adenomgröße

3.11 Sexualprobleme und urologische Erkrankungen, einschließlich Erkrankungen der Sexualorgane

3.11.1 Gynäkologische Erkrankungen

Endometriose

Definition

- Ektopes Auftreten von Uterusschleimhaut außerhalb der Gebärmutter

Allgemein

- Ektope Endometriumzellen unterliegen, wie die Gebärmutterschleimhaut, der hormonellen Regulation

Symptomatik

- Dysmenorrhö
- Menorrhagien

Komplikation

- Bei Tubenendometriose: Sterilität

Therapie

- Hormonelle Behandlung
- Operative Resektion

3.11.2 Urologische Erkrankungen

Harnwegsinfektion

Erreger

- E. coli
- Proteus mirabilis
- Enterokokken und Streptokokken
- Staphylokokken

Symptomatik

- Dysurie
- Pollakisurie

Diagnostik

- Urinanalyse

Therapie

- Antibiotika

Akute Prostatitis

Symptomatik

- Schmerzen am Perineum
- Dysurie
- Defäkationsschmerz

Diagnostik

- Palpation: geschwollene, stark druckdolente Prostata
- Urinanalyse: Leukozyturie

Therapie

- Antibiotika

Hodenerkrankungen

Siehe Urologie

3.11.3 Erkrankungen der Niere

Nephrolithiasis

Ätiologie

- Hyperparathyreoidismus oder Vitamin-D-Intoxikation → Hyperkalzurie → kalziumhaltige Steine
- Renal tubuläre Azidose → Kalziumphosphatsteine
- Hyperurikämie und Gicht → Harnsäuresteine (röntgennegative Steine)
- Infektionen, z. B. mit Proteus mirabilis → Infektsteine

Symptomatik

- Steinkolik
  - An- und abschwellende, heftige Flankenschmerzen, z. T. mit Ausstrahlung in die Leiste
  - Erbrechen

Nephrotisches Syndrom

Ätiologie

- Glomerulonephritis
  - Urinanalyse: Nachweis von Erythrozytenzylindern
- Diabetische Nephropathie
- Kollagenosen
- Amyloidose

Symptomatik

- Proteinurie über 3,5 g/d → Hypoproteinämie → Ödeme
- Hyperlipidämie
- Thromboseneigung

3.12 Hauterkrankungen

Starke Überschneidungen mit der Dermatologie → siehe Dermatologie

3.13 Störung der Blutbildung und des Lymphsystems

Siehe Innere Medizin, Kapitel 2

3.14 Störungen an Augen oder Ohren

Starke Überschneidungen mit Ophthalmologie und HNO → siehe Ophthalmologie und HNO

4 Bewertung von verschiedenen Therapieverfahren

4.1 Naturheilverfahren

Physikalische Therapie

Formen

- Bewegungstherapie
- Klimatherapie
- Lichttherapie
- Balneotherapie
- Aerosol- und Inhalationstherapie
- Thermotherapie
- Elektrotherapie
  - Hochfrequenztherapie: Mikrowellentherapie, die zu einer starken Überwärmung des subkutanen Gewebes führt

⚠ Mikrowellentherapie: Kontraindikationen sind akute Entzündungen und Anwendung in der Nähe von Metallimplantaten.

4.2 Arzneistoffe

4.2.1 Arzneistoffe der Diabetes mellitus-Therapie

Sulfonylharnstoffe

Allgemein

- Ein Vertreter ist Glibenclamid
- Symptome einer Hypoglykämie können durch gleichzeitige Einnahme von β-Rezeptorenblockern maskiert werden

Kontraindikationen

- Schwangerschaft
- Urämie
- Schwere Sulfonamidallergie
- Ketoazidose bei Coma diabeticum

Arzneimittelwechselwirkungen

- Verstärkung der blutzuckersenkenden Wirkung durch Interaktion mit
  - Acetylsalicylsäure und Phenylbutazon
  - Tetrazyklinen
  - Cumarinen

4.2.2 Arzneistoffe in der Schwangerschaft

Allgemein

- Folgende Medikamente dürfen in der Schwangerschaft verordnet werden
  - Paracetamol
  - Magnesium
  - Amoxicillin → z. B. bei akuter Zystopyelitis indiziert
  - Heparin → falls indiziert, muss Heparin immer anstelle von Cumarinen eingesetzt werden

Hypertonietherapie

Allgemein

- Indiziert sind
  - Methyldopa
  - Atenolol (Beta-1-selektiver Beta-Blocker)
  - Dihydralazin: Nebenwirkungen sind Tachykardie und Kopfschmerzen

4.2.3 Arzneistoffe der Herzinsuffizienz-Therapie

Allgemein

- Indiziert sind
  - ACE-Hemmer
  - Digitalisglykoside
  - Diuretika
  - Nitrate

ACE-Hemmer

Siehe Pharmakologie, Kapitel 1.1

Digitalisglykoside

Wirkungen

- Positiv inotrop
- Negativ chronotrop
- Negativ dromotrop

Indikationen

- Herzinsuffizienz
- Supraventrikuläre Herzrhythmusstörungen, z. B. Tachyarrhythmia absoluta

Nebenwirkungen

- Übelkeit und Erbrechen
- Durchfall
- Störungen des Farbensehens
- Rhythmusstörungen

Arzneimittelwechselwirkungen

- Wirkung wird durch gleichzeitige Kalziumgabe verstärkt

4.2.4 Arzneistoffe bei Leberschaden

Allgemein

- Wirkungsverlängerung bei
  - Diazepam
  - Pethidin
  - Lidocain
  - Theophyllin
  - Oralen Antikoagulantien
- Nicht verwendet werden sollten
  - Tetrazykline
  - Erythromycin
  - Griseofulvin

4.2.5 Cumarin-Derivate

Kontraindikationen

- Fortgeschrittene Glomerulonephritis
- Dekompensierte Leberzirrhose
- Schwangerschaft
- Magen-Darm-Ulzera

Arzneimittelwechselwirkungen

- Wirkungsverstärkung und damit verstärkte Blutungsneigung durch gleichzeitige Einnahme von
  - Thyroxin
  - Allopurinol
  - Tetrazyklinen
  - Disulfiram

Zur Beantwortung weiterer Fragen siehe auch Klinische Pharmakologie

5 Aufgaben im sozialen Bereich

5.1 Sozial- und arbeitsrechtliche Fragen

Arbeitsunfähigkeit (AU)

Bestimmungen

- „Krankschreibung" erfolgt durch die Arbeitsunfähigkeitsbescheinigung, die bei der kassenärztlichen Versorgung aus 3 Teilen besteht: jeweils 1 Ausfertigung erhält der Arbeitgeber, die Krankenkasse und der Arzt
- Ausfertigung für den Arbeitgeber enthält
  - Datum, bis wann die AU voraussichtlich besteht
  - Angaben, ob ein Arbeitsunfall, Arbeitsunfallfolgen oder eine Berufskrankheit vorliegen

⚠ Arbeitsunfähigkeitsbescheinigung: die Diagnose darf dem Arbeitgeber nicht mitgeteilt werden.

- Lohnfortzahlung im Krankheitsfall bei AU
  - Erfolgt zunächst für 6 Wochen durch den Arbeitgeber
  - Anschließend zahlt die gesetzliche Krankenversicherung das Krankengeld, das 80 % vom Regellohn beträgt
  - Anspruch auf Lohnfortzahlung durch den Arbeitgeber besteht für jede AU neu; falls allerdings die gleiche Erkrankung zur AU führt, muss ein Zeitraum von mindestens 6 Monaten zwischen den beiden Erkrankungen liegen
- Beendigung der Arbeitsunfähigkeit muss durch den Arzt nicht gesondert bescheinigt werden

Berufsunfähigkeit

Definition

- Berufsunfähigkeit im Sinne der gesetzlichen Rentenversicherung liegt vor, wenn ein Versicherter wegen Krankheit in seiner Erwerbsfähigkeit zu mehr als 50 % im Vergleich zu Personen mit ähnlicher Ausbildung, Kenntnissen und Fähigkeiten eingeschränkt ist

Zur Beantwortung weiterer Fragen siehe auch Sozialmedizin

Arbeitsmedizin
Inhaltsverzeichnis

1 Wichtige Arbeitsschutzvorschriften 661

1.1 Bedeutsame medizinische Sachverhalte in Gesetzen 661
1.2 Bedeutsame medizinische Sachverhalte in Verordnungen 661
1.3 Verhütung und Früherkennung beruflich bedingter Schäden, Begutachtung 662

2 Analyse von Arbeitsplatz- und Berufsbelastungen 663

2.1 Arbeitsphysiologische Aspekte ... 663
    2.1.1 Belastung und Beanspruchung 663
    2.1.2 Arbeit und Ermüdung 663
    2.1.3 Besondere Arbeitsformen .. 663
2.2 Arbeitspsychologische Aspekte ... 664
2.3 Arbeitsplatz und Umgebungseinflüsse 664
    2.3.1 Klima am Arbeitsplatz 664
    2.3.2 Licht und Beleuchtung am Arbeitsplatz 664
2.4 Lärm am Arbeitsplatz 665
2.5 Vibrationen am Arbeitsplatz 665
2.6 Nichtionisierende Strahlen 665
2.7 Stäube, Gase, Rauch, Dämpfe, Flüssigkeiten 665

3 Toxizität von Arbeitsstoffen 666

3.1 Arbeitsmedizinisch relevante Beurteilungskriterien 666
    3.1.1 Maximale Arbeitsplatzkonzentration (MAK) 666
    3.1.2 Biologischer Arbeitsstofftoleranzwert (BAT) 666
    3.1.3 Technische Richtkonzentration (TRK) 666

4 Berufskrankheiten 667

4.1 Allgemeines 667
4.2 Durch Metalle und Metalloide verursachte Berufskrankheiten 667
    4.2.1 Blei und seine Verbindungen 667
    4.2.2 Quecksilber und seine Verbindungen 667
    4.2.3 Chrom und seine Verbindungen 668
    4.2.4 Cadmium und seine Verbindungen 668
    4.2.5 Mangan und seine Verbindungen 668
    4.2.6 Thallium und seine Verbindungen 668
    4.2.7 Arsen und seine Verbindungen 668
    4.2.8 Beryllium und seine Verbindungen 668
4.3 Erstickungsgase 669
    4.3.1 Kohlenmonoxid-Vergiftung (CO-Vergiftung) 669
    4.3.2 Schwefelwasserstoff 669
4.4 Lösungsmittel, Schädlingsbekämpfungsmittel (Pestizide) und sonstige chemische Stoffe 669
    4.4.1 Alkylphosphate (Organische Phosphorsäureester) .. 669
    4.4.2 Aromatische Amine 669
    4.4.3 Halogenwasserstoffe 670
    4.4.4 Benzol und seine Homologe 670
    4.4.5 Nitro- und Aminoverbindungen des Benzols 670
    4.4.6 Schwefelkohlenstoff 671
    4.4.7 Methanol 671
    4.4.8 Fluor und seine Verbindungen 671
    4.4.9 Salpetersäureester 671
    4.4.10 Benzochinon 671
4.5 Durch physikalische Einwirkungen verursachte Berufskrankheiten 671

4. Tag

Arbeitsmedizin

- 4.5.1 Sehnenscheidenerkrankungen ... 671
- 4.5.2 Erkrankungen durch Erschütterungen bei Arbeiten mit Druckluftwerkzeugen ... 671
- 4.5.3 Vibrationsbedingte Durchblutungsstörungen an den Händen ... 672
- 4.5.4 Bandscheibenbedingte Erkrankungen der Lendenwirbelsäule ... 672
- 4.5.5 Erkrankungen durch Druckluft ... 672
- 4.5.6 Erkrankungen durch Lärm ... 672
- 4.5.7 Erkrankungen durch ionisierende Strahlen ... 673
- 4.6 Durch Infektionserreger oder Parasiten verursachte Berufskrankheiten sowie Tropenkrankheiten ... 673
  - 4.6.1 Von Tieren auf Menschen übertragbare Krankheiten ... 673
- 4.7 Lungenerkrankungen infolge anorganischer Stäube ... 674
  - 4.7.1 Quarzstaublungenerkrankung (Silikose) ... 674
  - 4.7.2 Asbeststaublungenerkrankung (Asbestose) oder durch Asbeststaub verursachte Erkrankungen der Pleura ... 674
  - 4.7.3 Tumoren durch Asbest ... 674
  - 4.7.4 Aluminium und seine Verbindungen ... 674
  - 4.7.5 Nickel ... 675
- 4.8 Erkrankungen der Atemwege infolge organischer Stäube ... 675
  - 4.8.1 Exogen allergische Alveolitis ... 675
  - 4.8.2 Byssinose ... 675
  - 4.8.3 Stäube von Eichen- oder Buchenholz ... 675
- 4.9 Obstruktive Atemwegserkrankungen ... 675
  - 4.9.1 Allergisierende Arbeitsstoffe ... 675
  - 4.9.2 Chemisch-irritativ oder toxisch wirkende Arbeitsstoffe ... 676
- 4.10 Berufskrankheiten der Haut ... 676
  - 4.10.1 Allergische, infektiöse oder toxisch bedingte Hauterkrankungen ... 676
  - 4.10.2 Berufsbedingte maligne Neubildungen der Haut ... 677

5 Arbeitsunfälle ... 678
- 5.1 Arbeitsunfall ... 678
- 5.2 Bestehende chronische Leiden als Risikofaktor und wesentliche Teilursache von Arbeitsunfällen ... 678

6 Begutachtungskunde ... 679
- 6.1 Allgemeine Grundlagen ... 679
- 6.2 Begutachtung ... 679
  - 6.2.1 Definitionen und Begriffe ... 679

7 Ärztliche Aspekte der Rehabilitation ... 680

1 Wichtige Arbeitsschutzvorschriften

1.1 Bedeutsame medizinische Sachverhalte in Gesetzen

Arbeitssicherheitsgesetz

Bestimmungen

- Verpflichtet den Betriebsarzt zur
  - Durchführung regelmäßiger Arbeitsplatzbegehungen
  - Beratung und Unterstützung des Arbeitgebers in allen Fragen des Arbeits- und Gesundheitsschutzes sowie der Unfallverhütung
  - Organisation der Ersten Hilfe
  - Auswertung arbeitsmedizinischer Vorsorgeuntersuchungen
  - Überprüfung der Verwendung vorgeschriebener Körperschutzmittel
  - Beachtung der ärztlichen Schweigepflicht

⚠ Die Überprüfung von Arbeitsunfähigkeitsbescheinigungen gehört nicht zu den Aufgaben des Betriebsarztes.

Jugendarbeitsschutzgesetz

Bestimmungen

- Regelt Eintrittsalter für eine Beschäftigung: ab dem 15. Lebensjahr, wobei es Ausnahmen gibt
- Bestimmt, dass Jugendliche innerhalb der letzten 14 Monate vor Aufnahme der Tätigkeit von einem Arzt untersucht wurden
- Vor Ablauf des 1. Beschäftigungsjahres muss eine Nachuntersuchung unter Berücksichtigung der Wirkung der ausgeführten Arbeit auf Gesundheit und Entwicklung erfolgen → Untersuchungsbefund wird nur den Sorgeberechtigten und nicht dem Arbeitgeber mitgeteilt

Mutterschutzgesetz

Bestimmungen

- Enthält allgemeine und spezielle Beschäftigungsverbote für werdende und entbundene Mütter, die vom Arbeitgeber zu beachten sind
  - 6 Wochen vor und 8 Wochen (12 Wochen bei Früh- und Mehrlingsgeburten) nach der Geburt besteht ein generelles Beschäftigungsverbot → Ausnahme ist möglich, wenn die Mutter eine Weiterbeschäftigung vor der Geburt wünscht
  - Nachtarbeitsverbot zwischen 20 und 6 Uhr
  - Verbot für Akkord- und Fließbandarbeit
  - Verbot für Arbeiten im Stehen für mehr als 4 Stunden täglich nach dem 5. Schwangerschaftsmonat
  - Verbot für Arbeiten, bei denen die Schwangere gesundheitsgefährdenden Stoffen, Gasen, Strahlen, Staub, Kälte, Hitze, Lärm oder Erschütterungen ausgesetzt ist
  - Verbot für Arbeiten auf Beförderungsmitteln nach Ablauf des 3. Schwangerschaftsmonates
- Regelt den Kündigungsschutz
- Verpflichtet den Arbeitgeber, die zuständigen Aufsichtsbehörden über die Schwangerschaft zu informieren
- Legt fest, dass werdenden Müttern bezahlte Freizeit für Schwangerschaftsvorsorgeuntersuchungen gewährt werden muss

1.2 Bedeutsame medizinische Sachverhalte in Verordnungen

Gefahrstoffverordnung

Allgemein

- Soll die Menschen und die Umwelt vor Schäden durch gefährliche Stoffe schützen
- Regelt die Aufgaben des Arztes bei arbeitsmedizinischen Vorsorgeuntersuchungen
  - Der zu untersuchende Personenkreis wird bestimmt
  - Die Nachuntersuchungsfristen werden festgelegt

Unfallverhütungsvorschriften

Allgemein

- Werden durch die Berufsgenossenschaften erlassen

  ⚠ Die Berufsgenossenschaften sind Träger der gesetzlichen Unfallversicherung
- Sind für den Arbeitgeber rechtsverbindliche Regelungen

1.3 Verhütung und Früherkennung beruflich bedingter Schäden, Begutachtung

Spezielle Vorsorgeuntersuchungen

Allgemein

- Durchführung der arbeitsmedizinischen Vorsorge wird u. a. durch die berufsgenossenschaftlichen Grundsätze geregelt
  - Vorsorgeuntersuchungen dürfen nur von ermächtigten Ärzten durchgeführt werden
  - Vorsorgeuntersuchungen umfassen die Befunderhebung anhand von anamnestischen Angaben, allgemeinen und speziellen Untersuchungen sowie die Anwendung arbeitsmedizinischer Kriterien auf das Untersuchungsergebnis
  - Vorsorgeuntersuchungen bei berufsbedingter Exposition gegenüber eindeutig krebserzeugenden Gefahrenstoffen sollten bereits durchgeführt werden, wenn die Auslöseschwelle überschritten ist
- Bedenken des Arztes bezüglich einer Weiterbeschäftigung am bisherigen Arbeitsplatz können, auch ohne Einwilligung des Arbeitnehmers, dem Arbeitgeber – allerdings ohne Preisgabe ärztlicher Einzelbefunde – übermittelt werden

Technischer Arbeitsschutz

Beispiele

- Absaugung schädlicher Stäube oder Gase am Entstehungsort
- Verwendung geschlossener Systeme
- Ersatz schädlicher Arbeitsstoffe durch weniger schädliche

Persönlicher Arbeitsschutz

Beispiele

- Tragen von Staubfiltermasken
- Tragen von Schutzbekleidung
- Zeitliche Begrenzung der täglichen Expositionsdauer

2 Analyse von Arbeitsplatz- und Berufsbelastungen

2.1 Arbeitsphysiologische Aspekte

2.1.1 Belastung und Beanspruchung

Motorische Leistungsfähigkeit

Allgemein

- Umfasst folgende Teilbereiche
  - Koordinationsfähigkeit
  - Handgeschicklichkeit
  - Körperbeherrschung
  - Bewegungsgeschwindigkeit
- Sinkt nach dem 30. Lebensjahr ab

Kardiopulmonale Leistungsfähigkeit

Allgemein

- Die maximale Sauerstoffaufnahme (V_{O2max}) dient der Beurteilung der individuellen kardiopulmonalen Leistungsfähigkeit → V_{O2max} gilt als Hinweis auf die Höchstleistungsgrenze für längerfristige dynamische Arbeit
- Durch Anpassung an körperlich schwere Arbeit verbessert sich die kardiopulmonale Leistungsfähigkeit durch Zunahme von
  - Blutvolumen und Gesamthämoglobin
  - Herzvolumen
  - Vitalkapazität

2.1.2 Arbeit und Ermüdung

Ermüdung

Formen

- Zentrale Ermüdung
- Periphere Ermüdung

Zentrale Ermüdung

Symptomatik

- Störung der
  - Konzentration und Aufmerksamkeit
  - Wahrnehmung
  - Bewegungskoordination
  - Aktivität

Pausen

Allgemein

- Erholungswert von Pausen ist zeitbezogen
  → er ist abhängig von
  - Länge der vorausgegangenen Arbeitsschicht
  - Häufigkeit der Pausen innerhalb einer Arbeitsschicht
- Günstig sind häufige, kurze Pausen von 2–6 Minuten
- Nach körperlich schwerer Arbeit kommt es innerhalb der Pause zu
  - Rückgang des Sauerstoffverbrauches
  - Rückgang der Pulsfrequenz
  - Abfall des Blutlactats
  - Anstieg des Kreatinphosphats im Muskel
- Dem Begriff „Arbeitszeitelement" werden zugeordnet
  - Arbeitszeit
  - Ruhepausen
- Ein Erholungszuschlag ist eine Pause, die aufgrund einer bestimmten Arbeit erforderlich ist, um Überbelastung zu vermeiden

2.1.3 Besondere Arbeitsformen

Nachtarbeit

Allgemein

- Soziales Umfeld verhindert auch nach mehrwöchiger Nachtarbeit eine vollständige Anpassung physiologischer und psychologischer Funktionen → eingestreute Nachtschichten sind am günstigsten für den Organismus
- Allgemeine Leistungsfähigkeit nachts geringer als tagsüber

Komplikationen

- Gehäuftes Auftreten von
  - Appetitlosigkeit
  - Schlaflosigkeit
  - Störungen im Bereich des sozialen Lebens

2.2 Arbeitspsychologische Aspekte

Arbeitsverhalten

Allgemein

- Bei der Analyse des Arbeitsverhaltens wird berücksichtigt
  - Monotonieerfassung
  - Psychologische Sättigungserfassung
  - Anforderungsanalyse
  - Aufgabenanalyse

2.3 Arbeitsplatz und Umgebungseinflüsse

2.3.1 Klima am Arbeitsplatz

Allgemein

- Bei körperlich wenig belastender Arbeit ist anzustreben
  - Eine Raumtemperatur von 18–22° C
  - Eine Luftfeuchtigkeit von 50%
- Als Parameter für den Lüftungsbedarf in einem Arbeitsraum gilt die CO_2-Konzentration

Effektivtemperatur

Allgemein

- Bei der Effektivtemperatur handelt es sich um ein Klimasummenmaß zur Charakterisierung der thermischen Umgebungsbedingungen am Arbeitsplatz
- Ist abhängig von
  - Lufttemperatur
  - Luftfeuchtigkeit
  - Luftbewegung (Luftgeschwindigkeit)
- Wird mit Hilfe eines Nomogramms ermittelt
- Unter Berücksichtigung der Kleidung kann sie angegeben werden als
  - Basiseffektivtemperatur: gilt für Personen mit unbekleidetem Oberkörper
  - Normaleffektivtemperatur: gilt für Personen in Straßenkleidung

Hitzearbeitsplatz

Allgemein

- Hitzeadaptation durch
  - Beginn der Schweißsekretion bereits bei niedrigerer Haut- und Körperkerntemperatur
  - Erhöhung der Schweißmenge bei sinkender Salzkonzentration
- Zumutbarkeit der Belastung am Hitzearbeitsplatz ist abhängig von
  - Luftgeschwindigkeit
  - Feuchttemperatur
  - Schwere der körperlichen Arbeit
  - Akklimatisation an die Hitzearbeit

2.3.2 Licht und Beleuchtung am Arbeitsplatz

Allgemein

- Die erforderliche Beleuchtungsstärke des Arbeitsplatzes hängt von der zu leistenden Arbeit ab →
  - Im Lagerraum ist eine Beleuchtungsstärke von 50 Lux ausreichend
  - Im Büro sollte eine Beleuchtungsstärke von 300–500 Lux vorliegen
  - Bei Operationen sollte eine Beleuchtungsstärke von 3000–4000 Lux vorliegen
- Arbeitsräume sollten Tageslicht erhalten
  → Tageslichtbeleuchtung abhängig von
  - Beleuchtungsstärke im Freien
  - Reinigungsgrad der Fenster
  - Höhe des Fenstersturzes
  - Verhältnis Fensterfläche zu Bodenfläche
- Bei künstlicher Beleuchtung ist generell zu fordern, dass
  - Stroboskopische Effekte durch Leuchtstofflampen vermieden werden
  - Sich im Sehfeld keine Leuchtkörper befinden
  - Zwischen Arbeitsplatz- und Raumbeleuchtung kein zu großer Helligkeitsunterschied besteht
  - Der erhöhte Lichtbedarf älterer Menschen berücksichtigt wird
- Blendung beruht meist auf einer zum Adaptationszustand der Netzhaut inadäquaten Beleuchtung → zur Vermeidung sollten
  - Leuchtdichteunterschiede im Sehfeld nicht zu groß sein
  - Sich im Sehfeld keine Leuchtkörper oder reflektierenden Flächen befinden

2.4 Lärm am Arbeitsplatz

Allgemein

- Bei Verdopplung der Schallintensität nimmt der Schalldruckpegel um 3 dB(A) zu
  - Beispiel: eine Maschine erzeugt einen Schalldruckpegel von 60 dB(A) → wenn eine zweite gleich laute Maschine dazugestellt wird, steigt der Schalldruckpegel um 3 dB(A), was einem Schalldruckpegelanstieg von ca. 5 % entspricht
- Ein Geräusch wird subjektiv als doppelt so laut wahrgenommen, wenn der Schalldruckpegel um 10 dB(A) zunimmt

2.5 Vibrationen am Arbeitsplatz

Wirkung

- Vibrationen bis 20 Hz können sich äußern in
  - Kinetosen
  - Peripheren Durchblutungsstörungen
  - Kopfschmerzen
  - Beeinträchtigung der Sehschärfe

2.6 Nichtionisierende Strahlen

Einteilung der UV-Strahlung

- UV-A-Strahlen (Wellenlänge: 320–400 nm)
- UV-B-Strahlen (Wellenlänge: 280–320 nm)
- UV-C-Strahlen (Wellenlänge: 200–280 nm)

Wirkungen

- UV-A-Strahlen: Sofortpigmentierung
- UV-B-Strahlen: Dermatitis, maligne Entartung
- UV-C-Strahlen: Erythem, Konjunktivitis

 Fensterglas filtert das Tageslicht unter 320 nm → lässt nur UV-A-Strahlung durch → gefiltertes Licht erzeugt keine Dermatitis oder Konjunktivitis, außerdem ist die Lichtintensität vermindert

2.7 Stäube, Gase, Rauch, Dämpfe, Flüssigkeiten

Definitionen

- Gesamtstaub ist der gesamte eingeatmete Staubanteil
- Feinstaub ist der Staub, der in den Alveolen deponiert wurde, sowie der wieder ausgeatmete Staubanteil

Allgemein

- Um zu beschreiben, wie tief ein Staub in die Atemwege eindringen kann, wurde der aerodynamische Durchmesser eingeführt
- Staub mit Körnergröße unter 5–7 μm ist lungengängig → Alveolarspeicherung → Aktivierung von Makrophagen
- Staubspeicherung kann harmlos sein (harmlose Staubspeicherungen gelten nicht als Berufskrankheiten)
- Eine Berufskrankheit liegt vor, wenn die Stäube
  - Chemisch-irritativ wirken
  - Fibrinogen wirken
  - Zu maligner Entartung führen
  - Zu Antiköperbildung führen

Überschneidungen mit Kapitel 4.7 → siehe Kapitel 4.7

3 Toxizität von Arbeitsstoffen

3.1 Arbeitsmedizinisch relevante Beurteilungskriterien

3.1.1 Maximale Arbeitsplatzkonzentration (MAK)

Definition

- Diejenige Konzentration eines Gefahrstoffes in der Luft am Arbeitsplatz, die nach heutiger Kenntnis, auch bei wiederholter und langfristiger Einwirkung, die Gesundheit nicht beeinträchtigt.

Allgemein

- MAK-Werte gelten für einzelne Substanzen und nicht für Schadstoffgemische (→ kein MAK-Wert für Benzin)
- MAK-Werte gelten nicht für kanzerogene Stoffe
- MAK-Werte werden durch die Senatskommission der Deutschen Forschungsgemeinschaft erarbeitet
- Technische Regeln für Gefahrstoffe legen fest, um wieviel und wie lange der MAK-Wert überschritten werden darf

3.1.2 Biologischer Arbeitsstofftoleranzwert (BAT)

Definition

- Höchstzulässige Menge eines Arbeitsstoffes oder Arbeitsstoffmetaboliten im biologischen Untersuchungsmaterial, die die Gesundheit der Beschäftigten auch dann nicht schädigt, wenn sie regelmäßig erreicht wird

Allgemein

- Die Überwachung des BAT-Wertes setzt voraus, dass ein Nachweis im Blut oder Urin möglich ist → man bezeichnet die Kontrolle des BAT-Wertes auch als biologisches Monitoring
- BAT-Wert ist besonders relevant, wenn der zu untersuchende Arbeitsstoff eine hohe Hautresorption aufweist

3.1.3 Technische Richtkonzentration (TRK)

Allgemein

- Gilt für kanzerogene Stoffe, bei denen die Angabe einer unschädlichen Schwellendosis nicht möglich ist → Einhaltung der Werte kann das Risiko einer Krebserkrankung vermindern aber nicht ausschließen
- Orientiert sich an den technischen Gegebenheiten unter Einbeziehung arbeitsmedizinischer Erfahrungen im Umgang mit den betreffenden Stoffen
- TRK-Werte sollten am Arbeitsplatz weit unterschritten werden
- TRK-Werte existieren u. a. für
    - Asbesthaltigen Feinstaub
    - Vinylchlorid
    - Benzol
    - Zinkchromat
    - Holzstäube

4 Berufskrankheiten

4.1 Allgemeines

Definition

- Eine Berufskrankheit ist eine Krankheit, die in der Liste der Berufskrankheitenverordnung aufgeführt ist und die in einem wahrscheinlichen ursächlichen Zusammenhang mit einer ausgeübten Tätigkeit steht.

Allgemein

- Krankheiten, die nicht in der Liste der Berufskrankheitenverordnung stehen, können in Ausnahmefällen als Berufskrankheit anerkannt werden (sog. Quasi-Berufskrankheiten), falls neue wissenschaftliche Erkenntnisse vorliegen.
- Bei Verdacht auf Vorliegen einer Berufskrankheit muss der Arzt bzw. der Unternehmer dies dem Unfallversicherungsträger (in der Regel sind das die Berufsgenossenschaften) oder dem staatlichen Gewerbearzt anzeigen.
- Um den Verdacht auf Vorliegen einer Berufskrankheit anzuzeigen müssen vorgeschriebene Formblätter verwendet werden.
- Der Versicherte ist über den Inhalt und den Adressaten der Anzeige zu informieren.
- Die Entscheidung der Anerkennung einer Berufskrankheit erfolgt durch den zuständigen Ausschuss der Berufsgenossenschaften
- Für strittige Fälle im Berufskrankheitsanerkennungsverfahren sind die Sozialgerichte zuständig

4.2 Durch Metalle und Metalloide verursachte Berufskrankheiten

4.2.1 Blei und seine Verbindungen

Anorganisches Blei

Allgemein

- Nur ca. 8–10% des aufgenommenen anorganischen Bleis werden bei Erwachsenen aus dem Magen-Darm-Trakt resorbiert
  - Orale Resorption bei Kindern größer als bei Erwachsenen
- Blei wird im Blut zu 95% an Erythrozyten gebunden transportiert
- Speicherung bevorzugt im Knochen
- Ausscheidung erfolgt hauptsächlich renal

Symptomatik

- Abgeschlagenheit
- Kopfschmerzen
- Darmkoliken und Obstipation durch Spasmen der glatten Muskulatur
- Periphere, motorische Nervenlähmungen (meist N. radialis betroffen)
- Hypochrome Anämie durch Hemmung der Enzyme der Hämoglobin-Synthese

Diagnostik

- Blutbild: Erythrozyten mit basophiler Tüpfelung
- Labor: Bleikonzentration im Vollblut erhöht (Plumbämie)
- Urinanalyse: Delta-Aminolävulinsäureausscheidung erhöht (Delta-Aminolävulinacidurie)

Therapie

- Dinatriumkalzium-Ethylendiamintetraacetat (Na_2Ca-EDTA)
- D-Penicillamin

Organisches Blei

Allgemein

- Ein Vertreter ist Bleitetraethyl

Symptomatik

- Bei akuter Vergiftung
  - Hypotonie
  - Hypothermie
  - Psychomotorische Erregungszustände
  - Tod durch Herz-Kreislauf-Versagen

⚠ Vergiftungen mit organischem Blei verursachen keine Radialislähmung

4.2.2 Quecksilber und seine Verbindungen

Allgemein

- Metallisches Quecksilber wird oral kaum resorbiert, Resorption erfolgt hauptsächlich über die Lungen

Arbeitsmedizin

Symptomatik

- Bei akuter Quecksilbervergiftung
  - Reizung der oberen Atemwege mit Stomatitis
  - Urämie durch Nierenschädigung
  - Diarrhö durch Colitis mucomembranacea
- Bei chronischer Quecksilbervergiftung
  - Kopfschmerzen, Gliederschmerzen
  - Stimmungslabilität und Aggressivität
  - Tremor
  - Polyneuropathie
  - Nierenschädigung

Diagnostik

- Bei Verdacht auf Quecksilberexposition: Bestimmung der Konzentration in Blut oder Urin

Therapie

- Dimercaprol
- D-Penicillamin

4.2.3 Chrom und seine Verbindungen

Symptomatik

- Kontaktekzeme
- Verätzungen von Haut und Schleimhäuten → Nasenscheidewandperforation
- Hämorrhagische Nephritis

Komplikation

- Bronchialkarzinom durch kanzerogene Wirkung

 Chrom: verursacht keine hämolytische Anämie oder Polyneuropathie

4.2.4 Cadmium und seine Verbindungen

Symptomatik

- Bei chronischer Vergiftung
  - Schwindel
  - Gelbverfärbte Zahnhälse
  - Luftnot durch Lungenemphysem
  - Proteinurie (z. B. Beta-Mikroglobulinurie) durch tubuläre Nierenschädigung
  - Osteoporose, Osteomalazie (sog. „Itai-Itai-Krankheit")

4.2.5 Mangan und seine Verbindungen

Symptomatik

- Bei akuter Vergiftung: Schädigung der Schleimhäute (z. B. Tracheobronchitis)
- Bei chronischer Vergiftung: Parkinsonismus

4.2.6 Thallium und seine Verbindungen

Symptomatik bei Vergiftung

- Appetitlosigkeit und Gewichtsabnahme
- Polyneuropathie mit „burning-feet"-Symptomatik
- Haarausfall
- Meessche Nagelbänder

4.2.7 Arsen und seine Verbindungen

Symptomatik

- Bei Arsenwasserstoffvergiftung
  - Intravasale Hämolyse → Hämoglobinurie → akutes Nierenversagen mit Anurie
  - Atemnot
  - Leibschmerzen

⚠ Arsenwasserstoff: riecht stark nach Knoblauch

- Bei chronischer Arsenvergiftung
  - Rhinitis sicca → Nasenseptumperforation
  - Periphere Polyneuropathie
  - Hyperkeratosen
  - Meessche Nagelbänder
  - Hauttumoren und Bronchialkarzinome durch kanzerogene Wirkung

4.2.8 Beryllium und seine Verbindungen

Symptomatik

- Berylliumpneumonie
  - Quälender Husten
  - Schwere Atemnot
  - Zyanose
  - Feinblasige Rasselgeräusche

⚠ Berylliumpneumonie: kein Auswurf von rostbraunem Sputum

- Bei chronischer Berylliumvergiftung
  - Trockener Husten
  - Gewichtsverlust
  - Lungenfibrose

4.3 Erstickungsgase

4.3.1 Kohlenmonoxid-Vergiftung (CO-Vergiftung)

Pathophysiologie

- Kohlenmonoxid weist im Vergleich zu Sauerstoff eine 200–300-mal stärkere Affinität zum Hämoglobin auf → verdrängt Sauerstoff aus seiner Hämoglobinbindung → Hypoxie

Allgemein

- Kohlenmonoxid
  - Entsteht bei unvollständiger Verbrennung von Kohlenstoffverbindungen
  - Geruch- und farbloses Gas
  - Weist eine Halbwertszeit im Körper von 2–3 Stunden auf

Befund

- Hellrote Färbung von Blut und Organen

Diagnostik

- Neurologischer Status
- EKG und EEG

Therapie

- O_2-Beatmung
- Therapie der Azidose

4.3.2 Schwefelwasserstoff

Pathogenese

- Hemmt Enzyme der Atmungskette (Cytochromoxidasen) → Blockierung der inneren Atmung

Allgemein

- Entsteht durch Fäulnis organischen Materials
- Ist schwerer als Luft
- Schon kurzdauernde Exposition in höherer Konzentration → Störung der Riechfunktion

4.4 Lösungsmittel, Schädlingsbekämpfungsmittel (Pestizide) und sonstige chemische Stoffe

4.4.1 Alkylphosphate (Organische Phosphorsäureester)

Allgemein

- Ein Vertreter ist Parathion (E 605)

Wirkungsmechanismus

- Hemmung der Acetylcholinesterase → Anstieg des Acetylcholinspiegels (→ Symptome bei Vergiftung entsprechen denen einer Acetylcholinvergiftung)

Parathion-Vergiftung

Allgemein

- Parathion
  - Aufnahme erfolgt oral, über die Atemwege oder die Haut (weist eine hohe Hautresorptionsquote auf)
  - Wird im Organismus z. T. in das eigentlich toxische Paraoxon überführt
  - Wirkt nach oraler Aufnahme bereits nach ca. 10 Minuten

Symptomatik

- Speichelfluss (Ptyalismus)
- Hyperhidrosis
- Miosis und Akkommodationsstörungen
- Übelkeit und Erbrechen

4.4.2 Aromatische Amine

Wirkung

- Kanzerogen → verursacht Urothelkarzinome der ableitenden Harnwege

Allgemein

- Wichtige Vertreter sind
  - Benzidin
  - Beta-Naphthylamin
  - 4-Aminodiphenyl

Arbeitsmedizin

4.4.3 Halogenwasserstoffe

Tetrachlorkohlenstoff

Allgemein

- Wird in der Industrie als Lösungsmittel eingesetzt

Symptomatik

- Bei akuter Vergiftung
  - Zunächst zentral-nervöse Störungen
  - Danach Leber- und Nierenschädigungen

Vinylchlorid

Symptomatik

- Bei chronischer Vergiftung
  - Schädigung der Leber
  - Splenomegalie
  - Verminderung der Thrombozyten
  - Akroosteolysen der Knochen
  - Hämangioendothelsarkome der Leber auf Grund der kanzerogenen Wirkung

Diagnostik

- Urinanalyse: Nachweis von Thiodiessigsäure als Vinylchloridmetabolit

Trichlorethylen

Symptomatik

- Bei akuter Vergiftung
  - Narkotische Wirkung durch Umwandlung in Trichlorethanol
- Bei chronischer Vergiftung
  - ZNS-Schädigung
  - Herz-Schädigung → Nachweis z. T. im EKG möglich
  - Leber-Schädigung → Leberenzyme überprüfen
  - Nieren-Schädigung → Urinanalyse

Chlorierte zyklische Kohlenwasserstoffe

Allgemein

- Wichtige Vertreter sind
  - Polychlorierte Biphenyle (PCB) → wurden als Bestandteil von Fugendichtmitteln eingesetzt
  - Lindan
  - DDT
- Werden als Pestizide verwendet oder entstehen als Verunreinigung bei der Herstellung von Pestiziden
- Sind lipophil und schlecht wasserlöslich → reichern sich im Körperfett an
- Können in der Muttermilch nachgewiesen werden
- Werden sehr langsam abgebaut (→ lange biologische Halbwertszeit) → können sich in der Nahrungskette anreichern
- Schädigen vor allem das Nervensystem

4.4.4 Benzol und seine Homologe

Benzol

Allgemein

- Monozyklischer Kohlenwasserstoff
- Kann in Emissionen von Ottomotoren nachgewiesen werden

Symptomatik

- Bei chronischen Vergiftungen
  - Aplastische Anämie durch myelotoxische Wirkung
  - Myeloische Leukämien auf Grund seiner kanzerogenen Wirkung

⚠ Benzol ist nicht stark lebertoxisch

Diagnostik

- Urinanalyse: Nachweis von Phenol als Benzolmetabolit

Toluol

Wirkung

- Toluol verursacht keine Schädigung des Knochenmarks und zeigt außerdem keine kanzerogene Wirkung

Diagnostik

- Urinanalyse: Nachweis von Hippursäure als Toluolmetabolit

4.4.5 Nitro- und Aminoverbindungen des Benzols

Allgemein

- Wichtige Vertreter sind Nitrobenzol und Anilin

Symptomatik

- Bei chronischer Vergiftung
  - Methämoglobinbildung (Hämiglobinbildung) durch Oxidation des Hämoglobins → Zyanose an Haut/Schleimhaut (blaugraue Verfärbung), Müdigkeit und Atemnot
  - Heinzsche Innenkörper in Erythrozyten

⚠ Bei Methämoglobinbildung ohne Heinzsche Innenkörper muss man an eine Nitritvergiftung denken

4.4.6 Schwefelkohlenstoff

Symptomatik

- Bei chronischer Vergiftung
  - Depressive Psychose
  - Periphere Polyneuropathie
  - Vorzeitige Arteriosklerose

4.4.7 Methanol

Symptomatik

- Bei akuter Vergiftung
  - Benommenheit
  - Kolikartige Leibschmerzen
  - Sehstörungen
  - Kreislaufstörungen
  - Metabolische Azidose

Therapie

- Bei erhaltenem Bewusstsein: Magenspülung
- Ethanol-Infusionen → hemmen Methanolabbau
- Bei schweren Fällen: Hämodialyse

4.4.8 Fluor und seine Verbindungen

Symptomatik

- Bei chronischer Vergiftung (sog. Fluorose)
  - Osteoporose
  - Osteosklerose
  - Verkalkung des Bandapparates

4.4.9 Salpetersäureester

Wirkung

- Vasodilatation → Blutdruckabfall und Tachykardie

Allgemein

- Ein Vertreter ist Nitroglyzerin, das z. T. über die Haut resorbiert wird
- Bei längerer Exposition kommt es zu einer Gewöhnung an die Salpetersäureester

4.4.10 Benzochinon

Symptomatik

- Bei chronischer Vergiftung
  - Bräunliche Verfärbung von Binde- und Hornhaut
  - Hornhautreizungen, Erosionen, Ulzerationen
  - Hornhauttrübung, Astigmatismus als Dauerschäden → gilt als entschädigungspflichtige Berufskrankheit

4.5 Durch physikalische Einwirkungen verursachte Berufskrankheiten

4.5.1 Sehnenscheidenerkrankungen

Pathogenese

- Chronische Überlastung → Entzündung der Sehnen und Sehnenscheiden (Tendovaginitis crepitans)

Allgemein

- Lokalisation: bevorzugt Handgelenk und distaler Unterarm betroffen

Symptomatik

- Bewegungsschmerz
- Druckempfindlichkeit
- Knirschgeräusche

4.5.2 Erkrankungen durch Erschütterungen bei Arbeiten mit Druckluftwerkzeugen

Pathogense

- Mechanische Erschütterungen werden auf Gelenke übertragen → Schädigung und schließlich Zerstörung des Gelenkknorpels → Belastung des gelenknahen Knochens mit Ausbildung von Knochenvakuolen → Kompensationsversuch des Knochens durch Bildung von Hyper- bzw. Exostosen → Endzustand: Arthrosis deformans

Arbeitsmedizin

Allgemein

- Verwendete Druckluftwerkzeuge sind Presslufthämmer und -meißel

Symptomatik

- Arthrose des Akromioklavikular- und/oder des Ellenbogengelenks
- Arterielle Durchblutungsstörungen
- Frakturen des Os naviculare
- Lunatummalazie

4.5.3 Vibrationsbedingte Durchblutungsstörungen an den Händen

Allgemein

- Betroffen sind Arbeiter, die höherfrequent schwingende Werkzeuge benutzen, wie z. B. Motorsägen
- Zusätzliche prädisponierende Faktoren für eine Manifestation sind Nikotinabusus und Kälte

Symptomatik

- Raynaud-Syndrom

4.5.4 Bandscheibenbedingte Erkrankungen der Lendenwirbelsäule

Allgemein

- Werden als Berufserkrankung anerkannt, wenn sie zur Unterlassung der belastenden Tätigkeit geführt haben und verursacht wurden durch
  - Langjähriges Heben oder Tragen schwerer Lasten
  - Langjährige Einwirkung von Ganzkörperschwingungen
  - Langjährige Tätigkeit in extremer Rumpfbeugehaltung

4.5.5 Erkrankungen durch Druckluft

Allgemein

- Betroffen sind Berufstaucher und Arbeiter im Tunnelbau

Formen

- Barotrauma
- Caisson-Krankheit (Dekompressionskrankheit, Druckfallerkrankung)

Barotrauma

Definition

- Durch plötzliche Veränderung des Druckes verursachte Verletzungen von Organen bei mangelndem Druckausgleich

Symptomatik

- Blutungen im Trommelfell
- Zahnschmerzen
- Tiefenrausch

Caisson-Krankheit (Dekompressionskrankheit, Druckfallerkrankung)

Pathogenese

- Bei Überdruck wird Stickstoff im Körper vermehrt gelöst → bei zu schneller Dekompression kann nicht der ganze Stickstoff gelöst werden → es bilden sich Gasbläschen in den Körperflüssigkeiten → Gefahr der Embolie
- Gasblasenbildung ist abhängig von
  - Fettgehalt und Temperatur des Gewebes
  - Gewebe-Löslichkeit des Stickstoffes
  - Dauer der Isopressionsphase
  - Dauer der Dekompression

Risikofaktoren

- Adipositas
- Kälte

Symptomatik

- Taucherflöhe
- Schmerzen in Knochen und Gelenken (sog. Bends)
- Knochennekrosen
- Menière-ähnliche Symptome (Schwindel, Ohrensausen, Hörminderung)

Therapie

- Rekompression in einer Druckkammer

4.5.6 Erkrankungen durch Lärm

Lärmschwerhörigkeit

Pathogenese

- Chronisches Lärmtrauma von mindestens 80 dB(A) → Schädigung der Sinneszellen des Corti-Organs

Allgemein

- Für die Anerkennung als Berufserkrankung muss ein Hörverlust von mindestens 40 dB(A) bei 2000 Hz vorliegen

Symptomatik

- Schwerhörigkeit, die zuerst den Hochtonbereich betrifft
- Beidseitige, irreversible Schallempfindungsschwerhörigkeit
- Ohrgeräusche

Diagnostik

- Tonaudiometrie
  - Hörsenke bei 4000 Hz (sog. c^5 Senke)
  - Kurven der Hörschwellen für Luft- und Knochenleitung verlaufen parallel
- Fowler-Test: Recruitment positiv

Prophylaxe

- Bei in Lärmbereichen beschäftigten Personen muss, nach der Unfallverhütungsvorschrift „Lärm", die erste Überwachungsuntersuchung nach 1 Jahr erfolgen, um eine erhöhte individuelle Lärmempfindlichkeit frühzeitig zu erkennen.

4.5.7 Erkrankungen durch ionisierende Strahlen

Allgemein

- Zellen mit geringer Zellteilungsrate, wie z. B. Neuronen, sind relativ unempfindlich gegenüber ionisierender Strahlung
- Unterscheidung zwischen
  - Stochastischen (zufälligen) Schäden, bei denen eine lineare Dosis-Häufigkeits-Beziehung besteht (z. B. akute myeloische Leukämie)
  - Nicht-stochastischen (deterministischen) Schäden

Symptomatik

- Bei akutem Strahlensyndrom (etwa ab 1 Gy = 100 rd)
  - Übelkeit, Erbrechen und Schwächegefühl in den ersten Stunden nach Exposition
  - Verminderung der Lymphozyten im Blut nach wenigen Tagen
  - Verminderung der Leukozyten, Thrombozyten und Erythrozyten durch Schädigung des Knochenmarks (myelopoetisches System)

Prophylaxe

- Exponierte Personen müssen sich Überwachungsuntersuchungen unterziehen, die nur von staatlich ermächtigten Ärzten vorgenommen werden dürfen.

4.6 Durch Infektionserreger oder Parasiten verursachte Berufskrankheiten sowie Tropenkrankheiten

Allgemein

- Voraussetzungen für die Anerkennung einer infektiösen oder parasitären Erkrankung als Berufskrankheit sind
  - Dass der Betroffene, auf Grund seiner beruflichen Tätigkeit, der Infektionsgefahr in erheblich größerem Ausmaße als die Gesamtbevölkerung ausgesetzt ist
  - Dass die Inkubationszeit der Infektionskrankheit entsprechen muss
  - Dass der bei der Feststellung der Infektionskrankheit erhobene Befund für eine Neuansteckung im Rahmen der Berufstätigkeit sprechen muss

⚠️ Die Infektionsquelle muss zur Anerkennung als Berufskrankheit nicht nachgewiesen werden.

4.6.1 Von Tieren auf Menschen übertragbare Krankheiten

Allgemein

- Betroffen sind u. a. Tierärzte, Tierpfleger und Metzger

Formen

- Tollwut
- Brucellose
- Leptospirose
- Erysipeloid
- Anthrax (Milzbrand) → verursacht bei Lungenmilzbrand eine Pneumonie
- Q-Fieber → kann u. a. eine Pneumonie verursachen
- Ornithose → kann u. a. eine Pneumonie verursachen

4.7 Lungenerkrankungen infolge anorganischer Stäube

Allgemein

- Eine Pneumokoniose ist eine Staublungenerkrankung, die durch Speicherung von organischen oder anorganischen Stäuben entsteht
- Stäube, die zu einer Lungenfibrose führen
    - Siliziumdioxid (Quarzstaub)
    - Asbeststaub
    - Aluminium
    - Hartmetallstaub
- Diagnose einer Pneumokoniose durch
    - Berufsanamnese
    - Radiologischen Befund: Beurteilung erfolgt gemäß ILO-Klassifikation
- Minderung der Erwerbsfähigkeit bei einer Pneumokoniose wird vor allem durch das Ausmaß der Lungenfunktionseinschränkungen abgeschätzt

4.7.1 Quarzstaublungenerkrankung (Silikose)

Allgemein

- Gefährdete Berufsgruppen
    - Bergleute unter Tage
    - Gießereiarbeiter
    - Steinmetze
    - Porzellanarbeiter

Sonderform

- Caplan-Syndrom: Kombination einer Silikose mit einer chronischen Polyarthritis

Komplikationen

- Lungenfibrose → restriktive Ventilationsstörung
- Pneumonie
- Tuberkulose → sog. Siliko-Tuberkulose, die als Berufskrankheit entschädigt wird

Diagnostik

- Röntgen-Thorax
    - Feinfleckige Verschattungen → vergrößern sich im Verlauf zu Lungenschwielen
    - Eierschalenförmige Verkalkungen der mediastinalen Lymphknoten

Prophylaxe

- Personen mit bestehenden kardiopulmonalen Erkrankungen, wie z. B. einer chronisch-obstruktiven Ventilationsstörung, sollten nicht beschäftigt werden
- Bei Schleifprozessen: Verwendung von Korund- und Carborundmaterial
- Staubabsaugung
- Verwendung eines geschlossenen Systems zur Förderung und Mischung quarzhaltigen Materials
- Staubfiltermasken

4.7.2 Asbeststaublungenerkrankung (Asbestose) oder durch Asbeststaub verursachte Erkrankungen der Pleura

Symptomatik

- Quälender Reizhusten
- Zäher Auswurf
- Belastungsdyspnoe
- Pleuritis → Pleuraerguss → Pleurafibrose
- Lungenfibrose vorwiegend der Unterfelder

Diagnostik

- Auskultation: Knisterrasseln
- Lungenfunktion: restriktive Ventilationsstörung
- Röntgen-Thorax
    - Feine Netzeichnungen der Lunge
    - Girlandenförmige Pleuraverkalkungen (verkalkte Pleuraplaques)

4.7.3 Tumoren durch Asbest

Allgemein

- Bronchialkarzinome, Pleura- und/oder Peritonealmesotheliome entstehen meist erst viele Jahre nach Exposition

4.7.4 Aluminium und seine Verbindungen

Allgemein

- Aluminium: wird größtenteils aus Bauxit gewonnen

Symptomatik

- Lungenfibrose

Komplikation

- Pneumothorax

4.7.5 Nickel

Allgemein

- Wird zur Herstellung von Metalllegierungen verwendet

Symptomatik

- Chemische Pneumonitis durch Schädigung der Bronchialschleimhaut
- Plattenepithelkarzinome der Nasenhöhle, Nasennebenhöhlen und der Atemwege durch karzinogene Wirkung

4.8 Erkrankungen der Atemwege infolge organischer Stäube

4.8.1 Exogen allergische Alveolitis

Definition

- Eine durch allergische Reaktion auf inhalierte organische Stäube entstehende restriktive Lungenerkrankung, die im Spätstadium zu einer Lungenfibrose führen kann

Pathogenese

- Allergische Reaktion vom Typ III
- Auslösende Allergene
  - Bei Farmerlunge: Mikropolyspora faeni, thermophile Aktinomyceten, Aspergillus fumigatus

Allgemein

- Sensibilisierung und Manifestation sind dosisabhängig
- Betrifft sowohl Atopiker als auch Nicht-Atopiker

Formen

- Farmerlunge
- Vogelhalterlunge
- Käsearbeiterlunge

Symptomatik

- Bei akuter Verlaufsform
  - Fieber
  - Krankheitsgefühl
  - Atemnot
  - Symptome beginnen 4–24 Stunden nach Antigenkontakt
- Bei chronischer Exposition
  - Lungenfibrose → respiratorische Insuffizienz, erhöhter Mitteldruck der A. pulmonalis und Rechtsherzbelastung

Diagnostik

- Labor: Nachweis präzipitierender Antikörper gegen die auslösenden Antigene
- Blutgasanalyse: respiratorische Partialinsuffizienz (arterieller Sauerstoffpartialdruck erniedrigt)
- Messung der Diffusionskapazität: CO-Transferfaktor erniedrigt
- Röntgen-Thorax

4.8.2 Byssinose

Pathogenese

- Baumwoll-, Rohflachs- und Hanfstaub → Histaminliberation durch Mastzellen

Symptomatik

- Bronchialspasmus → Kurzatmigkeit
- Hypersekretion
- Montagssymptomatik: Symptome montags besonders ausgeprägt, da nach arbeitsfreien Tagen die Histaminspeicher wieder aufgefüllt sind

4.8.3 Stäube von Eichen- oder Buchenholz

Wirkungen

- Physikalisch-irritativ
- Allergisierend
- Kanzerogen → Adenokarzinome der Nasenhaupt- und Nasennebenhöhlen

4.9 Obstruktive Atemwegserkrankungen

4.9.1 Allergisierende Arbeitsstoffe

Pathogenese

- Auslösende Antigene sind
  - Mehlstaub
  - Tierepithelien
  - Holzstaub
  - Tulpenzwiebeln

Arbeitsmedizin

- Isocyanate
- Formaldehyd
- Phthalsäureanhydrid
- Paraphenylendiamid

⚠ Cadmiumoxid ist kein auslösendes Antigen

Allgemein

- Bekanntes Beispiel für obstruktive Atemwegserkrankung durch allergisierende Stoffe: Bäckerasthma
- Voraussetzung für eine Berentung aufgrund einer obstruktiven Atemwegserkrankung ist, dass
    - Der berufliche Kontakt mit einem Antigen oder chemisch-irritativen Stoff erwiesen ist
    - Die Erkrankung zu einer Einschränkung der Lungenfunktion geführt hat
    - Die Erkrankung zur Unterlassung aller Tätigkeiten gezwungen hat, die für die Entstehung, die Verschlimmerung oder das Wiederaufleben der Krankheit ursächlich waren oder sein können
    - Die Minderung der Erwerbsfähigkeit mindestens 20% beträgt

Symptomatik

- 1. Phase: salvenartiges Niesen und Fließschnupfen
- 2. Phase: asthmatische Beschwerden wie Husten, Atemnot
- 3. Phase: Sekundärkomplikationen

Diagnostik

- Anamnese
- Inhalative Provokationstestung durch Ganzkörperplethysmographie

Therapie

- Expositionsprophylaxe → Unterlassung der entsprechenden Tätigkeiten

4.9.2 Chemisch-irritativ oder toxisch wirkende Arbeitsstoffe

Allgemein

- Bewertung der Minderung der Erwerbsfähigkeit orientiert sich an den objektivierbaren und quantifizierbaren pulmokardialen Funktionseinschränkungen

Wirkungen

- Chemisch-irritativ bzw. toxisch wirken
    - Isocyanate (dienen z. B. der Schaumstoffherstellung)
    - Vanadiumpentoxid
    - Acrolein
    - Phosphorchloride
    - Formaldehyd
- Reizgase, die vorwiegend im oberen Atemtrakt wirken
    - Ammoniak
    - Schwefeldioxid
    - Chlor
- Reizgase, die vorwiegend im unteren Atemtrakt wirken
    - Stickoxide (sog. nitrose Gase, Stickstoffmonoxid und Stickstoffdioxid)
    - Phosgen
    - Ozon
    - Cadmiumoxid
- Reizgase, die vorwiegend im unteren Atemtrakt wirken, schädigen vor allem den Alveolarbereich und können ein toxisches Lungenödem hervorrufen

⚠ Fluor- und Phosphorwasserstoff können ebenfalls ein toxisches Lungenödem verursachen.

4.10 Berufskrankheiten der Haut

4.10.1 Allergische, infektiöse oder toxisch bedingte Hauterkrankungen

Ätiologie

- Hautpathogene Arbeitsstoffe
    - Chlor
    - Chromat → besonders potentes Allergen
    - Beryllium
    - Glaswolle
    - Terpentin
    - Zement

Allgemein

- Eine rückfällige Hauterkrankung im Sinne der Berufskrankheitenverordnung liegt vor, wenn nach Ausheilung mindestens 2 Rezidive aufgetreten sind

Formen berufsbedingter Hauterkrankungen

- Toxische Kontaktdermatitis
- Toxisch-degeneratives Kontaktekzem
- Allergisches Kontaktekzem
- Akne
    - Ölakne
    - Chlorakne
    - Teerakne

Kontaktekzem

Allgemein

- Hohes arbeitsmedizinisches Ekzemrisiko bei Friseuren und Friseusen
- Faktoren, die entscheiden, ob es zur Manifestation bei Exposition kommt, sind
    - Allergene Potenz der Substanz
    - Konzentration der Substanz in Bezug zur Expositionsfläche
    - Häufigkeit und Dauer des Kontaktes
    - Permeabilität und Zustand der Haut

4.10.2 Berufsbedingte maligne Neubildungen der Haut

Ätiologie

- Kanzerogene Stoffe
    - Teer
    - Pech
    - Ruß
    - Arsen

⚠ Ionisierende Strahlung kann ebenfalls Hautkrebs verursachen.

Allgemein

- Das Spinaliom ist der häufigste berufsbedingte, bösartige Tumor

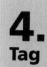

5 Arbeitsunfälle

5.1 Arbeitsunfall

Definition

- Plötzlich von außen, infolge eines Arbeitsvollzuges auf den Mensch einwirkendes, zeitlich begrenztes, schädigendes Ereignis

Allgemein

- Zwischen der unfallbringenden Tätigkeit und dem Unfallereignis muss ein ursächlicher Zusammenhang zumindest wahrscheinlich sein
- Zwischen dem Unfallereignis und der Gesundheitsschädigung muss ein ursächlicher Zusammenhang zumindest wahrscheinlich sein
- Eine sich über einen längeren Zeitraum (mehr als eine Arbeitsschicht) erstreckende Schädigung kann einem Unfall gleichgestellt sein
- Ein Wegeunfall (Unfall auf dem Weg zur Arbeit) wird dem Arbeitsunfall versicherungsrechtlich gleichgestellt, allerdings nur wenn der direkte Weg genommen wurde

    ⚠ Anerkannt werden kann ein Umweg, um z. B. ein Kind in den Kindergarten zu bringen, rein private Gründe dagegen nicht

- Arbeits- und Wegeunfälle sind den zuständigen Trägern der gesetzlichen Unfallversicherung zu melden, wenn die hierdurch bedingte Arbeitsunfähigkeit länger als drei Tage dauert → leichte Verletzungen erfordern keine Meldung
- Zur Gewährleistung der bestmöglichen Behandlung und Rehabilitation haben die Berufsgenossenschaften verschiedene Heilverfahren entwickelt
    - Durchgangsarzt-(D-Arzt-)Verfahren: Durchgangsarzt entscheidet u. a. über die Notwendigkeit besonderer Heilmaßnahmen
    - H-(Heilverfahrensarzt)-Arzt-Verfahren
    - Hautarzt-Verfahren
    - Verletzungsarten-Verfahren

5.2 Bestehende chronische Leiden als Risikofaktor und wesentliche Teilursache von Arbeitsunfällen

Allgemein

- Chronische Erkrankungen erhöhen das Risiko eines Arbeitsunfalles → bestimmte Tätigkeiten dürfen bei Vorerkrankung nicht ausgeübt werden

Diabetes mellitus

Komplikation

- Bewusstlosigkeit durch Hypo- oder Hyperglykämie → Bedenken gegen eine Tätigkeit als
    - Busfahrer
    - Kranführer
    - Dachdecker
    - Feuerwehrmann

Chronische Hepathopathien

Allgemein

- Einschränkung der Leberfunktion → Bedenken gegen
    - Wechselschicht mit Nachtarbeit
    - Hitzearbeit und Arbeit mit starken Temperaturschwankungen
    - Schwerarbeit

Chronische Glomerulonephritis

Allgemein

- Einschränkung der Nierenfunktion → Bedenken gegen eine Tätigkeit bei Exposition von
    - Lösungsmitteldämpfen
    - Cadmiumstaub
    - Kälte, Nässe, Zugluft

6 Begutachtungskunde

6.1 Allgemeine Grundlagen

Gesetzliche Unfallversicherung

Bestimmungen

- Dient dem Versicherten zum Schutz bei
  - Arbeitsunfällen
  - Wegeunfällen
  - Berufskrankheiten
- Träger sind die Berufsgenossenschaften, die folgende Aufgaben wahrnehmen
  - Herausgabe und Überwachung von Unfallverhütungsvorschriften
  - Verhütung von Arbeitsunfällen und Berufskrankheiten
  - Wiederherstellung der Erwerbsfähigkeit der Verletzten
  - Umschulung von durch Arbeitsunfall oder Berufskrankheit geschädigten Arbeitnehmern
  - Zahlung von Renten bei Erwerbsminderung durch Arbeitsunfall oder Berufskrankheit
  - Arbeits- und Berufsförderung nach Arbeitsunfällen
  - Leistungen in Geld an die Hinterbliebenen nach Arbeitsunfall oder Berufskrankheit
- Beiträge werden alleine vom Arbeitgeber gezahlt

6.2 Begutachtung

6.2.1 Definitionen und Begriffe

Arbeitsunfähigkeit

Definition

- Arbeitsunfähigkeit liegt vor, wenn der Erkrankte seiner bisherigen Tätigkeit nicht oder nur unter der Gefahr der Verschlimmerung seines Zustandes nachgehen kann.

Erwerbsunfähigkeit

Definition

- Erwerbsunfähigkeit liegt vor, wenn ein Versicherter wegen Krankheit keine regelmäßigen Tätigkeiten ausüben kann oder nur Tätigkeiten, die zu geringfügigen Einkünften führen.

Berufsunfähigkeit

Definition

- Berufsunfähigkeit im Sinne der gesetzlichen Rentenversicherung liegt vor, wenn ein Versicherter wegen Krankheit in seiner Erwerbsfähigkeit zu mehr als 50% im Vergleich zu Personen mit ähnlicher Ausbildung, Kenntnissen und Fähigkeiten eingeschränkt ist.

Minderung der Erwerbsfähigkeit (MdE)

Allgemein

- Ist ein zentraler Rechtsbegriff in der gesetzlichen Unfallversicherung
- Sie wird im Hinblick auf die individuelle Erwerbsfähigkeit auf dem allgemeinen Arbeitsmarkt zum Zeitpunkt des Unfalls abgeschätzt → Erwerbsfähigkeit vor dem Unfall wird mit 100% angesetzt, die verbleibende Erwerbsfähigkeit wird dann in Prozent angegeben
- Eine Entschädigung wird ab einer MdE von 20% gezahlt

7 Ärztliche Aspekte der Rehabilitation

Siehe Sozialmedizin, Kapitel 3

Rechtsmedizin
Inhaltsverzeichnis

1 Thanatologie 683
1.1 Tod 683
    1.1.1 Begriffe 683
    1.1.2 Scheintod (Vita minima) .. 683
    1.1.3 Intermediäres Leben 683
1.2 Leichenveränderungen 683
    1.2.1 Frühe Leichenveränderungen 683
    1.2.2 Späte Leichenveränderungen 684
1.3 Leichenschau und Obduktion 684
1.4 Plötzlicher Tod 685

2 Forensische Traumatologie . 686
2.1 Rechtsbegriffe 686
    2.1.1 Körperverletzung 686
    2.1.2 Suizid 686
2.2 Allgemeine forensische Traumatologie 686
    2.2.1 Vitale Reaktionen 686
2.3 Verletzungen durch stumpfe Gewalt 687
    2.3.1 Haut und Weichteile 687
    2.3.2 Knochen 687
2.4 Verletzungen durch scharfe Gewalt 687
2.5 Schuss 688
    2.5.1 Schussentfernung 688
2.6 Äußeres Ersticken 688
    2.6.1 Strangulation 689
    2.6.2 Ertrinken 690
2.7 Hitze und Kälte 690
    2.7.1 Hitze 690
    2.7.2 Kälte 690
2.8 Elektrische Energie 690
    2.8.1 Stromart und Stromwirkung 690
    2.8.2 Blitzschlag 691
2.9 Kindesmisshandlung 691
2.10 Vergewaltigung 691
2.11 Schwangerschaftsabbruch 691
2.12 Kindstötung 692

3 Vaterschaft, forensische Hämogenetik 693
3.1 Medizinische Gutachten 693

4 Spurensicherung 694
4.1 Biologische Spuren 694
    4.1.1 Blutspuren 694
    4.1.2 Sekretspuren 694

5 Forensische Toxikologie 695
5.1 Akute Vergiftungen 695
    5.1.1 Kohlenmonoxid-Vergiftung 695
    5.1.2 Parathion (E 605)-Vergiftung 695
    5.1.3 Zyanid (Blausäure)-Vergiftung 695
    5.1.4 Arsen-Vergiftung 695
    5.1.5 Atropin-Vergiftung 695
5.2 Differenzialdiagnose pathologischer Befunde 695
    5.2.1 Hellrote Totenflecke 695
    5.2.2 Methämoglobinämie 696
    5.2.3 Hautblasen 696
    5.2.4 Meessche-Nagelbänder 696
    5.2.5 Miosis 696
    5.2.6 Gifte mit auffälligem Geruch 696

6 Verkehrsmedizin 697
6.1 Alkohol 697
    6.1.1 Alkoholstoffwechsel und Alkoholwirkung 697
    6.1.2 Alkoholmissbrauch 697
    6.1.3 Berechnung der Blutalkoholkonzentration 697
    6.1.4 Alkoholnachweisverfahren . 697
6.2 Verkehrstüchtigkeit 697

4. Tag

Rechtsmedizin

7 Forensische Psycho- pathologie 698

7.1 Strafrecht 698
7.2 Bürgerliches Recht 698

8 Forensische Sexualmedizin . 699

8.1 Sexueller Missbrauch von Kindern 699

9 Ärztliche Rechts- und Berufskunde 700

9.1 Ausübung der Heilkunde 700
    9.1.1 Approbation 700
    9.1.2 Ärztliche Berufsgerichte ... 700
    9.1.3 Bundesärztekammer 700

9.2 Ärztlicher Eingriff 700
9.3 Arzt-Patient Vertrag 700
9.4 Schweigepflicht 700

10 Medizinische Begutachtung, Versicherungsmedizin 702

1 Thanatologie

1.1 Tod

1.1.1 Begriffe

Gehirntod (Individualtod)

Definition

- Irreversibler Verlust sämtlicher Hirnfunktionen

Todeszeichen

Formen

- Unsichere Todeszeichen
- Sichere Todeszeichen
  - Totenflecke (Livores)
  - Totenstarre (Rigor mortis)
  - Fäulniserscheinungen

⚠ Zur Feststellung des Todes und zur Ausstellung der Todesbescheinigung muss mindestens ein sicheres Todeszeichen vorliegen.

1.1.2 Scheintod (Vita minima)

Definition

- Zustand tiefer Bewusstlosigkeit, mit klinisch nicht oder kaum nachweisbaren Lebenszeichen, jedoch ohne sichere Todeszeichen. Nachweis elektrischer Aktivität im EKG und EEG möglich.

Ätiologie

- Stromschlag (Blitzschlag)
- Schlafmittelvergiftung, z. B. mit Barbituraten
- Unterkühlung

Allgemein

- Lebenszeichen können bei der Leichenschau leicht übersehen werden → kann zu einer irrtümlichen Ausstellung einer Todesbescheinigung führen

1.1.3 Intermediäres Leben

Definition

- Zeitraum zwischen Individualtod und Absterben der letzten Zelle

Supravitale Erscheinungen

Allgemein

- Da nach dem Individualtod noch einige Zellen weiterleben, lassen sich auf bestimmte Reize noch Reaktionen auslösen
- Können zur Bestimmung des Todeszeitpunktes herangezogen werden

Formen

- Idiomuskulärer Wulst
- Elektrische Muskelerregbarkeit
- Bewegliche Spermien
- Pupillenveränderungen durch Pharmaka

1.2 Leichenveränderungen

1.2.1 Frühe Leichenveränderungen

Allgemein

- Werden zusammen mit den supravitalen Erscheinungen zur Todeszeitpunktbestimmung genutzt

 Späte Leichenveränderungen: sind nicht zur Todeszeitpunktbestimmung geeignet

Formen

- Abkühlung (Temperaturabfall)
- Totenflecke
- Totenstarre

Abkühlung

Allgemein

- Geschwindigkeit der Abkühlung wird beeinflusst durch
  - Umgebungstemperatur
  - Luftbewegung
  - Köpertemperatur
  - Bekleidung

Totenflecke

Allgemein

- Bilden sich im Bereich nicht-aufliegender, „abhängiger" Körperpartien aus
- Erstes Sichtbarwerden ca. 30 Minuten post mortem
- Partielle Wegdrückbarkeit besteht für ca. 8–20 Stunden post mortem

- Totenflecke verschwinden nicht, können aber durch Fäulnisprozesse überlagert werden
- Grad der Ausprägung abhängig von
  - Beschaffenheit des Blutes
  - Größe des Blutvolumens: bei Blutverlusten, Einblutungen oder Anämie → spärliche Ausprägung
- Bei starker Ausprägung: Auftreten von Vibices (intrakutane Berstungsblutungen im Bereich der Totenflecken)

Diagnostik

- Färbung kann Rückschlüsse auf die Todesursache zulassen
- Auftreten von hellroten Totenflecken bei
  - Kohlenmonoxidvergiftung (CO-Vergiftung)
  - Zyanidvergiftung
  - Kälte → z. T. bestehen hellrote und blau-violette Flecken nebeneinander

Totenstarre

Allgemein

- Beginn ca. 2–4 Stunden post mortem, bei warmen Temperaturen in der Regel früher → vollständige Ausprägung nach ca. 6–12 Stunden
- Kann sich nach gewaltsamer Lösung nur wieder entwickeln, wenn sie im Moment der Lösung noch nicht vollständig ausgebildet war (innerhalb der ersten 6–8 Stunden post mortem)
- Physiologische Totenstarrelösung wird ursächlich mit Fäulnis und Autolyse in Verbindung gebracht
- Nystensche Regel über die Ausbreitung der Totenstarre ist in zahlreichen Ausnahmefällen nicht gegeben

Diagnostik

- Zur Todeszeitpunktbestimmung wird herangezogen
  - Das erste Auftreten der Totenstarre
  - Das Verschwinden der Totenstarre
  - Der Ausprägungsgrad der Totenstarre

Differenzialdiagnose

- Erstarrung der Muskulatur durch Kälte oder extreme Wasserverluste (z. B. bei Cholera)

1.2.2 Späte Leichenveränderungen

Formen

- Fäulnis
- Fettwachsbildung

Fäulnis

Allgemein

- Bei der Fäulnis entstehen durch Proteolyse sog. „Leichengifte", von denen keine Gefahr ausgeht
- Nach der Casperschen Regel laufen die Fäulnisvorgänge, die an der Luft in 1 Woche ablaufen, im Wasser in 2 und im Erdgrab in 8 Wochen ab

Befunde

- Zunächst Auftreten einer Grünverfärbung der Haut des Unterbauches
- Verfärbung der oberflächlichen Hautvenen („Durchschlagen der Venennetze")
- Bildung von Schaumorganen

Fettwachsbildung (Adipocire)

Definition

- Umwandlung von Weichteilen in eine weißliche Substanz von pasten- bis mörtelartiger Beschaffenheit, bei feuchter Lagerung unter Luftabschluss innerhalb von Monaten bis Jahren

1.3 Leichenschau und Obduktion

Leichenschau

Allgemein

- Aufgaben des Arztes
  - Feststellung des Todes
  - Feststellung des Todeszeitpunktes
  - Feststellung der Todesart: Feststellung, ob natürlicher oder nicht natürlicher Tod vorliegt
  - Feststellung der Todesursache (Verschlüsselung nach ICD)
- Der leichenschauende Arzt ist zur Feststellung der Todesart verpflichtet, er ist nicht verpflichtet, die Todesursache herauszufinden.

Obduktion (Leichenöffnung)

Formen

- Erzwingbare Obduktionen
  - Gerichtliche Obduktion
  - Obduktion nach dem Bundesseuchengesetz
- Nicht-erzwingbare Obduktionen

1.4 Plötzlicher Tod

Plötzlicher Kindstod

Ätiologie

- Ungeklärt

Epidemiologie

- Häufigkeitsgipfel im 2.–4. Lebensmonat
- Jungen etwas häufiger betroffen als Mädchen

Allgemein

- Kinder liegen häufig in Bauchlage
- Auftreten typischerweise ohne Krankheitssymptome am Vortag

2 Forensische Traumatologie

2.1 Rechtsbegriffe

2.1.1 Körperverletzung

Formen

- Fahrlässige Körperverletzung
- Vorsätzliche Körperverletzung

Vorsätzliche Körperverletzung

Formen

- Leichte Körperverletzung
  - Allgemein: bedeutet, dass jemand misshandelt oder in seiner Gesundheit beeinträchtigt wurde
- Gefährliche Körperverletzung
  - Allgemein: bedeutet, dass eine Waffe (z. B. ein Messer oder ein Knüppel) verwendet wurde
- Schwere Körperverletzung
  - Allgemein: Folge der Tat ist eine schwere Beeinträchtigung der Gesundheit (z. B. Verlust der Sehfähigkeit)
- Beabsichtigt schwere Körperverletzung

2.1.2 Suizid

Epidemiologie

- Vollendeter Suizid ist beim männlichen Geschlecht häufiger als beim weiblichen
- Suizidversuche sind bei weiblichen Jugendlichen häufiger als bei männlichen
- In der Altersgruppe der 15–24-jährigen zählen Suizide zu den häufigsten Todesursachen

Allgemein

- Suizidalität geht häufig mit Alkohol-, Drogen- oder Medikamentenmissbrauch einher
- Suizide werden nur unvollkommen von der todesursachenspezifischen Mortalitätsstatistik erfasst

2.2 Allgemeine forensische Traumatologie

2.2.1 Vitale Reaktionen

Definition

- Allgemeine (systemische) oder lokale „Antwort" des lebenden Organismus auf eine Schädigung

Formen

- Allgemein vitale Reaktion
- Lokal vitale Reaktion

Allgemein vitale Reaktion

Formen

- Ausblutung
- Blutaspiration
- Luft- und Fettembolie
- Verschlucken von Rußpartikeln in den Magen bei Brandleichen
- Erhöhter Kohlenmonoxidgehalt im Herzblut bei Brandleichen

⚠ Ein erhöhter Kohlenmonoxidgehalt in den hautnahen Venen ist kein vitales Zeichen, da das CO postmortal in die oberflächlichen Venen diffundieren kann.

- Kieselalgen in Knochenmark, Leber und Milz bei Wasserleichen

⚠ Die Fechterstellung bei Brandleichen ist keine vitale Reaktion sondern ein postmortales Zeichen.

Lokal vitale Reaktion

Formen

- Entzündung
- Schwellung der Wundränder

⚠ Eine Eintrocknung ist keine vitale Reaktion, sie kann auch postmortal entstehen.

2.3 Verletzungen durch stumpfe Gewalt

2.3.1 Haut und Weichteile

Formen

- Abschürfungen
  - Schürfrichtung kann an der Zusammenschiebung der Hornschicht erkannt werden
  - Können zu Lebzeiten oder postmortal auftreten
- Ablederungen (Décollement)
  - Pathogenese: entstehen typischerweise im Rahmen von Überrollvorgängen bei Verkehrsunfällen
- Blutunterlaufungen (u. a. Hämatome)
- Platzwunden

Hämatome

Allgemein

- Zeigen erst nach mehreren Stunden ihre volle Ausprägung
- Verändern ihre Farbe von blauviolett bis zum 6. Tag, über grünlich vom 6.-8. Tag, zu gelb-grünlich ab dem 8. Tag
- Können Hinweise geben
  - Auf die Art des verletzenden Gegenstandes
  - Ob Sturz oder Kindesmisshandlung vorliegt
  - Ob Sturz oder Schlag ursächlich für die Verletzung ist

Komplikation

- Tod durch massive Blutverluste „nach innen"

Platzwunden

Befunde

- Wundränder unregelmäßig
- Unterblutungen
- Gewebsbrücken
  - Definition: stehengebliebene Gewebestränge in der Tiefe der Wunde
- Abschürfungen

2.3.2 Knochen

Formen

- Globusfraktur des Schädels
  - Ätiologie: Schlag mit einem Stein gegen das Schädeldach
  - Allgemein: die Puppe-Regel hilft, die zeitliche Reihenfolge der Entstehung verschiedener Frakturen zu bestimmen, da Frakturlinien der 2. Fraktur die der 1. nicht überschreiten
- Lochbruch des Schädels
  - Pathogenese: kann entstehen, wenn die Kontaktfäche zwischen auftreffender Gewalt (z. B. Werkzeug) und Schädel klein ist
- Kalottenfraktur
  - Allgemein: Hutkrempenregel hilft bei der Differenzierung zwischen Sturz und Fremdeinwirkung (Schlag)
- Berstungsbruch der Schädelbasis
  - Pathogenese:
    Quer ansetzende Gewalt → Querfrakturen
    Längs ansetzende Gewalt → Längsfrakturen (z. B. Längsfraktur bei Sturz auf Hinterkopf)
- Tibiafrakturen
  - Ätiologie: sehr häufig bei Fußgängern, die von einem PKW angefahren werden
  - Allgemein: oft entsteht ein dreieckiger Bruchkeil (sog. Messerer-Bruch)

2.4 Verletzungen durch scharfe Gewalt

Formen

- Stichverletzungen
- Schnittverletzungen

Stichverletzungen

Befunde

- Bei Stichverletzungen kann
  - Der Stichkanal länger (durch wuchtige Stichausführung), gleichlang oder kürzer sein als die verwendete Klinge
  - Die Hautdurchtrennung länger, gleichlang oder kürzer sein als das Stichwerkzeug breit

Rechtsmedizin

- Die Zahl der Durchtrennungen der Kleider größer sein als die Zahl der Stichwunden
- Schwalbenschwanzbildung

Schnittverletzungen

Befunde

- Glatte Wundränder
- Spitz zulaufende Wundwinkel
- ⚠ Gewebsbrücken und Unterblutungen treten nicht auf.

Selbstbeibringung von spitzer Gewalt

Befund

- Meist parallel verlaufende, oberflächliche Probierschnitte

2.5 Schuss

Wirkung

- Hydrodynamische Sprengwirkung eines Geschosses → Organschäden in einiger Entfernung des Schusskanals

Allgemein

- Bei einem Einschuss können mehrere Ausschussverletzungen entstehen

Formen

- Durchschuss
- Steckschuss
- Streifschuss
- Geller-Schuss
  - Allgemein: langsamer Schuss, der nur leichte Verletzungen verursacht und die Haut nicht durchdringt

Befunde

- Einschuss
  - Nichtadaptierbarer Gewebedefekt
  - Abstreifring
  - Schürfsaum
  - Kontusionshof
- Ausschuss
  - Adaptierbarer Gewebedefekt
  - Meist größer als Einschuss

2.5.1 Schussentfernung

Absoluter Nahschuss (Schuss mit aufgesetzter Waffe)

Befunde

- Mehrstrahlige, sternförmige Einschussplatzwunde → Einschuss meist größer als Ausschuss
- Schmauchhöhle durch Eindringen von Pulverschmauch in den Körper
- Stanzmarke
- ⚠ Die Untersuchung der Schussentfernung dient u. a. zur Feststellung der Verteilung der Schmauchelemente im Gebiet um das Einschussloch

Relativer Nahschuss

Befunde

- Schmauchhof (Pulverschmauch)
- Pulvereinsprengungen

Fernschuss

Definition

- Schuss, bei dem keine Nahschusszeichen erkennbar sind

2.6 Äußeres Ersticken

Formen

- Strangulation
  - Erwürgen
  - Erdrosseln
  - Erhängen
- Ertrinken

Befunde

- Petechiale Blutungen
  - In den Konjunktiven und in der Haut der Augenlider
  - Unter dem Epikard
  - Unter der Pleura visceralis
- Überwiegend flüssiges Leichenblut
- Überblähte Lungen
- Erweiterte rechte Herzkammer
- Punktförmige Erstickungsblutungen an Epikard und Pleura (Tardieusche Flecken)
- Kleine, blutarme Milz

2.6.1 Strangulation

Erwürgen

Pathophysiologie

- Haupttodesursache: Blockade der Atemwege
- Kompression des Halses → Blut gelangt weiterhin über die Vertebralarterien ins Gehirn, kann aber nicht abfließen → Stauungszeichen im Gesicht

Allgemein

- Suizid durch Erwürgen ist nicht möglich → beim Erwürgen erfolgt Tötung durch fremde Hand

Befunde

- Würgemale, die oft erst einige Stunden post mortem sichtbar werden
- Zungenbeinverletzungen
- Gedunsenheit und Zyanose des Gesichtes
- Petechiale Blutungen im Gesicht

Erdrosseln

Definition

- Hals wird mit einem Strangulierwerkzeug zusammengedrückt

Allgemein

- Selbsterdrosseln ist möglich

Befunde

- Annähernd horizontal verlaufende Strangmarke
- Schnürfurche am Hals, deren Eindringtiefe kaum Schwankungen zeigt
- Halsmuskelblutungen
- Zwischenkammblutungen bei Mehrfachumschlingungen
- Gedunsenheit und Zyanose des Gesichtes
- Petechiale Blutungen im Gesicht und in den Konjunktiven

Erhängen

Pathophysiologie

- Ausschlaggebende Todesursache: Zusammenziehen der Schlinge → Kompression der Halsgefäße → zerebrale Ischämie → Tod
- Fraktur des Dens axis mit nachfolgender Halsmarkschädigung als Todesursache stellt eine Rarität dar

Allgemein

- Nachweis von Faserspuren an den Händen des Toten sind ein Hinweis auf suizidales Erhängen
- Nachweis von 2 Strangmarken kann ein Hinweis auf Mord sein

Formen

- Typisches Erhängen
- Atypisches Erhängen

Typisches Erhängen

Allgemein

- Bei Tötungsvorgängen, die einen Suizid vorzutäuschen versuchen, wird relativ häufig das typische Erhängen durchgeführt

Befunde

- Von vorne nach hinten aufsteigende Strangmarke
- Aufknüpfungspunkt hinten in der Nackenmitte
- Zwischenkammblutungen bei Mehrfachumschlingungen
- Blasses Gesicht
- Petechiale Blutungen im Gesicht fehlen
- Oft findet man neben der Leiche einen Hocker oder ähnliches

Atypisches Erhängen

Pathophysiologie

- Schon ein Gewicht von ca. 5 kg ist ausreichend, um die Halsgefäße zu komprimieren → Erhängen in fast liegender Position möglich

Befunde

- Horizontal verlaufende Strangmarke (bei Erhängen in liegender Position)
- Bräunliche Vertrocknungen im Bereich der Strangmarke
- Zwischenkammblutungen bei Mehrfachumschlingungen
- Zyanose und Gedunsenheit des Gesichtes
- Petechiale Blutungen in den Konjunktiven

Rechtsmedizin

2.6.2 Ertrinken

Definition

- Ersticken an Flüssigkeit

Formen

- Süßwasserertrinken
- Salzwasserertrinken

Befunde

- Schaumpilz durch Vermischung aspirierten Wassers, Luft und vermehrt gebildetem Bronchialsekret
- Paltaufsche Flecken (verwaschen aussehende Blutungen unter der Pleura visceralis)
- Schleimhautrisse im Magen

⚠ Speckhautgerinnsel sind nicht typisch für das Ertrinken, sondern treten bei längerer Agonie auf.

Süßwasserertrinken

Pathophysiologie

- Eingeatmetes Wasser strömt von den Alveolen in die Blutbahn → trockene Lungenüberblähung (Ballonierung der Lunge, Emphysema aquosum), Hypervolämie und Hämolyse → Gefrierpunktserhöhung

Salzwasserertrinken

Befunde

- Lungenödem
- Hämokonzentration

Befunde bei Wasserleichen

- Treibspuren an Stirn, Nase, Knie, Handrücken, Fußspitzen

  ⚠ Keine Treibspuren an den Ellenbogen
- Waschhautbildung
- Serienverletzungen
- Adipocire

2.7 Hitze und Kälte

2.7.1 Hitze

Befunde bei Brandleichen

- Krähenfußartige Rußaussparungen im Bereich der Augenwinkel in einem rußgeschwärzten Gesicht (→ vitales Zeichen)
- Einatmung von Ruß (→ vitales Zeichen)
- Fechterstellung durch Kontraktur der Muskulatur (→ postmortale Veränderung)
- Brandhämatom (→ postmortale Veränderung)

2.7.2 Kälte

Pathophysiologie

- Unterkühlung unter 30° C → paradoxes Wärmegefühl → unterkühlte Menschen entkleiden sich unter Umständen
- Tödlicher Temperaturbereich des Körperkerns liegt bei ca. 25° C

Befunde

- Multiple Blutungsherde im Bereich der Magenschleimhaut
- Hellrote Totenflecke
- Hautrötungen und Schwellungen an totenfleckfreien Hautpartien

⚠ Simon-Blutungen treten nicht bei Unterkühlung, sondern beim Erhängen auf.

Risikofaktoren für Tod durch Unterkühlung

- Starke Luftbewegung
- Durchnässung der Bekleidung
- Hochgradige Alkoholisierung
- Hohes Lebensalter mit körperlicher Schwäche

2.8 Elektrische Energie

2.8.1 Stromart und Stromwirkung

Allgemein

- Gefährlichkeit der Stromwirkung abhängig von
  - Stromspannung
  - Stromstärke
  - Stromart
  - Stromflussdauer
  - Frequenz (bei Wechselstrom)
  - Hautwiderstand
  - Hautfeuchtigkeit (vermindert den Hautwiderstand)
  - Kontaktflächengröße
  - Ausmaß der Störungen bioelektrischer Ströme im Körper
- Besondere Gefahr geht von Hochspannungsleitungen aus: Unfälle ohne direkten Kontakt möglich

Forensische Traumatologie

Befunde

- Strommarke
  - Definition: Hautveränderung, die an der Kontaktstelle des Stromleiters mit dem Organismus entsteht
  - Pathophysiologie: entsteht durch Hitzeeinwirkung (kann auch postmortal erzeugt werden) besonders bei kleiner Kontaktfläche und längerer Stromdurchflusszeit
  - Allgemein: meist nur wenige Millimeter groß, grau-weiß bis schwarz gefärbt und zentral oft eingedellt, z. T. mit Metallisation (insgesamt selten nachweisbar)
  - Histologie: „Wabenbildung" im Stratum corneum, „strichförmige" Kernausziehungen in den Basalzellen der Epidermis, „palisadenförmige" Anordnung der Basalzellen

⚠ Strommarken: können bei der Leichenschau leicht verkannt werden, weil sie wie Hautabschürfungen oder Schrunden aussehen können

2.8.2 Blitzschlag

Allgemein

- Durch die Blitzstromausbreitung an der Erdoberfläche ist eine Schädigung auch möglich, wenn ein Blitz eine Person nicht direkt trifft

Befunde

- Schwerste Verbrennungen, meist unter Aussparung der Hautfalten
- Farnkrautähnlich verzweigte, rötlich oder bräunlich verfärbte Hautveränderungen
- Abschmelzung von metallischen Gegenständen, die die vom Blitz getroffene Person mit sich geführt hat
- Schrotschussartige Zerstörung der Kleider, Zerstörung der Schuhe

2.9 Kindesmisshandlung

Befunde

- Frakturen und Hämatome unterschiedlichen Alters
- Unterschiedliche Verletzungen
- Doppelstriemen bei Stockschlägen durch druckbedingte Gefäßrupturen beidseits neben der Auftreffzone
- Blutungen am Augenhintergrund

Schütteltrauma beim Säugling

Befunde

- Blutung am Augenhintergrund
- Brückenvenen-Läsion → subdurales Hämatom
- Symptomatischer zerebraler Anfall

2.10 Vergewaltigung

Allgemein

- Maßnahmen des Gynäkologen nach einer Vergewaltigung
  - Dokumentation genitaler und extragenitaler Verletzungen
  - Scheidenabstriche (bei toten Opfern kann ein Spermiennachweis noch nach Wochen gelingen)
  - Sicherung von Blut- und Speichelproben
  - HIV- und Schwangerschaftstest
  - Schamhaarauskämmung zur Spurensicherung
  - Polizeiliche Meldung

2.11 Schwangerschaftsabbruch

Indikationen

- Medizinische Indikation: darf zu jedem Zeitpunkt in der Schwangerschaft durchgeführt werden → es existiert keine zeitliche Frist
- Eugenische Indikation → Frist seit der Empfängnis, in der der Abbruch durchgeführt werden muss: 22 Wochen
- Kriminologische Indikation → Frist seit der Empfängnis, in der der Abbruch durchgeführt werden muss: 12 Wochen
- Abbruch ohne Indikation → Frist seit der Empfängnis, in der der Abbruch durchgeführt werden muss: 12 Wochen

Komplikationen bei Selbstabtreibung

- Luftembolie
- Verblutung
- Infektion → Endotoxinschock und/oder Waterhouse-Friderichsen-Syndrom

2.12 Kindstötung

Lungenschwimmprobe

Allgemein

- Hinweis, dass das Kind außerhalb des Mutterleibes gelebt hat
- Falsch positive Ergebnisse
    - Leichenfäulnis
    - Vereisung des Lungengewebes bei gefrorenen Leichen
- Falsch negative Ergebnisse
    - Flüssigkeitsaspiration
    - Tötung vor dem 1. Atemzug

3 Vaterschaft, forensische Hämogenetik

3.1 Medizinische Gutachten

Blutgruppengutachten

Allgemein

- Begutachtung stützt sich auf die Untersuchung folgender Blutgruppenmerkmale
  - Erythrozytenmembransysteme (z. B. AB0-, Rhesus-, Duffy-System)
  - Serumproteinsysteme (z. B. Group specific components)
  - Systeme durch Isoenzympolymorphismen
  - HLA-Systeme
- Bei Blutgruppen handelt es sich charakteristischerweise um
  - Erbliche Eigenschaften, die von Geburt an ausgeprägt sind
  - Eigenschaften, die normalerweise bis zum Lebensende konstant bleiben
  - Eigenschaften, die auch in Körpersekreten vorkommen können (sog. Ausscheider → Nachweis von H-Substanz in Schweiß, Speichel, Vaginalsekret oder Sperma bei etwa 77% der Bevölkerung)
- Durch Untersuchung der Blutgruppenmerkmale ist der Ausschluss eines Beklagten als Vater möglich, aber nicht der Vaterschaftsnachweis mit 100%-iger Sicherheit → man errechnet deshalb bei den Gutachten die Wahrscheinlichkeit, mit der jemand der Vater des Kindes ist

AB0-System

Allgemein

- Merkmale A_1, A_2 und B dominant gegenüber 0, wobei A_1 dominant gegenüber A_2
  - → Beklagter mit A_1B kann nicht der Vater eines Kindes mit 0 sein
  - → Beklagter mit A_1B kann nicht der Vater eines Kindes mit A_2 sein
  - → Beklagter mit 0 kann nicht der Vater eines Kindes mit AB sein

Fertilitätsgutachten

Allgemein

- Ausschluss eines Beklagten als Vater eines Kindes möglich durch Feststellung der Zeugungsunfähigkeit

⚠ Eine schwere psychische Potenzstörung schließt eine Vaterschaft nicht aus, da die Zeugungsfähigkeit erhalten sein kann.

Tragezeitgutachten

Allgemein

- Ausschluss eines Beklagten als Vater eines Kindes möglich durch die Zeugung des Kindes in einem Zeitraum, in dem der Beklagte keinen Geschlechtsverkehr mit der Mutter hatte

4 Spurensicherung

4.1 Biologische Spuren

4.1.1 Blutspuren

Allgemein

- Vor Asservierung sollten Blutspuren fotographisch festgehalten werden
- Trockene Blutspuren werden mit dem Spurenträger asserviert
  - Beispiel: trockene Blutspur auf Tapete → Ausschneiden der Blutspur aus der Tapete
- Wenn Asservierung trockener Blutspuren nicht möglich → Abkratzen der Spur oder Ablösung mit leicht angefeuchtetem Material

Diagnostik

- Blutnachweis durch
  - Spektrophotometrie
  - Spektroskopie
  - Porphyrinmethode
- Nachweis der Blutartspezifität durch
  - Agargel-Diffusionstest nach Ouchterlony
  - Präzipitin-Versuch nach Uhlenhuth
- Bestimmung der Blutgruppen
  - Bei frischem Blut durch Agglutinationsmethode
  - Bei trockenem Blut (→ Schädigung der Erythrozyten) durch Antikörperbindung an Oberflächenantigenen
- Geschlechtsbestimmung
  - Bestimmung des Anteils von Zellen mit Barr-Körperchen bei Hautzellen
  - Nachweis von Y-Chromatin in Lymphozyten
  - Nachweis von Drumsticks in neutrophilen Granulozyten

4.1.2 Sekretspuren

Allgemein

- Vor Versand von Abstrichen (z. B. Vaginalabstrich) in ein rechtsmedizinisches Institut sollten die Asservate luftgetrocknet werden

5 Forensische Toxikologie

5.1 Akute Vergiftungen

5.1.1 Kohlenmonoxid-Vergiftung

Pathophysiologie

- Kohlenmonoxid weist im Vergleich zu Sauerstoff eine 200–300-mal stärkere Affinität zum Hämoglobin auf → verdrängt Sauerstoff aus seiner Hämoglobinbindung

Allgemein

- Kohlenmonoxid
  - Entsteht bei unvollständiger Verbrennung von Kohlenstoffverbindungen
  - Geruch- und farbloses Gas
  - Weist eine Halbwertszeit im Körper von 2–3 Stunden auf

Befunde

- Hellrote Färbung von Blut und Organen
- Hellrote Totenflecke

⚠ CO-Vergiftung: hellrote Totenflecke treten ab einem CO-Hämoglobingehalt von ca. 50 % auf

5.1.2 Parathion (E 605)-Vergiftung

Allgemein

- Parathion
  - Kann „getarnt" als Mordgift eingesetzt werden
  - Süßlicher, übel riechender Geruch

Symptomatik

- Miosis
- Speichel- und Tränenfluss
- Schweißausbruch
- Übelkeit und Erbrechen
- Krampfanfälle
- Atemnot
- Symptome treten oft bereits nach 10 Minuten auf

5.1.3 Zyanid (Blausäure)-Vergiftung

Pathogenese

- Blockierung der Atmungskette

Allgemein

- Führt in der Regel innerhalb weniger Minuten zum Tod
- Zyanid verändert sich postmortal → nach längerer Leichenliegezeit sind Zyanid-Werte nicht mehr genau zu bestimmen
- Typisch ist der Bittermandelgeruch, der allerdings nicht von allen Menschen wahrgenommen werden kann

5.1.4 Arsen-Vergiftung

Allgemein

- Arsen ist geruchs- und geschmacklos

Symptomatik

- Erbrechen
- Durchfall
- Krämpfe
- Meessche-Nagelbänder
- Atem- und/oder Kreislauflähmung

5.1.5 Atropin-Vergiftung

Symptomatik

- Hautrötung (besonders im Gesicht)
- Trockenheit der Schleimhäute
- Mydriasis
- Tachykardie
- Verwirrtheit

5.2 Differenzialdiagnose pathologischer Befunde

Allgemein

- Keine Intoxikation kann sicher durch eine alleinige äußere Leichenschau diagnostiziert werden
- Es gibt keinen Befund bei der äußeren Leichenschau, der streng spezifisch für eine Vergiftungsart ist

5.2.1 Hellrote Totenflecke

Differenzialdiagnose

- Kohlenmonoxid-Intoxikation
- Zyanid-Intoxikation
- Kälte → z. T. bestehen hellrote und blauviolette Flecken nebeneinander

4. Tag

Rechtsmedizin

5.2.2 Methämoglobinämie

Differenzialdiagnose

- Nitrobenzol-Intoxikation
- Natriumnitrit-Intoxikation
- Kaliumchlorat-Intoxikation
- Anilin-Intoxikation

5.2.3 Hautblasen

Differenzialdiagnose

- Fäulnis
- Verbrennungen
- Barbiturat-Intoxikation → flüssigkeitsgefüllte Blasen im Bereich der Aufliegestellen (sog. Holznersche Blasen)

5.2.4 Meessche-Nagelbänder

Differenzialdiagnose

- Thallium-Vergiftung

  ⚠ Zur Bestätigung des Verdachtes einer akuten Thallium-Vergiftung beim Lebenden ist besonders der Urin als Untersuchungsmaterial geeignet
- Arsen-Vergiftung

5.2.5 Miosis

Differenzialdiagnose

- Morphin-Intoxikation
- Parathion-Intoxikation
- Parasympathikomimetika

⚠ Paraquat verursacht keine Miosis.

5.2.6 Gifte mit auffälligem Geruch

- Schwefelwasserstoff
- Blausäure
- Parathion
- Nitrobenzol

6 Verkehrsmedizin

6.1 Alkohol

6.1.1 Alkoholstoffwechsel und Alkoholwirkung

Allgemein

- Pro Stunde werden ca. 0,15‰ Alkohol im Körper abgebaut
- Die Alkoholelimination kann z. B. durch forcierte Atmung oder andere Maßnahmen nicht, oder nur unwesentlich, beeinflusst werden
- Unter „Restalkohol" versteht man die Alkoholmenge, die im Körper nach Alkoholaufnahme und anschließender Nachtruhe noch vorhanden ist
- Eine besondere Gefahr bei alkoholisierten Fahrern geht von deren Kritikabschwächung aus
- Eine Blutalkoholkonzentration von 1,1‰ ist, nach der Entscheidung des Bundesgerichtshofes, der Grenzwert der absoluten Fahruntüchtigkeit

Pathologischer Rausch

Definition

- Alkoholbedingte, symptomatische Psychose (Dämmerzustand) nach Konsum von geringen Alkoholmengen

Symptomatik

- Situationsverkennung
- Terminalschlaf
- Amnesie für den Ablauf
- Symptomatik tritt plötzlich ein

6.1.2 Alkoholmissbrauch

Diagnostik

- Anamnese und klinische Untersuchung
- Labormedizinische Beurteilung durch folgende Blut-Parameter
  - Gamma-Glutamyl-Transferase (γ-GT)
  - Methylalkohol (Serum-Methanol-Spiegel)
  - Carbohydrat-Defizientes Transferrin (CDT)
  - Mittleres Erythrozytenvolumen (MCV)
- Sonographie

6.1.3 Berechnung der Blutalkoholkonzentration

Allgemein

- Nach Widmark lässt sich die Blutalkoholkonzentration berechnen

$$c = \frac{A}{p \times r}$$

c: Alkoholkonzentration im Blut in Promille
A: aufgenommene Alkoholmenge in Gramm
p: Körpergewicht in kg
r: individueller Faktor, in der Regel 0,7

⚠ Bei Fragen des IMPP wird die aufgenommene Alkoholmenge meist nicht in Gramm, sondern der Alkoholgehalt in Volumenprozent angegeben. Umrechnung: Volumen des Alkohols in ml berechnen und mit 0,8 g/ml multiplizieren (spezifisches Gewicht von Alkohol) → ergibt die Alkoholmenge in Gramm. Von diesem Wert muss noch 10% als Resorptionsdefizit abgezogen werden.

6.1.4 Alkoholnachweisverfahren

Formen

- Widmark Verfahren
  - Allgemein: relativ genau, aber alkoholunspezifisch
- ADH-Verfahren
  - Allgemein: alkoholspezifisch, bestimmt aber auch andere Alkohole als Ethanol

⚠ Blutentnahme zur Bestimmung des Alkoholgehaltes bei Leichen sollte am besten aus der V. femoralis erfolgen

6.2 Verkehrstüchtigkeit

Allgemein

- Bei Verdacht, dass bei der Verursachung eines Unfalls Medikamente eine Rolle gespielt haben → u. a. Abnahme einer Urinprobe
- Eine gesetzliche Verpflichtung des Arztes zur Meldung einer krankheitsbedingten Fahruntüchtigkeit besteht nicht

7 Forensische Psychopathologie

7.1 Strafrecht

§ 20 StGB: Schuldunfähigkeit wegen seelischer Störungen

Bestimmungen

- Psychische Störungen, die eine Schuldunfähigkeit zur Folge haben können, sind
  - Krankhafte seelische Störung (z. B. Schizophrenie)
  - Tiefgreifende Bewusstseinsstörung (z. B. Schlaftrunkenheit, Hypnose, Übermüdung oder Affektzustände)
  - Schwachsinn
  - Schwere andere seelische Abartigkeit
- Erkrankungen, die zur Schuldunfähigkeit führen können
  - Psychogener Dämmerzustand
  - Morbus Alzheimer
  - Zwangsneurose

⚠ Blutalkoholkonzentrationen werden im § 20 StGB nicht angegeben, da die strafrechtliche Beurteilung nicht schematisch nach bestimmten Blutalkoholkonzentrationen erfolgen kann.

7.2 Bürgerliches Recht

§ 104 BGB: Geschäftsunfähigkeit

Bestimmungen

- Geschäftsunfähig ist
  - Wer das 7. Lebensjahr noch nicht vollendet hat
  - Wer sich in einem die freie Willensbestimmung ausschließenden Zustand krankhafter Störung der Geistestätigkeit befindet, sofern nicht der Zustand seiner Natur nach ein vorübergehender ist

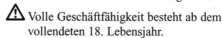 Volle Geschäftfähigkeit besteht ab dem vollendeten 18. Lebensjahr.

§2229 BGB: Testierfähigkeit

Bestimmungen

- Testierfähigkeit ist definiert als die Fähigkeit, ein gültiges Testament zu schreiben
- Testierfähigkeit besteht ab dem vollendeten 16. Lebensjahr
- Voraussetzung: Betreffender muss die Bedeutung seiner Willenserklärung erkennen können

8 Forensische Sexualmedizin

8.1 Sexueller Missbrauch von Kindern

Formen

- Sexuelle Manipulation in der Genitalgegend des Kindes
- Sexuelle Manipulation in der Anwesenheit eines Kindes
- Duldung sexueller Handlungen durch ein Kind
- Vollzug des Beischlafes mit einem Kind
- Vorzeigen pornographischer Abbildungen

9 Ärztliche Rechts- und Berufskunde

9.1 Ausübung der Heilkunde

9.1.1 Approbation

Bestimmungen

- Erteilung muss erfolgen, wenn der Antragsteller die in der Bundesärzteordnung aufgeführten Voraussetzungen erfüllt
- Widerrufung muss erfolgen, wenn der Arzt sich eines Verhaltens schuldig gemacht hat, aus dem sich seine Unwürdigkeit zur Ausübung des ärztlichen Berufes ergibt
- Erteilung und Widerrufung erfolgt durch die zuständige Verwaltungsbehörde
- Berufsverbot gegen einen Arzt kann durch ein richterliches Urteil in einem Strafverfahren erteilt werden

9.1.2 Ärztliche Berufsgerichte

Allgemein

- Ärztliche Berufsgerichte sind zuständig für die Ahndung von Verstößen gegen die ärztlichen Berufsordnungen

⚠ Ärztliche Berufsordnungen sind autonome Satzungen der Landesärztekammern.

9.1.3 Bundesärztekammer

Allgemein

- Es handelt sich um eine Arbeitsgemeinschaft der Landesärztekammern
- Gilt als eingetragener Verein
- Ihre Richtlinien sind nicht rechtsverbindlich

9.2 Ärztlicher Eingriff

Allgemein

- Juristisch erfüllt ein ärztlicher Eingriff den Tatbestand einer Körperverletzung
- Ein vital indizierter, ärztlicher Eingriff darf nicht gegen den Willen eines geschäftsfähigen Patienten durchgeführt werden
- Bei nicht willensfähigem Patient bedarf es der Einwilligung eines gesetzlichen Vertreters zur Operation
- Bei bewusstlosem Patient kann ein Eingriff nach dem mutmaßlichen Willen des Patienten durchgeführt werden

- Einwilligung nur wirksam
  - Wenn der Patient angemessen über Art, Umfang, Anlass, Chancen und Komplikationen des Eingriffes aufgeklärt wurde (auch über Minimalrisiken, wenn der Patient dies wünscht)
  - Wenn der Eingriff nicht gegen die guten Sitten verstößt
- Bei einem Notfalleingriff (vitale Indikation) ist eine Aufklärung in groben Zügen ausreichend

Erzwingbare Eingriffe

Definition

- Eingriffe, bei denen eine Einwilligung des Patienten nicht erforderlich ist

Formen

- Therapie von Geschlechtskrankheiten
- Therapie nach dem Bundesseuchengesetz
- Blutentnahme bei Verdacht auf Straftaten unter Alkoholeinfluss → betrifft Beschuldigte und Zeugen
- Abstrichentnahme bei Verdacht auf Straftaten (z. B. Vergewaltigung) → nach Strafprozessordnung zulässig

9.3 Arzt-Patient Vertrag

Allgemein

- Es handelt sich in der Regel um einen Dienstvertrag
- Begründet die Haftung des Arztes für sein Verschulden und das Verschulden von Personen, derer er sich zur Erfüllung des Vertrages bedient (z. B. MTA)

9.4 Schweigepflicht

Rechtsgrundlagen

Bestimmungen

- Darunter fallen alle im Rahmen der ärztlichen Tätigkeit anvertrauten Geheimnisse → darf auch nicht durchbrochen werden, wenn dadurch z. B. ein Straftäter überführt werden kann

Ärztliche Rechts- und Berufskunde

- Bei Verletzung der Schweigepflicht
  - Ist eine berufsgerichtliche Ahndung möglich
  - Kann ein Schadensersatzanspruch bestehen
  - Kann es zu einer strafgerichtlichen Verurteilung kommen
- Bei Verdacht auf Kindesmisshandlung kann die Schweigepflicht durch Meldung an Polizei, Jugendamt oder Amtsarzt durchbrochen werden → der Arzt ist aber nicht dazu verpflichtet
- Bei Patienten, von denen Gefahr im Straßenverkehr ausgeht, kann bei Uneinsichtigkeit der Patienten, die Schweigepflicht durchbrochen werden → der Arzt ist aber nicht dazu verpflichtet
- Verpflichtung zur Durchbrechung der Schweigepflicht bei
  - Verhinderung einer Straftat, wenn diese nur auf diese Art verhindert werden kann
  - Anzeige meldepflichtiger Geschlechtskrankheiten
  - Anzeige meldepflichtiger Krankheiten gemäß dem Bundesseuchengesetz (eine Influenza-Infektion zählt nicht dazu)
- Schweigepflicht gilt auch über den Tod des Patienten hinaus und kann nicht durch die Angehörigen aufgehoben werden
- Der Schweigepflicht unterliegen neben Ärzten auch Krankenschwestern, Masseure, Krankengymnastinnen, etc.

10 Medizinische Begutachtung, Versicherungsmedizin

Siehe Sozialmedizin, Kapitel 3 und
Arbeitsmedizin, Kapitel 6

Hygiene
Inhaltsverzeichnis

1 Individualhygiene 705

1.1 Grundlagen der Hygiene, der Ernährung und der Nahrung 705
    1.1.1 Lebensmittelinfektionen ... 705
    1.1.2 Lebensmittelintoxikationen 705
    1.1.3 Gesundheitsschäden durch fehlerhafte Zusammensetzung der Nahrung 708
1.2 Beurteilung der Grundlebensmittel und daraus hergestellter Produkte . 708
    1.2.1 Tierische Lebensmittel 708

2 Umwelthygiene 709

2.1 Wasservorkommen 709
2.2 Hygiene des Trinkwassers 709
    2.2.1 Wasseraufbereitung 709
    2.2.2 Trinkwasserqualität 709
    2.2.3 Krankheitserreger im Trinkwasser 710
2.3 Hygiene der gewerblichen und öffentlichen Schwimm- und Badeeinrichtungen 710
2.4 Abwasserhygiene 710
    2.4.1 Abwasseraufbereitung 710
2.5 Abfallstoffhygiene 711
2.6 Gesundheitliche Schäden durch Luftverunreinigungen 711
    2.6.1 Inkorporation von Luftverunreinigungen 711
2.7 Wohnungshygiene 711
    2.7.1 Raumluftqualität 711
2.8 Hygiene der exogenen Krebsnoxen 712

3 Verhütung und Bekämpfung von Infektionen und Kontaminationen 713

3.1 Verfahren und Maßnahmen 713
    3.1.1 Begriffsdefinitionen und allgemeine Grundlagen 713
    3.1.2 Sterilisation mittels thermischer Verfahren 713
    3.1.3 Sterilisation mittels energiereicher Strahlung 714
    3.1.4 Sterilisation mittels chemischer Verfahren 714
    3.1.5 Desinfektion mittels Chemikalien 715
    3.1.6 Spezielle Anwendungsbereiche und Verfahren der Desinfektion 715
    3.1.7 Schutzimpfungen 716
3.2 Seuchenhygiene 718
    3.2.1 Grundlagen 718
    3.2.2 Seuchenbekämpfung 718

4 Krankenhaushygiene 719

4.1 Krankenhausinfektionen 719
4.2 Krankenhauserreger 719
4.3 Maßnahmen zur Unterbrechung der Infektionskette 719

5 Sozialhygiene 720

5.1 Infektionskrankheiten 720

6 Öffentliches Gesundheitswesen 721

6.1 Gesetzgebung im Gesundheitswesen 721

4. Tag

1 Individualhygiene

1.1 Grundlagen der Hygiene, der Ernährung und der Nahrung

1.1.1 Lebensmittelinfektionen

Bakterielle Erreger

Salmonella typhi und Salmonella paratyphi

Allgemein

- Übertragung erfolgt in der Regel fäkal-oral, kann aber auch über Fliegen erfolgen
- Hauptgefahr für die Bevölkerung sind Dauerausscheider

Siehe Innere Medizin, Kapitel 9.1.1

Campylobacter jejuni

Allgemein

- Relativ hitzeempfindlicher Keim
- Erreger einer Enteritis oder Enterokolitis
- Typische Ursache ist die Aufnahme von kontaminiertem Geflügelfleisch oder kontaminierter Milch

Symptomatik bei Infektion

- Diarrhö, z. T. blutig
- Bauchschmerzen

Komplikation

- Post-infektiöse Arthritis

Therapie

- Symptomatisch

Listerien

Allgemein

- Können sich auch bei 4 °C z. B. im Kühlschrank vermehren
- Ubiquitäres Vorkommen, u. a. auch im Darm gesunder Menschen
- Besonders gefährdet sind immunsupprimierte Patienten wie
  - Alkoholiker
  - Tumorpatienten
  - Transplantationspatienten

Protozoeninfektionen

Toxoplasma gondii

Allgemein

- Übertragung erfolgt durch
  - Verzehr rohen Fleisches
  - Katzen

Symptomatik

- Bei Erstinfektion
  - Meist asymptomatisch
  - Selten Symptome eines grippalen Infektes mit zervikaler oder generalisierter Lymphknotenschwellung
- Bei Immunsuppression: Reaktivierung

Wurminfektionen

Taenia saginata (Rinderbandwurm)

Allgemein

- Infektion erfolgt durch Aufnahme der Finnen (= Larven) z. B. beim Genuss rohen Fleisches
- Finnen werden durch Braten oder Tiefgefrieren abgetötet

Ascaris lumbricoides (Spulwurm)

Allgemein

- Infektion erfolgt durch Aufnahme der Eier

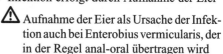 Aufnahme der Eier als Ursache der Infektion auch bei Enterobius vermicularis, der in der Regel anal-oral übertragen wird

- Infektion erfolgt nie von Mensch zu Mensch, sondern durch fäkalienverunreinigte Nahrung (z. B. durch sog. kopfgedüngtes Gemüse)

1.1.2 Lebensmittelintoxikationen

Bakterielle Erreger

Staphylococcus aureus

Allgemein

- Kann eine Lebensmittelintoxikation durch Synthese eines hitzestabilen Enterotoxins hervorrufen
- Inkubationszeit: wenige Stunden

Symptomatik

- Übelkeit und Erbrechen
- Diarrhö

Salmonella enteritidis

Allgemein

- Erreger der Salmonellen-Enteritis
- Typische Ursache der Infektion ist Aufnahme von salmonellenhaltigen Eier-, Geflügel- oder Milchprodukten
- Infektionsdosis, die eine Erkrankung bei gesunden Erwachsenen hervorruft, ist groß ($> 10^5$ Keime)
- Meldepflicht besteht bei Verdachts-, Erkrankungs- und Todesfällen
- Nach einer Erkrankung bildet sich keine Immunität

Symptomatik

- Diarrhö
- Übelkeit und Erbrechen

Therapie

- Symptomatisch

Clostridium botulinum

Pathogenese

- Hitzelabiles, unter anaeroben Bedingungen gebildetes Toxin, blockiert Acetylcholin-Freisetzung an der neuromuskulären Endplatte und im vegetativen Nervensystem

Allgemein

- Vergiftung erfolgt häufig bei Verzehr von kontaminierten Konserven
- Nitritpökelsalz reduziert das Risiko einer Toxinbildung

Symptomatik

- Doppeltsehen
- Sprechschwierigkeiten
- Schluckstörungen

Therapie

- Gabe von Antitoxin

Clostridium perfringens

Allgemein

- Erreger des Gasbrandes und einer Lebensmittelintoxikation (durch hitzelabile Enterotoxine)
- Ubiquitäres Vorkommen → lässt sich auch in den Ausscheidungen von Menschen und warmblütigen Tieren nachweisen
- Meldepflichtige Erkrankung

Bacillus cereus

Pathogenese

- Erreger einer Gastroenteritis, die durch ein hitzelabiles Enterotoxin hervorgerufen wird

Symptomatik

- Übelkeit und Erbrechen
- Diarrhö

Therapie

- Symptomatisch

Pilzvergiftungen

Aflatoxine

Allgemein

- Werden durch Schimmelpilze, besonders Aspergillus flavus synthetisiert
- Gefahr geht besonders von verschimmeltem Getreide, Nüssen und Sojabohnen aus
- Aflatoxine sind extrem hitzestabil und können selbst durch Autoklavieren nicht zerstört werden
- Wurden im Rahmen eines Massensterbens von Truthähnen, nach Gabe von verschimmelten Futtermitteln, entdeckt

Wirkung

- Lebertoxisch → mit hoher Wahrscheinlichkeit eine wesentliche Ursache des primären Leberzellkarzinoms in tropischen Gebieten Afrikas und Asiens

Chemische Intoxikationen

Nitrit

Allgemein

- Entsteht durch Reduktion von Nitrat im oder außerhalb des Organismus

- Kann in Nitrosamine übergeführt werden
- Ist als Bestandteil von Nitritpökelsalz zur Behandlung bestimmter Lebensmittel zugelassen

Symptomatik

- Bei Nitrit-Intoxikation: Methämoglobinämie → Zyanose

Nitrosamine

Allgemein

- Exogene Hauptquellen
  - Geräucherte und gebratene Fleisch- und Fischwaren
  - Tabakrauch
- ⚠ Brot- und Backwaren tragen kaum zur Nitrosaminbelastung bei.
- Ascorbinsäure hemmt die endogene Entstehung

Chlorierte zyklische Kohlenwasserstoffe

Allgemein

- Wichtige Vertreter sind
  - Polychlorierte Biphenyle (PCB)
  - Lindan
  - DDT
- Reichern sich in der Nahrungskette an
- ⚠ Eine Anreicherung in der Nahrungskette tritt u. a. auch bei Benzol, Quecksilberverbindungen und Cadmiumverbindungen auf

Polychlorierte Biphenyle (PCB)

Allgemein

- Aufnahme erfolgt durch die Nahrung oder per Inhalation
- Lipophile Substanzen → werden im Fettgewebe gespeichert
- Chemisch weitgehend inerte Substanzen
- Für PCB ist in der Trinkwasser-Verordnung ein Grenzwert enthalten

Wirkungen

- Hepatotoxisch
- Induktor unspezifischer Oxygenasen

DDT

Allgemein

- Wurde vor seinem Verbot in Deutschland als Insektizid eingesetzt
- Ubiquitär verbreitete Substanz anthropogenen Ursprungs
- Lipophile Substanz → wird im tierischen Fettgewebe gespeichert → Anreicherung in der Nahrungskette → Speicherung im menschlichen Fettgewebe
- Wird mit der Muttermilch auf Jungtiere übertragen

Wirkungen

- Schädigung des Nervensystems
- Induktor unspezifischer Oxygenasen
- Niedrige akute Humantoxizität

Organische Phosphorverbindungen

Allgemein

- Wichtiger Vertreter ist das Parathion (E 605)
- Aufgrund ihrer relativ schnellen Abbaubarkeit reichern sie sich nicht in der Nahrungskette an

Siehe Arbeitsmedizin, Kapitel 4.4.1

Lebensmittelzusatzstoffe

Konservierungsmittel

Allgemein

- Gesetzlich zugelassen sind
  - PHB-Ester
  - Benzoesäure
  - Sorbinsäure
- Kombination mehrerer zugelassener Konservierungsstoffe ist möglich
- Nur bestimmte Lebensmittel dürfen konserviert werden
- Zugesetzte Konservierungsstoffe müssen deklariert werden

Wirkung

- Hemmung des Bakterienwachstums

1.1.3 Gesundheitsschäden durch fehlerhafte Zusammensetzung der Nahrung

Vitaminmangel

Formen

- Vitamin-A-Mangel → Xerophthalmie, Keratomalazie, raue Haut
- Vitamin-D-Mangel → Rachitis
- Vitamin-K-Mangel → Blutungsneigung
- Vitamin-C-Mangel (Vitamin C wirkt als Antioxidans) → Skorbut
- Biotin-Mangel → Dermatitis, Haarausfall, zentralnervöse Störungen
- Folsäure-Mangel → megaloblastäre Anämie
- Nicotinsäureamid-Mangel, z. B. bei Tryptophan-Mangel → Pellagra mit Dermatitis, Diarrhö und Demenz

Überernährung

Komplikationen

- Adipositas
- Diabetes mellitus
- Gicht
- Gallensteine
- Varikosis

1.2 Beurteilung der Grundlebensmittel und daraus hergestellter Produkte

1.2.1 Tierische Lebensmittel

Milch

Allgemein

- Gesundheitsrisiken entstehen vor allem durch folgende Erreger
  - Mykobakterien
  - B-Streptokokken
  - Salmonellen
  - Brucellen
  - Listerien
- Durch Pasteurisierung können z. B. Mykobakterien, Streptokokken, Salmonellen, Brucellen oder Candida abgetötet werden, Bakteriensporen hingegen nicht

2 Umwelthygiene

2.1 Wasservorkommen

Allgemein

- Zur Wassergewinnung werden verwendet:
  - Grundwasser: in der Regel am besten geeignet, da es ab einer Tiefe von 10 m keimfrei ist
  - Oberflächenwasser, wie z. B. Flusswasser
  - Quellwasser

2.2 Hygiene des Trinkwassers

2.2.1 Wasseraufbereitung

Flockung

Durchführung

- Dem Wasser werden Aluminium- oder Eisenverbindungen zugegeben → Ausfällung von gelösten Schwebestoffen → ausgefällte Teilchen können leicht im Filter abgeschieden werden
- Flockung mit Aluminium muss so durchgeführt werden, dass nach Aufbereitung der Rest-Aluminiumgehalt 0,2 mg/l nicht überschreitet

⚠ Flockung: ist kein Verfahren zur Desinfektion

Desinfektion von Trinkwasser

Allgemein

- Zur Desinfektion werden eingesetzt
  - Chlorgas
  - Chlordioxid
  - Ozon
  - Natrium-, Magnesium- oder Kalziumhypochlorid

Chlorung

Allgemein

- Ist anderen Verfahren überlegen, da die Wirkung auch im Leitungsnetz noch anhält
- Nach Abschluss einer Chlorung muss ein Gehalt von mindestens 0,1 mg/l freiem Chlor nachweisbar sein
- Bei der Chlorung können entstehen
  - Chlorid und Hypochlorid
  - Chloroform: kanzerogene Substanz im Tierversuch
  - Halogenierte Huminsäuren

⚠ Chlorung: führt nicht zur Bildung von Hexachlorcyclohexan

- Desinfektion mit Chlordioxid führt zu geringerer Haloformbildung als Desinfektion mit Chlorgas

2.2.2 Trinkwasserqualität

Trinkwasserverordnung

Bestimmungen

- Im Trinkwasser dürfen sich keine Krankheitserreger befinden → zur Kontrolle auf eine fäkale Verunreinigung wird das Wasser auf Indikatorkeime untersucht
- Indikatorkeime sind
  - E. coli (→ in 100 ml dürfen sich keine E. coli nachweisen lassen)
  - Koliforme Bakterien
  - Fäkalstreptokokken (D-Streptokokken, Enterokokken)
  - Sporenbildende Anaerobier

⚠ Chlamydien sind keine Indikatorkeime.

- Trinkwasser muss arm an apathogenen Keimen sein → zur Kontrolle wird 1 ml entnommen und bebrütet → bei nicht desinfiziertem Trinkwasser darf eine Koloniezahl von 100 KBE (KBE = koloniebildende Einheit) nicht überschritten werden
- Grenzwerte für bestimmte chemische Schadstoffe, gelöste Mineralien oder Metalle (z. B. Aluminium) dürfen nicht überschritten werden
  - Grenzwert für Nitrat: 50 mg/l → zur Vermeidung einer Methämoglobinämie bei Säuglingen sollte zur Zubereitung von Säuglingsnahrung nur Wasser mit einem Nitratgehalt unter 10 mg/l verwendet werden
  - Grenzwert für Nitrit: 0,1 mg/l
  - Grenzwert für Eisen: 0,2 mg/l → Überschreitung führt zu eisenhaltigen Abscheidungen und zu einer geschmacklichen Beeinträchtigung, aber zu keiner Gesundheitsschädigung
  - Grenzwert für Blei: 0,04 mg/l

Hygiene

- Grenzwert für Fluorid: 1,5 mg/l → Überschreitung führt zu Veränderungen im Knochengewebe
- Entnommenes Trinkwasser muss spätestens 6 Stunden nach Entnahme untersucht werden, wobei die Ergebnisse der mikrobiologischen Untersuchungen auf Indikatorkeime nach 72 Stunden zu erwarten sind.

Nitrat

Allgemein

- Dient der Konservierung und wird außerdem als Düngemittel eingesetzt
- Entsteht aus verwesenden organischen Substanzen
- Kann anthropogen (durch Landwirtschaft) in die oberen Erdschichten gelangen → Belastung des Grundwassers
- Verschiedene Pflanzen (Spinat, Kopfsalat) reichern Nitrat in großen Mengen an
- Im Speichel und im Darm wird Nitrat zu Nitrit reduziert
- Ausscheidung: renal

2.2.3 Krankheitserreger im Trinkwasser

Allgemein

- Krankheiten, die durch kontaminiertes Trinkwasser verbreitet werden können
  - Hepatitis A
  - Typhus abdominalis
  - Cholera
  - E-Ruhr (Shigellen-Ruhr)
  - Amöben-Ruhr

Legionellen-Infektionen

Erreger

- Legionella pneumophila

Allgemein

- Legionellen überleben bei Temperaturen von 10–15 °C und werden bei Temperaturen von ca. 70 °C abgetötet
- Besonders gefährdet: immunsupprimierte Patienten
- Übertragung erfolgt aerogen durch Inhalation kontaminierter Aerosole, häufig durch Klimaanlagen und Wasserleitungen
- Wichtigste klinische Manifestation: Pneumonie

2.3 Hygiene der gewerblichen und öffentlichen Schwimm- und Badeeinrichtungen

Allgemein

- Qualitätsanforderungen an das Badewasser
  - max. 100 KBE/ml bei 36 °C
  - In 100 ml Wasser dürfen sich weder koliforme Bakterien, E. coli noch Pseudomonas aeruginosa nachweisen lassen
- Badeinfektionen
  - „Schwimmbad-Konjunktivitis" durch Chlamydien oder Viren (extrem selten)
  - Amöbenenzephalitis (ebenfalls extrem selten)

⚠ Shigellen und Salmonellen, die Erreger der bakteriellen Ruhr bzw. des Typhus abdominalis, werden durch die Chlorierung sicher abgetötet.

2.4 Abwasserhygiene

2.4.1 Abwasseraufbereitung

Kläranlagen

- Abwasser durchläuft in der Regel drei Reinigungsstufen
  1. Stufe: Absetzbecken → Schwebestoffe sedimentieren (Wurmeier setzen sich in dieser Stufe ab), grobe Verunreinigungen werden abgesiebt
  2. Stufe: biologische Reinigung im mit O_2-belüfteten Belebungsbecken → organische Substanzen werden oxidativ durch Bakterien zu CO_2 abgebaut

  ⚠ Schwermetalle werden in der 2. Stufe nicht abgebaut.

  3. Stufe: chemische Reinigung → Ausfällung von Phosphaten

⚠ Eine Desinfektion findet in Kläranlagen nicht statt → pathogene Keime befinden sich immer noch im Abwasser

2.5 Abfallstoffhygiene

Geordnete Deponie

Allgemein

- Anforderungen an eine Mülldeponie
  - Deponieboden sollte nach unten abgedichtet sein
  - Sickerwasser darf nicht in das Grundwasser gelangen → Aufbereitung oder Ableitung in eine Kläranlage
  - Drainagesystem für die Ableitung des Niederschlagswassers muss vorhanden sein
- Folgen von Übertritt von Sickerwasser in Grundwasser → Anstieg von
  - Koloniezahl (Keimzahl)
  - Gehalt an schwer abbaubaren organischen Stoffen
  - Gehalt an Schwermetallen

2.6 Gesundheitliche Schäden durch Luftverunreinigungen

2.6.1 Inkorporation von Luftverunreinigungen

Luftverunreinigende Reizstoffe

- Schwefeldioxid (SO_2)
- Aldehyde
- Stickoxide (NO, NO_2)

Schleimhautreizende Gase

- Ozon
- Phosgen
- Nitrose Gase
- Isocyanate

Smog

Formen

- Sommersmog (Los Angeles-Smog, photochemischer Smog)
- Wintersmog (London-Smog)

Sommersmog

Allgemein

- Entsteht bei starker Sonnenstrahlung (geringe Luftbewegung ist auch beteiligt)
- Gesundheitsschäden werden verursacht durch erhöhte Konzentrationen von
  - Ozon (O_3)
  - Stickoxiden
  - Kohlenwasserstoffen und deren Oxidationsprodukten
  - Peroxyacetylnitrat

⚠ Sommersmog: es kommt zu keiner gesteigerten Schwefeldioxid-Belastung.

Symptomatik

- Reizerscheinungen der Atemwege und Bindehaut
- Müdigkeit

Wintersmog

Allgemein

- Gesundheitsschäden werden verursacht durch erhöhte Konzentrationen von
  - SO_2
  - NO_x (global ist der größte Teil des NO_x biogenen Ursprungs)
  - CO
  - Kohlenwasserstoffverbindungen
  - Staub

⚠ Wintersmog: es kommt zu keiner gesteigerten Ozon-Belastung.

2.7 Wohnungshygiene

2.7.1 Raumluftqualität

Allgemein

- Als Parameter zur Feststellung des Lüftungsbedarfs von Räumen wird die CO_2-Konzentration eingesetzt

CO_2

Allgemein

- Entsteht u. a. beim aeroben Abbau in Kläranlagen, beim Lactose-Abbau durch koliforme Bakterien und im Autoabgas bei der Passage des Katalysators

- Liegt in der Atmosphäre in einer Konzentration von ca. 300 ppm vor
- Grenzwert von 0,1 Vol.-% (= 1000 ppm) ist ein Luftqualitätskriterium (Gesundheitsschäden sind aber bei dieser Konzentration nicht zu erwarten)
- Wird als inertes Gas bei der Sterilisation mit Ethylenoxid eingesetzt

2.8 Hygiene der exogenen Krebsnoxen

Siehe Arbeitsmedizin, Kapitel 4

3 Verhütung und Bekämpfung von Infektionen und Kontaminationen

3.1 Verfahren und Maßnahmen

3.1.1 Begriffsdefinitionen und allgemeine Grundlagen

Expositionsprophylaxe

Definition

- Maßnahmen, um den Kontakt mit Infektionserregern zu verhindern

Allgemein

- Zu den Maßnahmen gehören:
  - Desinfektion und Sterilisation
  - Quarantänebestimmungen
  - Trinkwasseraufbereitung
  - Tuberkulin-Testung bei Auftreten einer Tuberkulose z. B. in einer Schule

Dispositionsprophylaxe

Definition

- Maßnahmen, um eine verbesserte Resistenz des Einzelnen zu erreichen

Allgemein

- Gehört, wie die Expositionsprophylaxe, zu den Methoden der primären Prävention
- ⚠ Screeningverfahren/Filteruntersuchungen gehören zur sekundären Prävention.
- Zu den Maßnahmen der Dispositionsprophylaxe gehören
  - Impfungen
  - Gesunde Lebensführung

Desinfektion

Definition

- Reduktion der Keimzahl auf ein genügend niedriges Niveau, so dass keine Infektion entstehen kann

Sterilisation

Definition

- Abtötung/irreversible Inaktivierung aller lebensfähigen pathogenen und apathogenen Mikroorganismen einschließlich Bakteriensporen

3.1.2 Sterilisation mittels thermischer Verfahren

Allgemein

- Zur Sterilisation kann feuchte oder trockene Hitze eingesetzt werden
- Feuchte Hitze ist wirkungsvoller als trockene auf Grund der besseren Wärmeübertragung
- Trockene Hitze wird bei der Heißluftsterilisation, feuchte Hitze bei der Dampfsterilisation oder Autoklavierung eingesetzt
- Zur Kontrolle des Sterilisationsvorganges werden u. a. Farb- und Bioindikatoren verwendet
  - Farbindikatoren: eignen sich am besten zur Überprüfung des Sterilisationsprozesses jeder Autoklavencharge
  - Bioindikatoren: Bakteriensporen werden als sog. Sporenpäckchen eingesetzt → nach der Sterilisation wird das Sporenpäckchen für 10–14 Tage bebrütet, wobei sich nach erfolgreicher Sterilisation kein Wachstum zeigen darf

Heißluftsterilisation

Allgemein

- Erfordert höhere Temperaturen und längere Einwirkzeiten als die Dampfsterilisation, z. B. bei 180 °C beträgt die Sterilisationszeit 30 Minuten
- Eignet sich für thermostabile Materialien wie Metall, Glas oder Porzellan
- ⚠ Heißluftsterilisation: eignet sich nicht für Gummi oder Verbandsmaterial

Vorgang der Heißluftsterilisation

- Heißluftsterilisation erfolgt in 4 Phasen:
  - Erwärmungszeit: Zeit, die das Gerät zum Aufheizen benötigt

Hygiene

- Ausgleichszeit: Zeit, die benötigt wird bis zum vollständigen Erwärmen des Sterilgutes
- Sterilisationszeit: Zeit, in der die Keime abgetötet werden
- Abkühlungszeit: Zeit, die das Gerät zum Abkühlen benötigt

Dampfsterilisation (Autoklavierung)

Allgemein

- Geeignete Bedingungen sind
  - 121 °C bei 2 bar Dampfdruck: Sterilisationszeit 15 Minuten
  - 134 °C bei 3 bar Dampfdruck: Sterilisationszeit 5 Minuten
- Eignet sich für thermostabile Materialien und darüber hinaus für Textilien, wässerige Lösungen und einige Kunststoffe → sichere Sterilisation von OP-Handschuhen

⚠ Dampfsterilisation: eignet sich nicht für Polyethylen oder PVC

- Bei der Sterilisation muss das Sterilgut verpackt sein, damit es nach dem Herausnehmen steril bleibt

Resistenzstufen

- Mikroorganismen werden hinsichtlich ihrer Empfindlichkeit gegenüber feuchter Hitze in 4 Resistenzstufen eingeteilt

Resistenzstufe	Temperatur	Zeit bis zur Abtötung	Beispiele
I	100 °C	Sekunden – Minuten	Staphylococcus aureus, Salmonella typhi, Mykobakterien, Bacillus anthracis, Veionella parvula, Pilze und Pilzsporen
II	105 °C	5 Minuten	Bacillus anthracis-Sporen
III	121 °C	15 Minuten	Sporen von Clostridium perfringens/botulinum
IV	121 °C	Stunden	Thermophile Sporen

3.1.3 Sterilisation mittels energiereicher Strahlung

Allgemein

- Zur Sterilisation werden meist Gamma-Strahlen eingesetzt
- Eignet sich zur Sterilisation von PVC, Polyethylen oder thermolabilen Materialien

3.1.4 Sterilisation mittels chemischer Verfahren

Allgemein

- Eingesetzt werden Ethylenoxid und Formaldehyd-Wasserdampf
- Eignet sich zur Sterilisation von PVC, Polyethylen oder thermolabilen Materialien
- Generell sind thermische Verfahren den chemischen auf Grund der größeren Zuverlässigkeit vorzuziehen
- Nach der Sterilisation ist die Desorptionszeit zu beachten: Zeit, bis sich Ethylenoxid oder Formaldehyd-Wasserdampf aus den sterilisierten Gegenständen herausgelöst hat

Ethylenoxid-Sterilisation

Allgemein

- Wird bei Temperaturen zwischen 50–60 °C für 1–2 Stunden durchgeführt
- Die Luftfeuchtigkeit ist zu beachten, da Ethylenoxid bei Feuchtigkeit stärker wirkt als bei Trockenheit
- Nachteile von Ethylenoxid
  - Zeigt toxische Wirkungen
  - Ist im Tierversuch kanzerogen
  - Bildet mit Luft ein explosives Gemisch → um Explosionsgefahr zu vermindern, wird es in der Regel im Gemisch mit einem Inertgas angewendet

Komplikation

- In Gegenwart von Chlorid bzw. chloridhaltigen Produkten kann sich das stark toxische Ethylenchlorhydrin bilden

Formaldehyd-Wasserdampf-Sterilisation

Allgemein

- Wird bei Temperaturen zwischen 60–75 °C durchgeführt

- Formaldehyd benötigt geringere Desorptionszeiten als Ethylenoxid und zeigt geringere Toxizität

3.1.5 Desinfektion mittels Chemikalien

Alkohole

Allgemein

- Eingesetzt werden 70–80 %iger Ethanol oder 60–70 %iger Isopropanol
- Anwendung: Hautdesinfektion (nicht zur Schleimhautdesinfektion)

Wirkmechanismus

- Eiweißdenaturierung

Wirksamkeit

- Gut wirksam gegen Pilze und vegetative Formen der Bakterien
- Weniger gut wirksam gegen Viren
- Nicht wirksam gegen Bakteriensporen (→ Alkohol muss, vor Verwendung als Hautdesinfektionsmittel, zur Abtötung der Sporen steril filtriert werden)
- Wirkung ist in Gegenwart von Eiweiß herabgesetzt

Aldehyde

Allgemein

- Eingesetzt werden Formaldehyd, Glutaraldehyd und Glyoxal
- Breites Wirkspektrum: neben Pilzen und vegetativen Bakterien werden auch Viren und bei höheren Temperaturen Sporen abgetötet
- Anwendung: Flächen- und Instrumentendesinfektion

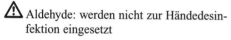
Aldehyde: werden nicht zur Händedesinfektion eingesetzt

Wirkmechanismus

- Eiweißdenaturierung

Nebenwirkungen

- Schleimhautreizungen
- Sensibilisierung → Kontaktekzeme

Phenole

Allgemein

- Ähnliches Wirkspektrum wie Alkohole → nicht gut wirksam gegen Viren und keine Abtötung von Bakteriensporen
- Anwendung: Flächendesinfektion, Desinfektion von Fäkalien

Wirkmechanismus

- Eiweißdenaturierung

Tenside

Formen

- Anionische Tenside (töten keine Keime ab)
- Kationische Tenside
- Amphotere Tenside

Kationische Tenside

Allgemein

- Eingesetzt werden quartäre Ammonium-Verbindungen

Wirksamkeit

- Hauptsächlich wirksam gegen grampositive Bakterien (z. B. Staphylokokken)
- Wirkungslücken gegenüber gramnegativen Bakterien, Mykobakterien, Bakteriensporen und Viren
- Wirkung ist in Gegenwart von Seife, Blut und Eiweiß herabgesetzt

Peressigsäure

Allgemein

- Breites Wirkspektrum
- Schnell einsetzende Wirkung

3.1.6 Spezielle Anwendungsbereiche und Verfahren der Desinfektion

Händedesinfektion

Allgemein

- Als Desinfektionsmittel werden Alkohole und auch Iod eingesetzt

Formen

- Hygienische Händedesinfektion
- Chirurgische Händedesinfektion

Hygiene

Hygienische Händedesinfektion

Allgemein

- Funktion: Abtötung der transienten Hautflora

Durchführung

- Erst für ca. 30 Sekunden desinfizieren, anschließend waschen

Chirurgische Händedesinfektion

Allgemein

- Funktion: Abtötung der transienten und residenten Hautflora

Durchführung

- Erst mit Seife waschen, evtl. unter Verwendung einer sterilen Bürste zur Reinigung der Nägel, anschließend folgt die Desinfektion

3.1.7 Schutzimpfungen

Von der STIKO (Ständige Impfkommission) empfohlene Impfungen bei Kindern

Erkrankung	Impfzeitpunkt	Impfstoffart
Diphtherie	Ab 3. Lebensmonat	Toxoid-Impfstoff
Tetanus	Ab 3. Lebensmonat	Toxoid-Impfstoff
Pertussis	Ab 3. Lebensmonat	Tot-Impfstoff
Haemophilus infl.	Ab 3. Lebensmonat	Aufgereinigtes Polysaccharid
Poliomyeltis	Ab 3. Lebensmonat	Tot-Impfstoff nach Salk (i.m.-Impfung) oder Lebend-Impfstoff nach Sabin (Schluckimpfung)
Hepatitis B	Ab 3. Lebensmonat	HB_s-Antigen
Masern	Ab 15. Lebensmonat	Lebend-Impfstoff
Mumps	Ab 15. Lebensmonat	Lebend-Impfstoff
Röteln	Ab 15. Lebensmonat	Lebend-Impfstoff

Bemerkungen zu den Impfungen

Allgemein

- Bei einigen Impfungen (z. B. Tetanus oder Hepatitis B) muss der Impfstoff mehrfach appliziert werden, um einen ausreichenden Impfschutz zu erreichen
- Durch systematische Impfaktionen der WHO kommen die Pocken-Erreger seit Ende der 1970er-Jahre natürlicherweise nicht mehr vor → Impfungen werden nicht mehr durchgeführt
- Impfungen werden empfohlen, sind gesetzlich aber nicht vorgeschrieben
- Falls nach „öffentlich empfohlenen" Impfungen Schäden auftreten, besteht gesetzlicher Anspruch auf eine Entschädigung

Diphtherie-Impfung

Allgemein

- In der BRD bestehen Immunitätslücken
- In Osteuropa starke Zunahme der Erkrankungshäufigkeit
- Keimträgertum kann trotz Impfung entstehen
- Wird bei Erwachsenen in geringerer Dosierung als bei Kindern appliziert

Wirkung

- Antitoxinbildend

Tetanus-Impfung

Allgemein

- Nach der Grundimmunisierung resultiert ein Impfschutz für ca. 10 Jahre

Poliomyelitis-Impfung

Allgemein

- Zur Impfung steht ein Tot- und ein Lebend-Impfstoff zur Verfügung
- Nach der Lebendimpfung resultiert ein Impfschutz für ca. 10 Jahre
- Seit 1998 wird die Impfung mit dem Tot-Impfstoff nach Salk empfohlen

Komplikation

- Nach der Polioschluckimpfung: neurologische Symptome wie Paresen (extrem selten)

Hepatitis B-Impfung

Allgemein

- Der Impfstoff wird heute gentechnisch hergestellt
- Ausreichender Impfschutz wird nur durch Mehrfachimpfungen erreicht
- Kontrolle des Impferfolges muss durch Messung des Anti-HB_s-Titers erfolgen
- Dauer des Impfschutzes ist abhängig von der Höhe des gebildeten Antikörper-Titers → Impfung muss meist nach 4–10 Jahren wiederholt werden

Masern-Impfung

Allgemein

- Es resultiert jahre- bis jahrzehntelange Immunität
- Wird mit der Mumps- und Röteln-Impfung kombiniert

Kontraindikation

- Hühnereiweißüberempfindlichkeit (auch eine Kontraindikation für die Mumps-Impfung)

Komplikationen

- Impfmasern: mitigierte (abgeschwächte) Verlaufsform, die ca. eine Woche nach Impfung auftritt
- Enzephalitis in 1 von 1 000 000 Fällen

Röteln-Impfung

Allgemein

- Für 3–4 Monate nach der Impfung muss eine Schwangerschaft verhindert werden

Kontraindikation

- Schwangerschaft

Weitere Impfungen

Erkrankung	Impfstoffart	Bemerkungen
Tuberkulose	BCG-Lebend-Impfstoff (attenuierte Mycobacterium-bovis-Bakterien)	Impfstoff wird intrakutan appliziert Impfung darf in der 1. Lebenswoche durchgeführt werden (ohne Tuberkulin-Testung) Voraussetzung der Impfung jenseits des Neugeborenenalters: negative Tuberkulin-Testung Keine Impfung bei positiver Tuberkulin-Testung oder bei Immundefekt Durch Impfung wird Tuberkulin-Hautreaktion positiv Bietet keinen sicheren Infektionsschutz Verhindert Auftreten von Streuformen Komplikation: Impfulkus
Gelbfieber	Lebend-Impfstoff	Indiziert bei Reisen nach Afrika und Südamerika (nicht bei Reisen nach Asien) Impfung verursacht Immunität für 10 Jahre Impfung darf nur durch WHO-autorisierte Stellen durchgeführt werden
Influenza	Tot-Impfstoff	Indiziert bei chronisch Kranken und älteren Menschen Zusammensetzung abhängig von jeweiligen Erregersubtypen Kontraindikation: Hühnereiweißüberempfindlichkeit Nebenwirkungen: Lokalreaktion an der Impfstelle, Temperaturerhöhung, Kopfschmerzen
Tollwut	Tot-Impfstoff	Indikationen: erhöhtes Expositionsrisiko (z. B. bei Jägern) oder nach Tierbiss
Hepatitis A	Tot-Impfstoff	Indikationen: Tropenreisen, Arbeiten in Kläranlagen, als Pflegepersonal auf Kinderstationen und als Küchenpersonal
Typhus	Lebend-Impfstoff	Orale Schluckimpfung
Cholera	Tot-Impfstoff	Unvollständiger Schutz für 6 Monate

Hygiene

3.2 Seuchenhygiene

3.2.1 Grundlagen

Grundbegriffe

Pandemie

Definition

- Verbreitung einer Infektionskrankheit innerhalb eines begrenzten Zeitraumes, über mehrere Länder hinweg oder sogar weltweit

Allgemein

- Beispiele für Pandemien in den letzten Jahrzehnten: Influenzavirus-A- oder Vibrio-cholerae (Typ El Tor)-Pandemie

Kontagionsindex

Definition

- Anzahl der Erkrankten bezogen auf 100 Exponierte ohne Immunität

Allgemein

- Beispiele: Masern sind kontagiös und weisen einen hohen Kontagionsindex auf, Poliomyelitis ist kontagiös und weist einen niedrigen Kontagionsindex auf

Übertragungsmechanismen

Tröpfcheninfektion

- Übertragungsweg u. a. bei
  - Bordetella pertussis
  - Neisseria meningitidis

Fäkal-orale Infektion

- Übertragungsweg u. a. bei
  - Shigellen
  - Salmonella typhi
  - Poliomyelitis-Virus
  - Coxsackie-Virus
  - Hepatitis A-Virus
  - Hepatitis E-Virus

Durch Vektoren übertragene Erkrankungen

Allgemein

- Die Erkrankten sind selber nicht kontagiös, da die Erkrankungen nur durch Vektoren übertragen werden können

Erreger	Vektor	Krankheit
Plasmodien	Anopheles-Mücke	Malaria
Trypanosoma cruzi	Wanzen	Chagas-Krankheit
Gelbfiebervirus	Moskitos	Gelbfieber
FSME-Viren	Zecken	FSME
Rickettsia prowazekii	Kleiderläuse	Fleckfieber

⚠ Malaria: wirksamer Schutz durch Chemoprophylaxe wird erschwert durch Resistenzen gegenüber Chloroquin, Mefloquin und Pyrimethamin

3.2.2 Seuchenbekämpfung

Quarantäne

Allgemein

- Eine Anordnung einer Quarantäne ist möglich bei:
  - Cholera
  - Pest
  - Pocken
  - Virusbedingtem hämorrhagischem Fieber

Cholera

Erreger

- Vibrio cholerae (heute meist Biovar El Tor, seltener Biovar cholerae)

Allgemein

- Infektion erfolgt fäkal-oral; eine Infektion auf dem Inhalationsweg ist praktisch ausgeschlossen
- Erkrankte scheiden die Erreger in Massen aus
- Letalität bei Biovar El Tor ist geringer als bei Biovar cholerae

Therapie

- Ausgleich der Wasser- und Elektrolytverluste
- Tetrazykline oder Cotrimoxazol

4 Krankenhaushygiene

4.1 Krankenhausinfektionen

Nosokomiale Infektion

Definition

- Eine im Krankenhaus erworbene Infektion

Erreger

- Staphylococcus aureus: verursacht häufig Wundinfektionen oder Sepsen
- Staphylococcus epidermidis: verursacht u. a. Katheter-assoziierte Infektionen bei intravasalen Verweilkathetern
- Pseudomonas aeruginosa
  - Verursacht u. a. Infektionen von Verbrennungswunden, schwere Hautinfektionen und Ulzerationen der Kornea (teilweise ist ein lindenblütenartiger Geruch nachweisbar)
  - Kann sich auf Grund seiner Anspruchslosigkeit auch in Befeuchtungskammern von Klima-Anlagen stark vermehren
- E. coli: verursacht u. a. Harnwegsinfektionen
- Klebsiellen: verursachen häufig Infektionen der Atemwege

⚠ Clostridium botulinum ist kein typischer Erreger nosokomialer Infektionen.

Allgemein

- Zu den nosokomialen Infektionen zählen auch Infektionen, die zwar erst nach einem Krankenhausaufenthalt auftreten, aber auf eine Infektion im Krankenhaus zurückzuführen sind.
- Nosokomiale Infektionen müssen bei gehäuftem Auftreten (sog. Ausbruch) gemeldet werden

Prävention

- Krankenhaushygienische Maßnahmen
  - Verwendung von sterilen Einmalmaterialien
  - Hygienische Händedesinfektion: wichtig, da die meisten Krankenhausinfektionen über die Hände des Krankenhauspersonals übertragen werden
  - Chirurgische Händedesinfektion vor operativen Eingriffen
  - Badewasserchlorung im Bewegungsbad

4.2 Krankenhauserreger

Nass- oder Pfützenkeime

- E. coli
- Pseudomonas aeruginosa
- Enterobacter
  - Allgemein: können Harnwegs-, Atemwegs- und Wundinfektionen sowie Septikämien verursachen
- Proteus mirabilis
- Klebsiella pneumoniae

⚠ Staphylococcus aureus ist ein Trockenkeim. Mykobakterien sind ebenfalls Trockenkeime, die in lufttrockenem Staub über Wochen infektionstüchtig bleiben.

4.3 Maßnahmen zur Unterbrechung der Infektionskette

Strikte Isolierung

Allgemein

- Muss bei folgenden Erkrankungen erfolgen:
  - Pocken
  - Pest
  - Cholera
  - Typhus abdominalis

Protektive Isolierung

Allgemein

- Dient dem Schutz des isolierten Patienten vor den Keimen anderer
- Beispiel: Patienten mit großflächigen Verbrennungen

Kontrolle von krankenhaushygienischen Maßnahmen

Allgemein

- Abklatschverfahren (Rodac-Platten) werden eingesetzt, um Maßnahmen zur Keimreduktion auf horizontalen Flächen zu überprüfen
- Slitsampler- und Impingerverfahren werden eingesetzt, um Maßnahmen zur Keimreduktion in der Raumluft zu überprüfen

4. Tag

5 Sozialhygiene

5.1 Infektionskrankheiten

Gesetz zur Bekämpfung von Geschlechtskrankheiten

Bestimmungen

- Folgende Erkrankungen sind durch das Gesetz erfasst
  - Lues
  - Gonorrhö
  - Ulcus molle
  - Lymphogranuloma inguinale

⚠ Nicht erfasst wird die Trichomoniasis.

- Meldung erfolgt in der Regel ohne Namensnennung des Patienten

- Namentliche Meldung erfolgt bei
  - Verweigerung oder Unterbrechung der Therapie
  - Fernbleiben von Nachuntersuchungen
  - Überzeugung des Arztes, dass der Kranke die Krankheit auf Kontaktpersonen überträgt
  - Offensichtlich falschen Angaben des Patienten über die Infektionsquelle und die Kontaktpersonen

6 Öffentliches Gesundheitswesen

6.1 Gesetzgebung im Gesundheitswesen

Bundes-Seuchengesetz

Allgemein

- Unterschieden werden folgende Personenkategorien
  - Kranke
  - Krankheitsverdächtige
  - Ansteckungsverdächtige
  - Ausscheider
- Enthält Bestimmungen hinsichtlich
  - Der Gesundheitsüberwachung der Beschäftigten in Lebensmittel herstellenden Betrieben
  - Amtlich angeordneter Desinfektionen
  - Meldepflicht übertragbarer Erkrankungen
  - Überwachung des Trinkwassers auf das Vorhandensein von Krankheitserregern und toxischen Stoffen
  - Arbeiten mit vermehrungsfähigen Krankheitserregern

Meldepflicht übertragbarer Erkrankungen

Bestimmungen

- Meldung muss spätestens innerhalb von 24 Stunden nach erlangter Kenntnis erfolgen
- In Krankenhäusern ist für die Einhaltung der Meldepflicht der leitende Abteilungsarzt zuständig
- Meldepflicht bei Krankheitsverdacht, Erkrankung und Tod besteht bei
  - Botulismus
  - Ornithose
  - Enteritis infectiosa
  - Typhus abdominalis
  - Tollwut
- Meldepflicht bei Erkrankung und Tod besteht u. a. bei
  - Hepatitis B
  - Tuberkulose
  - Gelbfieber (nicht kontagiös)
  - Malaria (nicht kontagiös)
- Meldepflicht bei Tod besteht u. a. bei
  - Influenza
  - Pertussis
- Meldepflicht bei Ausscheidern besteht u. a. bei
  - Shigellen
  - Salmonellen
  - Cholera-Vibrionen
- Im Falle einer meldepflichtigen Erkrankung sind folgende Verhütungs- und Bekämpfungsmaßnahmen möglich
  - Untersuchung von Ansteckungsverdächtigen
  - Beobachtung von Krankheitsverdächtigen
  - Tätigkeitsverbot
  - Unterbringung in einer Krankenanstalt
  - Desinfektion
- Die Meldepflicht kann durch die Landesregierungen auf andere Erkrankungen ausgedehnt werden

⚠ Die Meldepflicht kann durch die Landesregierungen nicht eingeschränkt werden.

Sozialmedizin mit medizinischer Statistik und Informatik

Inhaltsverzeichnis

1 Epidemiologie 725
1.1 Aufgaben, Begriffe, Methoden 725
    1.1.1 Maße für die Krankheitshäufigkeit 725
    1.1.2 Wichtige Definitionen und Begriffe 726
    1.1.3 Zusammenhangsmaße 726
    1.1.4 Epidemiologische Studientypen 726
    1.1.5 Standardisierung von Diagnosen chronischer Krankheiten 727
    1.1.6 Beschreibung, Darstellung und Zusammenfassung epidemiologischer Daten .. 728
    1.1.7 Statistische Beziehung und Ursache-Wirkungs-Beziehung 729
    1.1.8 Epidemiologische Grundlagen der Krankheitsfrüherkennung (Screening) 729
    1.1.9 Datenquellen 729
1.2 Soziale Umwelt und Krankheit ... 730
    1.2.1 Einflüsse soziodemographischer Variablen 730
1.3 Sozialmedizinische Aspekte von Krankheiten 730
    1.3.1 Bösartige Neubildungen ... 730
1.4 Gesundheitsrelevante Verhaltensweisen 730

2 Gesundheitsbildung und Krankheitsverhütung 731
2.1 Prävention 731
    2.1.1 Gesundheitsbildung und primäre Prävention 731
    2.1.2 Sekundäre Prävention 731
    2.1.3 Tertiäre Prävention 732

3 Rehabilitation 733
3.1 Gesetzliche Leistungsträger der Rehabilitation 733
3.2 Berechtigte Personenkreise, Einleitung und Ablauf der Rehabilitationsverfahren 733
3.3 Leistungen im Rahmen der medizinischen Rehabilitation 733
3.4 Leistungen im Rahmen der beruflichen, schulpädagogischen und sozialen Rehabilitation 733

4 Medizinische Versorgung .. 734
4.1 Einrichtungen der ambulanten und stationären Versorgung 734
    4.1.1 Arztpraxen 734
    4.1.2 Stationäre Versorgung 734
4.2 Berufe des Gesundheitswesens 734

5 Grundfragen der sozialen Sicherung und des Sozialrechts 735
5.1 Träger der sozialen Sicherung und ihre Finanzierung 735
5.2 Gesetzliche Rentenversicherung ... 736
5.3 Prinzipien der sozialen Sicherung und ihre Zuordnung zu verschiedenen Trägern 736

4. Tag

Sozialmedizin mit medizinischer Statistik und Informatik

6	Ökonomische Probleme in Gesundheit und Krankheit (Gesundheitsökonomie) ... 738	7	Grundlagen der medizinischen Informatik 739
6.1	Evaluation 738	7.1	Grundbegriffe 739

1 Epidemiologie

1.1 Aufgaben, Begriffe, Methoden

1.1.1 Maße für die Krankheitshäufigkeit

Inzidenz (Inzidenzrate)

Definition

- Anteil von Neuerkrankungen während eines bestimmten Zeitraumes innerhalb einer Bevölkerung

$$\text{Inzidenz} = \frac{\text{Zahl der Neuerkrankungen in einem bestimmten Zeitraum}}{\text{Bevölkerungszahl in einem bestimmten Zeitraum}}$$

Allgemein

- Inzidenz wird meist auf 100 000 Personen bezogen
- Beispiel: In einer Bevölkerung von 500 000 sind in einem Jahr 300 Neuerkrankungen aufgetreten → Inzidenz = 300 : 500 000 = 60 : 100 0000 → Inzidenzrate 60 pro 100 000
- Hohe Inzidenz einer Erkrankung bedeutet, dass ein hohes Erkrankungsrisiko besteht

Kumulative Inzidenz

Definition

$$\text{Kumulative Inzidenz} = \frac{\text{Zahl der Neuerkrankungen in einem bestimmten Zeitraum}}{\text{Bevölkerungszahl zu Beginn des Zeitraumes}}$$

Inzidenzdichte

Definition

$$\text{Inzidenzdichte} = \frac{\text{Anzahl der Erkrankungsfälle, die in einer Population in einem bestimmten Zeitraum auftreten}}{\text{Summe der Zeiträume, in denen jeder einzelne der Population während der Beobachtungszeit erkranken konnte}}$$

Prävalenz

Definition

- Anteil der Krankheitsfälle in einer Bevölkerung zu einem bestimmten Zeitpunkt

$$\text{Prävalenz} = \frac{\text{Zahl der Erkrankten zu einem bestimmten Zeitpunkt}}{\text{Bevölkerungszahl zu einem bestimmten Zeitpunkt}}$$

Allgemein

- Beeinflussung der Prävalenz
  - Zunahme der Inzidenz → Prävalenz steigt
  - Abnahme der Inzidenz → Prävalenz sinkt
  - Sinkende Letalität (Sterblichkeit) → Patienten leben länger → Prävalenz steigt
  - Aufklärung von Fehldiagnosen, Migration, kürzere Krankheitsdauer, Spontanremissionen und Heilung unter Therapie → Prävalenz sinkt

⚠ Eine hohe Prävalenz ist nicht gleichbedeutend mit hohem Erkrankungsrisiko

Mortalität

Definition

- Anzahl der Todesfälle in einem bestimmten Zeitraum bezogen auf die Bevölkerung

$$\text{Mortalität} = \frac{\text{Zahl der Todesfälle}}{\text{Bevölkerungszahl}}$$

Letalität

Definition

- Anzahl der Todesfälle in einem bestimmten Zeitraum bezogen auf die Anzahl der an einer bestimmten Krankheit Erkrankten

$$\text{Letalität} = \frac{\text{Zahl der Todesfälle an einer Krankheit}}{\text{Anzahl der an der Krankheit Erkrankten}}$$

⚠ Die Letalität ändert sich nicht, wenn die Zahl der Infektionen zurückgeht

1.1.2 Wichtige Definitionen und Begriffe

Perinatale Sterblichkeit

Definition

- Sterblichkeit ab der 28. Schwangerschaftswoche bis eine Woche nach der Geburt

Säuglingssterblichkeit

Definition

- Im 1. Lebensjahr Verstorbene, bezogen auf 1000 Lebendgeborene

Lebenserwartung

Definition

- Durchschnittliches Sterbealter in einer nach der Sterblichkeit für das Geburtsjahr konstruierten, geschlechtsspezifischen Sterbetafel der Bevölkerung

Allgemeine (oder rohe) Sterberate

Allgemein

- Gibt an, wie viele Menschen unter 1000 oder 100 000 Lebenden pro Jahr verstorben sind
- Ist ein von Todesursachen unabhängiger, exakter statistischer Wert

Sterbetafel

Allgemein

- Der Berechnung liegen Untersuchungen im zeitlichen Querschnitt (jährlich) zugrunde
- Werden im Statistischen Jahrbuch angegeben

1.1.3 Zusammenhangsmaße

Allgemein

- Maßzahlen zur Beschreibung der Stärke einer Beziehung zwischen Risikofaktor und Erkrankung sind
  - Relatives Risiko
  - Attributives Risiko
  - Kreuzproduktquotient (Odds Ratio)

Relatives Risiko

Definition

- Verhältnis der Inzidenz der exponierten Population zur Inzidenz der nicht-exponierten Population (→ das relative Risiko ist ein Quotient zweier relativer Häufigkeiten)

$$\text{Relatives Risiko} = \frac{\text{Risiko der Exponierten}}{\text{Risiko der nicht-Exponierten}}$$

Absolutes Risiko (Attributives Risiko, Überschussrisiko, zuschreibbares Risiko)

Allgemein

- Gibt an, welcher Anteil des Risikos einer Erkrankung auf den Risikofaktor zurückzuführen ist
  Attributives Risiko = Risiko der Exponierten − Risiko der Nicht-Exponierten

Kreuzproduktquotient (Odds Ratio)

Definition

$$\text{Odds Ratio} = \frac{\frac{\text{Erkrankte mit Risikofaktor}}{\text{Erkrankte ohne Risikofaktor}}}{\frac{\text{Nicht-Erkrankte mit Risikofaktor}}{\text{Nicht-Erkrankte ohne Risikofaktor}}}$$

Allgemein

- Bezeichnet das Verhältnis von Erkrankungshäufigkeiten in unterschiedlichen Kollektiven (Fall-Kontroll-Studie)
- Dient der Schätzung des relativen Risikos

1.1.4 Epidemiologische Studientypen

Formen

- Deskriptive Studien: beschreiben einen bestimmten Zustand, z. B. die Prävalenz einer Erkrankung in einer Bevölkerung
  - Beispiel: Querschnittsstudie
- Analytische Studien
  - Fall-Kontroll-Studie
  - Kohortenstudie

Querschnittsstudie

Allgemein

- Befragung/Untersuchung zu einem bestimmten Zeitpunkt
- Sind geeignet zur Aufstellung von Hypothesen
- Beispiel: Einschulungsuntersuchung

Epidemiologie

Fall-Kontroll-Studie

Allgemein

- Funktion: überprüft Zusammenhang zwischen eingetretenem Effekt und vermuteter Ursache
- Sind besonders zur Klärung ätiologischer Fragestellungen bei Krankheiten mit geringer Inzidenz geeignet
- Stets retrospektiv
- Zur Auswahl der Kontrollen wird die sog. Matched-pairs-Technik angewendet, d. h. jeder erkrankten Person wird zum Vergleich eine möglichst strukturgleiche Person der Kontrollgruppe zugeordnet (die beiden werden zu einem „Block" zusammengefasst)

⚠ Fall-Kontroll-Studie: kann nicht als Blindstudie ausgelegt werden

Kohortenstudie

Allgemein

- Prospektive Studie

⚠ Prospektive Studien: erfordern in der Regel einen größeren finanziellen und zeitlichen Aufwand als retrospektive

- Durchführung zur
  - Risikofaktorenforschung
  - Feststellung von Arzneimittelnebenwirkungen
- Ziel: Berechnung von Inzidenzen
- Beispiel
  - Framingham-Studie: diente der Untersuchung des Einflusses verschiedener Risikofaktoren auf kardiovaskuläre Erkrankungen → belegte u. a. den Einfluss von Hypertonie bei der Entstehung kardiovaskulärer Erkrankungen

Kontrollierte klinische Therapiestudien

Durchführung

1. Definition der zu klärenden klinischen Fragestellung
2. Definition von Ein- und Ausschlusskriterien
3. Aufstellung eines Studienprotokolls
4. Definition der Zielkriterien
5. Einteilung der Patienten in Gruppen → eine Gruppe wird mittels der zu prüfenden neuen Therapie behandelt, die andere konventionell oder gar nicht
   - Um Strukturgleichheit zu erreichen, erfolgt die Einteilung mittels Randomisierung, d. h. zufällige Zuteilung der Therapie zu den Patienten (den sog. Beobachtungseinheiten)

⚠ Strukturgleichheit wird außerdem durch Schichtung (Blockbildung) z. B. nach Alter, Geschlecht oder Krankheitsstadium erzielt

6. Aufklärung des Patienten oder seines gesetzlichen Vertreters über die Zielsetzung der Studie und möglicher Komplikationen
   → Einwilligung des Patienten ist Voraussetzung für die Aufnahme in die Studie

1.1.5 Standardisierung von Diagnosen chronischer Krankheiten

Klinische Basisdokumentation

Allgemein

- In klinischen Basisdokumentationen werden Merkmale aller im Krankenhaus behandelten Patienten dokumentiert
- Obligatorische Merkmale sind
  - Personaldaten, z. B. Lebensalter (bei Aufnahme)
  - Aufnahmedatum
  - Entlassungsmonat
  - Diagnose

Diagnoseschlüssel

International Classification of Diseases (ICD)

Allgemein

- Funktion: mehrstelliger Diagnoseschlüssel für Krankheiten
- Wird von der WHO verwendet und in etwa 10-jährigen Abständen erneuert
- Wurde zur Erfassung von Todesursachen entwickelt
- In der BRD verschlüsseln die Statistischen Landesämter die Todesursachen nach ICD

⚠ ICD: Therapien werden nicht klassifiziert oder verschlüsselt

TNM-System

Definition

- Einteilung maligner Tumoren vor einer Therapie hinsichtlich Größe, regionaler Metastasierung und Fernmetastasierung

4. Tag

Allgemein

- Wurde von der Union internationale contre le cancer entwickelt
- Ist an die einzelnen Tumorarten angepasst
- Kann durch den sog. C-Faktor ergänzt werden: Certainity-Faktor, für den Grad der Befundsicherung

SNOMED (Systematized Nomenclature of Medicine)

Allgemein

- Umfassender medizinischer Schlüssel mit mehreren parallelen Achsen

Medizinische Register

Krebsregister

Definition

- Register von beobachteten Patienten mit malignen Tumoren in einem bestimmten Einzugsgebiet

⚠ Krebsregister: dient nicht als Diagnoseschlüssel für maligne Erkrankungen

Recall und Präzision

Allgemein

- Qualität einer Recherche (Retrieval) wird beschrieben durch Recall und Präzision

Recall

Definition

- Verhältnis von gefundenen relevanten Dokumenten (A) zu insgesamt vorhandenen relevanten Dokumenten (A+B)

  - Recall $= \dfrac{A}{A+B}$

Präzision

Definition

- Verhältnis von relevanten gefundenen Dokumenten (A) zu den insgesamt gefundenen Dokumenten (A+C)

  - Präzision $= \dfrac{A}{A+C}$

1.1.6 Beschreibung, Darstellung und Zusammenfassung epidemiologischer Daten

Variable

Allgemein

- Man unterscheidet
  - Unabhängige Variable: Variable, die im Rahmen der Studie variiert wird
  - Abhängige Variable: Variable, deren Auftreten untersucht werden soll
  - Konstant gehaltene Variable: Variable, die Einfluss auf die abhängige Variable hat, aber nicht untersucht werden soll

Maßzahlen zur Zusammenfassung epidemiologischer Daten

Mittelwert

Allgemein

- Wird berechnet, indem man die Einzelwerte aufaddiert und durch die Anzahl der Einzelwerte teilt

Median

Allgemein

- Wert oberhalb dessen 50 % der Einzelwerte liegen und unterhalb dessen 50 % der Einzelwerte liegen

Standardabweichung

Definition

- Standardabweichung ist die Quadratwurzel aus der Varianz

Allgemein

- 68,3 % der Werte liegen innerhalb der einfachen Standardabweichung
- 95,4 % der Werte liegen innerhalb der zweifachen Standardabweichung
- 99,7 % der Werte liegen innerhalb der dreifachen Standardabweichung

Epidemiologie

1.1.7 Statistische Beziehung und Ursache-Wirkungs-Beziehung

Kriterien zur Prüfung eines kausalen Zusammenhangs zwischen Erkrankung und Noxe

- Zeitliche Kohärenz: zeitlicher Zusammenhang zwischen Exposition und Auftreten der Erkrankung
- Konsistenz der Assoziation: Reproduzierbarkeit des Ergebnisses
- Stärke der Assoziation
- Spezifität der Assoziation
- Biologischer Gradient: Nachweis einer Dosis-Wirkungsbeziehung
- Biologische Plausibilität

1.1.8 Epidemiologische Grundlagen der Krankheitsfrüherkennung (Screening)

Allgemein

- Zur Prävention von Erkrankungen werden Screeningverfahren eingesetzt
- Eignung eines Testverfahrens hängt von den Testgütekriterien Reliabilität und Validität ab

Reliabilität

Allgemein

- Ist Ausdruck für die Zuverlässigkeit eines Testverfahrens, d. h. ob bei mehrfacher Bestimmung immer das gleiche Ergebnis entsteht
- Bei hoher Reliabilität sind Ergebnisse gut reproduzierbar

Validität (Gültigkeit)

Allgemein

- Gibt an, ob ein Test das misst, was er messen soll
- Kann beurteilt werden durch
  - Sensitivität
  - Spezifität
  - Positive und negative Korrektheit (Prädiktion)

Sensitivität

Definition

- Fähigkeit des Tests, Kranke als krank zu erkennen

$$\text{Sensitivität} = \frac{\text{Anzahl der Richtig-positiven}}{\text{Anzahl der tatsächlich Kranken}}$$

Spezifität

Definition

- Fähigkeit des Tests, Gesunde als gesund zu erkennen

$$\text{Spezifität} = \frac{\text{Anzahl der Richtig-negativen}}{\text{Anzahl der Gesunden}}$$

Prädiktion

Definition

- Positive Prädiktion: Anteil der Erkrankten an den Personen mit positivem Testergebnis
  - Wird herangezogen, um bei einem Screeningverfahren den zu erbringenden Aufwand zur Sicherung der Diagnose zu beurteilen
- Negative Prädiktion: Anteil der Nicht-Erkrankten an den Personen mit negativem Testergebnis

Allgemein

- Abhängig von Sensitivität, Spezifität und Prävalenz

1.1.9 Datenquellen

Datenschutz

Definition

- Schutz vor unautorisiertem Zugriff auf eine Datenbasis

Datenschutzgesetze

Allgemein

- Gelten für klinische Dateien zusätzlich zur ärztlichen Schweigepflicht
- Die Grundsätze beinhalten
  - Auskunftsrecht des Betroffenen
  - Recht auf Richtigstellung falscher Daten
  - Einschränkung der Weitergabe personenbezogener Daten
  - Recht auf Löschung unzulässigerweise ermittelter Daten

1.2 Soziale Umwelt und Krankheit

1.2.1 Einflüsse soziodemographischer Variablen

Allgemein

- In der BRD beschäftigte ausländische Arbeitnehmer und Arbeitnehmerinnen haben gegenüber der einheimischen Bevölkerung ein erhöhtes Risiko für folgende Erkrankungen
  - Tuberkulose
  - Duodenalulkus

1.3 Sozialmedizinische Aspekte von Krankheiten

1.3.1 Bösartige Neubildungen

Allgemein

- Magenkarzinom
  - Gehört in der Rangfolge der Krebsmortalität bei beiden Geschlechtern unter die ersten fünf
  - Mortalität hat in den letzten 3 Jahrzehnten abgenommen
- Zervixkarzinom
  - Ätiologisch spielt die Infektion mit Papilloma-Viren eine wichtige Rolle
  - Sekundäre Prävention war sehr erfolgreich

1.4 Gesundheitsrelevante Verhaltensweisen

Body-mass-Index (Massenindex, Quetelet-Index)

Definition

$$\text{BMI} = \frac{\text{Körpergewicht in kg}}{(\text{Körpergröße in m})^2}$$

Allgemein

- Variation des Index im Wesentlichen abhängig vom Körpergewicht
- Lässt Gewichtsvergleiche relativ unabhängig von der Körpergröße zu
- Auswertung
  - < 24: Normal
  - 24 – 30: Übergewicht
  - > 30: schweres Übergewicht

2 Gesundheitsbildung und Krankheitsverhütung

2.1 Prävention

2.1.1 Gesundheitsbildung und primäre Prävention

Verhaltensprävention

Definition

- Maßnahmen, die das Verhalten des Einzelnen beeinflussen sollen, z. B. Anti-Raucher-Programme

Verhältnisprävention

Definition

- Maßnahmen, die allgemein für gesunde Lebensverhältnisse sorgen sollen

Primäre Prävention

Definition

- Maßnahmen zur Verhinderung der Krankheitsentstehung

Allgemein

- Beispiele
  - Gesundheitserziehung: sollte vorwiegend mit positiven Argumenten durchgeführt werden, da die Betonung negativer Folgen häufig zu Gegensteuerung führt
  - Gesundheitsförderung
  - Sexualberatung im Hinblick auf übertragbare Erkrankungen
  - Impfungen, z. B. Polioschluckimpfung oder Diphtherieimmunisierung
  - Anreicherung des Speisesalzes mit Iodid und Trinkwasserfluoridierung
- Bei hoher Inzidenz einer Erkrankung bestehen offensichtlich keine wirksamen Maßnahmen zur Primärprävention oder werden nicht im erforderlichen Umfang durchgeführt

2.1.2 Sekundäre Prävention

Definition

- Dient der Früherkennung bereits bestehender Erkrankungen

Allgemein

- Beispiele
  - Test auf okkultes Blut im Stuhl
  - Filteruntersuchungen/Screeningverfahren, z. B. zur Erkennung einer Phenylketonurie mittels Guthrie-Test

Früherkennungsuntersuchungen

Allgemein

- Kriterien, die Früherkennungsuntersuchungen erfüllen müssen
  - Krankheit muss wirksam behandelbar sein
  - Vor- und Frühstadien der Krankheit müssen erfassbar sein
  - Krankheitszeichen müssen ausreichend zu erfassen sein
  - Es müssen genügend Ärzte und Einrichtungen vorhanden sein, um Verdachtsfälle zu diagnostizieren und zu behandeln

⚠ Die Häufigkeit der Erkrankung in der Bevölkerung ist kein Kriterium.

- Es besteht gesetzlicher Anspruch auf folgende Untersuchungen
  - Vorsorgeuntersuchungen U1 – U9 im Kindesalter
  - Untersuchung und Beratung während der Schwangerschaft (Mutterschaftsvorsorge)
  - Zahnärztliche Untersuchung im Alter von 12–20 Jahren einmal pro Jahr
  - Gesundheitsuntersuchungen bei Personen über 35 Jahren zur Früherkennung von Herz-Kreislauf-Krankheiten, Nierenerkrankungen und Diabetes mellitus einmal in 2 Jahren
  - Krebsfrüherkennungsuntersuchungen bei Frauen über 20 Jahren einmal pro Jahr Untersuchungen auf Brust-, Rektum-, Zervix-, Gebärmutter- und Hautkrebs → es kommt zu Inspektion, Palpation, digital-rektaler Untersuchung, Test auf okkultes Blut im Stuhl und Abstrichentnahme von Portiooberfläche und Zervikalkanal

- Krebsfrüherkennungsuntersuchungen bei Männern über 45 Jahren einmal pro Jahr:
    Untersuchungen auf Prostata-, Rektum-, Kolon-, Haut-, Penis- und Nierenkrebs → es kommt zu Inspektion, Palpation, digital-rektaler Untersuchung, Test auf okkultes Blut im Stuhl

2.1.3 Tertiäre Prävention

Definition

- Maßnahmen, dass die Folgen einer bereits ausgebrochenen Erkrankung weniger gravierend sind

Allgemein

- Beispiel
    - Anschlussheilverfahren nach Herzinfarkt zur Verhinderung von Folgekrankheiten

3 Rehabilitation

3.1 Gesetzliche Leistungsträger der Rehabilitation

- Gesetzliche Rentenversicherungen
- Berufsgenossenschaften im Rahmen der gesetzlichen Unfallversicherung bei Arbeits- und Wegeunfällen sowie Berufskrankheiten
- Bundesanstalt für Arbeit, die jedoch nicht für die medizinische Rehabilitation zuständig ist
- Gesetzliche Krankenkassen
- Kriegsopferversorgung bzw. Kriegsopferfürsorge
- Sozialamt (über die Sozialhilfe)

Allgemein

- Die Kostenträger haben sich zur Bundesarbeitsgemeinschaft für Rehabilitation zusammengeschlossen, die selbst kein Kostenträger ist.

3.2 Berechtigte Personenkreise, Einleitung und Ablauf der Rehabilitationsverfahren

Allgemein

- Alle Menschen, die krankenversichert oder mitversichert sind, haben bei Behinderung Anspruch auf Rehabilitation
- Die Gewährung der medizinischen Rehabilitationsmaßnahmen durch Träger der gesetzlichen Rentenversicherung ist an Voraussetzungen gebunden
    - Antrag auf Rehabilitation, der vom Versicherten selbst gestellt wird
    - Attest des behandelnden Arztes
    - Erhebliche Gefährdung der Erwerbsfähigkeit
- Die Antragsstellung auf Rehabilitation kann auch gestellt werden, wenn der Kostenträger nicht bekannt ist
- Auswahl der Klinik, in der die Rehabilitation stattfindet, erfolgt durch den Versicherungsträger
- Im Rahmen der medizinischen Rehabilitationsmaßnahmen stellen die Skelett-, Muskel- und Bindegewebskrankheiten mit ca. 40 % die häufigste Diagnosegruppe dar

3.3 Leistungen im Rahmen der medizinischen Rehabilitation

- Ärztliche Behandlung
- Arznei- und Verbandsmittel
- Behandlung durch nicht-ärztliche Heilberufe auf ärztliche Anordnung oder unter ärztlicher Aufsicht
- Krankengymnastik

    ⚠ Krankengymnastik: gilt als Heilmittel (laut § 32 Sozialgesetzbuch V)

- Orthopädische und andere Hilfsmittel, sowie Anleitung und Ausbildung im Gebrauch dieser Hilfsmittel
- Belastungserprobung und Arbeitstherapie
- Behindertensport unter ärztlicher Betreuung
- Der Rehabilitationsprozess sollte möglichst frühzeitig beginnen (schon während der kurativen Phase)

3.4 Leistungen im Rahmen der beruflichen, schulpädagogischen und sozialen Rehabilitation

Allgemein

- Maßnahmen bei drohender Berufsunfähigkeit infolge einer Behinderung
    - Innerbetriebliche Umsetzung
    - Teilnahme an Förderungslehrgängen
    - Stationäre Berufsausbildung (Umschulung)
    - Finanzielle Zuschüsse auf Zeit an den Arbeitgeber durch die Arbeitsämter
    - Unterbringung in einer Werkstätte für Behinderte
- Bei behinderten Jugendlichen ist für die Finanzierung einer beruflichen Erstausbildung die Bundesanstalt für Arbeit zuständig

4 Medizinische Versorgung

4.1 Einrichtungen der ambulanten und stationären Versorgung

4.1.1 Arztpraxen

Formen

- Einzelpraxis
- Gemeinschaftspraxis
  - Zwei oder mehr Ärzte nutzen gemeinsam die Praxisräume, Geräte und Personal und rechnen gemeinsam gegenüber der kassenärztlichen Vereinigung ab (und sind ihr gegenüber gemeinsam verantwortlich)
- Praxisgemeinschaft
- Praxisklinik

4.1.2 Stationäre Versorgung

Allgemein

- Krankenhäuser werden eingeteilt in
  - Krankenhäuser der Grundversorgung
  - Krankenhäuser der Regelversorgung
  - Krankenhäuser der Zentralversorgung
  - Krankenhäuser der Maximalversorgung
- Krankenhausbedarfsplan basiert auf
  - Bettenausnutzung
  - Bettendichte
  - Verweildauer
  - Sicherheitsreserve

4.2 Berufe des Gesundheitswesens

Kassenärztliche Vereinigungen

Allgemein

- Sind auf Landesebene organisierte Körperschaften des öffentlichen Rechts
- Funktionen
  - Erstellung eines Bedarfsplanes auf Länderebene für den ambulanten Sektor
  - Sicherstellungsauftrag hinsichtlich der ambulanten Versorgung, d. h. die Kassenärztlichen Vereinigungen müssen gewährleisten, dass die Versicherten ausreichend vertragsärztlich versorgt werden

⚠️ Die Kassenärztlichen Vereinigungen sind nicht verantwortlich für die Sicherstellung der stationären Versorgung
- Zuständig für die Honorarverhandlungen mit den Krankenkassen
- Verteilung der Gesamtvergütung unter den kassenärztlich-tätigen Ärzten
- Überprüfung der Wirtschaftlichkeit der von den Kassenärzten erbrachten Leistungen (zusammen mit den gesetzlichen Krankenkassen)

Landesärztekammern

Allgemein

- Aufgaben sind
  - Überwachung der Erfüllung der Berufspflichten der Ärzte
  - Festlegung und Kontrolle der Fort- und Weiterbildung
  - Vertretung der Berufsinteressen der Ärzte

Bundesärztekammer

Allgemein

- Es handelt sich um eine Arbeitsgemeinschaft der Landesärztekammern
- Erarbeitet Muster-Berufsordnung für deutsche Ärzte u. a. mit Ausführungen über
  - Fortbildung
  - Schweigepflicht
  - Dokumentationspflicht
  - Beteiligung am Notfalldienst

5 Grundfragen der sozialen Sicherung und des Sozialrechts

5.1 Träger der sozialen Sicherung und ihre Finanzierung

- Gesetzliche Krankenversicherung
- Pflegeversicherung
- Gesetzliche Rentenversicherung (siehe Kapitel 5.2)
- Berufsgenossenschaft im Rahmen der gesetzlichen Unfallversicherung
- Bundesanstalt für Arbeit im Rahmen der Arbeitslosenversicherung
- Sozialamt durch Sozialhilfe

Gesetzliche Krankenversicherung

Allgemein

- Hat verschiedene Träger
  - Allgemeine Ortskrankenkassen (AOK)
  - Innungskassen für Handwerksberufe
  - Betriebskrankenkassen
  - Bundesknappschaft für Bergleute
  - Landwirtschaftliche Kassen
- Bei der gesetzlichen Krankenversicherung gilt die Beitragsbemessungsgrenze: Jahresarbeitsverdienst, dessen Überschreitung zur freiwilligen Weiterversicherung berechtigt
- Leistungen der gesetzlichen Krankenversicherung
  - Ärztliche und zahnärztliche Behandlung
  - Krankenhausbehandlung und -pflege
  - Medizinische Vorsorgeleistungen und Früherkennungsmaßnahmen (siehe Kapitel 2.1.2)
  - Versorgung mit Arzneimitteln
  - Häusliche Krankenpflege
    Beinhaltet Pflege und Wechsel von Drainagen
    Beinhaltet Wundversorgung und Wundpflege
    Kann beitragen, Krankenhausaufenthalte zu vermeiden
  - Finanzierung einer Haushaltshilfe im Krankheitsfall
  - Medizinische Rehabilitation
  - Mutterschaftsgeld
  - Ab dem 43. Tag (nach 6 Wochen) Zahlung des Krankengeldes, das 80 % vom Regellohn beträgt

⚠ Für die Lohnfortzahlung im Krankheitsfall ab dem 1. Tag ist der Arbeitgeber zuständig

- Gesetzliche Krankenkassen haben einen Medizinischen Dienst mit folgenden Aufgaben eingerichtet
  - Begutachtung der Notwendigkeit einer Krankenbehandlung im Ausland
  - Begutachtung von Hilfsmittelverordnungen
  - Überprüfung der Arbeitsunfähigkeit bei begründeten Zweifeln
  - Überprüfung der Notwendigkeit länger dauernder häuslicher Krankenpflege

Pflegeversicherung

Allgemein

- Finanzierung erfolgt durch Beiträge der Mitglieder und der Arbeitgeber
- Aufgaben der Pflegeversicherung werden unter dem Dach der Krankenkassen erbracht

Gesetzliche Unfallversicherung

Allgemein

- Finanzierung erfolgt nur durch die Beiträge des Arbeitgebers
- Bei Arbeits- oder Wegeunfällen
  - Entscheidet der Durchgangsarzt über die weitere Behandlung
  - Muss der Nachweis erbracht werden, dass zwischen versicherter Tätigkeit und Unfall ein ursächlicher Zusammenhang besteht
- Hat die Aufgabe Verhütungsmaßnahmen zu organisieren, um die Zahl der Schadensereignisse zu reduzieren
- Erbringt folgende Leistungen
  - Heilbehandlung
  - Übergangsgeld
  - Berufsfördernde Leistungen zur Rehabilitation
  - Bei unfallbedingter Erwerbsunfähigkeit Rente in Höhe von 2/3 des letzten Jahresverdienstes
  - Sterbegeld
  - Rentengeld an Versicherte und Hinterbliebene

4. Tag

Sozialhilfe

Allgemein

- Medizinische Versorgung beinhaltet u. a.
  - Ambulante und stationäre Behandlung
  - Medikamentöse Behandlung
  - Vorbeugende Gesundheitshilfe
  - Versorgung mit Prothesen

5.2 Gesetzliche Rentenversicherung

Allgemein

- Träger sind
  - Landesversicherungsanstalten für Arbeiter (es existieren über 20 verschiedene)
  - Bundesversicherungsanstalt für Angestellte
  - Bundesknappschaft für Bergleute
  - Seekasse
  - Landwirtschaftliche Alterskasse
  - Künstlersozialkasse

Erwerbsunfähigkeit

Definition

- Erwerbsunfähigkeit liegt vor, wenn ein Versicherter wegen Krankheit keine regelmäßigen Tätigkeiten ausüben kann oder nur Tätigkeiten, die zu geringfügigen Einkünften führen.

Berufsunfähigkeit

Definition

- Berufsunfähigkeit im Sinne der gesetzlichen Rentenversicherung liegt vor, wenn ein Versicherter wegen Krankheit in seiner Erwerbsfähigkeit zu mehr als 50 % im Vergleich zu Personen mit ähnlicher Ausbildung, Kenntnissen und Fähigkeiten eingeschränkt ist.

Minderung der Erwerbsfähigkeit (MdE)

Allgemein

- Ist ein zentraler Rechtsbegriff in der gesetzlichen Unfallversicherung
- Sie wird im Hinblick auf die individuelle Erwerbsfähigkeit auf dem allgemeinen Arbeitsmarkt zum Zeitpunkt des Unfalls abgeschätzt → Erwerbsfähigkeit vor dem Unfall wird mit 100 % angesetzt, die verbleibende Erwerbsfähigkeit wird dann in Prozent angegeben
- Eine Entschädigung wird ab einer MdE von 20 % gezahlt

5.3 Prinzipien der sozialen Sicherung und ihre Zuordnung zu verschiedenen Trägern

Allgemein

- Verschiedene Träger der sozialen Sicherung sind nach unterschiedlichen Prinzipien organisiert

Formen

- Gestaltungsprinzipien
- Wirkprinzipien

Gestaltungsprinzipien

Formen

- Versicherungsprinzip: Versicherte zahlen Beiträge, aus denen im Schadensfall Leistungen finanziert werden
- Versorgungsprinzip: Leistungen werden aus öffentlichen Mitteln (Steuergeldern) erbracht ohne Prüfung, ob Unterstützung erforderlich ist (z. B. bei Kriegsopferversorgung oder bei Impfschäden nach staatlich empfohlenen Impfungen)
- Fürsorgeprinzip: Leistungen werden aus öffentlichen Mitteln erbracht, aber erst nach Prüfung, ob Bedarf besteht; auf die zugelassenen Hilfen hat der Empfänger Rechtsanspruch

Wirkprinzipien

Formen

- Äquivalenzprinzip: zu erbringende Leistungen entsprechen den erbrachten Beiträgen
- Solidaritätsprinzip: Beiträge werden nach den finanziellen Möglichkeiten des Versicherten erhoben
- Subsidiaritätsprinzip: Zahlungen werden erst gewährt, wenn eigene Mittel ausgeschöpft sind

Versicherung	Gestaltungsprinzip	Wirkprinzip
Gesetzliche Krankenversicherung	Versicherungsprinzip	Solidaritätsprinzip
Private Krankenversicherung/ Lebensversicherung	Versicherungsprinzip	Äquivalenzprinzip
Unfallversicherung	Versicherungsprinzip	Solidaritätsprinzip
Arbeitslosenversicherung	Versicherungsprinzip	Solidaritätsprinzip
Rentenversicherung	Versicherungsprinzip	Solidaritätsprinzip
Sozialhilfe	Fürsorgeprinzip	Subsidiaritätsprinzip

6 Ökonomische Probleme in Gesundheit und Krankheit (Gesundheitsökonomie)

6.1 Evaluation

Definitionen

- Effektivität: Wirksamkeit von medizinischen Maßnahmen
- Effizienz: Verhältnis der aufgewendeten Mittel zur Wirksamkeit medizinischer Maßnahmen

Kosten in der Gesundheitsökonomie

Formen

- Direkte Kosten, z. B. Aufwendungen für die ärztliche Behandlung
- Indirekte Kosten, z. B. Produktivitätsverlust infolge der Arbeitsunfähigkeit
- Intangible Kosten, z. B. krankheitsbedingte Schmerzen

7 Grundlagen der medizinischen Informatik

7.1 Grundbegriffe

Datenbank

Definition

- Strukturierte Ansammlung von Daten auf einem beliebigen Speicher

Algorithmus

Definition

- Grundprinzip eines Computerprogramms → Folge von Anweisungen zur Lösung einer Aufgabe in endlich vielen Schritten

Betriebssystem

Definition

- Programm zur Steuerung der Computeranlage

Naturheilverfahren und Homöopathie
Inhaltsverzeichnis

1 Allgemeine Grundlagen 743
1.1 Immunstimulantien 743
1.2 Methoden, die zu einer adaptiven Umstellung im Organismus führen 743
1.3 Kneipp-Therapie 743

2 Physikalische Therapie 744
2.1 Bewegungstherapie 744
2.2 Massage 744
2.3 Klimatherapie 745
2.4 Balneologie 745
2.5 Hydrotherapie 746
2.6 Thermotherapie 746
2.7 Elektrotherapie 746

3 Ernährungstherapie 747
3.1 Eiweiß 747
3.2 Oxalatreiche Nahrung 747
3.3 Naturheilkundliche Diät- bzw. Ernährungsformen 747

4 Phytotherapie 748
4.1 Bevorzugte Anwendungsgebiete .. 748
    4.1.1 Atemwegserkrankungen ... 748
    4.1.2 Erkrankungen des Magen- und Darmtraktes 748
    4.1.3 Erkrankungen des Herz- und Gefäßsystems 749
    4.1.4 Erkrankungen der Niere und der ableitenden Harnwege . 749
    4.1.5 Benigne Prostatahyperplasie 749
    4.1.6 Erkrankungen des Nervensystems 749
    4.1.7 Verletzungen und Intoxikationen 749

5 Weitere Verfahren 750
5.1 Konstitutionstherapie 750

6 Homöopathie 751

4. Tag

1 Allgemeine Grundlagen

1.1 Immunstimulantien

Formen

- Körperliches Training
- Phytotherapeutika wie
  - Echinacea purpurea (Purpursonnenhut, wird auch bei chronisch-rezidivierenden Atemwegsinfektionen wie z. B. einer Bronchitis eingesetzt)
  - Eleutherococcus senticosus (sibirischer Ginseng)
  - Thuja occidentalis (Lebensbaum)
  - Viscum album (Mistel)
- Serielle UV-B-Exposition in suberythematöser Dosierung
- Überwärmungsbehandlung

1.2 Methoden, die zu einer adaptiven Umstellung im Organismus führen

- Klimatherapie
- UV-Bestrahlung
- Hydrotherapie
- Bettruhe

1.3 Kneipp-Therapie

Allgemein

- Zu der von Kneipp (1821–1897) begründeten Therapie gehören 5 Säulen
  - Bewegungstherapie
  - Hydrotherapie, wie kalte Waschungen, Wassertreten, Fußbäder oder kalte Leibwickel
  - Phytotherapie
  - Ordnungstherapie
  - Diätetik

2 Physikalische Therapie

2.1 Bewegungstherapie

Allgemein

- Als Trainingsherzfrequenz wird 180 minus Lebensalter bis maximal 130/min empfohlen
- Bewegungstherapie kann ein zusätzliches Risiko bedeuten (z. B. Schwimmen bei Herzinsuffizienz)

Wirkungen

- Verbesserung der rheologischen Eigenschaften (Fließeigenschaften) des Blutes
- Günstiger Einfluss auf erhöhte Blutlipidwerte
- Trainingseffekt auf die Muskulatur besonders bei aktiven Bewegungsübungen gegen Widerstand

Krankengymnastik

Allgemein

- Sollte im schmerzfreien Rahmen durchgeführt werden
- Aktive Krankengymnastik mit isometrischer muskulärer Belastung → Kräftigung der Muskulatur
- Aktive Krankengymnastik mit isometrischer Belastung führt zu einem Anstieg des Blutdruckes → bei Hypertonie kontraindiziert

Krankengymnastische Unterwasserbewegungstherapie

Allgemein

- Vorteile der Unterwasserbewegungstherapie gegenüber Bewegungstherapie im Trockenen
  - Der Widerstand des Wassers lässt sich gut für Bewegungsübungen verwenden
  - Übergang von Förderübungen zu Widerstandsübungen kann im Wasser besonders gut angepasst werden
  - Muskelentspannende Wirkung des warmen Wassers wird ausgenutzt
  - Auftriebswirkung des Wassers → scheinbare Gewichtsverminderung

2.2 Massage

Wirkungen

- Tonusveränderung der Muskulatur
- Hyperämie
- Reflektorische Fernwirkungen über Beeinflussung von Triggerpunkten
  - Triggerpunkte findet man im Skelettmuskel (mehrere Punkte in einem Muskel), im Periost, in Sehnen und Muskelfaszien

Klassische Massage

Wirkungen

- Muskelstoffwechselstimulation
- Detonisierung hypertoner Muskulatur
- Tonisierung hypotoner Muskulatur
- Entstauende Wirkung auf Blut- und Lymphbahnen

Allgemein

- Folgende Griffarten werden eingesetzt
  - Streichung
  - Knetung
  - Reibung
  - Klopfung
  - Vibration (dient vor allem der muskulären Entspannung)
- Schmerzhaftigkeit ist möglich
- Kombination von Massage und manueller Therapie sinnvoll

Spezialmassagen

Formen

- Periostmassage: erfolgt durch umschriebenen rhythmischen Massagedruck
- Lymphdrainage: erfolgt durch sehr langsame, kreisende Streichungen bei minimalem Druck
  - Indikation: Lymphödem (bei Lymphödem sind außerdem Hochlagerung der betroffenen Extremität, Tragen von Kompressionsstrümpfen, Bewegungsübungen und Hautpflege zur Infektionsprophylaxe indiziert)
  - Kontraindikation: dekompensierte Herzinsuffizienz
- Unterwasserdruckstrahlmassage

- Wirkungen: intensivierte Durchblutung, verbesserter Lymphabfluss
- Allgemein: es werden Drücke zwischen 50–600 kPa eingesetzt

2.3 Klimatherapie

Thalassotherapie

Definition

- Nutzung der den Meeresküsten eigenen Wirkfaktoren

Wirkfaktoren

- Aktinische (strahlenbewirkte) Reize
- Thermische Reize
- Allergenarme Luft
- NaCl-reiches Aerosol

Indikationen

- Asthma bronchiale
- Chronische Bronchitis (außerdem ist Atemgymnastik indiziert)
- Rezidivierende Infektionen der Atemwege
- Neurodermitis
- Hypotonie

Heliotherapie (Lichttherapie)

Definition

- Dosierte Anwendung von Sonnenlicht zu Heilzwecken

Wirkungen

- Aktivierung von Melanozyten
- Anregung der Vitamin D-Synthese
- Bildung von Zytokinen in Hautzellen

Kontraindikation

- Lichtsensibilität

2.4 Balneologie

Definition

- Behandlung mit Bädern aus natürlichen Heilquellen

Kontraindikationen

- Herzinsuffizienz NYHA III und IV
- Nässende Ekzeme

Kohlensäurebad

Wirkungen

- Zunahme des Schlagvolumens
- Abnahme des peripheren Widerstandes
- Kutane Hyperämie → Wärmegefühl

Indikationen

- Arterielle Hypertonie
- Arterielle Verschlußkrankheit

Formen

- Kohlensäure-Wasserbad
- Kohlensäure-Gasbad
  - Unterscheidet sich vom Kohlensäure-Wasserbad dadurch, dass die hydrostatische Druckbelastung fortfällt

Solebad

Indikationen

- Unspezifische Atemwegserkrankungen und chronische Bronchitis
- Rheumatische Erkrankungen zur Durchführung von Bewegungsbädern
- Psoriasis, meist in Kombination mit UV-Bestrahlung
- Postoperative Rekonvaleszenz nach gynäkologischen Operationen

Nebenwirkung

- Hustenanfälle

Moorbäder

Allgemein

- Huminsäuren sind die therapeutisch relevanten Inhaltsstoffe der Moorbäder

Indikationen

- Chronisch entzündliche Prozesse z. B. chronische Adnexitis
- Inaktive rheumatoide Arthritis
- Arthrose
  - Als Phytotherapeutikum kann zusätzlich die afrikanische Teufelskrallenwurzel eingesetzt werden
- Spondylosis hyperostotica (Morbus Forestier)

2.5 Hydrotherapie

Allgemein

- Eingesetzt werden milde, mittel-starke und starke Reize
- Zu den starken Reizen zählt
  - Kalter Voll-Blitzguss
  - Überwärmungsbad
  - Russisch-römisches Dampfbad
  - Subaquales Darmbad
- Übliche Wassertemperatur von Kaltreizen liegt zwischen 10 und 18 °C
- Die Kneipp-Anwendungen mit wechselnden Wassertemperaturen (z. B. ein Wechselfußbad) schließen in der Regel mit Kältebehandlungen ab
- Waschungen beginnen auf der rechten (herzfernen) Körperseite
- Die meisten Menschen sind vormittags kälteempfindlicher als nachmittags

Temperaturansteigende Armbäder nach Schwenninger-Hauffe

Wirkungen

- Gefäßerweiterung an den Armen und Beinen → bei arterieller Hypertonie indiziert

Stanger-Bad

Indikationen

- Paresen
- Rheumatische Erkrankungen
- Neuralgien

Kontraindikation

- Herzinsuffizienz NYHA IV

2.6 Thermotherapie

Wärmetherapie

Wirkungen

- Analgesie
- Pro-phlogistische Wirkung von Wärme → Thermotherapie bei akuten entzündlichen Prozessen kontraindiziert

Indikationen

- Chronisch nichtbakterielle Gelenkentzündungen
- Chronische Entzündungen aus dem Bereich der Gynäkologie

Kontraindikation

- Verlust der Wärmeempfindung bei Neuropathie (z. B. bei Diabetes mellitus) wegen der Gefahr von wärmeinduzierten Gewebeschäden

2.7 Elektrotherapie

Hochfrequenztherapie

Allgemein

- Angewendeter Frequenzbereich liegt zwischen 300 kHz und 2500 MHz
- Medizinische Anwendung finden u. a.
  - Kurzwellen
  - Mikrowellen (z. B. Dezimeterwellen)

Indikationen

- Chronische gynäkologische Entzündungen (z. B. chronische Adnexitis)
- Chronisch rheumatische Entzündungen

Komplikation

- Aktivierung von Entzündungsprozessen

Kontraindikationen

- Kniegelenksempyem oder andere akute Entzündungen

Transdermale elektrische Nervenstimulation (TENS)

Indikation

- Schmerztherapie

Therapeutische Iontophorese

Definition

- „Einschleusung" von Medikamenten durch die Haut mittels eines Gleichstromfeldes

3 Ernährungstherapie

3.1 Eiweiß

Allgemein

- Biologische Wertigkeit von Nahrungseiweiß ist abhängig von der Menge und Zusammensetzung essenzieller Aminosäuren in der Nahrung
  - Biologische Wertigkeit von Eiweiß aus Vollei, Kartoffeln und Milch besonders hoch
  - Biologische Wertigkeit von Eiweiß aus Fleisch meist höher als aus Pflanzen
- Physiologischer Brennwert von 1 g Eiweiß beträgt etwa 17 kJ (4,1 kcal) und ist mit dem von 1 g Kohlenhydraten vergleichbar
- Bei optimaler biologischer Wertigkeit liegt der tägliche Minimalbedarf an Protein, mit dem die Stickstoffbilanz noch ausgeglichen ist (Bilanzminimum), bei etwa 0,35 g/kg Körpergewicht beim Erwachsenen
- Ein Gemisch aus 2/3 Kartoffelprotein und 1/3 Volleiprotein hat am Bilanzminimum beim Gesunden eine besonders hohe biologische Wertigkeit.
- Nahrungsmittelallergien können ihre Ursache in der Resorption makromolekularer Proteine haben

3.2 Oxalatreiche Nahrung

- Rote Beete
- Rhabarber
- Kakao
- Spinat

3.3 Naturheilkundliche Diät- bzw. Ernährungsformen

- Semmel-Milch-Diät nach F. X. Mayr
- Heilfasten
- Molkekur
- Vollwertkost

Semmel-Milch-Diät nach Franz-Xaver-Mayr

Durchführung

- Für die Dauer von 3–4 Wochen werden pro Tag langsam 3 Semmeln gegessen und 3 Tassen Milch getrunken; zusätzlich sollen noch 2–3 l Flüssigkeit (Tee oder Wasser) getrunken werden

Heilfasten

Indikationen

- Adipositas
- Diabetes mellitus Typ II
- Hyperlipidämie
- Hyperurikämie
- Arterielle Hypertonie

Befunde

- Anstieg der Ketonkörper im Blut und Acetonurie
- Normalisierung erhöhter Serumtriglyceridkonzentrationen
- Bei totalem Fasten: Stickstoffbilanz negativ

Kontraindikationen

- Aktive Entzündungen wie z. B. eine aktive Tuberkulose
- Herzrhythmusstörungen
- Karzinomerkrankung
- Risikoschwangerschaft
- Anorexia nervosa

4 Phytotherapie

Allgemein

- Phytotherapeutika unterliegen einer Dosis-Wirkungsbeziehung → richtige Dosierung ist wichtig

4.1 Bevorzugte Anwendungsgebiete

4.1.1 Atemwegserkrankungen

Muzilaginosa

Allgemein

- Eingesetzt wird z. B. Eibisch

Indikation

- Akute Bronchitis

Expektoranzien

Allgemein

- Eingesetzt werden
  - Ipecacuanhae radix (Brechwurzel)
  - Primulae radix (Primelwurzel)
  - Hederae folium (Efeublätter)
  - Saponariae rubrae radix (Seifenwurzel)

Ätherische Öle

Wirkung

- U. a. sekretolytisch → werden als Expektoranzien eingesetzt

Allgemein

- Eingesetzt werden
  - Anisöl
  - Eukalyptusöl
  - Terpentinöl
  - Latschenkieferöl
  - Lavendelblütenöl
  - Kiefernnadelöl
- Enthalten kein Ethanol → unbedenklicher Einsatz bei Alkoholikern möglich

Huflattich (Tussilago farfara)

Wirkungen

- Reizlindernd
- Schleimverflüssigend

Nebenwirkung

- Möglicherweise kanzerogen (mutagen) → sollte nicht länger als 6 Wochen eingesetzt werden

4.1.2 Erkrankungen des Magen- und Darmtraktes

Karminativa

Definition

- Mittel gegen Meteorismus (Blähungen)

Allgemein

- Eingesetzt werden
  - Kümmel
  - Anis
  - Fenchel
  - Pfefferminze
  - Kamille (wird auch bei Gastritis und Ulcus eingesetzt)

Laxanzien

Allgemein

- Eingesetzt werden
  - Rizinusöl
  - Leinsamen (Lini semen)
  - Flohsamenschalen (Psyllii semen)
  - Sennesblätter (Sennae folium)
  - Faulbaumrinde (Frangulae cortex)

Bitterstoffe

Allgemein

- Eingesetzt werden
  - Ingwerwurzelstock
  - Enzianwurzel
  - Wermut

Indikation

- Inappetenz

Schöllkraut (Chelidonium majus)

Indikation

- Funktionelle Störungen im Bereich der Gallenwege

4.1.3 Erkrankungen des Herz- und Gefäßsystems

Weißdorn

Allgemein

- Wirksamkeitsrelevant im Weißdorn sind Flavonoide
- Nach Einnahme von Weißdorn sind bisher weder Nebenwirkungen noch Wechselwirkungen mit anderen Medikamenten beschrieben worden

Indikation

- Herzinsuffizienz NYHA I

Knoblauch

Wirkung

- Lipidsenkung → kann präventiv gegen Arteriosklerose eingesetzt werden

Allgemein

- Wichtigster Inhaltsstoff ist Alliin bzw. Allicin

Rosskastanienextrakt (Aesculus hippocastanum)

Indikation

- Venöse Insuffizienz

4.1.4 Erkrankungen der Niere und der ableitenden Harnwege

Bärentraubenblätter

Wirkung

- Harndesinfizienz

Indikation

- Blasenentzündung

Extrakte aus Früchten der Sägepalme

Indikationen

- Miktionsbeschwerden
- Benigne Prostatahyperplasie

4.1.5 Benigne Prostatahyperplasie

Allgemein

- Eingesetzt werden
  - Kürbissamen
  - Brennnesselwurzel
  - Sägepalmenfrüchte

4.1.6 Erkrankungen des Nervensystems

Beruhigungsmittel und Einschlafmittel

Allgemein

- Eingesetzt werden
  - Baldrian
  - Hopfen
  - Melisse
  - Kava-Kava

⚠ Ringelblume wirkt nicht beruhigend sondern ist entzündungshemmend → indiziert bei entzündlichen Hauterkrankungen

Johanniskraut (Hypericum perforatum)

Indikation

- Depressive Verstimmungszustände

Ginkgo-biloba-Präparate

Wirkung

- Kreislauf- und durchblutungsfördernd → Indikation bei zerebralen und peripheren Durchblutungsstörungen

4.1.7 Verletzungen und Intoxikationen

Arnikablüten

Wirkungen

- Antiödematös
- Antiphlogistisch

Indikation

- Stumpfe Traumen

Silibinin

Indikation

- Knollenblätterpilzvergiftung

5 Weitere Verfahren

5.1 Konstitutionstherapie

Allgemein

- Angewendete Maßnahmen sind
  - Blutentziehung durch Aderlass, Schröpfen oder Blutegel
  - Exanthemische Maßnahmen: Hautreizung durch Blasenziehen mittels Cantharidenpflaster
  - Ausleitung über Niere, Darm oder Schweißdrüsen

Aderlass

Indikationen

- Hämochromatose
- Polycythaemia vera

Kontraindikation

- Dehydratation

Blutegel

Indikationen

- Varizen oder postthrombotisches Syndrom
- Phlebothrombose
- Ulcus cruris

Komplikationen

- Infektion durch Mehrfachverwendung von Blutegeln
- Erysipel
- Narbenbildung an der Bissstelle
- Pruritus an der behandelten Extremität

⚠ Thrombembolien sind keine typische Komplikation

Cantharidenpflaster

Indikationen

- Chronisches Lumbalsyndrom
- Gonarthrose
- Chronische Arthritis urica
- Postdiskotomiesyndrom (nach Bandscheibenoperation erneut auftretende Beschwerden)

⚠ Cantharidenpflaster: werden nicht zur Therapie von Schlafstörungen eingesetzt

6 Homöopathie

Allgemein

- Von Samuel Hahnemann (1755–1843) begründetes Therapieverfahren
- Zu den Grundlagen zählt die Prüfung von Arzneimitteln an Gesunden
- Bedient sich aus Sicht von Kritikern eines Plazeboeffektes
- Wahl des in Frage kommenden homöopathischen Arzneimittels richtet sich nach
  - Den lokalen Symptomen
  - Den allgemeinen Symptomen
  - Den Gemütssymptomen
  - Den Leitsymptomen
  - Den Modalitäten (genaue Charakterisierung eines Symptoms)
- Applikation der homöopathischen Arzneimittel als
  - Lösungen (dilutiones)
  - Milchzuckerverreibungen (triturationes)
  - Milchzuckertabletten (tabulettae)
  - Rohrzuckerkügelchen (globuli)

Potenzierung

Allgemein

- Zur Vermeidung toxischer Nebenwirkungen werden homöopathische Arzneimittel verdünnt: als Trägersubstanzen werden 43 %-iger Alkohol oder Milchzucker eingesetzt
- Je öfter eine Substanz verdünnt wird, desto spezifischer wird ihr Einfluss

Durchführung der Potenzierung

- Verdünnt man im Verhältnis 1:10 spricht man von einer D-Potenz
- Die erste Verdünnung von 1:10 wird D1 genannt; wird diese 1:10 Verdünnung nochmals im Verhältnis 1:10 verdünnt, spricht man von einer D2-Potenz usw.
- Verdünnt man im Verhältnis 1:100 spricht man von einer C-Potenz
- Verdünnt man im Verhältnis 1:50 000 spricht man von einer LM- oder Q-Potenz
- Jede Potenz, die über D24, C12 oder Q5 hinausgeht, besitzt kein Molekül der Ursubstanz mehr

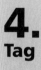

Sachverzeichnis

A

AB0-Erythroblastose 82
AB0-System, Vaterschaft 693
Abdomen, akutes 437
–, –, Allgemeinmedizin 635, 650
Abdomenübersichtsaufnahme
–, Niere 272
–, Radiologie 268
–, Urologie 530
Abdominaltrauma, Chirurgie 450
Abduzensparese, Augen 580
Abfallstoffhygiene 711
Abhängigkeit, Psychiatrie 349
Abkühlung, Rechtsmedizin 683
Abkühlungszeit, Sterilisation 714
Abort, Formen 466
Abruptio plazentae 469
Absencen, Neurologie 314
–, Pädiatrie 119
Abstillen 479
Abszess, Chirurgie 400
–, perityphlitischer 432
–, subphrenischer, Chirurgie 400
Abwasserhygiene 710
Abwehrmechanismen, Neurosentheorie 354
ACE-Hemmer, Hypertonie, Pharmakologie 215
Acetylsalicylsäure 240
–, Schmerztherapie 379
Achalasie, Chirurgie 423
–, Innere Medizin 32
Achillessehne, Insertionstendopathie 601
Achillessehnenruptur 456, 601
Achillodynie 601
Achondroplasie, Orthopädie 589
–, Pädiatrie 115
Aciclovir 237
Acrodermatitis chronica atrophicans Herxheimer 65
Acrodermatitis enteropathica 144
Actinomyces israelii 179
Adenoide, HNO 509
–, Pädiatrie 106
adenoidzystisches Karzinom, HNO 520
– –, Pathologie 184
Adenom, Chirurgie 433

– Glandula parotis, Pathologie 184
–, Pathologie 188
–, Schilddrüse, Chirurgie 420
Adenomatoidtumor, Pathologie 197
Adenomatosis coli, familiäre 37
Aderhautmelanom 568
Aderhautmetastasen 568
Aderlass, Naturheilverfahren 750
ADH-Sekretion, Syndrom der inadäquaten 43
Adie-Syndrom 291
Adipocire, Rechtsmedizin 684
Adipositas, alimentäre 78
–, Innere Medizin 70
–, metabolisches Syndrom 50
Adnexitis 481
adrenaler Hypercorticismus 47
–, Morbus Cushing 47
Adrenalin, Schock 226
adrenogenitales Syndrom 88 f.
– – mit Salzverlustsyndrom 89
Aerobilie 268
Aesculus hippocastanum, Phytotherapie 749
Affektinkontinenz 337
Affektkrämpfe, respiratorische 366
Aflatoxine, Hygiene 706
Agoraphobie 357
Agranulozytose 18
AIDS, Innere Medizin 66
–, Sekundärmanifestationen 67
Akantholyse 140
Akathisie 347
–, Neuroleptika 328
Akne 155
Akoasmen, Psychiatrie 336
Akromegalie 44
Akromioklavikulargelenk, Chirurgie 450
Akrozyanose 158
Aktinomykose, HNO 518
–, Pathologie 179
–, Schwefelkörner 399
Akupunktur, Schmerztherapie 381
Akustikusneurinom 406
–, HNO 502
–, Radiologie 254
akute lymphatische Leukämie, Pädiatrie 99
akutes Abdomen 437

akutes Nierenversagen s.a. ANV 51
Akutikusneurinom, Neurologie 299
Aldehyde, Desinfektion 715
Algopareunie 367
Algorithmus, Informatik 739
Algurie 529
alkalische Leukozytenphosphatase (LAP) 20
Alkalose, metabolische, Ätiologie 55
–, Pharmakologie 234
Alkohol, Desinfektion 715
–, Verkehrsmedizin 697
Alkoholabhängigkeit, Psychiatrie 349
Alkoholabusus, Neurologie 327
–, Pankreaserkrankungen 41
–, Pathologie 170
Alkoholembryopathie 79
–, Psychiatrie 359
Alkoholentzugssyndrom, Psychiatrie 350
Alkoholgehalt bei Leichen 697
Alkoholhalluzinose, Psychiatrie 350
Alkoholhepatitis 39
Alkoholismus, Allgemeinmedizin 650
–, Jellinek 349
Alkoholmenge, IMPP 697
Alkylphosphat, Berufskrankheiten 669
–, Intoxikation 628
Allergiediagnostik, Asthma bronchiale 25
allergisierende Arbeitsstoffe, Berufskrankheiten 675
Allgemeinarzt, Funktionen 635
Allgöwer-Naht 394
Allopurinol, Gicht 228
Alopezie 154
Alpha-Blocker, Hypertonie, Pharmakologie 216
Alpha-Fetoprotein-Wert, Insuffizienz 464
Alpträume, Jugendpsychiatrie 363
ALS, Neurologie 317
Aluminium, Berufskrankheiten 674
Alveolitis, exogen allergische 27, 108
–, Berufskrankheiten 675

753

Sachverzeichnis

Amantadin, Parkinsontherapie 246
amaurotische Pupillenstarre 290
Amine, aromatische, Berufskrankheiten 669
Aminkolpitis 481
Aminoglykoside 236
Aminosäurestoffwechsel, Pädiatrie 86
Amnesie, anterograde, Neurologie 309
–, globale, Psychiatrie 334
–, Neurologie 309
–, Psychiatrie 333
–, retrograde, Neurologie 309
–, transitorische globale 297
Amniozentese 80, 472
Amöbenruhr, Pathologie 187
Amöbiasis 68
Amphetamine, Missbrauch 352
Amylasenerhöhung, Pankreaserkrankungen 41
Amyloidangiopathie 169
Amyloidose, Differenzialdiagnose 53
–, Kardiomyopathie 10
amyotrophische Lateralsklerose, Neurologie 317
ANA, Nachweis 60
–, Rheuma 96
anale Phase, Freud 354
Analfissur, Chirurgie 435
Analgetika, nichtsteroidale 240
–, saure 379
Analgetika-Abusus 54
Analgetika-Nephropathie 54
–, Pathologie 193
Anämie, Magenresektion 428
–, aplastische 19
–, hämolytische 16 f.
–, megaloblastäre 17
–, –, Pharmakologie 225
–, Pädiatrie 98
–, Pathologie 201
–, perniziöse 17, 201
–, renale 18
–, sekundäre 18
Anamnese, Allgemeinmedizin 636
Anankasmus 334
Anästhesie, Vorbereitung 607
Anästhetika, intravenöse 607
ANCA 62
Androblastom, Gynäkologie 488
Andrologie 164
Aneurysma dissecans, Chirurgie 417
Aneurysmen, Chirurgie 416
Anfälle, fokale, Neurologie 314
–, –, Pharmakologie 247
–, komplex fokale, Neurologie 314

–, myoklonisch-astatische, Neurologie 315
–, Petit-mal, Neurologie 314
Anfallsleiden, Neurologie 313
–, Pharmakologie 247
Anfallsserie, Neurologie 313
Angina
– abdominalis, Chirurgie 430
– granulocytotica, HNO 509
– lacunaris 508
– pectoris 9
– –, Allgemeinmedizin 647
– –, KHK, Pharmakologie 220
– –, Pathologie 183
– Plaut-Vincenti, Allgemeinmedizin 643
– –, HNO 509
– tonsillaris 508
– –, Allgemeinmedizin 642
– ulcero-membranacea, Allgemeinmedizin 643
Angioblastom, Neurologie 299
Angiographie 264
Angiologie, arterielles System 14 f.
–, venöses System 15
Angiom, arteriovenöses 406
–, –, Neurologie 313
Angiopathien, Haut 158
–, kongophile 169
Angstneurose 356
Ann-Arbor, Stadien 21
Anorexia nervosa 69
–, Jugendpsychiatrie 364
Anosmie, HNO 504
Anosognosie 297
Anotie, HNO 497
Antazida, Pharmakologie 232
Anthrakose 27, 178
Antiarrhythmika, Pharmakologie 219
Antibiotika-assoziierte Kolitis 37
–, Clostridium difficile 37
–, Diarrhö 37
–, Vancomycin 37
Antibiotikatherapie
– im Kindesalter 249
–, Schwangerschaft 250, 468
Anticholinergika, Parkinsontherapie 246
–, Vergiftung 248
Antidepressiva, Schmerztherapie 379
–, trizyklische, Psychiatrie 342
–, Vergiftung 248
Anti-DNAse B 12
Anti-D-Prophylaxe 82
–, Schwangerschaft 468
antinukleäre Antikörper, Nachweis 60

Antiphlogistika, Schmerztherapie 379
Antisepsis 393
Anti-Streptolysin O 12
Antriebsstörungen 337
Antroskopie, HNO 504
ANV, postrenales 51
–, prärenales 51
–, renales 51
–, Stadien 51
Aortenaneurysma, Chirurgie 416
–, Radiologie 264
Aortenbogen-Syndrom 15
Aortendissektion, Chirurgie 417
Aortenisthmusstenose, Chirurgie 412
–, Pädiatrie 103
–, postduktale 103
–, –, Radiologie 275
–, präduktale 103
–, Radiologie 263
Aortenklappenfehler, Chirurgie 412
Aortenklappeninsuffizienz 13
–, Chirurgie 412
–, Radiologie 263
Aortenklappenstenose, Auskultation 12 f.
–, Radiologie 263
Aortenruptur 409
–, Radiologie 264
aortokoronarer Bypass, Chirurgie 414
APGAR-Index 75
–, Allgemeinmedizin 638
Aphasie 296
–, amnestische 297
–, motorische 296
–, sensorische 296
Aphthen 159
aplastische Anämie 19
Apnoe, Frühgeburt 81
Apnoephasen, Schlaf 24
Apoplex 311
appalisches Syndrom 287
Appendizitis, Allgemeinmedizin 635, 650
–, Chirurgie 432
Approbation, Rechtsmedizin 700
Apraxien 297
Äquivalenzprinzip, Sozialmedizin 736
Arachnodaktylie, Pädiatrie 115
Arbeitsformen, Arbeitsmedizin 663
Arbeitsplatz, Arbeitsmedizin 664
Arbeitsplatzkonzentration, maximale, Arbeitsmedizin 666
Arbeitsschutz, persönlicher, Arbeitsmedizin 662
–, technischer, Arbeitsmedizin 662

Sachverzeichnis

Arbeitssicherheitsgesetz 661
Arbeitsstoffe, toxisch wirkende 676
Arbeitsstofftoleranzwert, biologischer, Arbeitsmedizin 666
Arbeitsunfähigkeit, Allgemeinmedizin 657
–, Begutachtungskunde 679
Arbeitsunfähigkeitsbescheinigung 657
Arbeitsunfall 678
Arbeitsverhalten, Arbeitsmedizin 664
Argyll-Robertson-Phänomen 291
–, Augen 569
Armplexuslähmung, Formen 285
–, Geburtstrauma 82
Arnikablüten, Phytotherapie 749
Arsen, Berufskrankheiten 668
Arsen-Vergiftung, Rechtsmedizin 695
Arsenwasserstoff, Arbeitsmedizin 668
Arteria
– carotis int.-Stenose, Chirurgie 416
– femoralis-Punktion 395
Arteria-spinalis-anterior-Syndrom, Neurologie 318
arterielle Hypotonie, Orthostatische Dysregulation 14
arterielle Verschlusskrankheit 15
–, Chirurgie 416
Arterientrauma, Chirurgie 415
Arterienverletzung, Chirurgie 415
Arteriitis
–, Pathologie 182
– temporalis, Symptomatik 59
– temporalis Horton 294
– –, Augen 576
– –, Pathologie 182
Arteriosklerose 14 f.
arteriovenöse Fistel, Chirurgie 415
Arthralgien, Endokarditis 11
Arthritiden, eitrige 58
–, infektiöse 58
–, infektiös reaktive 57
–, Pädiatrie 97
Arthritis
–, asymmetrische 57
–, eitrige 591
–, rheumatoide, Radiologie 260
– urica 58
– –, Orthopädie 592
– –, Radiologie 260
Arthropathie bei Stoffwechselerkrankungen 58
Arthropathien, Pathologie 208
Arthrose 58

–, Differenzialdiagnose, rheumatoide Arthritis 58
–, Orthopädie 591, 595
Arthrosis deformans, Allgemeinmedizin 641
– –, Radiologie 259
– –, Orthopädie 591
– –, Pathologie 210
Arthroskopie, Orthopädie 587
Arzneimittelikterus 39
Arzneimittelwechselwirkungen, Herzinsuffizienz, Pharmakologie 218
–, Hypertonie, Pharmakologie 216
Arzneistoffe, Allgemeinmedizin 655
– bei Leberschaden 656
ärztlicher Eingriff, Rechtsmedizin 700
Arzt-Patient-Beziehung 370
Arzt-Patient Vertrag, Rechtsmedizin 700
Arztpraxen, Sozialmedizin 734
Asbesterkrankungen 28
Asbestose 27
–, Berufskrankheiten 674
–, Pathologie 179
Ascaris lumbricoides, Hygiene 705
Asepsis 393
Asperger-Syndrom 361
Aspergillom, Pathologie 179
Aspirin-Asthma 240
Assoziation 729
Astereognosie 297
Asthmaanfall, Auslösung 25
–, Therapie 108
Asthma bronchiale 25 f.
–, Anfallsprophylaxe 223
–, Formen 25
–, Notfall 623
–, Pädiatrie 107
–, Pathologie 178
–, Pharmakologie 223
–, psychosomatische Aspekte 70
Asthmatiker 26
Astrozytom, Grad II 406
–, Neurologie 300
Aszites, Ätiologie 39
Atelektase, Radiologie 266
Atemnotsyndrom, Frühgeburt 81
Atemwege, Krankheiten 24 ff.
ätherische Öle, Phytotherapie 748
Athetose 288
Atmung, Physiologie 24
Atmungsorgane, Innere Medizin 24 ff.
Atmungsstörungen 24
atopische Dermatitis 138
–, Pädiatrie 117

Atrophie blanche, Haut 157
Atropin-Vergiftung, Rechtsmedizin 695
Auer-Stäbchen 99
–, Pathologie 201
Aufklärungsgespräch, anästhesiologisches 607
–, operativer Eingriff 392
Auge, Verätzung, Allgemeinmedizin 635
Augenbewegungsstörungen 291
Augenhintergrundveränderungen bei Myopie 572
Augeninnendrucksenkung, medikamentöse 570
Augenverletzung 635
Aura, Neurologie 314
Ausgleichszeit, Sterilisation 714
Auspitz-Phänomen, Psoriasis 145
Ausscheidungsurogramm 272
–, Urologie 530
Austreibungsperiode, Geburtshilfe 474
Auswurf, blutiger, Allgemeinmedizin 642
Autismus, frühkindlicher 361
Autoimmungastritis 17
Autoimmunzytopenien 62
Autoklavierung, Hygiene 714
autonomes Nervensystem, Syndrome 286
Autophonie 498
AV-Block, II. Grades 8 f.
–, –, Mobitz 9
–, –, Wenckebach 9
–, III. Grades 9
–, Schweregrade 8 f.
AV-Leitungsstörungen 8 f.
Azathioprin 238
Azidose, metabolische, Ätiologie 55
–, Pharmakologie 234
–, renal tubuläre 54

B

Bacillus anthracis 401
– cereus, Hygiene 706
Bäckerkaries 615
Bagatellverletzungen 399
Baker-Zyste, Allgemeinmedizin 641
Bakteriurie, asymptomatische 53
–, signifikante 530
–, Urologie der Frau 551
Balanitis circinata, Reiter-Syndrom 57
Balbuties 296
–, HNO 521

Sachverzeichnis

Ballismus 288
Balneologie, Naturheilverfahren 745
Bambusstab-Wirbelsäule 597
Bandscheibenvorfall, Auftreten 286
–, Querschnittssyndrom 289
Bandverletzungen, Knie 454
–, –, Orthopädie 600
Barbiturate, Anästhesiologie 607
–, Missbrauch 352
–, Pharmakologie 242
Bärentraubenblätter, Phytotherapie 749
Barotrauma, Berufskrankheiten 672
Barret-Ösophagus 32
–, Pathologie 185
–, Zylinderepithelmetaplasie 32
Bartholinitis 480
Basaliom 150
–, HNO 507
–, Lider 560
–, Pathologie 175
basiläre Impression, Neurologie 298
Basis-Bolus-Prinzip 50
Basisdokumentation, klinische 727
BAT, Arbeitsmedizin 666
Bauchaortenaneurysma, Chirurgie 416
BCG-Lebend-Impfstoff 717
Beck-Bohrung, HNO 504
Beckenendlage, Geburtshilfe 475
Beckenringfraktur 453
Begleitschielen 580
Begutachtung, Arbeitsmedizin 679
–, Augen 583
–, HNO 523
Belastungsreaktion, posttraumatische 354
Beleuchtung, Arbeitsmedizin 664
Bence-Jones-Proteinurie 22
benigner paroxysmaler Lagerungsschwindel 292, 501
Bennett-Fraktur 452
Benzochinon, Berufskrankheiten 671
Benzodiazepine, Missbrauch 353
–, Pharmakologie 242
Benzodiazepinvergiftung 248
Benzol, Berufskrankheiten 670
Benzothiadiazindiuretika, Ödeme 234
BERA, HNO 503
Beriberi, Kardiomyopathie 10
Berstungsbruch, Rechtsmedizin 687
Berufsgerichte, ärztliche, Rechtsmedizin 700

Berufskrankheiten 667
Berufsunfähigkeit, Allgemeinmedizin 657
–, Begutachtungskunde 679
–, Sozialmedizin 736
Beruhigungsmittel, Phytotherapie 749
Beryllium, Berufskrankheiten 668
Berylliumpneumonie, Arbeitsmedizin 668
Bestrahlung, palliative 276
–, Tumoren 276
Beta-Laktam-Antibiotika 235
Beta-Sympathikomimetika, Asthma 223
β-Rezeptorenblocker, Asthmatiker 223
–, Hypertonie, Pharmakologie 215
–, selektive, Hypertonie, Pharma 215
β-Rezeptorenblockervergiftung 248
Betäubungsmittel, Verordnung 637
Betreuungsgesetz, Psychiatrie 374
Betriebssystem, Informatik 739
Beugesehnenverletzung 453
Bewegungsapparat, Innere Medizin 56 ff.
Bewegungstherapie, Naturheilverfahren 744
bewusstloser Patient, operativer Eingriff 392
Bilharziose, Pathologie 195
–, Urologie 540
Bilirubinsteine, Sphärozytose 16
Bing-Horton-Kopfschmerz 294
–, Horner-Syndrom 291
Bioindikatoren, Sterilisation 713
Biphenyle, Berufskrankheiten 670
Bitterstoffe, Phytotherapie 748
Bizepssehnenruptur 451
–, Orthopädie 593
Blase, neuropathische, Urologie 553
Blasenentleerungsstörungen, Neurologie 286
–, Urologie 553
Blasenersatz, Urologie 532
Blasenfehlbildungen, Urologie 534
Blasenmole 465
–, Pathologie 200
Blasenmuskulatur, Wirkung von Pharmaka 552
Blasensprung, rechtzeitiger 474
–, vorzeitiger 465
Blasensteine, Urologie 546
Blasentamponade, Urologie 555
Blasenverletzungen 547
Blastopathien, Gynäkologie 463
Blausäure-Intoxikation 628

Blausäure-Vergiftung, Rechtsmedizin 695
Blei, Berufskrankheiten 667
Blendungsgefühl, Augen 581
Blepharitis, Lider 560
Blepharospasmus 289
Bleuler, Schizophreniesymptome 345
Blindenwesen 583
Blitz-Nick-Salaam-Krämpfe, Neurologie 315
–, Pädiatrie 119
Blitzschlag, Rechtsmedizin 691
Blockbildung, Statistik 727
Blockwirbel, Radiologie 258
Blow-out-Fraktur, Augen 582
–, Chirurgie 419
Blut 16 ff.
– im Stuhl, Allgemeinmedizin 649
Blutalkoholkonzentration, Strafrecht 698
–, Verkehrsmedizin 697
Blutbildung, Pädiatrie 76
Blutdruck, Schwangerschaft 467
Blutegel, Naturheilverfahren 750
Bluterbrechen, Allgemeinmedizin 649
Blutgasanalyse 396
Blutgruppengutachten, Vaterschaft 693
Blutgruppenkompatibilität, Schwangerschaft 468
Blutpoolszintigraphie 264
Blutspuren, Rechtsmedizin 694
Blutungen, Plazentaperiode 477
–, Schwangerschaft 469
Blutungsstörungen, Gynäkologie 460
Blutungszeit 22
Bochdalek-Hernie 426
Body-mass-Index, Statistik 730
Bornholm-Krankheit 67
Borrelia burgdorferi 65
–, Haut 133
Botulismus, Enteritiden 64
–, Neurologie 319
–, Notfall 628
–, Pädiatrie 94
Bouchardarthrose 58, 595
BPH, Pathologie 196
Brachyzephalus 115
Brandleichen, Rechtsmedizin 690
Broca-Aphasie 296
Brodie-Abszess 589
Bromocriptin 44
Bronchialkarzinom, Allgemeinmedizin 644
–, Chirurgie 411
–, Innere Medizin 29 f.

756

–, Kleinhirnatrophien 289
–, kleinzelliges 29 f., 179
–, Pathologie 179
–, Radiologie 266
Bronchialsystem, hyperreagibles 25
Bronchiektase 26
–, Allgemeinmedizin 643
–, Pädiatrie 108
Bronchien, Neoplasien 29
Bronchiolitis, Pädiatrie 107
Bronchitis, chronische, Pathologie 177
–, chronische obstruktive, Pädiatrie 107
–, Pädiatrie 107
bronchoalveoläre Lavage 27
Bronchopneumonie, Pathologie 178
Bronchusabriss 409
Brown-Séquard-Syndrom 290
Brudzinski-Zeichen 293
Budd-Chiari-Syndrom, Pathologie 189
Bulbärhirnsyndrom 293
Bulimia nervosa, Jugendpsychiatrie 365
–, Innere Medizin 70
Bundesärztekammer, Rechtsmedizin 700
–, Sozialmedizin 734
Bundes-Seuchengesetz 721
Burkitt-Lymphom, Pathologie 203
Butyl-Scopolamin 232
Byssinose, Berufskrankheiten 675

C

Cadmium, Berufskrankheiten 668
Café-au-lait-Flecken 120
Caisson-Krankheit, Berufskrankheiten 672
Calcitonin, Osteoporose 228
Campylobacter jejuni, Hygiene 705
cANCA 62
Candida-albicans-Infektionen 67
Candidainfektion, Gynäkologie 484
–, Pharmakologie 237
Candidamykose, AIDS 67
–, HNO 508
Candidose 135
Cantharidenpflaster, Naturheilverfahren 750
Capgras-Syndrom 335
Caput succedaneum, Geburtstrauma 82
C1-C7-Läsionen, zervikale 285 f.
Cephalosporine 235
Chagas-Krankheit, Megakolon 432

Chalazion, Lider 559
–, Pathologie 174
Charakterneurose 356
Charakterstruktur, hysterische 356
–, schizoide 357
–, zwanghafte 356
Charcot-Leyden-Kristalle, Pathologie 178
Charrière, Katheter 515
Chassaignac 452
–, Luxation 594
Cheilitis 159
Chelatbildner, Thalassämie 17
Chelidonium majus, Phytotherapie 748
Chemotherapeutika 238
Chemotherapie 238
–, Exkurs 19
Cheyne-Stokes-Atmung, Notfall 623
Chinidintherapie 8
Chirurgie, Gehirn 406
–, Hämatoperikard 413
–, Kopf 406
–, periphere Nerven 406
–, Rückenmark 406
–, Schock 403
chirurgische
– Begutachtung 405
– Diagnostik 404
– Infektionslehre 399
– Wundrevision 399
Chlamydieninfektionen, Gynäkologie 483
Chlamydienkonjunktivitis 562
Chloasma uterinum 152
Chloramphenicol 236
Chloroquin, Rheuma 227
Chlorung, Wasser 709
Choanalatresie, HNO 504
Cholangiographie, perkutane transhepatische 270
Cholangitis, destruierende, Pathologie 190
Cholelithiasis, Chirurgie 441
–, Innere Medizin 40
Cholera 64
–, Hygiene 718
–, Impfung 717
Cholesteatom 499
–, Pathologie 174
Cholezystitis, akute 40
–, Chirurgie 441
–, Pharmakologie 237
–, steinlose 9
Cholezystolithiasis, Pathologie 190
Chondropathia patellae 600
Chondrosarkom, Pathologie 209

Chorea Huntington, Neurologie 303
–, Pathologie 169
Chorea major, Pathologie 169
choreatisches Syndrom 288
Chorionkarzinom 465
– der Plazenta, Pathologie 200
Chorionzottenbiopsie 80
Chrom, Berufskrankheiten 668
chronisch entzündliche Darmerkrankungen, Gemeinsamkeiten 36
– venöse Insuffizienz, Haut 157
chronische
– Bronchitis 24 f.
– Niereninsuffizienz 51
– Polyarthritis, Pharmakologie 227
Chvostek-Zeichen 326
C21-Hydroxylase 89
Chymotrypsinbestimmung, Stuhl 42
Ciclosporin A 238
CK-Anstieg 10
Claudicatio intermittens 416
Clomethiazol, Delirium tremens 350
–, Pharmakologie 245
Clostridium
– botulinum, Hygiene 706
– perfringens, Hygiene 706
– tetani 399
Clozapin, Pharmakologie 243
Clue-cells, Vaginalabstrich 481
Cluster-Kopfschmerz 294
–, Horner-Syndrom 291
–, Schmerztherapie 382
CO_2, Hygiene 711
Coarctatio aortae, Radiologie 263
Cochlea 495
Codman-Dreieck, Radiologie 259
Coeruloplasmin-Mangel, Pathologie 189
Colestyramin 230
Colitis ulcerosa, Chirurgie 432
–, Innere Medizin 35
–, Pathologie 188
–, Pharmakologie 233
–, Radiologie 269
Colon s.a. Kolon 35
Colpitis senilis 480
Coma
– diabeticum, ketoazidotisches 49
– –, Notfall 627
– uraemicum, Notfall 627
Commotio cerebri 309
Computertomographie 253
Condylomata acuminata 131
–, Gynäkologie 484
–, Pathologie 175
Coniotomie, HNO 514

Sachverzeichnis

Conjunctivitis
– nodosa 563
– vernalis 562
Conn-Syndrom, Chirurgie 444
–, Myopathie 287
–, Pathologie 192
Contusio bulbi 582
– cerebri 309
Coombs, Typ IV-Reaktion 138
Corona veneris 162
Cor pulmonale 28
– –, Radiologie 263
Corpus pineale, Radiologie 255
Cortison, endogene Depression 341
Corynebacterium minutissimum 134
Costen-Syndrom, ZMK 619
Cotrimoxazol 236
coup de sabre, Sklerodermie 142
Courvoisier-Zeichen 443
CO-Vergiftung, Berufskrankheiten 669
Coxa saltans, Orthopädie 599
– valga, Orthopädie 598
– vara, Orthopädie 598
Coxsackie-Viren, Myokarditis 10
– Infektionen 67
– – Pädiatrie 93
CREST-Syndrom 61
–, Haut 141
Creutzfeldt-Jakob-Krankheit, Neurologie 307
–, Pathologie 171
CT-Thorax, Lunge 265
Cullen-Zeichen 442
Cumarin-Derivate, Allgemeinmedizin 656
Cumarine, Durchblutungsstörungen 222
Cupulolithiasis 292
Curschmann-Spiralen, Pathologie 178
Curschmann-Steinert, Neurologie 324
Cushing-Syndrom 47
–, Chirurgie 444
Cutis laxa 129
Cutis marmorata 158
Cyclophosphamid 238

D

Dakryoadenitis, Augen 561
Dakryozystitis, Augen 561
Dalrymple-Zeichen 578
Dämmerzustand, Psychiatrie 339
Dammschnitt 476
Dämpfe, Arbeitsmedizin 665
Dampfsterilisation, Hygiene 714

Darmerkrankungen, chronisch entzündliche, Gemeinsamkeiten 36
Darmparasiten, Pädiatrie 112
Darmwandbruch, Chirurgie 446
Datenbank, Informatik 739
Datenquellen, Statistik 729
Datenschutz, Statistik 729
Datenschutzgesetz, Statistik 729
Daumenlutschen, ZMK 613
DDT, Hygiene 707
Déjà-vu-Phänomen 334
Dekompressionskrankheit, Berufskrankheiten 672
Delir, Psychiatrie 339
Delirium tremens, Allgemeinmedizin 651
–, Psychiatrie 350
Dellwarze 131
Deltawelle, WPW-Syndrom 8
Demenz, Psychiatrie 339, 359
–, vaskuläre 302
Demenzen, Neurologie 302
Demodex-Milben, Rosacea 147
Denkhemmung 334
Denkstörungen, formale 334
–, inhaltliche 334
Depersonalisation 337
Deponie, Hygiene 711
Depression, endogene 341
– im höheren Lebensalter 343
– im Kindesalter 362
–, larvierte 343
–, neurotische 355
depressive Syndrome, Pharma 244
Derealisation 337
Dermatitis
– bullosa pratensis 137
– exfoliativa, neonatal 83
–, periorale 147
–, rosaceaartige 147
–, seborrhoides 138
– –, Pädiatrie 117
Dermatomykosen 135
Dermatomyositis 59
Dermatophyten 135
Dermatosen, blasenbildende 140
Dermatozoenwahn 335
Desault-Verband, Orthopädie 587
Descensus uteri 491
Desensibilisierung, systematische 371
Desferoxamin, Thalassämie 17
Desinfektion, Hygiene 713, 715
Deuteranomalie 572
Dexamethasonhemmtest 47
Diabetes insipidus neurohumeralis, Pädiatrie 88
– –, zentraler 43
Diabetes mellitus 49 f.

–, Allgemeinmedizin 651
–, Arbeitsunfälle 678
– der Mutter 80
–, Haut 144
–, Komplikationen 49
–, Pädiatrie 86
–, Pankreaserkrankungen 41
–, Pharmakologie 229
–, Schwangerschaft 467
–, sekundärer 49
Diabetestherapie, Schwangerschaft 250
diabetische
– Ketoazidose, Notfall 627
– Nephropathie 54
diabetisches Fußsyndrom 50
Diagnoseschlüssel, Statistik 727
Diarrhö, Allgemeinmedizin 649
–, Pharmakologie 232
Diaskopie, Haut 134
Diätformen, Naturheilverfahren 747
Dickdarm s.a. Kolon 35
dicker Tropfen 68
Digitalis 8
Digitalisglykoside, Allgemeinmedizin 655
–, Herzinsuffizienz, Pharma 218
Digitalisvergiftung, Kindesalter 126
Digitoxinintoxikation, Herzinsuffizienz, Pharma 218
Dihydralazin, Hypertonie, Pharma 216
Diphterie
–, HNO 509
– Impfung 716
–, Myokarditis 10, 181
Diplopie 580
–, Augen 581
Dispositionsprophylaxe, Hygiene 713
dissoziative Störungen 356
Diuretika, Ödeme 234
Divertikulitis, Chirurgie 433
Divertikulose 35
–, Allgemeinmedizin 649 f.
–, Chirurgie 433
Dolichozephalus 115
Donati-Naht 394
Dopamin-Agonisten, Parkinsontherapie 246
Dopamin, Schock, Pharma 217
Doppler-Sonographie, Radiologie 263
Double-bind, Beziehungsfalle 358
Double-bubble Phänomen, Duodenalatresie 427
Down-Syndrom 77

Sachverzeichnis

–, Psychiatrie 359
Dranginkontinenz, Urologie der Frau 551
Drehmann-Zeichen, Orthopädie 599
Drei-Tage-Fieber, Allgemeinmedizin 645
–, Haut 145
–, Pädiatrie 91
Dressler Syndrom 10
Druckfallerkrankung, Berufskrankheiten 672
Druckluft, Berufskrankheiten 672
Druckluftwerkzeuge, Berufskrankheiten 671
Drusen 169
Drusenpapille, Augen 575
Ductus arteriosus Botalli, persistierender 104
– – –, Endokarditis 11
– – –, persistierender, Radiologie 275
Dünndarm, Innere Medizin 34
–, Morbus Whipple 34
–, Radiologie 269
Duodenalatresie 110
–, Chirurgie 427
–, Radiologie 275
Duodenaldivertikel, Chirurgie 427
Duodenalulkus 232
Duodenumruptur 450
Durchblutungsstörungen, Berufskrankheiten 672
–, Pharmakologie 222
Durstversuch 43
Dysarthrie 296
–, HNO 522
Dysgnathien, ZMK 613
Dyskeratosis follicularis 129
Dyslalie 296
–, HNO 521
Dysostosis multiplex (Pfaundler-Hurler), Pädiatrie 87
Dyspareunie 367
Dysphagie 32
–, Differentialdiagnose 516
Dysplasie, angeborene 598
Dysraphien, Neurologie 298
dysraphische Störungen, Pathologie 169
Dystrophia myotonica, Neurologie 324

E

E 605, Berufskrankheiten 669
–, Hygiene 707
– Vergiftung, Rechtsmedizin 695
Ebstein-Anomalie 13

Echinococcus granulosus 402
– multilocularis 402
Echinokokkose, parasitäre Erkrankungen 402
Echokardiographie, Radiologie 262
E. coli 64
– Enteritis 64
Effektivtemperatur, Arbeitsmedizin 664
Effluvium, telogenes 154
EHEC 64
Ehlers-Danlos-Syndrom 130
Eileiterschwangerschaft 466
Eingriffe, erzwingbare, Rechtsmedizin 700
Einklemmungssyndrome 293
Einschlafmittel, Phytotherapie 749
Einsekundenkapazität, Atmungsorgane 25
Einstellung, Geburtshilfe 474
Einstellungsanomalien, Geburtshilfe 475
Einwilligung des Patienten 700
–, operativer Eingriff 392
Eisenmangelanämie 17
–, Kolonkarzinom 37
–, Pädiatrie 98
–, Pharmakologie 225
Eisenmenger-Reaktion 103, 412
Eisensubstitution, perorale 225
Eisenvergiftung 248
Eiweiß, Ernährungstherapie 747
Eiweißzylinder, Urinsediment 530
Ejaculatio praecox 367
Ejakulationsstörungen 367
Ejakulatmenge 164
EKG, Erstickungs-T 10
Ekthyma, Haut 133
Ektopie, Cervix uteri 485
Ektropium, Lider 559
Ekzem, endogenes 138
–, seborrhoisches 139
Ekzema herpeticatum, Haut 131
Elektrizität, Arbeitsmedizin 665
Elektrokrampftherapie, Psychiatrie 342
Elektrolythaushalt, Innere Medizin 51 ff.
Elektrolytstörungen, Pharmakologie 234
Elektronystagmographie 496
Elektrotherapie, Naturheilverfahren 746
–, Schmerztherapie 381
Elephantiasis, chirurgische Infektionslehre 400
Embolie, arterielle, Chirurgie 415
–, paradoxe 415
embolischer Gefäßverschluss 15

Embryonalphase, Gynäkologie 463
EMG, Neurologie 325
Empyem, Chirurgie 400
Encephalitis herpetica, Neurologie 305
Encephalomyelitis disseminata, Neurologie 308
–, Pathologie 171
Endocarditis lenta 11
– parietalis fibroplastica Löffler, Pathologie 182
– rheumatica, Jones-Kriterien 12
– verrucosa rheumatica, Pathologie 181
– verrucosa simplex, Pathologie 182
endogenes Ekzem 138
Endokarditis, bakterielle 11
–, infektiöse 11 f., 104
–, nichtinfektiöse 181
–, Pathologie 181
endokrine
– Drüsen, Pädiatrie 88 ff.
– Orbitopathie 45
Endokrinopathien, Kindesalter 88
Endometriose, Allgemeinmedizin 653
–, Corpus uteri 485
Endometritis, Geburtshilfe 478
–, Gynäkologie 485
Endometrium, Pathologie 198
Endometriumhyperplasie, adenomatöse 198
Endometriumkarzinom, Gynäkologie 487
Enkopresis, Jugendpsychiatrie 364
Entamoeba histolytica 68
Entbindungstermin 472
Entenschnabelbruch 456
Enteritiden, bakterielle 64
Enteropathie, exsudative 34
Enterothorax, Pädiatrie 110
–, Radiologie 269
Entmarkungsmyelitis 289
Entropium, Lider 559
Entspannungsverfahren, Psychiatrie 371
–, Schmerztherapie 381
Entwicklungsphasen nach Freud 354
Entwicklungsstörungen, Pathologie 169
Entwicklungsverzögerung, Wachstumsstörungen 77
Entzündungen 410
Enuresis, Jugendpsychiatrie 363
Enzephalitis, Neurologie 305
–, Pathologie 170
Enzymopathien, Pathologie 169

Sachverzeichnis

Eosinophilie 18
EPEC 64
Ependymom, Neurologie 300
Epicondylitis lateralis humeri 594
Epidemiologie 725
Epidermolysis bullosa hereditaria dystrophica 129
Epididymitis, Urologie 539
epidurales Hämatom, Kinder 125
Epiglottitis
– acuta, Notfall 623
–, akute 106
– –, HNO 511
Epilepsie, juvenile myoklonische 119
–, –, Neurologie 315
–, Neurologie 313
–, Pädiatrie 118
–, Pharmakologie 247
Epilepsiedauertherapie 314
Epiphora, Augen 581
Epiphyse, Radiologie 255
Epiphyseolysis capitis femoris 453, 599
Episiotomie 476
Episkleritis 565
Epistaxis 507
–, Differenzialdiagnose 23
Epithelkörperchen, Innere Medizin 47 f.
Epitheloidzellgranulome, Morbus Crohn 36
Epizootien, Haut 136
Epstein-Barr-Virus
– Infektionen 67
–, Mononukleose 92
Epulis, Pathologie 184
Erb-Duchenne, Armplexuslähmung 82
– Lähmung 285
Erbrechen, induziertes 126, 248
–, Pharmakologie 233
Erdrosseln, Rechtsmedizin 689
Erhängen, Rechtsmedizin 689
Erkrankungen, Chirurgie 413
–, durch Vektoren 718
Erlebnisreaktion, abnorme 354
Ermüdung, Arbeitsmedizin 663
Ernährung, Innere Medizin 43 ff.
–, künstliche, Säugling 84
–, Säugling 84
Ernährungsformen, Naturheilverfahren 747
Ernährungstherapie 747
Eröffnungsperiode, Geburtshilfe 474
Erosio corneae 582
Erschütterungen, Berufskrankheiten 671

Ersticken, Rechtsmedizin 688
Erstickungs-T, EKG 10
Erstuntersuchung, Schwangerschaft 471
Ertrinken, Kinder 125
–, Rechtsmedizin 690
Erwerbsfähigkeit, Begutachtungskunde 679
–, Minderung, Augen 583
–, –, HNO 523
–, –, Sozialmedizin 736
Erwerbsunfähigkeit, Begutachtungskunde 679
–, Sozialmedizin 736
Erwürgen, Rechtsmedizin 689
Erysipel, Chirurgie 400
–, Haut 133
Erythema chronicum migrans 65
– exsudativum multiforme 139
– infectiosum, Allgemeinmedizin 645
– –, Pädiatrie 91
– nodosum, Haut 156
– –, Pädiatrie 94
Erythrasma 134
Erythroblastose, Pädiatrie 82
Erythrodermie 145
Erythrophobie 357
Erythroplasie Queyrat 150
Erythropoetin 18
erythrozytäres System, Erkrankungen 16 ff.
Erythrozyten, fetale 76
Erythrozyturie, Urologie 529
Essstörungen
– bei Kindern 364
–, Innere Medizin 70
ETEC 64
Ethambutol 236
Ethanolvergiftung, Kindesalter 126
Ethylenoxid-Sterilisation 714
Evaluation, Sozialmedizin 738
Ewing-Sarkom, Pädiatrie 101
–, Pathologie 209
Exanthema subitum, Allgemeinmedizin 645
–, Haut 145
–, Pädiatrie 91
Exhibitionismus 368
Expektorantien, Phytotherapie 748
Expositionsprophylaxe, Hygiene 713
Exsudationsphase 398
Externa, dermatologische 161
extrapyramidale Störungen, Neuroleptika 327
extrapyramidale Syndrome 288 f.
Extrasystole, ventrikuläre, Notfall 624

Extrauteringravidität 465 f.
Extremitäten, Gefäßverschluss 415
Exulceratio simplex 428

F

Facies mitralis 13
Fadenpilze 135
Fahrradschlauch-Phänomen, Colitis 269
Faktor-VIII-Mangel, Pädiatrie 99
Fallhand, Nervus radialis 283
Fall-Kontroll-Studie, Statistik 727
Fallot-Tetralogie 104
–, Chirurgie 412
familiäre Adenomatosis coli, Pathologie 188
Familienplanung 462
Familientherapie 372
Farbindikatoren, Sterilisation 713
Farbsinnprüfung 572
Fasciitis nodularis, Pathologie 211
Fäulnis, Rechtsmedizin 684
Favus 135
Fazialisdiagnostik, HNO 496
Fazialislähmung, periphere 321
–, –, HNO 496
Fehlgeburt 466
Felsbeinfrakturen, HNO 502
–, Rhinoliquorrhö 505
Felty-Syndrom 56
Feminisierung, testikuläre 459
Femoralhernien, Chirurgie 446
Femur, Fehlstellungen 598
Femurfrakturen, pertrochantere 454
Femurkopffrakturen 453
Femurnagel 449
Femurschaftfrakturen 454
Fersenbeinfrakturen 456
Fersenschmerzen, Orthopädie 603
Fertilitätsgutachten, Vaterschaft 693
Fertilitätsstörungen, Urologie 550
Fetalblutanalyse 477
Fetischismus 367
feto-maternale Einheit, Insuffizienz 464
Fetopathie, Pathologie 200
Fettembolie, Komplikationen 397
Fettstoffwechselstörungen, Pharmakologie 230
Fettsucht, einfache 78
Fettwachsbildung, Rechtsmedizin 684
Fibroadenom, Brustdrüse 486
–, Pathologie 199
–, Radiologie 274
Fibrom, nichtossifizierendes, Pathologie 208

Sachverzeichnis

Fibromatosen, Pathologie 211
Fibromyalgie-Syndrom 59
–, Allgemeinmedizin 639
Fibulafraktur 455
Fibularisphänomen 326
Fieberkrämpfe, Pädiatrie 118
Finger, schnellender, Orthopädie 595
Fingergelenkarthrose 58
Fingerhutvergiftung, Kindesalter 126
Finger-Plethysmographie 61
Fistelbildung, Divertikulitis 433
Fixationskallus, Chirurgie 448
Flaschenzeichen, N. medianus 284
Flashback, LSD 352
Flockung, Wasser 709
Flügelfell, Augen 563
Fluor, Berufskrankheiten 671
Fluoreszein-Dilaurat-Test 42
Fluoridprophylaxe 85
Flüssigkeiten, Arbeitsmedizin 665
fokal noduläre Hyperplasie, Gallengänge 40
Fokaltherapie 370
Follikelpersistenz 460
follikuläres Karzinom 46
Fontaine-Ratschow, Claudicatio intermittens 15
–, Einteilung 15
–, pAVK 416
Foramen jugulare-Syndrom, Neurologie 321
forensische Sexualmedizin 699
Foster-Kennedy-Syndrom 406
–, Meningeom 299
Frakturen, Chirurgie 447
–, frontobasale, HNO 505
–, Nachbehandlung 449
–, offene 447
–, pathologische, Radiologie 259
–, Radiologie 258
Fremdbeurteilungskalen 333
Fremdkörper, intraokuläre 582
–, Radiologie 268
Fremdkörperaspiration, Bronchien 515
–, Pädiatrie 107
Freud, Entwicklungsphasen 354
Friedreich-Ataxie 603
–, Pathologie 169
Friedreich-Fuß 317
Froment-Zeichen, Nervus ulnaris 284
frontobasale Frakturen 408
Fröschleingeschwulst, HNO 520
Fruchttod, intrauteriner 469
Fruchtwasser 464
Fructoseintoleranz, Pädiatrie 86

Frühdumping-Syndrom, Chirurgie 428
–, Innere Medizin 33
Frühdyskinesien, Neuroleptika 327
–, Pharmakologie 243
Früherkennung, Gynäkologie 489
Früherkennungsuntersuchungen, Sozialmedizin 731
Frühgeborenes, Erkrankungen 81
Frühgeburtlichkeit, Definition 470
Frühsommer-Meningoenzephalitis, Neurologie 306
FSME, Neurologie 306
Fundusstand, Uterusrückbildung 478
funikuläre Myelinose, Pathologie 170
funktionelles Abdominalsyndrom 35
funktionelle Störungen 69
Furosemid, Ödeme 234
Fürsorgeprinzip, Sozialmedizin 736
Furunkel 400
Fusionsniere, Urologie 533
Fußheberschwäche, DD 284
Fußsyndrom, diabetisches 50
–, ischämisches 50
–, neuropathisches 50

G

Galaktosämie, Neurologie 304
–, Pädiatrie 86
–, Pathologie 169
Galle, Radiologie 270
Gallenblasenkarzinom, Chirurgie 441
–, Innere Medizin 41
–, Pathologie 190
–, Radiologie 271
Gallensteine, Ileus 437
Gallensteinleiden, Chirurgie 441
Gallesystem, Innere Medizin 40
Gametopathien, Gynäkologie 463
Gammapeak, monoklonaler 22
–, Morbus Waldenström 22
Ganciclovir 237
Gardner-Syndrom, Chirurgie 434
Gasbrand, Muskelfiederung 399
–, Wundversorgung 399
Gase, Arbeitsmedizin 665
–, schleimhautreizende 711
Gastritis, Chirurgie 427
–, chronische 33
–, –, Pathologie 185
Gastroenteritis im Säuglingsalter 111

gastrointstinale Blutung, obere, Pathologie 185
gastroösophageale Refluxkrankheit 32
Gaumenspalte, HNO 508
–, ZMK 613
Gebiss, Altersveränderungen 613
–, bleibendes 613
Geburt 474
–, protrahierte 475
–, regelwidrige 475
–, Überwachung 476
Geburtsgeschwulst 82
Geburtsobjekt 474
Geburtsverlauf 474
Gedächtnisstörungen 334
Gedankenausbreitung 337
Gedankeneingebung 337
Gedankenentzug 337
Gefahrenstoffverordnung, Arbeitsmedizin 661
Gefäße, Innere Medizin 7 ff.
Gefäßfehler, azyanotische 412
–, kongenitale 412
–, zyanotische 412
Gefäßverschluss, akuter arterieller 415
Gefühllosigkeit, Psychiatrie 337
Gegenübertragung, Psychiatrie 370
Gehirntod, Rechtsmedizin 683
Gehörgang, äußerer 495
Gehörknöchelchenkette 495
Gelbfieber, Impfung 717
Geldscheinhaut, Leberzirrhose 38
Gelenke, Funktionsprüfung 587
Gelenkerkrankungen, degenerative 58
–, entzündliche 56 ff.
Genitalorgane, Rückbildung, Geburtshilfe 478
Gerinnungsstörungen, Diagnostik 22
Gerinnungssystem, endogenes 22
–, exogenes 22
Gerstenkorn, Lider 559
Geschäftsunfähigkeit, Psychiatrie 374
–, Rechtsmedizin 698
Geschlechtsentwicklung, Störungen 459
Geschlechtskrankheiten, Gesetz zur Bekämpfung 720
–, Meldung 720
Geschlechtsmerkmale 460
gesetzliche Krankenversicherung, Sozialmedizin 735
– Rentenversicherung, Sozialmedizin 736
– Unfallversicherung 405
– –, Begutachtungskunde 679
– –, Sozialmedizin 735

761

Sachverzeichnis

Gesicht, Traumatologie 419
Gesichtsfelddefekte 292
Gesichtsschmerz 294
Gesprächspsychotherapie, Rogers 371
Gestaltungsprinzipien, Sozialmedizin 736
Geste antagonistique, Torticollis 289
Gesundheitsökonomie 738
Gesundheitswesen 721
–, Berufe 734
–, Gesetzgebung 721
Gewissheit, subjektive 335
Gicht 50
–, Allgemeinmedizin 640, 652
–, Pharmakologie 228
Gichtanfall, akuter, Pharmakologie 228
–, Allgemeinmedizin 652
Gilchrist-Verband, Orthopädie 587
Gilles-de-la-Tourette-Syndrom 364
Ginkgo-biloba-Präparate, Phytotherapie 749
Gipsverband, Chirurgie 448
Glandula parotis, HNO 519
–, pleomorphes Adenom 520
Glandula submandibularis, HNO 519
Glaskörper 571
Glaskörperblutung 571
Glaukom, angeborenes 570
Glaukomanfall, akuter 570
–, Allgemeinmedizin 635
Glaukomformen 570
Gleithernie, axiale, Chirurgie 424
Glioblastom 406
–, Neurologie 301
–, Pathologie 172
Glioblastoma multiforme 406
–, Neurologie 301
–, Pathologie 172
Globalinsuffizienz, respiratorische 24
Globaluntersuchungen, Gerinnung 22
Globusfraktur, Rechtsmedizin 687
Globusgefühl, psychogenes 509
Glomerulonephritis 52 f.
–, akute, Pädiatrie 113
–, Arbeitsunfälle 678
–, minimal-change 53
–, Poststreptokokken- 53
–, rapid-progressive 53
Glomerulosklerose Kimmelstiel-Wilson 49, 54
Glomustumor, HNO 500
Glossopharyngeusneuralgie 293

glottisches Karzinom 177
Glucose-6-Phosphat-Dehydrogenasemangel 16
Glukokortikoide, Asthma 223 f.
–, Haut 161
–, Nebenwirkungen 227
–, Rheuma 227
Glutenunverträglichkeit 112
– des Dünndarms 34
–, Pathologie 187
Glykogenose Typ V (McArdle), Neurologie 324
Glykogenspeichererkrankung Typ I, Pädiatrie 87
Glykogenspeichererkrankung (v. Gierke), Pädiatrie 87
GM_2-Gangliosidose, Neurologie 304
–, Pathologie 170
Gneis, Pädiatrie 117
Gnomenwaden 323
Gold, Rheuma 227
Gonaden, Pädiatrie 89
Gonarthrose, Orthopädie 601
Gonitis 601
Gonoblennorrhö, Augen 562
Gonokokken, Dermatologie 162
Gonorrhö, Dermatologie 162
–, Gynäkologie 483
–, Urologie 538
Goodpasture-Syndrom 52
Gradient, biologischer 729
Graefe-Zeichen 578
Graft-versus-Host-Erkrankungen 62
Grand-mal-Anfall, Neurologie 315
–, Notfall 629
Granuloma anulare 148
granulozytäres System, Erkrankungen 18 f.
Grenzstrangblockade, Schmerztherapie 380
Grey-Turner-Zeichen 442
Grippe, Allgemeinmedizin 642
– Otitis 498
Griseofulvin 237
Grünholzfraktur, Chirurgie 447
–, Radiologie 258
Grünschwäche, Augen 572
Gruppenpsychotherapien 372
Guillain-Barré-Syndrom, Neurologie 319
–, Pädiatrie 121
Gültigkeit, Statistik 729
Gummibauch 442
Gumprecht-Kernschatten 21
–, Pathologie 201
Gustometrie, HNO 497

Gutachten, Vaterschaft 693
Guthrie-Test 86
–, Allgemeinmedizin 638
Gynäkomastie, Chirurgie 422
–, Innere Medizin 47

H

Haarausfall 154
Haarbalgentzündung 400
Haare, Dermatologie 154
Haarzell-Leukämie 21
–, Pathologie 203
Haemophilus ducreyi 162
Hagelkorn, Lider 559
–, Pathologie 174
Hahnemann, Samuel 751
hairless-women 459
Hallux rigidus, Orthopädie 603
– valgus, Orthopädie 603
Halluzinationen 336
–, akustische 350
Halogenwasserstoffe, Berufskrankheiten 670
Halothan 607
Hals, Anatomie 391
Halsdreieck, Probeexzisionen 421
–, –, HNO 517
Halswirbelläsionen 285 f.
Halszyste, laterale, Chirurgie 420
–, –, HNO 517
–, mediane, Chirurgie 420
–, –, HNO 517
Haltung, Geburtshilfe 474
Haltungsanomalien, Geburtshilfe 475
Hämangiom 39
–, kavernöses 149
–, Lebertumor 439
–, Lider 560
–, Radiologie 270
Hämatemesis, Allgemeinmedizin 649
–, Differenzialdiagnose 33
Hämatom, akutes subdurales 408
–, chronisches subdurales 408
–, epidurales 407
–, –, Neurologie 309
–, –, Notfall 626
–, –, Radiologie 253
–, Neurologie 309
–, Rechtsmedizin 687
–, subdurales, Neurologie 309
–, –, Radiologie 254
–, traumatisches 407
Hämatoperikard, Chirurgie 413
Hämatosalpinx 482
Hämatothorax 409
Hämaturie, Urologie 529

Sachverzeichnis

Hämogenetik, forensische 693
Hämoglobin, glykosiliertes 49
hämolytische Anämien 16 f.
hämolytisch-urämisches Syndrom 64
–, Pädiatrie 100
Hämophilie, Innere Medizin 23
Hämophilie A, Pädiatrie 99
Hämophiliediagnostik 22
Hämoptyse, Differenzialdiagnose 29
hämorrhagische Diathesen 22
Hämorrhoiden, Chirurgie 435
Hände, Berufskrankheiten 672
–, infektiöse Erkrankungen 401
Händedesinfektion, chirurgische 716, 719
–, Hygiene 715
–, hygienische 716, 719
Handphlegmone, chirurgische Infektionslehre 401
Hand- und Fußsyndrom, Pädiatrie 98
H_2-Antihistaminika, Pharmakologie 232
Harnableitung, supravesikale 532
Harnblasenekstrophie 534
Harnblasenkarzinom, Pathologie 195
–, Urologie 541
Harnblasenpunktion 394
Harnleiterstein, intramuraler 529
Harnröhrenfehlbildungen 534
Harnröhrenkarzinom der Frau, Urologie 542
Harnröhrenruptur, Urologie 547
Harnröhrenstriktur, Urologie 547
Harnröhrenverletzungen, Urologie 547
Harnsäuresteine 545
Harnverhaltung 554
Harnwege, Innere Medizin 51 ff.
–, Radiologie 272
Harnwegsfisteln, Urologie der Frau 551
Harnwegsinfektionen 53, 65
–, Allgemeinmedizin 653
–, Pädiatrie 114
Haut, Altersveränderungen 137
–, Berufskrankheiten 676
–, Pathologie 175
Hautblasen, Rechtsmedizin 696
Hautdefekte, Operationstechnik 395
Hauterkrankungen, Pädiatrie 117
–, Staphylokokken 117
–, Streptokokken 117
Hautschnitt, Operationstechnik 394 f.

Hauttransplantation, Operationstechnik 395
Hauttuberkulose, Haut 134
HAWIE, Psychiatrie 333
HbA_{1c} 49
Hebephrenie 346
Heberdenarthrose 58, 595
Heerfordt-Syndrom, Sarkoidose 30
Hefemykosen 135
Heftpflasterzugverband, Chirurgie 449
Heilfasten, Naturheilverfahren 747
Heinzsche-Innenkörper 16
Heißluftsterilisation, Hygiene 713
Helicobacter-pylori-Infektion, Therapie 33
Heliotherapie, Naturheilverfahren 745
HELLP-Syndrom 467
Hemianopsie, bitemporale 407
–, –, Augen 577
–, –, Lagerungsschwindel 292
–, homonyme, Augen 577
–, –, Lagerungsschwindel 292
Hemiplegia alternans 288
Hemisphärendominanz 296
Hemisphären-Syndrome, Neurologie 287
Heparin, Durchblutungsstörungen 222
Hepathopathien, Arbeitsunfälle 678
hepatische Enzephalopathie 39
Hepatitis s.a. Virushepatitis 37
–, akute 37
–, alkoholtoxische, Pathologie 189
–, Virushepatitis 37
Hepatitis A, Impfung 717
–, Innere Medizin 38
Hepatitis-B
– Impfung, Hygiene 717
–, Innere Medizin 38
Hepatitis C, Innere Medizin 38
hepatobiliäre Funktionsszintigraphie 270
hepatolentikuläre Degeneration, Neurologie 304
hepatorenales Syndrom 54
hepatozelluläres Karzinom 40
–, Chirurgie 440
Herdpneumonie, Pathologie 178
hereditäre Sphärozytose 16
Hernia obturatoria, Chirurgie 446
Hernien, Chirurgie 424, 446
–, direkte 446
–, indirekte 446
–, Pädiatrie 112
–, paraösophageale, Chirurgie 424
–, –, Hernie, Radiologie 269

Herpangina, Allgemeinmedizin 643
–, HNO 509
–, Pädiatrie 93
Herpes corneae, Augen 564
– gestationes 140
– zoster 66
– –, Haut 132
Herpes-simplex-Enzephalitis, Neurologie 305
– –, Pathologie 170
– Infektionen, Pädiatrie 92
– Keratitis, Augen 564
– Virus, Haut 131
– Virus Typ 2, Gynäkologie 484
Herpesviren, Haut 131
Herxheimer-Jarisch-Reaktion, Lues 162
Herz, Chirurgie 412
–, Innere Medizin 7 ff.
Herzbeuteltamponade, Chirurgie 413
–, Pulsus paradoxus 11
Herzfehler, azyanotische 412
–, kongenitale 412
–, Pathologie 181
–, zyanotische 412
Herzinsuffizienz 7
–, Allgemeinmedizin 648
– im Säuglingsalter 105
–, Pharmakologie 218
–, Radiologie 262
Herzklappenfehler 12 f.
–, Radiologie 263
Herzklappenprothesen, biologische, Kunststoff- 414
–, –, Metall- 414
–, Chirurgie 414
Herzmuskelnekrosen, Pathologie 181
Herzneurose 357
Herzphobie 357
Herzrhythmusstörungen 7 ff.
–, AV-Leitungsstörungen 8 f.
– Bradykarde 219
–, Digitalis 8
– nach Herzinfarkt 219
–, Pharmakologie 219
–, supraventrikuläre 7
–, Tachykarde 219
–, Vorhofflimmern 8
–, Vorhoftachykardien 8
–, Wolff-Parkinson-White-Syndrom 8
Herzsyndrom, hyperkinetisches, Allgemeinmedizin 647
Herzvitien 103
Herzwandaneurysma, Chirurgie 413
Heterochromie 567

Sachverzeichnis

Heterochromiezyklitis (Fuchs) 567
Heubnersche Sternkarte, Varizellen 132
–, Windpocken 92
Heuschnupfen, Allgemeinmedizin 642
Hexachlorcyclohexan, Haut 136
Hiatushernien, Chirurgie 424
–, Radiologie 269
Hill-Sachs-Delle, Orthopädie 594
Hinterstrangschädigung 290
Hirnabszess, Neurologie 307
hirnatrophische Prozesse, Radiologie 254
Hirndruck, Einklemmungssyndrome 293
Hirndrucksyndrome 293
Hirninfarkt, A. carotis interna 311
–, A. cerebri anterior 311
–, A. cerebri media 311
–, A. cerebri posterior 312
–, Neurologie 311
–, Pathologie 170
–, Radiologie 255
Hirnmetastasen, Neurologie 301
Hirnnervenläsionen 320
Hirnschädigung, frühkindliche 360
–, traumatische, Pädiatrie 120
Hirnsklerose, tuberöse 120
Hirnstamminfarkt 312
Hirnstamm-Syndrome 287 f.
Hirntumoren, bitemporale Hemianopsie 407
Hirnverletzungen, Neurologie 309
Histiozytosis X, Pathologie 204
Hitze, Rechtsmedizin 690
Hitzearbeitsplatz, Arbeitsmedizin 664
HIV, chirurgische Infektionslehre 401
–, Innere Medizin 66
–, postexpositionelle Maßnahmen 401
HIV-Enzephalopathie 67
–, Neurologie 306
–, Pathologie 171
HIV-Infektion, Haut 163
–, Neurologie 306
–, Pädiatrie 93
–, Pathologie 171
–, Psychiatrie 340
–, Sekundärmanifestationen 67
Hochfrequenztherapie, Naturheilverfahren 746
Hochwuchs 78
Hoden, geschwollener 114
–, Lageanomalie 535
Hodeninfarkt 554
Hodeninsuffizienz, primäre 89

Hodentorsion, Pädiatrie 114
–, Urologie 554
Hodentumoren, maligne, Pathologie 196
–, Urologie 542
Hoffmann-Tinel-Zeichen 60
Hohlwarze, Mamille 489
Homöopathie 751
Hörbahn, zentrale 495
Hordeolum, Lider 559
Horner-Syndrom 291
–, Armplexuslähmung 285
–, Ätiologie 291
–, Pancoast-Tumor 30
–, Wallenberg 288
Hörprüfung 495
Hörsturz 500
Hospitalismus 373, 393
Howell-Jolly-Körperchen, Pathologie 201
HPV, Gynäkologie 483
–, Haut 131
Hufeisenniere, Pädiatrie 113
–, Urologie 533
Huflattich, Phytotherapie 748
Hüfte, schnappende 599
Hüftgelenksdysplasie 598
–, angeborene 115
Hüftgelenksluxation, angeborene, Radiologie 275
Hüftkopfnekrose, kindliche 115
–, –, Orthopädie 598
Hüftschraube 449
Hühnerbrust, Orthopädie 596
humane Papillomaviren, Gynäkologie 483
humanes Choriongonadotropin, Gynäkologie 464
Humerusfraktur, kindliche suprakondyläre 451
–, subcapitale 451
Humerusschaftfraktur 451
Hunter-Glossitis 17
Husten, Allgemeinmedizin 642
HWS-Veränderungen, Orthopädie 593
Hydramnion 464
Hydrocephalus
– aresorptivus 312
– communicans 312
– internus, Radiologie 254
– internus occlusus, Pathologie 169
Hydrophthalmus 570
Hydrotherapie, Naturheilverfahren 746
Hymenalatresie, Gynäkologie 459
Hypakusis, Neurologie 299

Hyperaldosteronismus, aldosteronproduzierendes Adenom 47
–, Morbus Conn 47
–, primärer 444
Hyperbilirubinämie 82
Hypercholesterinämie, Ätiologie 50
Hypercortisolismus, Osteoporose 49
Hypericum perforatum, Phytotherapie 749
Hyperkaliämie, Ätiologie 55
–, Myopathie 287
–, Pharmakologie 234
–, Therapie 55
Hyperkalzämie, Ätiologie 48
–, Symptomatik 48
–, Therapie 48
hyperkinetisches Syndrom 362
Hypermetropie, Augen 579
Hypernephrom, Pathologie 194
Hyperopie, Augen 579
Hyperoxalurie, sekundäre 530
Hyperparathyreoidismus, Chirurgie 421
–, primärer 48
–, Radiologie 260
–, sekundärer 48
–, Urologie 545
Hyperphagie, Innere Medizin 70
Hyperplasie, fokal noduläre, Chirurgie 439
–, foveoläre, Pathologie 186
–, glanduläre 186
Hypertension, portale, Chirurgie 439
hypertensive Krise, Allgemeinmedizin 635
–, Notfall 624
–, Pharmakologie 216
Hyperthyreose 45
–, Chirurgie 420
–, Morbus Basedow 45
–, Pharmakologie 231
–, Schwangerschaft 45
Hyperthyreosetherapie, Schwangerschaft 250
Hypertonie 13 f.
–, arterielle, Allgemeinmedizin 648
–, –, Pharmakologie 215
–, Coarctatio aortae 13
–, Dauertherapie 215
–, Formen 13
–, pulmonale, Pathologie 178
–, renale, Urologie 527
Hypertonietherapie 26
– im Alter 249
–, Schwangerschaft 250

Sachverzeichnis

Hypertrophie, linksventrikuläre, Pathologie 181
Hyperurikämie, Allgemeinmedizin 652
Hyperventilationstetanie 69
Hypnoanalgetika, Anästhesiologie 607
Hypnose, Psychiatrie 371
Hypnotika, bromhaltige, Pharma 242
–, Missbrauch 352
–, Pharmakologie 245
Hypoglykämie, Nachbehandlung 396
–, Neurologie 326
–, Notfall 627
–, Pädiatrie 87
–, pathophysiologische Folgen 396
–, Therapie 396
–, Vorbehandlung 396
Hypogonadismus 89
–, hypergonadotrope 89
–, hypogonadotroper 43
–, männlicher 47
Hypokaliämie, Allgemeinmedizin 636
–, Ätiologie 55
–, Intensivmedizin 609
–, Myopathie 287
Hyponatriämie 55
Hypoparathyreoidismus 47 f.
Hypopharynxkarzinom, HNO 513
Hypophyse, Innere Medizin 43 f.
–, Pädiatrie 88
Hypophysenvorderlappeninsuffizienz 43
Hypophysenvorderlappentumoren 44
Hypopyon, Augen 564
Hypospadie 534
Hyposphagma, Augen 563
Hypothalamus, Innere Medizin 43 f.
–, Pädiatrie 88
Hypothyreose 44
–, Allgemeinmedizin 652
–, angeborene 88

I

ICD, Statistik 727
Ich-Störungen, Psychiatrie 337
Ichthyosis vulgaris 129
Icterus praecox 82
Ideenflucht 334
idiopathische thrombozytopenische Purpura, Morbus Werlhof 22 f.
–, Pädiatrie 100
–, Pathologie 205

IgA-Mangel, selektiver, Innere Medizin 62
–, –, Pädiatrie 96
IgA-Nephritis, Morbus Berger 52
IgG Ablagerungen, lineare 53
Ikterus, schmerzloser, Pankreaskarzinom 42
Ileus, Allgemeinmedizin 635
–, Chirurgie 437
–, mechanischer 437
–, paralytischer 438
Illusion 336
Imbezillität 359
Immundefekte, Pädiatrie 96
Immunkomplexnephritis 52
Immunstimulantien, Naturheilverfahren 743
Immunsuppressiva 238
Immunthrombozytopenie 62
Impetigo contagiosa, Haut 133
Impfkommission, ständige 716
Impfstatus, Wundbehandlung 398
Impfungen der Schwangeren 472
–, Hygiene 716 f.
–, Tetanus 398
–, Tollwut 398
Impingement-Syndrom, Orthopädie 593
Impotentia erigendi 367
– generandi 367
– satisfactionis 367
Impulsiv-Petit-mal 119
–, Neurologie 315
Individualtod, Rechtsmedizin 683
Indometacin, Gicht 228
Induratio penis plastica 160
Infarkt, ischämischer, Neurologie 311
Infektanämie 18
–, Pharmakologie 225
Infektion, fäkal-orale, Hygiene 718
–, nosokomiale 719
Infektionen, bakterielle, Haut 133 ff.
–, Neugeborene 83
–, pränatale 79
Infektionskrankheiten 91 ff.
–, bakterielle 63
–, Innere Medizin 63 ff.
–, Pharmakologie 235
infektiöse Mononukleose, Pädiatrie 92
Infektkrämpfe, Pädiatrie 118
Infektsteine 545
Influenza, Impfung 717
Influenza-Viren 66
Inhalationsanästhetika 607
Injektion, unsachgemäße gluteale 285

Inkontinenz, extraurethrale 551
–, Urologie der Frau 551
Innenohr 495
–, toxische Schäden 502
Insemination, homologe 461
Insulin, Pharmakologie 229
Insulinmangel 49
Insulinom, Chirurgie 443
Insulinsekretion 229
Insulintherapie 50
Intelligenzminderung 359
interpersonelle Dynamik 358
Intersexualität 90
Intoxikationen, Allgemeinmedizin 636
–, Notfall 628
intrakranielle
– Blutungen, Frühgeburt 81
– Drucksteigerung 293
– Prozesse, raumfordernde 406
– Verkalkungen, Radiologie 255
intraspinale Tumoren, Neurologie 316
Intrauterinpessar 462
intrazerebrale Blutung 312
Intubationsschäden, HNO 511
Invagination, Chirurgie 438
–, Darmsegmente 111
Involutionsdepression 343
Inzest 368
Inzidenz, kumulative 725
–, Statistik 725
Inzidenzdichte, Statistik 725
Inzidenzrate, Statistik 725
Iontophorese, Naturheilverfahren 746
Iridodialyse 568
Iridozyklitis 567
Iriskolobom, angeborenes 567
Iritis 567
ischämische Kolitis, Innere Medizin 36
ischämischer Infarkt 407
Isolierung, Hygiene 719
Isoniazid 236
ITP (idiopathische thrombozytopenische Purpura) 22 f.
IUP 462

J

Jackson-Anfall, Neurologie 314
Janetta, vaskuläre Dekompression 293
Jellinek, Alkoholismus 349
Jochbeinfraktur 505
–, Chirurgie 419
Jodmangel, Innere Medizin 44
Johanniskraut, Phytotherapie 749
Jones, Hauptkriterien, Pädiatrie 97

Sachverzeichnis

Jones-Kriterien, Endocarditis rheumatica 12
Jugendarbeitsschutzgesetz, Arbeitsmedizin 661
juvenile chronische Arthritis, Pädiatrie 96
– rheumatoide Arthritis, Pädiatrie 96

K

Kahnbeinfraktur 452
–, Radiologie 258
Kaliumhaushalt, Störungen 55
Kalkaneodynie 596
Kalkneusfrakturen 456
Kallusbildung, Chirurgie 448
Kalottenfraktur, Rechtsmedizin 687
Kälte, Rechtsmedizin 690
Kälteantikörper-AIHA 17
Kalziumkanalblocker, Herzrhythmusstörungen 219
–, KHK, Pharmakologie 220
Kalzium-Oxalat-Steine 545
Kalzium-Phosphat-Steine 545
–, renal-tubuläre Azidose 54
Kammerarrhythmien, Digitalis 219
Kammerwasser 570
Kanner, Autismus 361
Karbunkel, Chirurgie 400
Kardiomyopathie 10
– nach Heller 32
–, Pathologie 181
Kardiotokographie 476
kardiovaskuläres System, Intensivmedizin 609
Karies 615
Kariesprophylaxe 85, 617
Karminativa, Phytotherapie 748
Karotis-Sinus-cavernosus-Fistel 408
–, Neurologie 313
Karotisstenose 311
Karpaltunnelsyndrom 60
–, Brachialgia paraesthetica nocturna 60
–, Neurologie 320
Kartagener-Syndrom 26
–, Pädiatrie 107
Karzinoid, Chirurgie 434
–, Innere Medizin 34
–, Morbus Whipple 34
–, Pathologie 187
Karzinom, follikuläres 46
–, hepatozelluläres 40
–, medulläres 46
–, nicht-kleinzelliges 29
–, papilläres 46
–, periampulläres 443

Kasabach-Merrit-Syndrom, Pädiatrie 100
kassenärztliche Vereinigungen, Sozialmedizin 734
Kastration, hormonale 368
Katarakt, Augen 566
Katatonie 337
–, perniziöse 346
Katheterismus beim Mann, Urologie 531
Katzenauge, amaurotisches 571
Kauda-Syndrom 289 f.
Kausalgie, Neurologie 286
Kavernosonographie, Urologie 531
Kawasaki-Syndrom, Pädiatrie 97
Kayser-Fleischer-Kornealringe, Pathologie 189
Kehlkopfkarzinom, HNO 513
–, Pathologie 177
Kehlkopfpapillomatose des Kindes 513
Kehlkopftuberkulose 512
Kehr-Zeichen 445
Keilbeinmeningeom 406
Keimzelltumoren, Hoden 542
–, Pathologie 196, 198
Keloid, Komplikationen 397
Kephalhämatom, Geburtstrauma 82
Keratinozyten-Antigene 140
Keratitiden 564
Keratitis denritica 564
– e lagophthalmo 564
– neuroparalytica 564
– photoelectrica 564
Keratoakanthom 149
Keratoconjunctivitis epidemica 562
Keratoderma blennorrhagicum, Reiter-Syndrom 57
Keratose 150
Keratosis follicularis 129
– senilis, Pathologie 176
Kernspintomographie 253
Kerzenfleckphänomen, Psoriasis 145
ketoazidotisches Coma diabeticum 49
Keuchhusten, Allgemeinmedizin 646
–, Pädiatrie 93
KHK, Allgemeinmedizin 647
Kieferklemme, Differentialdiagnose 505
, ZMK 619
Kieferspalte, ZMK 613
Kielbrust, Orthopädie 596
Kinder, nephrotisches Syndrom 52
Kindersterblichkeit 125

Kindesmisshandlung 123, 365
–, Rechtsmedizin 691
Kindstod, plötzlicher 125
–, –, Rechtsmedizin 685
Kindstötung, Rechtsmedizin 692
Kinetosen, Pharmakologie 232
Klappenfehler, erworbene 12
Klappenvegetationen 12
Kläranlagen, Hygiene 710
Klaustrophobie 357
Klavikulafraktur 450
– des Neugeborenen 450
–, Geburtstrauma 81
Kleinhirnatrophie 289
–, Radiologie 254
Kleinhirnbrückenwinkel-Syndrom 322
Kleinhirnläsion 289
Kleinhirnrindenatrophie, subakute 327
Kleinwuchs, symptomatischer 77
–, Wachstumsstörungen 77
kleinzelliges Bronchialkarzinom 29 f.
Klimakterium 461
Klimatherapie, Naturheilverfahren 745
Klinefeldter-Syndrom 47, 89
–, Urologie 550
Klippel-Feil-Syndrom, Neurologie 298
–, Radiologie 258
Klumpfuß, angeborener 116
–, Orthopädie 602
Klumpke, Armplexuslähmung 82
Klumpke-Lähmung 285
Kneipp-Güsse, Hypotonie 14
Kneipp-Therapie 743
Kniegelenk, Verletzungen 454
Kniegelenksentzündungen 601
Kniegelenksluxation 455
Kniegelenkspunktion, Allgemeinmedizin 639
Knoblauch, Phytotherapie 749
Knochen, Rechtsmedizin 687
Knochendysplasie, fibröse, Radiologie 258
Knochenerkrankungen, metabolische 589
Knochenmarksschädigung, medikamentöse, Pharmakologie 225
Knochenmetastasen, Radiologie 259
–, Schmerzen 382
–, Szintigraphie 257
–, Therapie 404
Knochenzyste, juvenile, Pathologie 208
–, –, Radiologie 258

Knollenblätterpilz-Intoxikation 628
Knopflochdeformität, Fingergrundgelenke 56
Knoten 46
–, heißer 420
–, kalter 277, 420
Koagulopathien, Pädiatrie 99
Köbner-Phänomen 147
Kohärenz, zeitliche 729
Kohlenmonoxidvergiftung, Berufskrankheiten 669
–, Kindesalter 126
–, Rechtsmedizin 695
Kohlensäurebad, Naturheilverfahren 745
Kohlenstaublunge 178
Kohlenwasserstoffe, chlorierte zyklische, Berufskrankheiten 670
–, –, Hygiene 707
Kohortenstudie, Statistik 727
Kokain, Missbrauch 352
Koliken, Urologie 529
Kolitis, pseudomembranöse, Pharmakologie 237
Kollagenosen, Pädiatrie 96
Kollumkarzinom, Gynäkologie 486
Kolon, funktionelle Störungen 35
–, Innere Medizin 35 ff.
–, Radiologie 269
Kolonkarzinom, Chirurgie 434
–, Innere Medizin 37
–, Pathologie 188
Kolpitis 480
Koma 627
–, Notfall 627
Komedokarzinom, Pathologie 199
Kompartmentsyndrom, Chirurgie 447
komplex fokale Anfälle, Pädiatrie 118
Kompressionssyndrome, periphere 60
Kompressionstherapie der Beine 15
–, Malum perforans 15
Konditionierung, operante, Psychiatrie 371
Konfabulationen 327
Konjugation, Gynäkologie 463
Konjunktivitis, allergische 562
–, infektiöse 562
Konservierungsmittel, Hygiene 707
Konsistenz, Assoziation 729
Konstitutionstherapie, Naturheilverfahren 750
Kontagionsindex, Hygiene 718
Kontaktdermatitis 138
Kontaktekzem 138
–, Berufskrankheiten 677

Kontrastmittelaufnahme, ringförmige 301
Kontrazeption, hormonale 462
Konussyndrom 290
Konversionsneurose 356
Konzeption, Gynäkologie 463
Kopf, Anatomie 391
Kopfschmerz 294
–, medikamenteninduzierter 383
Koplik Flecken 644
Korbhenkelriss, Meniskus 600
koronare Herzerkrankung, Allgemeinmedizin 647
–, Pathologie 183
koronare Herzkrankheit, Pharmakologie 220
Koronarerkrankungen 9
Koronarsklerose 10
Körperverletzung, Rechtsmedizin 686
Korpuskarzinom, Gynäkologie 487
Korsakow-Syndrom, Neurologie 327
–, Psychiatrie 334
Koxarthrose, Allgemeinmedizin 641
–, beginnende 591
Krallenhand, Neurologie 284
Krallenzehen, Nervus tibialis 284
–, Orthopädie 603
Krampfschwelle, Senkung 347
Kraniopharyngeom, Neurologie 300
–, Pädiatrie 102
–, Radiologie 254
Kraniosynostosen, Pädiatrie 115
Krankengymnastik, Naturheilverfahren 744
Krankenhausbedarfsplan, Einteilung 734
Krankenhäuser, Einteilung 734
Krankenhauserreger 719
Krankenhaushygiene 719
Krankenhausinfektionen 719
Krankenversicherung, gesetzliche, Sozialmedizin 735
Krankheitsfrüherkennung, Statistik 729
Krankheitsgewinn 358
Krankheitshäufigkeit, Maße 725
Krankheitsverarbeitung bei Karzinompatienten 358
Kreuzbänder, Kniegelenk 600
Kreuzproduktquotient 726
Kreuzschmerzen, Orthopädie 596
Krukenberg-Tumor 542
–, Gynäkologie 488
–, Pathologie 198

Kryotherapie, Orthopädie 588
–, Rheuma 56
Kryptokokkenmeningitis, AIDS 67
Kugelzellanämie 16
–, angeborene 98
–, Pathologie 201
Kuhmilchallergie, Säugling 84
Kuhmilchproteinintoleranz, Säugling 84
künstliche Ernährung, Säugling 84
Kussmaul-Atmung 49
Kyphose, Orthopädie 596
KZ-Syndrom 354

L

Laborparameter, Intensivmedizin 609
Labyrinthhydrops, HNO 501
Lachgas 607
Lactatazidose 229
Lacuna vasorum, Anatomie 391
Lage, Geburtshilfe 474
Lagerung, fehlerhafte 283
Lagerungsschwindel, paroxysmaler 292, 501
Lagophthalmus 578
Lähmung, periphere 283
–, zentrale 283
Lähmungsschielen 580
Laktation, Störungen 479
–, Wochenbett 479
Lambert-Eaton-Syndrom 29
–, Neurologie 325
Landesärztekammern, Sozialmedizin 734
Langerhans-Zell-Histiozytose, Pathologie 204
Langzeitantibiotikatherapie 393
Lanz-Punkt 432
Lärm, Arbeitsmedizin 665
Lärmschwerhörigkeit 501
–, Berufskrankheiten 672
Laryngektomie, Sprechrehabilitationsmöglichkeiten 514
Laryngitis, Allgemeinmedizin 643
–, chronisch-unspezifische 512
–, stenosierende 106, 511
– subglottica 106
– –, HNO 511
Laryngomalazie, HNO 511
–, Pädiatrie 106
Larynx, Verätzung, HNO 511
Larynxödem, Pathologie 177
Lasègue-Zeichen 286, 293
–, umgekehrtes 286
Laxantien, Pharmakologie 233
–, Phytotherapie 748

Sachverzeichnis

Leben, intermediäres, Rechtsmedizin 683
Lebenserwartung, Statistik 726
Lebensmittelinfektionen, Hygiene 705
Lebensmittelvergiftungen 64
Lebensmittelzusatzstoffe, Hygiene 707
Leber, Innere Medizin 37 ff.
–, Radiologie 270
–, Tumoren 39
Leberabszess, Chirurgie 439
Lebermetastasen, Chirurgie 440
–, Radiologie 270
Leberruptur, Chirurgie 439
Leberschädigung, toxische 39
Leberszintigramm, statisches 270
Lebervenographie 264
Leberversagen, Notfall 627
Leberzerfallskoma, Notfall 627
Leberzirrhose 38
–, Ätiologie, IMPP 38
– im Kindesalter 112
–, Komplikationen 39
–, Pathologie 189
–, Radiologie 270
Legasthenie, Psychiatrie 361
Legionella pneumophila 64
Legionellen-Infektion, Hygiene 710
Legionellose 64
Leichenöffnung, Rechtsmedizin 685
Leichenschau, Rechtsmedizin 684
Leichenveränderungen, Rechtsmedizin 683 f.
Leichtketten im Urin 22
Leiomyom, Pathologie 199
Leistenhernien, Chirurgie 446
– im Kindesalter 112
–, Urologie 535
Leistenhoden 114
Leistungsfähigkeit, Arbeitsmedizin 663
Lendenwirbelsäule, Berufskrankheiten 672
Lentigo maligna 150
Leopoldsche Handgriffe 471
Lepra, Haut 134
Leptospira icterohaemorrhagiae 63
Leriche-Syndrom 416
Lernstörungen, Psychiatrie 361
Lese-Rechtschreibeschwäche, Psychiatrie 361
Lctalität, Statistik 725
Leukämie, akute 19 f.
–, – lymphatische (ALL) 19
–, – meyloische (AML) 19
–, –, –, Pathologie 201

–, Auer-Stäbchen 20
–, chronisch lymphatische (CLL) 21
–, –, –, Pathologie 201
–, chronisch myeloische (CML) 20 f.
–, –, –, Pathologie 202
–, Haarzell-, Pathologie 203
–, Hiatus leucaemicus 20
–, Pädiatrie 99
–, Pathologie 201
–, Philadelphia-Chromosom 20
Leukodystrophie, metachromatische 170
–, –, Neurologie 304
Leukokorie 571
Leukoplakie, Haut 159
–, Larynx 513
leukozytäres System, Erkrankungen 18 f.
Leukozytopenie 18
Leukozyturie, sterile 539
Levodopa, Parkinsontherapie 246
Lichen pilaris 129
– ruber planus 147
– sclerosus, Vulva 486
Licht, Arbeitsmedizin 664
Lichtdermatosen 137
Lichtscheu, Augen 581
Lichttherapie, Naturheilverfahren 745
Lider, Fehlstellungen 559
Lidspaltenfleck 563
Ligamentum Patella-Ruptur 455
Lindan, Haut 136
Lingua geographica 159
Linksherzinsuffizienz 7
–, Allgemeinmedizin 648
–, Radiologie 262
Linse, Lageveränderungen 566
Linsentrübung, Augen 566
Lippenspalte, ZMK 613
Liquorbefunde 295
Liquorfistel, Neurologie 310
Liquorpunktion 294
Liquorsyndrome 294 f.
Listerien, Hygiene 705
Listeriose 63
Lithium, Depressionen 343
–, Pharmakologie 244
Littré-Hernie, Chirurgie 446
L1-L5-Läsionen 286
Lobärpneumonie 26
–, Allgemeinmedizin 643
–, Pathologie 178
Lochien 478
Locked-in-Syndrom 288
–, Tetraparese 288
Löffelnägel 146

Löffler-Syndrom 18
Löfgren-Syndrom, Haut 148
–, Sarkoidose 30
Lokalanästhetika 608
–, Schmerztherapie 379
–, Überdosierung 608
Lösungsmittel, Missbrauch 353
Lotio, Haut 161
Low-dose-Heparinisierung 396
Lower motor neuron lesion, Blase 553
LSD-Einnahme, Missbrauch 352
Lues, Dermatologie 162
Lues connata, Dermatologie 162
–, ZMK 613
Luftverunreinigungen, Hygiene 711
Lumbago, Neurologie 286
Lumbalanästhesie 608
Lumbalpunktion 394
Lumboischalgie, Neurologie 286
Lumensprung 111
Lunatummalazie, Orthopädie 595
Lunge, Neoplasien 29
Lungenatelekteseprophylaxe 397
Lungenembolie 28 f.
–, Chirurgie 417 f.
–, Notfall 624
–, Radiologie 265
Lungenemphysem 25
–, blue bloater 25
–, pink puffer 25
–, Radiologie 266
Lungenerkrankungen, Berufskrankheiten 674
–, chronisch obstruktive 24
Lungenfibrose 27
–, Einsekundenkapazität 27
–, Pathologie 179
–, Pneumonie 27
–, Radiologie 266
Lungeninfarkt, Radiologie 265
Lungenmetastasen im Kindesalter 102
Lungenödem 28
–, Herzinsuffizienz, Pharma 218
–, Notfall 623
Lungenparenchym, Krankheiten 26
Lungenschwimmprobe, Rechtsmedizin 692
Lupus erythematodes chronicus discoides 141
– pernio, Haut 148
– vulgaris, Haut 134
Luxationen, Chirurgie 447
–, Hüfte 598
Lyell-Syndrom, Haut 139
Lyme-Borreliose 65
–, Haut 133

–, Neurologie 307
–, Pädiatrie 94
Lymphadenitis colli, spezifische, HNO 518
Lymphadenosis cutis benigna 65
lymphatisches System, Erkrankungen 19
Lymphdrainage 744
Lymphknotenmetastasen, zervikale, HNO 518
Lymphknotenveränderungen, Pathologie 203
Lymphogranulomatose, Chirurgie 410
–, Pathologie 203
Lymphom, Chirurgie 410
–, malignes, Pathologie 203
–, zentrozytisch-zentroblastisches 203
Lymphozytose 19
Lymphsystem 16 ff.
Lysetherapie, KHK, Pharma 220
Lyssavirus 401

M

Madelung Deformität, Orthopädie 594
Magen, Anatomie 391
–, Ductus choledochus 391
–, Innere Medizin 33
–, operierter 33
–, Radiologie 269
–, untere Extremität 391
Magenausgangsstenose 33
–, Chirurgie 429
Magendivertikel, Pathologie 186
Magenfrühkarzinom, Chirurgie 429
Magenkarzinom, Chirurgie 429
–, Pathologie 186
–, Radiologie 269
Magenresektion 428
Magenulkus 232
Magersucht 69
–, Jugendpsychiatrie 364
Magnesium-Ammonium-Phosphat-Steine 545
Makrohämaturie, Urologie 529
Makrolide 235
MAK-Werte, Arbeitsmedizin 666
Malabsorption, Pädiatrie 112
Malabsorptionssyndrom 34
Malaria 68
–, Hygiene 718
Malassezia furfur 135
Maldescensus testis, Urologie 535
Maldigestion, Pädiatrie 112
–, Pankreaserkrankungen 41
maligne Erkrankungen 19 ff.

– Hypertonie 14
– –, hypertensive Krise 14
malignes Melanom 150
– –, Pathologie 176
– neuroleptisches Syndrom 328
Malignomschmerz 382
Malleolarfrakturen 455
Mallory-Bodies, Pathologie 189
Mallory-Weiss-Syndrom 32
Mal perforant, Diabetes 50
MALT-Lymphome, Pathologie 204
Mamma, Fehlbildungen 459
Mammakarzinom, Chirurgie 422
–, Gynäkologie 489
–, Pathologie 199
–, Radiologie 274
Mangan, Berufskrankheiten 668
Manie 343
–, Pharmakologie 244
MAO-Hemmer 342
Marfan-Syndrom, Linse 566
–, Pädiatrie 115
Marisken 160
Markschwammniere, Urologie 533
Masalazin 36
Maschendrahtfibrose, Pathologie 189
Masern, Allgemeinmedizin 644
–, Pädiatrie 91
Masern-Impfung, Hygiene 717
Massage, Naturheilverfahren 744
–, Orthopädie 588
Massenindex, Statistik 730
Maßzahlen, Statistik 728
Mastitis, Chirurgie 422
– nonpuerperalis 482
– puerperalis 479
Mastoiditis 499
–, Pathologie 174
Mastopathie, Gynäkologie 486
Matched-pairs-Technik, Statistik 727
Mayer-Rokitansky-Küster-Syndrom 459
McBurney-Punkt 432
Meckel-Divertikel, Chirurgie 430
–, Pädiatrie 111
–, Radiologie 269
Median, Statistik 728
Mediastinaltumoren, Pathologie 180
Mediastinitis, Chirurgie 410
–, Pathologie 180
Mediastinoskopie, Chirurgie 410
medulläres Karzinom 46
Medulloblastom, Neurologie 301
–, Pädiatrie 102
Meessche-Nagelbänder, Rechtsmedizin 696

Megacolon congenitum 432
Megakolon 110
–, Chirurgie 432
–, kongenitales 110, 432
–, sekundäres 432
–, toxisches 432
–, –, Radiologie 269
megaloblastäre Anämie 17
Mehrlingsschwangerschaften 469
Meigs-Syndrom, Gynäkologie 488
Mekoniumileus 108
–, Chirurgie 437
Melanom, malignes 150
–, –, Pathologie 176
Meldepflicht, Erkrankungen 721
Melkersson-Rosenthal-Syndrom, Haut 159
MEN 46
meningeale Syndrome 293
Meningeom 406
–, Neurologie 299
–, Pathologie 171
–, Radiologie 254
Meningeosis carcinomatosa, Neurologie 301
Meningismuszeichen 293
Meningitis, bakterielle, Pädiatrie 94
–, eitrige 170
–, Neurologie 304
–, Pathologie 170
–, purulente, Neurologie 304
–, tuberkulöse 66
–, –, Neurologie 305
–, virale, Neurologie 305
–, Zeckenbiss 133
Meningoenzephalitis, hämatogene 63
Meningokokken-Sepsis, Pädiatrie 100
Meniskopathie 600
Meniskusdegeneration, Pathologie 210
Meniskusläsionen 454
Meniskuszeichen 454
–, Orthopädie 600
Mennell-Zeichen, Orthopädie 597
Meralgia paresthetica, Neurologie 320
Merkel-Zelltumor, Pathologie 175
Mesenterialarterienverschluss 431
Mesenterialeinriss 450
metabolische Alkalose, Ätiologie 55
– –, Therapie 396
– Azidose 396
– –, Ätiologie 55
Metamorphosie, Psychiatrie 336
Metformin, Pharmakologie 229

Sachverzeichnis

Methadon, Opioidabhängigkeit 352
Methämoglobinämie, Rechtsmedizin 696
Methämoglobinbildner, Kindesalter 126
Methanol, Berufskrankheiten 671
Methanol-Intoxikation, Notfall 628
Methanolvergiftung 248
Methotrexat 238
Metoclopramid 233
Metronidazol 236
Migräne 294
–, Pharmakologie 241
–, psychosomatische Aspekte 70
–, Schmerztherapie 382
Migräneanfall, akuter 241
Mikrosporie 135
Miktionsstörungen, Urologie 529
Miktionszystourethrographie, Urologie 531
Milbenlarven, Haut 136
Milch, Hygiene 708
Milchgebiss, ZMK 613
Milchschorf 117
Milien 149
Milz, Radiologie 270
Milzbrand, Chirurgie 401
Milzruptur, Chirurgie 445
–, Radiologie 271
Milzstauung, Pathologie 205
Minderung der Erwerbsfähigkeit, Begutachtungskunde 679
Minderwuchs, AGS 89
–, disproportionierter 115
–, endokriner 77
minimal-change Glomerulonephritis 52 f.
–, Pädiatrie 113
Minipille 462
Miosis, Augen 569
–, Rechtsmedizin 696
Miotika, Augen 569
Missbrauch von Kindern 699
Mitralklappenfehler 13
–, Chirurgie 412
Mitralklappeninsuffizienz, Radiologie 263
Mitralklappenprolaps 13
Mitralklappenstenose 13
–, Radiologie 263
Mitralstenose, Chirurgie 413
–, Pathologie 181
Mittelhirneinklemmung 408
–, Neurologie 310
Mittelhirnsyndrom 293
–, Notfall 626
Mittelwert, Statistik 728
Moclobemid, Pharmakologie 244
Moebius-Zeichen 578

Molluscum contagiosum 131
– –, Lider 560
Mononukleose, infektiöse, Allgemeinmedizin 645
–, –, HNO 509
monozytäre Angina, HNO 509
–, Pädiatrie 92
Monteggia-Fraktur 452
–, Radiologie 258
Moorbäder, Naturheilverfahren 745
Morbidität, Schwangerschaft 470
Morbilli, Allgemeinmedizin 644
–, Pädiatrie 91
Morbus Addison 46
– Alzheimer, Neurologie 302
– –, Pathologie 169
– –, Psychiatrie 340
– Basedow 45, 578
– –, Allgemeinmedizin 652
– –, Chirurgie 420
– Bechterew 57
– –, Allgemeinmedizin 640
– –, Orthopädie 596
– –, Radiologie 260
– Beck, Pathologie 179
– Behçet, Haut 159
– –, Hypopyron 564
– Berger 53
– Binswanger, Neurologie 302
– Boeck, Haut 148
– Bourneville-Pringle 120
– –, Dermatologie 130
– Conn 47
– Crohn 36
– –, Chirurgie 430
– –, extraintestinal 36
– –, Innere Medizin 36
– –, Pathologie 186
– –, Radiologie 269
– Cushing 47
– Darier 129
– Dubreuilh 150
– Dupuytren, Allgemeinmedizin 641
– –, Orthopädie 595
– Eales 573
– Gaucher, Neurologie 304
– –, Pathologie 170
– haemolyticus neonatorum 82
– haemorrhagicus neonatorum 84
– Hirschsprung 110, 432
– Hodgkin 21
– –, Chirurgie 410
– –, Pathologie 203
– Kienböck, Orthopädie 595
– Köhler I 602
– Köhler II, Orthopädie 603
– Ménétrier, Pathologie 186
– Menière 292

– –, HNO 501
– Ormond, Urologie 527
– Paget, Orthopädie 591
– –, Radiologie 260
– Parkinson, Neurologie 303
– –, Pathologie 169
– Perthes 115
– –, Orthopädie 598
– Pick, Neurologie 302
– –, Pathologie 169
– –, Psychiatrie 340
– Reiter 146
– –, Allgemeinmedizin 640
– Scheuermann, Orthopädie 596
– –, Radiologie 261
– Sudeck, Schmerztherapie 383
– Tay-Sachs, Neurologie 304
– –, Pathologie 170
– Waldenström 22
– Weil 63
– Werlhof 22
– Whipple 34
– –, Pathologie 186
– Wilson, Neurologie 304
– –, Pathologie 189
– Winiwarter-Buerger, Chirurgie 417
– –, Pathologie 183
Morgenschmerz, Arthrose 641
Morgensteifigkeit 56
Morphin, Schmerztherapie 379
Morphinabusus, Allgemeinmedizin 651
Morphin-Entzug, Allgemeinmedizin 651
Mortalität, perinatale 470
–, Statistik 725
Motilität, Augen 580
motorische Entwicklung, Pädiatrie 75
– Stereotypien im Kindesalter 364
Mouches volantes 571
MRT 253
–, Orthopädie 587
Mukopolysaccharidosen, Pädiatrie 87
Mukoviszidose, Pädiatrie 108
–, Pathologie 188
Mukozele, HNO 506
multiple endokrine Neoplasien 46
Multiple Sklerose, Neurologie 308
–, Ophthalmoplegie 292
–, Pathologie 171
–, Querschnittssyndrom 289
multiples Myelom 22
–, Radiologie 259
Mumps, Allgemeinmedizin 645
–, HNO 519
–, Pädiatrie 92

Sachverzeichnis

Mundhöhle, Traumatologie 419
Mundhöhlenkarzinom, Pathologie 184
Mundsoor bei Kleinkindern 135
Muskelatrophie, Duchenne-Aran 316
–, infantile spinale, Pädiatrie 120
–, spinale 316
–, Werdnig-Hoffmann 316
Muskeldystrophien, fazioskapulohumerale 323
–, progressive 323
–, Typ-Duchenne 323
Muskelerkrankungen, entzündliche, Pathologie 206
Muskelfaszikulationen 59
Muskelfiederung, Gasbrand 399
Muskelkrankheiten, Neurologie 323
Muskellähmungen, schlaffe 287
Muskelrelaxantien, Anästhesiologie 607
–, depolarisierende 608
Muskeltonuserhöhung, Parkinson Syndrom 288
Muskulatur, Erkrankungen, Innere Medizin 59
Musset-Zeichen 13
Mutismus, Psychiatrie 360
mütterliche Sterblichkeit 470
Muttermilch 84
Mutterpass 471
Mutterschutzgesetz 472
–, Arbeitsmedizin 661
Muzilaginosa, Phytotherapie 748
Myasthenia gravis, Lider 559
– pseudoparalytica 325
Myasthenie, Neurologie 325
myatrophische Lateralsklerose, Pathologie 169
Mycobacterium leprae 134
– marinum 134
Mycosis fungoides, Haut 151
–, Pathologie 204
Mydriasis, Augen 569
Mydriatika, Augen 569
Myelinolyse, Alkoholismus 351
–, Neurologie 327
–, Pathologie 170
–, zentral pontine, SIADH 43
Myelitis, Pathologie 170
Myelopathie, zervikale, Orthopädie 593
myeloproliferative Erkrankungen, chronisch 20
– –, Osteomyelosklerose 20
– –, Plethora 20
– –, Polycythaemia vera 20
– –, Thrombozythämie 20

Myelose, funikuläre 317
Mykobakterien, Haut 134
Mykobakteriosen, atypische 134
Mykoplasmenpneumonie, Pädiatrie 95
Myokardinfarkt 9 f.
–, Allgemeinmedizin 635
–, Anschlussbehandlung 10
–, Frühkomplikationen 9
–, komplikationsloser, Pharma 220
–, Notfall 624
–, Pathologie 183
–, Spätkomplikationen 10
–, stumme Infarkte 9
Myokarditis 10
–, Diphtherie 181
Myokardszintigraphie 262
Myom, Pathologie 187
Myopathia ossificans localisata, Orthopädie 590
Myopathie Syndrome 287
Myopie, Augen 579
Myotonia congenita 323

N

Nabelinfektion 83
Nabelkolik, Pädiatrie 112
Nabelschnur 464
Nachgeburtsperiode 475
Nachhallpsychosen 352
Nachsorge, postoperative 396
Nachtarbeit, Arbeitsmedizin 663
Naevi 149
Naevus flammeus 149
Nägelbeißen 364
Nägelkauen 364
Nagelpsoriasis 146
Nagelveränderungen 153
Nahrungsbedarf, Säugling 84
Nahtmaterial, Operationstechnik 394
Narkolepsie 315
Nase, Karzinome 507
Näseln, offenes 508
Nasenbluten 507
Nasenfremdkörper 507
Nasenrachenfibrom, juveniles 106, 510
–, Pathologie 177
Nasopharynxkarzinom 510
Nasskeime, Hygiene 719
Natriumhaushalt, Störungen 55
Naturheilverfahren, Allgemeinmedizin 655
Nebenhöhlen, HNO 504
–, Karzinome 507
–, Sonographie 504
Nebennieren, Innere Medizin 46 f.

Nebennierenrinde, Pädiatrie 88
Nebennierenrindeninsuffizienz, Morbus Addison 46
Nekrophilie 368
Nekrosen, aseptische, Fuß 602
neonatale Infektion 83
Neonatalperiode, Physiologie 75
Neoplasien, Bronchien, Innere Medizin 29 f.
–, Lunge, Innere Medizin 29 f.
–, multiple endokrine 46
Neostigmin, Anästhesiologie 608
Nephritis, abakterielle 54
–, interstitielle 53 f.
Nephroblastom, Pädiatrie 101
–, Urologie 535
Nephrokalzinose, Pathologie 193
Nephrolithiasis, Allgemeinmedizin 653
–, Analgetika- 193
–, glomeruläre, Pädiatrie 113
–, hereditäre 113
–, sekundäre, Pathologie 193
Nephroptose, Urologie 533
nephrotisches Syndrom 53
–, Allgemeinmedizin 653
–, Pädiatrie 113
–, Pathologie 193
Nervenblockaden, Schmerztherapie 380
Nervenkompressionssyndrome 320
Nervennaht, Operationstechnik 394
Nervenstimulation, transdermale elektrische, Naturheilverfahren 746
Nervenwurzelläsionen, Formen 285
–, lumbale 286
–, zervikale 285 f.
Nervenwurzeln, neurologische Syndrome 285 f.
Nervus accessorius-Läsion 321
– axillaris-Läsion 283
– femoralis-Läsion 284
– hypoglossus-Läsion 321
– ischiadicus-Läsion 284 f.
– laryngeus inferior 511
– medianus-Läsion 284
– musculocutaneus-Läsion 283
– peroneus-communis-Läsion 284
– radialis 283
– – Läsion 283
  tibialis-Läsion 284
– ulnaris-Läsion 283 f.
Netzhaut 572
–, Gefäßverschlüsse 573
Netzhautablösung 573
Neubildungen, bösartige, Statistik 730
Neugeborene, reife 76
Neuralgie 293 f.

Sachverzeichnis

neuralgische Schulteramyotrophie 285
Neurinom, Pathologie 172
Neuritis nervi optici, Augen 575
Neuroblastom, Pädiatrie 101
Neurodermitis 138
neurodestruierende Schmerztherapie 380
Neurofibromatose von Recklinghausen 120
–, Neurologie 298
Neuroleptika, antipsychotische Wirkstärke 347
–, Nebenwirkungen 347
–, Pharmakologie 243
Neuroleptikamedikation, Neurologie 327
neuroleptisches Syndrom, malignes 328
Neurolipidosen, Pädiatrie 87
neurologische Syndrome 283 ff.
Neurolues, Neurologie 306
Neuronitis verstibularis, HNO 501
neuroophthalmologische Syndrome 290 ff.
neurootologische Syndrome 292
Neuropathia vestibularis, HNO 501
Neurose, hysterische 356
–, Pharmakologie 243
Neurosentheorie 354
Neutral-Null-Methode, Orthopädie 587
nicht-kleinzelliges Karzinom 29
Nickel, Berufskrankheiten 675
Nidation, Gynäkologie 463
Nidus, Radiologie 259
Nielsen-Test 61
Nieren, Innere Medizin 51 ff.
–, Radiologie 272
–, verminderte Konzentrationsfähigkeit 51
Nierenanomalien, Urologie 533
Nierenarterienstenose, Urologie 528
Nierenbeckenplastik, Urologie 532
Nierendegeneration, polyzystische, Urologie 533
Nierenerkrankungen, metabolische 54
Nierenfunktionsszintigraphie 273
–, Urologie 531
Niereninfarkt, Radiologie 273
Niereninsuffizienz, chronische 48
Nierenschatten, Abdomenübersicht 530
Nierensteine, Urologie 545
Nierenstielabriss, Urologie 547
Nierentransplantation, Urologie 556

Nierentuberkulose, Pathologie 193
–, Radiologie 273
Nierenverletzungen, Urologie 547
Nierenversagen, akutes, Urologie 527
Nierenzellkarzinom, Pathologie 194
–, Radiologie 273
–, Urologie 541
Nierenzysten, solitäre 533
Nikolski-Phänomen, Haut 139
Nikotinkonsum, mütterlicher 79
Nitrat, Hygiene 710
–, KHK, Pharmakologie 220
Nitrit, Hygiene 706
Nitrosamine, Hygiene 707
Non-Hodgkin-Lymphome, maligne 21
–, Pathologie 203
Nonne-Marie-Krankheit 289
Noradrenalinhypothese, Psychiatrie 341
Normvarianten, Wachstumsstörungen 77
nosokomiale Infektion 393, 719
– Pneumonie 26
Notfälle, HNO 524
Notoperation 392
NYHA, Einteilung 7
Nystagmusprüfung 496

O

Obduktion, Rechtsmedizin 685
Oberarmschaftfraktur 451
Oberbauchschmerzen, Pankreaserkrankungen 41
Oberlippenfurunkel, Chirurgie 400
–, HNO 506
Obstipation, Pharmakologie 233
Obstruktionsileus, Chirurgie 437
Ochronose, Pathologie 208
Oculomotoriusparese, Augen 580
Odds Ratio 726
Ödeme, Pharmakologie 234
odontogene Zysten, ZMK 619
Odontom, Pathologie 184
Offenwinkelglaukom, chronisches 570
Ohr 495
–, Anatomie 495
–, Missbildungen 497
Ohrmuschel, abstehende 497
Okulomotoriusparese 291
Oligodendrogliom, Neurologie 300
–, Pathologie 172
Oligohydramnion 464 f.
oligoklonale Bande, Neurologie 308

Oligophrenie, Psychiatrie 359
Oligurie 51, 527
olivopontozerebellare Atrophie 289
Onkozytom, Niere 194
Onychophagie 364
Operationstechnik, Grundprinzipien 394
–, Hautdefekte 395
–, Instrumentarium 394
–, Nahttechnik 394
–, Organtransplantation 395
–, Punktion 394
–, Rekonstruktion 395
–, Schnittführung 394
–, Vena subklavia-Katheter 394
–, zentraler Venenkatheter 394
operative Eingriffe, Aufklärungsgespräch 392
–, bewusstloser Patient 392
–, fachliche Grundlagen 392
–, Nachbehandlung 396
–, pathophysiologische Folgen 396
–, rechtliche Grundlagen 392
–, Vorbehandlung 396
Ophthalmopathie, endokrine, Augen 578
Ophthalmoplegia
– externa 291
– interna 291
Opioid-Abhängigkeit 351
Opioidanalgetika, Pharmakologie 240
Opioide, Anästhesiologie 607
–, Entzug 351
–, Intoxikation 351
–, Schmerztherapie 379
OPSI, Chirurgie 445
Opthalmoplegia totalis 291
Opthalmoplegie, internukleäre 292
orale Phase, Freud 354
Orbita, Verletzungen 582
Orbitabodenfraktur, Radiologie 256
Orbitaemphysem, Augen 582
Orbitaerkrankungen, entzündliche 578
Orbitaphlegmone 578
Orbitaspitzensyndrom, Neurologie 322
Orbitopathie, endokrine, Augen 578
Orchitis, Pathologie 196
Orciprenalin, Schock, Pharma 217
orthopädische Schuhe, Orthopädie 588
orthostatische Dysregulation im Kindesalter 105
Ortner-Syndrom II, Chirurgie 430
Osler-Knötchen, Endokarditis 11
Os naviculare, Fraktur 258, 452

Sachverzeichnis

Ösophagitis 32
ösophagotracheale Fistel, Radiologie 268
Ösophagus, Motilitätsstörungen 32
–, Verätzungen 515
Ösophagusatresie 110
Ösophagusdivertikel, HNO 515
Ösophagusersatz 425
Ösophagusfremdkörper, HNO 515
Ösophaguskarzinom, Chirurgie 424
–, HNO 516
–, Pathologie 185
Ösophaguskompression, Radiologie 268
Ösophagusperforation, Chirurgie 423
Ösophagusspasmus 32
Ösophagusvarizen 39
–, Chirurgie 439
Ösophagusverätzung, Chirurgie 423
Ossermann, Plasmozytomdiagnose 22
Osteochondrosis dissecans 601
Osteogenesis imperfecta, Orthopädie 589
–, Pädiatrie 115
Osteoid-Osteom, Pathologie 208
–, Radiologie 259
Osteoklastom, Pathologie 208
Osteomalazie, Pathologie 208
Osteom der Stirnhöhle, HNO 507
Osteomyelitis, chronische 589
–, exogene 590
–, hämatogene 589
–, Orthopädie 589
–, Os temporale 498
–, Radiologie 258
Osteomyelofibrose, Pathologie 202
Osteonekrose des Schenkelkopfes beim Erwachsenen 599
Osteopathien, metabolische 47 f.
–, Pathologie 208
Osteoporose 49
–, Allgemeinmedizin 641
–, Gicht 228
–, Orthopädie 589
Osteosarkom, Pathologie 209
–, Radiologie 259
Osteosynthese, Chirurgie 449
Ostitis deformans Paget, Pathologie 208
–, Radiologie 260
Othämatom 497
Otitis externa, diffusa 497
–, maligne 498
Otitis media, akute 498
–, chronische 499
–, neonatal 83

otoakustische Emissionen 496
Otosklerose 500
Otoskopie 495
Ovarialkarzinom, Gynäkologie 488
Ovarialtumoren, Gynäkologie 488
–, Pathologie 198
Ovarialzysten, Pathologie 198
ovarielles Überstimulationssyndrom, Gynäkologie 492
ovulatorischer Zyklus 460
oxalatreiche Nahrung, Naturheilverfahren 747
Oxalatstein 530
–, Radiologie 272
Oxymetazolin, Pharmakologie 223
Oxytozin, Geburtshilfe 476
Oxyuriasis, Pädiatrie 112
Oxyzephalus 115
Ozaena 506

P

Pachydermie, Larynx 513
Pädophilie 368
Paget-Sarkom, Pathologie 209
Paget-von-Schroetter-Syndrom, Radiologie 264
Pallhypästhesie 317
palliative Bestrahlung 276
Palmarfibromatose, Allgemeinmedizin 641
–, Orthopädie 595
Panaritium, Chirurgie 401
Panarteriitis nodosa, Pathologie 182
Pancoast-Tumor 30
Pancreas divisum, Chirurgie 442
Pandemie, Hygiene 718
Panikstörung 357
Pankreas, Innere Medizin 41
–, Radiologie 271
Pankreasinsuffizienz, exokrine 41
Pankreaskarzinom, Chirurgie 443
–, Innere Medizin 42
–, Pathologie 189
–, Radiologie 271
Pankreaspseudozyste, Chirurgie 443
Pankreastrauma, Chirurgie 442
Pankreatitis, akute 41
–, –, Chirurgie 442
–, –, Radiologie 271
–, –, Allgemeinmedizin 650
–, chronische 41 f.
–, –, Chirurgie 442
–, nekrotisierende 41
–, seröse 41
Panmyelopathie 19
Papanicolaou, Zytologie 490

papilläres Karzinom 46
Papillennekrosen, Auftreten 54
Papillenödem, Differentialdiagnose 575
Papillom, Larynx 513
Papillomaviren, Haut 131
Paracetamol 240
Paracetamolvergiftung 248
Paraffinöl 233
Paralyse, progressive 171
–, –, Neurologie 306
Paralysis agitans, Pathologie 169
Parametritis 481
Paramyxovirus, Mumps 92
Paraneoplasien der Haut 144
paraneoplastische Symptome, Niere 541
– Syndrome, Neurologie 326
paranephritischer Abszess, Urologie 537
Paraphimose, Urologie 555
Paraquat, Rechtsmedizin 696
parasitäre Erkrankungen, Chirurgie 402
–, Echinokokkose 402
Parathion, Hygiene 707
–, Rechtsmedizin 695
Parathion-Vergiftung, Berufskrankheiten 669
Parathymie 337
Paresen peripherer Nerven 283 ff.
Parierfraktur 452
Parietalhirn, Schädigung 287
Parkbankläsion, Nervus radialis 283
Parkinson-Erkrankung, Pharma 246
Parkinson-Syndrom 288
–, Neurologie 303
–, Pharmakologie 243
–, reversibles 347
Parodontitis, apikale 616
Parodontopathie, marginale 616
Parodontose 616
Paronychie, Chirurgie 401
Parotitis, HNO 519
Parotitis epidemica 92
–, Allgemeinmedizin 645
–, HNO 519
Partialinsuffizienz, respiratorische 24
partielle Thromboplastinzeit 22
Paste, Haut 161
Patellaluxation 455
–, habituelle 600
pathologische Frakturen 404
–, Radiologie 259
pathologischer Rausch 351
Patient, nicht willensfähiger 392
Pausen, Arbeitsmedizin 663

Sachverzeichnis

Pavor nocturnus, Jugendpsychiatrie 363
Payr-Zeichen, Meniskuszeichen 454
PCB, Berufskrankheiten 670
–, Hygiene 707
Pearl-Index 462
Peau d'orange, Chirurgie 422
Pectus carinatum, Orthopädie 596
Pectus excavatum, Orthopädie 595
Pellagra, Säugling 84
Pemphigoid, bullöses 140
Pemphigus neonatorum 83
– vulgaris 140
Pendelhoden, Urologie 535
Penicillinallergie 12
Penicilline 235
Penisfraktur, Urologie 548
Peniskarzinom, Urologie 542
Pentazocin 241
Penumonieprophylaxe 397
Peressigsäure, Desinfektion 715
Perianalabszess, Chirurgie 435
Periarthropathia humeroscapularis, Allgemeinmedizin 639
–, Radiologie 260
Pericardits constrictiva, Chirurgie 413
– epistenocardica 10
– exsudativa 11
– sicca 11
Perikard, Chirurgie 413
–, Innere Medizin 11
Perikarditis 11
–, akute 413
Perikardtamponade, Chirurgie 413
Periostmassage 744
peripheres Nervensystem, Syndrome 283 ff.
Periphlebitis retinae 573
Peritonitis, Chirurgie 437
–, Pathologie 191
perniziöse Anämie 17, 201
Pertussis, Allgemeinmedizin 646
–, Pädiatrie 93
Pes equinovarus 116
– –, Orthopädie 602
– planus 602
– transversoplanus 602
petechiale Blutungen, DD 23
Petit-mal-Anfälle, Neurologie 314
–, Pädiatrie 119
Peutz-Jeghers-Syndrom 431
–, Dermatologie 130
Peyer-Plaques, Morbus Crohn 430
Pfeiffersches Drüsenfieber, Allgemeinmedizin 645
–, HNO 509
–, Pädiatrie 92

Pflegeversicherung, Sozialmedizin 735
Pfortaderhochdruck, Leberzirrhose 38
Pfützenkeim, Hygiene 719
Phakomatosen 120
–, Dermatologie 130
–, Neurologie 298
–, Pathologie 172
Phantomschmerz 383
Phäochromozytom, Chirurgie 444
–, Urologie 549
Pharyngitis, HNO 508
Phenole, Desinfektion 715
Phenylketonurie, Neurologie 304
–, Pädiatrie 86
–, Pathologie 169
Phenytoin, Pharmakologie 247
Philadelphia-Chromosom, Pathologie 202
Phimose 534
Phlebographie 264
Phlebothrombose 15
–, Antikoagulation mit Heparin 15
–, Chirurgie 417
Phlegmone, Chirurgie 400
Phobien 357
– bei Kindern 362
Phobophobie 357
Phosphorsäureester, Berufskrankheiten 669
–, Intoxikation 628
Phosphorverbindungen, organische, Hygiene 707
phototoxische Substanzen 137
physikalische Therapie, Allgemeinmedizin 655
–, Naturheilverfahren 744
–, Orthopädie 588
Phytotherapie, Naturheilverfahren 748
Pica, Jugendpsychiatrie 364
Pickwick-Syndrom 24
Pierre-Marie-Bamberger-Krankheit 29
Pilzerkrankungen, Pharmakologie 237
Pilzinfektionen 67
–, Pathologie 175
Pilznachweis, Pathologie 175
Pilzpneumonie, Radiologie 266
Pinguecula, Augen 563
Pirenzepin, Pharmakologie 232
Pityriasis versicolor 135
Pityrosporum orbiculare 135
Plasmodien 68
Plasmozytom 22
–, Pathologie 202
–, pathologische Frakturen 404

–, Radiologie 259
Plattfuß 602
Platzbauch, Komplikationen 397
Platzwunden, Rechtsmedizin 687
Plausibilität, biologische 729
Plazenta, Gynäkologie 463
Plazentalösung, vorzeitige 469
Plazentalösungsstörungen 477
Plazenta praevia 469
Pleura 410
Pleuraempyem, Chirurgie 410
Pleuraerguss 31
–, Pankreaserkrankungen 41
–, Radiologie 266
Pleuraexsudat 31
Pleuratranssudat 31
Plexus, neurologische Syndrome 285
Plexusblockade, axilläre 380
Plexus-coeliacus-Blockade, Schmerztherapie 380
Plexuslähmung, Geburtstrauma 82
Plexuspapillom, Neurologie 300
–, Pathologie 172
plötzlicher Kindstod 125
Pneumaturie 529
Pneumocystis carinii 27
– Pneumonie 27
– –, Pädiatrie 95
– –, Pathologie 178
Pneumokoniosen, Formen 27
Pneumonie, bakterielle, Pädiatrie 95
Pneumonien 26
–, ambulant erworbene 26
–, bakterielle, interstitielle 27
Pneumothorax 109
–, Radiologie 267
–, Spannungs- 409
–, spontan- 409
–, traumatischer 409
Pockenviren, Haut 131
Poliomyelitis 121, 289
Poliomyelitis-Impfung 716
Pollakisurie 529
Pollinose, Allgemeinmedizin 642
poltern, Artikulation 296
–, HNO 521
Polyarthritis, symmetrische 56
polychlorierte Biphenyle, Hygiene 707
Polycythemia vera, Pathologie 202
Polyglobulie 20
Polymyalgia arteriitica 59
Polymyalgia rheumatica, Neurologie 324
–, Symptomatik 59

Polymyositis 59
–, Neurologie 324
Polyneuritis, akute 121
–, idiopathische akute, Neurologie 319
Polyneuropathie, Neurologie 319
–, Pathologie 173
Polyposis coli, Chirurgie 434
–, familiäre 37
–, Pathologie 188
Polyradikulitis, Neurologie 319
–, Pädiatrie 121
Polyradikulits Guillain-Barré, Liquorbefunde 295
Polyurie, Differenzialdiagnose 43
polyzystische Nierendegeneration, Pathologie 193
Poplitealzyste, Allgemeinmedizin 641
Porenzephalie, Pathologie 169
Porphyria cutanea tarda 144
Porphyrie, Haut 144
–, Neurologie 326
Postaggressionssyndrom, Traumen 396
Postmyokardinfarkt-Syndrom 10
postoperative Hyperkaliämie 396
– Komplikationen 397
– Krankheit, Traumen 396
– Magenatonie, Komplikationen 397
– Thromboseprophylaxe 396
postpartale Umstellung 478
Potenzierung, Homöopathie 751
Pox-Viren, Haut 131
Präblastomatosen, Haut 150
Prader-Willi-Syndrom 77
Prädiktion, Statistik 729
Präeklampsie 467
Präexzitationssyndrom 8
Präkanzerosen, Haut 150
–, Mundschleimhaut 159
Prämedikation, Anästhesiologie 607
pränatale Diagnostik 80, 472
präsuizidales Syndrom, Allgemeinmedizin 647
Prävalenz, Statistik 725
Prävention 731 f.
–, Statistik 729
Präzision, Statistik 728
Presbyopie, Augen 579
Priapismus 554
primär biliäre Zirrhose 38
PRIND, Neurologie 311
Prinzmetal-Angina 9
–, KHK, Pharmakologie 220
Prione, Pathologie 171
Prion-Erkrankungen 307

Progenie 44
–, ZMK 613
Prognose, Schizophrenie 348
progressive Paralyse 171
–, Neurologie 306
Projektion, Neurosen 355
Prolaktin, Wochenbett 479
Prolaktinom 44
–, Allgemeinmedizin 652
Prolaps uteri 491
Proliferationsphase 398
prolongiertes reversibles ischämisches neurologisches Defizit (PRIND) 311, 407
Propulsionstendenz, Parkinson 303
Prostata, Urologie 543
Prostataabszess, Urologie 538
Prostataadenom, Urologie 543
Prostatabiopsie, Urologie 531
Prostatahyperplasie, benigne noduläre 543
–, Elektroresektion 532
–, Pathologie 196
Prostatakarzinom, Pathologie 196
–, Urologie 544
Prostatitis, Allgemeinmedizin 653
–, granulomatöse, Pathologie 196
–, –, Urologie 539
–, Urologie 538
Proteinurie, isolierte, DD 51
Protozoenerkrankung, Haut 136
Protozoen-Infektionen 68
Protrusio acetabuli, Orthopädie 599
Pruritus vulvae 480
Pseudarthrose, Chirurgie 448
Pseudobulbärparalyse 288
Pseudodivertikel, HNO 515
Pseudohypogenitalismus 78
Pseudohypoparathyreoidismus 48
Pseudokrupp 106
–, Allgemeinmedizin 643
–, HNO 511
pseudomembranöse Kolitis 37
–, Clostridium difficile 37
–, Diarrhö 37
–, Vancomycin 37
Pseudomykosen 134
Pseudomyxoma peritonei, Pathologie 191
Pseudopolypen, Colitis ulcerosa 35
Pseudopubertas praecox, Gynäkologie 460
Pseudoxanthoma elasticum 129 f.
Psoriasisarthritis, Haut 145
Psoriasisphänomene 145
Psoriasis vulgaris 145
Psychiatrie, forensische 374
psychiatrische Anamnese 333
Psychoanalyse nach Freud 370

psychoanalytische Kurzpsychotherapie 370
– Verfahren 370
psychoanalytisches Interview 333
Psychodrama 372
psychologische Testverfahren 333
psychomotorische Anfälle, Pädiatrie 118
– Störungen, Psychiatrie 337
Psychopathie, autistische 361
Psychopathologie, forensische 698
Psychosen, affektive 341
–, akute organische 339
–, chronische organische 339
–, Pharmakologie 243
psychosomatische Aspekte 69
– Krankheiten 69 ff.
Psychosyndrome, organische 339
Psychotherapie 370
–, klientenzentrierte 371
–, supportive 372
Pterygium, Augen 563
Ptosis, Lider 559
Pubertas praecox 89
–, Gynäkologie 460
Pubertät 75
–, Gynäkologie 460
–, Störungen 460
Pubertätsentwicklung, Störungen 89
puerperale Erkrankungen 478
Pulmonalstenose, Chirurgie 412
–, Pädiatrie 103
–, Radiologie 263
Pulpitis, ZMK 615
Pulsionsdivertikel 515
Pulsus parvus et tardus, Aortenklappenstenose 12
Punktion, A. femoralis-Punktion 395
– bei Herzbeuteltamponade 394
– bei Pleuraerguss 394
–, Harnblasenpunktion 394
–, Lumbalpunktion 394
–, Suboccipitalpunktion 395
Pupillenreaktion, Neurologie 291
Pupillenstarre, reflektorische 569
Pupillenstörungen 290 f.
Pupillotonie, Augen 569
Purpura cerebri, Pathologie 170
–, thrombozytopenische (ITP) 205
– Schönlein-Henoch, Pädiatrie 97
Pyelonephritis, akute 53
–, chronische 54
–, Schwangerschaft 468
–, Urologie 537
–, – der Frau 551
Pylorusstenose, Chirurgie 427, 429
–, hypertrophische 110

775

Sachverzeichnis

Pyodermien 133
Pyrazinamid 236

Q

Q-Fieber 63
Quadrizepssehnenruptur 455
Quarantäne, Hygiene 718
Quarzstaublungenerkrankung, Berufskrankheiten 674
Queckenstedt-Versuch, Liquorbefunde 295
Quecksilber, Berufskrankheiten 667
Querlage, Geburtshilfe 475
Querschnittsstudie, Statistik 726
Querschnittssyndrom, vollständiges 289
Quervain-Thyreoiditis 45
Quetelet-Index, Statistik 730
Quickwert 22

R

Rabies 401
Rachenmandelhyperplasie 509
–, Pädiatrie 106
Rachitis 116
–, Radiologie 275
–, Säugling 84
Rachitisprophylaxe 85
Radiojod, Hyperthyreose 45
Radiojodtherapie 277
radiologische Diagnostik, ZNS 253
Radionuklidventrikulographie 7, 262
Radiosynoviorthese 57
Radiusfraktur, loco typico 452
Radiusköpfchen, Luxation 452, 594
Radiusköpfchenfrakturen 451
Ranula, HNO 520
rapid-progressive Glomerulonephritis 52
Rauch, Arbeitsmedizin 665
Raumluftqualität, Hygiene 711
Rausch, pathologischer 351
–, –, Allgemeinmedizin 651
–, –, Verkehrsmedizin 697
Raynaud-Symptomatik 17
Raynaud-Syndrom 61
–, Haut 157
–, primäres 61
–, Rheuma 56
–, sekundäres 61
Reaktion, vitale, Rechtsmedizin 686
Reaktionsbildung, Neurosen 355
R.E.A.L.-Klassifikation, Morbus Hodgkin 203

Recall, Statistik 728
Rechtsherzinsuffizienz 7
–, Allgemeinmedizin 648
–, Radiologie 262
Recruitmentphänomen 501
Recurrens-Nerv 511
Reed-Sternberg-Zellen 21
reflektorische Pupillenstarre 291
Reflexblase, Querschnittssyndrom 289
Reflexe, vestibulo-spinale 496
Reflux, gastroösophagealer, Allgemeinmedizin 649
–, vesikorenaler, Urologie 528
–, vesikouretraler, Urologie 528
Refluxkrankheit, Chirurgie 424
–, Pathologie 185
Refluxösophagitis 32
–, alkalische 428
Refraktionsanomalien, Augen 579
Regionalanästhesie 608
Register, medizinische 728
Regression, Neurosen 355
Rehabilitation, Leistungsträger 733
–, medizinische 733
–, postoperative 396
–, soziale 733
Rehabilitationsverfahren 733
Reifezeichen, Pädiatrie 76
Reinke-Ödem, HNO 512
–, Pathologie 177
Reisediarrhoe 64
reitende Aorta 104
Reiter-Syndrom 57
–, Balanitis circinata 57
–, Keratoderma blennorrhagicum 57
Reithosenanästhesie, Conus medullaris 290
–, Neurologie 286
Reizkolon, Symptomatik 35
Reizmagen 35
Reizserum, Lues 162
Reizstoffe, luftverunreinigende 711
Rektumkarzinom, Chirurgie 436
Rektumprolaps, Chirurgie 435
Rekurrensparese, HNO 512
Reliabilität, Statistik 729
renale Anämie 18
renal tubuläre Azidose 54
Rentenversicherung, gesetzliche, Sozialmedizin 736
Reparationsphase 398
Reposition, Schulterluxation 594
Residualtumor, Therapie 404
Resistenzentwicklung der Keime 393
Resistenzstufen, Hygiene 714
respiratorische Insuffizienz 24

respiratorisches System, Intensivmedizin 609
Retina 572
Retinoblastom, Augen 573
–, Pädiatrie 100
Retinopathia centralis serosa 566, 572
– diabetica 572
– – hypertensiva 572
– – pigmentosa 572
Retrobulbärneuritis, Augen 575
retroperitoneale Fibrose, Urologie 527
Rhabdomyolyse, Neurologie 325
Rhabdomyosarkom der Blase 536
–, Pathologie 207
Rh-Erythroblastose 82
–, Schwangerschaft 468
Rheumafaktoren 56, 96
rheumatische Erkrankungen, Pädiatrie 96
rheumatisches Fieber, Endocarditis rheumatica 12
–, Pädiatrie 97
–, Pharmakologie 227
rheumatoide Arthritis 56 f.
–, Allgemeinmedizin 639
–, Pharmakologie 227
–, Radiologie 260
Rhinitis 223
– allergica 506
– atrophicans 506
Rhinolalia aperta 508
Rhinoliquorrhö 505
Rhinomanometrie 504
Rhinopathia allergica 506
Rhinopathie, saisonale 506
Rhinophym, HNO 507
Rhizarthrose 58, 595
Rhythmusstörungen, Notfall 624
Richtkonzentration, technische, Arbeitsmedizin 666
Rickettsien 63
Riechprüfung 505
Riesenfaltengastritis, Pathologie 186
Riesenzellarteriitis 294
Riesenzelltumor, Pathologie 208
Rifampicin 236
Rigor 288
Rinderbandwurm, Hygiene 705
Ringelröteln, Allgemeinmedizin 645
–, Pädiatrie 91
Rinne-Versuch, HNO 495
Rippenserienfraktur 409
–, Chirurgie 449
Rippenusuren 103
Risiko, absolutes 726

–, attributives 726
–, relatives 726
–, Statistik 726
–, zuschreibbares 726
Risus sardonicus, Tetanus 399
Rodac-Platten 719
Rolando-Epilepsie, Pädiatrie 119
Romano-Ward-Syndrom 8
Röntgenaufnahmen, gehaltene 257
Röntgen-Thorax, Herz 262
–, Lunge 265
Rorschach-Test, Psychiatrie 333
Rosacea 147
Roseola typhosa 63
Rosskastanienextrakt, Phytotherapie 749
Röteln, Allgemeinmedizin 644
–, Pädiatrie 91
Röteln-Impfung, Hygiene 717
Röteln-Infektion, pränatale 79
RS-Virusinfektionen, Pädiatrie 93
Rubeosis Iridis 567
Rückenmarksschädigungen, Urologie 553
Rückenmarkssyndrome 289 f.
Rucksacklähmung, Scapula alata 285
Rucksackverband, Chirurgie 450
–, Orthopädie 588
Rückstichnaht 394

S

Säbelscheidentrachea 420
Sägepalme, Phytotherapie 749
Sakroiliitis, Differenzialdiagnose 57
Salazosulfapyridin 36
–, Pharmakologie 233
Salmonella enteritidis, Hygiene 706
– paratyphi 63
– –, Hygiene 705
– typhi 63
– –, Hygiene 705
Salmonelleninfektionen 63
Salmonellosen, Enteritiden 64
Salpetersäureester, Berufskrankheiten 671
Salpingitis 481
Salzverlustsyndrom 89
Salzwasserertrinken, Rechtsmedizin 690
Samenbläschen, Fructose 164
Sängerknötchen 513
Sarkoidose 30
–, BAL 27
–, Haut 148
–, Kardiomyopathie 10

–, Pathologie 179
–, Radiologie 266
Säugling, Ernährung 84
Säuglingssterblichkeit, Statistik 726
Saugreiz, Wochenbett 479
Säure-Basen-Haushalt, Störungen 55
Scabies 136
–, Gynäkologie 484
Schädelbasisfraktur, HNO 502
–, Neurologie 310
Schädelfrakturen, neurochirurgische Indikation 408
Schädel-Hirn-Trauma (SHT) 407
Schädelnahtsynostosen, Pädiatrie 115
Schallleitungsschwerhörigkeit 498 f.
Scharlach, Allgemeinmedizin 646
–, HNO 509
–, Pädiatrie 93
Scheintod, Rechtsmedizin 683
Schellong-Test 14
Schenkelhalsfrakturen 453
– bei Kindern 454
–, mediale 453
Schenkelhernien, Chirurgie 446
Schielen, Augen 580
Schielsyndrom, frühkindliches 580
Schilddrüse, Allgemeinmedizin 652
–, Blutversorgung 391, 517
–, euthyreote Struma, Innere Medizin 44
–, Pädiatrie 88
–, Palpation 517
–, Sonographie 256, 517
Schilddrüsenkarzinom 46
–, Chirurgie 420 f.
–, Pathologie 192
–, Radiologie 256
Schilddrüsenszintigraphie 256
Schilddrüsenunterfunktion, angeborene 88
Schilling-Test 18
Schirmer-Test, HNO 497
Schistosomiasis, Urologie 540
schizophrene Psychosen 345
–, Pharmakologie 243
schizophrenes Residuum 346
Schizophrenia simplex 346
Schizophrenie 345
–, auslösende Faktoren 346
–, Symptome nach Bleuler 345
–, Symptome nach Schneider 345
–, Unterformen 346
–, Verlauf 346
Schlafapnoe-Syndrom 24
Schlafstörungen, Jugendpsychiatrie 363

–, Pharmakologie 242
Schlafwandeln 363
Schleimhauteiterung, chronische, HNO 499
Schleudertrauma, Chirurgie 456
–, Neurologie 318
Schleuderverletzung der HWS 593
Schmelzhypoplasie, ZMK 613
Schmerz 377
–, Allgemeinmedizin 649
– bei Augenbewegungen 581
– beim Lesen 581
–, neuropathischer 377
–, psychogener 383
–, psychosomatische Aspekte 70
–, Urologie 529
–, tumorassoziierter 382
Schmerzhemmung im Rückenmark 377
Schmerzleitung 377
Schmerzmessung 378
Schmerzsyndrome, chronische 382
–, Neurologie 293 f.
Schmerztherapie, medikamentöse 379
–, neurochirurgische 380
–, Pharmakologie 240
Schmerzzustände, Gynäkologie 492
Schmetterlingserythem 60
Schmorl-Knötchen, Radiologie 261
schnappende Hüfte 599
Schnappphänomen bei Fingerbeugung 595
Schnecke 495
Schneegstöber, Röntgen-Thorax 397
Schneider, Schizophreniesymptome 345
schnellender Finger, Orthopädie 595
–, Sehne 211
Schnittverletzungen 398
–, Rechtsmedizin 688
Schock, anaphylaktischer 62
–, –, Pharmakologie 226
–, Chirurgie 403
–, kardiogener, Pharma 217
–, Notfall 625
–, septischer 65
Schockindex nach Allgöwer 403
Schockniere, Pathologie 193
Schöllkraut, Phytotherapie 748
Schreierknötchen 513
Schuheinlagen, Orthopädie 588
Schulangst 362
Schuldunfähigkeit, Psychiatrie 374
–, Rechtsmedizin 698
Schüller, Röntgenaufnahme 256, 496

Sachverzeichnis

Schulphobie 362
–, Sozialpädiatrie 122
Schulterluxation 451
–, Orthopädie 593
Schuss, Rechtsmedizin 688
Schütteltrauma, Rechtsmedizin 691
Schutzimpfungen, Hygiene 716
Schwachsichtige, Hilfsmittel 583
Schwanenhalsdeformität, Finger 56
Schwangerschaft 463
–, Adaptation 466
–, ektope 465
–, Impfungen 472
–, Pathologie 200
–, Pharmakologie 250
Schwangerschaftsabbruch 473
–, Rechtsmedizin 691
Schwangerschaftsbetreuung 471
Schwangerschaftshypertonie 467
Schwangerschaftsverhütung 462
Schwangerschaftszeichen 471
Schwartz-Bartter-Syndrom 29
Schwefelkohlenstoff, Berufskrankheiten 671
Schwefelkörner, Aktinomykose 399
Schwefelwasserstoff, Berufskrankheiten 669
Schweigepflicht, Rechtsmedizin 700
Schweineaortenklappen 414
Schweißsekretionsstörung, Minor-Test 284
–, Ninhydrin-Test 284
Schwenninger-Hauffe, Armbänder, Naturheilverfahren 746
Schwimmbadgranulom 134
Schwindel 292
Schwurhand, Neurologie 284
Screening, Statistik 729
Seborrhö 137
Sedativa, Missbrauch 352
Sehnen, Erkrankungen, Innere Medizin 59
–, Pathologie 211
Sehnenrupturen, Orthopädie 590
Sehnenscheidenentzündung, Orthopädie 590
Sehnenscheidenerkrankungen, Berufskrankheiten 671
Sehnenscheidenphlegmone, Chirurgie 400
Sehnenverletzungen der Hand 453
Sehverschlechterung, akute 581
–, schmerzhafte 581
Seitenstrangangina, HNO 508
Sekretin-Pankreozymin-Test, Pankreasinsuffizienz 41
Sekretspuren, Rechtsmedizin 694
sekundäre Anämie 18

Seldinger-Technik, Radiologie 264
Seligilin, Parkinsontherapie 246
Sella turcica, Radiologie 255
Seminom, Pathologie 196
–, Urologie 543
Semmel-Milch-Diät, Naturheilverfahren 747
senile Plaques 169
Senkniere, Urologie 533
Sensitivität, Statistik 729
Sepsis, neonatal 83
septischer Schock 65
Septumhämatom, HNO 505
Sermiogramm, Urologie 550
Seromucotympanon 498
Serumlipase, Pankreas 41
Seuchenhygiene 718
Sexualfunktionsstörungen, Conus medullaris 290
Sexualleben der Frau 461
sexuelle Deviation 367
– Differenzierung, Gynäkologie 459
– Funktionsstörungen 367
Sheehan-Syndrom, Geburtshilfe 478
Shigellenruhr 64
Shunt, Herzfehler 412
Shuntvitien, Radiologie 263
Sialadenitis, eitrige, HNO 519
Sialolithiasis, HNO 520
Sicca-Syndrom 61
–, Keratoconjunctivitis sicca 61
Sichelzellanämie, homozygote 205
–, Pädiatrie 98
Sick-Sinus-Syndrom 7
Siderose 27
Silibinin, Phytotherapie 749
Silikose 27
–, Berufskrankheiten 674
Simpson-Test, Neurologie 325
Simultanimpfung, Tetanus 399
Singultus, Komplikationen 397
Sinnestäuschungen, Psychiatrie 336
Sinusbradykardie, Pharmakologie 219
Sinus cavernosus Thrombose 400
–, Augen 578
Sinus pilonidalis, Chirurgie 435
Sinusitis, HNO 506
Sinusknotensyndrom 7
Sinustachykardie, Notfall 624
Sinusvenenthrombose, Neurologie 313
Sipple-Syndrom, MEN 46
Sjörgren-Syndrom 61
–, HNO 519
–, Keratoconjunctivitis sicca 61
–, Pathologie 184

Skalenusbiopsie, Chirurgie 421
Skelettszintigraphie 257
–, Mehrphasentechnik 257
Sklerodaktylie 61
Sklerodermie 141
–, Kardiomyopathie 10
–, Pathologie 175
–, progressive systemische 141
–, zirkumskripte 142
Skoliose, Orthopädie 597
Skorbut, Säugling 84
Skrotum, akutes, Pädiatrie 114
–, –, Urologie 554
Smog, Hygiene 711
SNOMED, Statistik 728
Sodomie 368
Sofortoperation 392
Solebad, Naturheilverfahren 745
Solidaritätsprinzip, Sozialmedizin 736
Sommersmog, Hygiene 711
Somnambulismus 363
Sonnenstrahlen, Haut 137
Sonographie, Orthopädie 587
–, Urologie 530
Sotos-Syndrom 78
Sozialhilfe, Sozialmedizin 736
Sozialrecht 735
Sozialverhalten, Störungen 362
Soziotherapie, Schizophrenie 348
Spannungskopfschmerz, psychosomatische Aspekte 70
–, Schmerztherapie 382
Spannungspneumothorax 409
–, Radiologie 267
Spasmus hemifacialis, HNO 497
–, Neurologie 321
Spastik, Symptom 287
Spätdumping-Syndrom, Chirurgie 428
Spätdyskinesien, Neuroleptika 327
Spatium parapharyngeum 517
–, Anatomie 391
Speichelsteine, HNO 520
Speiseröhre, Divertikel, Chirurgie 423
Spermiogramm 164
Spezifität, Statistik 729
Sphärozytose, hereditäre 98
–, Pathologie 201
Spinalanästhesie 608
Spinalerkrankung, funikuläre 170, 317
Spinaliom 150
–, Pathologie 175
Spinalkanalstenose, Orthopädie 597
spinozelluläres Karzinom 150
–, Pathologie 175
Spirale 462

Sachverzeichnis

Spironolacton, Ödeme 234
Splenektomie, Chirurgie 445
–, Komplikationen 445
–, Sphärozytose 16
Splenomegalie, Pathologie 205
Spondarthritiden, HLA B 27-assoziierte 57
–, –, Arthritis psoriatica 57
–, –, Iridozyklitis 57
–, –, Kalkaneodynie 57
–, –, Mennell-Zeichen 57
–, –, Morbus Bechterew 57
–, –, Spondylitis ankylosans 57
Spondylitis, Orthopädie 597
–, Radiologie 260
Spondylitis ankylosans, Allgemeinmedizin 640
–, Orthopädie 596
–, Radiologie 260
Spondylodiszitis, Orthopädie 597
Spondylosis deformans, Radiologie 259
Spongiose, Epidermis 138
Spontanpneumothorax 409
Sprachentwicklung 75
–, HNO 521
–, verzögerte, HNO 521
Sprachentwicklungsverzögerung, Psychiatrie 360
Sprachstörungen, zentrale 522
Sprechstörungen, Psychiatrie 360
Sprechverweigerung, Psychiatrie 361
Spreizfuß 602
Sprue, einheimische 34
–, –, Pädiatrie 112
–, Pathologie 187
Sprunggelenk, Bandverletzungen 456
Spulwurm, Hygiene 705
Spurensicherung, Rechtsmedizin 694
stammeln 296
–, HNO 521
Standardabweichung, Statistik 728
Stanger-Bad, Naturheilverfahren 746
Stapediusreflex, HNO 495
Staphylococcus aureus, Hygiene 705
Staphylokokken-Infektionen, Pädiatrie 94
Staphylokokkensepsis, Allgemeinmedizin 646
Staphylokokkentoxin-Vergiftung, Enteritiden 64
Status asthmaticus, Cor pulmonale 28
–, Pharmakologie 224

Status epilepticus, Neurologie 314
–, Pharmakologie 247
Stäube, Arbeitsmedizin 665
–, Berufskrankheiten 675
Stauungsleber, Pathologie 189
Stauungspapille, Augen 575
Steatorrhoe 34, 112
–, Pankreaserkrankungen 41
Steinmann, Meniskuszeichen 454
Stellatumblockade, Komplikationen 501
–, Schmerztherapie 380
Stellung, Geburtshilfe 474
Stellwag-Zeichen 578
Stenger-Test, HNO 496
Stenvers, Röntgenaufnahme 256, 496
Steppergang, N. peroneus com. 284
Sterberate, Statistik 726
Sterbetafel, Statistik 726
Sterblichkeit, perinatale 726
–, Schwangerschaft 470
Sterilisation, Hygiene 713 f.
Sterilität der Frau, Gynäkologie 460
Stichverletzungen, Rechtsmedizin 687
STIKO, Hygiene 716
Still-Syndrom, Pädiatrie 96
Stimmlippenkarzinom, HNO 513
Stimmstörungen, funktionelle 522
Stimulantien, Missbrauch 352
Stoffwechsel, endokrine Organe, Innere Medizin 43 ff.
–, Ernährung, Innere Medizin 43 ff.
–, Innere Medizin 43 ff.
Stoffwechselanomalien, Pädiatrie 86
Stoffwechselkomata 627
Stomatitis aphthosa, HNO 508
–, Pädiatrie 92
Stomatitis herpetica, HNO 508
Stottern 296
–, HNO 521
Strabismus concomitans 580
– paralyticus 580
Strafrecht, Psychiatrie 374
Strahlen, ionisierende, Berufskrankheiten 673
–, nichtionisierende, Arbeitsmedizin 665
Strahlentherapie, kurative 276
Strahlentransparenz 257
Strangulation, Rechtsmedizin 689
Strangulationsileus, Chirurgie 438
Strecksehnenverletzung 453
Streptokokken, beta-hämolysierende 52
–, Infektionen 65

Streptomycin 236
Stressinkontinenz, Urologie der Frau 551
Striae cutis distensae 148
Stridor, Pädiatrie 106
Stroboskopie, HNO 521
Stromart, Rechtsmedizin 690
Stromatumoren, Hoden 542
Strommarke, Rechtsmedizin 691
Stromwirkung, Rechtsmedizin 690
Struma, blande 88
–, eisenharte 192
–, euthyreote, Chirurgie 420
–, –, Pharmakologie 231
–, Lithiumspiegel 344
Struma endothoracica, Chirurgie 410
Struma maligna, Chirurgie 420
–, Pathologie 192
Struma ovarii, Pathologie 198
Struvit-Steine 545
Studie, analytische 726
–, deskriptive 726
Studientypen, epidemiologische 726
Stuhlfettbestimmung, quantitative 42
Stumpfschmerz 383
Sturge-Weber-Syndrom 120
–, Neurologie 298
–, Radiologie 255
Subarachnoidalblutung 312, 407
Subclavia-Steal-Syndrom 311
–, Chirurgie 416
subdurales Hämatom, Pädiatrie 120
Subinvolutio, unkomplizierte 478
– uteri 478
Sublimierung, Neurosen 355
Suboccipitalpunktion 395
subphrenischer Abszess, Radiologie 271
Subsidiaritätsprinzip, Sozialmedizin 736
Succinylbischolin, Anästhesie 608
Succinylchlorid, Anästhesie 608
Sucralfat, Pharmakologie 232
Sudden infant death 125
Sudeck-Dystrophie, Chirurgie 448
–, Neurologie 286
suggestive Verfahren, Psychiatrie 371
Suizid, erweiterter 369
–, Rechtsmedizin 686
Suizidalität 369
Suizide bei Jugendlichen 369
Suizidgedanken 369
Suizidversuch, früherer 369
Sulfonylharnstoffe, Allgemeinmedizin 655
–, Pharmakologie 229

Sachverzeichnis

Sulfonylharnstoffvergiftung 229
Sulfonylharnstoffwirkung 229
Superinfektionen, bakterielle 66
Supinatorlogensystem, Neurologie 283
Supraspinatussehnensyndrom, Orthopädie 593
supravitale Erscheinungen, Rechtsmedizin 683
Süßwasserertrinken, Rechtsmedizin 690
Suxamethonium, Anästhesiologie 608
Sympathikusblockaden, Schmerztherapie 380
sympathische Reflexdystrophie, Neurologie 286
–, Schmerztherapie 383
Syndrom der zuführenden Schlinge 428
Synovialsarkom, Orthopädie 590
Syphilis, Dermatologie 162
Syringom 149
Syringomyelie, Neurologie 316
Systematized Nomenclature of Medicine 728
Systematrophien, Neurologie 302
systemischer Lupus Erythematodes 60
–, Haut 141
–, Neurologie 326
–, Pädiatrie 96
systemische Sklerodermie 61

T

Tabes dorsalis, Neurologie 307
Tachykardie, paroxysmale supraventrikuläre 219
–, supraventrikuläre, Notfall 624
Taenia saginata, Hygiene 705
Takayasu-Syndrom 15
Tarsaltunnelsyndrom, Neurologie 320
Taschenmesserphänomen 287
Teer, Haut 161
Teilleistungsschwächen, Psychiatrie 361
Temporalhirn, Schädigung 287
Tendomyopathie, Allgemeinmedizin 639
–, generalisierte 59
Tendovaginitis chronica stenosans, Pathologie 211
– stenosans de Quervain, Orthopädie 590
Tennisellbogen 594
TENS, Naturheilverfahren 746
Tenside, Desinfektion 715

–, kationische 715
Tensilon-Test, Neurologie 325
Teratom, Chirurgie 410
–, Gynäkologie 488
–, Pathologie 198
Testgütekriterien, Statistik 729
Testierfähigkeit, Psychiatrie 374
–, Rechtsmedizin 698
testikuläre Feminisierung 90
Tetanus 399
–, Impfungen 398, 716
Tetrachlorkohlenstoff, Berufskrankheiten 670
Tetraparese 288
–, Querschnittssyndrom 289
Tetrazykline 235
Thalassämie 16 f.
–, Pädiatrie 98
Thalassotherapie, Naturheilverfahren 745
Thalidomid-Schädigung, HNO 497
Thallium, Berufskrankheiten 668
Thalliumvergiftung, Neurologie 327
Theophyllin, Asthma 223
Therapiestudien, klinische 727
Thermotherapie, Naturheilverfahren 746
Thoraxschmerz, Allgemeinmedizin 636
Thoraxtrauma, Chirurgie 449
–, stumpfes 449
Thoraxverletzungen 409
Thoraxwand 410
Thrombangiitis obliterans, Chirurgie 417
–, Pathologie 183
Thrombinzeit 22
Thrombophlebitis migrans 29
Thromboplastinzeit 22
Thrombose, arterielle, Chirurgie 415
–, Sinus cavernosus 400
Thromboseneigung, gesteigerte 23
Thrombosetherapie, Schwangerschaft 250
Thrombozytenfunktion 22
Thrombozytopenien, Pädiatrie 100
Thymom, Chirurgie 410
Thyreoiditis
– de Quervain 45
– – – HNO 518
– –, Pathologie 192
– Hashimoto, Pathologie 192
– Riedel, Pathologie 192
Thyreostatika 231
thyreotoxische Krise, Pharma 231
TIA, Neurologie 310
Tibiafrakturen, Rechtsmedizin 687

Tibialis-anterior-Syndrom, Chirurgie 447
–, Neurologie 320
Tibiaschaftfrakturen 455
Tic douloureux 293
Tic-Erkrankungen, Jugendpsychiatrie 364
Tierbiss, Tollwut 401
Tinea 135
TNM-Klassifikation, Therapie 404
TNM-System, Statistik 727
Tod, Rechtsmedizin 683
Todeszeichen, Rechtsmedizin 683
Tollwut 401
–, Impfungen 398, 717
Tolnaftat 237
Toluol, Berufskrankheiten 670
Tonaudiometrie, Otosklerose 500
Tonsillektomie 510
Tonsillitis 508
–, Allgemeinmedizin 642
tonsillogene Sepsis 509
Torticollis spasticus 289
Tossy, Akromioklavikulargelenk 450
Totalkapazität 24
Totenflecke, hellrote 695
–, Rechtsmedizin 683
Totenstarre, Rechtsmedizin 684
Tourniquet-Syndrom, Chirurgie 415
Toxikologie, forensische 695
Toxoplasma gondii, Hygiene 705
Toxoplasmose 68
Toxoplasmose-Infektion, pränatale 79
Tracheitis, Allgemeinmedizin 643
Tracheotomie, HNO 514
Trachom, Augen 562
Tractus spinothalamicus, Läsion 290
Tragezeitgutachten, Vaterschaft 693
Trainingsherzfrequenz, Naturheilverfahren 744
Traktionsdivertikel, Chirurgie 423
–, HNO 516
Tränendrüse, Vergrößerung 561
Tränenfilm 561
Tränenwegstenose, angeborene 561
transitorische ischämische Attacke (TIA) 407
–, Neurologie 310
transmurale Entzündung, Morbus Crohn 36
Transplantationsmedizin 62
Transsexualismus 368
Transvestismus 368
Trauerreaktion, abnorme 354
Traumatologie, forensische 686

Sachverzeichnis

Traumen, Nachbehandlung 396
–, pathophysiologische Folgen 396
–, Postaggressionssyndrom 396
–, postoperative Krankheit 396
–, Vorbehandlung 396
Treponema pallidum 162
triadisches System der Psychiatrie 338
Trichlorethylen, Berufskrankheiten 670
Trichogramm 154
Trichomonas urogenitalis 480
Trichophyton schoenleinii 135
Trichterbrust, Orthopädie 595
Trigeminusneuralgie, idiopathische 293
–, Schmerztherapie 382
Triggerpunktinfiltration, Schmerztherapie 380
Trigonum caroticum 517
–, Anatomie 391
Trigonum lumbocostale 426
Trikuspidalklappeninsuffizienz 13
Trimenonreduktion 76
Trinkmotive, Psychiatrie 349
Trinkwasser, Desinfektion 709
–, Krankheitserreger 710
Trinkwasserverordnung, Hygiene 709
Triplediagnostik 472
Trismus, Tetanus 399
Trisomie 21 77
Trisomie 18 77
Trisomie 13 77
trizyklische Antidepressiva, Pharmakologie 244
–, Psychiatrie 342
TRK-Werte, Arbeitsmedizin 666
Trochlearisparese 292
–, Augen 580
Trockenkeime, Hygiene 719
Trombidiose, Haut 136
Trommelfell 495
Tröpfcheninfektion, Hygiene 718
Trophoblasttumoren 465
Trousseau-Zeichen 326
TSH-Rezeptorantikörper 45
Tuba Eustachii 495
Tubenfunktionsprüfung, HNO 496
Tubenmittelohrkatarh, akuter 498
Tuberkulose 30
–, Impfung 717
–, Pharmakologie 236
tuberöse Hirnsklerose, Derma 130
–, Neurologie 298
–, Radiologie 255
tuburläres Syndrom 54
Tumoranämie 18
–, Pharmakologie 225

Tumoren, Behandlung 404
–, braune, Knochen 421
–, Colon, Innere Medizin 37
–, Dünndarm, Innere Medizin 34
–, Klassifikation 404
–, Leber 39
–, Therapie 404
Tumormarker, Hoden 543
Tumorpatienten, Schmerztherapie, Allgemeinmedizin 636
Tussilagofarfara, Phytotherapie 748
Tympanoplastik 499
Typhus, Impfung 717
Typhus abdominalis 63
–, Allgemeinmedizin 646
–, Pathologie 186
Tzanck-Test 140

U

Übelkeit, Pharmakologie 233
Überernährung, Hygiene 708
Übergewicht 78
Überschussrisiko 726
Übertragung, Psychiatrie 370
Ulcus callosum 428
– corneae serpens 564
– cruris venosum, Haut 157
– Dieulafoy 428
– duodeni, Chirurgie 429
– –, Innere Medizin 33
– –, Komplikationen 33
– durum 162
– molle, Dermatologie 162
– –, Gynäkologie 483
– ventriculi, Chirurgie 428
– –, Innere Medizin 33
– –, Komplikationen 33
Ulcusrezidiv 428
Ulkuskrankheit, Chirurgie 428
Ulkusperforation, Chirurgie 427
Ullrich-Turner-Syndrom 77
Umwelthygiene 709
Unfälle 125
Unfallheilkunde 447
Unfallophthalmologie 582
Unfallverhütungsvorschriften, Arbeitsmedizin 661
Unfallversicherung, gesetzliche, Sozialmedizin 735
unhappy triad, Knie 600
Unterarmschaftfraktur 452
Unterbauchschmerzen, Gynäkologie 492
Unterbringung, Psychiatrie 374
Unterkieferluxation, Chirurgie 419
Unterschenkelschaftfrakturen 455
Unterwasserbewegungstherapie, Naturheilverfahren 744

Unterwasserdruckstrahlmassage 744
Upper motor neuron lesion, Blase 553
Urachusdivertikel 534
Urachuszyste 534
Ureter duplex 534
– issus 534
Ureterfehlbildungen, Urologie 534
Uretermündung 534
Ureterosigmoideostomie, Urologie 532
Ureterozele 534
Uretersteine, Urologie 545
Urethralklappen, Urologie 534
Urethritis beim Mann, Urologie 538
–, Dermatologie 162
Urethrographie 273
Urgeinkontinenz, Urologie der Frau 551
Urikosurika, Gicht 228
Urinanalyse, Urologie 530
Urin pH, saurer 530
Urogenitaltuberkulose, Urologie 539
Urogramm 272
Urolithiasis 545
urologische Leitsymptome 529
– Notfallsituation 554
Urosepsis, Urologie 555
Urothelkarzinom, Pathologie 195
Urozystitis, Pathologie 195
Ursache-Wirkung, Statistik 729
Urticaria pigmentosa 117, 149
–, Pathologie 175
Uterus 478
–, verzögerte Rückbildung 478
Uterusmyome 485
Uterusruptur, Geburtshilfe 476
Uvea 567
Uveitis, mittlere 567
–, vordere 567
UV-Strahlung, Haut 137

V

Vagina, Anatomie 459
vaginale Blutungen im Kindesalter, Gynäkologie 460
Vaginalkarzinom, Pathologie 199
Vaginismus 367
Vaginitis 480
Vaginose, bakterielle 481
Validität, Statistik 729
Valproinsäure, Pharmakologie 247
Variable, Statistik 728
Variablen, soziodemographische, Statistik 730

Sachverzeichnis

Varikose, Chirurgie 417
Varikozele, idiopathische, Urologie 550
Varizella-Zoster-Virus 66
Varizellen, Allgemeinmedizin 645
–, Haut 131
–, Pädiatrie 92
vaskuläre Dekompression, Janetta 293
Vaskulitiden 62
–, Pädiatrie 97
Vaskulitis
– allergica, Haut 158
– Haut 158
Vaterschaft 693
vegetative Störungen 319
Vena basilica-Katheter 394
– cava-Kompressionssyndrom, Schwangerschaft 468
– jugularis ext.-Katheter 394
– jugularis int.-Katheter 394
– subclavia-Katheter 394
–, Durchführung 394
Venenthrombose, Allgemeinmedizin 648
–, Chirurgie 417
–, tiefe 15
Venographie 264
Ventilationsstörung, Pleuraerguss 31
Ventrikelseptumdefekt, Chirurgie 412
–, Pädiatrie 103
–, Pathologie 181
Verarmungsideen, Psychiatrie 341
Verbände, Orthopädie 587
Verbrauchkoagulopathien, Pädiatrie 100
Verbrennungen, Allgemeinmedizin 636
–, Chirurgie 447
–, Intensivmedizin 609
–, Kinder 125
–, Schweregrade 609
Verbrühungen, Kinder 125
Verbundosteosynthese 449
Verdauungsorgane, Innere Medizin 32 ff.
Verdrängung, Neurosen 355
Vergewaltigung, Rechtsmedizin 691
Vergiftungen, Kindesalter 125
–, Pharmakologie 248
–, Rechtsmedizin 695
Verhaltensprävention, Sozialmedizin 731
Verhaltenstherapie 371
Verhältnisprävention, Sozialmedizin 731

Verhornungsstörungen 129
Verkalkungen, intrakranielle 300
Verkehrtüchtigkeit, Vrkehrsmedizin 697
Verletzungen, Rechtsmedizin 687
Verschiebung, Neurosen 355
Verschlussikterus, schmerzloser, Gallenblasenkarzinom 41
Versicherungsprinzip, Sozialmedizin 736
Versorgung, medizinische 734
–, stationäre, Sozialmedizin 734
Versorgungsprinzip, Sozialmedizin 736
vertebragene Syndrome 289 f.
vesikorenaler Reflux, Urologie 528
vesikoureteraler Reflux, Urologie 528
Vestibularisprüfung 496
Vibrationen, Arbeitsmedizin 665
Vibrio cholerae 64
– parahaemolyticus 64
Vincristin 238
Vinylchlorid, Berufskrankheiten 670
Virchow Trias, Chirurgie 417
Viruserkrankungen der Haut 131 ff.
–, Pharmakologie 237
Virusgrippe 66
Virushepatitis 37 f.
–, Übertragungswege 37
Virusinfektionen, Chirurgie 401
–, Innere Medizin 66 f.
Viruskrankheiten, Pädiatrie 91
visuelle Analogskala 378
vitale Reaktionen, Rechtsmedizin 686
Vitalfunktionen, Neugeborene 75
Vitalkapazität 24
Vitamin-A-Mangel, Augen 563
Vitamin B_{12}-Mangel, Anämie 225
Vitamin-D-Mangel 51
Vita minima, Rechtsmedizin 683
Vitaminmangel, Hygiene 708
–, Säugling 84
Vitiligo 152
von-Willebrand-Syndrom 23
–, Pädiatrie 99
vorgeburtliche Schädigung 79
Vorhofflimmern 8
Vorhofseptumdefekt, Chirurgie 412
–, Pädiatrie 104
–, Radiologie 263
Vorhoftachykardie 8
Vorsorge, Gynäkologie 489
Vorsorgeuntersuchungen, Arbeitsmedizin 662
–, Pädiatrie 122
–, Schwangerschaft 471

Voyeurismus 367
Vulvakarzinom, Gynäkologie 486
Vulvitis 480

W

Wachstumsstörungen 77 f.
Wahn 335
Wahnstimmung 335
Wahnthemen 335
Wahnwahrnehmung 335
Wahrnehmungsstörungen, Psychiatrie 336
Wallenberg-Syndrom, Horner-Syndrom 288
Wärmeantikörper-AIHA 17
Wärmetherapie, Naturheilverfahren 746
Wasseraufbereitung, Hygiene 709
Wasserhaushalt, Innere Medizin 51 ff.
–, Störungen 55
Wasserleichen, Rechtsmedizin 690
Wasservorkommen, Hygiene 709
Waterhouse-Friderichsen-Syndrom, Pädiatrie 100
Weber, Sprunggelenk 455
– Versuch, HNO 495
Wechselgebiss 613
Weckamine, Missbrauch 352
Wegener-Granulomatose 62
–, Pathologie 182
Wehen, hyperaktive 476
–, hypoaktive 476
–, vorzeitige 476
Weißdorn, Phytotherapie 749
Wenckebach-Periodik 8
Wendung, Neurosen 355
Werdnig-Hoffmann, Pädiatrie 120
Wermer-Syndrom 46
Wernicke-Aphasie 296
– Enzephalopathie, Alkoholismus 351
– –, Pathologie 170
–, Neurologie 327
West-Syndrom, Neurologie 315
–, Pädiatrie 119
Whipple, Operation 443
Widerstand, Psychiatrie 370
Wiedermann-Beckwith-(EMG)-Syndrom 78
Wiesengräserdermatitis 137
Wilms-Tumor, Pädiatrie 101
–, Urologie 535
Windeldermatitis 139
Windpocken, Allgemeinmedizin 645
–, Haut 131
–, Pädiatrie 92

Winkelblockglaukom 570
Wintersmog, Hygiene 711
Wirbelentzündung, Radiologie 260
Wirbelsäule, Schrägaufnahme 257
Wirkprinzipien, Sozialmedizin 736
Wochenbett 478
Wolff-Parkinson-White-Syndrom 8
Wundbehandlung, Impfstatus 398
–, primärer Wundverschluss 398
Wundheilung 398
–, Phasen 398
Wundheilungsstörung 398
Wundinfektionen 393
Wundversorgung, Gasbrand 399

X

Xanthelasmen, Lider 560
Xenophobie 362
Xylose-Resorptionstest, Zöliakie 34

Y

Yersinia enterocolitica 65
Yersiniose 65

Z

Zahn, Vitalitätsprüfung 614
Zahnbett, Erkrankungen 616
Zähne, Morphologie 614
Zahnentwicklung 75
Zahnersatz 618
Zahnextraktion 618
Zahnhartsubstanz, Erkrankungen 615
Zahnreimplantation 618
Zahnsäckchen 619
Zahnverfärbungen, ZMK 613
Zeckenbiss 65
Zeichnungsvermehrung, interstitielle 27

Zenker Divertikel, Chirurgie 423
–, HNO 515
–, Radiologie 268
Zentralarterienverschluss, Netzhaut 573
zentrale Rückenmarksschädigung 290
zentraler Venenkatheter, Operationstechnik 394
Zentralvenenverschluss, Netzhaut 573
zerebellare Heredoataxie 289
zerebelläre Syndrome 289
zerebrale Allgemeinsymptome 287
– Ischämie 407
– Syndrome 287
zerebrales Anfallsleiden, Pädiatrie 118
Zerebralparese, infantile 120
zerebrovaskuläre Erkrankungen 407
Zerfahrenheit 334
Zervixkarzinom, Gynäkologie 486
Zervixpolyp, Pathologie 198
Zervixpolypen 485
Zervizitis 481
Zielsyndrom, Neuroleptika 347
Zirrhose, biliäre, Pathologie 190
–, primär biliäre 38
ZNS, Systematrophien 302
Zökumkarzinom, Chirurgie 434
Zöliakie 34
–, Pädiatrie 112
–, Pathologie 187
Zollinger-Ellison-Syndrom, Pathologie 186
Zönästhesien, Psychiatrie 336
Zoophobie 357
Zoster oticus 502
Zungenbrennen 18
Zungenveränderungen 159
Zusammenhangsmaße, Statistik 726

ZVD, Intensivmedizin 609
Zwang, Psychiatrie 334
Zwangsgedanken 335, 356
Zwangshandlungen 335
Zwangsimpulse 356
Zwangslachen, Pseudobulbärparalyse 288
Zwangsneurose 355
– bei Kindern 362
Zwangssymptome 334
Zwerchfellhernie, Chirurgie 426
–, kongenitale 110
Zwerchfellruptur, Chirurgie 426
Zwiebelschalenformationen, Meningeom 299
Zyanid, Rechtsmedizin 695
Zyanid-Intoxikation 628
Zyklothymien 341
Zylinderepithelmetaplasie, Barret-Ösophagus 32
Zystadenom, muzinöses 198
Zysten, follikuläre, ZMK 619
–, radikuläre, ZMK 619
Zystennieren, Radiologie 273
Zystennieren des Erwachsenen, Pathologie 193
–, Urologie 533
Zystinsteine, Urologie 545
zystische Fibrose, Pädiatrie 108
Zystitis, interstitielle 538
–, therapieresistente 539
–, Urologie 537
Zystitis emphysematosa, Urologie 538
Zystoskopie, Urologie 531
Zytadenokarzinom, seröses 198
Zytologie, Gynäkologie 489 f.
Zytomegalie-Infektion, pränatale 79
zytostatische Antibiotika 238

NOTIZEN

NOTIZEN

NOTIZEN

NOTIZEN

NOTIZEN

NOTIZEN

NOTIZEN

NOTIZEN